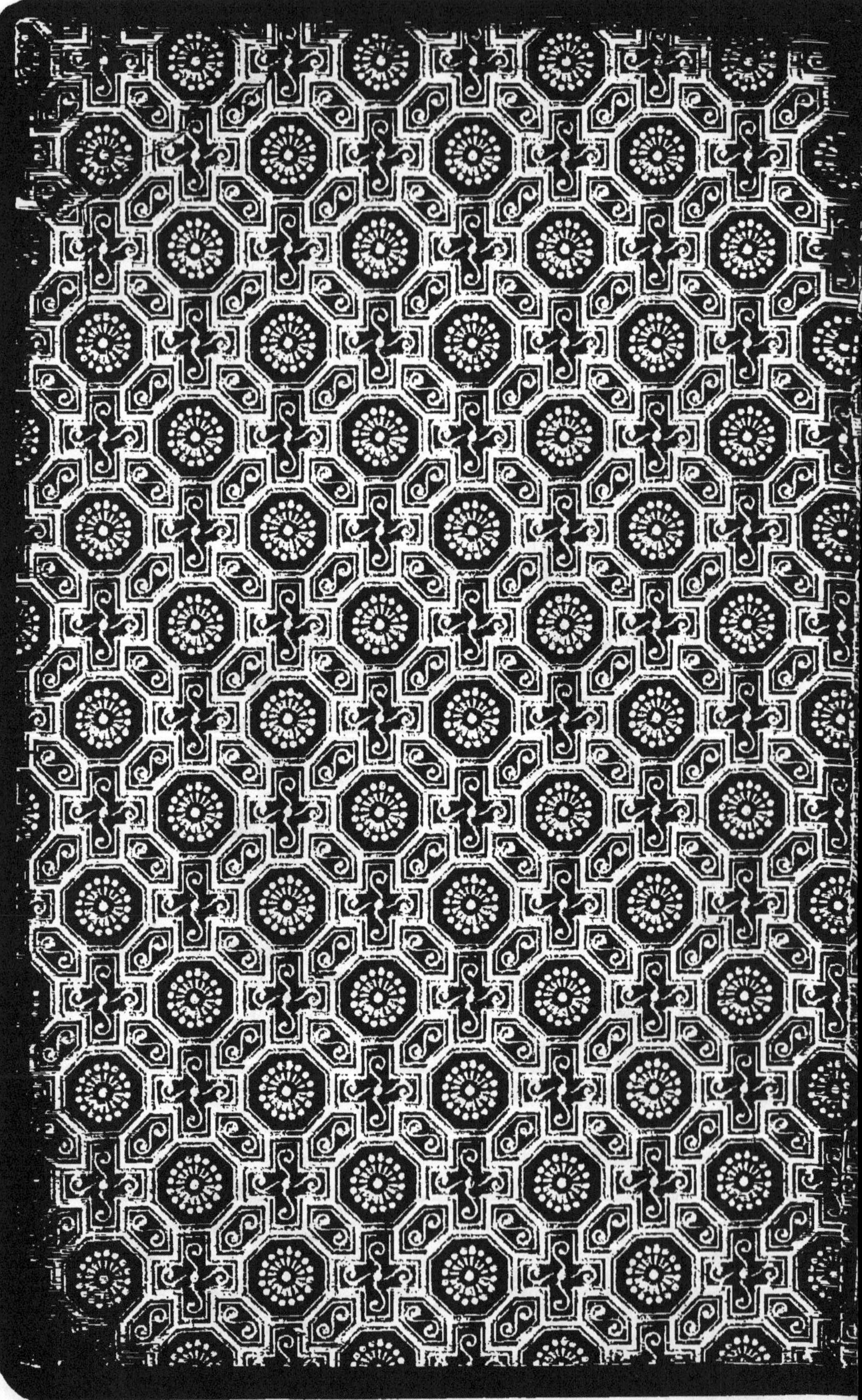

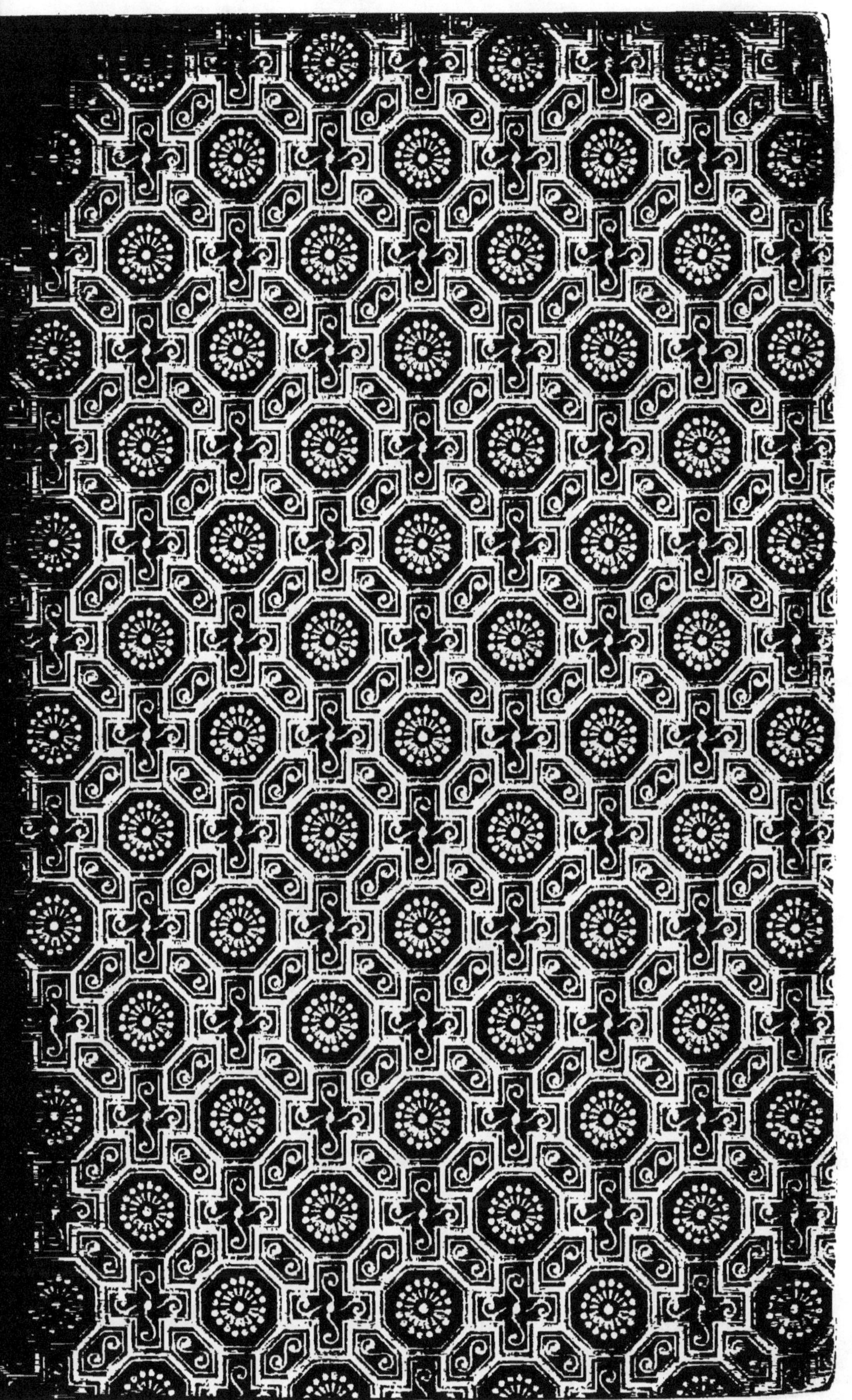

PRÉCIS ÉLÉMENTAIRE

D'ANATOMIE, DE PHYSIOLOGIE

ET DE PATHOLOGIE

Bibliothèque Diamant

à l'usage des étudiants et des praticiens

Cette collection est publiée dans le format in-16, avec nombreuses figures dans le texte, cartonnage à l'anglaise, tranches rouges.

DERNIERS VOLUMES PUBLIÉS

Éléments de Physiologie, par MAURICE ARTHUS, chef de laboratoire à l'Institut Pasteur de Lille. 1 vol. avec figures. . . . . **8** fr.

Éléments de Chimie physiologique, par MAURICE ARTHUS. *Quatrième édition*, revue et augmentée. 1 vol. avec figures. . . . **5** fr.

Précis d'Anatomie pathologique, par L. BARD, professeur à la Faculté de Médecine de Lyon, médecin de l'Hôtel-Dieu. *Deuxième édition*, revue et augmentée. 1 vol. avec 125 figures. . . . **7** fr. **50**

Manuel de Thérapeutique, par le Docteur BERLIOZ, professeur à l'Université de Grenoble, directeur du Bureau d'Hygiène et de l'Institut sérothérapique, avec une préface du Professeur BOUCHARD. *Quatrième édition*, revue et augmentée. 1 vol . . . . **6** fr.

Précis de Bactériologie médicale, par le Docteur BERLIOZ, avec une préface du Professeur LANDOUZY. 1 vol. avec figures. . . **6** fr.

Manuel de Pathologie interne, par G. DIEULAFOY, Professeur de Clinique médicale à la Faculté de Médecine de Paris, médecin de l'Hôtel-Dieu, membre de l'Académie de Médecine. *Treizième édition*, entièrement refondue et augmentée. 4 vol. avec figures en noir et en couleurs. . . . . **28** fr.

Manuel d'Anatomie microscopique et d'Histologie, par P.-E. LAUNOIS, professeur agrégé à la Faculté de Médecine, Médecin des hôpitaux, préface du Professeur MATHIAS DUVAL. *Deuxième édition*, entièrement refondue. 1 vol. avec 261 figures. . . . **8** fr.

Précis élémentaire d'Anatomie, de Physiologie et de Pathologie, par P. RUDAUX, ancien chef de clinique à la Faculté de médecine, avec préface de M. le Dr RIBEMONT-DESSAIGNES, professeur agrégé à la Faculté de médecine. 1 vol. avec 463 figures. **8** fr.

Guide pratique des Maladies mentales (*séméiologie, pronostic, indications*), par le Docteur PAUL SOLLIER, chef de clinique adjoint des maladies mentales à la Faculté de médecine de Paris. 1 vol. **5** fr.

Manuel de Diagnostic médical et d'Exploration clinique, par P. SPILLMANN, professeur de Clinique médicale à la Faculté de Médecine de Nancy, et P. HAUSHALTER, professeur agrégé à la Faculté de Médecine de Nancy. *Quatrième édition*, entièrement refondue. 1 vol. avec 89 figures. **6** fr.

Précis de Microbie, Technique et Microbes pathogènes. *Quatrième édition*, revue et augmentée, par le Docteur L.-H. THOINOT, agrégé à la Faculté de Médecine de Paris, médecin des hôpitaux, et E.-J. MASSELIN, médecin-vétérinaire. 1 vol. avec 210 figures dont 20 en couleurs. . . . . **8** fr.

Précis de Bactériologie clinique, par le Docteur R. WURTZ, professeur agrégé à la Faculté de Médecine, Médecin des hôpitaux. *Deuxième édition*, revue et augmentée. 1 vol. avec figures dans le texte, cartonné toile. **6** fr.

456-02. — Coulommiers. Imp. PAUL BRODARD. — 12-02.

PRÉCIS ÉLÉMENTAIRE

D'ANATOMIE, DE PHYSIOLOGIE

ET DE PATHOLOGIE

PAR

P. RUDAUX

Ancien chef de clinique de la Faculté de médecine
à la Maternité de Beaujon

AVEC PRÉFACE

Par M. RIBEMONT-DESSAIGNES

Professeur agrégé à la Faculté de médecine de Paris
Chargé de l'Enseignement des élèves sages-femmes de la Faculté
Membre de l'Académie de médecine

AVEC 463 FIGURES DANS LE TEXTE

PARIS

MASSON ET Cie, ÉDITEURS

LIBRAIRES DE L'ACADÉMIE DE MÉDECINE

120, BOULEVARD SAINT-GERMAIN

1903

PRÉFACE

Le temps n'est pas très loin de nous où l'éducation des élèves sages-femmes était en France, exception faite de celle qui était donnée dans quelques maternités, dans celle de Paris entre autres, d'une insuffisance à tous les points de vue dangereuse. Une seule année d'études conduisait les élèves devant le jury d'examen.

A Paris, l'enseignement était théorique et clinique; mais l'unique cours théorique professé par un agrégé pendant le semestre d'été comprenait au maximum 42 à 45 leçons. L'enseignement clinique consistait à faire, quarante-cinq jours par an, acte de présence à la clinique d'accouchement de la Faculté et à y pratiquer, quand l'occasion s'en présentait, les accouchements simples, le plus souvent sous la direction d'une infirmière. L'obtention du diplôme exigeait deux examens subis dans la même séance et devant un seul jury, l'un portant sur la théorie, l'autre sur la pratique des accouchements. A la vérité l'examen dit théorique roulait sur l'anatomie, la physiologie et la pathologie élémentaires. Le second était un examen théorique d'accouchements.

Devant la médiocrité, pour ne pas dire plus, des résultats, la Faculté de médecine de Paris s'émut et, sur la demande de M. le vice-recteur de l'Académie de Paris, proposa un plan de réformes qui fut adopté par M. le Ministre de l'Instruction publique et rendu obligatoire pour la France entière par un décret du 25 juillet 1893.

Ce décret, en relevant le niveau intellectuel des élèves par une admission plus sélectionnée; en leur imposant deux années d'études; en prescrivant que la scolarité durerait deux années; en prescrivant qu'à la fin de la première année les élèves subiraient un examen portant sur l'anatomie, la physiologie et la pathologie élémentaires, n'a rien fait que d'excellent.

A vrai dire ce décret n'a reçu sa pleine application que depuis le mois de novembre 1897.

A cette époque, en effet, une école de sages-femmes a été créée à la Maternité de l'hôpital Beaujon. L'enseignement de l'anatomie, de la physiologie et de la pathologie y est donné dans un cours qui dure toute l'année et qui est professé par le chef de clinique trois fois par semaine.

A quoi bon, dira-t-on peut-être, enseigner les éléments de ces sciences à des élèves sages-femmes?

Qu'on se borne à leur enseigner la pratique de leur art!

Certes il est inutile que les sages-femmes sachent autant d'anatomie et de physiologie qu'un futur docteur, il est indispensable qu'elles aient des *lumières* sur tout cela.

Comment, en effet, comprendraient-elles le mécanisme des viciations du bassin, si elles ne connaissaient rien du squelette, si elles ignoraient le rôle des muscles et des articulations, si la physiologie de la marche et de la station debout leur étaient inconnues?

Ne doivent-elles pas savoir un peu d'anatomie topographique, puisqu'elles peuvent être dans l'obligation de pratiquer une saignée?

Comment comprendraient-elles la production des dilatations variqueuses si fréquentes chez les femmes enceintes, si l'on n'avait soin de leur apprendre ce que c'est qu'une veine?

Et qui pourrait soutenir que l'étude de la physiologie ne doit pas précéder et faciliter celle de la pathologie?

N'est-il pas nécessaire qu'une sage-femme puisse reconnaître une fièvre éruptive, afin de prescrire les mesures d'isolement et de désinfection qui s'imposent en pareil cas?

Ne doivent-elles pas savoir reconnaître l'albuminurie et savoir quelles maladies antérieures ont favorisé les altérations du rein qui les produisent?

Est-il indifférent qu'elles sachent ou non reconnaître la syphilis chez une femme enceinte, ne serait-ce que pour s'opposer à l'envoi en nourrice d'un enfant issu de parents contaminés, et éviter ainsi la propagation de cette terrible maladie?

Ne faut-il pas qu'elles puissent reconnaître la tuberculose, afin de déconseiller aux mères bacillaires un allaitement préjudiciable à la fois à leur santé et à celle de leur enfant.

Une sage-femme ne doit-elle pas savoir reconnaître une péritonite; et ne pas prendre pour des suites de couches pathologiques une fièvre typhoïde éclatant dans les jours qui précèdent ou qui suivent l'accouchement.

Ne faut-il pas qu'elle connaisse l'étiologie de l'ophtalmie purulente des nouveau-nés, afin d'instituer pendant la grossesse un traitement prophylactique, et empêcher ainsi un enfant de perdre la vue?

Nous pourrions continuer longtemps encore; nous pensons en avoir dit assez pour montrer la nécessité absolue des études générales imposées aux élèves sages-femmes.

Si aujourd'hui cet enseignement est bien établi et convenablement donné, il faut bien avouer que les matières en sont ardues, et que les élèves studieuses, en dehors des cours faits pour elles, n'ont aucun livre assez élémentaire et assez complet tout à la fois, assez clair et assez pratique, à leur disposition.

Un pareil livre ne pouvait sortir que de la plume d'un homme habitué à enseigner ces matières aux élèves sages-femmes et sachant les présenter sans une aridité rebutante.

M. le Dr Rudaux était tout désigné pour mener à bien une telle entreprise. Pendant les quatre années où j'ai eu l'honneur et le grand plaisir de l'avoir comme chef de clinique il a été pour moi un très précieux collaborateur en enseignant à quatre générations d'élèves les matières du premier examen.

Ce livre, qu'il m'a prié de présenter au public, est le fruit d'un long travail qui a pour base les notes prises par les plus intelligentes de ses élèves. Le plan suivi est très propre à fixer, dans l'esprit des élèves, les notions pratiques qu'elles doivent s'assimiler.

M. Rudaux, en effet, n'a pas, dans trois parties distinctes et successives de son ouvrage, étudié isolément l'anatomie, puis la physiologie et enfin la pathologie. Il a préféré, à propos de chaque tissu, de chaque système ou de chaque organe décrit, étudier de suite le fonctionnement physiologique d'un organe et les affections pathologiques d'ordre médical ou chirurgical qui lui sont propres.

Cette façon de procéder a reçu la sanction d'une expérience poursuivie par M. Rudaux pendant quatre années d'enseignement. Les élèves l'apprécient avec raison. Nul doute que les lectrices ne soient, elles aussi, frappées des avantages du plan suivi par M. Rudaux. Ce livre, très complet quoique élémentaire, très clair et très bien ordonné, arrive à son heure. Nous ne doutons pas un instant de son succès près des élèves pour lesquelles il a été écrit.

Dr RIBEMONT-DESSAIGNE.

Paris, 3 décembre 1902.

PREMIÈRE PARTIE

ANATOMIE
PHYSIOLOGIE ET PATHOLOGIE
DU CORPS HUMAIN

LIVRE I

CELLULES ET TISSUS

ARTICLE I

LA CELLULE

Le corps humain est un composé de cellules, celles-ci examinées au microscope se montrent sous des formes très variées, car elles se modifient selon le rôle qu'elles doivent jouer dans l'organisme. Avant d'étudier ces différentes variétés il est nécessaire de connaître dans ses moindres détails une cellule type; nous prendrons comme exemple celle qui est l'origine de toutes les autres, l'ovule.

D'après Remak (1840), qui personnifie la théorie ancienne, une cellule se composait d'une *membrane d'enveloppe* et d'un contenu formé de matière albuminoïde, le *protoplasma*, dans lequel on rencontrait un *noyau*, renfermant lui-même un ou plusieurs nucléoles La segmentation de la cellule était due à la division du noyau, puis du protoplasma.

D'après les travaux récents la cellule (fig. 1) est formée d'un amas de protoplasma ou *cytoplasma*, qui se dispose en un fin réseau dans les mailles duquel est renfermée une substance plus molle, presque liquide, la *cytolymphe*. C'est le protoplasma qui constitue à la cellule sa membrane d'enveloppe grâce à une sorte de condensation. Le protoplasma est formé d'une *substance albuminoïde*, qui ressemble beaucoup au blanc de l'œuf ou albumine; le carbone, l'hydrogène, l'oxygène et l'azote sont les principales substances qui entrent dans sa composition; il faut encore leur ajouter le soufre, le phosphore, le chlore, le potassium, le sodium, le calcium, le magnésium et le fer.

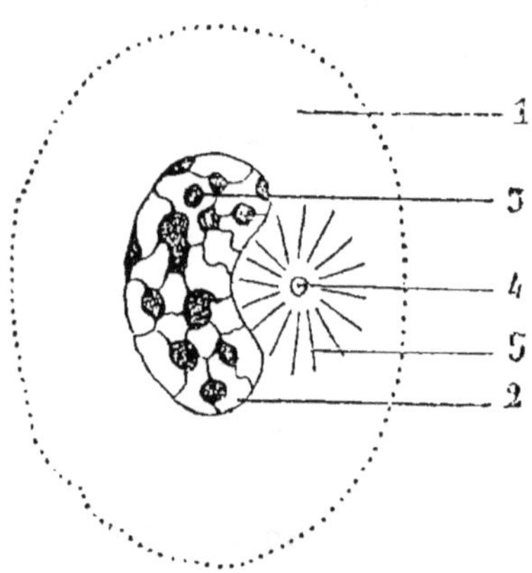

Fig. 1. — Cellule schématique.

1. protoplasma; 2. noyau; 3. nucléole; 4. centrosome; 5. sphère directrice.

En un point de la cellule on voit un petit corps généralement arrondi, c'est le *noyau*, qui n'est qu'une différenciation du protoplasma. Comme la cellule il est entouré d'une membrane d'enveloppe formée par un épaississement de la substance propre du noyau; à l'intérieur du noyau on remarque également un réseau très fin de substance phosphorée appelée *chromatine*, recouverte elle-même d'une autre substance ou *linine*.

Les alvéoles constituées par le réseau sont remplies d'une substance non phosphorée, ou suc nucléaire. Dans le noyau on aperçoit un corpuscule arrondi, le *nucléole* ou plasmosome, et à côté du noyau, le plus souvent près de sa paroi, il existe une petite masse arrondie de matière granuleuse c'est la *sphère d'attraction*, renfermant les centrosomes, qui sont le point de départ de toutes les modifications qui surviendront ultérieurement dans la cellule.

Le protoplasma possède les propriétés de tout organisme vivant, c'est-à-dire qu'il se *nourrit* en puisant les matériaux nécessaires à sa nutrition dans le milieu extérieur, et en les transformant en substances assimilables; il *respire* en absorbant de l'oxygène nécessaire à sa vie; il est *mobile*, cette mobilité est surtout apparente chez les amibes, êtres inférieurs formés d'une seule cellule, sous le microscope on les voit émettre des prolongements ou *pseudopodes* leur permettant de se déplacer; il est *sensible*, ces mêmes amibes se déplacent plus rapidement sous l'influence de la lumière, de la chaleur, etc., enfin il se *reproduit*, comme nous allons l'étudier maintenant.

Division de la cellule. — Lorsque la cellule est à l'état de repos, elle a la forme que nous venons de lui décrire; mais si elle doit se diviser, elle va subir des modifications, surtout au niveau de son noyau. Trois stades se succèdent, chacun d'eux ayant un point caractéristique.

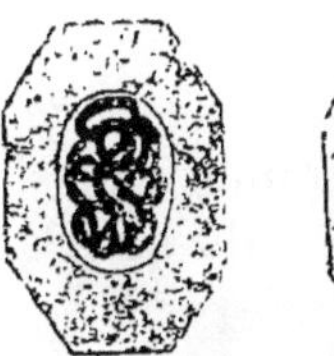
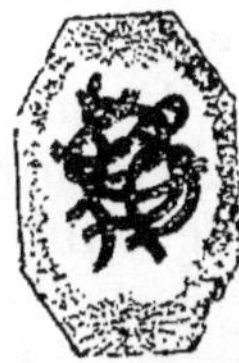

Fig. 2 et 3. — 1er stade.

Le *premier stade* (fig. 2 et 3) est marqué par la condensation de la chromatine, dont les filaments se rapprochent, se tassent pour former une sorte de fil replié sur lui-même un grand nombre de fois, c'est le *spirème*. En même temps la substance granuleuse attirée par les centrosomes se dispose en rayons autour d'eux, puis les centrosomes se déplacent, s'écartent l'un de l'autre en entraînant la substance granuleuse, ils forment alors les *asters* par suite de leur ressemblance avec une étoile. En même temps les filaments de chromatine se divisent en un certain nombre de segments, qui est toujours le même pour chaque espèce animale ou végétale; ces fragments de chromatine portent le nom de *chromosomes* (fig. 4).

Les deux asters, venus se placer aux deux pôles de la cellule, s'envoient de grands filaments (fig. 5) qui englobent la membrane d'enveloppe du noyau, figure qui constitue l'*amphiaster*; pendant ces modifications d'autres se sont produites du côté des chromosomes, qui se sont rangés sous forme de bâtonnets au niveau de l'*équateur* de l'amphiaster.

Telle est la période prodromique dont le terme

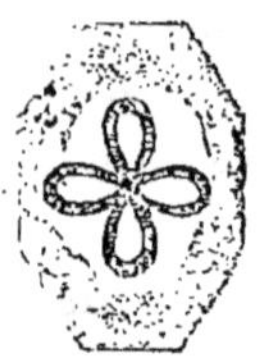
Fig. 4.

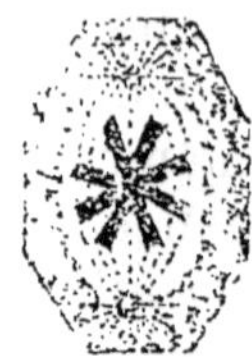
Fig. 5.

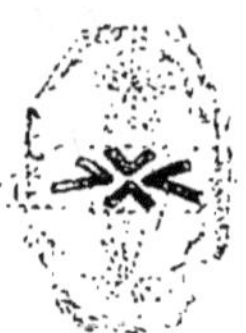
Fig. 6.

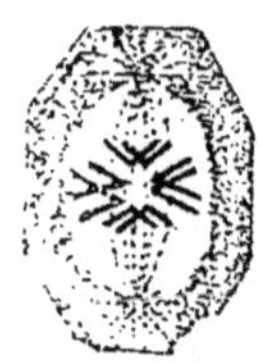
Fig. 7.

ultime est la constitution de la *plaque équatoriale* (fig. 6 et 7).

Le *deuxième stade* est caractérisé par la division des chromosomes dans le sens de la longueur (fig. 8); ainsi dédoublés ils sont attirés vers chaque aster, ils se réunissent autour du centrosome et forment deux nouveaux noyaux (fig. 9).

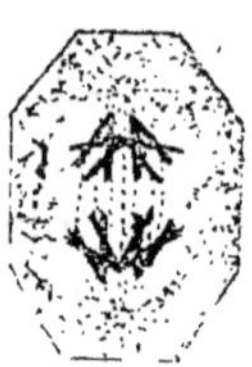
Fig. 8.

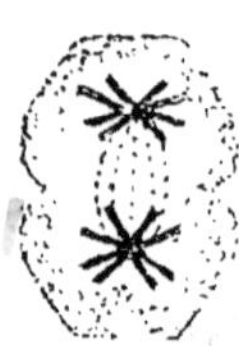
Fig. 9.

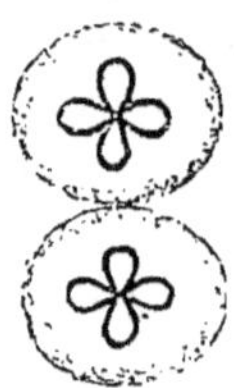
Fig. 10.

Le *troisième stade* (fig. 10) est caractérisé par la division du protoplasma; ainsi se trouvent constituées deux cellules complètes.

ARTICLE II

LES TISSUS

La cellule se modifie dans sa forme pour s'adapter à certaines fonctions, la réunion des cellules ainsi différenciées constitue les tissus au nombre de sept : le tissu osseux, le tissu cartilagineux, le tissu musculaire, le tissu conjonctif, le tissu épithélial, le tissu nerveux et le sang. Certains de ces tissus sont destinés à constituer tel ou tel organe, les tissus cartilagineux et osseux formeront les os et seront étudiés avec l'ostéologie, le tissu musculaire sera étudié avec les muscles qu'il constitue, etc. ; deux tissus ont une distribution plus générale, ce sont le *tissu conjonctif* destiné à jouer le rôle de ciment dans les autres tissus, et le *tissu épithélial* qui sert de vernis, c'est-à-dire de couche externe au corps humain tout entier et de couche interne à toutes les cavités.

Tissu conjonctif. — Le tissu conjonctif est formé de plusieurs éléments : 1° des *cellules conjonctives* étoilées, portant au niveau de leurs angles des prolongements qui vont d'une cellule à une autre cellule, ce qui constitue un vaste réseau cellulaire (fig. 13) ; 2° des *fibres élastiques* constituées par des fibres qui se divisent en fibrilles secondaires se ramifiant (fig. 12); 3° des *fibres conjonctives* formées par des faisceaux plus volumineux, étranglés de distance en distance (fig. 11). Ces diverses fibres s'entremêlent en passant par les espaces laissés libres entre les prolongements cellulaires.

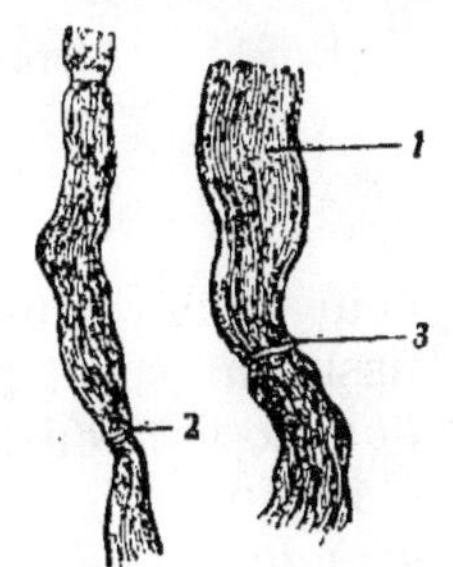

Fig. 11. — Faisceaux conjonctifs.

1. fibrilles conjonctives ; 2. fibre annulaire ; 3. fibre spirale.

Le tissu conjonctif est destiné à combler les vides existant entre les organes et entre les éléments qui composent ces organes, c'est du tissu de remplissage. Il se modifie dans sa forme et dans sa constitution selon le rôle qui lui est réservé, c'est ainsi qu'il se condense pour servir de soutien à divers épithéliums; il formera la couche profonde de la peau ou derme, et la couche résistante des muqueuses et des séreuses (membrane basale).

Un des éléments du tissu conjonctif

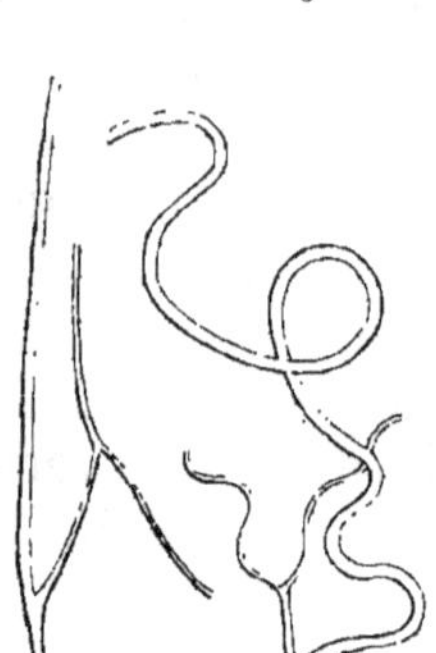

Fig. 12. — Fibres élastiques.

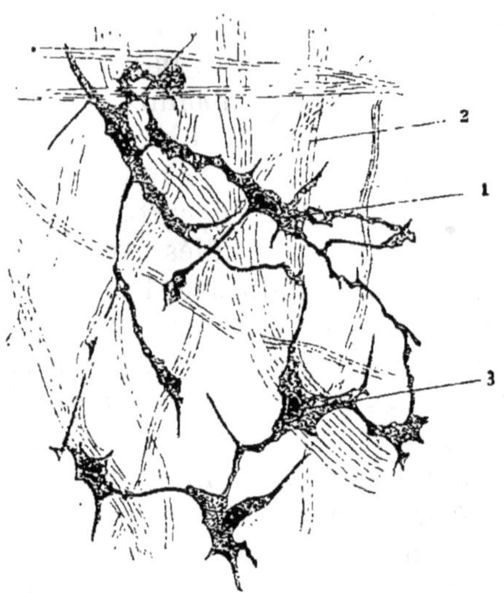

Fig. 13. — Cellules du tissu conjonctif.
1. cellules anastomosées; 2. faisceaux de fibrilles conjonctives; 3. noyau des cellules conjonctives.

peut se développer d'une façon exagérée et donne à ce tissu un aspect spécial, c'est ainsi que le *tissu conjonctif fibreux* est constitué par une prédominance des fibres élastiques destinées à donner une résistance plus grande (tendons, ligaments, aponévroses). Dans d'autres cas le tissu conjonctif devient un tissu de réserve, des corpuscules graisseux s'accumulent dans les cellules et les distendent plus ou moins, c'est le *tissu adipeux* (fig. 15).

Tissu épithélial. — Le tissu épithélial est constitué uniquement par la réunion de cellules, qui peuvent être rangées côte à côte sur une seule couche, *épithélium simple* (fig. 15), ou qui forment plusieurs couches superposées, *épithélium stratifié* (fig. 16). Les cellules qui constituent les

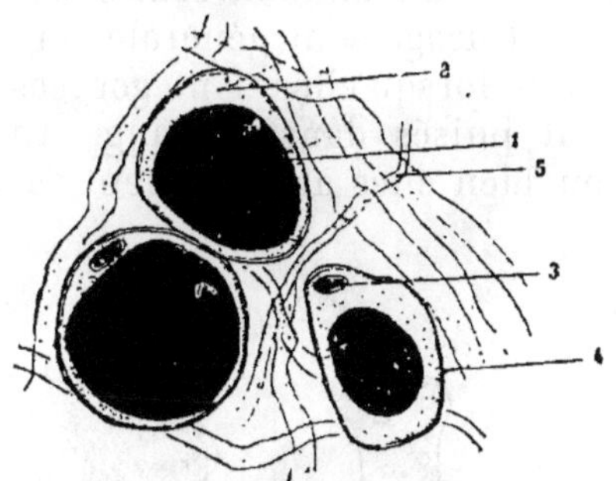

Fig. 14. — Vésicules adipeuses du panicule sous-cutané.

1. Masse de graisse teintée en noir par l'acide osmique; 2. protoplasma; 3. noyau; 4. membrane cellulaire; 5. faisceaux conjonctifs.

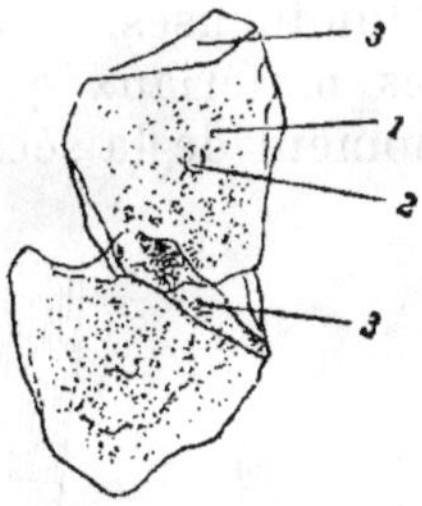

Fig. 15. — Cellules épithéliales plates de la bouche.

1. protoplasma; 2. noyau; 3. bords de la cellule repliés.

épithéliums sont très variables dans leur forme selon le rôle qu'elles ont à remplir : sont-elles destinées à subir des frottements, elles seront plates, épithélium *pavimenteux*, qui dans la couche interne des vaisseaux prend le

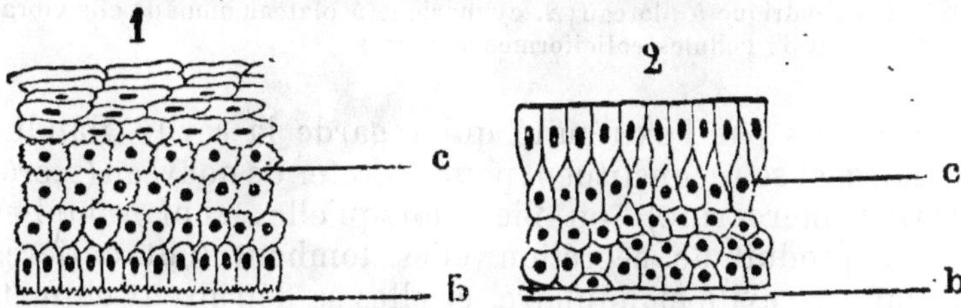

Fig. 16. — Épithélium stratifié.

1. épithélium pavimenteux stratifié; 2. épithélium cylindrique stratifié; *c*. cellules épithéliales; *b*. membrane basale.

nom d'*endothélium*; si la résistance à supporter est assez considérable, l'épithélium sera statifié et les cellules formant les différentes assises seront les unes cylindriques, les autres cubiques, d'autres enfin pavimenteuses.

Il est une classe d'épithélium qui mérite une étude spéciale, c'est celle des épithéliums *sécréteurs* qui entreront dans la constitution du tissu glandulaire. Les cellules qui sont destinées à cet usage sont généralement volumineuses, tout au moins lorsqu'elles sont gorgées des matériaux qu'elles ont puisés dans le sang. Au moment de la sécrétion ou bien elles abandonnent ces

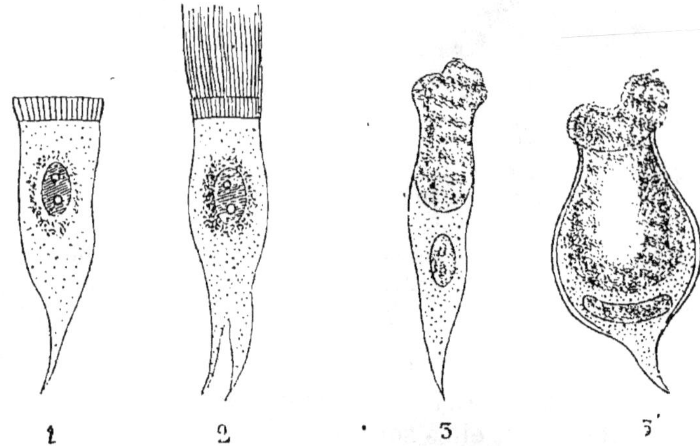

Fig. 17. — Types de cellules cylindriques.

1. cylindrique à plateau; 2. cylindrique à plateau muni de cils vibratils; 3 et 3'. cellules caliciformes ouvertes.

produits par l'extrémité qui regarde la cavité glandulaire, et se reconstituent pour sécréter de nouveau (sécrétion mérocrine), ou bien lorsqu'elles sont remplies du produit de sécrétion elles tombent tout entières dans la cavité glandulaire, et elles se détruisent en mettant leur contenu en liberté. D'autres cellules placées au-dessous viendront les remplacer (sécrétion holocrine).

Les tissus se réunissent pour constituer des *organes*, ceux-ci à leur tour se groupent pour former les *appareils*; c'est ainsi que l'appareil de locomotion comprend certains organes, les os, les muscles, les articulations.

LIVRE II

APPAREIL DE LA LOCOMOTION

L'appareil de la locomotion se compose d'un squelette formé de parties dures appelées *os*, qui ont pour fonction de soutenir ou de protéger les autres organes, c'est en quelque sorte la charpente du corps humain. L'étude du squelette porte le nom d'*Ostéologie*.

Les os sont unis entre eux par des ligaments, ces moyens d'union varient selon que les os doivent se mouvoir les uns sur les autres ou au contraire être immobiles. Les extrémités osseuses en contact et les parties fibreuses destinées à maintenir ce contact forment les *articulations*, dont l'étude constitue l'*Arthrologie*.

Les os et les articulations sont passifs, un moteur est nécessaire, celui-ci est représenté par les muscles, dont l'étude constitue la *Myologie*, là s'arrête l'appareil locomoteur proprement dit.

Pour se contracter les muscles doivent recevoir des ordres, qui sont élaborés dans le système nerveux central et transmis par les nerfs. L'étude du système nerveux porte le nom de *Névrologie*.

Enfin tous ces organes comme tous ceux du corps humain ne peuvent vivre et bien fonctionner qu'à la condition de recevoir d'une façon constante les matériaux nécessaires à l'entretien de la vie des cellules qui les composent, et d'éliminer les produits qui sont devenus inutiles et même nuisibles. Ces fonctions sont remplies par le sang et par le système de vaisseaux qui charrient celui-ci; l'étude de cette partie de l'anatomie porte nom d'*Angéiologie*.

CHAPITRE I

OSTÉOLOGIE

ARTICLE I

ANATOMIE ET PATHOLOGIE GÉNÉRALES

§ I. ANATOMIE

Les os sont des organes blancs, durs, dont l'ensemble constitue le squelette. On peut diviser les os d'après leur forme en trois catégories : les os longs, les os plats et les os courts.

Les os longs sont des os dont une des dimensions, la longueur, l'emporte sur les deux autres, largeur et épaisseur. Exemple : le fémur, l'humérus.

Les os plats sont ceux dont deux dimensions, la longueur et la largeur, l'emportent sur la troisième, l'épaisseur. Exemple : l'os iliaque.

Les os courts ont leurs trois dimensions à peu près égales. Exemple : les os du carpe et du tarse.

Lorsqu'on fait la coupe d'un os (fig. 18), on constate que la substance qui le forme n'est pas partout disposée de la même façon : en certains points elle est très condensée, c'est le *tissu compact*; en d'autres elle forme des travées limitant des cavités plus ou moins volumineuses, c'est le *tissu spongieux*. Les cavités peuvent prendre des dimensions assez considérables, c'est ainsi que les os longs sont creusés dans leur partie médiane d'un long canal, *canal médullaire* ; dans quelques os larges on peut rencontrer également des cavités plus ou moins vastes, *cellules* et *sinus*, dont le but est de rendre l'os moins lourd tout en lui conservant sa consistance.

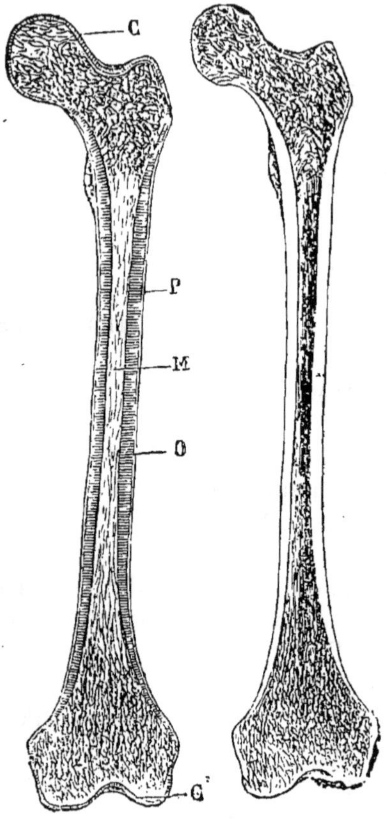

Fig. 18. — Coupe longitudinale d'un os long sec et frais.

C,C' épiphyses ; O. diaphyse ; P, périoste ; M, moelle.

Un os long est formé d'un *corps* ou *diaphyse* et de deux extrémités ou *épiphyses* plus volumineuses et constituées en grande partie par du tissu spongieux.

La surface des os est souvent hérissée de rugosités pour les insertions des muscles ou des tendons, elles sont quelquefois si proéminentes qu'elles forment des parties saillantes, appelées *apophyses*.

Structure des os. — Si on fait la coupe d'un os long suivant son grand axe, on constate que l'os est entouré d'une membrane fibreuse, le *périoste*, qui au niveau des extrémités se continue avec un autre tissu, le *cartilage*, qui recouvre les surfaces articulaires. Au-dessous du périoste se trouve le *tissu osseux* proprement dit, qui ne présente pas les mêmes caractères dans toute la longueur de l'os; au niveau de la diaphyse il est dense, très dur, d'un blanc mat, c'est le *tissu compact* ; au niveau des épiphyses au contraire, il est mince et circonscrit de petites cavités, il constitue de véritables mailles, c'est le *tissu spongieux*. Enfin le centre de l'os est occupé par un canal, le *canal médullaire*, rempli par une substance molle, jaune chez l'adulte, rouge chez le fœtus, c'est la moelle osseuse qui se prolonge jusque dans les épiphyses où le canal médullaire n'existe plus, elle occupe à ce niveau les nombreuses mailles du tissu spongieux.

Étudions au microscope ces différentes parties :

1° Le *périoste* est une membrane fibreuse qui est directement appliquée sur l'os, excepté dans les régions articulaires où il est remplacé par le cartilage. Il est en rapport extérieurement avec des muscles, des tendons, des vaisseaux, des muqueuses. Formé de deux couches, l'externe est constituée par des fibres conjonctives et quelques fibres élastiques, l'interne par des fibres conjonctives et élastiques et surtout par des cellules ; c'est la couche *ostéogène* d'où partent des fibres qui pénètrent dans l'os et unissent le périoste au tissu osseux, ce sont les *fibres de Sharpey*. Le rôle de cette membrane d'enveloppe n'est pas seulement de protéger l'os, de lui apporter les vaisseaux nécessaires à sa nutrition, mais aussi de lui permettre de s'accroître en épaisseur, comme nous le verrons plus loin.

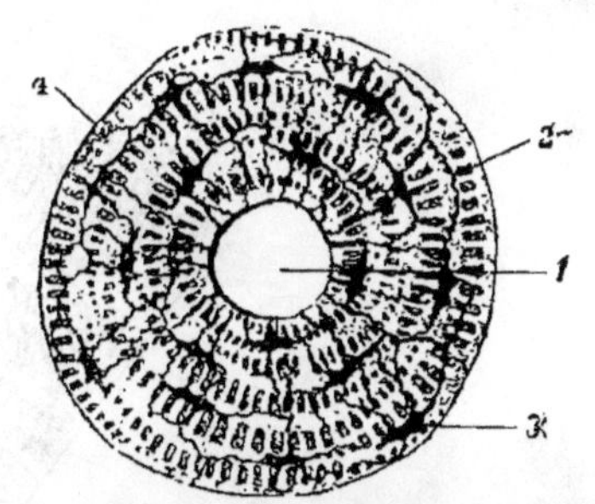

Fig. 19. — Coupe transversale d'un os simple.

1. Canal central de Havers ; 2. lamelle ; 3. corpuscule osseux ; 4. canalicules osseux.

2° La *moelle osseuse* est composée en grande partie chez l'adulte de cellules graisseuses qui lui donnent son aspect jaunâtre (fig. 22) ; on y rencontre encore de petites cellules arrondies, les *médullocèles*, et d'autres cellules plus grandes, munies de prolongements, privées de membrane d'enveloppe, mais possédant des noyaux multiples, les *myéloplaxes*. Enfin la moelle des os est très riche en vaisseaux et en nerfs.

Chez le fœtus et chez l'enfant les cellules graisseuses manquent, tandis que les deux dernières variétés de cellules citées plus haut sont plus abondantes, elles donnent à la moelle un aspect rougeâtre, elles sont considérées comme constituant un des lieux de formation des globules rouges de l'économie.

3° Le *tissu osseux* (fig. 20, 21, 23) proprement dit est

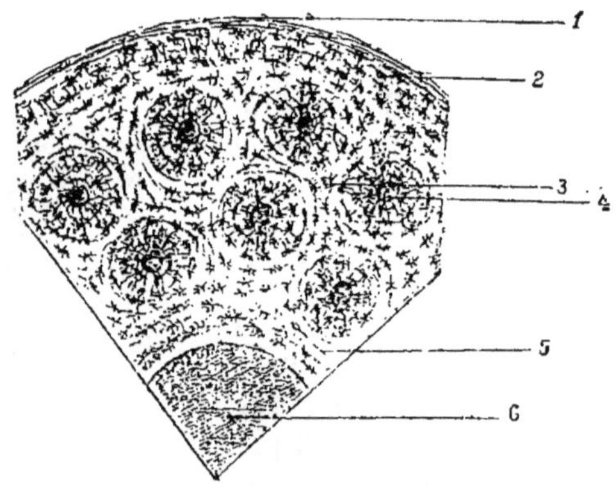

Fig. 20. — Coupe d'un os composé (fragment).

1. périoste; 2. système de lamelles périphériques; 3. système de lamelles intermédiaires; 4. un système de Havers; 5. système de lamelles périmédullaires; 6. canal médullaire.

constitué par un certain nombre de systèmes semblables disposés autour du canal central, ce sont les *systèmes de Havers*, ayant à leur centre les *canaux de Havers*. Ceux-ci dans les os longs suivent à peu près le grand axe de l'os, et s'envoient de distance en distance des anastomoses transversales ou obliques. Ces canaux sont destinés à loger les vaisseaux et les nerfs, car ils s'ouvrent d'un côté à la périphérie de l'os, et de l'autre dans le canal médullaire, où la moelle osseuse pénètre dans leur intérieur.

Chaque canal de Havers est entouré de séries concentriques de petites cavités irrégulières, munies de nombreux prolongements qui les font communiquer avec les prolongements semblables des cavités du même système de Havers ou avec le canal de Havers lui-même, ce sont les *ostéoplastes* destinés à loger des cellules étoilées, les *ostéoblastes*, dont la fonction est de sécréter la substance calcaire. Entre les ostéoblastes se trouve la substance interstitielle qui prend la forme de petites lamelles disposées en couches concentriques.

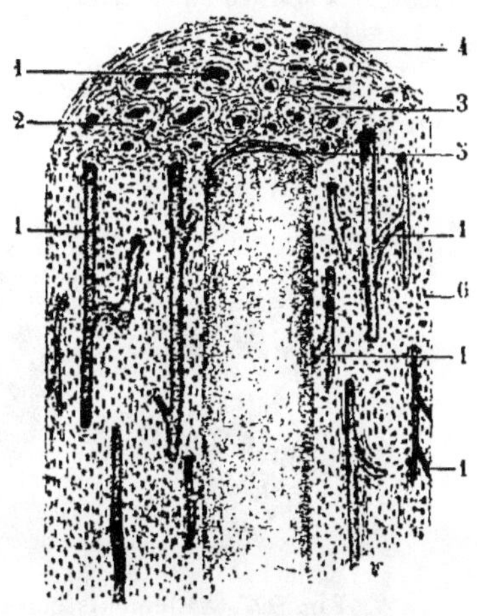

Fig. 21. — Coupe longitudinale d'un os (Launois).

1. canal de Havers; 2. système de Havers; 3. système intermédiaire; 4. système périphérique; 5. système périmédullaire; 6. ostéoplastes.

Un certain nombre de ces lamelles ont une disposition spéciale : au-dessous du périoste d'une part, autour du canal médullaire d'autre part, elles font le tour de l'os, constituant ainsi des couches concentriques plus ou moins épaisses à grand diamètre, puisque leur centre est formé par le centre du canal médullaire.

Telle est la constitution du tissu compact, l'agencement de ces lamelles osseuses n'est plus le même dans le tissu spongieux où elles sont écartées les unes des autres, limitant des cavités occupées par la moelle osseuse.

Composition chimique des os. — Deux substances entrent dans leur constitution : 1° l'*osséine* ou substance albuminoïde, que l'on peut enlever à l'os par l'ébullition, elle se coagule ensuite par le refroidissement et constitue la gélatine; 2° la *matière calcaire* constituée surtout par des sels, que l'on peut séparer de l'osséine, en détruisant celle-ci par la calcination; il reste alors une poudre blanchâtre dont l'analyse nous révèle la composition. Les principaux sels ainsi obtenus sont :

Phosphate de chaux	85	pour 100
Phosphate de magnésie	2	—
Carbonate de chaux	9	—
Fluorure de calcium	4	—

La substance calcaire donne aux os leur solidité; si on vient à la détruire en la faisant dissoudre dans une solu-

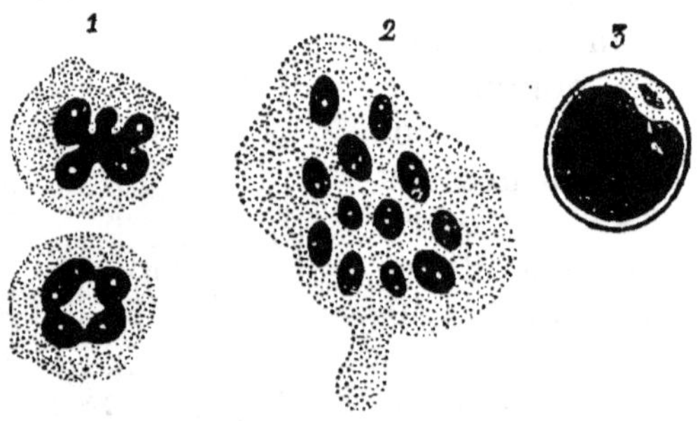

Fig. 22. — Éléments cellulaires de la moelle (Launois).

1. cellule à noyau bourgeonnant; 2. myéloplaxe; 3. vésicule adipeuse.

tion d'acide chlorhydrique, l'os qui a conservé sa forme est devenu flexible, peu résistant, il n'est plus formé que d'osséine.

Développement des os. — Les os passent par différents stades avant de devenir les os tels que nous les voyons dans un squelette d'adulte.

Ils sont d'abord *muqueux*, c'est-à-dire très mous, formés de cellules conjonctives issues du mésoderme, puis celles-ci se transforment en *tissu cartilagineux* qui précédera le *tissu osseux*.

Il est intéressant d'étudier le passage de l'état cartilagineux à l'état osseux. Celui-ci apparaît en différents endroits appelés *points d'ossification*; dans un os long il existe en général un point au centre du corps, *point diaphysaire*, et un point à chaque extrémité, *points épiphysaires*. La matière osseuse, née de ces centres, gagne les parties environnantes, mais pendant le jeune âge la diaphyse reste toujours séparée des épiphyses par une région cartilagineuse, *cartilage de conjugaison*, qui continuera à sécréter de la substance osseuse qui repousse les épiphyses. C'est ainsi que les os se développent en *longueur*; ce travail ne s'arrête qu'avec la fin de la croissance, c'est-à-dire de dix-huit à vingt-cinq ans (fig. 23).

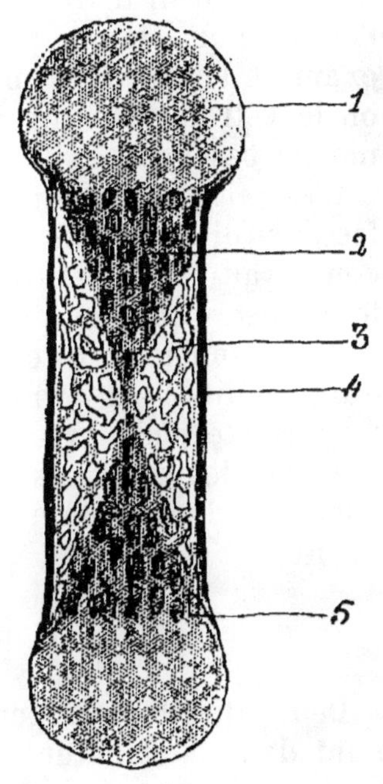

Fig. 23. — Schéma de l'ossification d'un os long.

1. cartilage ; 2. os cartilagineux; 3. os périostique ; 4. périoste ; 5. ligne d'ossification.

Les os de la voûte du crâne ne passent pas par l'état cartilagineux, ils sont représentés primitivement par des membranes dans lesquelles apparaissent les points d'ossification; nous étudierons du reste ce développement particulier avec le crâne du fœtus.

L'accroissement de l'os en longueur disparaît avec l'âge adulte, il n'en est pas de même de l'accroissement en épaisseur qui dure pendant presque toute la vie et se fait aux dépens du périoste, comme l'a bien démontré Duhamel en 1741. Il nourrissait des pigeons alternativement avec des graines naturelles et avec des graines ayant séjourné dans de la garance, puis il sacrifiait l'animal et constatait que les os étaient formés de couches alternativement blanches et rouges. Si l'animal était tué à la fin d'une période de régime de graines colorées, la couche osseuse la plus externe était rouge. Mais que deviennent les couches les plus internes, celles qui avoisinent le canal médullaire? Elles se détruisent, comme le prouve l'expérience suivante faite par Flourens en 1843 : on place sous le périoste un fil d'argent ou de caoutchouc qui entoure l'os, quelque temps plus tard on sacrifie l'animal, on examine l'os au point où l'on avait mis un de ces fils et on le retrouve au niveau du canal médullaire dans la moelle osseuse.

C'est en s'appuyant sur ces expériences que le professeur Ollier put faire des résections sous-périostées; il conservait le périoste et enlevait l'os malade sous-jacent, le périoste remis en place sécrétait de l'os nouveau qui venait remplacer l'os enlevé; c'est également le périoste qui produit le cal au niveau des fractures, mais, comme le périoste perd avec l'âge sa propriété, il en résulte que chez les vieillards les fractures se consolident difficilement, dans certains cas même la production osseuse est nulle.

§ II. PATHOLOGIE

Deux affections dépendent des troubles qui surviennent dans la structure des os : ce sont le rachitisme et l'ostéomalacie.

Rachitisme. — Cette maladie se montre en général entre le troisième et le quinzième mois, mais elle peut aussi apparaître plus tard; ses causes sont nombreuses, les plus importantes sont une mauvaise alimentation, le séjour dans les habitations privées d'air et de lumière, en un mot toute mauvaise condition hygiénique, aussi les classes pauvres sont-elles les plus touchées. Parrot la considérait comme une manifestation de la syphilis héréditaire.

Au point de vue anatomique le début est caractérisé par le ramollissement du tissu osseux avec diminution des matières solides. Lorsque ces troubles se localisent sur les membres inférieurs, ceux-ci ne peuvent supporter le poids du corps et l'enfant refuse de se tenir sur les jambes; si la marche est encore possible, les os du membre inférieur, bassin, fémurs, tibias, subissent des déformations variées, de là les jambes en paren-

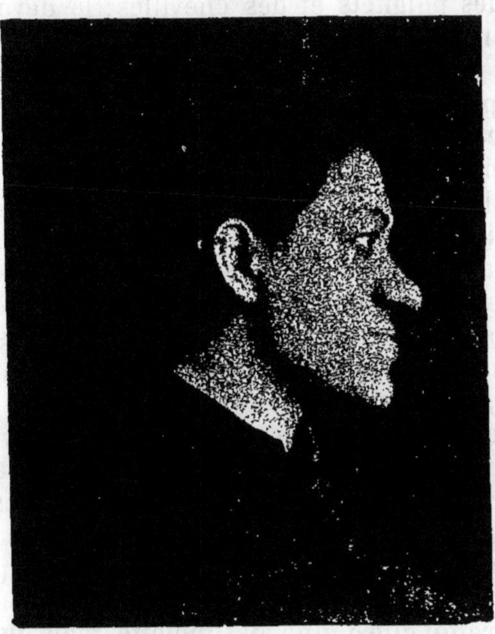

Fig. 21. — Type de rachitisme (Reclus).

thèse, ou tordues au point de prendre des formes indescriptibles, et les bassins aplatis d'avant en arrière.

La tête devient volumineuse (fig. 24), le front est saillant, olympien, les maxillaires ne se développent pas suffisamment pour permettre aux dents de prendre leur place normale, non seulement celles-ci sont crénelées mais encore elles chevauchent les unes sur les autres Le sternum proémine en avant, les côtes redressent leur courbure, ce qui rétrécit transversalement le thorax, et elles se renflent à leur union avec les cartilages costaux, formant le chapelet rachitique. La colonne vertébrale s'incurve en différents sens : scoliose, cyphose, lordose, que nous étudierons avec la pathologie de la colonne vertébrale.

Enfin les extrémités osseuses s'épaississent, constituant les nouures, qui sont surtout apparentes au niveau des poignets et des chevilles; le développement peut même être arrêté, d'où diminution de la taille.

Avant toutes ces déformations osseuses, qui sont les plus importantes au point de vue de l'avenir, le début de l'affection peut se manifester par des troubles gastro-intestinaux, vomissements, diarrhée, par des accès fébriles, des douleurs plus ou moins aiguës, de l'amaigrissement, un mauvais état de la peau, etc.

La marche et la durée sont très variables, avec le temps les déformations peuvent s'atténuer, disparaître même, ou le sujet peut grandir tout en conservant les modifications qui se sont produites dans son squelette, nouures, rétrécissement du bassin.

Le traitement repose avant tout sur l'hygiène, alimentation très surveillée, vie à la campagne, au bord de la mer, il doit aussi éviter l'accentuation des déformations en maintenant les enfants au repos.

Achrondoplasie. — Il est une affection qui se rapproche beaucoup du rachitisme par la configuration extérieure qu'elle donne au squelette, mais qui en diffère par sa pathogénie, c'est l'*achrondoplasie*, encore appelée par quelques auteurs *rachitisme intra-utérin.* Elle se développe pendant la vie fœtale, les membres supérieurs et inférieurs sont très courts, l'altération portant sur le mode d'accroissement des os en longueur. Les autres parties du squelette, crâne, thorax, bassin, conservent leur développement normal, de là l'aspect grotesque présenté par les individus atteints de cette affection congénitale, présentés souvent dans les musées comme des nains.

Ostéomalacie. — L'ostéomalacie est une affection de l'âge adulte caractérisée par un ramollissement du système osseux. Rare en France, on la rencontre surtout en Suisse, en Autriche, dans le sud de l'Allemagne et dans le nord de l'Italie, elle atteint le plus souvent les femmes, et spécialement celles qui sont surmenées par des grossesses multiples, qui vivent dans les milieux privés d'air, qui sont soumises à une mauvaise alimentation. L'âge prédisposant commence à vingt-cinq ans pour finir à quarante-cinq ans.

Pour bien comprendre les symptômes il faut connaître les lésions anatomiques. Celles-ci sont caractérisées par une décalcification du tissu osseux, les sels et en particulier le phosphate de chaux sont diminués, tandis que les matières organiques et la graisse sont augmentées.

Ces troubles dans la structure des os amènent dans ceux-ci des déformations multiples qui peuvent aller jusqu'à la fracture. Le bassin surtout est très touché, car il a à supporter le poids du tronc et les contre-pressions des membres inférieurs, le sacrum se plie en deux, les cavités cotyloïdes vont à la rencontre du sacrum, ce qui produit une saillie exagérée en *bec de canard* du pubis, le bassin prend la forme d'un tricorne.

Au début la femme éprouve des douleurs dans les os malades, la marche, la station debout et même assise deviennent impossibles. Elle doit garder le lit, la cachexie apparaît, puis la mort. Le pronostic est très grave, les cas de guérison sont rares.

Différents traitements ont été proposés : l'avortement ou l'accouchement prématuré, la castration et l'opération de Porro.

ARTICLE II

ÉTUDE DU SQUELETTE

§ I. ANATOMIE

Le squelette humain est formé d'une tige médiane, la *colonne vertébrale,* qui, à son extrémité supérieure, supporte la *tête* et qui sur ses parties latérales donne insertion à des arcs osseux, les *côtes,* dont la réunion forme le *thorax.* En bas, la colonne vertébrale repose sur deux os réunis en avant, ce sont les os iliaques; l'union de ceux-ci avec la dernière partie de la colonne vertébrale forme le bassin, d'où partent les *membres inférieurs.* De la partie supéro-latérale du thorax se détachent les *membres supérieurs.*

COLONNE VERTÉBRALE

La colonne vertébrale est formée de 33 à 34 petits segments osseux superposés, les vertèbres; elle est subdivisée en 4 régions, la région cervicale composée de 7 vertèbres, la région dorsale de 12 vertèbres, la région lombaire de 5 vertèbres, la région sacro-coccygienne constituée par 5 vertèbres sacrées soudées entre elles, et par 4 à 5 vertèbres coccygiennes très atrophiées, également soudées.

Une vertèbre présente, en allant d'avant en arrière : 1° un *corps,* arrondi, demi-cylindrique; 2° un orifice, le *trou rachidien*; 3° une longue apophyse, l'*apophyse épineuse*; sur les parties latérales en allant du corps vers l'apophyse épineuse on rencontre : 1° les *pédicules* échancrés sur leurs bords supérieurs et inférieurs, échancrures qui constituent avec les voisines les trous de conjugaison; 2° les *apophyses transverses,* saillies

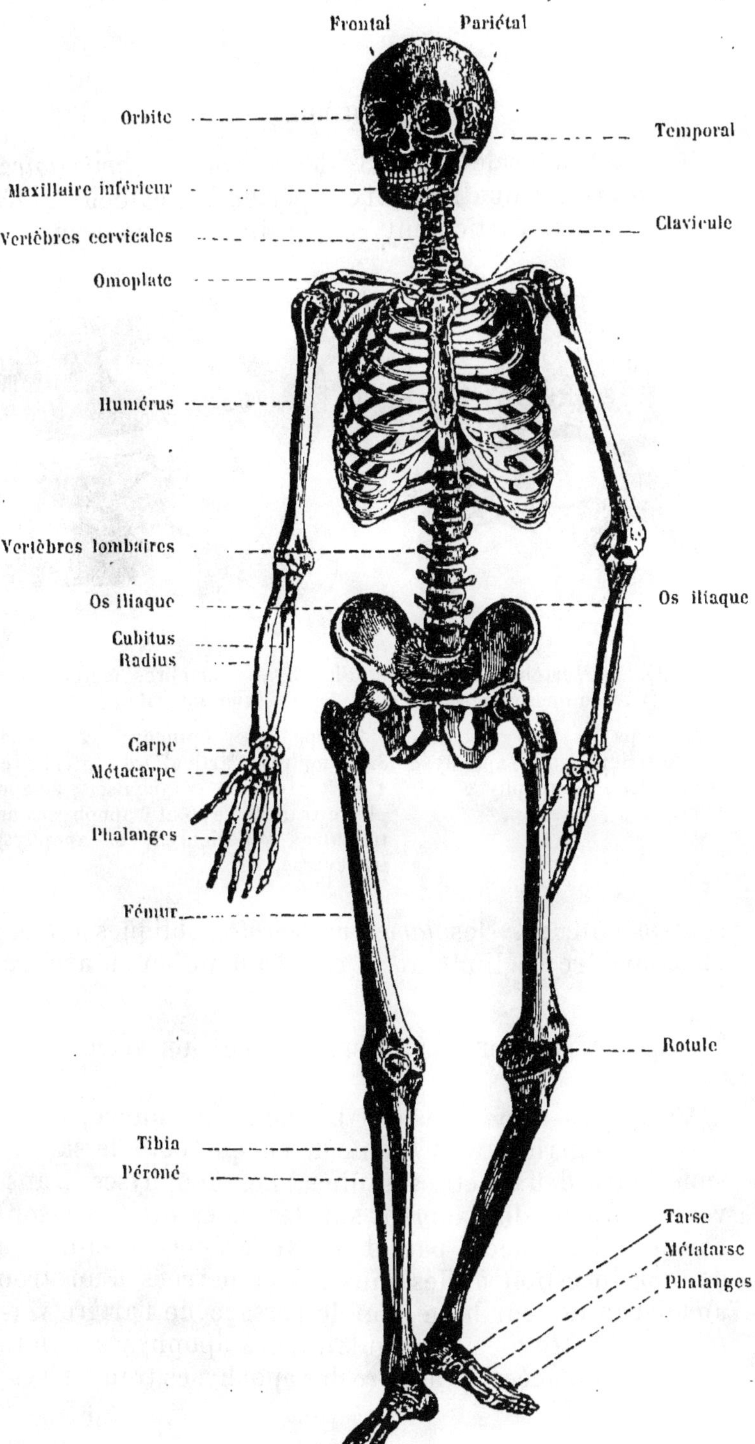

Fig. 25. — Squelette.

s'étendant latéralement; 3° les *apophyses articulaires* au nombre de quatre, deux supérieures, et deux inférieures, elles s'articulent avec celles qui sont sus- et

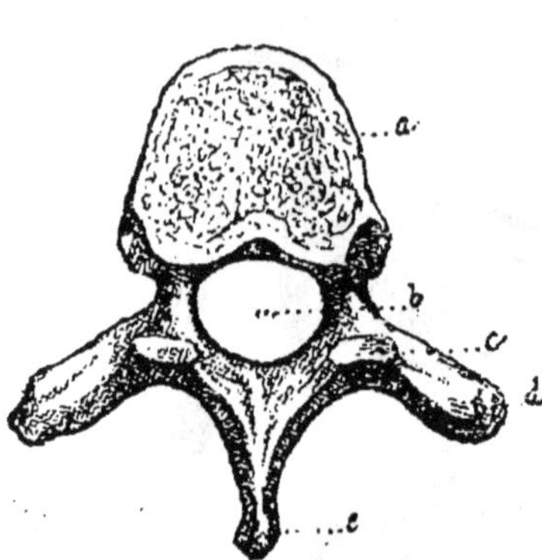

Fig. 26. — Vertèbre dorsale (vue en dessous).

a. corps; *b.* trou; *c.* apophyse articulaire; *d.* apophyse transverse; *e.* apophyse épineuse.

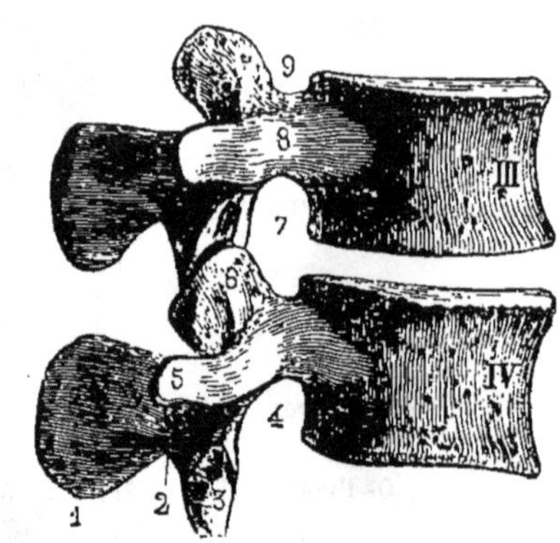

Fig. 27. — Vertèbres lombaires (vue latérale).

1. apophyse épineuse; 2. lame; 3. apophyse articulaire inférieure; 4 et 7. trous de conjugaison; 5. apophyse transverse; 6 et 9 apophyses articulaires supérieures; 8. apophyse transverse.

sous-jacentes; 4° les *lames vertébrales* obliques en bas et en arrière et limitant le canal rachidien en arrière.

CARACTÈRES DES VERTÈBRES DE CHAQUE RÉGION.

Vertèbres cervicales. — Le corps est mince, aplati d'avant en arrière et présente de chaque côté de sa face supérieure deux petites saillies. Les apophyses transverses situées directement sur les côtés du corps sont courtes, terminées par deux tubercules destinés à donner insertion à des muscles et percées d'un trou au niveau de leur base pour le passage de l'artère vertébrale. Le trou est triangulaire, les apophyses articulaires sont placées en arrière des apophyses transverses;

en avant des apophyses articulaires il y a une gouttière qui a pour but de laisser passer le nerf rachidien. L'apophyse épineuse est courte, elle est terminée par deux tubercules.

Vertèbres dorsales. — Le corps est à peu près cylindrique, et porte sur les côtés deux facettes articulaires pour les côtes, le trou est circulaire, l'apophyse épineuse est longue, oblique en bas et en arrière. Les apophyses transverses sont longues, sur la partie la plus externe de la face antérieure se trouvent deux facettes destinées à recevoir la tubérosité de la côte.

Vertèbres lombaires. — Le corps est volumineux, le trou vertébral est triangulaire, l'apophyse épineuse est courte et épaisse, les apophyses transverses sont minces et courtes (appendices costiformes). Entre l'apophyse épineuse et les apophyses transverses se trouve un petit tubercule appelé *tubercule mamillaire,* qui représente à ce niveau les véritables apophyses transverses.

Lorsqu'on passe d'une région vertébrale à la région voisine, on constate que les caractères propres à chaque région n'apparaissent pas brusquement, les dernières vertèbres d'une région et les premières de la région sous-jacente sont des vertèbres de transition. Deux vertèbres méritent une description spéciale, ce sont la première cervicale ou *atlas*, et la deuxième ou *axis*.

L'atlas n'a pas de corps, il est composé de deux masses latérales volumineuses réunies en avant et en arrière par des arcs osseux, arc antérieur et arc postérieur, portant tous deux sur la lame médiane un tubercule, tubercule antérieur et tubercule postérieur.

Les masses latérales portent sur leur partie externe les apophyses transverses. Sur la face supérieure se trouve une facette articulaire concave, *cavité glénoïde,* en forme de nacelle à grand axe dirigée d'arrière en avant et de dehors en dedans. Ces deux facettes articulaires sont destinées à recevoir les condyles de l'occipital, constituant ainsi l'articulation de la tête avec la colonne vertébrale.

A la face inférieure des masses latérales se trouvent deux surfaces articulaires pour l'axis. En arrière des masses latérales sur l'arc postérieur, on trouve une gouttière creusée par le passage de l'artère vertébrale qui se rend dans le crâne.

L'*axis* se distingue des autres vertèbres par la présence sur la face supérieure du corps d'une portion saillante, *dent* ou *apophyse odontoïde*, qui représente morphologiquement le corps de la vertèbre supérieure. Cette dent entre en contact par sa face antérieure avec l'arc antérieur de l'atlas et par sa face postérieure avec un ligament, elle sert de pivot à la tête et à l'atlas dans les mouvements de rotation de l'extrémité céphalique.

Sacrum. — Cet os mérite une description plus détaillée, car il entre dans la constitution du bassin. C'est un os plat, impair, symétrique, de forme triangulaire, à base supérieure et à sommet inférieur. Il est formé par la soudure des cinq vertèbres sacrées. Il se dirige de haut en bas et d'avant en arrière, formant avec la dernière vertèbre lombaire un angle saillant en avant, *angle sacro-vertébral* ou *promontoire*. Concave par sa face antérieure ou inférieure il est convexe par sa face postérieure ou supérieure, aussi a-t-il été comparé à une coquille. Sa longueur est d'environ 11 centimètres, en se maintenant en contact avec l'os, car si on tire une ligne droite de la base au sommet, celle-ci ne mesure que 9 cent. 5. La largeur est variable suivant les points, à la partie supérieure elle est à peu près égale à la longueur.

Le sacrum présente à étudier quatre faces, une antérieure, une postérieure, et deux faces latérales, une base et un sommet.

La *face antérieure* lisse est concave dans tous les sens, elle présente sur la ligne médiane quatre lignes transversales sous forme de crêtes, indice de la soudure des corps des vertèbres sacrées. Aux deux extrémités de cette crête se trouvent des orifices, trous sacrés antérieurs se prolongeant en dehors par des gouttières peu accentuées.

Entre ces trous viennent s'insérer les digitations du muscle pyramidal.

La *face postérieure* convexe est inégale et très rugueuse.

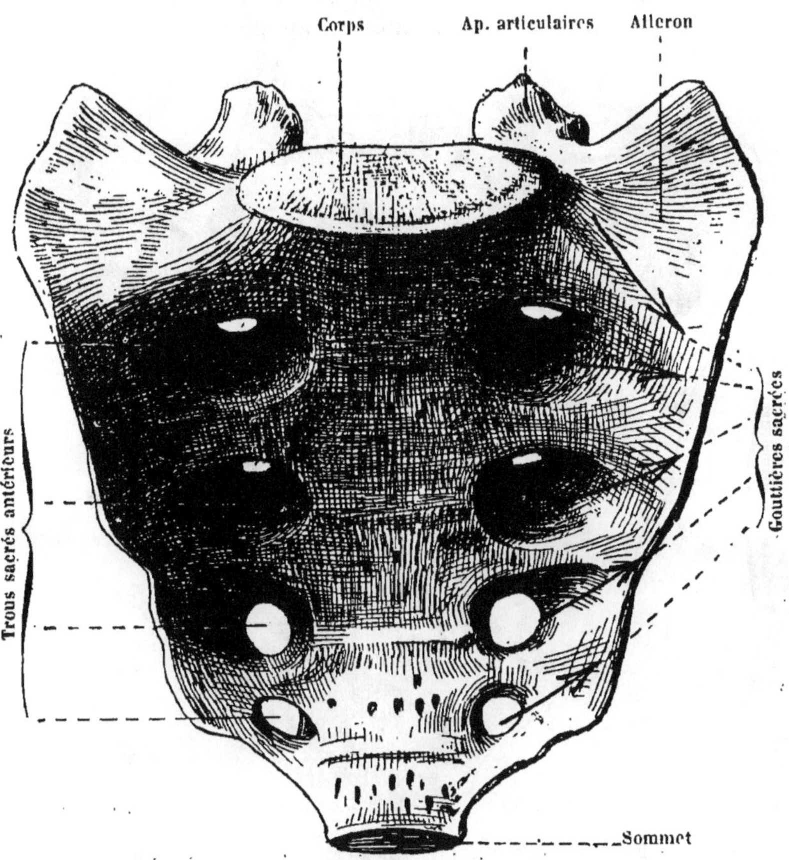

Fig. 28. — Sacrum, face antéro-inférieure (Poirier).

Sur la ligne médiane on voit une crête formée par la soudure des apophyses épineuses, c'est la crête sacrée. De chaque côté de celle-ci une gouttière longitudinale, la gouttière sacrée, et en dehors les tubercules sacrés postéro-internes, au nombre de 5, représentant les apophyses articulaires des vertèbres sacrées. Immédiatement en dehors de ces tubercules on rencontre les trous sacrés postérieurs, puis les tubercules sacrés postéro-externes, représentant les apophyses transverses.

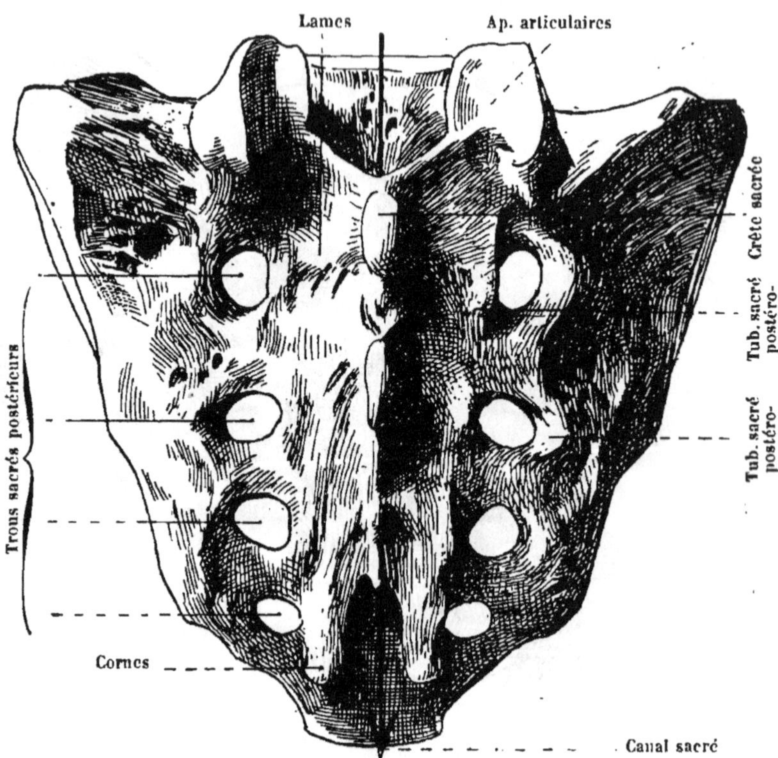

Fig. 29. — Sacrum, face postéro-supérieure (Poirier).

Les *faces latérales* s'amincissent dans la partie inférieure qui deviennent de véritables bords.

Dans la portion supérieure et antérieure on trouve une facette articulaire excavée, ayant la forme d'un angle à sinus postérieur, c'est la *facette auriculaire* du sacrum qui s'articule avec une facette semblable que nous retrouverons sur l'os iliaque pour former l'articulation sacro-iliaque. En arrière de cette facette se

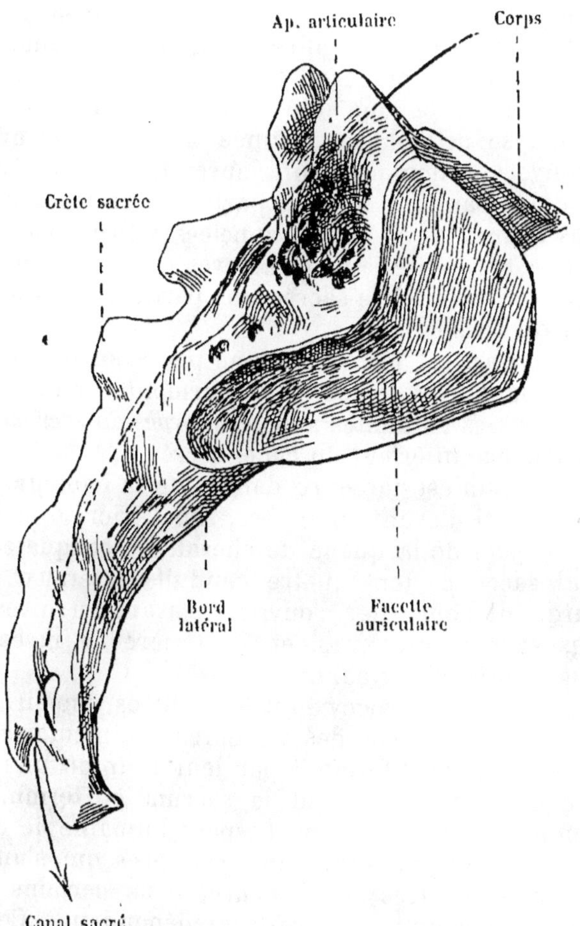

Fig. 30. — Sacrum, face latérale (Poirier).

trouve une surface rugueuse percée de petits trous, d'où le nom de surface criblée, en avant la facette est limitée par un sillon, le sillon préauriculaire, où vient s'insérer le ligament sacro-iliaque antérieur.

La *base* du sacrum présente sur la ligne médiane d'avant en arrière : 1° une portion articulaire lisse de forme ovale, c'est la face articulaire de la première vertèbre sacrée; 2° l'orifice supérieur du canal sacré; 3° l'apophyse épineuse, commencement de la crête sacrée; 4° de chaque côté du trou vertébral se trouve l'apophyse articulaire destinée à s'articuler avec les apophyses articulaires inférieures de la dernière vertèbre lombaire; 5° sur les parties latérales deux surfaces triangulaires, lisses, appelées *ailerons du sacrum*, dont le bord antérieur forme avec le bord antérieur de la première vertèbre sacrée une partie du détroit supérieur du bassin.

Le *sommet* est formé par une petite surface ovalaire s'articulant avec le coccyx et surmontée en arrière de deux parties saillantes appelées *cornes du sacrum*, limitant l'orifice inférieur du canal sacré.

Le sacrum est parcouru dans toute sa hauteur par un canal aplati d'avant en arrière, canal sacré, qui loge la terminaison de la queue de cheval. De chaque côté du canal sacré partent quatre conduits latéraux qui se bifurquent pour aller s'ouvrir en avant au niveau des trous sacrés antérieurs, et en arrière au niveau des trous sacrés postérieurs.

Coccyx. — Le coccyx est un petit os, impair, symétrique, constitué par des vertèbres rudimentaires soudées entre elles et formant par leur réunion une pyramide osseuse, continuant le sacrum et terminant la colonne vertébrale. Dans l'espèce humaine le coccyx est formé de quatre ou cinq vertèbres qui s'unissent entre elles de très bonne heure, dans certains cas la première vertèbre peut rester indépendante. Ces vertèbres sont très incomplètes, elles sont réduites à de simples tubercules sans appendices osseux, sauf la première qui présente encore un corps de petit volume, une ébauche d'apophyses transverses et d'apophyses articulaires supérieures, mais il n'existe ni orifice ni apophyse épineuse.

La face antérieure du coccyx est concave, la face postérieure convexe, toutes deux sont étranglées de distance en distance par des lignes circulaires, traces de la soudure des vertèbres coccygiennes entre elles.

La partie supérieure ou base présente une surface elliptique destinée à s'articuler avec le sommet du sacrum, et en arrière de celle-ci deux petites saillies verticales, les *cornes du coccyx*, qui s'articulent avec les cornes du sacrum. Les bords latéraux sont obliques de haut en bas et de dehors en dedans, ils partent en haut de la partie inférieure de l'apophyse transverse de la première vertèbre coccygienne. Le sommet est constitué par la dernière vertèbre coccygienne réduite à l'état de petit tubercule arrondi.

Le coccyx peut se souder au sacrum dans certains cas, et modifier la forme du bassin ostéo-fibreux, ce qui peut avoir une influence sur la marche de l'accouchement.

Colonne vertébrale dans son ensemble. — La colonne vertébrale est formée de deux pyramides accolées par leur base, l'une supérieure constituée par les 24 vraies vertèbres, l'autre inférieure constituée par la masse sacro-coccygienne. Sa hauteur totale est en moyenne de 73 à 75 centimètres, répartis de la façon suivante :

Région	cervicale	13 à 14	centimètres.
—	dorsale	27 à 29	—
—	lombaire	17 à 18	—
—	sacro-coccygienne	12 à 15	—

La largeur varie selon les points où on la considère, la partie la plus large est à la base du sacrum, 10 à 12 centimètres, qui est également le siège de la plus grande épaisseur, 7 centimètres.

Entre les vertèbres se trouvent les *disques intervertébraux*, fibro-cartilages qui chez les vieillards diminuent d'épaisseur, ce qui amène un affaissement de la colonne vertébrale et une diminution de la taille.

La colonne vertébrale n'est une tige droite que chez le fœtus et chez le jeune enfant, chez l'adulte elle présente des courbures antéro-postérieures au nombre de quatre; deux de ces courbures, celles des régions cervicale et lombaire, ont leur convexité tournée en avant; les deux autres, celles des régions dorsale et sacro-coccygienne, ont leur convexité dirigée en arrière.

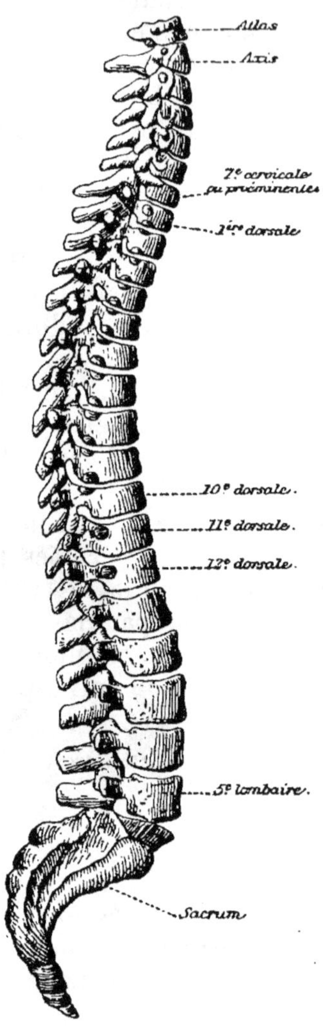

Fig. 31. — Colonne vertébrale vue latérale.

Ces courbures de la colonne vertébrale ont pour but de lui donner une plus grande solidité, car il est démontré en mécanique qu'une tige courbe est plus résistante qu'une tige droite. Si la colonne vertébrale était droite, elle serait dix-sept fois moins résistante qu'elle ne l'est normalement.

Développement des vertèbres. — Le développement de la colonne vertébrale est très important au point de vue pathologique, car il nous permet de comprendre une variété de malformation fœtale.

Primitivement les os ne sont que des cartilages, l'ossification débute par l'apparition de dépôts calcaires, *points d'ossification*, qui envahissent peu à peu les parties environnantes.

Un certain nombre de ces points apparaissent rapidement au cours de la vie intra-utérine dans la partie centrale des os, *points primitifs*; les autres, *points secondaires*, apparaissent plus tard, souvent longtemps après la naissance.

L'ossification des vertèbres se fait par trois points primitifs qui envoient des travées osseuses à la rencontre les unes des autres. Le point antérieur en s'agrandissant constituera le corps de la vertèbre, les deux points latéraux formeront les lames, les pédicules, les apophyses transverses et ébaucheront les apophyses épineuses. Les points d'ossification secondaires sont au nombre de cinq : un à la partie terminale de l'apophyse épineuse, deux aux extrémités des apophyses transverses, les deux autres formeront deux lames, l'une destinée à la partie supérieure du corps de la vertèbre, l'autre à la partie inférieure. La soudure des points secondaires se fait assez tard vers l'âge de onze ou douze ans. La colonne vertébrale chez le fœtus

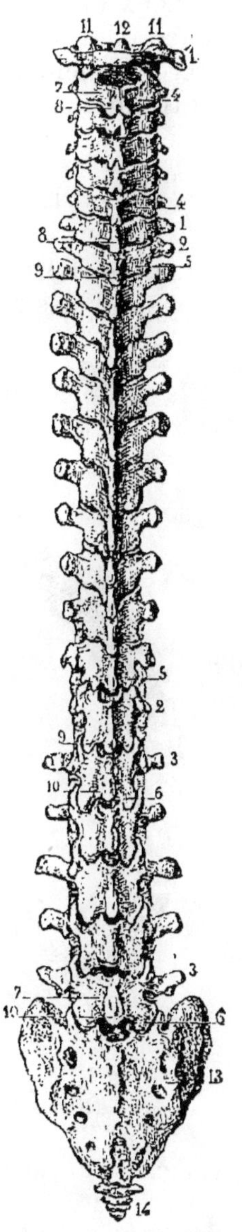

Fig. 32. — Colonne vertébrale vue dorsale.

1. sommet des apophy. transverses des v. cervicales; 2. apophy. transverses dorsales; 3. Apophy. transverses lombaires; 4. 5. 6. lames des vertèbres cervicales, dorsales et lombaires; 7. 8. 9. 10. apophyses épineuses; 11. masse latérale de l'atlas; 12. sommet de l'apophyse odontoïde de l'axis; 13. face postérieure du sacrum; 14. face postérieure du coccyx.

de deux mois forme les trois quarts du corps, à la naissance elle ne forme plus que les deux cinquièmes. Son accroissement n'est terminé que vers l'âge de vingt-cinq ou trente ans.

PATHOLOGIE DE LA COLONNE VERTÉBRALE.

Les courbures normales de la colonne vétébrale peuvent subir des modifications plus ou moins accentuées, soit par exagération, soit par transformation en une autre courbure. Ces inflexions peuvent se faire dans le plan antéro-postérieur ou dans le plan transversal.

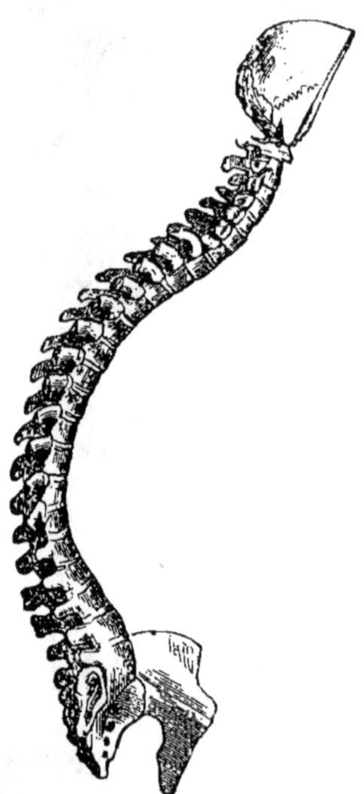

Fig. 33. — Cyphose dorsale (Kirmisson).

Déviations dans le plan antéro-postérieur. — Toute exagération d'une courbure normale à convexité postérieure porte le nom de *cyphose*, encore appelée vulgairement *dos rond* ou *bosse*. Pour rétablir l'équilibre du corps les portions sus- et sous-jacentes de la colonne vertébrale exagèrent leur convexité antérieure, ce qui donne lieu à des *courbures de compensation*. Ces courbures à convexité postérieure peuvent se produire primitivement sur des régions normalement concaves en arrière; il en résultera un redressement des courbures des régions placées au-dessous, qui pourront même devenir légèrement concaves en avant pour compenser la déviation primitive.

La *lordose* est l'accentuation ou la formation d'une courbure à convexité antérieure, elle sera donc corrigée

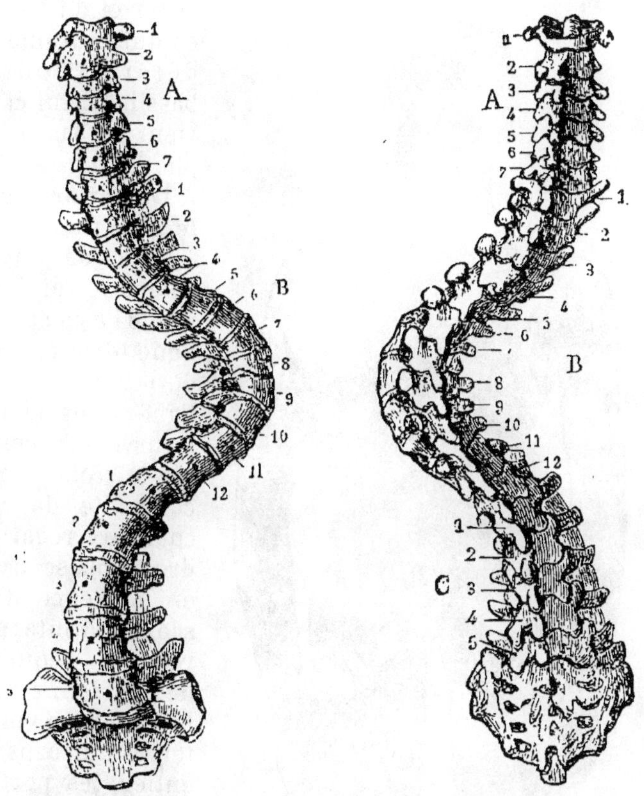

Fig. 34. — Scoliose dorsale gauche, vue antérieure.

Fig. 35. — Scoliose dorsale gauche, vue postérieure.

A. région cervicale ; *B*. région dorsale ; *C*. région lombaire (Kirmisson).

par un certain degré de cyphose des régions de la colonne vertébrale placées au-dessus et au-dessous.

Lorsque la cyphose se localise à l'union de la colonne dorsale avec la colonne lombaire, ou sur la colonne lombaire, ou enfin sur la région lombo-sacrée, elle amène soit secondairement par compensation, soit primitivement dans le dernier cas, des modifications dans la direction du sacrum et du coccyx, ce qui entraîne des déformations du bassin. Celui-ci devient le bassin cyphotique.

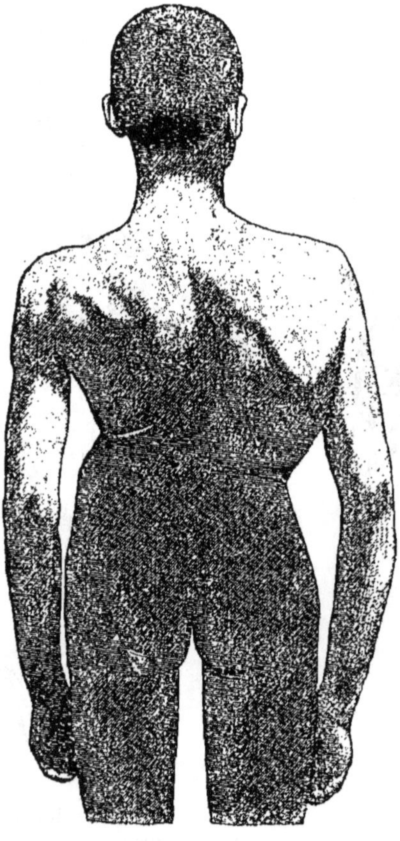

Fig. 36. — Scoliose dorsale droite (Kirmisson).

Déviations dans le plan transversal. — Vue de dos, la colonne vertébrale prend l'aspect d'une ligne droite, toute déviation de cette ligne dans le sens transversal constitue la *scoliose*. Si la convexité de cette courbure regarde à droite on se trouve en présence d'une scoliose droite ; pour rétablir l'équilibre de la colonne vertébrale et en même temps du corps tout entier, les portions de la colonne vertébrale placées au-dessus et au-dessous de cette scoliose droite se dévieront de manière à constituer une légère courbure à convexité tournée à gauche, ce sont les courbures secondaires ou de compensation.

Ces déviations de la colonne vertébrale sont occasionnées par deux maladies principales : l'une que nous avons déjà étudiée, le rachitisme, qui produit surtout la scoliose ; l'autre le mal de Pott, qui provoque surtout la cyphose.

Mal de Pott. — Cette affection est due à la localisation du bacille de la tuberculose ou bacille de Koch sur la colonne vertébrale.

Partout où ce microbe se fixe, il produit après un temps plus ou moins long une matière molle ou substance caséeuse, qui se ramollira et donnera naissance à un liquide épais, crémeux, renfermant des granulations, c'est le pus dont la collection constitue l'*abcès froid.*

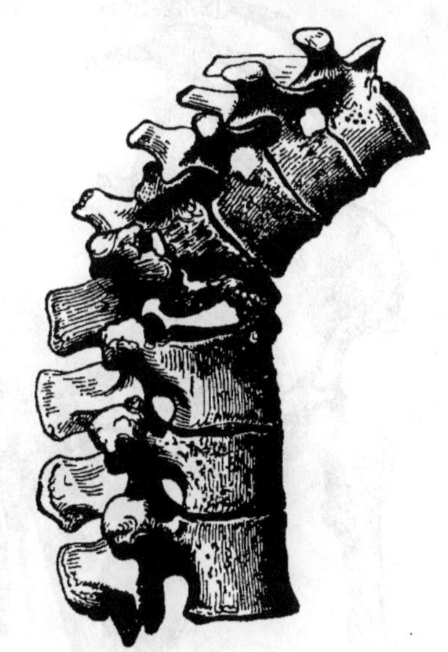

Fig. 37. — Cyphose due à un mal de Pott (Kirmisson).

Destruction d'un corps vertébra par la tuberculose.

La colonne vertébrale peut donner asile à ces tubercules dans toutes ses portions ; si la localisation siège dans sa partie postérieure, au niveau des lames et des apophyses épineuses, la déformation sera peu accentuée ; si au contraire ce sont les corps vertébraux qui sont atteints, le travail de ramollissement détruit la colonne rigide formée par la superposition des corps vertébraux, et la colonne s'affaisse plus ou moins. C'est là l'origine de la cyphose.

Au point de vue clinique, la première période du mal de Pott est caractérisée par la contraction permanente des muscles voisins de la lésion, amenant de la raideur·

dans les mouvements de la colonne vertébrale. Le malade, qui veut ramasser un objet situé sur le sol, ne fléchit pas la colonne vertébrale, il se baisse en la maintenant rigide et en accentuant la flexion de la cuisse sur le bassin.

La deuxième période est caractérisée par l'affaissement de la colonne vertébrale, qui souvent forme un angle très saillant en arrière, c'est la *cyphose*.

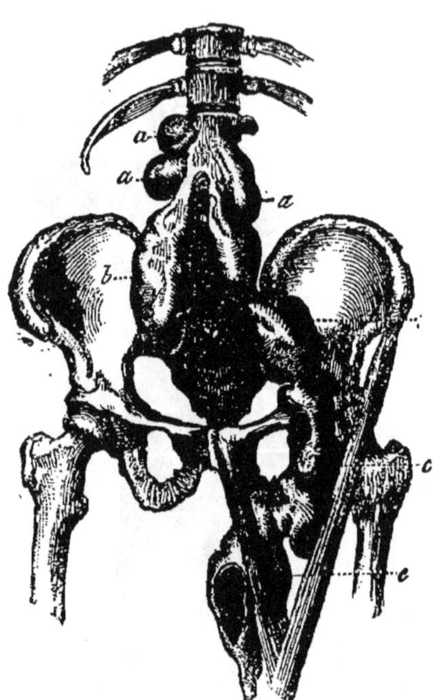

Fig. 38. — Abcès froid parti du corps d'une vertèbre lombaire et ayant fusé jusqu'au niveau de la cuisse (Kirmisson).

La troisième période est marquée par la suppuration de la matière caséeuse, qui fuse et vient se collecter souvent très loin de son point d'origine; c'est ainsi qu'un *abcès froid* parti de la région dorsale vient faire saillie au-dessous du pli de l'aine au niveau de l'orifice externe du canal inguinal. Si le pus se porte au contraire du côté du canal rachidien, il produit un épaississement des enveloppes de la moelle ou méninges, donnant naissance à de la *pachyméningite;* la moelle épinière peut être également comprimée, compression qui entraîne dans les parties du corps sous-jacentes l'abolition soit de la motilité ou *paralysie*, soit de la sensibilité ou *anesthésie*.

Lorsque le mal de Pott se localise au niveau de

l'atlas ou de l'axis, il constitue le *mal de Pott sous-occipital*; ces deux vertèbres étant en rapport avec le bulbe il peut en résulter des troubles très graves et même la mort rapide si cet organe vient à être comprimé.

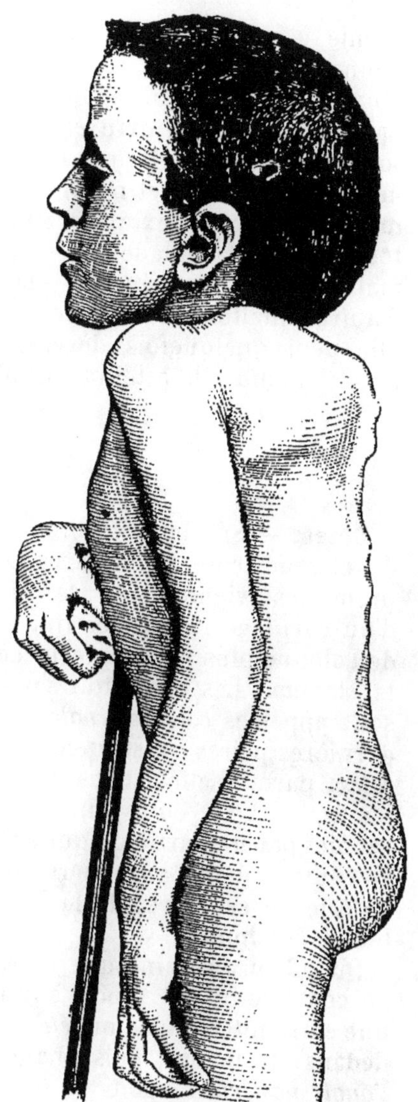

Fig. 39. — Cyphose dorsale occasionnée par le mal de Pott (Kirmisson).

Le pronostic du mal de Pott est donc toujours sérieux, puisque les fonctions des membres peuvent être atteintes; de plus le malade peut être emporté par une autre localisation du bacille de la tuberculose (voir *Tuberculose* à la *Pathologie pulmonaire*).

Spina-bifida. — Au cours du développement, les points d'ossification postérieurs d'une ou de plusieurs vertèbres peuvent ne pas se réunir sur la ligne médiane; le canal rachidien est alors ouvert à sa partie postérieure, ce qui permet aux méninges et quelquefois à la moelle de venir faire hernie à ce niveau sous forme d'une tumeur plus ou moins considérable, variant du volume d'une petite noix au volume d'une mandarine : c'est le *spina-bifida*. La peau qui la recouvre est amincie, sa coloration est souvent modifiée, elle est rosée, ou violacée, elle peut même se sphacéler et mettre le canal rachidien en communication avec l'extérieur; l'infection apparaît aussitôt et le petit malade est emporté rapidement. Cette malformation congénitale est souvent accompagnée d'autres malformations, bec-de-lièvre, pied bot, etc.; elle peut quelquefois devenir une cause de dystocie fœtale quand elle atteint un volume trop considérable.

THORAX

Côtes. — Sur les vertèbres s'implantent latéralement de chaque côté douze arcs osseux ou *côtes*; les sept premières viennent se terminer par l'intermédiaire d'un cartilage sur un os qui forme en avant une sorte de colonne plus petite que la colonne postérieure, c'est le *sternum*. Les côtes qui s'unissent directement à lui sont appelées *côtes sternales* ou *vraies côtes*. Les cinq dernières paires constituent les *côtes asternales* ou *fausses côtes*; parmi celles-ci les trois premières, c'est-à-dire les 8e, 9e et 10e côtes ont leurs extrémités antérieures réunies par un cartilage qui se termine également sur le sternum; quant aux deux dernières, leur extrémité antérieure est libre, de là le nom de *côtes flottantes* qui leur a été donné.

Quand on examine une côte sur un squelette monté, on constate qu'elle repose sur la colonne vertébrale par une extrémité renflée ou *tête*, qu'elle se porte d'abord de dedans en dehors, puis change de direction, formant l'*angle postérieur*, pour se porter en avant en décrivant une courbe à concavité interne, puis se porte de nouveau en dedans; le point où se fait le deuxième changement de direction est l'*angle antérieur*, moins accentué que le postérieur, enfin elle se termine par une extrémité antérieure. Dans ce trajet la côte décrit une longue courbe ou *courbure d'enroulement* à concavité regardant le centre du corps, d'autre part l'axe de la côte est tordu de telle sorte qu'une côte ne repose jamais sur une surface plane que par deux points, le corps et une de ses extrémités; on a donné à cette courbure sur les bords le nom de *courbure de torsion.*

L'extrémité postérieure est formée de trois parties : 1° la *tête* de la côte formée de deux plans réunis par une crête, elle est destinée à être reçue dans la cupule que nous avons décrite sur les faces latérales des corps vertébraux; 2° une partie rétrécie, le *col*, placé en avant de l'apophyse transverse et 3° d'une tubérosité présentant en bas et en arrière une facette articulaire, qui entrera en contact avec la facette, que nous avons vue à la partie antérieure de l'extrémité externe de l'apophyse transverse.

Le corps de la côte est formé par une face externe convexe, une face interne concave pourvue dans son tiers inférieur d'une gouttière destinée à loger les vaisseaux et les nerfs intercostaux, un bord supérieur mousse et un bord inférieur plus tranchant.

L'extrémité antérieure est creusée d'une petite cavité dans laquelle pénètre le cartilage intercostal avec lequel elle se continue pour aller prendre point d'appui sur le sternum.

Un certain nombre de côtes, les premières et les dernières, ont des caractères propres qui les distinguent du type costal que nous avons décrit; la plus intéressante est la première côte, dont la longueur est minime, elle est aplatie de haut en bas au lieu de l'être de dehors en dedans, et enfin elle présente sur sa face supérieure deux gouttières creusées par les artère et veine sous-clavière, séparées par une saillie ou tubercule de Lisfranc.

Sternum. — Cet os, situé à la partie antérieure et médiane du thorax, est un os plat, impair et symétrique, mesurant environ 20 centimètres de longueur. Sa forme a été comparée à celle d'un poignard, aussi il a été divisé en trois portions : une supérieure plus large et plus épaisse que le reste de l'os, la *poignée*; une moyenne, le *corps*; une inférieure étroite, mince, variable de forme, la pointe ou *appendice xiphoïde* (fig. 40).

La face antérieure convexe présente une série de

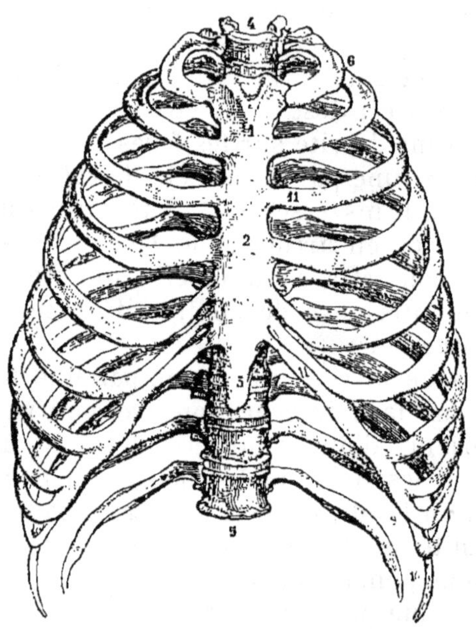

Fig. 40. — Thorax, face antérieure.

1. poignée sternale; 2. corps du sternum; 3. appendice xyphoïde; 4. ouverture supérieure du thorax; 5. ouverture inférieure; 6. 1re côte; 7. 2e côte; 8. côtes sternales; 9. fausses côtes; 10. côtes flottantes; 11. cartilages costaux.

lignes transversales, traces des soudures des différentes pièces qui entrent dans la constitution de l'os, pièces qui ont été comparées à des vertèbres, d'où le nom de sternèbres, indépendantes chez l'enfant.

La face postérieure concave entre en rapport avec les organes contenus dans la cavité thoracique.

L'extrémité supérieure présente sur la ligne médiane une échancrure, la *fourchette sternale*, et de chaque côté une cavité destinée à recevoir la tête de la clavicule.

Les bords latéraux sont creusés de sept petites cavités qui recevront les sept cartilages costaux.

Thorax. — La réunion de la colonne dorsale, du

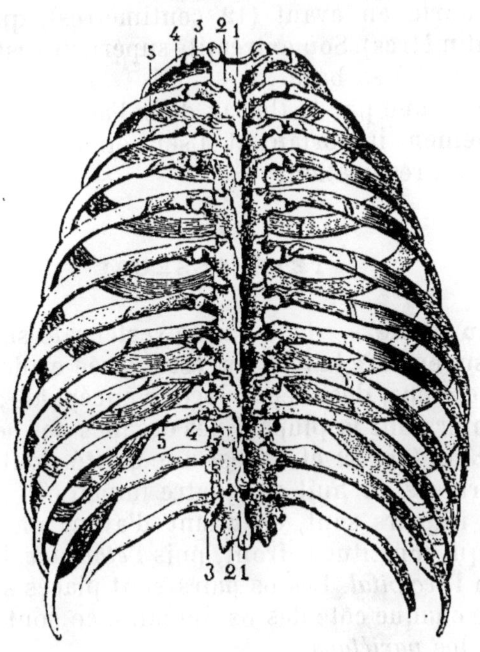

Fig. 41. — Thorax, face postérieure.

1. crête épineuse; 2. gouttières vertébrales; 3. apoph. transverses 4. partie dorsale des côtes; 5. angle des côtes.

sternum et des côtes limite une vaste cavité qui a la forme d'un tronc de cône, c'est la *cavité thoracique* ou *thorax* (fig. 40 et 41), qui renferme et protège un certain nombre d'organes, dont le cœur et les poumons. L'espace que laisse libre sur la ligne médiane la face interne des deux poumons et qui est occupé en avant par le cœur et en arrière par l'œsophage et l'aorte, porte le nom de *médiastin*, espace que nous verrons avec plus de détails en étudiant les rapports des poumons et du cœur.

Le thorax paraît avoir été entamé à son extrémité inférieure ou base par un plan dirigé de haut en bas et d'avant en arrière; aussi la hauteur du thorax est-elle plus courte en avant (12 centimètres), qu'en arrière (27 centimètres). Son extrémité supérieure est très étroite par rapport à sa base.

Le rôle joué par le thorax dans l'acte respiratoire est extrêmement important et il sera étudié avec la physiologie de la respiration.

TÊTE OSSEUSE

Os du crâne. — La colonne vertébrale supporte à sa partie supérieure la tête, qui est divisée en deux parties : l'une, le *crâne*, destinée à loger l'encéphale; l'autre, la *face* renfermant la plupart des organes des sens.

Le crâne (fig. 42 et 43) est une cavité dont les parois sont formées de huit os, quatre impairs et deux pairs. Les os impairs sont, en allant d'avant en arrière, le *frontal* qui constitue le front, puis l'*ethmoïde*, le *sphénoïde* et enfin l'*occipital*. Les os pairs sont placés symétriquement de chaque côté des os impairs, ce sont les *temporaux* et les *pariétaux*.

Les os du crâne sont des os plats, dont les deux surfaces de tissu compact portent le nom, l'une de *table externe*, l'autre de *table interne*; elles interceptent entre elles la substance spongieuse appelée *diploé*. Dans quelques os, les cavités du tissu spongieux sont agrandies et sont appelées *cellules* et *sinus*.

Les os qui forment la voûte du crâne ou calotte crânienne sont lisses extérieurement, leur face interne au contraire est irrégulière; le cerveau paraît s'y être imprimé comme la pulpe du doigt le ferait dans de la cire molle, d'où le nom d'*impressions digitales*. Entre ces dépressions existent des parties saillantes qui constituent les *éminences mamillaires*. On y trouve aussi des sillons étroits, arborescents, formés par l'impression des artères qui rampent à sa face interne.

Enfin le crâne est percé à sa base d'un très grand

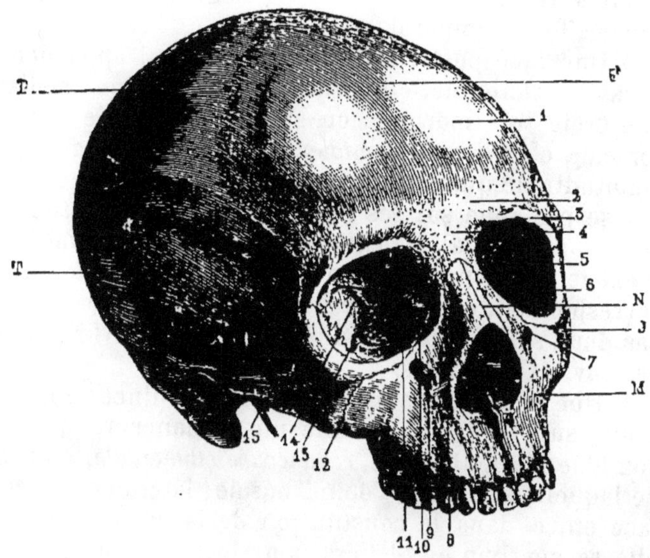

Fig. 42. — Tête osseuse.

F. frontal; P. pariétal; T. temporal; M. maxillaire supérieur; N. nasal; J. os malaire; 1. bosses frontales; 2. protubérance sourcilière; 3. arcade sourcilière; 4. bosse nasale; 5. fosses orbitaires; 6. sphénoïde; 7 et 9. trous sous-orbitaires; 8. apophyse montante du maxillaire; 10. os lacrymal; 11. ethmoïde; 12. pommettes; 15. apophyse styloïde.

nombre de trous par où sortent les nerfs nés de l'encéphale et par où entrent les artères destinées à nourrir cet organe.

Frontal. — Le *frontal* ou *coronal* est un os impair, symétrique, situé à la partie antérieure du crâne; il présente à étudier trois faces :

1° Une face antérieure, lisse, convexe, qui porte sur la ligne médiane des traces des deux moitiés latérales qui composent l'os primitivement. Au-dessus du nez se trouve la *bosse frontale moyenne* ou glabelle et de chaque côté les *bosses frontales latérales* surmontant les *arcades sourcilières*. Latéralement cette face porte deux petites facettes triangulaires qui appartiennent à la région appelée fosse temporale.

2° Une face postérieure ou interne qui appartient à la cavité crânienne, elle présente sur la ligne médiane une crête très marquée où s'insère la grande faux du cerveau, c'est la *crête frontale*, et au-dessus une gouttière longitudinale qui est le point de départ de la gouttière qui se prolonge sur les pariétaux, c'est la gouttière du sinus longitudinal. De chaque côté de la ligne médiane il existe une dépression, ce sont les *fosses frontales*, qui correspondent aux bosses frontales extérieures, et plus bas deux saillies mamelonnées qui forment le plafond des cavités orbitaires.

3° Une face inférieure extrêmement mince; elle présente sur la ligne médiane une échancrure qui sera comblée par l'ethmoïde, *échancrure ethmoïdale*, en avant de laquelle se trouve l'épine nasale; latéralement cette face entre dans la constitution de la cavité orbitaire, elle se déprime en dehors pour loger la glande lacrymale, et forme ainsi la *fossette lacrymale*.

Les bords sont également au nombre de trois : l'antérieur porte en son milieu l'*échancrure nasale* et sur les côtés les *arcades orbitaires*, le supérieur s'articule avec les os voisins de la voûte, le postérieur est mince et se continue avec les os de la base.

Le frontal est creusé de chaque côté de l'échancrure nasale d'une cavité ou sinus frontal, qui est tapissée d'une muqueuse en continuité avec la muqueuse nasale. Le coryza peut occasionner une inflammation de cette muqueuse, d'où névralgie frontale; il peut même se faire de la suppuration, qui s'accompagnera de fièvre, de douleur interne et qui nécessitera l'ouverture des sinus par trépanation.

Ethmoïde. — L'ethmoïde est un os impair, médian,

symétrique, il est situé dans l'échancrure ethmoïdale du frontal qui est ainsi comblée. Il a la forme d'un cube composé de trois parties : une médiane, *lame perpendiculaire*, et deux latérales, *masses latérales*, rattachées à la précédente par la *lame horizontale*.

La portion médiane présente à sa partie supérieure une

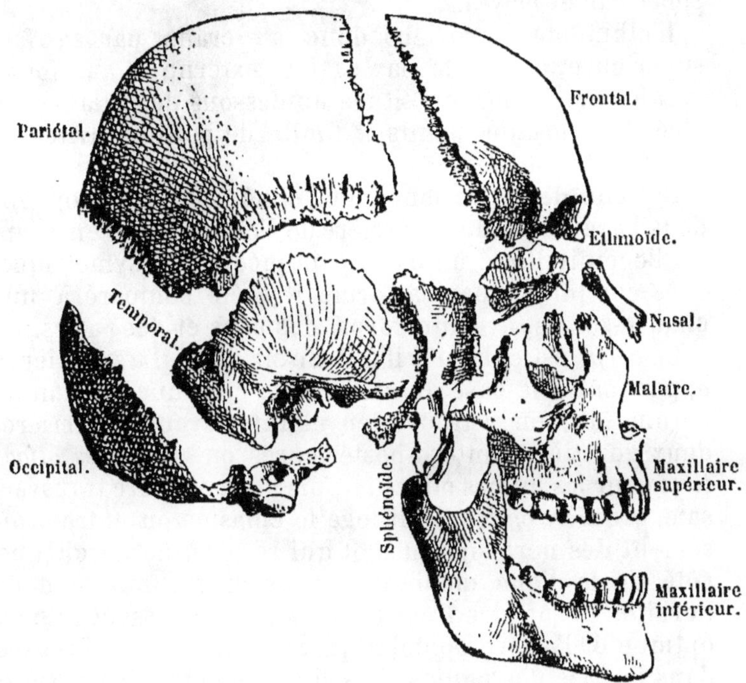

Fig. 43. — Tête osseuse.

lamelle osseuse verticale, épaisse, c'est l'*apophyse crista galli*. La lame horizontale, qui s'attache sur la lame perpendiculaire à l'union de celle-ci avec l'apophyse crista galli, est perforée de nombreux trous pour le passage de nerfs olfactifs, de là le nom de *lame criblée*, elle forme le plafond des fosses nasales, alors que la lame perpendiculaire constitue la cloison osseuse qui sépare les deux cavités nasales.

Les masses latérales par leur face externe mince, *os planum*, entrent dans la constitution des cavités orbitaires; de la face interne de celui-ci se détachent deux lamelles osseuses, qui portent le nom de *cornets supérieur* et *moyen*. Ceux-ci limitent avec l'os planum deux espaces situés dans les fosses nasales et appelés *méats supérieur* et *moyen*.

L'ethmoïde appartient donc au crâne par sa face supérieure, à l'orbite par sa face externe et aux fosses nasales par la portion située au-dessous de la lame criblée. En certains points il limite de petites cavités ou *cellules ethmoïdales*.

Sphénoïde. — Le sphénoïde, situé à la partie moyenne de la base du crâne en arrière de l'ethmoïde et en avant de l'occipital, est un os impair médian et symétrique. Très compliqué par sa forme il a été comparé à une chauve-souris, avec un corps, des ailes et des pattes.

Le *corps* est cubique, il a donc six faces. La supérieure appartient à la base du crâne, elle continue le plan de l'ethmoïde; on y trouve, en allant d'avant en arrière, deux gouttières antéro-postérieures ou *gouttières olfactives* pour les bulbes olfactifs, puis une gouttière transversale, *gouttière optique*, qui loge le chiasma ou entre-croisement des nerfs optiques et qui se termine de chaque côté de la ligne médiane par un orifice qui va dans l'orbite, ce sont les *trous optiques* par où passent le nerf optique et l'artère ophtalmique, ces orifices sont creusés dans la base des petites ailes du sphénoïde. En arrière de la gouttière optique se trouve une excavation profonde en forme de selle arabe, c'est la *selle turcique* ou *fosse pituitaire*, limitée en avant et en arrière par deux saillies ou *apophyses clinoïdes antérieures* et *postérieures*; ces dernières forment les angles supéro-externes d'une lame verticale et transversale, *lame quadrilatère*. Une gouttière oblique en bas et en arrière part de celle-ci et se continue avec la gouttière basilaire de l'occipital.

La face antérieure présente sur la ligne médiane une crête verticale, *crête sphénoïdale*, articulée avec la lame perpendiculaire de l'ethmoïde, et de chaque côté de celle-ci une ouverture qui pénètre dans une cavité creusée dans le corps de l'os : ce sont les sinus sphénoïdaux.

La face inférieure porte une crête médiane antéro-postérieure cachée par l'insertion du vomer.

La face postérieure n'existe que chez le fœtus car elle se soude rapidement avec l'occipital.

Les faces latérales donnent insertion aux ailes, en avant ce sont les *petites ailes* ou *apophyses d'Ingrassias*, en arrière les *grandes ailes*, situées sur un plan inférieur aux précédentes. Elles ont trois faces, une postérieure cérébrale, une antérieure appartenant à la face externe de l'orbite, une externe dépendant de la fosse temporale en haut, et de la fosse zygomatique en bas.

Entre les grandes ailes et les petites ailes se trouve de chaque côté une fente allongée, la *fente sphénoïdale*, qui fait communiquer la cavité crânienne avec la cavité orbitaire et livre passage aux nerfs moteur oculaire commun, pathétique, moteur oculaire externe, opthalmique et à la veine ophtalmique.

Un peu au-dessous de cette fente et le long du bord interne de la grande aile on trouve différents orifices, qui sont : le *trou grand rond* pour le nerf maxillaire supérieur, le *trou ovale* pour le nerf maxillaire inférieur, enfin le *trou petit rond* ou *sphéno-épineux* pour l'artère *méningée moyenne*.

Enfin les apophyses *ptérygoïdes* se détachent de la face inférieure à l'union des grandes ailes avec le corps par une base percée d'un canal antéro-postérieur, le *canal vidien*. Excavées en arrière, *fosse ptérygoïde*, elles entrent par leur face interne dans la constitution des parois nasales et, par leur face externe, dans celle de la fosse zygomatique.

Occipital. — L'occipital est un os impair, médian, symétrique, situé à la partie inférieure et postérieure du crâne qu'il rattache à la première vertèbre cervicale. Il a la forme d'une coquille présentant deux faces, l'une concave antéro-supérieure, l'autre convexe postéro-inférieure.

La *face antéro-supérieure* appartient d'une part à la base du crâne, d'autre part à la voûte; on y trouve en allant d'avant en arrière une gouttière qui descend en bas et en arrière, c'est la *gouttière basilaire* aboutissant à un grand orifice, *trou occipital,* par où passent le bulbe rachidien, les nerfs spinaux et les artères vertébrales. En arrière du trou occipital se trouvent deux cavités séparées par une crête, ce sont les *fosses cérébelleuses* avec la *crête occipitale interne*; au-dessus deux autres cavités leur sont superposées, ce sont les *fosses cérébrales*, séparées entre elles par une gouttière verticale. La limite entre les fosses cérébrales et les fosses cérébelleuses est constituée également par une gouttière transversale, le point, où elle rencontre la précédente, constitue la *protubérance* occipitale interne. Ces différentes gouttières sont destinées à loger une partie de la circonférence de très grosses veines appelées sinus veineux.

La *face postéro-inférieure* présente en avant du trou occipital la *surface basilaire* et en arrière une large surface irrégulière, *l'écaille*, qui porte en son milieu la *protubérance* occipitale externe, très perceptible par le toucher à travers le cuir chevelu. Cette saillie est reliée au trou occipital par une crête antéro-postérieure, la *crête occipitale externe*, d'où partent de chaque côté deux lignes, les *lignes courbes occipitales supérieure* et *inférieure*. Entre celles-ci se trouvent de nombreuses rugosités donnant insertion aux muscles de la nuque.

De chaque côté du trou occipital on remarque deux saillies convexes d'avant en arrière, ce sont les *condyles* de l'occipital, qui s'articuleront avec les cavités glénoïdes de l'atlas. En avant et en arrière de ces condyles il existe un orifice, en avant c'est le *trou condylien antérieur* pour le passage du nerf grand hypoglosse et en arrière le *trou condylien postérieur*.

Pariétal. — Le pariétal est un os pair, de forme quadrilatère, situé en arrière du frontal, en avant de l'occipital, au-dessus du temporal. Il présente deux faces, une externe convexe portant une saillie à peu près médiane, la *bosse pariétale*, et au-dessous de celle-ci des lignes courbes, les lignes temporales, et une face interne concave, parsemée d'impressions digitales et d'éminences mamillaire, excavée au centre, *fosse pariétale.*

Temporal. — Le temporal est un os pair, irrégulier, situé dans la région inférieure et latérale du crâne, au-dessous du pariétal, en avant de l'occipital. Il est divisé en trois portions : une externe, antérieure et superficielle, c'est l'*écaille* du temporal ou portion *squameuse*; une externe et postérieure, épaisse, c'est l'*apophyse mastoïde*; enfin une troisième partie, située à l'intérieur du crâne, part de l'union des deux précédentes, c'est le *rocher* ou portion *pétreuse.*

L'écaille entre par sa face externe dans la constitution de la fosse temporale; de sa partie postérieure se détache une tige qui se porte en avant, c'est l'apophyse *zygomatique,* à la base de laquelle on trouve une cavité, *cavité glénoïde,* destinée à recevoir la tête du maxillaire inférieur pour former l'articulation temporo-maxillaire.

L'apophyse mastoïde est un massif osseux rugueux extérieurement, car de nombreux muscles viennent y prendre insertion, elle est creusée de cavités ou cellules mastoïdiennes qui communiquent avec la caisse du tympan.

Le rocher a la forme d'une pyramide triangulaire qui se dirige obliquement en avant et en dedans. Il a une base externe percée d'un orifice, *conduit auditif externe.*

Deux de ses faces appartiennent à la face cérébrale de la base du crâne, elles sont séparées par une arête qui sert de limite aux étages moyen et inférieur du crâne.

Sur le flanc antérieur on trouve une fente, c'est l'*hiatus de Fallope*, qui communique avec l'*aqueduc* de Fallope par où passent plusieurs nerfs. Le flanc postérieur porte sur le milieu un orifice assez considérable, c'est le *conduit auditif interne*, livrant passage aux nerfs acoustique et facial.

Le sommet ou pointe du rocher, situé à l'union de la grande aile du sphénoïde avec le corps de cet os, est percé d'un orifice, qui est l'orifice interne du canal carotidien.

La face inférieure porte dans sa portion la plus externe une pointe osseuse ou *apophyse styloïde*, près de laquelle on voit un orifice, c'est le trou stylo-mastoïdien qui est destiné à laisser passer le nerf facial. En avant on rencontre l'orifice inférieur du canal carotidien et en arrière une dépression pour loger la veine jugulaire à sa sortie du crâne, c'est le *golfe de la veine jugulaire.*

Par ses bords le rocher délimite des trous très irréguliers, d'où le nom de *trous déchirés,* l'un *antérieur* près du sommet, l'autre *postérieur* à l'angle du rocher et de l'occipital. Ce dernier livre passage aux nerfs glosso-pharyngien, pneumo-gastrique et spinal et à la veine jugulaire interne.

Le rocher est creusé d'un certain nombre de cavités et de canaux : conduit auditif interne, caisse du tympan, ou oreille moyenne, oreille interne, trompe de Fallope, etc.

DU CRANE CONSIDÉRÉ DANS SON ENSEMBLE

Le crâne est une boîte osseuse, qui doit être étudiée intérieurement et extérieurement. La surface intérieure du crâne peut être divisée en deux parties : la voûte et la base ; la surface extérieure en trois parties : la voûte, la base et les faces latérales.

CONFIGURATION INTÉRIEURE DU CRANE.

1° Voûte. — La voûte est constituée en allant d'avant en arrière par le frontal, les pariétaux et par une partie de l'écaille de l'occipital. Elle est rugueuse, inégale, parsemée de saillies et de dépressions, éminences mamillaires et impressions digitales.

La ligne médiane présente d'avant en arrière la *crête frontale*, la *gouttière longitudinale supérieure* destinée à loger le sinus du même nom. De chaque côté de la gouttière on remarque sur les pariétaux, près de la suture sagittale, des dépressions destinées à loger les *tubercules de Pacchioni*.

Sur les parties latérales on trouve les *fosses frontales*, les *fosses pariétales*, et les *fosses occipitales supérieures*, parcourues par les sillons arborescents de l'artère méningée moyenne.

2° **Base**. — La face interne de la base du crâne est inclinée d'avant en arrière et de haut en bas; elle a l'apparence d'un escalier à trois degrés, d'où le nom d'étage supérieur, d'étage moyen et d'étage inférieur. (fig. 44).

L'*étage supérieur ou antérieur* est constitué par le frontal, la lame criblée de l'ethmoïde, une partie du corps du sphénoïde et par les petites ailes du sphénoïde. On y remarque d'avant en arrière l'apophyse crista galli qui sépare les gouttières ethmoïdales, sur les côtés les trous de la lame criblée et en arrière les trous olfactifs.

L'*étage moyen* est formé par les grandes ailes du sphénoïde, l'écaille du temporal et la face antérieure du rocher. Cet étage présente au milieu d'avant en arrière la gouttière optique, la selle turcique, la lame quadrilatère du sphénoïde; sur les côtés la fente sphénoïdale, les gouttières caverneuses, les apophyses clinoïdes et le trou déchiré antérieur; plus en dehors, la face concave des grandes ailes du sphénoïde avec les trous grand rond, ovale, et petit rond; en arrière, enfin, est la face externe du rocher avec l'hiatus de Fallope.

L'*étage inférieur ou postérieur* est constitué par la gouttière basilaire du sphénoïde, qui se continue avec la gouttière du même nom de l'occipital, sur les parties latérales par le versant postérieur du rocher et en arrière par l'occipital. Cet étage présente d'avant en arrière sur la ligne médiane la gouttière basilaire, le trou occipital avec l'orifice interne du trou condylien antérieur, la crête occipitale interne; sur les côtés la face postérieure

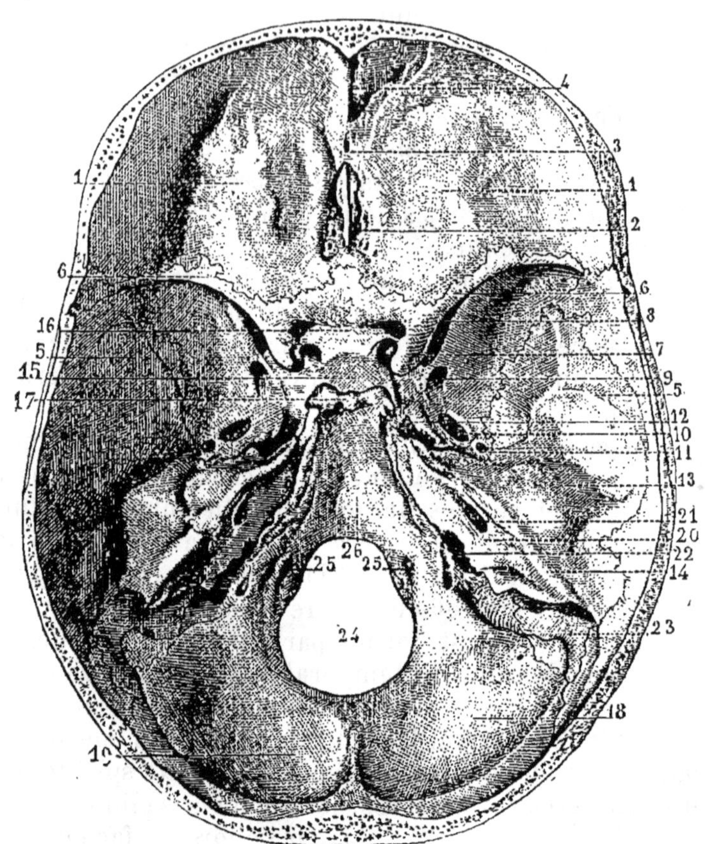

Fig. 11. — Base du crâne.

1. fosses latérales antérieures; 2. fosse médiane antérieure; 3. trou borgne; 4. crête coronale; 5. fosses latérales moyennes; 6. apophyses d'Ingrassias; 7. apoph. clinoïde antérieure; 8. fente sphénoïdale; 9. trou maxillaire supérieur; 10. trou maxillaire inférieur; 11. trou sphéno-épineux; 12. trou déchiré antérieur; 13. face antérieure du rocher; 14. bord supérieur du rocher; 15. fosse pituitaire; 16. trous optiques; 17. lame perpendiculaire du sphénoïde; 18 et 19. fosses latérales postérieures; 20. face postérieure du rocher; 21. conduit auditif interne; 22. trou déchiré postérieur; 23. gouttière des sinus latéraux; 24. trou occipital; 25. trous condyliens antérieurs; 26. gouttière basilaire.

du rocher avec le conduit auditif interne, puis les fosses occipitales postérieures.

CONFIGURATION EXTÉRIEURE DU CRANE.

1° **Voûte.** — La voûte extérieure du crâne est formée par le frontal, les pariétaux et l'occipital. On y voit en

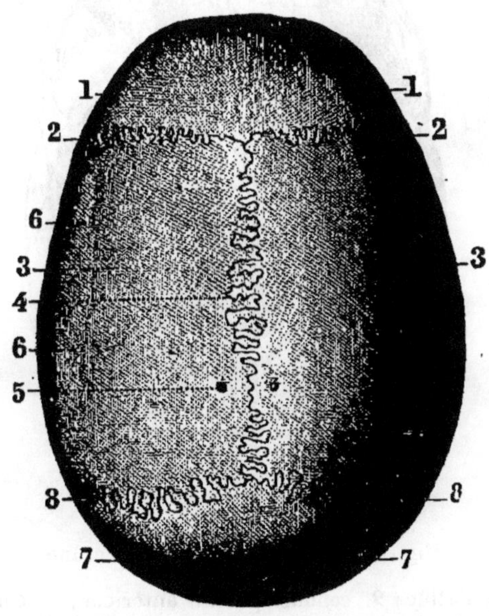

Fig. 45. — Face supérieure du crâne.

1. frontal ; 2. suture fronto-pariétale ; 3. pariétaux ; 4. suture sagittale ; 5. trou pariétal ; 6. ligne courbe temporale ; 7. occipital ; 8. suture lambdoïde.

avant la bosse frontale moyenne, latéralement les bosses pariétales et en arrière la protubérance occipitale interne, on y remarque les sutures fronto-pariétale ou coronale, interpariétale ou sagittale et pariéto-occipitale ou lambdoïde (fig. 45).

2° **Base**. — La base extérieure ou inférieure (fig. 46) est cachée en avant par le massif facial, en arrière duquel on voit la surface basilaire qui constitue la voûte du pharynx, le trou occipital avec les condyles occipitaux

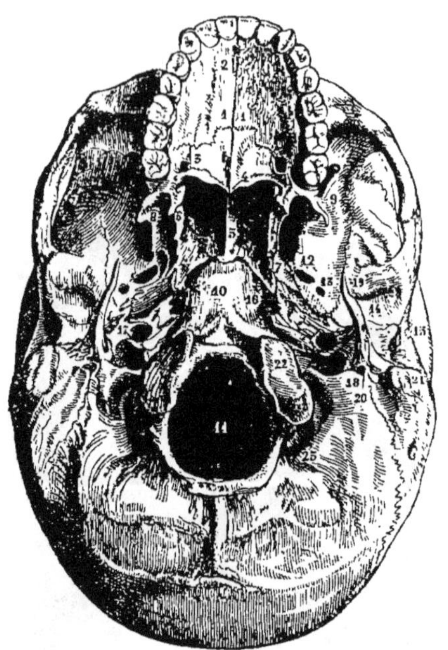

Fig. 46. — Face inférieure du crâne.

1. voûte palatine; 2. conduit palatin antérieur; 3. conduit palatin postérieur; 4. bord postérieur de la voûte palatine; 5. vomer; 6 et 8. apophyse ptérygoïde; 7. fossette scaphoïde; 9. fosse zygomatique 10. apophyse basilaire; 11. trou occipital; 12. trou ovale; 13. trou petit rond; 14. cavité glénoïde; 15. fosse temporale; 16. trou déchiré antérieur; 17. canal carotidien; 18. trou stylo-mastoïdien; 19. racine transverse de l'apophyse zygomatique; 20. suture occipito-mastoïdienne; 21. apophyse mastoïde; 22. condyle de l'occipital; 23. fosse condylienne postérieure.

sur les côtés, enfin la crête occipitale externe. Sur les parties latérales font saillie deux massifs volumineux, les apophyses mastoïdes, en avant et plus près de la ligne médiane les apophyses ptérygoïdes, sur lesquelles les os de la face viennent s'appuyer.

3° **Faces latérales.** — Elles sont formées par une portion du frontal et par l'écaille du temporal, elles cons-

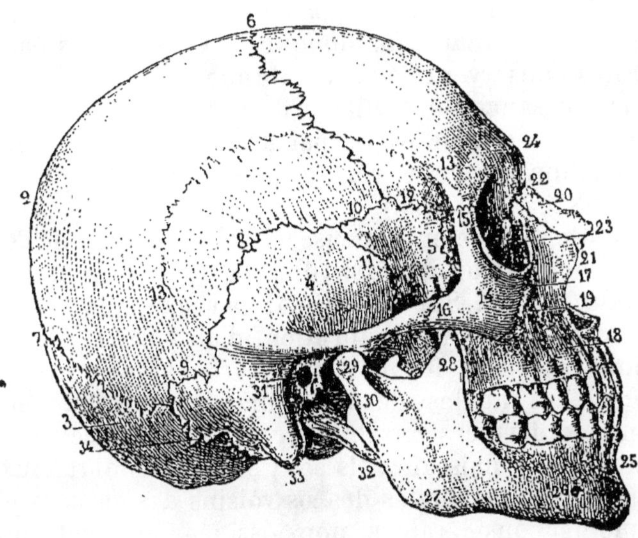

Fig. 47. — Face latérale du crâne.

1. frontal; 2. pariétal; 3. occipital; 4. temporal; 5. grande aile du sphénoïde; 6. suture lambdoïde; 7. suture fronto-pariétale; 8. suture temporo-pariétale; 9. suture pariéto-mastoïdienne; 10. suture sphéno-pariétale; 11. suture sphéno-temporale; 12. suture sphéno-frontale; 13. ligne courbe temporale; 14. os malaire; 15, 16, 17. union de l'os malaire avec le frontal, l'apophyse zygomatique et le maxillaire supérieur; 18. maxillaire supérieur; 19. trou sous-orbitaire; 20. os du nez; 21, 22. union des os du nez avec le maxillaire et le frontal; 23. gouttière lacrymale; 24. bosse nasale; 25. maxillaire inférieur; 26. trou mentonnier; 27. angle de la mâchoire; 28. apophyse coronaire; 29. condyle; 30. col du condyle; 31. conduit auditif externe; 32. apophyse styloïde; 33. ap. mastoïde; 34. suture occipito-mastoïdienne.

tituent en grande partie la *fosse temporale*, dans la formation de laquelle entrent l'apophyse orbitaire du frontal, la grande aile sphénoïde et l'écaille du temporal (fig. 47).

DÉVELOPPEMENT DU CRANE.

Primitivement le crâne est membraneux, mais vers le deuxième mois de la vie intra-utérine la région de la base est envahie par la *chondrine*, substance cartilagineuse embryonnaire, tandis que la voûte et les parties latérales conservent l'état membraneux.

A la naissance, le cartilage de la base du crâne a été remplacé en grande partie par de la substance osseuse, l'ossification de cette région n'est complète que vers l'âge de six à sept ans.

La voûte reste membraneuse, c'est le seul point de l'économie où l'on voit du tissu fibreux donner naissance à du tissu osseux. Sur le pariétal par exemple apparaît au centre un point d'ossification, d'où partent des irradiations osseuses formant une sorte d'étoile avec ses rayons. Les angles de l'os plus éloignés du centre seront les derniers envahis par les stries osseuses, au moment de la naissance ils sont encore membraneux et forment avec les angles des os voisins des espaces plus ou moins considérables non ossifiés, auxquels on a donné le nom de *fontanelles*. Il existe des fontanelles principales ou normales et des fontanelles anormales ou accessoires. Les fontanelles principales sont au nombre de six, dont deux très importantes au point de vue obstétrical, situées sur la ligne médiane. L'antérieure placée à l'union des deux frontaux avec les deux pariétaux a une forme losangique, sa longueur est de 4 à 5 centimètres, sa largeur est de 2,5 centimètres à 4 centimètres. C'est la *fontanelle antérieure* ou *grande fontanelle* ou encore *fontanelle bregmatique* ou *bregma* (fig. 48), elle est très perceptible au toucher à travers le cuir chevelu, elle donne au doigt la sensation d'un espace dépressible ayant la forme d'un losange aux angles duquel aboutissent quatre sutures, en avant la suture médio-frontale, en arrière la suture sagittale ou interpariétale et sur les côtés les sutures fronto-pariétales.

La *fontanelle postérieure, lambdatique* ou *lambdoïde* n'est pas toujours une véritable fontanelle, c'est-à-dire un espace membraneux, elle est située à l'union de la partie postérieure de la suture interpariétale avec les deux sutures occipito-pariétales (fig. 49). Elle a la forme

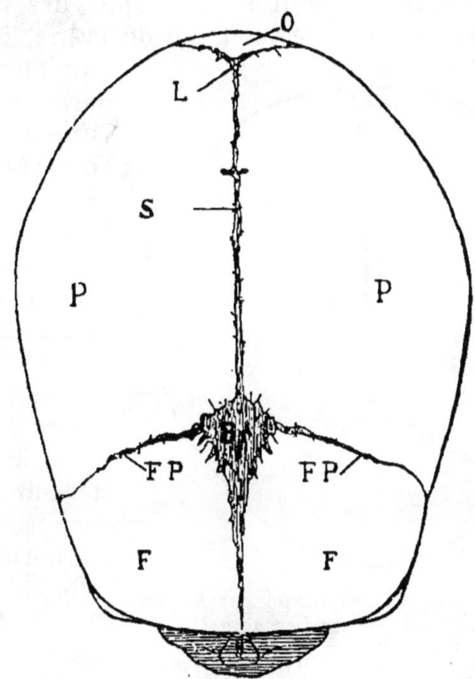

Fig. 48. — Voûte du crâne d'un fœtus à terme (Ribemont-Dessaignes).

O. pointe de l'occiput; P. pariétaux; F. frontaux; S. suture sagittale; FP. sutures fronto-pariétales; L. fontanelle postérieure; Br. fontanelle antérieure.

d'une étoile à trois branches ou de la lettre grecque lambda λ.

Les fontanelles latérales sont moins importantes, leur nom est tiré de l'anthropologie. On en trouve une de chaque côté à l'union du frontal, du pariétal, de la grande aile du sphénoïde et de l'écaille du temporal, c'est la fontanelle *ptérique*, cette région étant appelée ptérion par les anthropologistes. En arrière se trouve la fontanelle *astérique*, la région s'appelant astérion, elle est située à l'union de l'apophyse mastoïde, du pariétal et de l'occipital.

Dans quelques cas il se développe des fontanelles accessoires sur la ligne médiane du crâne, fontanelles qui peuvent prendre une certaine importance en obstétrique à cause des erreurs de diagnostic qu'elles peuvent occasionner. C'est ainsi qu'il peut en exister une à l'union des deux tiers antérieurs avec le tiers postérieur de la suture sagittale; de forme losangique, elle se distingue de la fontanelle bregmatique par ses dimensions moins considérables, et surtout parce que deux de ces angles seulement se continuent avec des sutures, les angles latéraux en sont dépourvus; elle porte le nom de *fontanelle de Gerdy* (fig. 50).

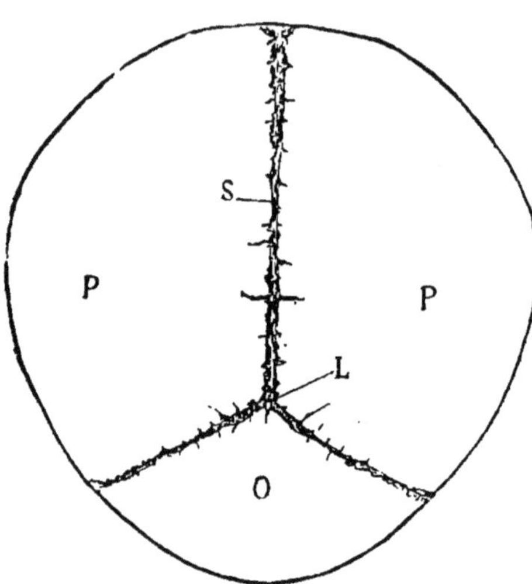

Fig. 49. — Voûte du crâne vue par la face postérieure (Ribemont-Dessaignes).

P. pariétaux; O. occipital; L. fontanelle lambdoïde; S. suture sagittale.

A l'union des os du nez avec le frontal, région appelée glabelle en anthropologie, on peut sentir dans quelques cas une petite fontanelle appelée fontanelle *glabellaire*.

Chez le fœtus le crâne fibreux est constitué par trois membranes : une externe qui deviendra le périoste, une moyenne fibreuse qui s'ossifiera, enfin la troisième ou profonde est formée par la dure-mère.

Sur un crâne d'adulte on retrouve ces trois couches, mais la couche moyenne fibreuse est devenue osseuse, excepté cependant au niveau des sutures osseuses où cette membrane persiste sous forme de *membrane sutu-*

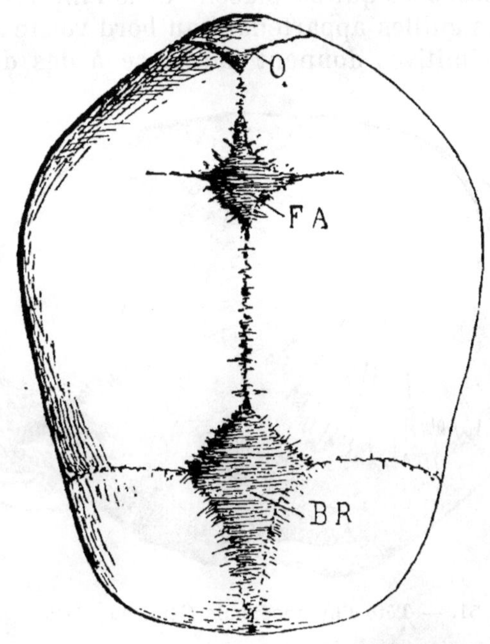

Fig. 50. — Tête fœtale avec fontanelle accessoire (Ribemont-Dessaignes)

BR. fontanelle bregmatique ; O. fontanelle lambdoïde ; FA. fontanelle supplémentaire ou de Gerdy.

rale. C'est grâce à elle que les os du crâne peuvent continuer à se développer en largeur, elle disparaît assez tard, et à partir de ce moment le crâne ne se développe plus.

Quant aux sutures elles sont nombreuses, chez le fœtus et chez le nouveau-né elles sont membraneuses; les principales sont les suivantes : 1° la suture *sagittale* entre les deux pariétaux, 2° la suture *métopique* entre les deux frontaux; 3° la suture *coronale* séparant les frontaux des pariétaux; 4° la suture *lambdoïde* entre les pariétaux et l'occipital; 5° la suture *pariéto-mastoïdienne*; 6° la suture *temporo-pariétale* ou *écailleuse.*

Des bords osseux qui limitent les sutures partent des aiguilles osseuses qui se placent dans l'intervalle laissé par deux aiguilles appartenant au bord voisin; les dentelures primitives donnent naissance à des dentelures

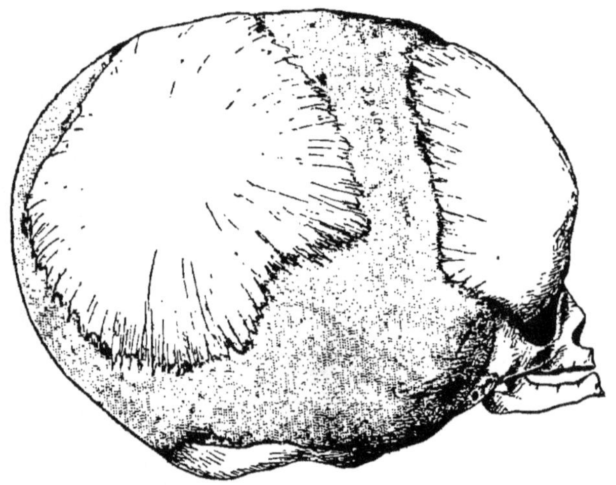

Fig. 51. — Tête d'hydrocéphale (Ribemont-Dessaignes).

secondaires, de sorte qu'il existe entre les bords des os un véritable engrènement. L'union de certains os est quelquefois tellement intime que toute trace de suture est disparue, c'est ainsi que le frontal de l'adulte a été primitivement double et qu'il est impossible de retrouver la suture.

Dans quelques cas la membrane suturale disparaît de bonne heure, et le développement du crâne est modifié, alors que les os des autres parties du squelette continuent à s'accroître, on est frappé du petit volume de la tête comparé au corps, c'est la *microcéphalie.* Si au contraire le développement du crâne est exagéré, on a la *macrocéphalie*. Si l'arrêt de développement ne se localise qu'à certaines parties de la boîte crânienne, celle-ci prend alors une forme irrégulière.

Enfin il est une affection congénitale ou acquise qu'il est très important de connaître, c'est l'*hydrocéphalie*, due à une accumulation exagérée de liquide céphalo-rachidien dans la cavité crânienne (fig. 51). Sous l'influence de la pression exercée par celui-ci les os du crâne s'écartent les uns des autres, les sutures élargies peuvent devenir considérables et avoir 3, 4 et 5 centimètres de largeur; les os s'amincissent et leurs bords sont hérissés de longues aiguilles osseuses.

La face, qui a conservé son développement normal, paraît écrasée par le développement du crâne.

FACE

La face forme un massif osseux, pyramidal, suspendu à la partie inférieure du crâne; cette pyramide est formée par des os destinés à limiter les nombreuses cavités dont la face est creusée, et dont la fonction est de loger quelques organes des sens (fig. 42).

Ces os sont presque tous pairs, leurs rapports peuvent être représentés par le tableau suivant :

Os nasal				Os nasal
Unguis				Unguis
Os malaire	Maxillaire supérieur	Vomer	Maxillaire supérieur	Os malaire
Palatin				Palatin
		Maxillaire inférieur		

Maxillaire supérieur. — Cet os est pair, irrégulier, de forme pyramidale; il constitue, en s'articulant sur la ligne médiane avec celui du côté opposé, la plus grande partie de la mâchoire supérieure. Il entre dans la constitution de la cavité orbitaire par sa face supérieure, des fosses nasales par sa face interne, de la cavité buccale par sa face inférieure, de la fosse ptérygo-maxillaire par sa face postérieure.

Cet os, qui paraît soufflé, est occupé par une vaste cavité, le *sinus maxillaire*, qui s'ouvre dans les fosses nasales.

Le bord inférieur constitue avec celui du maxillaire du côté opposé un fer à cheval, convexe en avant, percé d'un certain nombre de petites cellules ou alvéoles destinées à loger les racines des dents supérieures.

Le maxillaire supérieur forme la partie la plus importante du squelette facial, il entre en contact avec la plupart des os qui le constituent, c'est ainsi qu'il s'articule en dedans avec le cornet inférieur et le vomer, en dehors avec l'os malaire, en avant avec les os propres du nez, en arrière avec le palatin, en haut avec l'unguis, le frontal et l'ethmoïde.

Os malaire. — Cet os pair, résistant, qui constitue la saillie de la pommette, a la forme d'une étoile à trois branches articulées, la première avec le maxillaire supérieur, la deuxième avec l'apophyse orbitaire du frontal, la troisième avec l'apophyse zygomatique.

Os nasal. — Os pair, sa forme varie avec les individus et avec les races, il est situé à la racine du nez, en avant et au-dessus des fosses nasales qu'il concourt à former. Il s'articule avec le frontal, l'ethmoïde, le maxillaire supérieur et l'os nasal du côté opposé.

Os unguis ou lacrymal. — Cet os est représenté par une lamelle osseuse mince, verticale, qui sépare l'orbite des fosses nasales. Il s'articule avec l'ethmoïde, le cornet inférieur, le frontal et le maxillaire supérieur.

Palatin. — Os pair, très fragile, très irrégulier, il est situé en arrière des maxillaires supérieurs, de chaque côté de la ligne médiane. Il est formé des deux lames réunies à angle droit dont l'ouverture regarde les fosses nasales. La branche inférieure est horizontale, elle termine en arrière la voûte palatine, la branche supérieure ou verticale concourt à former la paroi externe des fosses nasales.

Cornet inférieur. — Cet os pair formé par une petite lamelle osseuse est situé au-dessous de l'ethmoïde sur la paroi externe des fosses nasales. Il bouche une partie de l'orifice du sinus maxillaire.

Vomer. — C'est un os impair, représenté par une lamelle verticale située sur la ligne médiane, il va rejoindre en haut la lame perpendiculaire de l'ethmoïde pour former la cloison de séparation des deux fosses nasales.

Maxillaire inférieur. — Os impair, médian, symétrique, en forme de fer à cheval, il constitue à lui seul le squelette de la mâchoire inférieure. Il est placé au-dessous du massif facial sur lequel il est mobile grâce à une articulation importante, variable avec les espèces animales ou plutôt avec le genre d'alimentation de ces espèces.

Le maxillaire inférieur présente un corps et deux branches. Le *corps* a la forme d'un demi-cercle, dont la partie la plus antérieure constitue un angle saillant, son bord inférieur mousse et lisse donne insertion à des muscles, abaisseurs de la mâchoire, son bord supérieur est creusé d'alvéoles semblables à celles du maxillaire supérieur et destinées à loger les racines des dents inférieures.

La face interne ou postérieure présente de chaque côté de la ligne médiane une ligne oblique qui va de l'angle antérieur à l'origine des branches montantes, c'est la ligne mylo-hyoïdienne donnant insertion au muscle mylo-hyoïdien.

Les *branches* sont légèrement obliques de haut en bas et d'arrière en avant, leur face externe rugueuse donne insertion aux fibres nombreuses du muscle masséter appartenant au groupe des muscles masticateurs. Leur face interne présente à leur partie moyenne un orifice limité par une saillie osseuse, l'*épine de Spix*.

A la partie supérieure la branche montante présente près du bord postérieur une surface arrondie, c'est le *condyle*, qui sera reçu dans la cavité glénoïde située à la base du rocher, et qui est supporté par une portion plus étroite ou *col du condyle*. Près du bord antérieur cette extrémité porte une saillie anguleuse, c'est l'*apophyse coronoïde*, qui donne insertion au muscle temporal et qui est séparée en arrière du condyle par une échancrure à concavité supérieure, c'est l'*échancrure sigmoïde*.

CAVITÉS DE LA FACE.

Les os de la face constituent par leur réunion un certain nombre de cavités ou de fosses; nous étudierons les principales, c'est-à-dire les cavités orbitaires, les fosses nasales et la cavité buccale (fig. 42).

Cavités orbitaires. — Elles sont situées à l'union du crâne avec la face de chaque côté de la ligne médiane. Elles ont la forme de pyramides quadrangulaires, dont le grand axe se dirige d'avant en arrière et de dehors en dedans.

La paroi supérieure concave est formée par le frontal et par la petite aile du sphénoïde; la paroi externe plane par la grande aile du sphénoïde, l'apophyse orbitaire du malaire et la partie la plus externe du frontal; la paroi inférieure ou plancher repose sur le sinus maxillaire, elle est formée par le maxillaire supérieur, l'apophyse orbitaire du malaire et tout à fait en arrière par la facette orbitaire du palatin. La paroi interne est formée par l'apophyse montante du maxillaire, l'unguis, l'os planum de l'ethmoïde et le corps du sphénoïde; sa partie antérieure est creusée d'une gouttière lacrymo-nasale qui se continue en bas avec le canal nasal.

L'angle supéro-interne présente les deux conduits ethmoïdaux ou orbitaires internes entre le frontal et l'ethmoïde, et en arrière le trou optique pour le passage du nerf optique et de l'artère ophtalmique.

Le bord supéro-externe se confond en avant avec la fossette lacrymale, en arrière avec la fente sphénoïdale.

Le bord inféro-interne est obtus, presque effacé, le bord inféro-externe se confond en arrière avec la fente sphéno-maxillaire.

Fosses nasales. — Au nombre de deux, ce sont des cavités symétriques situées à la partie médiane de la face; elles ont la forme de deux couloirs aplatis, accolés l'un à l'autre et dirigés d'avant en arrière. Elles font communiquer l'extérieur avec la partie la plus élevée du pharynx.

On décrit aux fosses nasales quatre parois : une supérieure, une inférieure, une externe et une interne.

La *paroi supérieure* ou *plafond* en forme de voûte est constituée par les os propres du nez, l'épine nasale du frontal, la lame criblée de l'ethmoïde et en arrière par une portion du sphénoïde.

La *paroi inférieure* ou *plancher* ou voûte palatine est plus large que la paroi supérieure, elle est formée par l'apophyse palatine du maxillaire supérieur et en arrière par la branche horizontale du palatin.

La *paroi interne* ou *cloison* des fosses nasales est commune aux deux cavités, elle est constituée en haut par la lame perpendiculaire de l'ethmoïde et en bas par le vomer. L'angle que forment ces deux os en avant sera comblé par le cartilage de la cloison.

La *paroi externe* est plus complexe, six os entrent dans sa constitution : ce sont surtout l'ethmoïde, puis le maxillaire supérieur, l'unguis, le sphénoïde, le palatin et le cornet supérieur. Sur cette face on trouve de haut en bas trois lamelles ou *cornets*, adhérents par leur bord supérieur à la paroi et enroulés sur eux-mêmes par leur bord inférieur libre. Ces cornets divisés en supérieur, moyen et inférieur circonscrivent avec la paroi externe des fosses nasales des espaces ou *méats* qui portent également les noms de supérieur, moyen, inférieur. Les deux cornets supérieurs appartiennent à l'ethmoïde, le cornet inférieur plus développé que les autres est un os indépendant.

Dans les fosses nasales viennent s'ouvrir un certain nombre d'orifices, dont les principaux sont : 1° un peu en arrière du méat supérieur l'orifice sphéno-palatin; 2° dans le méat supérieur l'orifice des cellules ethmoïdales postérieures; 3° dans le méat moyen l'orifice du sinus maxillaire et l'orifice de l'infundibulum qui conduit dans les sinus frontaux; 4° dans le méat inférieur le canal nasal.

Cavité buccale. — Sur le squelette cette cavité est largement ouverte, car si elle a un plafond osseux, son plancher est musculo-membraneux.

Le plafond c'est la *voûte palatine*, constituée par l'apophyse palatine du maxillaire supérieur en avant, et par la portion horizontale du palatin en arrière.

En avant la bouche est fermée par les rebords alvéolaires des maxillaires supérieur et inférieur, qui forment également les parois latérales avec les branches montantes du maxillaire inférieur.

Fosse zygomatique. — C'est l'espace situé au-dessous de l'arcade zygomatique, entre l'apophyse ptérygoïde et la branche du maxillaire inférieur.

Fosse ptérygo-maxillaire. — Située en dedans de la fosse zygomatique, elle a une forme pyramidale à quatre faces.

Pathologie. — Certaines malformations peuvent se localiser dans la région faciale, la plus importante est le *bec-de-lièvre*. Le maxillaire supérieur se développe par un certain nombre de points d'ossification (fig. 52); de chaque côté de la ligne médiane, au niveau du rebord alvéolaire, un de ces points d'ossification constitue un petit os, l'os intermaxillaire, que les anatomistes modernes considèrent comme étant double, l'un interne et l'autre externe. Si au cours du développement les deux os intermaxillaires internes ne se soudent pas, la fissure qui en résulte se laisse envahir par la muqueuse gingivale et donne naissance au *bec-de-lièvre médian*. Si au contraire les deux os intermaxillaires interne et externe d'un côté ne se soudent pas, le *bec-de-lièvre* est *latéral* (fig. 52, 53 et 54).

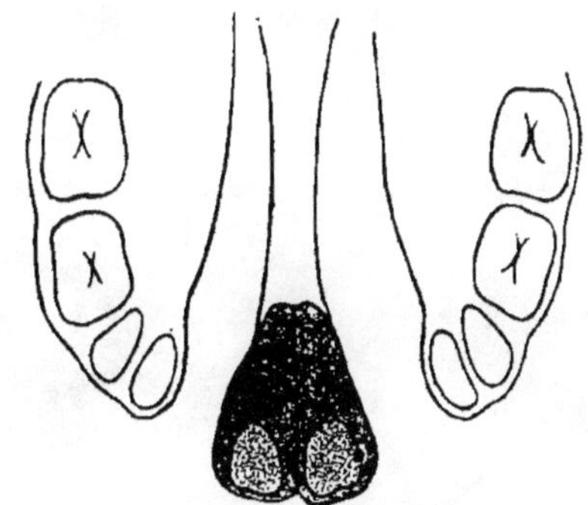

Fig. 52. — Bec-de-lièvre pathogénie, d'après Albrecht.

La fissure peut se continuer plus ou moins loin sur la ligne médiane, sur la voûte palatine, une fente plus ou moins large met alors en communication la cavité buccale avec les fosses nasales; au moment des mouvements de succion faits par le nouveau-né,

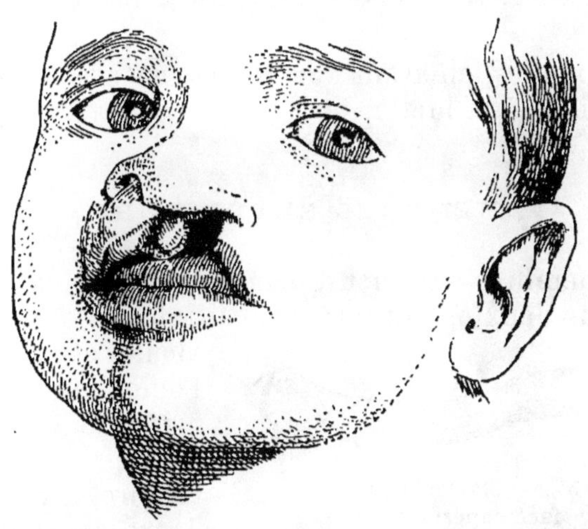

Fig. 53. — Bec-de-lièvre latéral (Kirmisson).

le vide n'existe plus dans la bouche et l'alimentation est devenue très *difficile*.

Les os intermaxillaires des deux côtés peuvent manquer; cette difformité porte le nom de *gueule de loup*.

Ces divisions congénitales s'étendent souvent aux

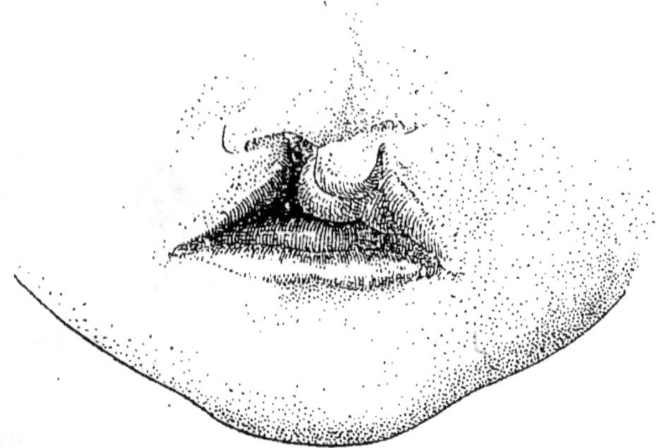

Fig. 54. — Bec-de-lièvre double (Kirmisson).

parties molles, en avant aux lèvres, en arrière au voile du palais et à la luette.

MEMBRES SUPÉRIEURS

Les membres supérieurs sont reliés à la cage thoracique par deux os qui forment l'épaule, en avant la clavicule et en arrière l'omoplate.

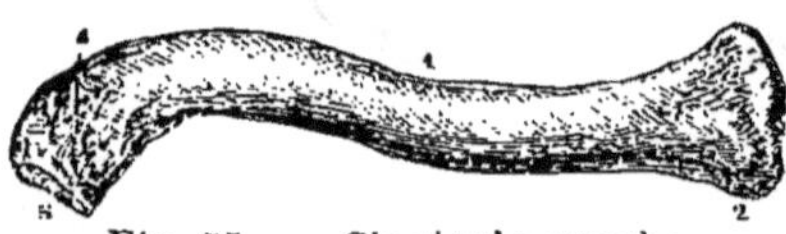

Fig. 55. — Clavicule gauche, face supérieure.

1. corps; 2. extrémité interne; 3. facette sternale; 4. extrémité externe; 5. facette acromiale.

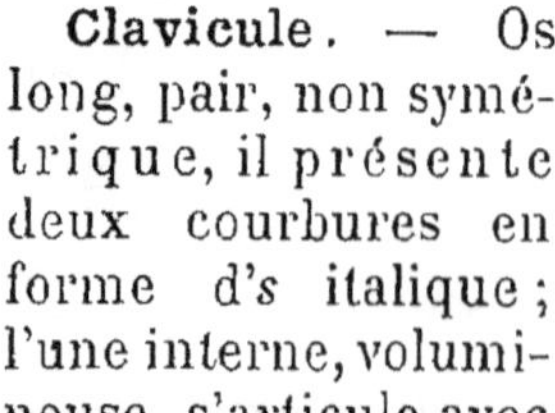

Clavicule. — Os long, pair, non symétrique, il présente deux courbures en forme d'*s* italique; l'une interne, volumineuse, s'articule avec le sternum; l'extrémité externe, aplatie de haut en bas, s'articule avec l'acromion (fig. 55). Par ses bords antérieur et postérieur et par ses faces supérieure et inférieure, la clavicule donne insertion à de nombreux muscles, grand pectoral, deltoïde, sterno-cléido-mastoïdien.

Omoplate. — C'est un os plat, pair, triangulaire, situé à la partie supérieure et postéro-latérale du thorax; il présente à étudier deux faces, une antérieure thoracique, une postérieure dorsale, trois bords et trois angles.

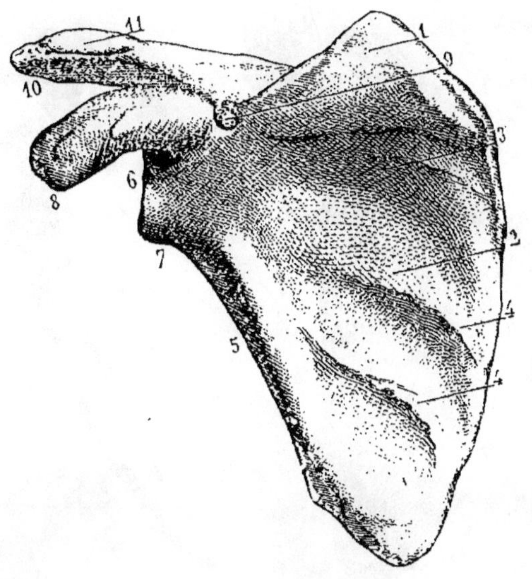

Fig. 56. — Omoplate, face antérieure

1, 2. fosse sous-scapulaire; 3, 4. crêtes pour l'insertion du sous-scapulaire; 5. bord axillaire; 6. cavité glénoïde; 7. insertion du triceps; 8. apophyse coronoïde; 9. échancrure coronoïdienne; 10. acromion; 11. facette articulaire claviculaire.

La face antérieure (fig. 56) concave est occupée en grande partie par la *fosse sous-scapulaire*, la face postérieure (fig. 57) est divisée en deux parties par une saillie triangulaire qui se porte en haut et en dehors, c'est l'*épine de l'omoplate*, qui en dehors est tordue sur elle-même pour aller à la rencontre de la clavicule avec laquelle elle s'articule; cette portion de l'os a reçu le nom d'*acromion*. Au-dessus de l'épine la dépression que présente la face postérieure est appelée *fosse sus-épineuse*, au-dessous se trouve la *fosse sous-épineuse*.

Des trois bords, l'un est supérieur et horizontal, un

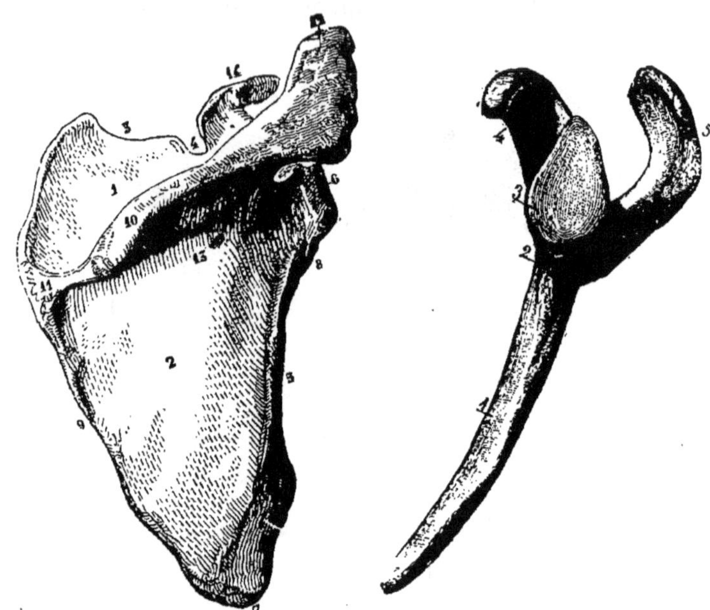

Fig. 57. — Omoplate, face postérieure.

1. fosse sus-épineuse; 2. fosse sous-épineuse; 3. bord supérieur; 4. échancrure coronoïdienne; 5. bord axillaire; 6. cavité glénoïde; 7. angle inférieur; 8. insertion du triceps; 9. bord spinal; 10. bord postérieur de l'épine; 11. racine de l'épine; 12. acromion; 13. base de l'épine; 14. apophyse coronoïde.

Fig. 58. — Omoplate, bord axillaire.

1. bord axillaire; 2. insertion du triceps; 3. cavité glénoïde; 4. apop. coronoïde; 5. acromion.

autre est interne et vertical, c'est le bord spinal; le troisième externe est oblique; ils donnent insertion à de nombreux muscles.

Les angles supéro-interne et inférieur sont formés par la réunion des bords, l'angle externe (fig. 58) au contraire est volumineux, il est formé par une surface ovale à grosse extrémité tournée en bas et regarde en dehors, en haut et en avant, c'est la *cavité glénoïde*, destinée à s'articuler avec la tête de l'humérus.

Au-dessus de cette cavité on aperçoit une saillie recourbée qui se détache de la partie externe du bord supérieur, c'est l'*apophyse coracoïde* d'où partent des ligaments qui vont s'insérer à la face inférieure de la clavicule.

Humérus. — L'humérus ou os du bras est un os long, pair, non symétrique, présentant un corps et deux extrémités.

Le *corps* (fig. 59 et 60) est de forme triangulaire avec arête antérieure, ses faces sont externe, interne ou postérieure et les bords antérieur, interne et externe. La face externe offre à sa partie moyenne des rugosités dues à l'insertion du muscle deltoïde; la face interne donne insertion à son tiers supérieur au coraco-brachial et porte à sa partie moyenne le trou nourricier de l'os. La face postérieure porte en son milieu une gouttière dite *de torsion*, et elle donne insertion au triceps brachial.

L'*extrémité supérieure* est séparée du corps par une ligne fictive, le *col chirurgical* de l'humérus. Cette extrémité porte à sa partie supéro-interne une surface arrondie, lisse, c'est la *tête de l'humérus*, elle représente le

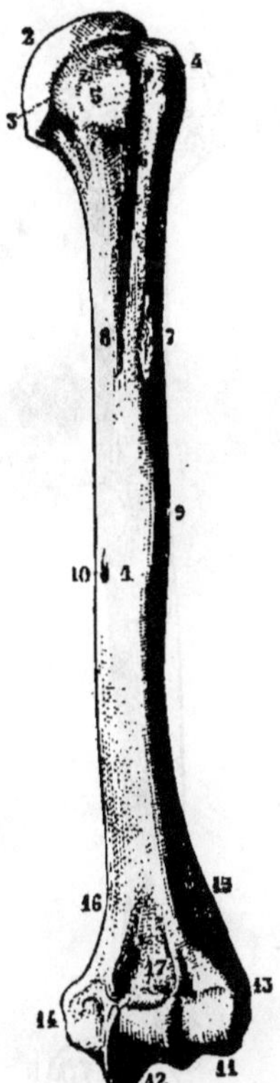

Fig. 59. — Face antérieure de l'humérus.

1. diaphyse; 2. tête humérale; 3. col anatomique; 4. grosse tubérosité; 5. petite tubérosité; 6. gouttière bicipitale; 7. insertion du coraco-huméral; 8. bord antérieur; 9. face externe; 10. conduit nourricier; 11. condyle; 12. trochlée; 13. épicondyle; 14. épitrochlée; 15. bord externe; 16. bord interne; 17. cavité coronoïdienne.

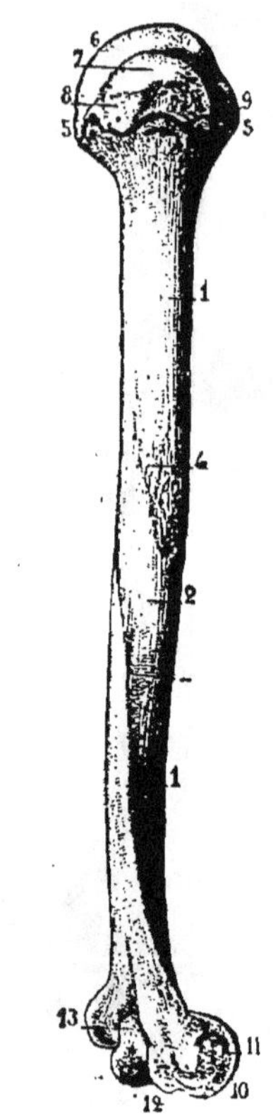

Fig. 60. — Face externe de l'humérus d'un enfant.

1. face externe ; 2. gouttière de torsion ; 3. bord externe ; 4. empreinte deltoïdienne ; 5. ligne de soudure de l'épiphyse à la diaphyse ; 6. tête humérale ; 7, 8. tubérosité externe ; 9. gouttière bicipitale ; 10. condyle ; 11. épicondyle ; 12. trochlée ; 13. cavité olécrânienne.

tiers d'une sphère et est limitée extérieurement par un sillon étroit ou *col anatomique*. A la partie antéro-externe de cette extrémité on aperçoit une gouttière verticale, c'est la *gouttière bicipitale*, formée par le passage du tendon du biceps ; elle sépare deux saillies osseuses, l'une petite, interne ou trochin, l'autre plus grosse, externe ou trochiter. La lèvre externe de la gouttière donne insertion à un muscle très important, le *grand pectoral*.

L'*extrémité inférieure* de l'humérus est aplatie d'avant en arrière et elle est constituée par une série de saillies dont les inférieures sont lisses, articulaires. La plus interne a la forme d'une poulie avec gorge centrale, c'est la *trochlée*, qui s'articule avec le cubitus. L'externe est arrondie, c'est le *condyle*, qui entrera en contact avec le radius. La trochlée est surmontée en avant d'une petite cavité *sus-trochléenne* qui loge dans la flexion l'apophyse coronoïde du cubitus, et en arrière d'une grande excavation ou *cavité olécrânienne* pour loger le bec de l'olécrâne dans l'extension, Au-dessus du condyle existe également une petite *cavité sus-condylienne*, pour la partie antérieure de la cupule radiale. Aux deux extrémités du diamètre transversal de l'extrémité inférieur sont deux apophyses destinées à l'insertion de nombreux muscles allant à l'avant-bras, et à des ligaments de l'articulation du coude, ce sont en dedans l'*épitrochlée*, et en dehors l'*épicondyle*.

Os de l'avant-bras. — L'avant-bras est formé de deux os accolés, l'un interne, le *cubitus*, l'autre externe, le *radius* (fig. 61). Chacun de ces os a la forme d'un prisme triangulaire, dont un des angles très aigu regarde l'espace interosseux et donne attache à la membrane interosseuse qui, chez le sujet recouvert de ses parties molles, partage l'avant-bras en deux loges.

Leurs extrémités ont un volume inverse, la plus volumineuse étant la supérieure pour le cubitus et l'inférieure pour le radius. En outre le radius est débordé en haut par le cubitus, qui est débordé légèrement en bas par le radius.

Cubitus. — C'est un os long, pair, non symétrique. Le *corps*, de forme triangulaire, diminue de volume de haut en bas, il présente trois faces, une antérieure, une interne et une postérieure, et trois bords, un antérieur, un postérieur et un externe saillant pour le ligament interosseux.

L'*extrémité supérieure* volumineuse est formée de plusieurs parties, une postérieure et verticale ou *olécrâne*, dont le sommet s'incline en avant sous forme de *bec*, et une antérieure et horizontale ou *apophyse coracoïde*. Ces deux apophyses circonscrivent une cavité qui est tournée en avant, c'est la *grande cavité sigmoïde*, qui s'articule avec la trochlée humérale.

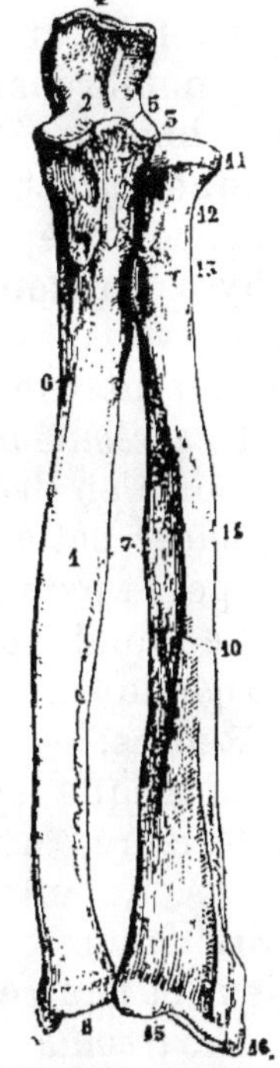

Fig. 61. — Face antérieure des os de l'avant-bras.

1. corps du cubitus ; 2. grande cavité sigmoïde ; 3. petite cavité sigmoïde ; 4. olécrâne ; 5. apophyse coronoïde ; 6. trou nourricier ; 7. espace interosseux ; 8. tête du cubitus ; 9. apophyse styloïde du cubitus ; 10. corps du radius ; 11. tête du radius ; 12. son col ; 13. tubercule bicipital ; 14. insertion du rond pronateur ; 15. extrémité inférieure du radius ; 16. apophyse styloïde du radius.

La face antérieure de l'apophyse coronoïde présente de nombreuses rugosités pour l'insertion du muscle brachial antérieur; la face postérieure de l'olécrâne donne attache au muscle antagoniste du précédent, muscle triceps brachial. Sur la face externe de l'apophyse coracoïde on trouve une petite échancrure lisse, concave d'avant en arrière, destinée à recevoir la partie interne de la tête du radius.

L'*extrémité inférieure*, moins volumineuse, est arrondie et porte en dedans et en arrière une saillie ou *apophyse styloïde*; cette extrémité s'articule avec un des os du carpe, le pyramidal.

Le canal nourricier, situé sur la face antérieure, se dirige de bas en haut.

Radius. — Os long, pair, non symétrique, son *corps* prismatique et triangulaire présente trois faces, une antérieure, une postérieure et une externe, et trois bords, un interne saillant pour l'insertion de l'aponévrose interosseuse, et deux externes, dont l'un est antérieur et l'autre postérieur.

L'*extrémité supérieure* porte un renflement cylindrique ou *tête*, dont la partie supérieure ronde et excavée forme la *cupule radiale*, qui s'articule avec le condyle de l'humérus et dont le pourtour convexe s'articule en dedans avec le cubitus. La tête est supportée par un *col* à la partie inféro-interne duquel se trouve une grosse saillie ou *tubérosité bicipitale*, lisse dans sa partie antérieure, rugueuse dans sa partie postérieure où elle donne attache au biceps.

L'*extrémité inférieure* plus volumineuse est compliquée, elle a la forme d'une pyramide quadrangulaire dont la face inférieure articulaire se prolonge en dehors par une saillie ou *apophyse styloïde de radius*. Cette face excavée est séparée en deux parties par une crête antéro-postérieure, la partie externe s'articule avec le scaphoïde, l'interne avec le semi-lunaire. La face interne concave entre en contact avec le cubitus. Sur la face antérieure lisse glissent les tendons des muscles fléchisseurs. La face postérieure convexe se continue avec la face externe, elles portent toutes deux une série de gouttières creusées par les tendons des muscles qui se portent de l'avant-bras à la main.

Pathologie. — Le radius se fracture souvent l'union du corps avec l'extrémité inférieure dans une chute sur la paume de la main, cause la plus fréquente; la substance spongieuse de l'extrémité inférieure est écrasée entre le poids du corps qui constitue la puissance et le sol qui représente la résistance. Il est souvent difficile de faire le diagnostic entre la fracture et l'entorse de l'articulation du poignet, car quelques-uns de leurs symptômes sont communs, mais si on constate que l'extrémité inférieure du radius est sur le même niveau ou sur un niveau supérieur à celui de l'apophyse styloïde du cubitus on peut affirmer qu'il y a fracture.

Os de la main. — La main se compose de vingt-sept os répartis en trois portions : huit os courts forment le *carpe*, puis cinq os allongés constituent le *métacarpe*, auquel font suite les *cinq doigts*, formés chacun de trois phalanges (fig. 62).

Carpe. — Le carpe se compose de huit os courts disposés sur deux rangées. La première est formée, en allant de dehors en dedans, par le *scaphoïde*, le *semi-lunaire*, le *pyramidal* et le *pisiforme*; la deuxième rangée par le *trapèze*, le *trapézoïde*, le *grand os* et l'*os crochu*.

D'une manière générale ces os sont de forme cubique et présentent des surfaces articulaires sur leurs faces supérieure, inférieure, interne et externe, excepté pour les faces extrêmes de chaque rangée. Les faces antérieure et postérieure non articulaires correspondent à la paume et au dos de la main. Les os de la première rangée forment par la réunion de leurs faces supérieures une ligne courbe convexe ou *condyle carpien*, qui sera reçu dans la cavité constituée par la réunion du radius et du cubitus.

Les os de la deuxième rangée s'articulent par leur

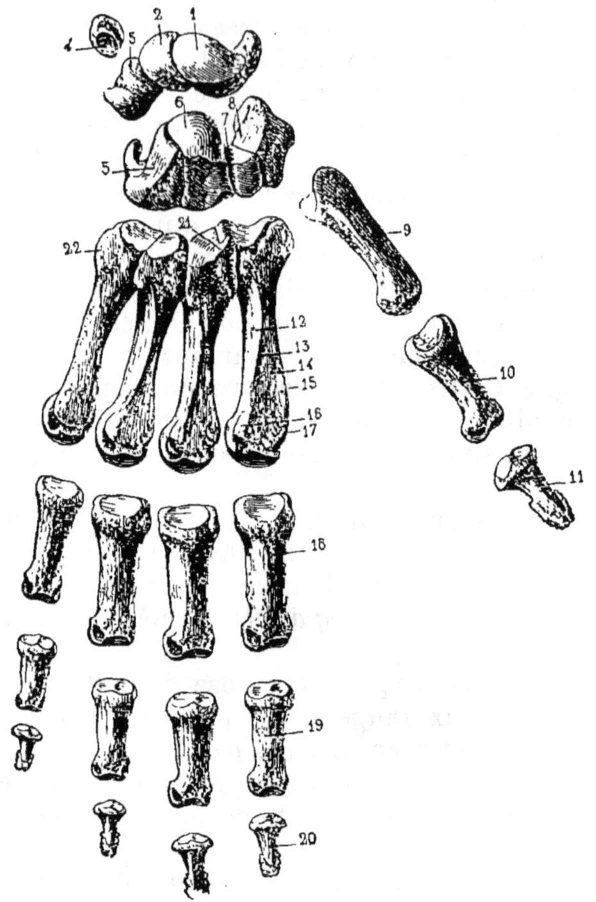

Fig. 62. — Os de la main.

1. Scaphoïde ; 2. demi-lunaire ; 3. pyramidal ; 4. pisiforme ; 5. os crochu ; 6. grand os ; 7. trapézoïde ; 8. trapèze ; 9. 1er métacarpien ; 10 et 11. phalanges du pouce ; 12 à 17. portions d'un métacarpien ; 18, 19, 20. phalanges de l'index ; 21. 3e métacarpien ; 25. 5e métacarpien.

face supérieure avec les os de la première rangée et par leur face inférieure avec les extrémités supérieures des métacarpiens.

Par leur face postérieure les os du carpe forment une surface convexe, la face antérieure concave présente sur ses bords externe et interne des saillies, où s'insèreront les extrémités du *ligament antérieur du carpe*, celui-ci limite un orifice par lequel passent les tendons fléchisseurs et le nerf médian.

Métacarpe. — Il constitue le squelette de la paume de la main, il est formé de cinq os allongés, *métacarpiens*, désignés sous le nom de premier, deuxième, etc., en allant du dehors en dedans, ils interceptent entre eux des espaces dits *interosseux*, et se terminent par des extrémités inférieures renflées et arrondies ou têtes, qui s'articulent avec les os suivants.

Doigts ou phalanges. — Les doigts, sauf le pouce, sont composés de trois segments ou phalanges appelées de haut en bas : *phalange, phalangine, phalangette* ou *phalange unguéale*. Le pouce n'a que deux phalanges et a la propriété de venir toucher, par sa face palmaire, la face palmaire des autres phalanges, constituant le mouvement d'*opposition*.

MEMBRES INFÉRIEURS

Le membre inférieur se compose de quatre segments osseux : le bassin, la cuisse, la jambe et le pied.

Os iliaque. — L'os iliaque ou os des iles est un os plat, pair, asymétrique, formant avec celui du côté opposé avec lequel il est réuni en avant, une demi-ceinture, complétée en arrière par le sacrum, pour former la *ceinture pelvienne* ou *bassin*.

L'os iliaque a une forme difficile à définir, il est large, volumineux, étranglé à sa partie moyenne; il peut être considéré comme formé de deux lames quadrilatères, situées dans des plans différents, comme si elles avaient subi un mouvement de torsion.

L'os iliaque présente deux faces, quatre bords et quatre angles.

6

La *face externe* (fig. 63) se divise en trois parties : 1° une grande surface large, excavée à sa partie médiane, con-

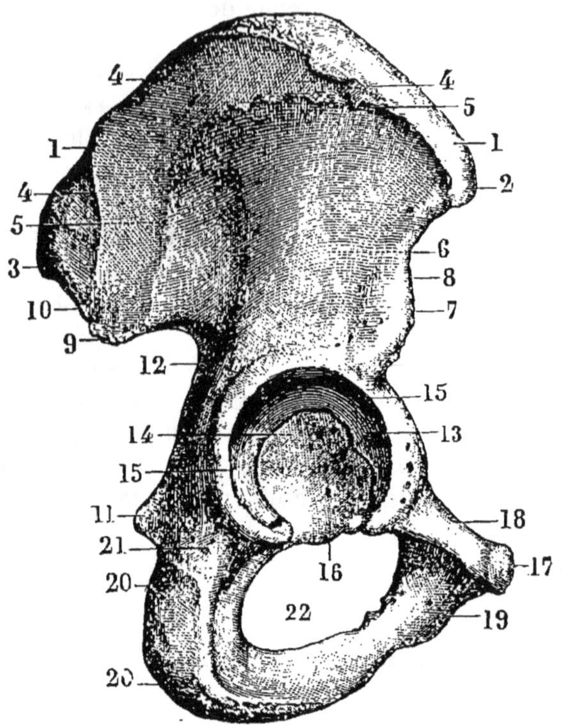

Fig. 63. — Face externe de l'os iliaque droit.

1. Crête iliaque ; 2. épine iliaque antérieure et supérieure ; 3. épine iliaque postérieure et supérieure ; 4. ligne demi-circulaire supérieure : 5. ligne demi-circulaire inférieure ; 6. surface d'insertion du petit fessier ; 7. épine iliaque antérieure et inférieure ; 8. échancrure située entre les deux épines antérieures ; 9. épine iliaque postérieure et inférieure ; 10. échancrure située entre les deux épines postérieures ; 11. épine sciatique ; 12. grande échancrure sciatique ; 13. cavité cotyloïde ; 14. arrière-fond ; 15. circonférence de la cavité ; 16. son échancrure inférieure ; 17. épine du pubis ; 18. branche horizontale ; 19. corps et branche descendante ; 20. ischion ; 21. gouttière de l'obturateur externe ; 22. trou sous-pubien ou obturateur.

vexe à ses deux extrémités, *fosse iliaque externe* ; 2° à la partie médiane, une cavité en forme de sphère creuse, *cavité cotyloïde*; 3° en dessous un orifice, *trou obturateur*. La fosse iliaque externe, surface large, est convexe dans ses parties antérieure et postérieure, et concave dans sa partie médiane. On y remarque deux lignes courbes partant toutes deux de l'échancrure sciatique, et se terminant l'une, *ligne courbe postérieure et supérieure*, à l'épine iliaque antérieure et supérieure; l'autre, la ligne *courbe inférieure*, au niveau d'un tubercule, *tubercule du moyen fessier*. Ces deux lignes courbes partagent la fosse iliaque en trois parties sur lesquelles s'insèrent des muscles importants superposés; le plus superficiel, le plus volumineux, le *grand fessier* s'insère en arrière de la ligne courbe postérieure; entre les deux lignes le *moyen fessier*, et en avant de la ligne inférieure le *petit fessier*.

La *cavité cotyloïde*, profonde, hémisphérique, a un rebord en forme de fer à cheval, c'est le *sourcil cotyloïdien*, qui, à l'état frais, donne insertion à un bourrelet cartilagineux; la partie centrale, déprimée, rugueuse, non articulaire est l'*arrière-fond* de la cavité. Au-dessus de cette cavité se trouve une gouttière antéro-postérieure, *gouttière sus-cotyloïdienne*, qui donne insertion au tendon réfléchi du muscle droit antérieur de la cuisse. Les bords de la cavité cotyloïde présentent trois échancrures qui portent les noms des portions osseuses qu'elles séparent : une antérieure, *ilio-pubienne*; une postérieure, *ilio-ischiatique*; une inférieure, *ischio-pubienne*. La plus grande, la plus considérable, est l'échancrure ischio-pubienne, convertie en trou par le bourrelet cotyloïdien ; par cette échancrure passent un tendon appelé *ligament rond*, accompagné des vaisseaux qui vont nourrir la tête du fémur. La cavité cotyloïde est destinée à recevoir la tête du fémur pour constituer l'articulation de la hanche ou *coxo-fémorale*.

La *région obturatrice* est celle qui limite le trou obturateur, celui-ci, à l'état frais, est comblé par une membrane fibreuse, *membrane obturatrice*.

Le *trou obturateur* est triangulaire chez la femme,

ovale chez l'homme; il est surmonté d'une gouttière, *gouttière obturatrice* ou *sous-pubienne*, pour le nerf et les

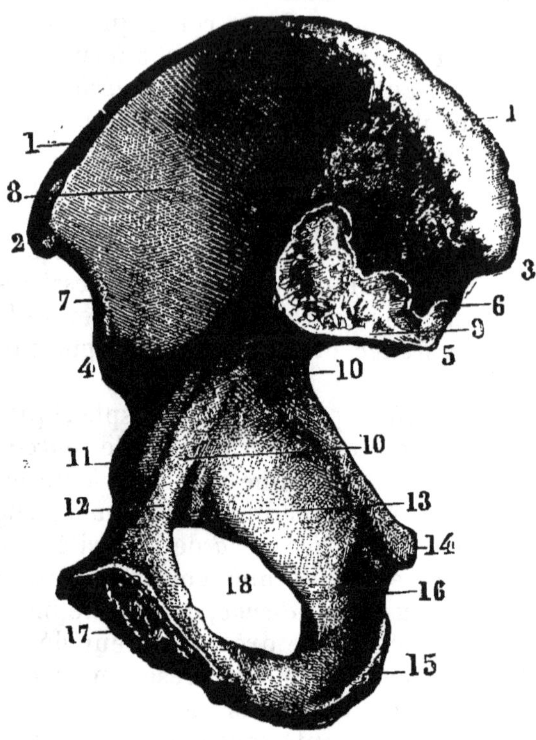

Fig. 64. — Face interne de l'os iliaque.

1. Crête iliaque; 2. épine iliaque antérieure et supérieure; 3. épine iliaque postéro-supérieure; 4. épine antéro-inférieure; 5. épine postéro-inférieure; 6. échancrure séparant les deux épines postérieures; 7. échancrure séparant les deux épines antérieures; 8. fosse iliaque interne; 9. facette auriculaire; 10. ligne auriculo-pectinéale ou innominée; 11. échancrure iléo-pectinée; 12. branche horizontale du pubis; 13. gouttière sous-pubienne ou obturatrice; 14. épine sciatique; 15. ischion; 16. petite échancrure sciatique; 17. symphyse pubienne; 18. trou obturateur.

vaisseaux obturateurs. Le pourtour du trou obturateur est formé en haut et en arrière par les branches de l'ischion et du pubis, et en avant par le corps du pubis.

La *face interne* (fig. 64) est la plus importante en obstétrique; elle est divisée obliquement en deux parties par une ligne qui se porte de haut en bas et d'arrière en avant, de l'angle postéro-supérieur à l'angle antéro-inférieur; c'est la *ligne innominée,* elle sépare le grand bassin de l'excavation pelvienne, et elle entre dans la constitution du détroit supérieur.

La portion supérieure, située au-dessus de la ligne innominée, est excavée, elle constitue la *fosse iliaque interne* qui donne insertion à un vaste muscle, le *muscle iliaque*, celui-ci par sa réunion au psoas forme le muscle *psoas iliaque.*

En dessous de la ligne innominée se voit une portion rugueuse qui donne insertion à des fibres ligamenteuses articulaires, c'est la *tubérosité iliaque.* A la partie inférieure de celle-ci se trouve la surface articulaire rugueuse, en forme d'oreille, dont la concavité regarde en arrière, elle s'articule avec une surface semblable du sacrum pour constituer l'*articulation sacro-iliaque.* Puis on voit une large surface plate, lisse, l'*acétabulum*, sur laquelle s'insère le muscle obturateur interne, et un tendon d'un muscle très important, le releveur de l'anus.

En dessous de l'acétabulum se trouve le *trou obturateur*, fermé à l'état frais par la *membrane obturatrice*, sur laquelle s'insère le muscle obturateur interne; à la partie supérieure on retrouve la gouttière obturatrice.

Le *bord supérieur* de l'os iliaque ou *crête iliaque* est contourné en forme d'*s* italique, la partie antérieure est concave en dedans, la partie postérieure est concave en dehors, il est plus épais aux extrémités qu'à la partie moyenne. Sur cette crête s'insèrent des muscles importants, en arrière le grand dorsal, sur la lèvre externe un vaste muscle le *grand oblique de l'abdomen,* entre les deux lèvres sur l'interstice le muscle *petit oblique de l'abdomen*, enfin sur la lèvre interne le muscle *transverse de l'abdomen.* Ces trois muscles sont destinés, comme nous le verrons, à former la sangle abdominale.

Le bord antérieur de l'os iliaque offre, à son union

avec le bord supérieur, un angle saillant en avant, l'*épine iliaque antérieure et supérieure*, donnant attache à un ligament qui va s'insérer d'autre part à l'épine du pubis; ce ligament porte les noms de *bandelette fémorale*, d'*arcade crurale*, *ligament de Fallope*, *ligament de Poupart*. Sur cette épine prennent encore insertion le muscle *couturier* et en dehors le muscle *tenseur du fascia lata*, destiné à tendre l'aponévrose de la cuisse.

Si nous suivons ce bord de haut en bas nous rencontrons au-dessous de cette épine une *échancrure* que limite en bas une autre saillie osseuse appelée *épine iliaque antérieure et inférieure*, à laquelle s'insère le muscle *droit antérieur* de la cuisse, puis une surface arrondie, véritable gouttière pour le passage du muscle psoas iliaque, plus en dedans une autre surface lisse, la *surface pectinéale*, portant à sa partie supérieure une éminence, *éminence ilio-pectinée*, et limitée en dedans par une crête saillante, *crête pectinéale*. Celle-ci par son extrémité interne aboutit à l'*épine pubienne* souvent très accentuée; enfin le bord antérieur se termine en dedans de l'épine du pubis, au niveau du bord supérieur de la symphyse pubienne.

Le *bord postérieur* présente de haut en bas : une saillie, l'*épine iliaque postérieure et supérieure*, une petite *échancrure*, puis une nouvelle saillie qui limite celle-ci en bas, c'est l'*épine iliaque postérieure et inférieure*; ensuite une vaste échancrure transformée en trou à l'état frais par des ligaments, c'est la *grande échancrure sciatique* par où passent le muscle pyramidal, les artères fessières, ischiatique, et honteuse interne, les nerfs fessiers, grand sciatique, petit ischiatique et honteux interne. Cette grande échancrure est limitée en bas par une saillie assez accentuée, l'*épine sciatique*, qui peut dans certains cas faire saillie dans le bassin et devenir un obstacle à l'accouchement; elle donne insertion par son sommet au petit ligament sacro-sciatique, par sa face externe au muscle jumeau supérieur et par sa face interne au muscle releveur de l'anus.

Au-dessous de cette épine se trouve la *petite échancrure sciatique* par où passent le muscle obturateur interne et les vaisseaux et nerfs honteux internes qui rentrent dans le bassin après en être sortis.

Enfin le bord postérieur se termine en bas par une énorme tubérosité, *tubérosité ischiatique* ou *ischion*, point d'insertion du grand ligament sacro-sciatique et de quelques muscles de la cuisse.

Le *bord inférieur*, constitué par les branches inférieures du pubis et de l'ischion, devient vertical à sa partie supérieure et antérieure, pour s'articuler avec une surface semblable appartenant à l'os iliaque du côté opposé, ce qui constitue la *symphyse pubienne.*

Le bord inférieur donne insertion en dedans aux muscles du périnée et en dehors à des muscles appartenant à la cuisse.

Les angles décrits avec les bords sont au nombre de quatre, l'antérieur et supérieur est l'épine iliaque antérieure et supérieure, l'antérieur et inférieur est l'extrémité supérieure de la symphyse pubienne, le postérieur et supérieur est représenté par l'épine iliaque postérieure et supérieure, le postérieur et inférieur par l'ischion.

Structure. — L'os iliaque est un os plat, composé de deux lames de tissu compact interceptant entre elles du tissu spongieux, absent en certains points, ce qui rend l'os transparent en ces endroits. Le canal nourricier est situé sur la face interne.

Développement. — L'os iliaque se développe par trois points d'ossification primitifs : un pour l'ilion, un pour l'ischion, un pour le pubis. Ces trois points restent très longtemps indépendants, ils ne se soudent qu'à la puberté ; avant cette époque on voit la séparation des trois os représentée par trois lignes qui se réunissent au fond de la cavité cotyloïde, sur les bords de laquelle elles laissent des traces sous forme d'échancrure ilio-pubienne, ilio-ischiatique et ischio-pubienne. (fig. 65).

A ces points primitifs viennent se joindre plus tard des points d'ossification secondaires; il en existe un pour la crête supérieure de l'os iliaque, un pour l'épine

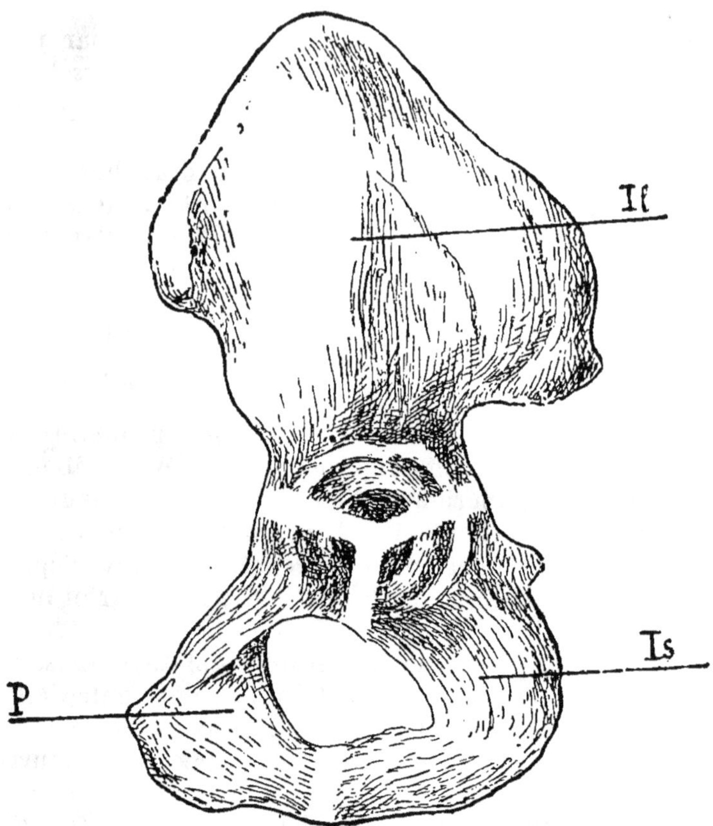

Fig. 65. — Ligne de soudure des trois os formant l'os iliaque (Ribemont-Dessaignes).

P. pubis; Is. ischion; Il. iléon.

iliaque antérieure et inférieure, un pour l'épine du pubis, un pour l'ischion et trois pour le sourcil cotyloïdien.

Fémur. — Le fémur, qui constitue l'os de la cuisse, est un os long, pair, asymétrique (fig. 66 et 67).

Le *corps* a une forme triangulaire avec deux de ses bords très arrondis, il décrit une courbure à concavité postérieure, et présente trois faces : une antérieure, une interne et une externe. Ces faces sont lisses, en rapport avec un groupe musculaire important, le quadriceps fémoral ou crural. Le bord postérieur seul est très marqué, il est saillant, rugueux et forme la *ligne âpre*, qui à ces deux extrémités se divise ; la lèvre externe donne insertion au muscle *vaste externe*, la lèvre interne au *vaste interne* et l'interstice à plusieurs muscles, dont le *grand adducteur* de la cuisse.

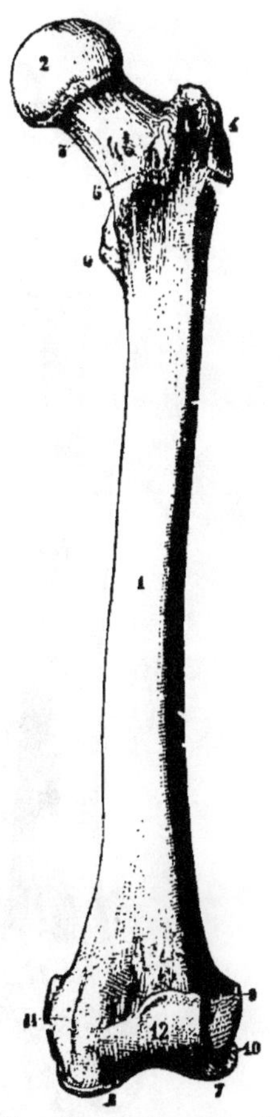

Fig. 66. — Face antérieure du fémur.

1. Corps ou diaphyse ; 2. tête ; 3. col anatomique ; 4. grand trochanter ; 5. ligne intertrochantérienne ; 6. petit trochanter ; 7. condyle externe ; 8. condyle interne ; 9. tubérosité du condyle externe ; 10. fossette d'insertion du muscle poplité ; 11. tubercule du condyle interne ; 12. poulie fémorale.

L'extrémité supérieure du fémur ressemble à l'extrémité supérieure de l'humérus amplifié ; elle présente une *tête* arrondie formant les deux tiers d'une sphère et limitée au dehors par trois lignes courbes. Elle est creusée un peu au-dessous de sa partie médiane d'une petite cupule ou *dépression du ligament rond.* Le *col anatomique du fémur* est l'analogue du col anatomique de l'humérus, mais plus allongé ; il est aplati d'avant en arrière, se dirige de haut en bas et de dedans en dehors, faisant avec le corps du fémur un angle de 130 degrés, angle moins ouvert chez la femme. Son bord supérieur est perforé de nombreux orifices, sa base se continue avec

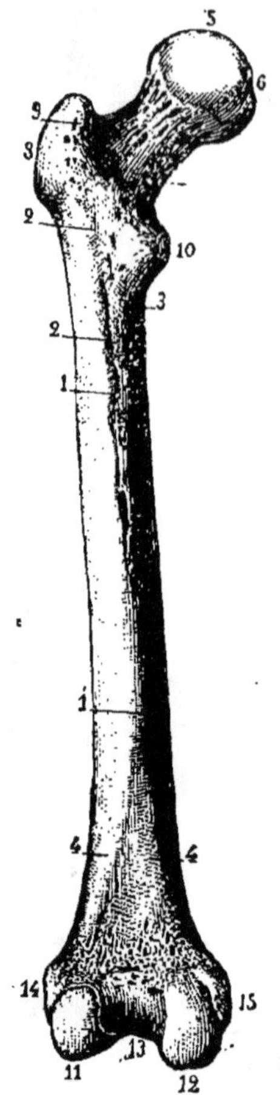

Fig.67.—Face postérieure du fémur.
1. ligne âpre; 2, 3. ligne allant de la ligne âpre au grand et au petit trochanter; 4. lignes de bifurcation inférieure de la ligne âpre; 5. tête fémorale; 6. dépression du ligament rond; 7. col anatomique; 8. grand trochanter; 9. cavité digitale; 10. petit trochanter; 11. condyle externe; 12. condyle interne; 13. échancrure intercondylienne; 14 et 15. tubérosités des condyles externe et interne.

une saillie aplatie latéralement, c'est le *grand trochanter*, rugueux sur sa face externe et sur ses bords, à cause de l'insertion d'un groupe de muscles qui forment les muscles *pelvi-trochantériens*. A la face interne au-dessous du point où aboutit le bord supérieur on remarque une dépression assez profonde, c'est la *dépression digitale*, au fond de laquelle s'insère le muscle obturateur externe, et qui donne attache à la partie supérieure à l'obturateur interne et aux deux jumeaux.

Au-dessous du bord inférieur du col existe une autre tubérosité, le *petit trochanter*, sur lequel s'insère le tendon du psoas iliaque,

Le *col chirurgical* est constitué par une ligne fictive passant au-dessous du petit trochanter, il sépare le corps du fémur de l'extrémité supérieure.

L'*extrémitéinférieure* est volumineuse, renflée, elle présente en avant une surface lisse avec une gouttière verticale, c'est la *trochlée fémorale*; en arrière, sur la ligne médiane, une échancrure profonde sépare deux saillies qui continuent la trochlée en s'enroulant d'avant en arrière, ce sont les *condyles*, séparés par l'échancrure intercondylienne. Au-dessus des condyles, en arrière, se voit une surface triangulaire à base inférieure, à sommet supérieur dont les bords sont constitués par les deux lignes de bifurcation de la ligne âpre, c'est le *triangle poplité*. La face latérale du condyle interne porte la *tubérosité interne* pour l'insertion du ligament latéral interne, et au-dessus le *tubercule du grand adducteur*. Sur la face latérale du condyle externe se voit également la *tubérosité externe* pour le ligament latéral externe de l'articulation du genou.

Le trou nourricier de l'os se trouve à la partie postérieure de l'os, à l'union du tiers supérieur avec les deux tiers inférieurs, et se dirige de haut en bas.

Structure. — Le corps et l'extrémité inférieure du fémur présentent la même structure que tous les os longs. L'extrémité supérieure, dont le col est obligé de supporter le poids du corps, est constituée à ce niveau d'une façon particulière. Les travées osseuses se disposent dans trois directions différentes, de manière à lui donner plus de solidité sans augmenter son poids. Sa résistance est considérable chez l'adolescent et l'adulte, mais elle diminue chez les vieillards par raréfaction du tissu osseux ; c'est ce qui explique la fréquence des fractures du col du fémur chez les personnes âgées, et leur absence de consolidation.

Rotule. — La rotule est un os court, aplati d'avant en arrière, et de forme triangulaire (fig. 68 et 69).

La face antérieure est rugueuse et convexe, la face postérieure est lisse, articulaire dans ses deux tiers supérieurs, qui sont divisés par une crête verticale en deux fossettes, l'interne s'articulant avec la partie interne de la trochlée fémorale, l'externe avec la partie externe.

Le bord supérieur rugueux donne insertion à de nombreuses fibres musculaires du quadriceps, qui viennent également s'attacher sur les bords latéraux en même temps que les ailerons de la rotule.

De l'angle inférieur ou pointe de la rotule part un fort tendon, *tendon rotulien*, qui va s'attacher sur le tibia. Si on considère ce tendon rotulien comme le tendon d'insertion du muscle quadriceps, on admet que la rotule

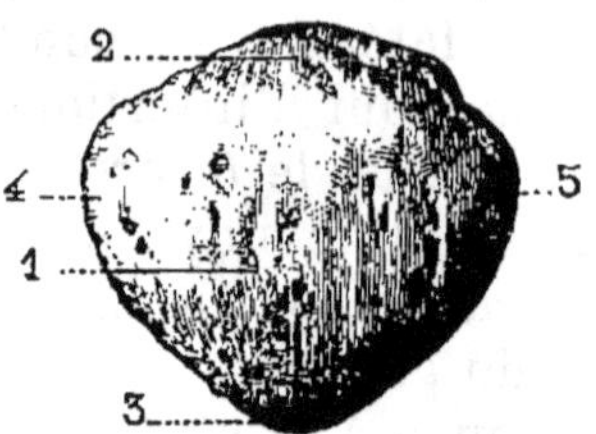

Fig. 68. — Face antérieure de la rotule.

1. Face antérieure; 2. base; 3. sommet; 4. bord externe; 5. bord interne.

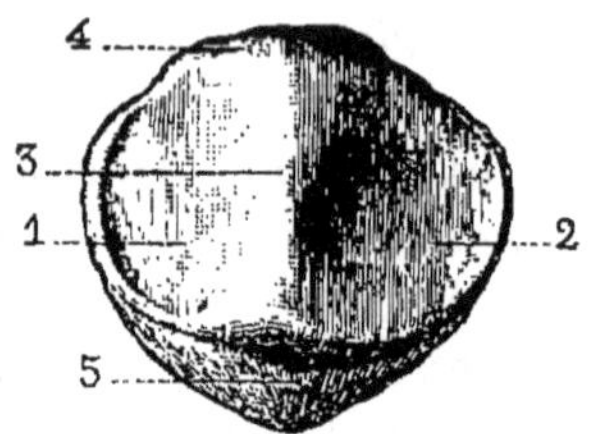

Fig. 69. — Face postérieure de la rotule.

1. et 2. face postérieure articulaire formée de deux fossettes; 3. crête séparant les deux fossettes articulaires; 4. base; 5. sommet où s'insère le tendon rotulien.

est un *os sésamoïde*, puisqu'elle est contenue dans l'épaisseur d'un muscle.

Os de la jambe. — La jambe se compose de deux os : un interne le tibia, l'autre externe, plus frêle, le péroné.

Tibia. — Le tibia est un os long, pair, asymétrique, le plus volumineux des deux os de la jambe. Son *corps*, de forme triangulaire, présente deux faces latérales et une face postérieure, trois bords, dont un antérieur. Les faces donnent insertion à des muscles, excepté la face interne qui est directement sous la peau. Le bord antérieur, très saillant, porte le nom de *crête du tibia*, il a la forme d'un *S* italique très allongé (fig. 30).

L'*extrémité supérieure*, volumineuse, est plus étendue dans le sens transversal ; elle a la forme d'un chapiteau dont la face supérieure est divisée en deux parties par des saillies ou *épines* du tibia, chaque partie est lisse, arrondie, légèrement excavée au centre; ce sont les *cavités glénoïdes*, qui s'articulent avec les condyles fémoraux. La face antérieure porte une saillie osseuse, *tubérosité antérieure* du tibia, sur laquelle s'attache le tendon rotulien. De cette tubérosité part une ligne qui se dirige sur la face externe et qui se termine par un tubercule où s'insère le jambier antérieur, c'est le *tubercule de Gerdy*. Cette même face porte en arrière une petite facette circulaire de la dimension d'une pièce de cinquante centimes, qui regarde en bas, en arrière et en dehors; elle est destinée à entrer en contact avec le péroné pour former l'articulation tibio-péronière. Sur la face postérieure existe la *ligne oblique* du tibia où s'insèrent plusieurs muscles.

L'*extrémité inférieure*, d'un volume moins considérable, a la forme d'une pyramide quadrangulaire, dont la base légèrement excavée transversalement s'articule avec l'astragale. Sur la face interne, l'extrémité inférieure se prolonge en formant une sorte d'apophyse, c'est la *malléole interne*; la face externe, concave d'avant en arrière, reçoit le péroné pour former l'articulation tibio-péronière inférieure.

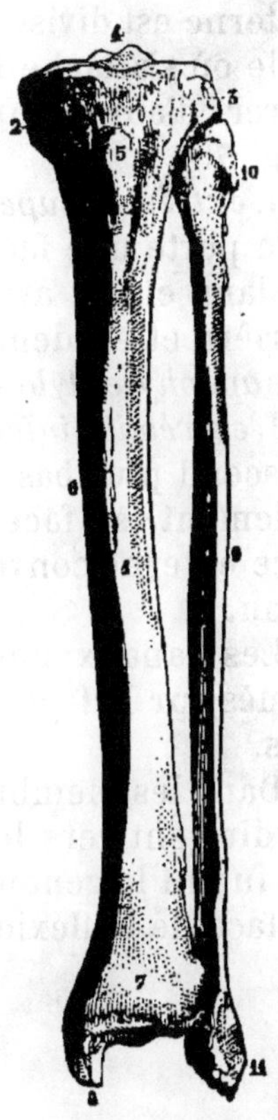

Fig. 70. — Face antérieure des os de la jambe.
1. corps du tibia; 2. tubérosité interne; 3. tubérosité externe; 4. épine du tibia; 5. tubérosité antérieure; 6. crête du tibia; 7. extrémité inférieure; 8. malléole tibiale; 9. corps du péroné; 10. extrémité supérieure du péroné; 11. extrémité inférieure ou malléole péronière.

Péroné. — Os long, pair, asymétrique, il est grêle et situé à la partie postéro-externe du tibia; son *corps* est mince et flexible et présente trois faces, et trois bords, disposés comme ceux du tibia et donnant insertion à de nombreux muscles. La face interne est divisée en deux parties par une crête verticale où s'attache la membrane interosseuse, qui va s'insérer d'autre part au bord postéro-externe du tibia (fig. 70).

L'*extrémité supérieure* ou *tête* du péroné est globuleuse, elle porte une facette articulaire regardant en haut, en dedans et en avant pour s'articuler avec le tibia. En arrière et en dehors de la facette se trouve une saillie, ou *apophyse styloïde*.

L'*extrémité inférieure* forme la *malléole externe*, qui descend plus bas que l'interne, elle est aplatie transversalement, sa face interne s'articule avec l'astragale, sa face externe convexe est facilement perceptible sous la peau.

Les canaux nourriciers du tibia et du péroné sont situés sur la face postérieure et se dirigent de haut en bas.

Dans les membres supérieurs, les canaux nourriciers se dirigent vers le coude, dans les membres inférieurs ils fuient le genou, et ils sont toujours placés du côté de la face de la flexion.

OS DU PIED.

Le pied est un organe complexe, qui présente de grandes analogies avec la main; comme celle-ci il se divise en trois parties : le *tarse*, le *métatarse* et les *orteils*.

Tarse. — Le tarse se compose de sept os, divisés en deux rangées : la première rangée est formée de deux os superposés en arrière, le plus élevé étant l'*astragale*, l'inférieur le *calcanéum*; la deuxième rangée est constituée par la *scaphoïde* et les *trois cunéiformes* en dedans, et par le *cuboïde* en dehors (fig. 71).

Astragale. — Cet os, de forme très irrégulière, a été comparé à un cube, il est placé au-dessous du tibia et au-dessus du calcanéum.

La face supérieure convexe dans le sens antéro-postérieur, concave transversalement, a la forme d'une poulie sur laquelle glisserait l'extrémité inférieure du tibia. Sa face antérieure, arrondie, forme une tête qui entre en contact avec le scaphoïde; la face inférieure porte deux facettes articulaires séparées par une gouttière oblique en avant et en dedans, elles reposent sur des facettes semblables appartenant au calcanéum. Les faces interne et externe sont destinées à s'articuler avec les malléoles interne et externe, l'astragale est donc maintenue dans une sorte de mortaise constituée par le tibia et le péroné. La face postérieure est réduite à de très petites dimensions et elle est envahie par la face supérieure.

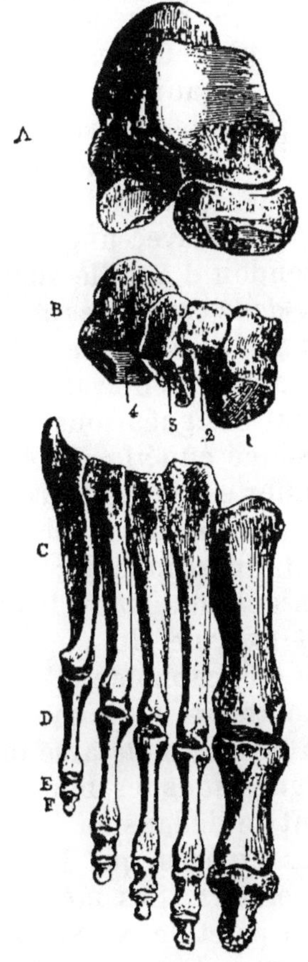

Fig. 71. — Os du pied (face dorsale).

A. première rangée des os du tarse; B. deuxième rangée; *a.* astragale; *b.* calcanéum; *c.* scaphoïde; 1. cuboïde; 2, 3, 4. cunéiformes; C. métatarse; D. phalanges, E. phalangines; F. phalangettes.

Calcanéum. — C'est l'os le plus volumineux du tarse, il est situé au-dessous de l'astragale et constitue le squelette du talon. Sa face supérieure supporte par deux facettes articulaires l'astragale, la face antérieure s'articule avec le cuboïde, elle est supportée par un véritable prolongement de l'os en avant et en dehors, appelé *grande apophyse*. La face interne, concave, forme une *gouttière* qui donne passage à tous les organes tendons, vaisseaux et nerfs qui de la face postérieure de la jambe se portent à la face plantaire du pied, elle est surmontée d'une saillie ou *petite apophyse*. La face inférieure rugueuse est pourvue en arrière de deux tubercules latéraux, où s'insèrent des muscles du pied. La face postérieure très importante est rugueuse, mamelonnée dans sa moitié inférieure, point d'insertion du *tendon d'Achille*, tandis que sa moitié supérieure lisse sera en rapport avec une bourse séreuse due au frottement du tendon d'Achille sur cette portion de l'os.

Os de la deuxième rangée du tarse. — Ces os sont : 1° en dedans le *scaphoïde* articulé en arrière avec la tête de l'astragale et en avant avec les *trois cunéiformes* ; 2° ceux-ci sont désignés sous les noms de premier, deuxième et troisième cunéiforme en allant de dedans en dehors ; le premier est le plus gros, le deuxième le plus petit ; alignés sur le même plan transversal, ils sont placés en avant du scaphoïde ; 3° le *cuboïde* est situé en dedans du scaphoïde et du troisième cunéiforme, placé sur le bord externe du pied, sa longueur est équivalente à celle du scaphoïde et d'un cunéiforme.

Métatarse. — En avant des cunéiformes et du cuboïde se trouve le métatarse formé de cinq os ou *métatarsiens*, désignés sous les noms de premier, deuxième, etc., en allant de dedans en dehors.

Les espaces qui les séparent sont appelés espaces interosseux. Les métatarsiens sont des os longs ayant un corps et deux extrémités, dont la postérieure s'articule avec les os du tarse et l'antérieure, arrondie en forme de tête, avec les phalanges.

Orteils. — Les os qui les composent portent le nom de *phalanges*, au nombre de trois pour chaque orteil, beaucoup plus petites que celles des doigts.

Dans la main, le doigt le plus long est le troisième ou médius, dans le pied le plus long est le deuxième orteil, c'est par lui qu'on fera passer l'axe du pied.

§ II. PATHOLOGIE DES OS

Fracture. — Les os qui servent à soutenir le corps humain peuvent se briser. Toute solution de continuité d'un os constitue une *fracture* (fig. 72 et 73). Quelquefois la cause qui la produit est minime, c'est la *fracture spontanée*, très rare et due à une affection de l'os qui a perdu toute solidité; on peut rencontrer cette variété de fracture dans l'ostéomalacie. Le plus souvent la fracture est occasionnée par un traumatisme, aussi l'homme y est-il plus exposé que la femme à cause des rudes travaux auxquels il se livre. Les os longs sont plus souvent atteints que les os plats, et surtout que les os courts.

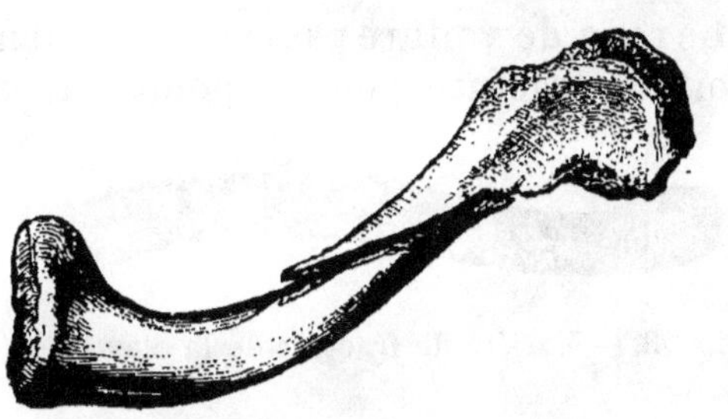

Fig. 72. — Fracture de la clavicule.

Lorsque la solution de continuité n'existe que sur l'os, il y a *fracture simple*; si les tissus environnants sont déchirés, le foyer de la fracture peut être mis en communication avec l'extérieur, ce qui constitue une fracture *ouverte* ou *compliquée*.

Si l'os est brisé dans toute son épaisseur la fracture est *complète*, dans le cas contraire la fracture est *incomplète*; à cette variété de fracture se rattache la fêlure. Si un os est brisé en plusieurs endroits ou si plusieurs os voisins sont fracturés, il y a fractures multiples.

Chez les enfants le périoste forme une enveloppe solide à l'os, aussi celui-ci peut-il être brisé sans que la gaine périostique soit déchirée, c'est la fracture *sous-périostée*, dont la guérison est rapide. Chez eux également on peut rencontrer une variété de fracture qu'il faut bien connaître, car on peut la constater chez les nouveau-nés ou dans le très jeune âge; elle est constituée par la séparation de l'épiphyse et de la diaphyse; il y a bien solution de continuité de l'os, mais elle est due à un *décollement épiphysaire* au niveau du cartilage de conjugaison. Cette fracture d'un genre particulier se produirait surtout chez les enfants issus de syphilitiques.

Causes. — Les causes des fractures sont *directes* ou *indirectes*. Les fractures directes sont occasionnées par un choc brisant l'os au point où porte le traumatisme; une roue de voiture passe sur un membre, le poids de la voiture fracture l'os au point où passe la roue. Dans les fractures indirectes, la solution de continuité siège à une certaine distance du point où a porté le traumatisme. Supposons un individu serré entre un mur et une voiture : le mur constitue la résistance, la voiture constitue la puissance qui aplatit le thorax, aplatissement qui exagère la courbure des côtes saisies entre deux forces, la fracture se produira à la partie médiane des côtes, c'est-à-dire à distance du traumatisme.

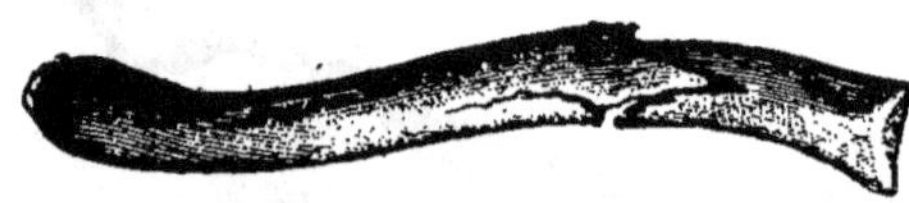

Fig. 73. — Variété de fracture de la clavicule.

Signes des fractures. — On les divise en signes fonctionnels et physiques.

Les signes fonctionnels sont la *douleur* très violente au moment de l'accident, réveillée par les mouvements. et par l'exploration, plus accusée au siège de la fracture, et l'*impotence* du *membre*, qui manque dans quelques cas.

Les *signes physiques* sont nombreux et sont constatés par le médecin : ce sont la *déformation* de la région qui est appréciable surtout en comparant avec le côté sain; la *tuméfaction* par infiltration sanguine ou séreuse des tissus qui environnent la fracture, elle peut apparaître immédiatement après l'accident ou quelques heures plus tard; l'*ecchymose*, coloration bleuâtre ou violacée du membre, dans la région où siège la solution de continuité, survenant les jours qui suivent le traumatisme; enfin des signes qui ne sont constatés que par une manœuvre spéciale et qui demandent de grandes précautions dans leur recherche. Ces signes sont la *mobilité anormale*, c'est-à-dire la possibilité de produire un mouvement en un point où cela est impossible normalement, et la *crépitation* produite par le frottement de deux surfaces irrégulières l'une contre l'autre et perceptible par l'ouïe et le toucher. Ces deux symptômes peuvent manquer ou être difficiles à constater dans les cas de fractures d'os court, ou de fractures avec engrènement des extrémités fracturées.

Que devient une fracture? S'il n'y a pas de déplacement, ou si le déplacement est corrigé, le périoste irrité au point fracturé va sécréter du tissu osseux en grande abondance, celui-ci formera une virole osseuse, un *cal* que l'on peut sentir par le palper de la région; le temps que met celui-ci à se former est variable, quinze à vingt jours en moyenne.

Pronostic. — Une fracture simple guérit en général en trois ou quatre semaines, une fracture compliquée de plaie demande un temps plus long, et sa gravité est beaucoup plus grande.

Traitement. — Un os qui normalement était d'un seul morceau a été divisé en deux fragments, ceux-ci tirés par des muscles sont déplacés; il faut donc commencer par remettre dans leurs rapports normaux les fragments osseux, il faut faire la *réduction* de la fracture.

La réduction faite, il faut aussitôt appliquer des appareils destinés à *maintenir* l'os dans une bonne position. Le plus souvent on applique un appareil provisoire avec les objets dont on dispose, planchette de bois, latte, qu'on coupe pour former des attelles (fig. 64); elles seront appliquées le long du membre et entourées d'une bande de toile, ou encore on place le membre entouré de ouate dans une gouttière en fil de fer (fig. 75). Dès qu'on le peut il faut remplacer ces appareils construits rapidement par des appareils *inamovibles* faits avec des bandes

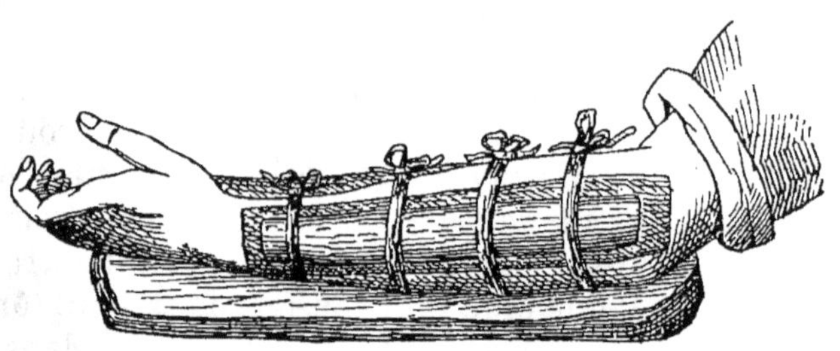

Fig. 74. — Attelles destinées à maintenir une fracture de l'avant-bras.

de tarlatane ou de toile trempées dans du plâtre ou du silicate de potasse liquide. Ces appareils plâtrés ou silicatés durcissent et acquièrent ainsi une grande solidité.

Dans une fracture compliquée de plaie on doit s'occuper de la plaie qu'on désinfecte par des lavages

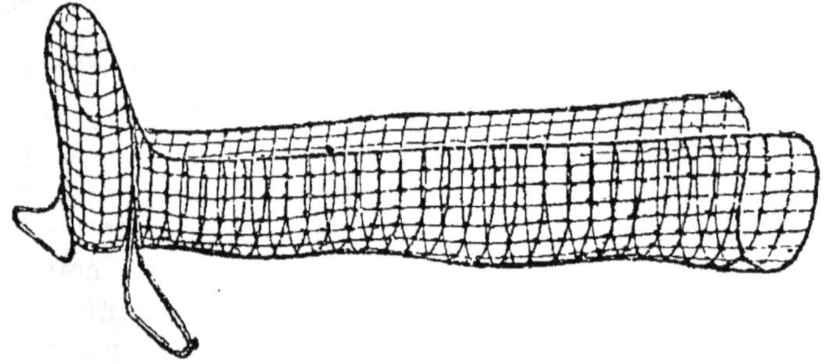

Fig. 75. — Gouttière pour fracture des os de la jambe.

antiseptiques et qu'on panse ensuite avec grand soin, puis on applique un appareil qui laisse libre la région où siège la solution de continuité cutanée. Dans cette variété de fracture des fragments osseux ou *esquilles* peuvent s'éliminer par la plaie. Celles-ci sont quelquefois la cause de la plaie cutanée, car elles perforent la peau de dedans en dehors, transformant ainsi une fracture fermée en une fracture ouverte.

Si la fracture a été mal réduite, ou si la réduction n'a pas été faite, la consolidation se produit dans une attitude vicieuse, pouvant entraîner des déformations considérables du membre (fig. 76), et même une impotence plus ou moins accentuée ; au niveau de la fracture le périoste dans son travail de réparation peut sécréter une trop grande quantité de tissu osseux, augmentant le volume de l'os, c'est le *cal exubérant*; des filets nerveux peuvent même avoir été emprisonnés dans le tissu osseux de nouvelle formation, leur compression est une cause de douleur, donnant lieu au *cal douloureux*.

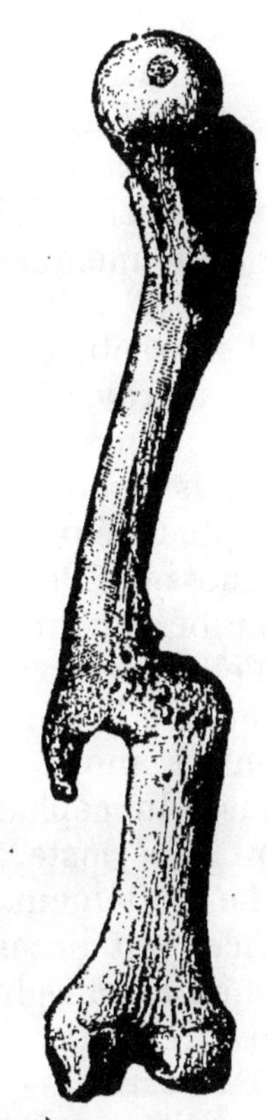

Fig. 76. — Cal osseux dans une fracture mal réduite.

Dans certains cas, la consolidation ne se produit pas, les deux fragments sont mobiles l'un sur l'autre, et forment une articulation anormale ou *pseudarthrose*.

Les fractures les plus fréquentes chez l'adulte sont celles de l'extrémité inférieure du radius, des côtes, de l'extrémité inférieure du péroné. Chez les vieillards les fractures du col anatomique du fémur sont assez fréquentes et leur consolidation est souvent incomplète ou même absente.

Fractures chez le nouveau-né. — Au cours de l'accouchement et surtout au cours de l'accouchement terminé par une intervention, on peut constater la production de fractures.

Les plus fréquentes sont celle de la *clavicule* caractérisée par de la douleur et produite par une pression sur cet os pendant la manœuvre de Mauriceau, celle des *membres supérieurs* et des *membres inférieurs* se produisant pendant le dégagement de ces membres; l'*humérus* et le *fémur* sont les deux os généralement lésés. On les reconnaît au bruit qu'elles produisent au moment de la fracture, à l'impotence fonctionnelle du membre qui reste souvent inerte, à la douleur que provoque la palpation, à la crépitation qu'on perçoit en faisant mouvoir les deux fragments l'un contre l'autre.

Ces fractures d'os longs sont généralement sous-périostées, aussi guérissent-elles très rapidement en immobilisant le membre avec des attelles de carton entourées de ouate.

Les fractures du *crâne* sont dues soit au passage de la tête à travers un bassin rétréci, soit au cours d'une extraction avec le forceps.

Tous les os peuvent être atteints, mais les fractures les plus fréquentes sont celles du pariétal au niveau de la bosse. Elle sont souvent méconnues s'il n'y a pas d'enfoncement, leur gravité dépend des complications qu'elles provoquent : hémorragies méningées qui peuvent être le point de départ des convulsions qui entraînent la mort. Broca invoquait ces fractures comme cause du céphalématome, l'hémorragie externe décollant le périoste.

Le traitement consiste à ne rien faire, à moins d'enfoncement occasionnant des accès convulsifs; dans ce cas on a pu redresser les os et voir les convulsions disparaître.

Périostite. — On donne le nom de *périostite,* d'*ostéopériostite*, ou d'*ostéomyélite* à une inflammation du tissu osseux placé sous le périoste, et siégeant surtout dans les régions épiphysaires. Cette affection frappe le jeune âge et l'adolescence, elle est produite par le microbe de la peau, le *staphylocoque.* Elle se caractérise par une douleur extrême et de la tuméfaction, en même temps que par des phénomènes généraux, fièvre élevée, pouls fréquent, inappétence, etc. Une incision est le plus souvent nécessaire, elle permet l'écoulement d'une quantité variable de pus.

Ostéite. — L'ostéite est un terme général appliqué

à toute inflammation aiguë ou chronique du tissu osseux. Sa variété dépend de sa cause, et surtout du microbe qui en est le point de départ.

L'*ostéite aiguë* est un véritable phlegmon des os, on peut la rencontrer au cours de toutes les maladies infectieuses, elle n'est pas rare dans l'infection puerpérale, elle est due dans ce cas à la localisation du streptocoque dans les os.

L'*ostéite chronique* est représentée surtout par la tuberculose osseuse, c'est-à-dire par la localisation du bacille de Koch dans le tissu osseux. Sa réaction est toujours la même ; il se forme d'abord des tubercules, qui se caséifient et produisent les *abcès froids* dont nous avons déjà parlé à propos du mal de Pott ou ostéite vertébrale. Chez les enfants on rencontre assez fréquemment une localisation du bacille de Koch sur les phalanges des doigts, cette affection porte le nom de *spina ventosa*.

L'*ostéite syphilitique* est une des manifestations de la syphilis tertiaire (voir *Syphilis*) ou de l'hérédo-syphilis ; elle se manifeste soit sous forme de saillies osseuses ou *exostoses* souvent symétriques, soit sous forme de *gommes* qui peuvent se résorber ou nécroser les tissus environnants.

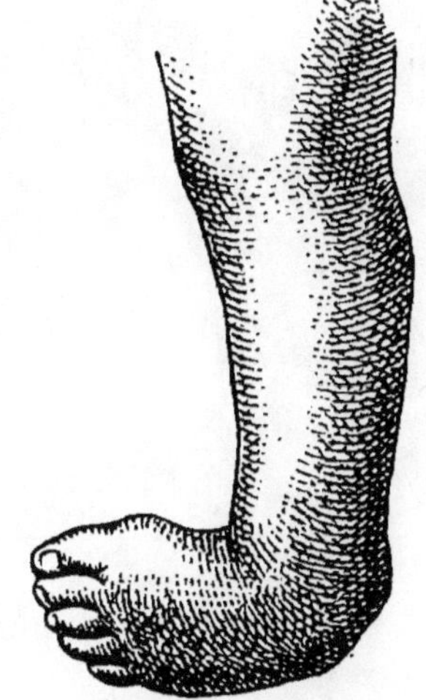

Fig. 77. — Pied bot (variété varus).

Tumeurs des os. — Certaines tumeurs malignes peuvent se localiser sur les os ; la plus fréquente est le *sarcome*, véritable cancer de l'os, très grave à cause de sa généralisation presque constante.

Pied bot (fig. 77). — Dans certains cas, par suite de rétractions musculaires ou tendineuses ou par suite de malformations osseuses qui sont cependant le plus souvent secondaires, le pied est déformé par déviation permanente, ce qui constitue le *pied bot.* Il en existe 4 variétés, si le pied est dévié en dedans le pied bot est *varus*, s'il est dévié en dehors il est *valgus*; s'il est en extension forcée, il ne pose sur le sol que par l'extrémité des orteils, *pied bot équin*; si au contraire il est en flexion forcée, le dos du pied se rapproche de la face antérieure de la jambe, et le pied ne touche le sol que par son talon, *pied bot talus.* Souvent deux variétés s'associent, comme dans le *pied bot varus équin.*

CHAPITRE II

ARTHROLOGIE

§ I. ANATOMIE

Les os sont reliés entre eux de façons fort différentes; on a donné le nom d'*articulation* à l'union de deux ou de plusieurs os entre eux. Un certain nombre d'articulations sont destinées non seulement à réunir les os, mais encore à leur permettre de se mouvoir les uns sur les autres.

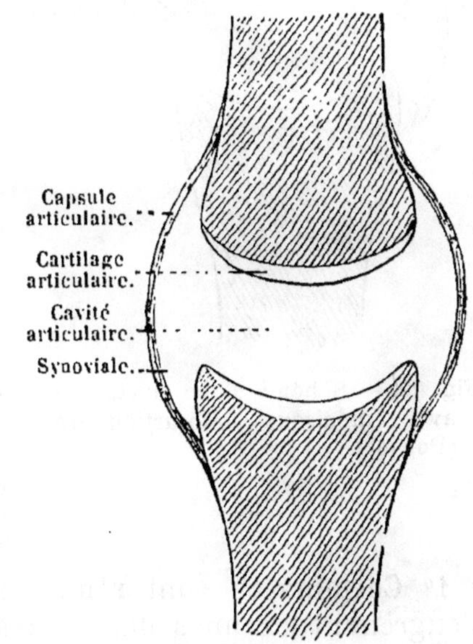

Fig. 78. — Schéma d'une diarthrose type (Poirier).

Dans toute articulation mobile, la surface de contact des os est recouverte d'une couche de cartilage lisse, jaunâtre, *cartilage articulaire*, destiné à favoriser les frottements. Ceux-ci sont encore adoucis par un liquide gras, la *synovie*, renfermée dans un manchon séreux, la *synoviale*, qui s'attache par ses deux extrémités sur les épiphyses osseuses au point où finit le cartilage. Pour maintenir les surfaces articulaires en contact l'une avec l'autre il existe une *capsule fibreuse,* véritable manchon assez lâche pour permettre un certain nombre de mouvements (fig. 78 et 79).

Autour de cette capsule ou dans son épaisseur se développent des *ligaments* destinés à limiter les mouvements; aussi leur destruction précède-t-elle toujours les luxations ou déplacements permanents des surfaces articulaires.

Les articulations ont été divisées en plusieurs catégories basées sur l'étendue des mouvements.

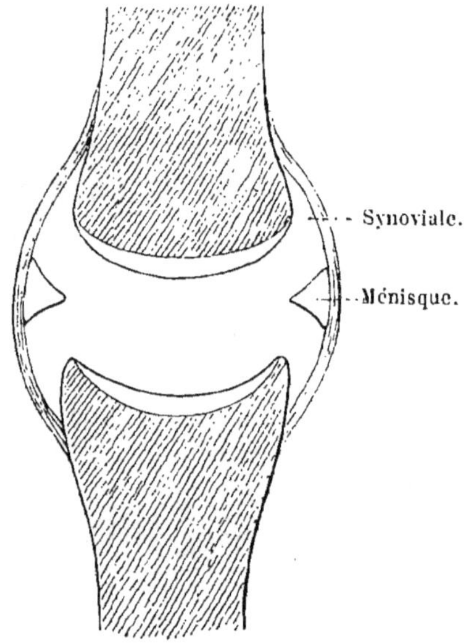

Fig. 79. — Schéma d'une diarthrose avec ménisque interarticulaire (Poirier).

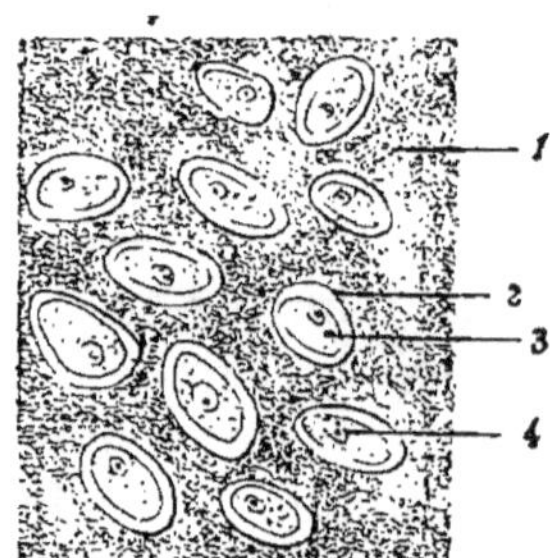

Fig. 80. — Cartilage hyalin d'une surface articulaire.

1. substance fondamentale; 2. cavité cartilagineuse; 3. cellule cartilagineuse; 4. noyau.

1° Certains os sont réunis par des dentelures qui s'engrènent les unes dans les autres, ce qui les rend immobiles, ce sont des *synarthroses,* dont le type est représenté par les sutures des os du crâne.

2° Certaines articulations ont des mouvements très limités, ce sont les *amphiarthroses* (symphyse pubienne).

3° Enfin les articulations très mobiles portent le nom de *diarthroses*.

Le *tissu cartilagineux*, dont est recouvert la face articulaire des os, est ferme et très élastique ; sa coloration est bleuâtre, blanchâtre ou jaunâtre, d'une manière générale le cartilage est constitué par une *substance fondamentale, hyaline, fibreuse* ou *élastique*, creusée de cavités, *chondroplastes*, dans lesquelles sont contenues les cellules cartilagineuses ou *chondröblastes*. Chaque cellule cartilagineuse est une masse protoplasmique ovoïde, sphérique ou polyédrique, elle est granuleuse, et renferme un gros noyau, sa membrane d'enveloppe a été sécrétée par son protoplasma (fig. 80). Par l'ébullition le cartilage donne une masse gélatineuse appelée chondrine.

ARTICULATIONS DU MEMBRE SUPÉRIEUR

1° Articulations de la clavicule. — Sur le thorax vient s'articuler la clavicule avec le sternum, constituant l'articulation *sterno-claviculaire*. A la partie supérieure du sternum, de chaque côté de la fourchette, il y a une surface oblongue, oblique de haut en bas et de dedans en dehors, destinée à recevoir la tête de la clavicule. Comme la forme des surfaces articulaires ne concorde pas, il existe entre elles un ligament interosseux ou *cartilage interarticulaire* destiné à combler les vides. Les extrémités osseuses sont maintenues en rapport par les ligaments antérieur, postérieur et supérieur.

Nous venons de parler des cartilages interarticulaires, ceux-ci se rencontrent dans toutes les articulations dont les surfaces articulaires ne concordent pas parfaitement. Lorsque deux surfaces convexes sont en regard l'une de l'autre, un cartilage interarticulaire biconcave est interposé entre elles (fig. 79).

En dehors la clavicule s'articule avec l'acromion,

formant l'articulation acromio-claviculaire. La surface articulaire acromiale regarde en haut et en dedans, celle de la clavicule regarde en bas et en dehors, elle repose sur la précédente, aussi, des ligaments qui l'entourent, le plus fort est le supérieur.

2° **Articulation de l'épaule**. — L'articulation de l'humérus avec la cavité glénoïde de l'omoplate est une diarthrose, elle porte le nom d'articulation de l'*épaule* ou *gléno-humérale*. La tête humérale est maintenue dans la cavité glénoïde par un manchon fibreux renforcé en haut et en avant par de forts ligaments gléno-huméraux.

En dehors cette capsule fibreuse est entourée d'une sorte de manchon musculaire formé d'un cône de muscles qui vont de l'omoplate vers l'humérus. Les mouvements de cette articulation sont très étendus, on peut les diviser en : mouvement de *flexion* qui porte le bras en avant, mouvement d'*extension* qui porte le bras en arrière, mouvement d'*abduction* qui éloigne le bras du corps dans le plan latéral, mouvement d'*adduction* qui rapproche dans le même plan le bras du corps. Enfin la réunion de tous ces mouvements constitue la *circumduction* dans laquelle le bras décrit par son extrémité inférieure une grande circonférence.

Dans certains mouvements, l'abduction forcée, ou élévation du bras par exemple, l'omoplate entre en jeu et se déplace sur le thorax pour élever la cavité glénoïde.

3° **Articulation du coude.** — Le bras s'articule avec l'avant-bras en formant l'articulation du coude. L'extrémité inférieure de l'humérus entre en contact avec les extrémités supérieures du radius et du cubitus; en dedans c'est la trochlée humérale qui constitue avec la cavité sigmoïde du cubitus l'articulation huméro-cubitale; en dehors c'est le condyle huméral qui est reçu dans la cupule radiale, formant l'articulation radio-humérale. En avant et en arrière la capsule articulaire est mince, mais sur les côtés elle est renforcée par les forts *ligaments latéraux* interne et externe; aussi les mouvements de latéralité seront-ils nuls. Les mouvements de flexion et d'extension seuls existent; ceux-ci sont très limités, car le bec de l'olécrâne vient buter rapidement dans la fossette olécrânienne.

3° **Articulations des os de l'avant-bras entre eux.** — Le radius et le cubitus s'articulent à leur extrémité supérieure et à leur extrémité inférieure, *articulation radio-cubitale supérieure* et *inférieure.* En haut c'est la partie latérale interne du plateau radial qui est reçue dans la petite échancrure sigmoïde du cubitus, permettant ainsi à la tête du radius de tourner sur place, en bas c'est la tête du cubitus qui est reçue dans la cavité radiale. Ces deux articulations sont le siège de deux mouvements spéciaux, la *pronation* et la *supination.*

Dans ces mouvements le radius seul se déplace et tourne autour d'un axe qui passe en haut par le centre de la tête du radius et en bas par le centre de la tête du cubitus. Dans la pronation la face palmaire de la main regarde en dedans, l'extrémité inférieure du radius venant se placer en avant de la tête du cubitus. La supination a pour but de ramener la face palmaire de la main dans un plan transversal pour la faire regarder directement en avant.

5° **Articulation de l'avant-bras avec la main.** — L'articulation qui unit les deux os de l'avant-bras aux os de la première rangée du carpe constitue l'*articulation du poignet* ou *radio-carpienne.* La mortaise, formée par l'extrémité inférieure du radius et du cubitus, concave transversalement reçoit le condyle carpien convexe dans le même sens. La capsule articulaire est renforcée par des ligaments antérieurs, postérieurs et latéraux. Les mouvements de cette articulation sont la flexion et l'extension, ainsi que des mouvements d'adduction et d'abduction très limités.

Les mouvements de la main sur l'avant-bras ne se

produisent pas seulement au niveau de l'articulation radio-carpienne, mais aussi dans les nombreuses articulations des os du carpe entre eux et avec le métacarpe, ainsi que dans les articulations des phalanges avec les métacarpiens.

ARTICULATIONS DU MEMBRE INFÉRIEUR

Nous laissons de côté les articulations du sacrum avec l'os iliaque et celle de l'os iliaque d'un côté avec celui du côté opposé, nous réservant de les étudier dans la deuxième partie de cet ouvrage consacrée à l'anatomie obstétricale.

1° **Articulation de la hanche.** — Le membre inférieur est rattaché à la ceinture pelvienne par l'articulation de la hanche ou *articulation coxo-fémorale.* La tête fémorale est reçue dans la cavité cotyloïde de l'os iliaque, agrandie par un *bourrelet cartilagineux* appliqué sur le sourcil cotyloïdien. Ce bourrelet, dont la coupe est triangulaire avec sommet externe, comble les petites échancrures ilio-pubienne et ilio-ischiatique, mais, au niveau de la grande échancrure ischio-pubienne, il va d'une extrémité à l'autre du sourcil cotyloïdien interrompu en formant un pont, sous celui-ci passent les vaisseaux qui vont nourrir le ligament rond et la tête du fémur. Sur cet os le manchon fibreux s'insère en avant sur une ligne réunissant les deux trochanters, et en arrière sur la face postérieure du col, il se porte ensuite en dedans pour se terminer sur le pourtour du sourcil cotyloïdien. L'articulation de la hanche a besoin d'être maintenue très solidement, aussi à ce manchon fibreux viennent se surajouter en avant des faisceaux ligamenteux, dont un se porte de l'os iliaque au fémur en suivant un trajet oblique en bas et en dehors : c'est le *ligament de Bertin*; un autre se porte horizontalement de l'os iliaque au fémur; comme le point de départ iliaque est le même, ils se portent en dehors en s'éloignant l'un de l'autre comme les deux

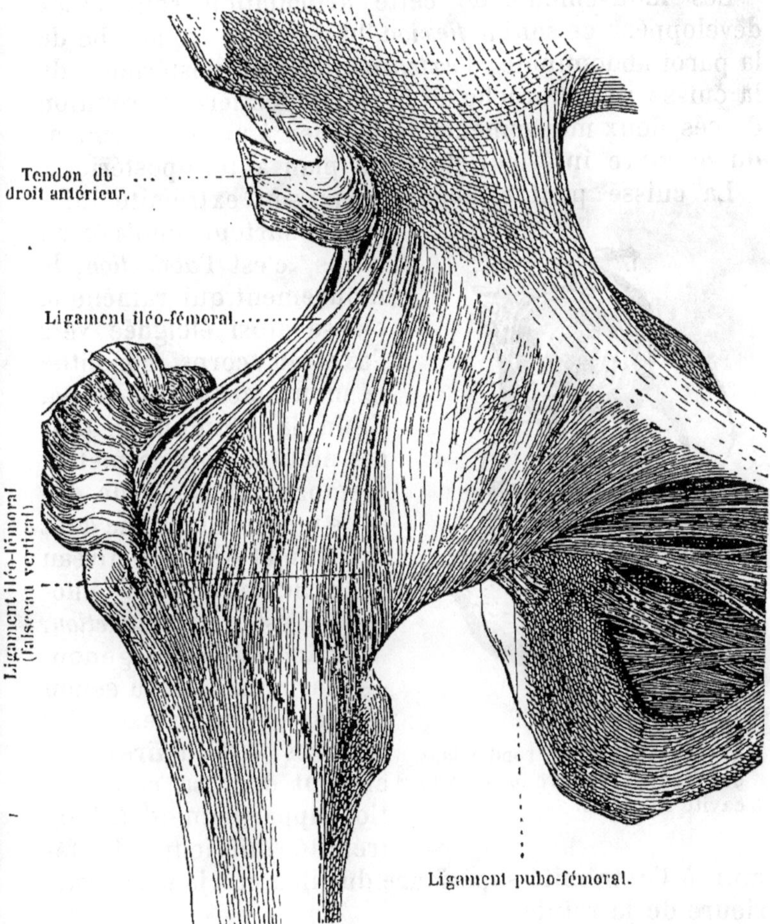

Fig. 81. — Articulation de la hanche, vue antérieure (d'après Poirier).

branches d'un V majuscule. Leur réunion forme le ligament en Y de Bigelow (fig. 81).

Les ligaments postérieurs sont moins développés. Dans l'intérieur même de l'articulation il existe un ligament allant du sommet de la tête fémorale à l'arrière-fond cotyloïdien : c'est le *ligament rond* (fig. 82).

Les mouvements de cette articulation sont assez développés : ce sont la *flexion*, la cuisse se rapproche de la paroi abdominale ; l'*extension*, la face postérieure de la cuisse se rapproche de la région fessière ; la réunion de ces deux mouvements donne lieu à un balancement du membre inférieur dans un plan antéro-postérieur.

La cuisse peut s'éloigner, par son extrémité inférieure surtout, de l'axe du corps, c'est l'*abduction* ; le mouvement qui ramène la cuisse ainsi éloignée vers l'axe du corps constitue le mouvement d'*adduction*. Enfin la réunion de tous ces mouvements permet au membre inférieur de décrire un véritable cône dont le sommet siège au niveau de l'articulation coxo-fémorale : c'est la *circumduction*.

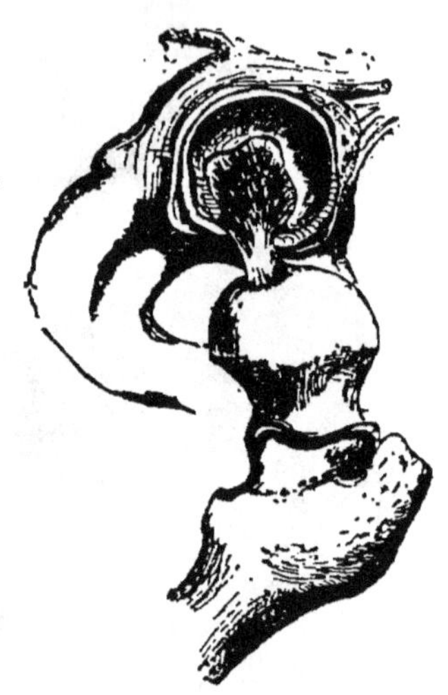

Fig. 82. — Ligament rond allant du fémur à l'arrière-fond de la cavité cotyloïde.

Articulation du genou. — L'articulation du genou est assez complexe, les surfaces articulaires qui entrent dans sa composition appartiennent à l'extrémité inférieure du fémur, à l'extrémité supérieure du tibia et à la face postérieure de la rotule.

En réalité l'articulation du genou se compose de deux articulations : l'articulation *fémoro-tibiale* et l'articulation *fémoro-rotulienne*. Cette dernière est formée du côté du fémur par la trochlée, qui est séparée des condyles par une légère saillie transversale du cartilage ; cette trochlée fémorale s'articule avec la face postérieure de la rotule.

L'articulation fémoro-tibiale comprend du côté du

fémur les deux condyles fémoraux, et du côté du tibia les deux cavités glénoïdes, dont la concavité très peu accentuée est produite par deux *ménisques interarticulaires* en forme de croissants plus ou moins fermés.

La capsule articulaire est constituée surtout par des ligaments, en arrière ce sont deux coques qui emboîtent les condyles, à la partie supérieure desquels elles s'insèrent, elles viennent prendre leur point d'attache inférieur à la face postérieure du tibia. Sur les côtés on constate deux forts ligaments qui empêchent les mouvements de latéralité ; le *ligament latéral interne* part du condyle interne et va s'attacher à la partie postéro-supérieure du tibia ; le *ligament latéral externe* se porte du condyle externe à la tête du péroné.

Le *ligament antérieur* est représenté par le fort *tendon rotulien* qui prend son attache supérieure au sommet de la rotule et son attache inférieure à la tubérosité du tibia.

En réalité ce tendon n'est que le tendon d'insertion du muscle quadriceps fémoral dans l'épaisseur duquel la rotule, os sésamoïde, s'est développée.

La rotule ne peut se déplacer latéralement grâce à deux expansions qui se portent des bords latéraux aux tubérosités interne et externe du fémur, ce sont les *ailerons* de la rotule.

A l'intérieur de l'articulation il existe deux ligaments qui se portent des deux faces de l'échancrure intercondylienne aux épines du tibia, ils s'entre-croisent, de là le nom de *ligaments* croisés.

La synoviale du genou est la plus étendue des synoviales, elle s'insère à la limite du cartilage, elle est donc interrompue en avant par la présence de la rotule, elle émet en avant au-dessus et au-dessous de la rotule des prolongements en cul-de-sac qui sont distendus dans les épanchements intra-articulaires.

Les mouvements de l'articulation du genou sont la *flexion* et l'*extension*, les mouvements de latéralité n'existent pas. La flexion, qui rapproche le mollet de la face postérieure de la cuisse, est très étendue, alors que l'extension est limitée.

Articulation du cou-de-pied. — Encore appelée articulation tibio-tarsienne, cette articulation est formée par la mortaise tibio-péronière dans laquelle est maintenue l'astragale, véritable poulie qui glissera d'arrière en avant et d'avant en arrière.

Les ligaments antérieur et postérieur sont peu importants, tandis que les ligaments latéraux sont puissants. Le ligament *latéral interne,* triangulaire, s'attache au sommet de la malléole tibiale, et de ce point rayonne en éventail vers le scaphoïde, le calcanéum et vers la face interne de l'astragale. Le ligament *latéral externe* part de la malléole péronière et se divise en trois faisceaux dont l'un va s'insérer à la partie antérieure de l'astragale, l'autre au calcanéum, et le troisième à la partie postérieure de l'astragale.

Les mouvements, dont jouit l'articulation tibio-tarsienne, sont la *flexion,* le dos du pied se rapprochant de la face antérieure de la jambe, et l'*extension,* le dos du pied s'éloignant de la jambe. Les mouvements de latéralité n'existent pas.

Articulations tibio-péronières. — Le péroné s'articule avec le tibia à ses deux extrémités, et le corps des deux os est réuni par une *membrane interosseuse.*

Articulations du tarse et du métatarse. — Ces articulations, qui permettent aux os du tarse de se mouvoir les uns sur les autres et aux métatarsiens de se mouvoir sur les os du tarse, sont très nombreuses et très compliquées, deux sont importantes au point de vue opératoire : ce sont l'articulation *médio-tarsienne* ou de *Chopart,* et l'articulation *tarso-métatarsienne* ou de *Lisfranc.*

Il existe d'autres articulations que celles des membres, nous allons passer en revue les plus importantes.

Articulation temporo-maxillaire. — Cette articulation est formée par le temporal et le maxillaire inférieur, du côté du temporal la surface articulaire est constituée par la face postérieure de la *racine transverse de l'apophyse zygomatique* et par la *cavité glénoïde*; du côté du maxillaire inférieur c'est le *condyle,* surtout par son versant antérieur. Cette articulation est complétée par un *ménisque interarticulaire* de forme biconcave.

Les moyens d'union de l'articulation sont représentés par une capsule fibreuse et par des ligaments. Les mouvements sont *l'abaissement* de la mâchoire, *l'élévation*, due aux muscles masticateurs, enfin les mouvements de latéralité ou de *diduction* dans lesquels un des condyles sert de pivot, alors que l'autre condyle glisse en avant. Ce mouvement a pour résultat le frottement des molaires supérieures contre les inférieures pour broyer les substances placées entre elles, c'est le mode de mastiquer des ruminants.

Articulations des corps vertébraux. — Les faces supérieures et inférieures des corps vertébraux interceptent des espaces lenticulaires remplis par une substance fibro-cartilagineuse ou *disque vertébral.*

En avant les corps vertébraux sont réunis par un long surtout ligamenteux, *ligament vertébral antérieur*, qui s'étend d'une extrémité à l'autre de la colonne vertébrale. En arrière existe un ligament semblable, *ligament vertébral postérieur.*

Les *apophyses articulaires* sont réunies par un manchon fibreux. En arrière les apophyses épineuses sont reliées entre elles par les *ligaments interépineux* et *surépineux,* sur les côtés les apophyses transverses sont reliées par les *ligaments intertransversaires.*

Articulations costo-vertébrales. — Les côtes s'articulent avec les vertèbres par leur tête, articulation *costo-vertébrale* proprement dite, et par leur tubérosité, articulation *costo-transversaire.*

La tête présente un angle saillant et mousse séparant deux facettes articulaires, reçues dans la cavité constituée par les demi-facettes que nous avons décrites sur les parties latérales des bords supérieurs et inférieurs des vertèbres dorsales.

Dans les articulations costo-transversaires la facette, que porte la tubérosité costale, vient s'appliquer sur la facette située à l'extrémité externe de la face antérieure de l'apophyse transverse. Des ligaments réunissent ces différentes surfaces articulaires.

La physiologie des mouvements des côtes est très importante, car elle fait comprendre une partie de l'acte mécanique de la respiration. En même temps que les côtes s'élèvent par leur extrémité antérieure, leur corps se porte en dehors. Ces mouvements vus sur le thorax tout entier ont pour résultat l'agrandissement de celui-ci dans le sens antéro-postérieur par projection du sternum en avant, et dans le sens transversal.

§ II. PATHOLOGIE DES ARTICULATIONS

On peut diviser les affections des articulations en affections *chirurgicales* et affections *médicales*, les affections chirurgicales sont dues soit à des lésions *traumatiques* ou *aiguës*, soit à des lésions *chroniques*.

1. AFFECTIONS CHIRURGICALES

A. — LÉSIONS TRAUMATIQUES.

Entorse. — On donne ce nom à la lésion produite par tout mouvement exagéré ou anormal d'une articulation, s'accompagnant de distension ou de déchirure des moyens d'union sans déplacement persistant des surfaces articulaires.

Toutes les articulations peuvent être atteintes, mais le plus souvent l'entorse siège dans les articulations suivantes : coude, poignet, genou et surtout cou-de-pied, l'entorse de cette articulation sert de type à la description de cette maladie.

L'entorse est occasionnée par une chute, un mouvement forcé, un faux pas par exemple, et elle se caractérise par de la *douleur* qui survient au moment même de l'accident, mais qui est surtout accentuée quelques heures après; elle est réveillée par le mouvement provoqué ou par le palper de la région, elle est surtout aiguë dans les parties qui avoisinent l'extrémité osseuse et sur le trajet des ligaments articulaires.

L'*impotence fonctionnelle* est variable, elle est sous la dépendance de la douleur.

Le *gonflement* se produit assez rapidement et déforme la région, qui souvent prend après quelques heures une teinte rouge puis violacée.

La durée de la maladie varie avec l'étendue des lésions, dans les cas bénins les mouvements sont possibles au bout de quelques jours, dans d'autres ils sont plus tardifs, quinze ou vingt jours. Chez certains sujets scrofuleux, l'articulation lésée peut être le point d'élection d'une tumeur blanche. Ce qu'il faut surtout craindre dans l'entorse c'est que le repos trop prolongé n'amène dans l'articulation des adhérences qui rendent ses mouvements impossibles, ce qui produit une sorte de soudure des surfaces articulaires ou *ankylose*.

Plaies articulaires. — Les plaies articulaires sont peu fréquentes, elles sont toujours graves, car l'articulation est un organe très sensible. Elles peuvent être provoquées par un traumatisme, par un instrument tranchant, etc., l'agent étranger pénétrant dans l'articulation est souillé par des germes infectieux qui seront le point de départ d'une inflammation ou *arthrite aiguë infectieuse*, celle-ci se termine par suppuration et par *ankylose* ou soudure des surfaces articulaires.

Luxation. — On donne le nom de luxation à tout déplacement permanent des extrémités articulaires, cette définition générale s'applique aussi bien aux déplacements acquis qu'aux déplacements congénitaux.

La luxation traumatique peut être due à une cause directe (traumatisme agissant directement sur une extrémité articulaire qu'il déplace) ou à une cause indirecte (chute, torsion d'un membre).

Les symptômes principaux sont l'impotence fonctionnelle, la douleur, la déformation de la région, la position anormale du membre, son allongement ou son raccourcissement, l'absence des rapports normaux des extrémités articulaires constatée par le palper.

Si un traitement approprié n'est pas fait rapidement, les extrémités déplacées peuvent conserver leurs rapports anormaux, de là gêne dans les mouvements.

Le traitement consiste à remettre en place les surfaces articulaires, c'est la *réduction*, qui doit être maintenue par un appareil immobilisant l'articulation pour permettre aux ligaments déchirés de se réparer. Après un temps plus ou moins long, il faut faire exécuter à l'articulation des mouvements prudents pour éviter l'ankylose que produirait une longue immobilisation.

B. — LÉSIONS CHRONIQUES.

Arthrites. — On donne le nom d'arthrites à toutes les inflammations aiguës ou chroniques des articulations.

Les *arthrites aiguës* sont dues à la localisation d'agents infectieux sur la synoviale, les microbes sont amenés soit par un traumatisme, soit par le sang, comme on le constate au cours ou pendant la convalescence des maladies infectieuses, infection puerpérale, scarlatine, érysipèle, etc. Dans cette classe il faut ranger l'*arthrite blennorragique*, qui débute par des douleurs généralisées dans les articulations, puis la maladie se localise sur une seule. Cette articulation augmente de volume, et devient douloureuse; le membre a tendance à se mettre en flexion pour relâcher les ligaments et diminuer la douleur.

La maladie se termine le plus souvent par la guérison, et quelquefois par ankylose, aussi doit-on avoir la précaution de placer le membre dans la position qui sera la plus utile en cas de soudure des extrémités articulaires.

Les arthrites infectieuses deviennent assez fréquemment des arthrites suppurées ou *pyarthroses*, nécessitant l'ouverture de l'articulation pour donner issue au pus. Dans l'infection puerpérale, le pus examiné au microscope révèle la présence du micro-organisme, cause de l'infection puerpérale, le streptocoque.

Les *arthrites chroniques* peuvent se rencontrer à tous les âges, mais l'aspect qu'elles prennent se modifie selon la cause et la manifestation anatomique.

Sous l'influence de l'inflammation de la synoviale, du liquide séreux s'accumule dans la cavité articulaire, distendant les culs-de-sac synoviaux, et modifiant la forme de la région, c'est l'*hydarthrose*. Au niveau du genou cette affection est assez fréquente, occasionnée par un traumatisme, elle est très facile à diagnostiquer, car l'épanchement refoule la rotule en avant et distend les culs-de-sac qui entourent cet os. Si le liquide contenu dans la cavité articulaire est du sang, l'épanchement porte alors le nom d'*hémarthrose*, qui se rencontre dans les cas de fracture de la rotule et qui se caractérise par la rapidité de l'épanchement.

L'*arthrite sèche* au contraire est due à une diminution de la sécrétion de synovie, elle s'accompagne de douleurs et de craquements, elle peut être le point de départ de déformations souvent très accentuées.

L'*arthrite tuberculeuse* des articulations des membres porte le nom de *tumeur blanche*, elle est due à la localisation du bacille de Koch sur les extrémités articulaires ou sur la synoviale; la coxalgie, que nous étudierons plus loin, en est une des formes les plus fréquentes. Les symptômes du début sont la douleur, l'impotence fonctionnelle et la déformation de la région, puis le gonflement s'exagère par *périarthrite*, c'est-à-dire par retentissement sur les tissus qui environnent l'articulation, les segments du membre se placent dans des positions vicieuses, enfin des abcès froids surviennent et s'ouvrent ou sont ouverts, d'où fistules plus ou moins persistantes. Quelquefois même les surfaces articulaires ne restent plus dans leurs rapports normaux, constituant les *luxations pathologiques*. Lorsque la maladie ne s'est pas arrêtée à la première période, la fonction du membre est perdue, à la seconde période la guérison peut être obtenue par ankylose, et souvent la troisième période nécessite une intervention chirurgicale, résection des portions de l'os malade, ou même amputation du membre.

La *syphilis* attaque également les articulations, tantôt sous forme de simples douleurs articulaires ou *arthralgie*, tantôt sous forme d'épanchement douloureux ou non douloureux, *hydarthrose*, tantôt enfin sous forme de *tumeurs blanches syphylitiques*, dont la cause peut être une gomme développée au niveau d'une surface articulaire.

Relâchement des articulations. — Une accumulation considérable de liquide dans une cavité articulaire peut par sa durée amener une distension de la synoviale et des ligaments, et par cela même un écartement des surfaces articulaires. L'articulation possède alors des mouvements anormaux.

Au cours de la grossesse les articulations du bassin peuvent se relâcher, relâchement qui peut persister après l'accouchement et rendre la marche difficile et même impossible sans le secours d'un appareil.

Pour reconnaître le relâchement de la symphyse pubienne, il faut, la femme étant debout, faire le toucher vaginal en appliquant la pulpe de l'index directement sous la symphyse pubienne, puis commander à la femme de se tenir alternativement sur l'un et l'autre pied : l'index perçoit alors un glissement des deux surfaces symphysiennes l'une sur l'autre; l'une descend, celle qui est située du côté où le pied pose à terre, tandis que celle du côté opposé remonte (Budin).

C. — ÉTUDE DE QUELQUES AFFECTIONS ARTICULAIRES.

Il est nécessaire d'étudier d'une façon particulière quelques affections des articulations des os iliaques, soit avec le sacrum, soit avec les fémurs, à cause du retentissement que peuvent avoir ces lésions sur la conformation du bassin.

Coxalgie. — La coxalgie est l'*arthrite tuberculeuse* de l'articulation de la hanche, elle est encore appelée coxo-tuberculose par le professeur Lannelongue.

Cette affection peut apparaître à tous les âges, mais elle se manifeste de préférence chez les enfants.

Les symptômes ont été divisés en trois périodes, bien que cliniquement la marche de la maladie ne soit pas aussi tranchée, et que l'évolution puisse s'arrêter en route, surtout sous l'influence d'un traitement approprié. La *première période* est caractérisée par la *douleur* qui apparaît tantôt spontanément, tantôt à la suite de la fatigue, elle siège souvent au niveau du genou; la *boiterie* l'accompagne et peut ne pas être continuelle. Si on examine l'enfant au repos, couché sur un plan horizontal résistant, et qu'on passe en revue les deux articulations, on constate que certains mouvements sont limités, surtout ceux d'abduction et de flexion. Cette limitation des mouvements est due à la contracture des muscles périarticulaires irrités par les lésions de l'articulation sous-jacente. La palpation permet de sentir un empâtement avec augmentation de volume des ganglions de l'aine.

Si l'enfant est placé debout pendant un certain temps, il porte très rapidement le poids de son corps sur la jambe saine; si on le fait marcher, l'oreille remarque qu'il ne pose pas les deux pieds sur le sol avec la même assurance, c'est le signe du maquignon.

La *deuxième période* est marquée par des attitudes vicieuses du membre qui se place en abduction et rotation en dehors, le bassin s'incline du côté malade, ce qui paraît donner au membre une plus grande longueur.

A la *troisième période*, les attitudes vicieuses s'accentuent, la cuisse se fléchit, se met en adduction et rotation en dedans, le bassin s'élève et se porte en arrière du côté de l'articulation malade, d'où raccourcissement apparent du membre. Les fongosités, qui ont envahi les différentes parties de l'articulation, sont le point de départ d'une suppuration. Le pus de ces abcès froids soulève la peau qu'il perfore soit au niveau du pli de l'aine, soit en arrière, soit latéralement, les fistules ainsi créées peuvent persister fort longtemps. La tête du fémur en partie détruite peut abandonner la cavité cotyloïde et donner lieu à une luxation pathologique.

La marche et la durée sont très variables, l'évolution peut s'arrêter à toutes les périodes, la guérison complète est rare, le plus souvent elle n'est obtenue qu'au prix de l'ankylose dans une bonne ou mauvaise position. Si la maladie suit ses trois périodes, la mort peut en être la conséquence, soit à la suite d'une suppuration prolongée, soit par une autre localisation tuberculeuse.

La coxalgie survenant chez une fillette va retentir sur la conformation du bassin; le poids du corps, portant surtout sur la jambe saine, produira sur ce côté du bassin un aplatissement qui donnera naissance à un *bassin asymétrique*.

Sacro-coxalgie. — La sacro-coxalgie est l'arthrite tuberculeuse de l'articulation sacro-iliaque, elle est caractérisée surtout par de la douleur spontanée ou éveillée par la pression, et par de la gêne dans la marche; elle peut devenir le point de départ d'abcès détruisant l'articulation et amenant dans celle-ci soit des troubles dans son développement, soit des troubles dans ses fonctions à cause de l'ankylose, qui en est une terminaison fréquente. La conformation du bassin peut en subir la conséquence, si la maladie a détruit certains points d'ossification ; c'est ainsi que quelques auteurs ont invoqué cette affection pour expliquer la formation du bassin oblique ovalaire.

Luxation congénitale de la hanche. — Supposons une cavité cotyloïde insuffisamment développée pour contenir la tête du fémur, tant que l'enfant ne marchera pas, la tête fémorale conservera son contact avec la cavité cotyloïde, mais dès qu'il tentera ses premiers pas, le poids du corps ne se transmettra pas au fémur du côté où siège ce défaut de développement, et aura tendance à faire glisser le bassin, qui n'est plus soutenu que par les ligaments de l'articulation. La tête fémorale en les refoulant les distend, et plus ils s'allongent, plus la tête du fémur remonte, d'où raccourcissement apparent du membre. Pendant la marche le bassin s'enfonce entre les deux fémurs, mais en s'inclinant du côté du siège de la luxation, cette boiterie est très accentuée; si le défaut de développement siège sur les deux cavités cotyloïdes, la boiterie est double et constitue la démarche en canard.

Cette affection congénitale modifie la forme du bassin. Dans la luxation *unilatérale* le poids du corps portant surtout sur la jambe saine aplatit le détroit supérieur de son côté, d'où asymétrie du bassin, qui s'incline du côté luxé pour compenser la diminution de longueur apparente du membre. Cette inclinaison pelvienne est le point de départ d'une scoliose lombaire à convexité tournée du côté de la lésion, scoliose de compensation destinée à rétablir l'équilibre du corps.

Dans la *luxation bilatérale* ou double il y a au niveau des fosses iliaques un léger aplatissement transversal qui a pour résultat une diminution légère du diamètre transverse et un agrandissement du diamètre antéro-postérieur du détroit supérieur. En même temps le bassin s'incline en avant par son extrémité supérieure, aussi, lorsqu'on examine le sujet au repos, on constate une concavité très accentuée au niveau de la région lombaire; cette dépression, qui laisse un vide lorsque le sujet est couché sur un plan horizontal, porte le nom d'*ensellure lombaire*.

2. AFFECTIONS MÉDICALES

Rhumatisme articulaire aigu. — Maladie infectieuse à microbe inconnu, elle est caractérisée par l'inflammation des séreuses et en particulier des synoviales. Tous les âges peuvent être atteints, mais l'âge adulte y est plus prédisposé.

C'est en général pendant les saisons pluvieuses et dans les milieux humides qu'on voit apparaître les cas de rhumatisme articulaire aigu. Il débute par de la fièvre et par des douleurs aiguës dans une ou plus souvent plusieurs articulations. Celles-ci sont augmentées de volume, et très douloureuses spontanément et au contact, au point que le poids des couvertures ne peut être supporté.

Les tissus périarticulaires, augmentés de volume par fluxion, sont rouges et chauds.

Les articulations les premières envahies sont en général les articulations découvertes, mais ce qui caractérise le rhumatisme articulaire aiguë c'est la mobilité des localisations articulaires, la maladie semble n'abandonner une articulation que pour aller en envahir une ou plusieurs autres.

En même temps il y a des phénomènes généraux : la température est élevée, 39° et 40°, le pouls est rapide, la langue est sale, l'appétit est nul, le sommeil est rare. On observe des vomissements et des sueurs abondantes d'une odeur spéciale caractéristique.

La maladie guérit par le repos, la chaleur et surtout par le salicylate de soude, qui soulage très rapidement, s'il est ordonné à forte dose.

Le pronostic du rhumatisme n'est grave que par les complications qui sont nombreuses et toutes d'une certaine gravité pour le présent et pour l'avenir. C'est ainsi que sa localisation sur l'endocarde, membrane interne du cœur, crée l'*endocardite*, elle a une prédilection pour la valvule auriculo-ventriculaire gauche ou mitrale, sur laquelle il laisse le plus souvent des traces de son passage sous forme d'*insuffisance mitrale.*

Le péricarde et les plèvres peuvent être atteints, d'où *péricardite* et *pleurésie*; du côté du rein il peut occasionner des lésions de *néphrite aiguë* avec *albuminurie*, ou de *néphrite chronique*, point de départ d'un *mal de Bright.*

Une des localisations les plus redoutables est le *rhumatisme cérébral*, qui s'accompagne de délire, de coma et se termine le plus souvent par la mort.

Chorée rhumatismale. — On rattache au rhumatisme la chorée, caractérisée par des mouvements désordonnés des membres ou de certains muscles. C'est une affection du jeune âge, elle peut se compliquer de localisations viscérales dont la plus à craindre est l'*endocardite* qui peut devenir chronique. La chorée rhumatismale ne doit pas être confondue avec la *chorée hystérique* ou *danse de Saint-Guy*, affection nerveuse.

Rhumatisme infectieux. — Toutes les maladies infectieuses, soit pendant la période d'état, soit surtout pendant la convalescence, peuvent produire des fluxions douloureuses sur les articulations avec retentissement général. Ce qui caractérise ce rhumatisme, c'est l'absence de mobilité des fluxions articulaires, la ténacité de leur localisation, et l'absence de soulagement produit par l'administration du salicylate de soude.

Il se termine par la guérison souvent après une durée très longue, l'articulation peut être ankylosée et la suppuration n'est pas rare.

CHAPITRE III

MYOLOGIE

ARTICLE I

CONSIDÉRATIONS GÉNÉRALES

I. ANATOMIE GÉNÉRALE

Il existe dans l'organisme deux grandes variétés de muscles au point de vue anatomique et au point de vue physiologique. Au point de vue anatomique certains muscles sont caractérisés par des stries perpendiculaires au grand axe de la fibre musculaire, ce sont les *muscles striés* (fig. 83); d'autres sont formés de fibres lisses dont la réunion forme les *muscles lisses*. Au point de vue physiologique les muscles striés se contractent sous l'influence de la volonté, ce sont les *muscles de la vie de relation*; tandis que les muscles lisses se contractent indépendamment de la volonté, ils constituent les *muscles de la vie organique*.

Le nombre des muscles est très considérable, et les noms qu'on leur a donnés sont tirés les uns de leurs insertions (sterno-cléido-mastoïdien), les autres de leurs fonctions (fléchisseurs des doigts), de la direction de leurs fibres musculaires (grand oblique de l'abdomen), du nombre de leurs faisceaux (biceps), etc.; d'autres enfin n'ont aucune signification.

On divise les muscles en muscles longs, courts et

larges, les muscles longs sont situés dans les membres et dans les régions superficielles; les muscles courts se rencontrent surtout dans les couches profondes des membres autour des articulations; les muscles larges sont destinés à former les parois des grandes cavités (diaphragme, muscles de l'abdomen).

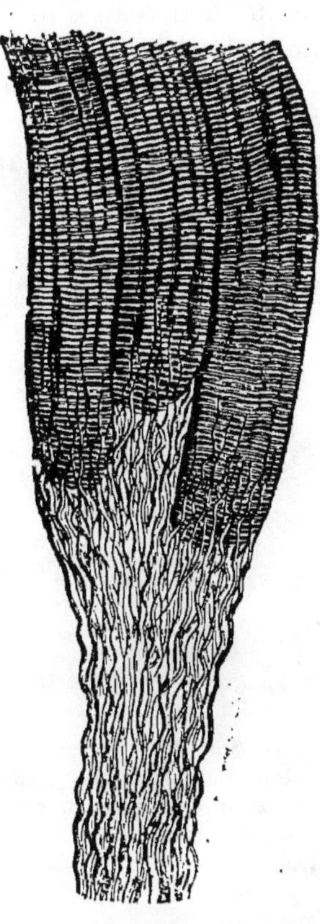

Fig. 83. — Faisceau de fibres musculaires avec leurs fibres tendineuses.

Dans un muscle il existe un *corps*, ou *ventre* du muscle, qui constitue la partie active, et deux extrémités passives, destinées à attacher les muscles aux organes qu'ils sont chargés de mouvoir; ce sont les *tendons d'insertion*, qui, dans les muscles plats, portent le nom d'*aponévroses d'insertion*; leur configuration diffère complètement de celle du muscle. Alors que celui-ci est rouge, le tendon est blanc nacré; les fibres musculaires se continuent avec les fibres tendineuses dont l'importance varie avec les muscles.

Chaque muscle est entouré d'une enveloppe celluleuse lui formant une gaine complète, et portant le nom d'*aponévrose d'enveloppe*.

Le volume d'un muscle dépend et de sa fonction physiologique et de son fonctionnement; et, en vertu de ce principe d'anatomie générale que *c'est la fonction qui fait l'organe*, plus un muscle fonctionne, plus il se développe, de là l'importance des exercices physiques destinés à développer le système musculaire et par conséquent la force.

La forme varie avec la destination du muscle; le plus grand nombre sont des muscles longs, il en est quelques-uns qui sont orbiculaires, ce sont ceux qui, disposés au niveau d'un orifice, ont pour but de le fermer; ils portent le nom de sphincters.

Structure du muscle. — Lorsqu'on fait la coupe transversale d'un corps musculaire, on constate qu'il est entouré d'une gaine blanchâtre, d'où partent des cloisons, qui divisent l'intérieur du muscle en plusieurs loges renfermant les fibres musculaires. La membrane d'enveloppe est appelée *périmysium externe*, et les expansions forment le *périmysium interne*; les espaces quadrilatères délimités par les cloisons constituent les *champs de Conheim* (fig. 84).

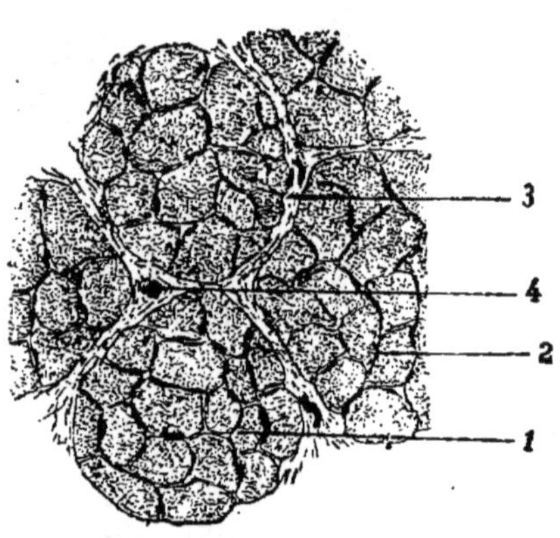

Fig. 84. — Coupe transversale d'un muscle strié (Launois).

1. section d'un faisceau secondaire; 2. section d'un faisceau primitif avec les champs de Conheim; 3. espace conjonctif interfasciculaire; 4. vaisseau intramusculaire.

L'élément musculaire réduit à sa plus simple expression est représenté par la *fibrille musculaire*, longue de plusieurs centimètres, large de 1 dixième à 1 centième de millimètre. Cette fibrille est formée de disques superposés, les uns de couleur foncée, *disques sombres,* les autres de *disques clairs*; ces disques sont alternativement sombres et clairs, ces derniers sont divisés en deux par une *strie sombre* qui les coupe à leur partie médiane (fig. 85). Ces disques sont des cellules modifiées, aussi retrouve-t-on de place en place les noyaux. Chaque fibre est entourée d'une gaine élastique appelée *sarcolemme*.

Les fibres musculaires se réunissent par groupes pour former les *faisceaux primitifs*, dont la réunion constitue le *faisceau secondaire*, enfin ces derniers se groupent pour donner naissance aux *faisceaux tertiaires* ou *muscles proprement dits*.

Les *muscles lisses* se différencient des muscles striés

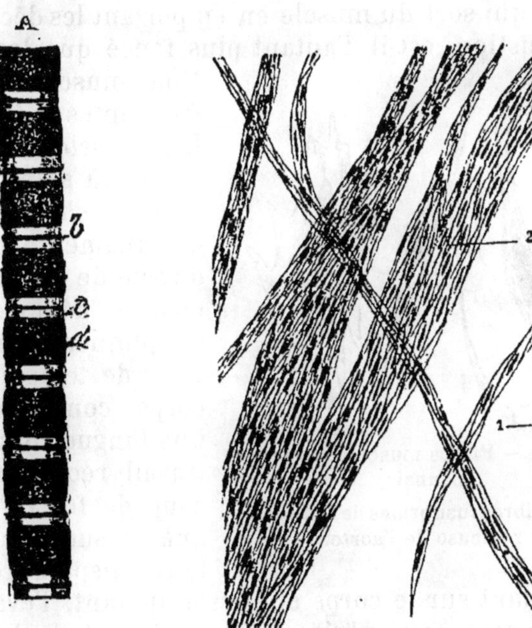

Fig. 85. — Superposition des disques clairs et des disques obscurs.

Fig. 86. — Fibres musculaires lisses (Launois).
1. fibre cellule isolée ; 2. fibres cellules réunies en faisceau.

par leur aspect blanchâtre et par leur structure. Comme l'indique leur nom, les fibres qui les composent sont lisses, et ne présentent pas les stries que nous avons décrites dans les muscles striés, elles sont formées d'une seule cellule fusiforme dans laquelle on aperçoit un noyau relativement volumineux; leur longueur maxima est de 2 centimètres, alors que celle des fibres striées est de 3 à 4 centimètres (fig. 85 et 87).

Les muscles, organes très actifs, sont riches en vaisseaux, le sang y afflue en grande quantité pendant le fonctionnement; les combustions, qui se produisent dans les muscles, sont d'autant plus considérables que l'activité musculaire est plus grande; aussi le sang veineux, qui sort du muscle en emportant les déchets de la combustion, est-il d'autant plus foncé que les contractions musculaires ont été fréquentes ou énergiques.

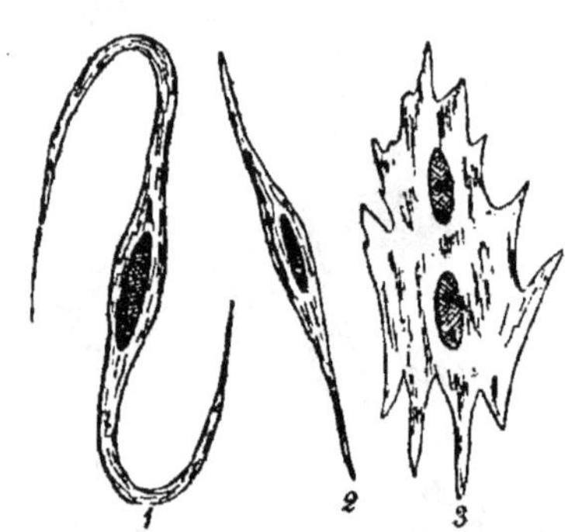

Fig. 87. — Fibres musculaires lisses (Launois).

1, 2. Fibres fusiformes de l'intestin; 3. Fibre rameuse de l'aorte.

Les muscles sont les organes où se produit surtout la *chaleur animale* qui augmente en raison directe de l'énergie musculaire déployée, ainsi s'expliquent les élévations de température du corps constatées après une longue course ou un travail réclamant beaucoup de force, élévation que la sueur cherche à faire disparaître en se répandant sur le corps et en s'évaporant, l'évaporation ne pouvant se produire qu'en enlevant de la chaleur à la surface cutanée.

Les muscles ne peuvent se contracter qu'à la condition de recevoir des ordres apportés par les nerfs, aussi ceux-ci se terminent-ils dans les muscles sous forme de *plaque motrice*, véritable épanouissement de la fibre nerveuse.

Au point de vue *chimique* la substance contractile des muscles est formée de *syntonine* ou *fibrine musculaire* et de *suc musculaire.*

§ II. PHYSIOLOGIE DU MUSCLE

Le muscle possède deux propriétés importantes, l'*élasticité* et la *tonicité*. L'élasticité est caractérisée par le retour à la forme primitive de tout muscle qu'une influence quelconque a modifié dans sa forme. A l'état normal les muscles ne sont pas dans un état de repos absolu, ils sont toujours dans un certain état de tension, qu'on appelle *tonicité musculaire*; si on sectionne une de leurs extrémités on constate que celle-ci est aussitôt attirée vers l'extrémité restée adhérente, en vertu même de son élasticité.

Si on excite par un agent quelconque, l'électricité par exemple, un muscle au repos, on constate que très rapidement il rapproche ses deux extrémités en diminuant de longueur, en général une de ses extrémités est fixe par immobilisation de la région sur laquelle il s'insère, et l'autre est mobile et se rapproche de la précédente; cette propriété du muscle de se raccourcir porte le nom de *contractilité musculaire*. On appelle *contraction* le phénomène de raccourcissement qui s'opère sous l'influence de l'excitation de la contractilité musculaire. L'excitant par excellence des muscles striés est la *volonté*, les ordres émanent des centres et sont transmis aux muscles par les nerfs. L'excitation nerveuse, qui provoque la contraction musculaire, peut être remplacée artificiellement par l'électricité; en faisant passer à travers un muscle un courant d'induction le muscle se contracte; cette propriété est employée en thérapeutique médicale.

Tout muscle qui se contracte change de forme, en diminuant de longueur il augmente d'épaisseur, mais son volume ne se modifie pas, comme le prouve l'expérience suivante : un muscle de grenouille est mis dans un récipient rempli d'eau, on fait contracter le muscle en faisant passer un courant électrique, on constate que sa longueur diminue en même temps que son épaisseur augmente, mais le niveau de l'eau ne se modifie pas, ce qui prouve que le volume du muscle n'a subi aucune modification.

Le muscle contracté acquiert une certaine dureté, comme on peut le constater par le palper, et produit un certain bruit. Chaque contraction dégage dans le muscle de la chaleur et du travail et s'accompagne d'une sécrétion acide.

Lorsque la mort survient, les muscles durcissent par contracture, donnant lieu à la *rigidité cadavérique*, qui apparaît à une époque très variable oscillant d'un quart d'heure à sept heures après la mort. Cette rigidité se produit plus rapidement si la mort surprend l'individu en pleine activité musculaire ; c'est pourquoi les animaux forcés à la course deviennent raides aussitôt tués, et s'ils ont été courus très longtemps leur chair est un poison, parce que les muscles sont infiltrés de produits de combustion qui sont des déchets, des toxines. La rigidité cadavérique est due à la *coagulation de la musculine*, qui se produit très rapidement, puisque les muscles conservent la forme qu'ils avaient au moment de la mort ; elle ne cesse qu'au moment où commencent les premiers phénomènes de la putréfaction.

La rigidité cadavérique est due à ce qu'au moment de la mort les phénomènes de nutrition interstitielle du muscle continuent encore ; mais la circulation ayant cessé, ces éléments régressifs ne sont plus entraînés et encombrent la masse musculaire. Le phénomène de la rigidité cadavérique est de même nature que la raideur des muscles après un travail exagéré ; par suite de leur excès de consommation les produits de désassimilation se trouvent trop abondants pour que la circulation puisse les entraîner rapidement, et la raideur persiste jusqu'à l'élimination complète de ces produits. L'arrêt total de la circulation laisse les choses en état, et le tissu musculaire impressionné par les produits toxiques devient rigide.

Lorsqu'on fait passer dans un muscle un courant

électrique excessivement court, et d'intensité moyenne, le muscle se contracte, mais il revient aussitôt à l'état de repos; la contraction et le relâchement constituent la *secousse musculaire*, qu'on peut enregistrer grâce à un instrument construit dans ce but et appelé *myographe*. Si les excitations sont multiples et rapprochées, les secousses musculaires se fusionnent; le muscle n'a plus le temps de revenir à l'état de repos, sa contraction devient durable, c'est le *tétanos physiologique*.

Ce qui caractérise la fibre musculaire striée, c'est que l'excitation produit une secousse rapide et un relâchement rapide, tandis que dans la fibre musculaire lisse la contraction est lente à s'établir et très lente à s'éteindre; c'est ainsi que se contracte le muscle utérin pendant le travail de l'accouchement.

§ III. PATHOLOGIE DES MUSCLES

Myosite. — Les muscles peuvent être atteints d'inflammation à la suite de contusions, de plaies; on donne à cette affection le nom de *myosite*, qui peut aller jusqu'à la suppuration, *abcès des muscles*, on peut en rencontrer au cours de certaines maladies infectieuses, comme la fièvre puerpérale.

Déchirures des muscles. — Les muscles peuvent se déchirer dans certains traumatismes; ces ruptures musculaires atteignent quelquefois les muscles lisses, comme l'utérus. Au cours de l'accouchement les muscles du périnée sont souvent déchirés, comme nous l'étudierons dans la deuxième partie de cet ouvrage.

Hypertrophie et atrophie. — Toute augmentation de volume d'un muscle porte le nom d'*hypertrophie*; pendant la grossesse le muscle utérin est très hypertrophié, ce qui a permis d'étudier plus facilement l'agencement de ses faisceaux. L'*atrophie* est caractérisée par la diminution de volume des faisceaux musculaires; elle est la conséquence soit d'un repos excessif, soit d'une lésion nerveuse; la première cause doit être invoquée dans l'atrophie d'un membre laissé longtemps immobilisé pour fracture ou affection articulaire; un des plus beaux exemples d'atrophie d'origine nerveuse est représenté par la paralysie infantile.

Tumeurs. — Les muscles peuvent être atteints de tumeurs, dont les plus fréquentes sont le *sarcome*, tumeur maligne ayant une grande tendance à la généralisation et à la récidive après l'opération, le *fibrome*, qui s'associe dans certains cas au *myôme*, ou tumeur formée de fibres musculaires, pour constituer le *fibro-myôme*, si souvent constaté dans l'utérus. La tuberculose et la syphilis peuvent être le point de départ de manifestations musculaires, la dernière sous forme de gommes.

Parasites. — La trichine est un helminthe qui se trouve dans la viande du porc. Absorbée elle peut pondre dans l'intestin, ses embryons percent alors la paroi intestinale et vont s'enkyster dans les muscles striés.

Tétanos. — Le tétanos est une maladie microbienne due au *bacille de Nicolaier*, qui se rencontre dans la poussière des routes et surtout dans les régions habitées par des chevaux, écuries, fumiers, etc. Aussi cette maladie surviendra-t-elle à la suite de plaies contractées dans un de ces endroits. Pendant fort longtemps on a observé dans les services de chirurgie et d'accouchements des épidémies de tétanos, qui ont disparu depuis l'application de l'antisepsie et de l'asepsie. Dans certaines îles de l'Océanie les microbes tétaniques se rencontrent d'une façon permanente dans certains marais; les habitants, qui avaient constaté la malignité de ceux-ci, s'en servaient pour empoisonner leurs flèches en les laissant piquées dans le sol pendant un temps plus ou moins long.

Ce qui caractérise le tétanos ce sont les contractures musculaires intenses débutant d'ordinaire par les muscles masticateurs, c'est-à-dire par les muscles qui rapprochent l'un de l'autre les deux maxillaires, d'où impossibilité d'ouvrir la bouche. La contracture gagne ensuite les membres et le tronc, souvent la contracture ne se localise qu'à certains groupes des muscles : de là des attitudes très différentes prises par le corps, arc de cercle à concavité dorsale, flexion dans la position accroupie comme le fœtus dans l'utérus, etc.

En même temps la température s'élève considérablement 41°, et même 42°; après la mort elle continue à s'élever pendant quelque temps.

Les crises de contracture ne sont pas continuelles, mais une influence légère peut les faire apparaître, la lumière, un bruit, un souffle, etc. La guérison spontanée est rare; l'institut Pasteur a découvert un sérum antitétanique, qui doit être injecté dès le début des accidents; il agit peu sur les toxines ou sécrétions microbiennes déjà produites et en circulation dans le sang, il paraît surtout empêcher la formation des nouvelles toxines. C'est pour cette raison qu'on a pris l'habitude dans les services de chirurgie de faire des injections préventives aux blessés sur la voie publique, lorsqu'ils présentent des plaies souillées par la poussière des rues.

ARTICLE II

MUSCLES DU CORPS

Les muscles du corps humain sont au nombre de 400 environ; ils sont divisés en muscles de la tête, du cou, du thorax, de l'abdomen et des membres.

MUSCLES DE LA TÊTE.

Les muscles de la tête peuvent être divisés en trois groupes : muscles épicrâniens, muscles de la face, et muscles de la mâchoire inférieure.

Les muscles du premier groupe sont en avant le *fron-*

tal et en arrière *l'occipital*, réunis par *l'aponévrose épicrânienne.*

La face est pourvue de muscles nombreux dont la contraction produit les diverses expressions de la physionomie, ils forment les muscles de la *mimique*. Ces muscles concourent soit à l'obstruction, soit à l'ouverture des cavités naturelles qu'on rencontre à ce niveau. Certains de ces muscles ont une insertion osseuse, et l'autre cutanée.

Les muscles de la face sont en allant de haut en bas: le *sourcilier*, *l'orbiculaire des paupières*, pour l'orbite; autour du nez *l'élévateur profond de l'aile du nez*, le *canin*, le *grand zygomatique*, le *petit zygomatique*, le *risorius de Santorini*, *l'élévateur superficiel de l'aile du nez et de la lèvre supérieure,* le *myrtiforme,* le *dilatateur de l'aile du nez,* autour de l'orifice buccal *l'orbiculaire des lèvres,* le *buccinateur,* le muscle de la *houppe du menton,* le *carré du menton*, et le *triangulaire des lèvres.*

Muscles masticateurs. — Ce groupe musculaire a pour action de rapprocher le maxillaire inférieur du maxillaire supérieur pour produire des mouvements de mastication. Ils sont au nombre de quatre de chaque côté, deux superficiels et deux profonds; les premiers sont: le temporal et le masséter, et les seconds les ptérygoïdiens. Le *temporal* occupe toute l'étendue de la fosse de même nom, et présente une forme rayonnée triangulaire à sommet inférieur. En haut il s'attache à toute l'étendue de la fosse temporale et à l'aponévrose qui la recouvre; ses fibres convergent pour s'insérer en bas à l'apophyse coronoïde par un tendon très fort. Le *masséter* court, épais, quadrilatère, est situé à la face externe de la branche montante du maxillaire inférieur sur laquelle il s'insère en bas, son attache supérieure se faisant sur l'apophyse zygomatique. Le *ptérygoïdien interne,* situé à la partie interne de la branche montante du maxillaire inférieur, sur laquelle il prend son insertion inférieure, s'attache en haut à la fosse ptérygoïde. Le *ptérygoïdien externe*, formé de deux faisceaux qui

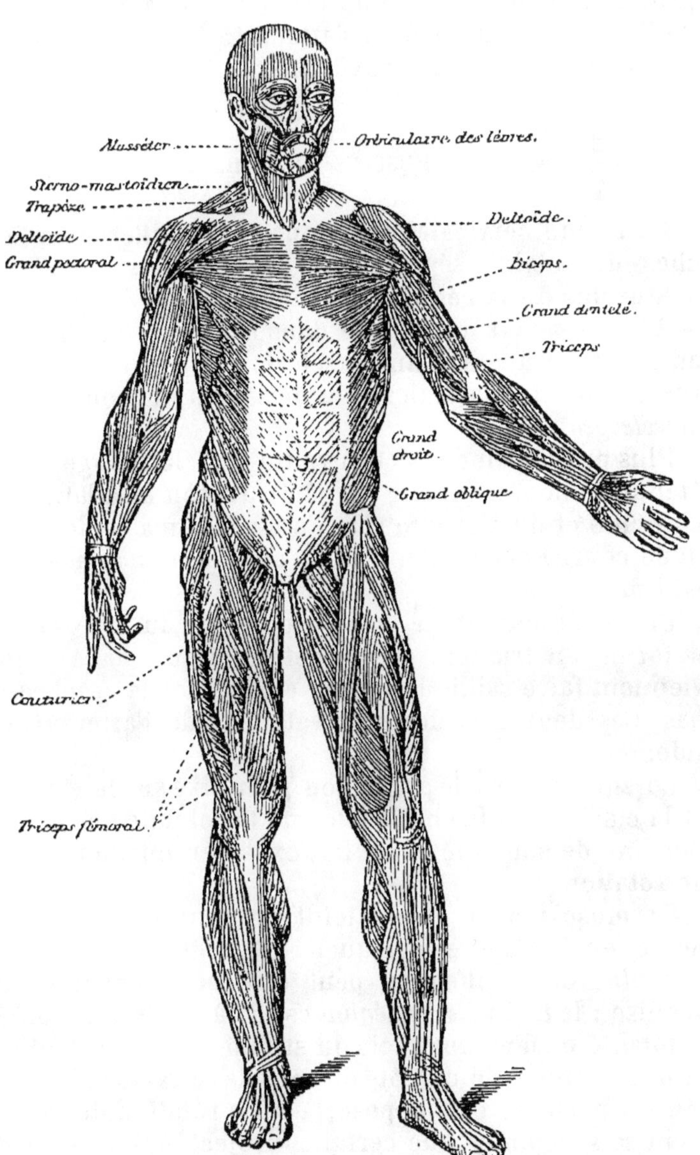

Fig. 88. — Muscles de la face antérieure du corps.

proviennent de la base du crâne et de la face externe de l'apophyse ptérygoïde, s'attache à la face interne de l'articulation temporo-maxillaire.

MUSCLES DU COU.

La région cervicale est composée de différentes couches musculaires séparées par les *aponévroses cervicales*.

Muscles de la région antérieure. — *a. Superficiels.* — Directement sous la peau dans le tissu cellulaire souscutané on rencontre un muscle large, très mince, situé sur les parties latérales et antérieures du cou, c'est le *muscle peaucier*.

Plus profondément se trouve un muscle allongé, épais, étendu obliquement sur les côtés du cou et allant de la clavicule et du sternum vers l'apophyse mastoïde et à la ligne courbe occipitale, c'est le muscle *sterno-cléido-mastoïdien*.

En se réunissant en avant avec celui du côté opposé il forme un triangle à sommet inférieur, dans lequel viennent faire saillie le larynx en haut et la trachée en bas. Ces deux muscles sont satellites de l'artère carotide.

Lorsque ce muscle prend son point fixe sur le sternum et la clavicule il fléchit la tête sur la colonne vertébrale, l'incline de son côté et lui fait exécuter un mouvement de rotation.

Ce muscle peut être atteint de contracture permanente ou passagère, à laquelle on a donné le nom de *torticolis*. Cette affection peut être ou congénitale ou acquise : le *torticolis congénital* est dû à une rétraction de la totalité ou d'un des chefs du sterno-cléido-mastoïdien, la tête est inclinée du côté du muscle rétracté et le menton est porté du côté opposé; à cette rotation de la tête vient se surajouter une certaine projection en avant de la moitié du visage située du côté de la lésion. Ces modifications seront le point de départ de défauts de symétrie de la face, pouvant s'accompagner de strabisme, les deux yeux n'étant plus placés dans le même plan (fig. 89).

Le *torticolis acquis* est chronique ou passager : le premier est dû à la sclérose pouvant survenir à la suite d'une blessure ou d'une suppuration du muscle; le torticolis passager est occasionné par le voisinage du muscle avec un foyer d'inflammation, arthrite, phlegmon, etc. Dans certains cas le muscle seul paraît atteint, il est le siège d'une douleur aiguë qui s'exagère au moindre mouvement; c'est le *torticolis aigu* ou rhumatismal, qui guérit en peu de jours et cède rapidement au massage.

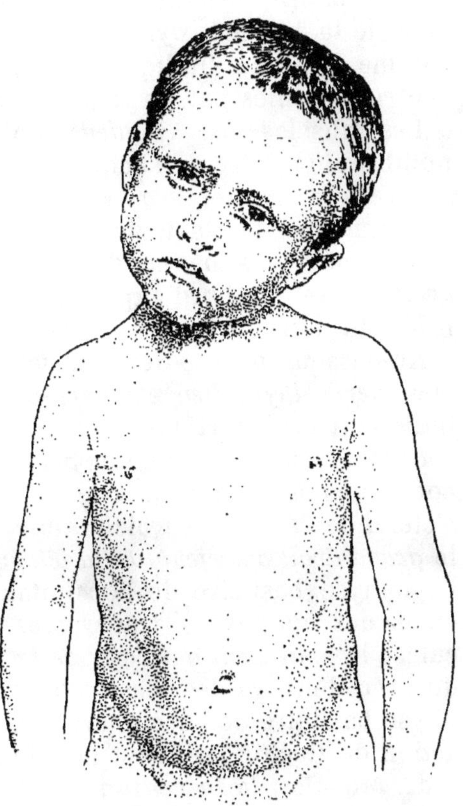

Fig. 89. — Torticolis gauche (Kirmisson).

Le sterno-mastoïdien n'est pas le seul muscle où puisse se localiser le torticolis; tous les muscles du cou peuvent être atteints, entre autres le trapèze.

Appartenant encore à cette couche antérieure on voit sur les côtés deux muscles inspirateurs, les *scalènes antérieur* et *postérieur*, qui se portent des apophyses transverses des vertèbres cervicales aux première et deuxième côtes.

Plus profondément et de chaque côté de la ligne médiane on trouve les *muscles sus-hyoïdiens* et les *muscles sous-hyoïdiens*. Les premiers sont abaisseurs de la mâchoire inférieure, ils sont constitués par les muscles *génio-hyoïdien*, *mylo-hyoïdien*, muscle qui ferme le plancher de la bouche, *stylo-hyoïdien*, et *digastrique*, formé, comme son nom l'indique, de deux parties charnues, ou ventres, réunies par un tendon.

Les muscles *sous-hyoïdiens* sont minces, rubanés, au nombre de quatre de chaque côté, superficiellement se trouvent le *sterno-cléido-hyoïdien* qui s'insère en bas au sternum et à la clavicule et en haut à l'os hyoïde, et l'*omo-hyoïdien*, situé en dehors du précédent; long et grêle, il va du bord supérieur de l'omoplate au bord inférieur de l'os hyoïde.

Au-dessous de ces deux muscles sont situés les muscles *sterno-thyroïdien* et *thyro-hyoïdien*, dont les noms indiquent les insertions.

b. ***Muscles de la région prévertébrale.*** — Ils sont constitués par le muscle *long du cou*, mince, allongé, qui s'étend de l'atlas aux trois premières vertèbres dorsales; le *grand droit antérieur de la tête*, qui s'insère en haut à l'apophyse basilaire de l'occipital et en bas aux tubercules des apophyses transverses des vertèbres cervicales; le *petit droit antérieur de la tête*, placé au-dessous du précédent, va des masses latérales de l'atlas à l'apophyse basilaire de l'occipital; tous ces muscles ont pour action de fléchir la tête et la colonne cervicale.

c. ***Muscles de la région postérieure ou muscles de la nuque.*** — La région de la nuque, située en arrière de la colonne vertébrale et au-dessous de l'occipital, renferme un grand nombre de muscles d'autant plus courts qu'ils sont plus profonds. Ce sont : l'*angulaire de l'omoplate*, le *splénius*, le *grand complexus*, le *petit complexus*, le *transversaire du cou*, le *grand droit postérieur de la tête*, le *petit droit postérieur*, le *grand* et le *petit oblique de la tête*, et les *muscles des gouttières vertébrales*.

Aponévroses du cou. — Si on fait une coupe hori-

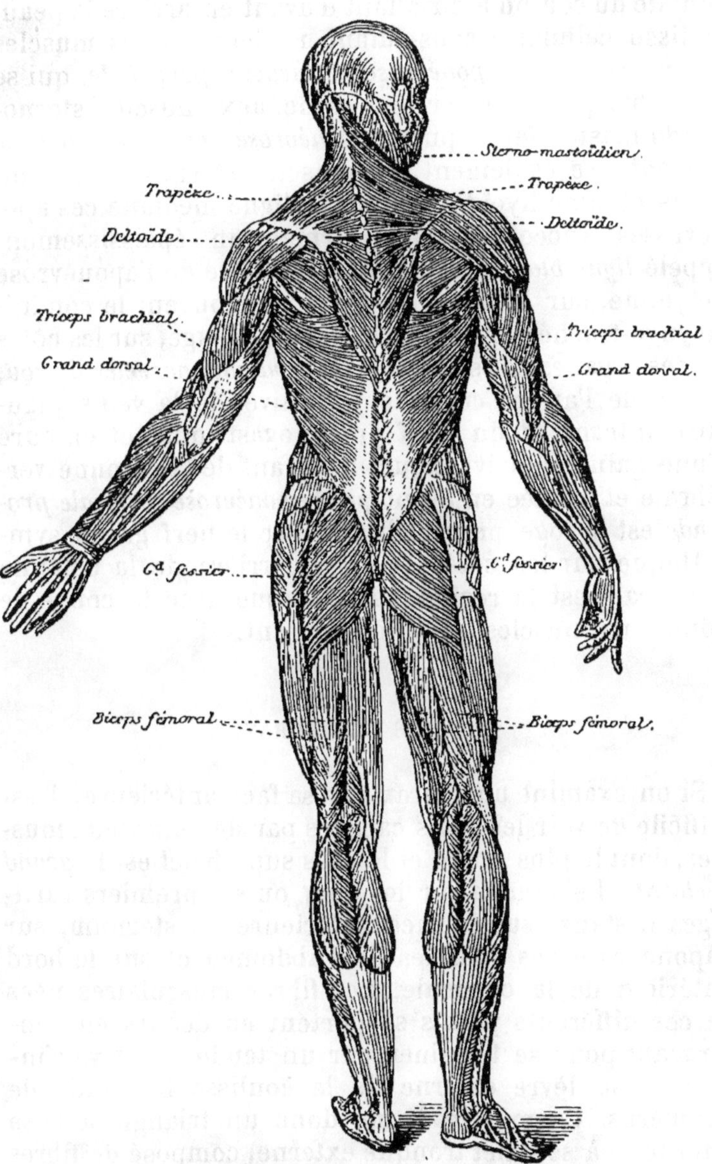

Fig. 90. — Muscles de la face dorsale du corps.

zontale du cou on a en allant d'avant en arrière la peau, le tissu cellulaire sous-cutané renfermant les muscles peauciers, puis l'*aponévrose cervicale superficielle*, qui se dédouble pour former une gaine aux muscles sterno-cléido-mastoïdiens, puis l'*aponévrose cervicale moyenne* qui entoure également les muscles sterno-cléido-hyoïdiens et omo-hyoïdiens. Sur la ligne médiane ces aponévroses s'accolent pour former un épaississement appelé *ligne blanche cervicale*. En arrière de l'aponévrose moyenne, sur la ligne médiane, se trouvent le conduit laryngo-trachéal et derrière lui l'œsophage, sur les côtés de ces organes est situé le *paquet vasculo-nerveux du cou*, formé de l'artère carotide primitive, de la veine jugulaire interne et du nerf pneumogastrique, et entouré d'une gaine aponévrotique. En avant de la colonne vertébrale et limitée en avant par l'*aponévrose cervicale profonde* est la loge prévertébrale avec le nerf grand sympathique sur les côtés. Enfin en arrière de la colonne vertébrale est la région de la nuque avec la coupe de nombreux muscles qui la composent.

MUSCLES DU THORAX.

Si on examine un thorax par sa face antérieure, il est difficile de voir les côtes cachées par de nombreux muscles, dont le plus grand et le plus superficiel est le *grand pectoral*. Il s'attache sur les cinq ou six premiers cartilages costaux, sur la face antérieure du sternum, sur l'aponévrose des muscles de l'abdomen et sur le bord antérieur de la clavicule. Les fibres musculaires nées de ces différents points se portent en dehors en convergeant pour se terminer par un tendon, qui va s'insérer à la lèvre externe de la coulisse bicipitale de l'humérus. Ce muscle forme donc un triangle à base interne et à sommet tronqué externe, composé de fibres horizontales et de fibres obliques, les unes ascendantes, les autres descendantes, aussi a-t-il pour fonction de porter le bras en avant et en dedans en lui imprimant un mouvement de rotation ; si le bras est élevé verticalement, il l'abaisse. Dans certains cas il prend son point fixe sur l'humérus immobilisé et il devient élévateur du thorax, il est alors *inspirateur* (attitude prise par les asthmatiques).

Le grand pectoral est recouvert en partie par la glande mammaire.

Au-dessous du grand pectoral est le *petit pectoral*, qui prend ses insertions sur les troisième, quatrième et cinquième côtes; de là ses fibres se portent en haut et en dehors en convergeant vers un tendon qui s'attache sur la partie antérieure de l'apophyse coracoïde. Ce muscle triangulaire à base thoracique abaisse le moignon de l'épaule; en prenant un point fixe sur l'omoplate immobilisé, il élève les côtes et devient également *inspirateur*.

Sur le même plan que lui, entre la clavicule et la première côte, se trouve le petit muscle *sous-clavier*.

Sur le même plan que les côtes, on rencontre une série de muscles courts chargés de fermer les espaces intercostaux ; ce sont les *muscles intercostaux externes* et *internes*, limitant entre eux une gouttière où sont logés les vaisseaux et nerfs intercostaux. Les fibres musculaires de ces muscles, qui vont du bord inférieur d'une côte au bord supérieur de la côte sous-jacente, n'ont pas la même direction, elles se croisent en X ; celles de l'intercostal externe sont dirigées obliquement de haut en bas et d'arrière en avant; l'intercostal interne a ses fibres dirigées obliquement de haut en bas et d'avant en arrière.

Sur les parties latérales, le thorax est recouvert par un muscle large, le *grand dentelé*, qui s'insère d'un côté sur la face antéro-latérale de la cage thoracique par des digitations s'entre-croisant avec celles du muscle grand oblique de l'abdomen, et de l'autre côté sur la lèvre antérieure du bord spinal de l'omoplate.

A la partie postérieure du thorax on trouve les muscles *sus-costaux*, les *muscles des gouttières vertébrales* et les *petits dentelés supérieur et inférieur*, réunis par une aponévrose quadrilatère, très mince et assez résistante. Plus superficiellement et en haut on voit un certain nombre de muscles partir de l'omoplate et rayonner dans toutes les directions; c'est ainsi que l'*angulaire de l'omoplate* part de l'angle supéro-interne de l'os, se dirige en haut et en dedans vers les tubercules postérieurs des apophyses transverses des vertèbres cervicales, que le *rhomboïde* va du bord spinal à la crête épineuse cervico-dorsale, que le *trapèze* partant du bord interne et supérieur de l'épine, du bord interne de l'acromion, et du tiers externe de la clavicule, rayonne vers la ligne courbe occipitale supérieure, le ligament cervical postérieur qui recouvre toutes les apophyses épineuses cervicales, et vers les apophyses épineuses des dix premières vertèbres dorsales.

Ce muscle a, comme son nom l'indique, la forme du trapèze, dont le grand côté est situé sur la ligne des apophyses épineuses des vertèbres cervicales et dorsales, il est superficiel et recouvre les muscles de la nuque et une partie de ceux du dos. Il peut être atteint de contracture donnant naissance à une variété de *torticolis*.

Sur le même plan, mais plus bas, un vaste muscle, le *grand dorsal*, part de la tubérosité iliaque, de l'aponévrose sacro-lombaire, des quatre dernières côtes, et va s'attacher en haut au fond de la coulisse bicipitale de l'humérus. Il a pour fonction principale de porter l'humérus en arrière et de le faire tourner en dedans, et pour fonction accessoire d'élever le thorax, d'être par conséquent inspirateur.

Pour les *muscles de l'abdomen* nous renvoyons à la deuxième partie, où ils seront traités avec plus de détails; nous comprenons dans ceux-ci le *diaphragme*, qui appartient à l'abdomen puisqu'il ferme cette cavité à sa partie supérieure.

MUSCLES DU MEMBRE SUPÉRIEUR.

Muscles de l'épaule. — Ils se portent de l'omoplate à l'humérus et comprennent : en avant le *sous-scapulaire*, en arrière les muscles *sus-épineux*, *sous-épineux*, *petit rond* et *grand rond*. Ils forment à l'articulation de l'épaule une capsule musculaire qui complète la capsule fibreuse; ils élèvent le bras, les uns sont rotateurs en dedans, les autres en dehors.

Muscles du bras. — Recouvrant les muscles précédents et se portant de l'épaule au bras sur sa face supéro-externe, le *deltoïde* est chargé de porter le bras en dehors (abduction). A la partie antérieure et superficielle du bras on voit un long muscle, le *biceps*, qui en haut est divisé en deux portions dont l'une, la longue, naît de la partie supérieure de la cavité glénoïde, l'autre, la courte, du sommet de l'apophyse coracoïde. Ces deux chefs se réunissent et forment un seul corps musculaire qui descend à la face antérieure du bras, croise le pli du coude et s'insère par un tendon direct sur la tubérosité bicipitale du radius et par une expansion aponévrotique à l'aponévrose de l'avant-bras. Il est destiné à fléchir l'avant-bras sur le bras, puis cette flexion terminée à fléchir le bras sur l'épaule; il est le muscle satellite de l'artère humérale.

En dessous du biceps le *brachial antérieur* va des faces interne et externe de l'humérus à l'apophyse coracoïde du cubitus, son action est la même que la précédente.

A la partie supérieure et interne du bras, recouvert par le deltoïde et le grand pectoral, se trouve le *coraco-brachial*.

En arrière un seul muscle très volumineux occupe toute la région postérieure du bras; divisé en haut en trois portions il porte le nom de *triceps brachial*. L'un des chefs s'attache à l'extrémité inférieure de la cavité glénoïde, les deux autres à la face postérieure de l'humérus, séparées l'une de l'autre par la gouttière dite de torsion. Les trois faisceaux réunis se terminent sur un fort tendon s'insérant à l'olécrâne. L'action de ce muscle est de mettre l'avant-bras en extension.

A la partie inférieure du bras, sur le bord externe de l'humérus, s'insère un muscle allongé, le *long supinateur*, qui en bas se termine sur l'apophyse styloïde du radius. Un peu au-dessous de lui s'insère le *premier radial externe*, qui va se fixer à la partie supérieure et postérieure du deuxième métacarpien.

Muscles de l'avant-bras. — Ces muscles sont partagés en deux groupes, l'un occupant la face antérieure, l'autre la face postérieure; les premiers sont presque tous fléchisseurs de la main et des doigts, les seconds, antagonistes des précédents, sont extenseurs.

Les muscles de la face antérieure s'insèrent en grande partie sur l'épitrochlée; ils sont divisés en plusieurs couches, ceux de la couche superficielle sont formés en allant de dehors en dedans par le *rond pronateur* qui va de l'épitrochlée au milieu de la face externe du radius; le *grand palmaire* se porte de l'épitrochlée au second métacarpien; le *petit palmaire*, parti de l'épitrochlée, se continue en bas avec l'aponévrose palmaire superficielle; le *cubital antérieur* va de l'épitrochlée au pisiforme.

Sur un deuxième plan partant toujours de l'épitrochlée le *fléchisseur superficiel des doigts*, qui prend également une insertion sur le cubitus, forme un muscle aplati qui, au tiers inférieur de l'avant-bras, se divise en quatre tendons qui vont s'insérer sur la deuxième phalange des quatre derniers doigts.

Plus profondément sur un troisième plan on trouve le *fléchisseur profond des doigts* qui s'insère sur le cubitus et sur la membrane interosseuse et qui se divise également en quatre faisceaux. Ceux-ci perforent les tendons du fléchisseur superficiel pour aller s'attacher à l'extrémité supérieure des troisièmes phalanges des quatre derniers doigts. En dehors de lui le *fléchisseur propre du pouce* va du radius à la deuxième phalange du pouce.

A la partie inférieure et profonde de l'avant-bras on

trouve un muscle court se portant transversalement du radius au cubitus, c'est le *carré pronateur.*

Les muscles de la partie postérieure de l'avant-bras sont également disposés sur plusieurs plans dont le superficiel s'insère à l'épicondyle. La couche superficielle est constituée en allant de dehors en dedans par le *deuxième radial externe* qui s'attache en bas au troisième métacarpien ; l'*extenseur commun des doigts*, qui se divise en quatre faisceaux dont les tendons s'attachent aux quatre derniers doigts ; l'*extenseur propre du petit doigt*, et enfin le *cubital postérieur*, qui s'insère à l'extrémité supérieure du cinquième métacarpien. Plus profondément le muscle *anconé*, très court, se porte de l'épicondyle à la face externe du cubitus et de l'olécrâne.

Les muscles de la couche profonde sont le *long abducteur du pouce* qui s'attache sur le radius, le cubitus et la membrane interosseuse, et en bas sur le premier métacarpien, le *court extenseur du pouce*, situé en dedans du précédent, le *long extenseur du pouce*, allant du cubitus à la dernière phalange du pouce, et l'*extenseur propre de l'index*, qui du cubitus se porte sur la dernière phalange de l'index.

Muscles de la main. — Les muscles propres à la main sont situés sur la face palmaire, excepté les interosseux dorsaux ; ils sont divisés en trois groupes : le groupe externe forme une saillie à la partie externe de la main, c'est l'*éminence thénar* ; le groupe interne constitue également une saillie, c'est l'*éminence hypothénar* ; le groupe moyen occupe la paume de la main.

L'éminence thénar est formée de muscles courts qui partent du carpe et se portent au pouce, ce sont les muscles *court fléchisseur du pouce*, *court abducteur du pouce*, *opposant* et *adducteur du pouce*.

L'éminence hypothénar est formée de trois muscles s'insérant d'une part aux os du carpe et d'autre part au petit doigt ; ce sont les muscles *adducteur du petit doigt*, *opposant* et *court fléchisseur*.

Dans la paume de la main des petits muscles s'attachent aux tendons du fléchisseur profond ; allongés comme des vers de terre ou lombrics ils ont été appelés *lombricaux*. Entre les métacarpiens les espaces sont comblés par des muscles appelés *interosseux palmaires* et *dorsaux* suivant leur situation.

MUSCLES DU MEMBRE INFÉRIEUR.

Le membre inférieur commence sur les parties latérales du bassin et est formé de trois segments : la cuisse, la jambe et le pied. A la partie supérieure de la cuisse viennent s'insérer plusieurs muscles, ayant leur insertion opposée sur le bassin et formant le groupe des muscles *pelvi-trochantériens*. Ils constituent les deux massifs fessiers et ils sont rangés sur plusieurs couches qui sont, en allant de la superficie vers la profondeur : 1° le *grand fessier*; 2° le *moyen fessier*; 3° le *petit fessier*, le *pyramidal*, l'*obturateur interne* avec les *deux jumeaux*, et le *carré crural*; 4° l'*obturateur externe*.

Le *grand fessier*, le plus vaste et le plus épais, a une forme quadrilatère, il constitue presque toute la région fessière. Il s'insère en dedans sur le sacrum, sur l'os iliaque en arrière de la ligne courbe supérieure, sur la tubérosité iliaque et sur l'aponévrose de la masse sacro-lombaire, et en dehors à la ligne externe de trifurcation de la ligne âpre.

Le *moyen fessier* s'insère sur l'os iliaque dans l'espace situé entre les deux lignes courbes et sur la lèvre externe de la crête iliaque, il se continue avec un tendon large et aplati qui s'attache à la face externe du grand trochanter.

Le *petit fessier* s'insère sur l'os iliaque en avant de la ligne courbe inférieure et vient se terminer sur les bords supérieur et antérieur du grand trochanter.

Sur le même plan que le petit fessier se trouvent le *pyramidal*, s'insérant en dedans à la face antérieure du sacrum, sortant du bassin par la grande échancrure sciatique et venant se fixer au bord supérieur du grand trochanter; l'*obturateur interne*, qui lui aussi s'insère dans l'excavation pelvienne sur la face interne de la membrane obturatrice et autour du trou obturateur, sort du bassin par la petite échancrure sciatique et se termine par un tendon à la partie supérieure du grand trochanter. Sur son trajet il passe entre les deux *jumeaux supérieur* et *inférieur*, qui s'accolent à lui pour ne plus former qu'un seul muscle.

Le *carré crural* vient du bord externe de l'ischion pour se fixer au bord postérieur du grand trochanter.

Plus profondément l'*obturateur externe* s'attache à la face externe de la membrane obturatrice et au pourtour du trou obturateur; il glisse au-dessous du col du fémur et s'insère au fond de la cavité digitale du grand trochanter. Ces muscles portent presque tous la cuisse en abduction.

Muscles de la cuisse proprement dite. — Les muscles de la cuisse sont entourés d'une vaste aponévrose d'enveloppe commune, le *fascia lata*. Ils peuvent être divisés en trois groupes : un antérieur, un interne, et un postérieur.

Lés *muscles antérieurs* sont au nombre de trois : deux superficiels, le couturier et le tenseur du fascia lata, et un profond, le quadriceps fémoral.

Le *couturier*, le plus long de tous les muscles du corps, part de l'épine iliaque antérieure et supérieure, descend obliquement et se termine à la partie supérieure de la face interne du tibia, où il rencontre deux autres tendons avec lesquels il forme les muscles de la *patte d'oie*. Ce muscle est en rapport presque continuel avec l'artère fémorale qu'il croise et dont il est le muscle satellite.

Sur le même plan que le couturier, mais en dehors de lui, on trouve le *tenseur du fascia lata*, muscle court, épais, qui a pour action de tendre l'aponévrose dans laquelle il est contenu; il s'insère en haut à l'épine iliaque antérieure et supérieure et en bas à la face externe de la tubérosité du tibia.

Le *quadriceps fémoral* est un vaste muscle qui entoure presque complètement le fémur, et qui constitue à peu près toute la masse antérieure de la cuisse. Il est formé de quatre chefs, le plus superficiel étant le *droit antérieur de la cuisse* s'insérant à l'épine iliaque antérieure et inférieure, puis les deux *vastes interne* et *externe* qui s'insèrent sur les faces interne et externe du fémur, enfin plus profondément le *crural* ou tenseur de la synoviale. En bas ces différents faisceaux se réunissent en un tendon commun qui s'attache sur les bords supérieur et latéraux de la rotule, ou, si on considère cet os comme un sésamoïde, à la tubérosité antérieure du tibia par le tendon rotulien. Ce vaste muscle est extenseur de la cuisse.

Les *muscles de la région interne* sont constitués par des muscles dont l'action est de rapprocher la cuisse de l'axe du corps, ils sont donc adducteurs.

Le *droit interne*, mince, allongé, à peu près vertical, longe le côté interne de la cuisse, il part du corps du pubis et se termine à la face interne du tibia en faisant partie de la patte d'oie. Un peu en dehors le *pectiné*, court, aplati, quadrilatère, s'insère d'une part sur la surface pectinéale et d'autre part sur la ligne intertrochantérienne.

Les muscles *adducteurs* sont au nombre de trois, superposés et désignés d'après leur situation sous les noms de premier, deuxième et troisième. Le *premier* ou *petit adducteur* va du corps du pubis à la partie supérieure de la ligne âpre, le *deuxième* ou *moyen adducteur* s'étend de la branche ischio-pubienne à la partie médiane de la ligne âpre, le *troisième* ou *grand adducteur* part de la face externe de l'ischion et de la branche ischio-pubienne et va s'attacher à une grande partie de la ligne âpre jusqu'au niveau d'un tubercule saillant situé à la partie supérieure du condyle interne, appelé *tubercule du grand adducteur*, qui sert de point de repaire en médecine opératoire pour aller à la découverte de l'artère fémorale. Cette artère, en effet, traverse ce muscle à la partie inféro-interne de la cuisse, elle est accompagnée de la veine fémorale, leur trajet intramusculaire porte le nom de *canal des adducteurs* ou *canal de Hunter*.

Les *muscles de la région postérieure de la cuisse* sont au nombre de trois, qui partent de l'ischion. Le *demi-tendi-*

neux va de l'ischion à la tubérosité interne du tibia, il est le troisième tendon des muscles de la patte d'oie.

Le *biceps crural* s'insère en haut par deux chefs, l'un à l'ischion, l'autre à la face postérieure de la ligne âpre du fémur, en bas le corps musculaire s'attache à la tête du péroné. Le *demi-membraneux* plus profondément situé part de l'ischion et s'insère en bas par trois faisceaux, l'un à la face postérieure du tibia, l'autre à la face antéro-externe du même os, et le troisième remonte obliquement se perdre dans la capsule articulaire, c'est le *tendon réfléchi*.

Les muscles de la partie postérieure de la cuisse sont fléchisseurs de la jambe sur la cuisse et extenseurs de la cuisse sur le bassin.

Muscles de la jambe. — Les muscles de la jambe sont groupés en trois régions : antérieure, externe et postérieure.

Muscles de la région antérieure. — Les muscles de la région antérieure sont compris entre la crête du tibia et la crête du péroné; ce sont de dedans en dehors le jambier antérieur, l'extenseur propre du gros orteil, l'extenseur commun des orteils et le péronier antérieur. Le *jambier antérieur* qui s'attache à la tubérosité externe et à la face interne du tibia descend, se rétrécit, et s'insère sur le premier cunéiforme en envoyant une expansion au premier métatarsien.

L'*extenseur propre du gros orteil* s'attache en haut à la face interne du péroné et en bas à la base de la deuxième phalange du gros orteil. L'*extenseur commun des orteils* prend son insertion supérieure à la face interne du péroné et à la membrane interosseuse, puis il se divise en quatre tendons qui s'attachent sur la troisième phalange des quatre derniers orteils. Le *péronier antérieur*, confondu en haut avec l'extenseur commun, s'attache par un tendon propre à la face dorsale et supérieure du cinquième métatarsien.

Tous les tendons, qui de la jambe se portent vers le dos du pied, passent au niveau de la face antérieure du cou-de-pied sous une bandelette fibreuse qui constitue avec les os un véritable canal ostéo-fibreux.

Muscles de la région externe. — La loge externe de la jambe est limitée par une aponévrose qui s'attache au péroné et qui renferme deux muscles, le *long péronier latéral* qui part de la tête du péroné, passe derrière la malléole externe, et changeant de direction, croise la plante du pied en se portant obliquement en dedans et en avant pour aller se fixer à la base du premier métatarsien, et le *court péronier latéral*, moins long que le précédent, au-dessous duquel il est placé, et qui va de la face externe du péroné au cinquième métatarsien.

Muscles de la région postérieure. — Cette région se compose de deux couches : l'une, superficielle, formant la saillie du mollet, est constituée par les jumeaux et le soléaire; l'autre, profonde, est formée de trois muscles qui sont en allant de dedans en dehors le long fléchisseur commun des orteils, le jambier postérieur et le fléchisseur propre du gros orteil.

Les *jumeaux*, constitués en haut par deux muscles distincts, se réunissent vers le milieu de la jambe pour ne plus former qu'une masse allant s'insérer sur un tendon aplati qui se condense pour devenir le *tendon d'Achille*, ce tendon, commun aux jumeaux et au soléaire, s'insère en bas à la face postérieure du calcanéum. Le jumeau interne naît en haut du condyle interne du fémur, et le jumeau externe du condyle externe.

Le *soléaire* vient du tibia, du péroné et de la membrane interosseuse, il limite au niveau de son insertion supérieure un orifice ou *anneau du soléaire* par lequel passent les vaisseaux et nerfs, qui vont à la face postérieure de la jambe. En bas, il se continue avec le tendon d'Achille. Chez certains enfants, ce tendon se rétracte à tel point que le pied est tiré par son extrémité postérieure. Le pied placé dans l'axe de la jambe ne repose plus sur le sol que par sa pointe, la marche ressemble à celle du cheval, de là le nom de *pied bot équin*, qui souvent s'accompagne d'une torsion de l'axe du pied portant la face plantaire en dedans, et constituant la variété de pied bot appelée *varus équin*.

Les muscles de la couche profonde sont surtout des fléchisseurs du pied; ce sont le *jambier postérieur* qui du tibia et du péroné va au scaphoïde, le *fléchisseur commun des orteils* allant du tibia à la base des phalanges unguéales des quatre derniers orteils; les tendons de ce muscle se comportent avec ceux du court fléchisseur plantaire comme à la main ceux du fléchisseur profond avec le fléchisseur superficiel, c'est-à-dire qu'ils les perforent pour aller s'insérer sur les dernières phalanges; enfin le *fléchisseur propre du gros orteil* se porte du péroné à l'extrémité postérieure de la dernière phalange du gros orteil. Pour passer de la face postérieure de la jambe à la face plantaire du pied, ces muscles se réfléchissent dans la gouttière du calcanéum, située sur la face interne de cet os. Leur action est de fléchir les orteils sur le tarse et de mettre le pied en extension par rapport à la jambe.

Muscles du pied. — Les muscles du pied se divisent en muscles de la face dorsale et en muscles de la face plantaire. Ceux de la *région dorsale* sont représentés par le *pédieux* qui s'étend du calcanéum aux quatre derniers orteils, au niveau desquels leurs tendons se confondent avec ceux de l'extenseur, et les *interosseux dorsaux* qui comblent les espaces situés entre les métatarsiens. Ceux de la *région plantaire* sont partagés en trois groupes, interne, externe et moyen. Le *groupe interne* correspond à l'éminence thénar de la main, il est formé du *court abducteur du gros orteil*, du *court fléchisseur du gros orteil*, et du *court adducteur du gros orteil*. Le *groupe externe* correspondant à l'éminence hypothénar est constitué par le *court abducteur du petit orteil* et le *court fléchisseur du petit orteil*. Enfin le *groupe moyen* comprend les muscles les plus superficiels de la région, sur un premier plan le *court fléchisseur plantaire*, sur un plan moyen l'*accessoire du long fléchisseur des orteils*, et sur un plan profond les *interosseux plantaires*.

CHAPITRE IV

PHYSIOLOGIE GÉNÉRALE DE LA LOCOMOTION

Équilibre et marche. — Les os, les articulations et les muscles forment un tout dont dépendent la *station* ou maintien du corps en équilibre, et la *locomotion* ou déplacement du corps.

Suivant l'attitude du corps la station est debout, assise, ou couchée. La station debout est la plus importante, elle repose tout entière sur une loi de mécanique, l'équilibre du corps est assuré chaque fois que la verticale partant du centre de gravité vient aboutir à un point quelconque de la base de sustentation, c'est-à-dire dans l'espace situé entre les deux pieds. Toutes les fois qu'il en est autrement, ou il se produit des contractions musculaires énergiques pour rétablir l'équilibre, ou il y a *chute*.

Les modes de locomotion sont la *marche* et la *course*; dans la marche un des deux membres inférieurs appuie sur le sol, il est chargé de supporter le poids du corps pendant que l'autre membre par un mouvement d'oscillation se porte en avant, prend point d'appui sur le sol et devient le membre *portant* le corps tout entier, tandis que celui, qui était primitivement le membre actif, va devenir le membre oscillant ou passif. La distance comprise entre les deux points occupés par les pieds constitue le *pas*, dont la longueur dépend de la rapidité de l'allure et de la longueur du membre inférieur.

Dans les conditions physiologiques de la locomotion, lorsque l'individu marche ou court, chaque os iliaque supporte alternativement le poids du corps. Si la marche devient irrégulière par boiterie, un des os iliaques supporte le poids du corps plus longtemps que son congénère, de là des modifications dans la symétrie du bassin. Cette déformation pelvienne n'est possible que si la boiterie survient de bonne heure, avant l'ossification complète de l'os iliaque.

LIVRE III

ANGÉIOLOGIE OU APPAREIL CIRCULATOIRE

L'angéiologie est l'étude de tout le système circulatoire, comprenant la circulation sanguine et la circulation lymphatique. Nous devrons donc étudier le cœur, les artères, les veines, le sang, les lymphatiques et la lymphe.

1re SECTION

CIRCULATION SANGUINE

CHAPITRE I

CŒUR

§ 1. ANATOMIE

Le cœur est l'organe central de la circulation, c'est un muscle creux entouré d'une séreuse, le péricarde, et tapissé intérieurement d'une membrane lisse, l'endocarde.

Situation. — Cet organe est situé dans la cage thoracique entre les deux poumons, plus rapproché de la paroi antérieure (sternum) que de la paroi postérieure (colonne vertébrale); il occupe une grande partie du médiastin antérieur [1].

Forme. — Le cœur est un cône aplati d'avant en arrière, la base est supérieure et le sommet inférieur; il présente donc deux faces, une antérieure et une postérieure, deux bords latéraux, un droit et un gauche, une base et un sommet.

Direction. — L'axe du cœur, c'est-à-dire la ligne allant du milieu de la base à la pointe, est dirigé de haut en bas, d'arrière en avant et de droite à gauche, la pointe est au niveau du cinquième espace intercostal. Cet axe fait avec l'horizontale menée par la pointe du cœur un angle de 40 degrés.

Coloration. — Elle est d'un rouge plus ou moins foncé, parsemée de stries jaunâtres constituées par des amas de graisse.

Volume, dimensions et poids. — Le volume du cœur varie avec les individus; les dimensions moyennes du cœur d'un homme adulte, d'après Testut, sont les suivantes :

Longueur	98	millimètres.
Largeur..................	105	—
Circonférence	250	—

Le poids est d'environ 275 grammes. Pour un cœur de femme il faut retrancher 5 à 10 millimètres sur les dimensions et 5 à 10 grammes sur le poids.

Configuration extérieure. — Lorsqu'on examine le cœur par sa face antérieure, on aperçoit un sillon étendu de son quart supérieur à sa pointe, sillon renfermant

1. On donne le nom de médiastin à l'espace limité latéralement par la face interne des deux poumons, en bas par le diaphragme, en haut par un plan passant par les premières côtes. Au milieu de cet espace se trouvent la trachée et les deux bronches qui le partagent en deux régions : médiastin antérieur et médiastin postérieur.

des vaisseaux et du tissu adipeux ; c'est le sillon interven-

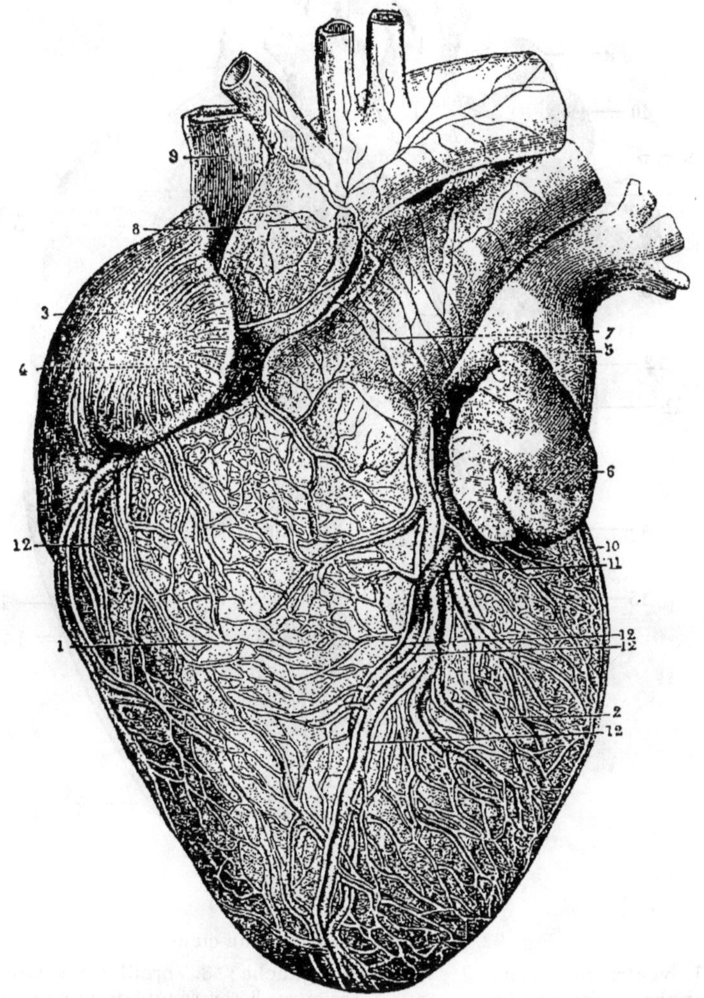

Fig. 91. — Face antérieure du cœur.

1. ventricule droit ; 2. ventricule gauche ; 3. oreillette droite ; 4. appendice de cette oreillette ; 5. oreillette gauche ; 6. auricule gauche ; 7. artère pulmonaire ; 8. aorte ; 9. veine cave supérieure ; 10. artère coronaire antérieure ; 11. branche antérieure de la veine coronaire ; 12. vaisseaux lymphatiques de la face antérieure du cœur.

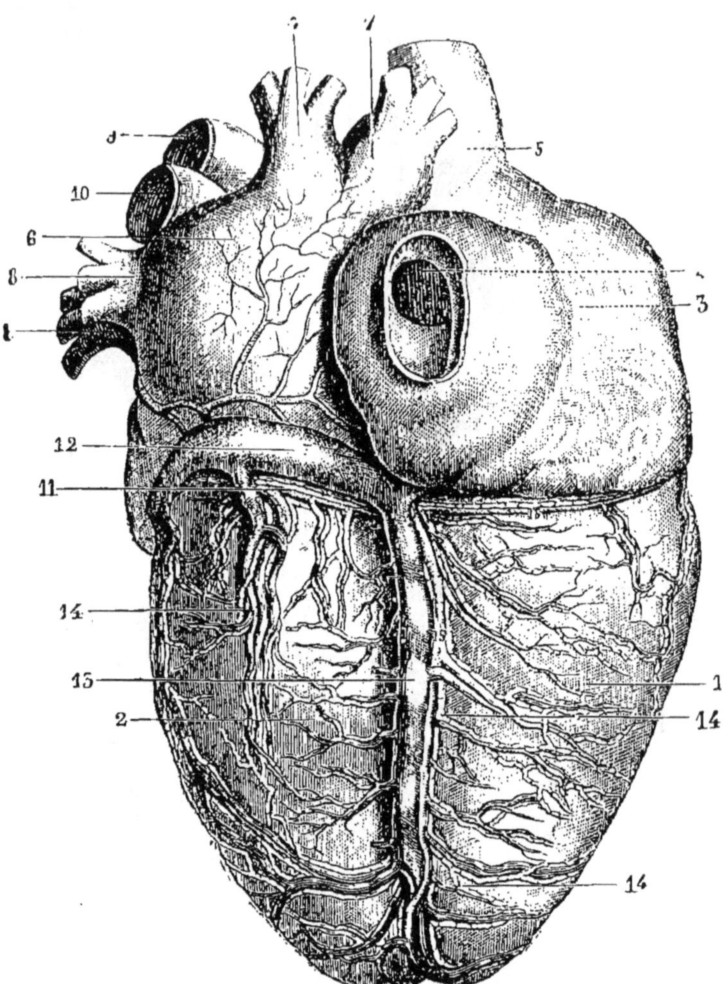

Fig. 92. — Face postérieure du cœur.

1. ventricule droit; 2. ventricule gauche; 3. oreillette droite; 4. embouchure de la veine cave inférieure; 5. extrémité terminale de la veine cave supérieure; 6. oreillette gauche; 7. les deux veines pulmonaires droites; 8. les deux veines pulmonaires gauches; 9. aorte; 10. branche gauche de l'artère pulmonaire; 11. branche auriculo-ventriculaire de l'artère coronaire antérieure; 12. tronc de la veine coronaire venant s'ouvrir dans l'oreillette droite; 13. branche postérieure de cette veine; 14. vaisseaux lymphatiques de la face postérieure des ventricules.

triculaire qui divise la face antérieure du cœur en deux parties inégales ; la plus grande est constituée par le ventricule droit, la plus petite est le ventricule gauche. Audessus des ventricules on voit les gros vaisseaux qui s'en échappent, sur le premier plan l'artère pulmonaire, et en arrière l'aorte. Si on les détache avec soin au niveau de leur origine ventriculaire, on aperçoit la face antérieure des oreillettes séparées des ventricules par le sillon auriculo-ventriculaire antérieur, et se prolongeant latéralement avec deux languettes constituant les auricules droite et gauche (fig. 91).

La face postérieure est formée en haut par les deux oreillettes et en bas par les deux ventricules. Les oreillettes sont séparées des ventricules par le sillon auriculo-ventriculaire postérieur; entre les ventricules existe le sillon interventriculaire postérieur (fig. 92).

La base du cœur est représentée par la face supérieure des oreillettes, on y voit les embouchures d'une partie des vaisseaux qui viennent se jeter dans le cœur, veine cave supérieure dans l'oreillette droite, et veines pulmonaires dans l'oreillette gauche.

Le sommet est constitué surtout par la pointe du ventricule gauche, c'est à ce niveau que viennent se rejoindre les sillons interventriculaires antérieur et postérieur.

Le cœur est maintenu dans sa situation par le péricarde fibreux, qui en bas s'attache au diaphragme, et en haut se continue avec des ligaments aponévrotiques, qui vont se perdre dans les aponévroses du cou ou s'insérer à la paroi thoracique. D'autre part, les gros vaisseaux qui partent du cœur vont s'implanter dans les organes auxquels ils sont destinés.

Rapports. — Le cœur est entouré par une double membrane, le péricarde, la membrane la plus interne est un sac sans ouverture, le péricarde séreux, la plus superficielle est le péricarde fibreux.

En avant, le cœur n'est pas partout en rapport avec la paroi thoracique, car la plèvre et les poumons envoient des expansions devant le cœur; l'espace précordial, c'est-à-dire l'espace où l'organe est directement en rapport avec le thorax est donc peu étendu. La projection du cœur sur la cage thoracique a été déterminée d'une façon précise, et la figure géométrique qui la représente a la forme du quadrilatère dont la plus grande partie est à gauche de la ligne médiane. A droite de cette ligne

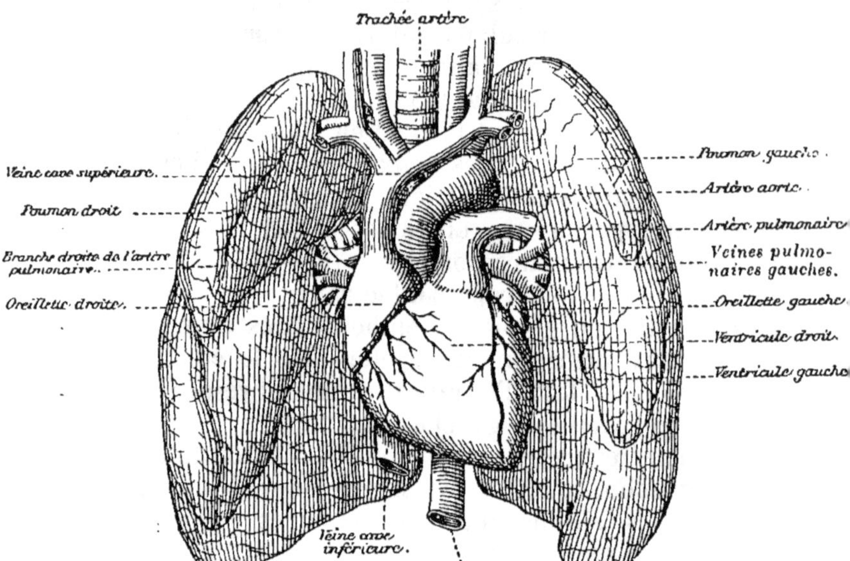

Fig. 93. — Cœur et poumons.

on ne trouve qu'une petite partie du ventricule droit, l'oreillette droite tout entière et une petite partie de l'oreillette gauche; le reste est à gauche de la ligne médiane (fig. 93).

En arrière, le cœur est en rapport en bas avec le diaphragme sur lequel il repose, et en haut avec les organes du médiastin postérieur, veine cave inférieure, œsophage, aorte.

Latéralement le cœur est en rapport à droite avec le

diaphragme et plus haut le poumon droit, à gauche avec la plèvre et le poumon gauche, qu'il déprime pour former le lit du cœur.

CONFORMATION INTÉRIEURE DU CŒUR

Le cœur se décompose en deux parties, une droite et une gauche, séparées par une cloison, ce qui les rend indépendantes chez l'adulte. Chez le fœtus, le cœur droit communique avec le cœur gauche par un orifice existant sur la cloison interauriculaire, c'est le *trou de Botal*.

Chaque cœur est constitué par deux cavités, l'une supérieure, l'*oreillette*, l'autre inférieure, le *ventricule*, elles communiquent entre elles par l'orifice auriculo-ventriculaire.

Le cœur présente donc quatre cavités, deux oreillettes, une droite et une gauche, et deux ventricules, un droit et un gauche.

Caractères généraux. — Quand on ouvre un cœur on constate que la paroi des ventricules est épaisse, tandis que celle des oreillettes est beaucoup plus mince.

La face interne des ventricules est très irrégulière, on y voit surtout dans les régions qui avoisinent la pointe une grande quantité de saillies formant les *colonnes charnues* du cœur. Celles-ci ont été divisées en trois catégories : les unes, celles du 3e ordre, paraissent sculptées dans la paroi ; les autres, celles du 2e ordre, adhèrent à la paroi ventriculaire par leurs deux extrémités, et forment des arcades ; enfin les saillies du 1er ordre, les plus importantes, n'adhèrent à la paroi ventriculaire que par une de leurs extrémités, l'autre extrémité donne naissance à une quantité de petits filaments, qui vont s'insérer sur des membranes flottantes venant des orifices, ce sont les valvules auriculo-ventriculaires. Ces saillies de 3e ordre sont appelées les *piliers* du cœur et les filaments, qui en naissent, les cordages du cœur (fig. 94).

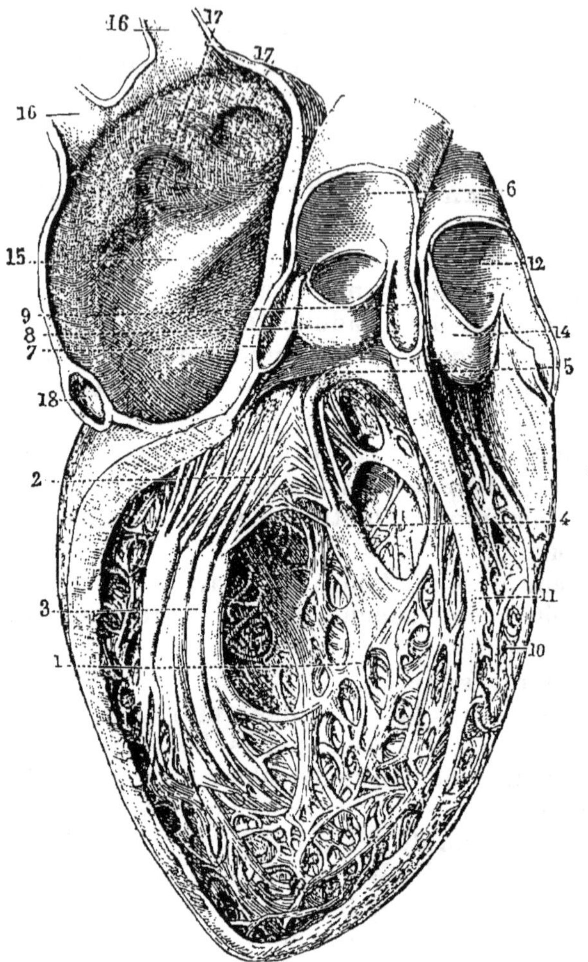

Fig. 94. — Configuration intérieure du cœur.

1. cavité ventriculaire gauche ; 2. valvule mitrale ; 3. pilier antérieur vu par sa face interne ; ce pilier se subdivise en deux faisceaux qui se subdivisent eux-mêmes à leur sommet ; 4. pilier postérieur ; 5. orifice ventriculo-aortique ; 6. aorte ; 7. 8. 9. les trois valvules sigmoïdes de l'aorte ; 10. cavité ventriculaire droite ; 11. cloison interventriculaire ; 12. artère pulmonaire ; 13, 14. valvules de cette artère ; 15. cavité auriculaire gauche ; 16. veines pulmonaires droites ; 17. parois de l'oreillette ; 18. coupe de la veine coronaire, contournant l'oreillette gauche pour se porter à sa partie postérieure et aller s'ouvrir dans l'oreillette droite.

Dans chaque ventricule on trouve deux orifices : l'un fait communiquer l'oreillette avec le ventricule, l'autre le ventricule avec le gros vaisseau artériel qui y prend naissance.

Les oreillettes ont une paroi interne à peu près lisse; on y rencontre plusieurs orifices, l'un fait communiquer l'oreillette avec le ventricule, les autres sont les points de terminaison des gros vaisseaux veineux qui viennent se jeter dans le cœur.

Le cœur droit et le cœur gauche présentent des caractères qui leur sont propres.

Cœur droit. — L'*oreillette droite* présente à sa partie supérieure l'embouchure de la *veine cave supérieure*; sur sa face postérieure deux orifices, celui de la *veine cave inférieure* fermé incomplètement par la *valvule d'Eustachi* en forme de croissant, et celui de la *veine coronaire*, situé au-dessous et en dedans du précédent, pourvu également d'une valvule insuffisante, *valvule de Thébésius.* La face inférieure présente l'orifice auriculo-ventriculaire droit fermé par la *valvule tricuspide* constituée par trois valves. La paroi antérieure présente un orifice ovalaire qui conduit dans l'auricule, la paroi externe est très étroite et constitue plutôt un bord. Sur la paroi interne ou interauriculaire on voit à la partie moyenne une dépression ou *fosse ovale*, circonscrite par l'*anneau de Vieussens* et formée par l'accolement de deux fines membranes qui sont venues fermer le *trou de Botal*, faisant communiquer les deux oreillettes chez le fœtus.

Le *ventricule droit* est une pyramide triangulaire à base supérieure et à sommet inférieur; la paroi interne forme la cloison interventriculaire, elle est, comme les deux autres parois antérieure et postérieure, recouverte de saillies musculaires d'où partent les cordages allant aux trois valves de la *valvule tricuspide*. Celle-ci est destinée à fermer l'orifice auriculo-ventriculaire dont est percée la base, en avant de cet orifice en existe un autre moins grand, c'est le *point de départ de l'artère pulmonaire*, au niveau de laquelle existent trois replis en forme de nids de pigeons ou de goussets ouverts en haut, ce sont les *valvules sigmoïdes*, dont la partie médiane plus renflée porte le nom de *nodule de Morgagni.*

Cœur gauche. — Dans l'*oreillette* on voit à la partie postéro-supérieure les quatre orifices des *veines pulmonaires*, au niveau de la base l'*orifice auriculo-ventriculaire gauche* ou *mitral* et sur la paroi externe l'ouverture de l'auricule gauche. La paroi interne est formée par la cloison interauriculaire.

Le *ventricule gauche*, dont les parois très épaisses sont recouvertes de colonnes charnues, a également une forme pyramidale à base supérieure. Celle-ci est percée de deux orifices, l'un auriculo-ventriculaire est fermé par une valvule à deux valves, la *valvule mitrale*, ainsi nommée à cause de sa ressemblance avec une mitre renversée; elle est encore appelée *valvule bicuspide*, parce qu'elle est constituée par deux valves, auxquelles viennent s'attacher les cordages des deux gros piliers partant des parois antérieure et postérieure. L'autre orifice situé en avant du précédent est l'*orifice aortique*, fermé aussi par trois *valvules sigmoïdes*, dont le renflement situé à la partie médiane du bord libre porte le nom de *nodule d'Arantius*.

Structure du cœur. — Le cœur peut être considéré comme constitué par trois tuniques, dont deux très minces appartiennent à la classe des séreuses, et la troisième, la plus forte, située entre les deux précédentes, est musculaire : c'est le *myocarde* tapissé extérieurement par le *péricarde* ou séreuse externe et intérieurement par l'*endocarde* ou séreuse interne.

Péricarde. — La séreuse, qui entoure le cœur, est contenue dans un sac fibreux ou *péricarde fibreux*, celui-ci forme une sorte de cône tronqué, dont la base s'insère sur le diaphragme, et dont le sommet se continue d'une part avec la tunique externe des gros vaisseaux nés de la base du cœur, et d'autre part avec une membrane aponévrotique qui se perd dans les aponévroses du cou.

Ce sac est entouré presque partout par les poumons, excepté dans un petit triangle antérieur, et au niveau de sa face postérieure, qui se trouve en rapport avec les organes du médiastin postérieur, dont les principaux sont l'œsophage et l'aorte. La séreuse péricardique est un sac sans ouverture ayant la forme d'un bonnet de coton dont se serait coiffé le cœur; aussi un de ses feuillets est-il externe, *feuillet pariétal*, accolé au péricarde fibreux, et l'autre interne, *feuillet viscéral*, accolé au cœur. Les deux feuillets se continuent l'un avec l'autre au niveau des gros vaisseaux de la base du cœur, entre lesquels ils forment de véritables culs-de-sac. La structure de cette séreuse est très simple, elle est formée d'une trame fibro-élastique, dont la face interne est recouverte de cellules aplaties disposées sur une seule couche, et destinées à sécréter un liquide onctueux facilitant les mouvements du cœur.

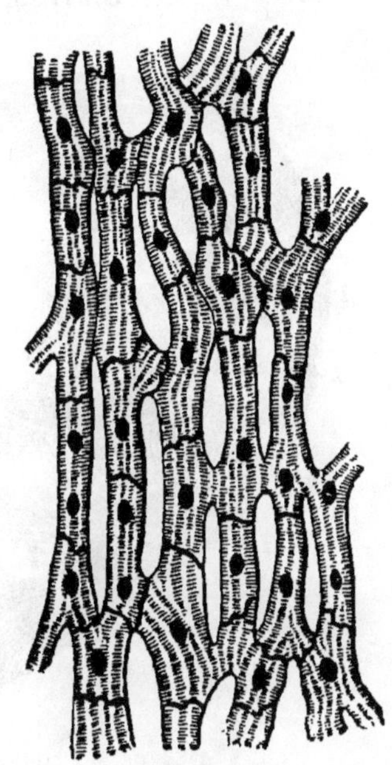

Fig. 95. — Fibres musculaires striées anostomosées du cœur (d'après Testut).

Myocarde. — Le cœur proprement dit est formé de tissu musculaire, c'est le seul muscle de l'économie *non soumis à l'action de la volonté* qui soit constitué par des *fibres musculaires striées*. Celles-ci ne forment que des *faisceaux primitifs* qui s'enchevrêtent et s'anastomosent entre eux (fig. 95).

A l'intérieur du cœur il existe des *anneaux fibreux* limitant les orifices déjà décrits et permettant aux fibres musculaires de venir s'implanter, ils constituent donc le *squelette fibreux* du cœur. Ils sont au nombre de quatre, trois sur un même plan : les deux anneaux auriculo-ventriculaires, et en avant l'anneau aortique; sur un plan antérieur à ce dernier et à un niveau plus élevé l'anneau limitant l'orifice pulmonaire. Toutes les fibres cardiaques s'insèrent par leurs deux extrémités sur ces zones fibreuses; les fibres auriculaires sont distinctes des fibres ventriculaires, chaque cavité a des fibres pro-

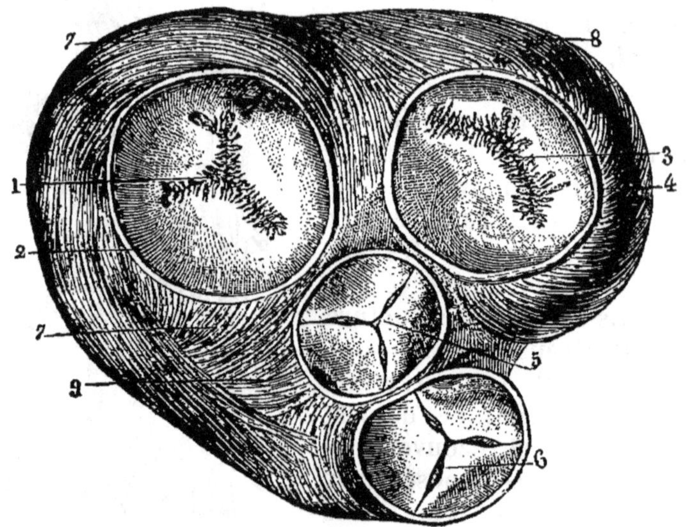

Fig. 96. — Orifices de la base du cœur.

1. orifice auriculo-ventriculaire droit, fermé par la valvule tricuspide; 2. anneau fibreux circonscrivant cet orifice; 3. orifice auriculo-ventriculaire gauche fermé par la valvule mitrale; 4. anneau fibreux de cet orifice; 5. orifice ventriculo-aortique et ses trois valvules sigmoïdes; 6. orifice ventriculo-pulmonaire et ses trois valvules sigmoïdes; 7. fibres musculaires naissant de la zone auriculo-ventriculaire droite; 8. fibres musculaires partant de la zone auriculo-ventriculaire gauche; 9. fibres musculaires provenant de la zone aortique

pres, et des fibres communes à deux cavités de même nom (fig. 96).

Les *fibres propres* à chaque ventricule constituent des anses, dont les deux extrémités s'insèrent aux anneaux fibreux, et dont la convexité est voisine de la pointe du cœur.

Les *fibres communes* aux deux ventricules réunissent les deux sacs constitués par les fibres propres, elles partent en avant et en arrière des anneaux fibreux, descendent vers la pointe de cœur, et abandonnent la superficie pour passer dans l'intérieur du cœur, les unes en décrivant une anse, les autres en formant un huit de chiffre. Une partie de ces fibres profondes sont destinées à constituer les colonnes charnues des piliers du cœur.

Les *fibres des oreillettes*, moins nombreuses, forment surtout des fibres propres à chaque oreillette, les fibres communes constituent quelques faisceaux réunissant les deux oreillettes en avant et en arrière. Autour des orifices vasculaires les fibres sont circulaires.

Endocarde. — Le cœur est tapissé intérieurement d'une membrane endothéliale très mince, l'endocarde. Il existe un endocarde pour le cœur droit et un pour le cœur gauche; indépendants chez l'adulte, ils communiquent chez le fœtus au moyen du trou de Botal. L'endocarde suit toutes les saillies du myocarde, il recouvre les colonnes charnues, et se continue sans interruption avec la membrane interne des vaisseaux, qui partent du cœur ou y aboutissent. Au moment où l'endocarde passe de l'oreillette dans le ventricule il s'adosse à lui-même pour former un repli entre les feuillets duquel pénètre une expansion de l'anneau fibreux qui borde l'orifice auriculo-ventriculaire, ainsi se trouvent constituées les *valvules* auriculo-ventriculaires. En passant du ventricule dans l'artère l'endocarde forme trois replis analogues aux précédents et identiques entre eux, ce sont les *valvules sigmoïdes*. Au point de vue de sa *structure* l'endocarde est formé par une trame fibro-élastique recouverte d'une couche endothéliale de cellules aplaties.

Vaisseaux du cœur. — Le cœur reçoit ses artères de l'aorte, ce sont les *artères coronaires* droite et gauche. Elles descendent vers les sillons auriculo-ventriculaires, pour se porter la gauche dans le sillon interventriculaire antérieur, la droite dans le sillon interventriculaire postérieur. Au niveau de la pointe du cœur elles se rencontrent et s'anastomosent. Dans leurs trajets elles donnent des branches qui pénètrent dans les différentes tuniques du cœur pour les nourrir. Aux artérioles font suite des veinules dont la réunion constitue une veine unique, la *grande veine coronaire*, qui va se jeter à la face postérieure de l'oreillette droite.

Les *lymphatiques*, très abondants dans le myocarde, se portent vers les sillons, où ils se réunissent à des troncs plus importants qui vont se jeter dans les ganglions situés au-dessous de la trachée.

Nerfs du cœur. — Les filets fournis par le nerf *pneumogastrique* et par le nerf *grand sympathique*, se réunissent au-dessous de la crosse de l'aorte pour s'entremêler et constituer le *plexus cardiaque*, d'où partent les branches destinées aux différentes parties du cœur. On rencontre également dans les parois du cœur de grosses cellules nerveuses qui, en certains points, se groupent pour former les *ganglions nerveux* de *Remak*, de *Ludwig*, et de *Bidder*.

§ II. PHYSIOLOGIE

Le cœur étant un organe musculaire possède les propriétés des muscles, c'est-à-dire l'*élasticité* et la *contractilité*. La contraction cardiaque porte le nom de *systole*, le relâchement est appelé *diastole*; celle-ci correspond à l'afflux du sang dans une des cavités du cœur, la systole au contraire a pour but de chasser le sang d'une des cavités dans une autre ou dans un des gros vaisseaux efférents.

Mécanisme des mouvements du cœur. — Les oreillettes étant vides, le sang y arrive d'une manière continue par les grosses veines qui y aboutissent, veines caves et veine coronaire pour l'oreillette droite, veines pulmonaires pour l'oreillette gauche. Les parois auriculaires se distendent passivement, c'est la *diastole auriculaire*; lorsque les oreillettes sont pleines, elles se contractent et chassent le sang qui y est contenu dans les ventricules, qui à ce moment sont vides, c'est la *systole auriculaire*, dont la durée est courte. Le sang, poussé assez rapidement dans les ventricules, distend les parois de ces cavités, distension qui constitue la *diastole ventriculaire*, correspondant par conséquent à la systole auri-

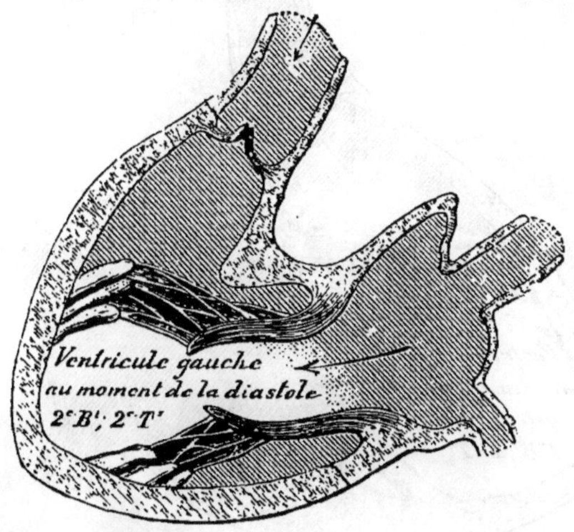

Fig. 97. — Diastole ventriculaire et systole auriculaire.

culaire (fig. 97). Dès que les ventricules sont dilatés, ils se contractent aussitôt, *systole ventriculaire*, pour chasser le sang qui y est contenu; celui-ci se porte vers les orifices ventriculaires, mais grâce à un mécanisme particulier les valvules auriculo-ventriculaires ferment les orifices auxquels elles sont appendues; il ne reste donc que les orifices artériels, aorte et artère pulmonaire, par lesquels le sang passe dans les gros vaisseaux naissant des ventricules (fig. 98). Comme ceux-ci sont déjà pleins de sang, le ventricule doit déployer une certaine force et mettre un certain temps pour refouler la colonne sanguine, voilà pourquoi la systole ventriculaire a une durée plus longue que la systole auriculaire, et une contraction plus énergique. Lorsque l'ondée a été poussée par les ventricules dans les grosses artères de la base du cœur, les cavités ventriculaires sont vides, le sang contenu dans les gros vaisseaux artériels a tendance à revenir dans les ventricules, attiré par le vide et en vertu des lois de la pesanteur; dans ce mouvement rétrograde il

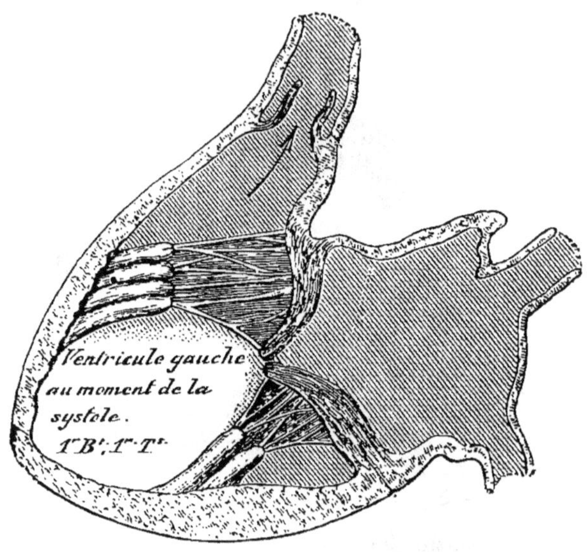

Fig. 98. — Systole ventriculaire et diastole auriculaire.

rencontre la concavité des goussets formés par les valvules sigmoïdes, et il les abaisse, elles s'accolent par leur convexité qui regarde l'axe du vaisseau, et ferment l'orifice ventriculo-artériel.

Nous avons dit qu'au commencement de la systole ventriculaire les valvules auriculo-ventriculaires fermaient également les orifices du même nom, voyons comment est produite cette occlusion. Deux théories principales sont en présence : l'une, défendue par Chauveau et Faivre, prétend qu'au moment de la contraction ventriculaire, le sang comprimé de toute part repousse les valvules, les relève, mais il y a une limite à ce relèvement, car les cordages tendineux, qui s'insèrent sur les bords de ces valvules, se tendent et empêchent qu'elles ne se renversent dans les oreillettes. Elles s'accolent en formant un dôme multiconcave, qui obture complètement l'orifice auriculo-ventriculaire. L'autre théorie, soutenue par Mathias Duval, dit qu'au moment de la systole ventriculaire, les piliers du cœur se contractent et attirent les valves qui s'accolent les unes aux autres en formant dans la cavité ventriculaire un cylindre, sorte de piston intérieur. La contraction du ventricule rapproche en même temps les parois ventriculaires de ce piston, et comprime le sang dont l'espace est très réduit, ce qui le force à se porter là où la pression est moindre, c'est-à-dire dans l'artère qui naît du ventricule.

Pendant que la diastole et la systole ventriculaires s'opèrent, les oreillettes se remplissent; la *diastole auriculaire*, qui a été le point de départ de notre description, est le plus lent des mouvements du cœur; la succession de tous ces mouvements constitue une *révolution cardiaque*, dont la durée est de *un peu moins d'une seconde*, aussi le cœur de l'homme adulte se contracte-t-il 70 à 75 fois par minute.

Une révolution cardiaque comprend trois temps : 1° la *systole auriculaire* pendant laquelle a lieu une partie de la diastole ventriculaire ; 2° la *systole ventriculaire* pendant laquelle l'oreillette commence à se remplir ; 3° le *repos complet* pendant lequel commence la diastole ventriculaire et se termine la diastole auriculaire. Le premier temps est le plus court, il ne dure que les 2/10 d'une révolution cardiaque ; le deuxième est le plus long, 5/10 d'une révolution cardiaque; enfin le troisième comprend les 3/10 qui restent. A chaque systole ventriculaire le cœur chasse dans chaque artère environ 180 grammes de sang, et la pression de l'aorte au moment de la contraction est de un quart d'atmosphère.

Bruits du cœur. — Lorsqu'on place l'oreille dans la région précordiale on entend des bruits rythmés appelés *bruits du cœur*, séparés par des *silences*. Le *premier bruit* coïncide avec la systole ventriculaire, il est produit par le *claquement* brusque et simultané des *valvules auriculo-ventriculaires*, et par la contraction du ventricule et des muscles papillaires. Le *second bruit* se produit à la fin de la systole dès le début de la diastole ventriculaire, il est dû au *claquement des valvules sigmoïdes* qui s'accolent sous l'influence de l'ondée artérielle qui tend à revenir dans les ventricules. Entre le premier et le deuxième bruit le temps, où rien n'est entendu, est très court, c'est le *petit silence*, tandis que le *grand silence*, beaucoup plus long, sépare le deuxième bruit du premier temps suivant.

Le tableau suivant emprunté aux classiques résume le synchronisme et la durée des mouvements du cœur, la révolution cardiaque totale étant représentée par une ligne divisée en dix parties égales.

1 2	3 4 5 6 7	8 9 10
1er Temps	2e Temps	3e Temps
Systole auriculaire	Diastole auriculaire	
Diastole ventriculaire	Systole ventriculaire	Diastole ventriculaire
Grand silence	Premier bruit	Second bruit
	Choc du cœur	
	Petit silence	

Chaque fois que le cœur se contracte il produit un choc contre la paroi thoracique, *choc du cœur*, que l'on perçoit en appliquant la face palmaire de la main à plat sur la région précordiale ; l'ébranlement est surtout accentué au niveau de la sixième côte, un peu en dedans du mamelon. De nombreuses théories ont été émises pour expliquer la cause de ce choc : les unes admettent que la pointe du cœur est projetée contre le thorax, les autres invoquent le redressement de la crosse de l'aorte, en réalité le cœur en se contractant forme un organe plus dur dont le rapport avec la paroi thoracique est plus prononcé.

Les bruits du cœur produits par les claquements valvulaires s'entendent avec plus d'intensité en des points éloignés de leur lieu d'origine, et appelés *foyers d'auscultation* du cœur. Les bruits prenant naissance au niveau de l'orifice mitral sont auscultés à la pointe du cœur, c'est-à-dire dans le cinquième espace intercostal ou sur la sixième côte. Ceux qui naissent au niveau de l'orifice aortique s'entendent en plaçant l'oreille dans le deuxième espace intercostal droit. L'orifice tricuspide a son foyer d'auscultation au niveau de l'appendice xyphoïde, et l'orifice pulmonaire sous la clavicule gauche.

§ III. PATHOLOGIE DU PÉRICARDE ET DU CŒUR

Au début de l'étude des affections cardiaques il est nécessaire de définir certains symptômes communs à un certain nombre de ces maladies.

Défaillance. — Diminution soudaine et plus ou moins marquée de l'action du cœur, constituant le premier degré de la syncope.

Lipothymie. — Perte brusque du mouvement avec intégrité de la respiration et de la circulation.

Syncope. — Perte brusque du mouvement avec arrêt de la respiration et de la circulation. Elle est assez fréquente dans les grandes hémorragies, surtout dans celles qui surviennent au cours de la délivrance. Pour remédier à cette anémie bulbaire et cérébrale, il faut placer la femme dans une position telle que sa tête soit à un niveau inférieur à celui occupé par le reste du corps, en même temps on devra frictionner le visage, lier les membres à leur racine, comprimer l'aorte, en un mot chercher à ramener vers l'extrémité céphalique tout le sang de l'organisme.

Péricardite. — L'inflammation du péricarde séreux constitue la péricardite, la face interne des feuillets séreux se couvre d'aspérités, véritables villosités comparables aux papilles filiformes qui se trouvent normalement sur la langue. Au moment des contractions les deux feuillets frottent l'un contre l'autre en donnant naissance à un bruit de *frottement*, caractéristique de la *péricardite sèche*. En même temps le malade accuse une douleur précordiale pouvant aller jusqu'à l'angoisse. L'inflammation peut ne pas s'en tenir là, à la péricardite sèche succède fréquemment la *péricardite avec épanchement* séreux ou séro-fibrineux. A l'auscultation on constate des signes variables avec la quantité de liquide épanché. La couche liquide interposée rend les bruits normaux plus ou moins sourds, ils paraissent lointains, le cœur est gêné dans son fonctionnement; si l'épanchement est considérable le cœur luttera pendant un certain temps, puis faiblira, d'où asystolie et mort. Des symptômes généraux, douleur, fièvre, accompagnent cette affection.

Les causes les plus fréquentes de la péricardite sont le rhumatisme articulaire aigu et les *infections*, comme l'infection puerpérale, qui pourra même déterminer une *péricardite purulente*. Dans certains cas il est nécessaire de retirer ce liquide par la ponction, opération qui porte le nom de *paracentèse*. Certaines péricardites peuvent avoir une évolution moins aiguë, et devenir *chroniques* d'emblée.

Hydropéricarde. — Ainsi est appelée l'hydropisie ou épanchement rapide de sérosité dans le péricarde, qui se produit au cours d'une affection des reins ou du système circulatoire.

Endocardite. — L'endocardite est l'inflammation

aiguë ou chronique de la membrane qui tapisse les cavités du cœur. Elle est due à la localisation sur l'endocarde d'un certain nombre d'infections, parmi lesquelles il faut citer l'infection puerpérale, le rhumatisme articulaire aigu, le rhumatisme infectieux, la fièvre typhoïde, l'érysipèle, la diphtérie et toutes les fièvres éruptives, scarlatine, variole, etc.

Tantôt il se forme sur l'endocarde des végétations, *endocardite végétante*, tantôt ce sont des ulcérations, *endocardite ulcéreuse*; les valvules sont les points de l'endocarde au niveau desquels se localisent de préférence ces lésions et particulièrement la face auriculaire des valvules auriculo-ventriculaires, en vertu de ce principe de pathologie générale que dans tout organe la région atteinte de préférence est celle qui est soumise à un travail plus considérable. Les conséquences de l'endocardite peuvent être divisées en conséquences immédiates et en conséquences tardives. Les *conséquences immédiates* sont représentées par les signes généraux, fièvre, frissons, douleur précordiale, abattement, prostration et par les signes locaux, palpitations, arythmie, c'est-à-dire irrégularité dans les bruits du cœur, faiblesse du pouls.

Les végétations, qui siègent souvent sur la valvule mitrale, peuvent être détachées par la colonne sanguine et entraînées dans le courant sanguin; suivant le cours des vaisseaux cette végétation s'arrête dans les artères dont le calibre est inférieur au sien, d'où arrêt de la circulation en ce point constituant l'*embolie*. C'est le plus souvent dans une artériole du cerveau que cette obstruction se produit, il en résulte des phénomènes d'un ordre particulier, hémiplégie, aphasie, que nous étudierons avec les affections du système nerveux. Lorsque l'embolie siège dans un organe, elle amène la destruction d'une partie de cet organe par arrêt de la circulation et souvent aussi par développement rapide des microbes entraînés avec la végétation; il en résulte un *infarctus* du foie, des reins, etc. Les *conséquences tar-*

dives de l'endocardite sont dues à des lésions cicatricielles qui altèrent le jeu des valvules, soit en rétrécissant les orifices du cœur, soit en rétractant les valvules chargées de fermer ces orifices pour permettre le bon fonctionnement de cet organe.

Lésions valvulaires du cœur. — Ces lésions occasionnent des troubles fonctionnels qui peuvent passer inaperçus pendant un certain temps, mais sous une influence quelconque, surmenage, *grossesse,* maladie aiguë, ces troubles peuvent se manifester.

On distingue les *insuffisances* et les *rétrécissements,* que l'on rencontre plus souvent dans le cœur gauche que dans le cœur droit. Ces lésions prennent le nom des orifices sur lesquels elles se localisent; c'est ainsi que l'insuffisance de la valvule mitrale est appelée insuffisance mitrale.

Insuffisance mitrale. — Il y a insuffisance mitrale toutes les fois que les valves attachées à cet orifice ne le ferment plus complètement, soit parce que cet orifice s'est dilaté outre mesure, soit parce que les cordages se sont rétractés et ne permettent plus l'accolement des deux valves. Le sang passe facilement de l'oreillette dans le ventricule, mais au moment de la systole de ce dernier, le sang qui y est contenu au lieu de passer en totalité dans l'aorte reflue en partie dans l'oreillette. Celle-ci recevra donc du sang à la fois des veines pulmonaires et du ventricule, elle en recevra une quantité dépassant la normale, ce qui amènera d'abord sa dilatation, puis l'hypertrophie de ses parois, qui auront, à chaque systole auriculaire, une quantité de sang plus considérable à lancer dans le ventricule. Le retour du sang du ventricule dans l'oreillette va se faire sentir plus loin encore; le sang, qui reflue dans l'oreillette, devient une cause de gêne à l'arrivée du sang des veines pulmonaires; cette gêne se propage des veines pulmonaires aux capillaires du poumon, d'où phénomènes pathologiques d'origine pulmonaire, puis aux artères pulmonaires, et enfin au cœur droit. Celui-ci doit faire des efforts plus considérables pour lancer son contenu dans des vaisseaux à circulation difficile, il s'hypertrophie à son tour jusqu'à ce qu'il se fatigue, et qu'il ne puisse plus compenser la résistance. Alors survient l'*asystolie*, qui amène la mort après une ou plusieurs crises.

L'auscultation permet seule de faire le diagnostic de l'insuffisance mitrale, le *premier temps*, qui doit être constitué par un claquement entendu à la pointe du cœur, est remplacé par un *souffle* plus ou moins intense.

Les symptômes fonctionnels sont l'essoufflement, la difficulté de courir, de monter un escalier, en un mot de faire un effort prolongé.

Rétrécissement mitral. — Cette affection est due à la rétraction, soit de l'orifice mitral, soit des valvules qui ne peuvent plus s'écarter suffisamment et forment un canal de calibre inférieur à l'orifice. Pour passer de l'oreillette dans le ventricule le sang ayant une résistance à surmonter devra être lancé avec plus de force, les parois auriculaires s'hypertrophiront et l'obstacle sera compensé.

Souvent il faudra plus de temps à l'oreillette gauche pour faire passer son contenu dans le ventricule qu'à l'oreillette droite, aussi les deux cœurs ne fonctionnent-ils plus en même temps. Puis l'oreillette se fatiguera, ses contractions ne seront plus suffisamment énergiques pour vaincre la résistance de l'orifice mitral, son contenu ne passera plus tout entier dans le ventricule, une partie séjournant dans l'oreillette gênera la circulation pulmonaire, d'où stase dans cette circulation, et retentissement sur le cœur droit avec toutes ses conséquences, comme dans l'insuffisance mitrale.

On distingue deux variétés de rétrécissement mitral : le rétrécissement mitral primitif ou essentiel, ou *maladie de Durosiez*, constatée surtout chez les jeunes filles, le rétrécissement mitral secondaire reconnaissant pour cause une endocardite survenue au cours d'une maladie infectieuse.

Les signes fonctionnels sont l'essoufflement, les palpitations, etc.; dans cette affection les symptômes pulmonaires prédominent souvent sous forme de toux, de crachats sanguinolents et même de vomissements de sang ou hémoptysies.

A l'auscultation on entend souvent un bruit de souffle pendant la systole auriculaire, il est dû au passage de la colonne sanguine dans un orifice rétréci; ce bruit de souffle précède donc le premier temps, il est *présystolique*; d'autre part, les deux cœurs ne se contractant plus en même temps, les valvules sigmoïdes de l'aorte s'abaissent après celles de l'artère pulmonaire, d'où deux claquements successifs constituant le *dédoublement du second temps*.

Le pouls est caractéristique, il est faible, *petit*, parce qu'une quantité moins considérable de sang est lancée dans la circulation générale.

Les crises d'asystolie surviennent fréquemment et sont de plus en plus graves, puis emportent le malade, si une complication comme *l'embolie cérébrale* n'est pas survenue pour occasionner des paralysies ou même la mort.

Maladie mitrale. — On entend sous ce nom l'union de l'insuffisance au rétrécissement de l'orifice mitral.

Insuffisance aortique. — Les lésions de l'orifice aortique sont les plus fréquentes après celles de l'orifice mitral. L'insuffisance aortique est grave, parce qu'elle est souvent la cause de la mort subite par syncope; les personnes qui sont atteintes de cette affection ont le teint pâle, blafard, et les yeux saillants.

Les valvules sigmoïdes étant insuffisantes à fermer complètement l'orifice aortique, à chaque diastole ventriculaire le sang, qui a été lancé dans l'aorte lors de la systole, revient sur ses pas, et une partie reflue dans le ventricule. Celui-ci recevant en même temps le sang qui vient de l'oreillette se laisse distendre, puis s'hypertrophie pour lancer dans l'aorte une quantité de sang supérieure à celle qui doit y passer à chaque systole.

Lorsque la fatigue survient, la stase qui se produit dans le ventricule retentit sur l'oreillette gauche, qui d'abord luttera, puis à son tour devient incapable de surmonter l'obstacle, d'où retentissement sur la circulation pulmonaire, puis sur le cœur droit, pour se terminer par l'asystolie et la mort, si celle-ci n'a pas été occasionnée par une syncope. Dans cette affection le pouls est caractéristique, il est plein et brusque, *bondissant*, et l'auscultation de l'orifice aortique permet d'entendre un bruit de souffle remplaçant le claquement des valvules sigmoïdes, par conséquent au deuxième temps.

Le *rétrécissement aortique* est rare.

Lésions de l'orifice tricuspide. — L'*insuffisance* tricuspidienne est rarement primitive, elle est ordinairement occasionnée par la dilatation du ventricule droit, conséquence d'un trouble dans la circulation pulmonaire ou dans la circulation du cœur gauche. Elle amène un reflux dans l'oreillette droite, reflux qui peut se faire sentir jusque dans les vaisseaux veineux qui viennent s'y jeter, veine cave supérieure, jugulaires; c'est ainsi qu'on explique les battements constatés sur la veine jugulaire externe et connus sous le nom de *pouls veineux*. L'insuffisance tricuspidienne est la phase du début de l'asystolie.

Lésions de l'orifice pulmonaire. — Le *rétrécissement* pulmonaire est très rare, c'est une affection ordinairement congénitale.

Maladie bleue. — Cette affection, encore appelée *cyanose*, est due au mélange du sang artériel et du sang veineux dans l'organisme, elle est caractérisée par une coloration violacée ou bleuâtre des téguments. Elle survient lorsqu'il y a *persistance du trou de Botal*, c'est la cause la plus fréquente, mais on peut la rencontrer encore dans les cas de communication entre les deux ventricules, de persistance du canal artériel, de naissance de l'aorte à la fois du ventricule gauche et du ventricule droit.

Altérations du myocarde. — L'inflammation du

myocarde porte le nom de *myocardite*, elle est rarement primitive, elle succède le plus souvent à la péricardite ou à l'endocardite. L'intégrité du myocarde tient sous sa dépendance le bon fonctionnement du cœur; dès que le muscle cardiaque est touché soit à la suite de fatigue, de surmenage, dans le cas de lésions des orifices, soit à la suite de propagation inflammatoire, des phénomènes graves apparaissent, ils constituent la crise d'asystolie.

Asystolie. — Ce n'est pas une maladie, c'est une complication caractérisée par l'affaiblissement des contractions cardiaques qui a pour conséquence l'augmentation de la tension veineuse et l'affaiblissement de la tension artérielle. Le ralentissement de la circulation se traduit par des congestions et des troubles graves dans la plupart des viscères: le pouls bat irrégulièrement, l'œdème envahit d'abord les membres inférieurs, puis remonte à la paroi abdominale, en même temps qu'il se fait un épanchement séreux dans le péritoine ou *ascite*; le foie est gros et douloureux, les reins laissent passer l'*albumine*. Le poumon est le siège de congestion et d'œdème, d'où dyspnée exagérée par le moindre mouvement; la gêne respiratoire est tellement accentuée que les malades sont obligés d'avoir recours d'une façon continuelle à leurs muscles inspirateurs accessoires, aussi ne peuvent-ils prendre aucun repos; ils sont assis dans leur lit ou dans un fauteuil, cherchant un point d'appui sur les objets qui les environnent.

Ces malades ne sont soulagés que par une déplétion sanguine abondante, ventouses scarifiées, saignée de 300, 400, 500 grammes, ou par une émission considérable d'urine.

Lorsque l'asystolie est la conséquence d'une maladie chronique comme l'insuffisance mitrale, elle se reproduit, les crises deviennent de plus en plus fréquentes et le malade est emporté dans une crise.

Névroses du cœur. — On appelle ainsi toute affection cardiaque dépendant d'un trouble dans l'innervation de cet organe. Les deux principales sont le goitre exophtalmique et l'angine de poitrine.

Le *goitre exophtalmique* est plus fréquent chez la femme, il est caractérisé par un certain nombre de symptômes, dont trois tiennent la première place : 1° l'augmentation de volume du corps thyroïde, de là le nom de *goitre*; 2° l'augmentation de volume des globes oculaires ayant tendance à sortir de l'orbite, ou *exophtalmie*; 3° la *tachychardie* ou rapidité des battements du cœur.

L'*angine de poitrine*, qui serait mieux appelée *angoisse de poitrine*, est caractérisée par une douleur violente dans la région du cœur et dans le bras gauche, immobilisant le thorax et survenant brusquement au point d'immobiliser le malade dans la position où il se trouve. Les crises peuvent se reproduire plus ou moins fréquemment, et la mort peut survenir au cours d'une de ces crises.

Les *palpitations* sont souvent d'origine nerveuse, les contractions cardiaques, ordinairement inconscientes, sont tellement intenses qu'elles sont perçues par le sujet qui en est très incommodé.

CHAPITRE II

VAISSEAUX

Du cœur partent deux gros vaisseaux : l'un, *l'artère pulmonaire*, va au poumon, s'y divise en branches de

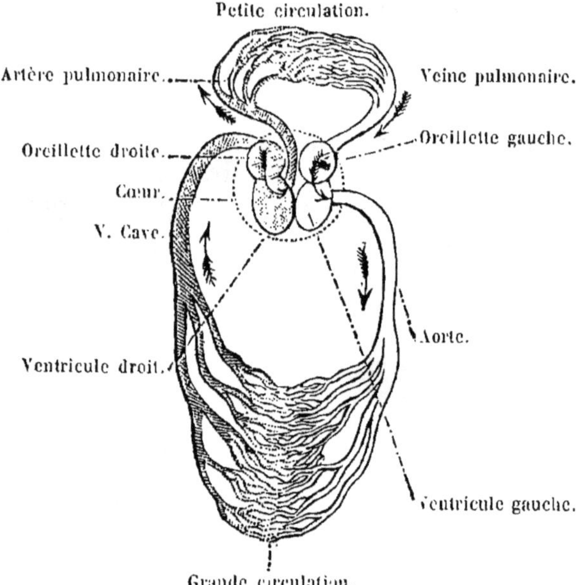

Fig. 99. — Schéma de la circulation (petite et grande circulation).

plus en plus petites, dont les divisions ultimes forment les *capillaires*, auxquels feront suite des branches de plus en plus volumineuses, dont la réunion forme les *veines pulmonaires* qui reviennent au cœur. C'est ce qu'on appelle la *petite circulation*. L'autre, *l'aorte*, est destiné à porter le sang à tout l'organisme, ses branches nombreuses se capillarisent dans les tissus, et le sang est ramené au cœur par des veines dont la réunion constitue deux gros troncs, les *veines caves*, qui viennent se terminer dans l'oreillette droite. C'est la *grande circulation*.

PETITE CIRCULATION

L'*artère pulmonaire* part du ventricule droit au niveau de l'infundibulum et se dirige en haut, en arrière et à gauche, après un trajet de 5 centimètres elle se divise en deux branches : l'artère pulmonaire droite et l'artère pulmonaire gauche. Cette division se fait au-dessous de la bifurcation de la trachée. Les deux branches se portent à peu près transversalement en dehors vers la face interne des poumons, elles forment avec les bronches et les veines pulmonaires le *pédicule* du poumon et pénètrent dans cet organe au niveau du hile.

Dès leur pénétration dans ce viscère, elles se divisent en autant de branches qu'il y a de lobes, la division se continue dans les lobes pour arriver au lobule, puis à l'acinus, où elles se capillarisent (capillaires du poumon ou système de l'hématose).

A ce système capillaire font suite des veinules qui se réunissent les unes aux autres pour constituer finalement les *veines pulmonaires*. Au nombre de trois à droite et de deux à gauche, elles suivent le trajet des artères et vont se jeter à la partie postérieure et supérieure de l'oreillette gauche.

L'artère pulmonaire contient du sang noir (veineux) qui au niveau du poumon se transforme en sang rouge (artériel), rapporté au cœur par les veines pulmonaires. Chez le fœtus les poumons ne peuvent servir d'organes respiratoires; ne fonctionnant pas, ils sont aplatis, aussi le sang de l'artère pulmonaire ne peut-il y pénétrer. L'artère pulmonaire se continue au niveau de sa bifurcation avec un gros vaisseau, *canal artériel*, qui vient se jeter dans la crosse de l'aorte au-dessous de la naissance des gros troncs artériels qui se portent vers l'extrémité céphalique. Le canal artériel, dont la fonction disparaît avec l'établissement de la respiration au moment de la naissance, s'oblitère et n'est bientôt plus représenté que par un cordon fibreux étendu de l'artère pulmonaire à l'aorte, cordon qu'on peut retrouver chez l'enfant, mais qui disparaît chez l'adulte.

GRANDE CIRCULATION

ARTICLE I

ARTÈRES

§ I. ANATOMIE

L'*aorte*, point de départ de la grande circulation, s'échappe du ventricule gauche au niveau de l'orifice aortique, situé derrière l'infundibulum de l'artère pulmonaire et en avant des orifices auriculo-ventriculaires. Elle se dirige d'abord en haut, en avant et à droite, puis s'infléchit d'avant en arrière et de droite à gauche en constituant une arcade connue sous le nom de *crosse de l'aorte*. A partir de la troisième vertèbre dorsale elle descend le long du bord gauche de la colonne vertébrale jusqu'à la huitième vertèbre dorsale, au niveau de laquelle elle se place sur la ligne médiane, traverse le diaphragme et aborde la cavité abdominale, dans celle-ci elle chemine jusqu'à la quatrième vertèbre lombaire, où elle se termine en se divisant.

On la divise en trois portions : 1° la crosse de l'aorte; 2° l'aorte thoracique; 3° l'aorte abdominale.

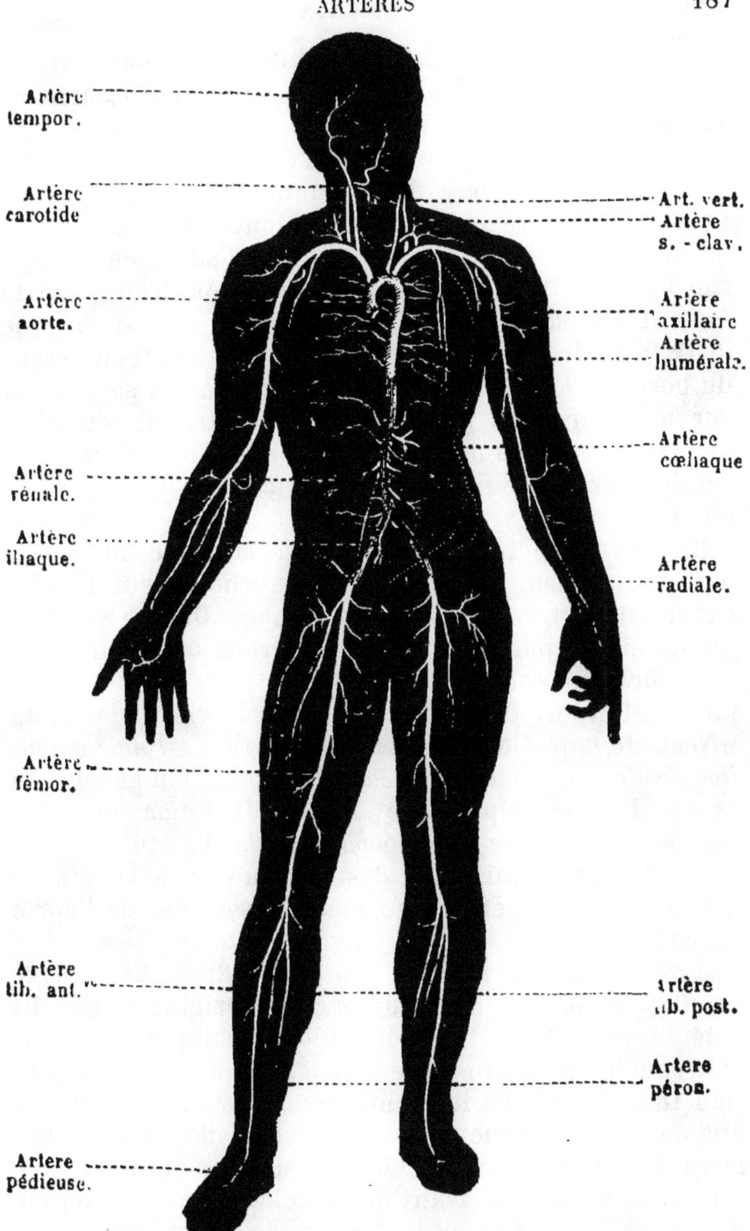

Fig. 100. — Système artériel.

I. La **crosse de l'aorte** s'étend de l'orifice aortique à la troisième vertèbre dorsale; dans la première partie de son trajet ou portion ascendante elle est intrapéricardique, et placée en avant de la face antérieure des oreillettes, en arrière du sternum et du thymus chez l'enfant. L'artère pulmonaire la contourne en passant en avant, puis à gauche, la veine cave supérieure longe son bord droit. Dans cette portion de son trajet, l'aorte fournit au cœur les *artères coronaires*, au nombre de deux, une droite et une gauche. Elles naissent au-dessus du bord supérieur des valvules sigmoïdes et se portent sur le cœur dans les sillons interventriculaires, elles forment par elles-mêmes et par leurs branches deux cercles perpendiculaires l'un à l'autre qui entourent le cœur.

En suivant le trajet de la crosse aortique on la voit passer au-dessus de la bronche gauche et sur le côté gauche de la trachée et de l'œsophage. De son sommet (grand sinus) partent en allant de droite à gauche : 1° le *tronc brachio-céphalique* qui se porte en haut vers la face postérieure de l'articulation sterno-claviculaire, au niveau de laquelle il se divise en *artère carotide primitive droite* et en artère *sous-clavière droite*; 2° à gauche du tronc brachio-céphalique l'artère *carotide primitive gauche* et 3° l'*artère sous-clavière gauche* (fig. 101).

Ces différents vaisseaux destinés au cou, à la tête, et aux membres supérieurs forment le système de l'aorte ascendante.

Artères du cou et de la tête (fig. 102). — Les *artères carotides primitives* diffèrent par leur origine : celle du côté droit naît du tronc brachio-céphalique, celle du côté gauche de la crosse de l'aorte, elle a donc une portion thoracique que la première ne possède pas et qui augmente sa longueur. Dans le cou, elle monte derrière le muscle sterno-cléido-mastoïdien qui est son muscle satellite, en avant de la colonne vertébrale, en dehors de la trachée et du larynx, de l'œsophage et du pharynx, jusqu'au niveau du bord supérieur du cartilage thyroïde, où elle se divise en deux branches, la carotide externe et la carotide interne.

La *carotide externe* s'étend du bord supérieur du cartilage thyroïde au col du condyle du maxillaire inférieur

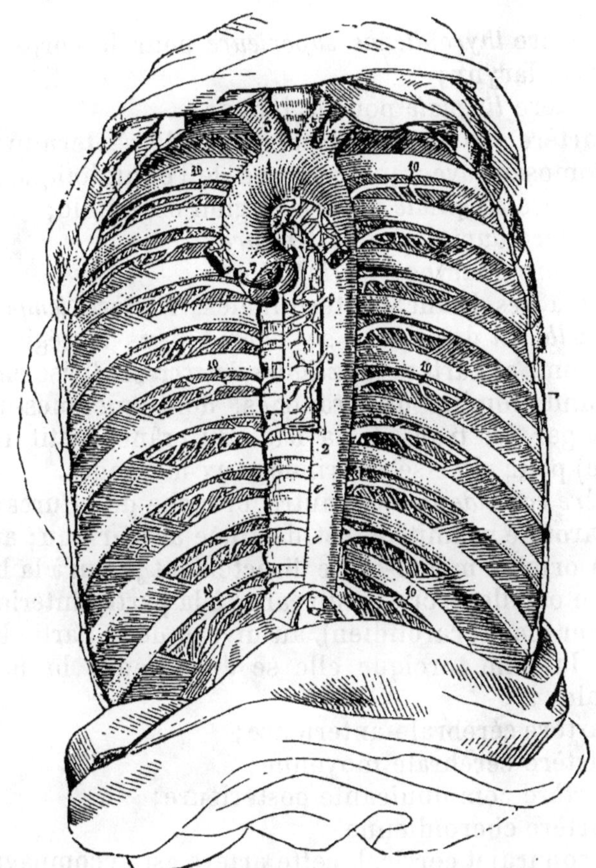

Fig. 101. — Aorte thoracique et crosse de l'aorte.

1. crosse de l'aorte; 2. aorte thoracique oblique de haut en bas et de gauche à droite; 3. tronc brachio-céphalique se bifurquant à son extrémité supérieure; 4. sous-clavière gauche; 5. carotide primitive gauche; 6. valvules sigmoïdes de l'aorte; 7. 7. origine des artères coronaires; 8. 8. artères bronchiques droite et gauche; 9. 9. 9. artères œsophagiennes; 10. 10. 10. artères intercostales aortiques ou postérieures.

où elle se divise en deux branches, l'artère temporale et l'artère maxillaire interne.

Dans son trajet la carotide externe fournit un certain nombre de branches aux organes et régions environnantes :

1° L'artère *thyroïdienne supérieure* pour le corps thyroïde et le larynx;

2° L'artère *linguale* pour la langue;

3° L'artère *faciale* pour la face où elle se termine en s'anastomosant avec une branche de l'ophtalmique;

4° L'artère *occipitale* pour la région occipitale;

5° L'artère *auriculaire postérieure*;

6° L'artère *pharyngienne inférieure.*

Quant à ses branches terminales, l'artère *temporale superficielle* est destinée à se perdre dans la région du même nom, et l'artère *maxillaire interne* se divise en un très grand nombre de branches, dont quelques-unes passent par les trous de la base du crâne (petit rond et ovale) pour aller se distribuer aux méninges.

L'*artère carotide interne*, autre branche de bifurcation de la carotide primitive, est destinée au cerveau; aussi dès son origine monte-t-elle directement jusqu'à la base du crâne où elle se creuse un canal à la partie antérieure du rocher (canal carotidien), au niveau de la partie latérale de la selle turcique elle se divise en 4 branches terminales :

1° L'artère cérébrale antérieure;

2° L'artère cérébrale moyenne;

3° L'artère communicante postérieure;

4° L'artère choroïdienne.

Dans son trajet cervical, cette artère est accompagnée sur son flanc externe de la veine jugulaire interne et en arrière du nerf pneumogastrique; la réunion de ces organes forme le paquet vasculo-nerveux du cou.

Dans la cavité crânienne une seule collatérale naît de ce vaisseau, c'est l'*artère ophtalmique* destinée à l'œil.

Artères du membre supérieur. — L'*artère sous-clavière* naît à droite du tronc brachio-céphalique et à

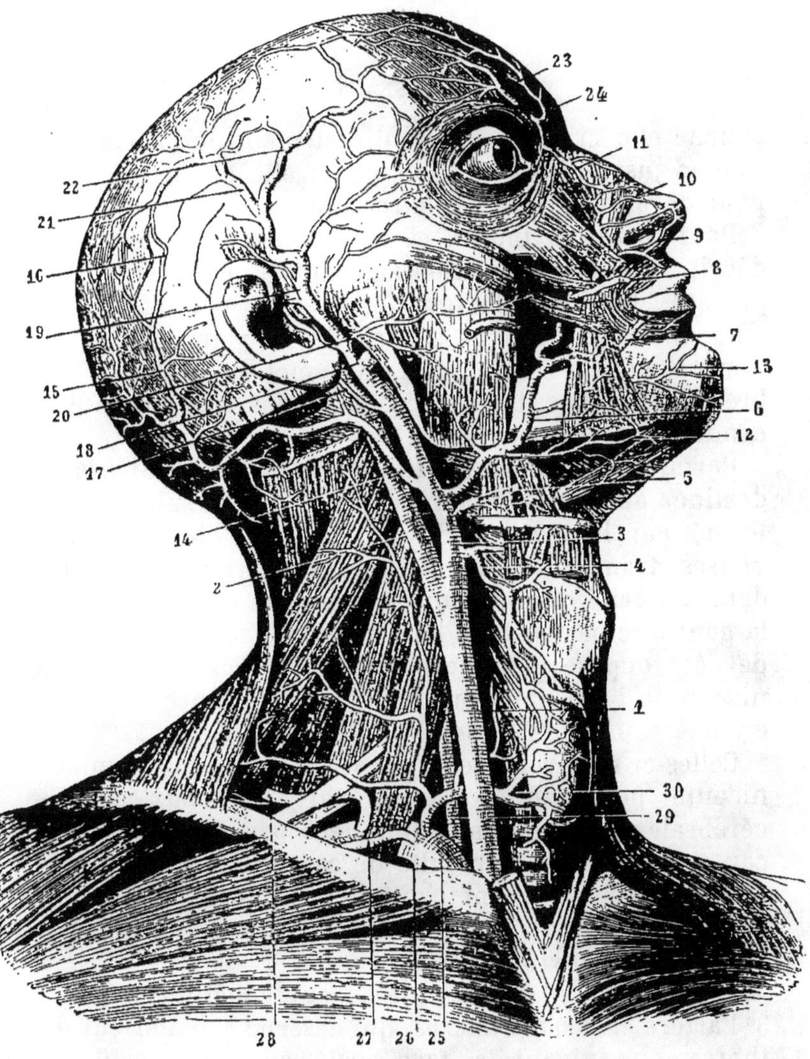

Fig. 102. — Artères du cou et de la tête.

1. artère carotide primitive droite ; 2. artère carotide interne ; 3. carotide externe ; 4. thyroïdienne supérieure ; 5. linguale ; 6. faciale ; 7. labiale inférieure ; 8. labiale supérieure ; 9. artère de la sous-cloison ; 10. artère de l'aile du nez ; 11. rameau par lequel la branche nasale de l'ophtalmique s'anastomose avec la partie terminale de la faciale ; 12. artère sous-mentale ; 13. partie terminale de la dentaire inférieure ; 14. occipitale ; 15. branches cutanées de cette artère ; 16. anastomose de l'occipitale avec la branche postérieure de la temporale superficielle ; 17. auriculaire postérieure ; 18. origine de la maxillaire interne ; 19. temporale superficielle ; 20. transversale de la face : 21. branche verticale de la temporale superficielle ; 22. branche antérieure de la même artère : 23. artère sus-orbitaire ; 24. artère frontale interne ; 25. sous-clavière ; 26. mammaire interne ; 27. sus-scapulaire ; 28. scapulaire postérieure ; 29. vertébrale ; 30. thyroïdienne inférieure.

gauche elle tire son origine directement de l'aorte. Elle s'étend jusque sous la clavicule où elle change de nom pour devenir l'artère axillaire.

Pour sortir du thorax et se porter vers le bras, elle décrit une courbe au-dessus de la première côte, passant dans l'angle que forme avec cet os le scalène antérieur, qui la sépare de la veine du même nom. Dans son court trajet elle émet un certain nombre de branches, les unes ascendantes, les autres descendantes.

Parmi les premières se trouvent : 1° l'artère *vertébrale* destinée au cerveau ; pour s'y porter, elle suit le canal formé par la réunion des trous percés dans les apophyses transverses des vertèbres cervicales, pénètre dans la cavité encéphalique par le trou occipital, et sur la gouttière basilaire de l'occipital elle se réunit à celle de côté opposé pour former le *tronc basilaire*, qui au niveau du bord antérieur de la protubérance se divise en artères cérébrales postérieures.

Celles-ci reçoivent de la carotide interne la communicante postérieure, d'autre part les deux artères cérébrales antérieures sont reliées par une communicante antérieure ; il résulte de ces différentes anastomoses une figure géométrique fermée, située à la base du cerveau, elle porte le nom de polygone de Willis (fig. 103).

2° L'artère *thyroïdienne inférieure.*

Les branches descendantes sont constituées par : 3° l'artère *mammaire interne*, qui descend à l'intérieur du thorax en suivant la face postérieure des cartilages costaux près du bord du sternum jusqu'au sixième cartilage costal, où elle se divise en deux branches destinées, l'une au diaphragme, l'autre à la paroi abdominale. Dans son trajet elle émet dans chaque espace intercostal une branche, l'artère intercostale antérieure, qui va à la rencontre de l'intercostale aortique. Elle donne aussi des branches à la mamelle.

4° L'artère *intercostale supérieure.*

Les autres collatérales de la sous-clavière sont la

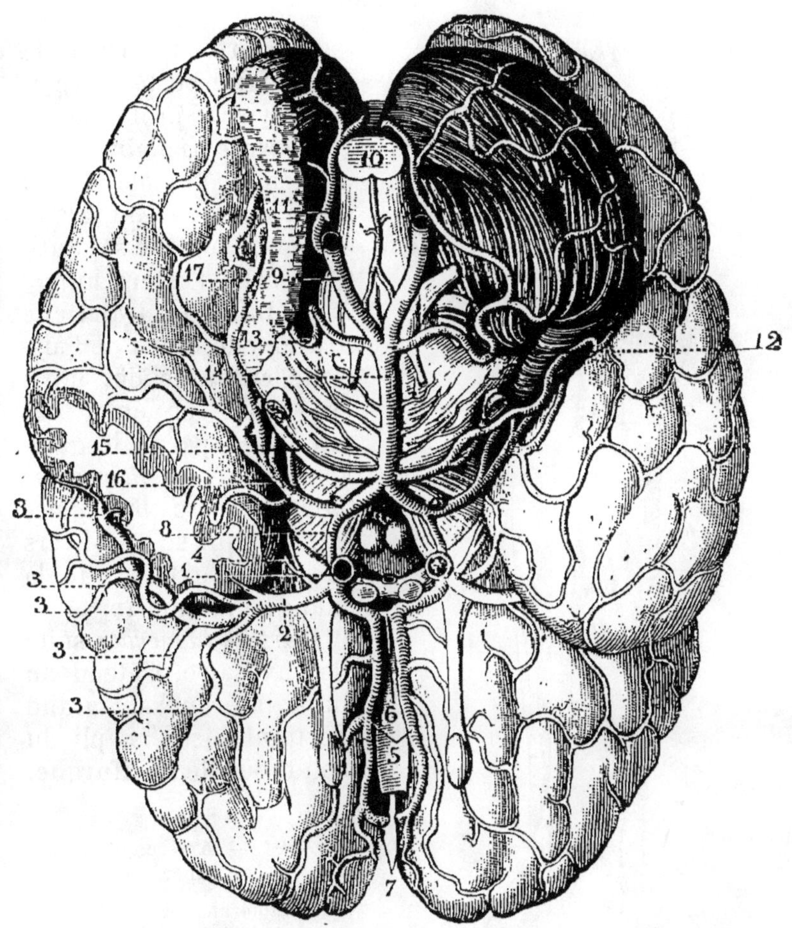

Fig. 103. — Artères de la base du cerveau; hexagone de Willis.

1. tronc de la carotide interne; 2. cérébrale moyenne; 3. 3. 3. 3. 3. branches que donne cette artère en parcourant la scissure de Sylvius; 4. artère coroïdienne; 5. les deux cérébrales antérieures; 6. anastomose de ces artères; 7. coude de ces artères au-devant du corps calleux; 8. communicante postérieure; 9. artère vertébrale; 10. artère spinale antérieure; 11. cérébelleuse inférieure et postérieure gauche naissant de la vertébrale; 12. les deux cérébelleuses inférieures droites et leur tronc commun; 13. cérébelleuse inférieure et antérieure gauche; 14. tronc basilaire; 15. cérébelleuse supérieure gauche; 16. cérébrale postérieure; 17. branches terminales de cette artère.

scapulaire supérieure, la scapulaire postérieure et la cervicale profonde.

L'*artère axillaire* va du milieu de la clavicule au bord inférieur du grand pectoral, où elle se continue avec l'artère humérale. Dans son trajet elle traverse le creux de l'aisselle entourée des nerfs du bras, et émet des branches, parmi lesquelles se trouve la *thoracique inférieure* ou *mammaire externe*, qui se porte vers la partie externe de la glande mammaire.

L'*artère humérale*, suite de l'axillaire, s'étend du bord inférieur du grand pectoral jusqu'au pli du coude où elle se bifurque.

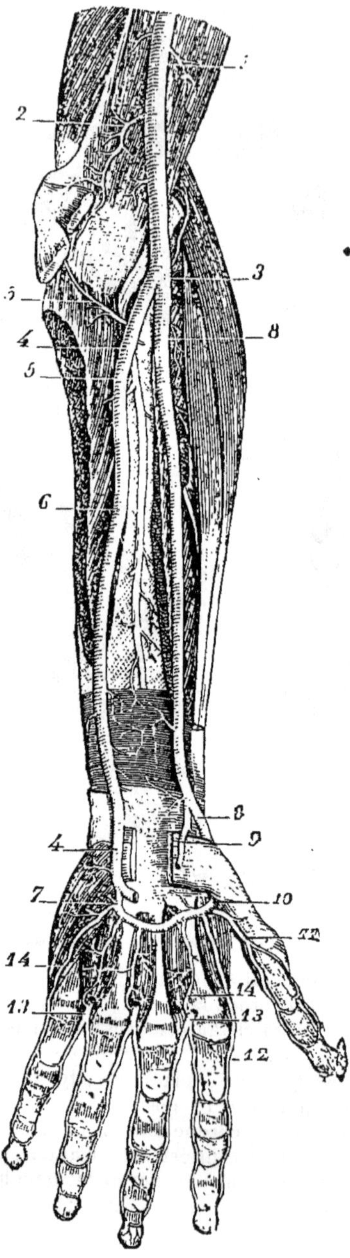

Fig. 104. — Artères du membre supérieur.

1. humérale ; 2. collatérale interne ; 3. bifurcation de l'humérale ; 4. 4. cubitale ; 5. tronc commun des interosseuses ; 6. interosseuse antérieure ; 7. 7. artère cubito-radiale ; 8. radiale ; 9. radio-palmaire ; 10. arcade palmaire profonde ; 11. collatérale interne du pouce ; 12. collatérale externe de l'index ; 13. 13. les trois dernières digitales ; 14. 14. les interosseuses antérieures, s'anastomosant à leur terminaison avec les artères précédentes.

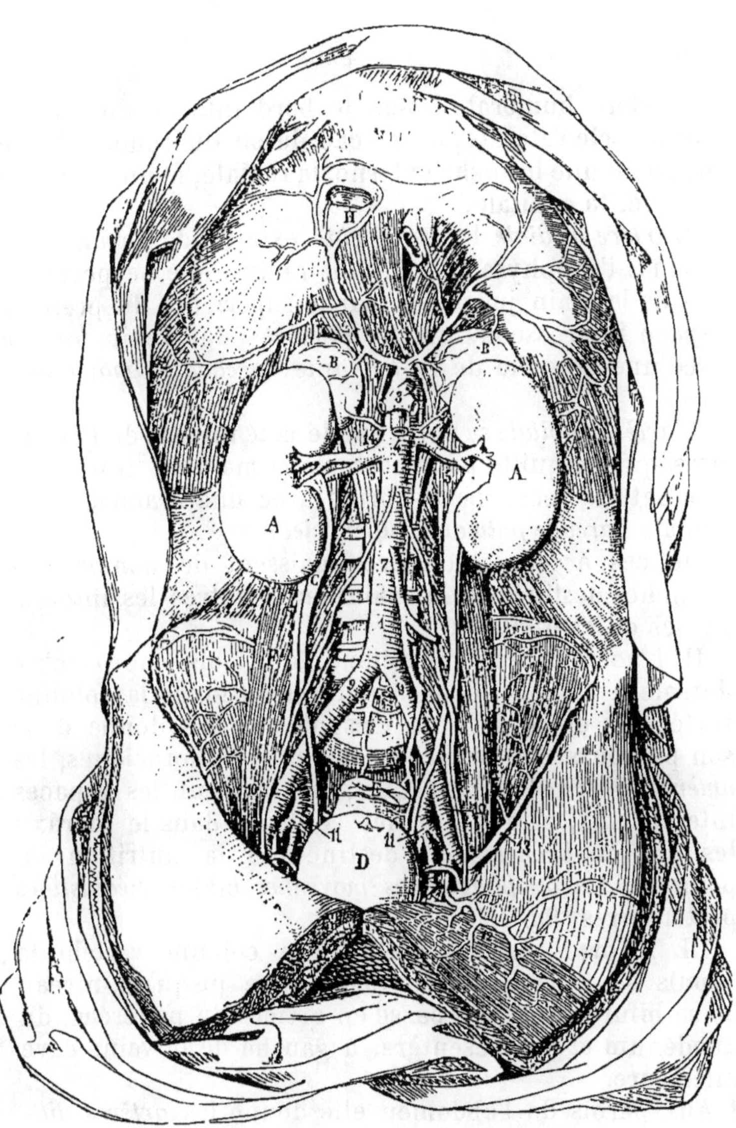

Fig. 105. — Aorte abdominale.

1. 1. aorte abdominale ; 2. 2. artères diaphragmatiques inférieures 3. artère cœliaque ; 4. origine de la mésentérique supérieure ; 5. 5. rénales ; 6. 6. spermatiques ; 7. mésentérique inférieure ; 8. sacrée moyenne ; 9. 9. iliaques primitives ; 10. 10. iliaques externes ; 11. 11. iliaques internes ; 12. épigastrique ; 13. circonflexe iliaque ; 14. 14. capsulaires moyennes ; A. A. Reins ; B. B. capsules surrénales ; C. C. uretères ; D. vessie ; E. rectum ; F. F. grands psoas ; G. coupe de l'œsophage ; H. coupe de la veine cave inférieure.

L'artère humérale longe le bord interne du biceps, son muscle satellite ; au niveau du pli du coude, elle se divise en une branche externe, la radiale, et une branche interne, la cubitale.

L'*artère radiale* longe le côté externe de l'avant-bras jusqu'à l'apophyse styloïde du radius, elle se porte au dos de la main jusqu'à la partie supérieure du premier espace interosseux, qu'elle perfore pour venir former avec une branche de la suivante l'*arcade palmaire profonde*.

L'*artère cubitale* se porte sur le côté interne de l'avant-bras qu'elle quitte pour passer à la main en croisant le poignet, se recourbe et forme avec une branche de la radiale l'*arcade palmaire superficielle*.

De ces arcades palmaires naissent de nombreuses branches destinées à la main, entre autres les interosseuses et les digitales.

II. **L'aorte thoracique** s'étend de la troisième vertèbre dorsale à l'orifice diaphragmatique et longe la colonne vertébrale en arrière de l'œsophage ; elle donne dans son parcours des branches aux parois thoraciques, les *artères intercostales aortiques*, qui suivent les espaces intercostaux, et aux organes contenus dans le thorax : les *artères bronchiques*, destinées à la nutrition du poumon, les *œsophagiennes moyennes* et les *médiastines* postérieures (fig. 105).

III. **L'aorte abdominale** suit la colonne vertébrale depuis sa traversée diaphragmatique jusqu'au niveau de sa bifurcation. Elle passe en arrière du pancréas, du duodénum et du mésentère, à gauche de la veine cave inférieure.

Aux parois de l'abdomen elle donne les *artères diaphragmatiques inférieures* et les *artères lombaires*.

Aux organes contenus dans la cavité abdominale elle fournit les artères suivantes :

Le *tronc cœliaque* qui naît au-dessous des artères diaphragmatiques et, après un trajet de un centimètre à un centimètre et demi, se divise en trois branches : 1° l'artère *hépatique* destinée au foie; 2° l'artère *splénique* pour la rate; 3° l'artère *coronaire-stomachique* pour la petite courbure de l'estomac.

L'*artère mésentérique supérieure* qui, née au-dessous

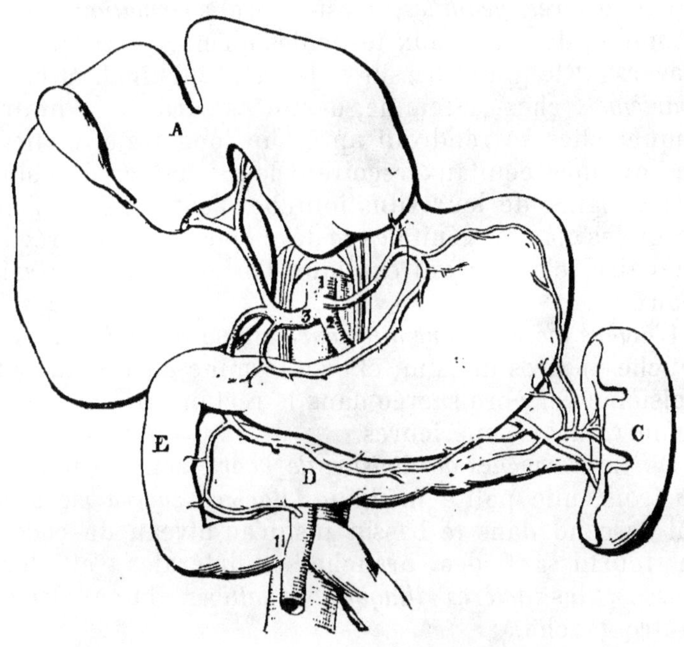

Fig. 106. — Tronc cœliaque.

1. tronc de l'artère cœliaque; 2. 2. artère splénique; 3. artère hépatique; 11. tronc de l'artère mésentérique supérieure; A. face inférieure du foie qui a été soulevé; B. estomac; C. rate; D. pancréas; E. duodénum.

du tronc cœliaque, descend obliquement en décrivant une courbe regardant à droite; elle se termine au niveau du cæcum. Par sa convexité elle donne des branches à tout l'intestin grêle et par sa concavité des branches au cæcum, au côlon ascendant et à la moitié droite du côlon transverse.

Les *artères capsulaires moyennes* pour les capsules surrénales.

Les *artères rénales*, relativement très volumineuses, car elles sont à la fois artères nourricières et artères fonctionnelles.

Les *artères génitales*, c'est-à-dire *spermatiques* chez l'homme, destinées aux testicules qu'elles gagneront en traversant le grand bassin et le canal inguinal, et *utéro-ovariennes* chez la femme, destinées surtout à l'ovaire, auquel elles se rendront après un long trajet vertical. Les organes génitaux reçoivent leurs artères de points très éloignés de leur situation chez l'adulte. Chez l'embryon les glandes génitales se développent dans la région lombaire, c'est ce qui explique l'origine de leurs vaisseaux.

L'*artère mésentérique inférieure* qui se porte à la moitié gauche du gros intestin, elle se termine au niveau de la troisième vertèbre sacrée dans le rectum par les artères hémorroïdales supérieures.

IV. Les *branches de division de l'aorte* sont au nombre de trois, une petite médiane, l'*artère sacrée moyenne*, qui descend dans le bassin jusqu'au niveau du coccyx en fournissant des branches collatérales, et deux grosses, les *artères iliaques primitives*, l'une droite, l'autre gauche.

L'*artère iliaque primitive*, née au niveau de la quatrième vertèbre lombaire, se porte obliquement en bas et en dehors jusqu'au niveau de la symphyse sacro-iliaque, où elle se divise en deux branches : 1° l'artère iliaque interne ou artère hypogastrique, destinée principalement au bassin et à son contenu et 2° l'artère iliaque externe, destinée au membre inférieur.

Artères du bassin. — L'*artère iliaque interne*, née au niveau de la symphyse sacro-iliaque, se porte immédiatement dans la cavité pelvienne et, après un trajet de 2 à 5 centimètres, elle se divise en neuf branches chez l'homme et onze branches chez la femme. Ces

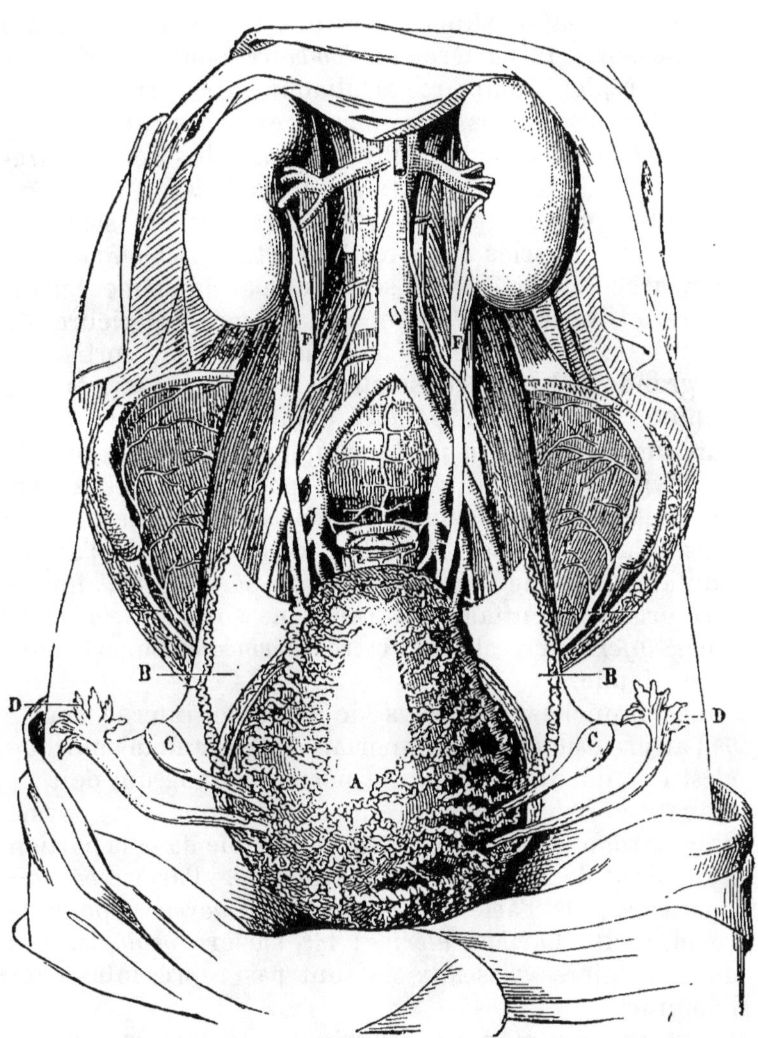

Fig. 107. — Artères de l'utérus gravide.

A. utérus au neuvième mois de la grossesse; il est renversé d'arrière en avant, en sorte qu'on le voit par sa face] postérieure; B. B. ligaments larges; C. C. ovaires; D. D. pavillon des trompes de Fallope; E. rectum; F. F. uretères.

branches sont destinées les unes aux parois internes du bassin : 1° l'artère *ilio-lombaire* pour les muscles de la région lombaire et iliaque; 2° l'artère *sacrée latérale*; les autres aux parois externes du bassin; 3° l'artère *obturatrice*, qui sort par le trou obturateur et va à la partie interne de la cuisse; 4° l'artère *fessière*, qui sort par la grande échancrure sciatique et va aux muscles fessiers; 5° l'artère *ischiatique*, qui sort avec le nerf grand sciatique par la même échancrure et va à la fesse et à la face postérieure de la cuisse; 6° l'artère *honteuse interne*, qui, sortie par la grande échancrure sciatique, passe en arrière de l'épine sciatique et pénètre dans le périnée qu'elle suit jusqu'au niveau de la symphyse pubienne, où elle se divise en artère *caverneuse* pour les corps caverneux et en artère *dorsale du clitoris* (*dorsale de la verge* chez l'homme). Les branches collatérales de l'artère honteuse interne sont destinées au périnée, à l'anus et aux organes génitaux externes : ce sont les *hémorroïdales inférieures*, et les artères *périnéales* superficielle et profonde.

Les branches viscérales de l'iliaque interne sont : 7° l'artère *ombilicale*, si importante chez le fœtus puisque c'est elle qui va au placenta porter le sang qui doit s'y hématoser; chez l'adulte elle n'existe que sous forme d'un cordon fibreux, qui reste perméable dans la portion s'étendant de son origine à la vessie; 8° l'artère *vésicale inférieure*; 9° l'artère *hémorroïdale moyenne* pour le rectum; 10° l'artère *utérine*; 11° l'artère *vaginale*. Ces deux derniers vaisseaux ne sont pas représentés chez l'homme.

Artères du membre inférieur. — L'*artère iliaque externe* s'étend de l'iliaque primitive à l'arcade crurale, où elle change de nom et devient l'artère fémorale; elle donne comme branches l'artère *épigastrique*, qui est destinée aux muscles de la paroi antérieure de l'abdomen, dans lesquels elle chemine jusqu'à l'ombilic, elle s'anastomose alors avec la mammaire

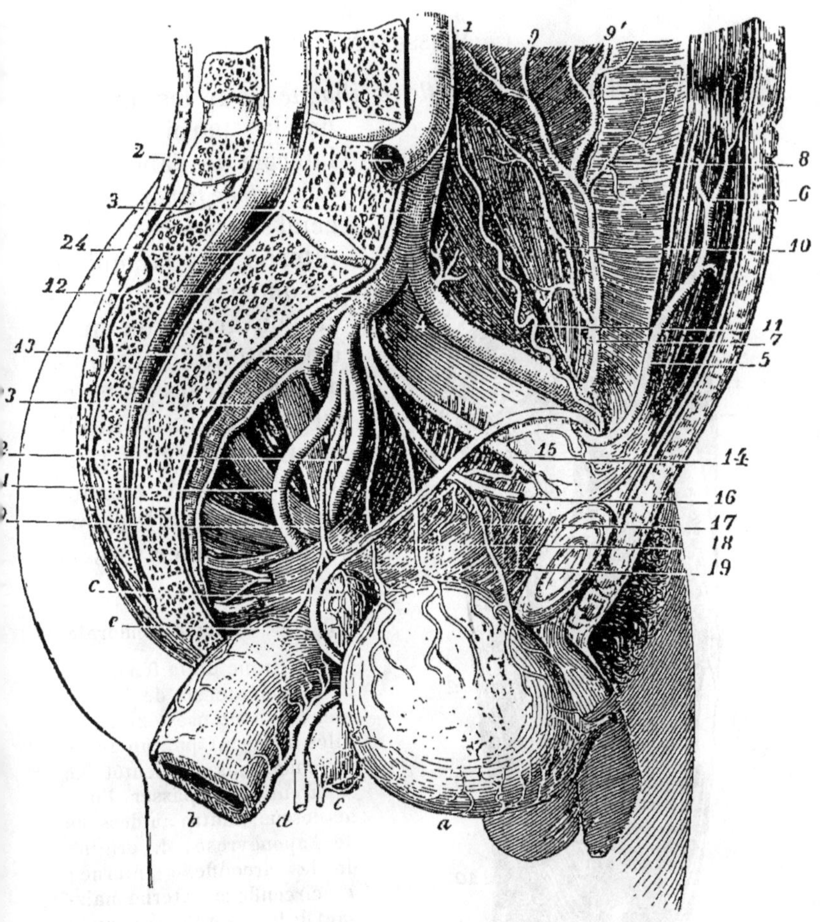

Fig. 108. — Artère iliaque interne.

1. extrémité inférieure de l'aorte; 2. iliaque primitive droite; 3. iliaque primitive gauche; 4. iliaque externe; 5. épigastrique; 6. même artère se divisant en 2 branches qui plongent dans l'épaisseur du muscle droit; 7. circonflexe iliaque; 8. branche que cette artère donne au muscle transverse; 9. 9. branches terminales de la même artère cheminant entre le transverse et le petit oblique; 10. autre branche de la circonflexe qui se rend au muscle iliaque; 11. spermatique; 12. tronc de l'hypogastrique; 13. fessière; 14. obturatrice; 15. ramuscule anastomotique qui s'étend de l'épigastrique à l'obturatrice; 16. ombilicale; 17. vésicale supérieure; 18. vésicale moyenne; 19. vésicale inférieure naissant comme les précédentes de l'ombilicale; 20. hémorroïdale moyenne; 21. ischiatique; 22. honteuse interne; 23. sacrée latérale; 24. sacrée moyenne; *a.* vessie; *b.* rectum: *c. c.* vésicules séminales; *d.* canal déférent droit; *e.* canal déférent gauche remontant vers l'orifice interne du canal inguinal.

interne, et l'artère *circonflexe iliaque* pour les muscles de la paroi antéro-latérale de l'abdomen.

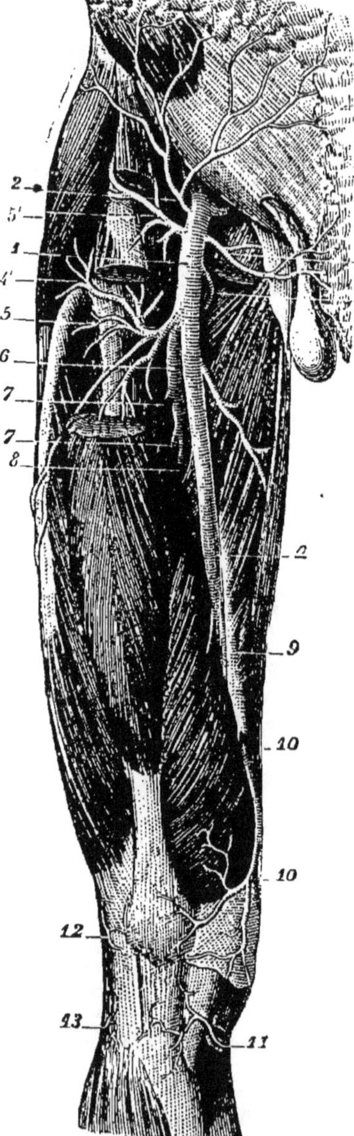

L'*artère fémorale* descend sur la face antéro-interne de la cuisse accompagnée du muscle couturier, son muscle satellite, jusqu'à quatre travers de doigt au-dessus du condyle interne, où elle perfore le grand adducteur (canal de Hunter) pour se porter vers la

Fig. 109. — Artère fémorale.

1. 1. tronc de la fémorale; 2. tégumenteuse de l'abdomen; 3. honteuses externes; elles naissent par un tronc commun, mais bientôt se séparent pour passer l'une au-dessus, l'autre au-dessous de l'aponévrose; 4. origine de la circonflexe interne; 4'. circonflexe externe naissant de la fémorale; 5. grande musculaire superficielle; 5'. petite musculaire superficielle; 6. fémorale profonde; 7. 7. première et seconde perforantes; 8. partie terminale de la fémorale profonde représentant une troisième perforante; 9. tronc de la fémorale dans l'anneau du troisième adducteur; 10. 10. grande anastomotique; 11. articulaire supérieure interne; 12. articulaire supérieure externe; 13. articulaire inférieure externe.

face postérieure du genou du côté de la flexion de l'articulation. Cette perforation musculaire lui sert de limite inférieure, à partir de ce point elle s'appelle artère *poplitée*. Dans son trajet elle donne des branches nombreuses aux différents muscles de la cuisse et deux d'entre elles, les *honteuses externes supérieure* et *inférieure*, se portent aux organes génitaux externes (scrotum et grandes lèvres).

L'*artère poplitée* traverse dans son grand axe le losange poplité et donne des branches aux muscles et à l'articulation du genou. Au niveau de l'anneau du soléaire elle se divise en deux troncs, l'un destiné à la partie antérieure de la jambe et dorsale du pied : c'est l'artère *tibiale antérieure*, qui au niveau du cou-de-pied devient l'artère *pédieuse*; l'autre est destiné à la partie postérieure de la jambe : c'est le *tronc tibio-péronier*, qui, après un trajet de 4 à 5 centimètres, se divise en une artère externe, l'artère *péronière*, et

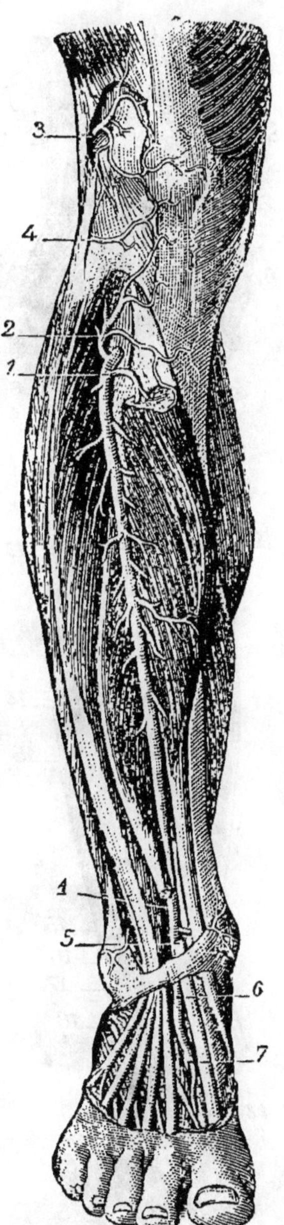

Fig. 110. — Artère tibiale antérieure.

1. 1. tibiale antérieure; 2. récurrente tibiale; 3. articulaire supérieure externe; 4. articulaire inférieure externe; 5. tibiale antérieure croisant le tendon de l'extenseur propre du gros orteil; 6. pédieuse; 7. même artère donnant un rameau au gros orteil avant de disparaître.

une interne, la *tibiale* postérieure, celle-ci sous la malléole interne change de direction et se divise en artères *plantaires interne* et *externe*.

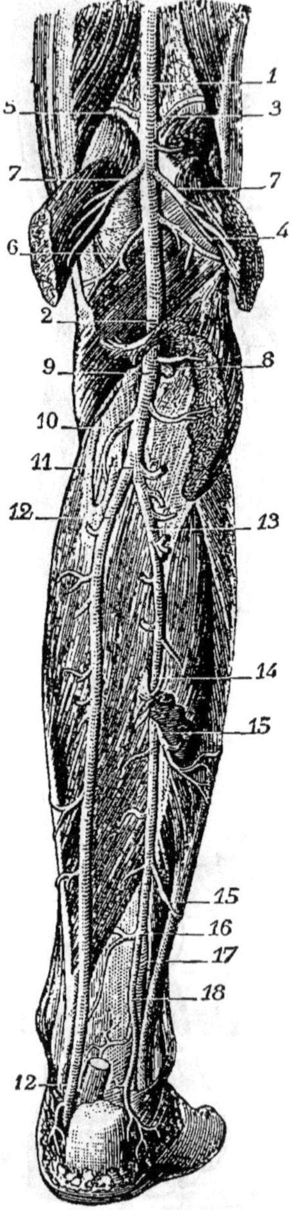

Fig. 111. — Artère poplitée et artères de la face postérieure de la jambe.

1. tronc de l'artère poplitée; 2. ce même tronc s'engageant dans l'anneau du soléaire; 3. articulaire supérieure externe; 4. articulaire inférieure externe; 5. articulaire supérieure interne; 6. articulaire inférieure interne; 7. 7. artères jumelles; 8. origine de la tibiale antérieure; 9. tronc tibio-péronier; 10. artère nourricière du tibia; 11. bifurcation du tronc tibio-péronier; 12. 12. tibiale postérieure; 13. péronière; 14. même artère s'engageant dans l'anneau fibreux que lui présente le jambier postérieur; 15. 15. branches que donne cette artère aux péroniers latéraux; 16. branche par laquelle elle s'anastomose avec la tibiale postérieure; 17. bifurcation de la péronière; 18. péronière postérieure.

STRUCTURE DES ARTÈRES

Les parois des artères sont formées de trois tuniques: l'externe est constituée par du tissu conjonctif et par des fibres élastiques, la moyenne par des fibres musculaires lisses, des lames et des fibres élastiques; l'interne par une lame élastique tapissée en dedans par un endothélium (fig. 112).

La *tunique moyenne*, la plus épaisse et la plus importante, varie de structure suivant les artères que l'on considère. Sur les grosses artères l'élément élastique prédomine sur l'élément musculaire (aorte). Sur les artères moyennes, les fibres élastiques diminuent insensiblement; les fibres musculaires, au contraire, augmentent de nombre, elles sont d'autant plus nombreuses qu'on s'éloigne plus du cœur. Sur

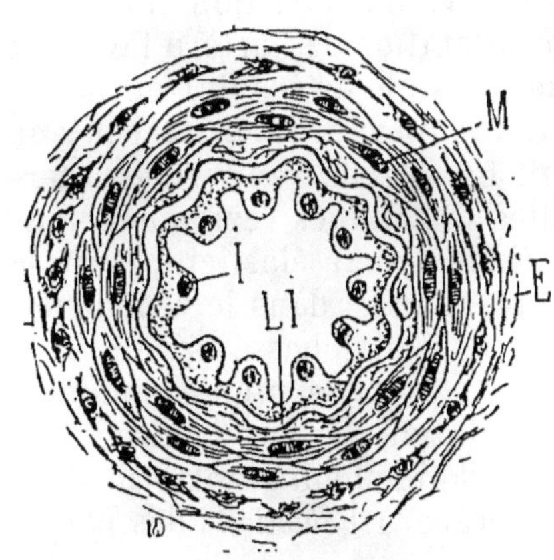

Fig. 112. — Coupe transversale d'une artériole (Mathias Duval).

I. tunique interne plissée; LI. membrane limitante interne, élastique; M. tunique moyenne musculaire; E. tunique externe.

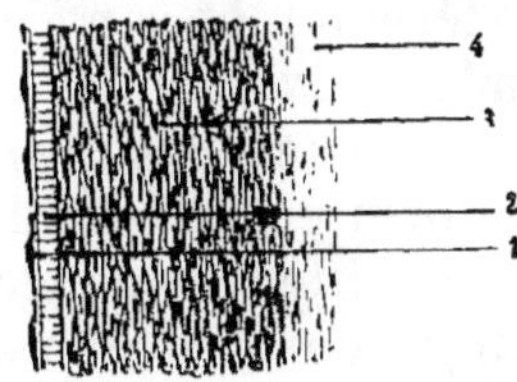

Fig. 113. — Coupe longitudinale d'une artère à type musculaire (Launois).

1. endothélium; 2. lame élastique interne; 3. couche de fibres musculaires lisses; 4. adventice.

les petites artères les éléments élastiques ont disparu. Selon la prédominance de la couche élastique ou de la couche musculaire, on a des artères à type élastique ou à type musculaire (fig. 113).

§ II. PHYSIOLOGIE DES ARTÈRES

Les artères sont destinées à livrer passage au sang lancé par le cœur à chaque systole ventriculaire (ondée sanguine).

Le système artériel par ses divisions, d'autant plus nombreuses qu'on s'éloigne du cœur, constitue un cône à sommet correspondant au ventricule et à base correspondante aux vaisseaux capillaires, ce qui répartit le sang sur une plus grande surface.

Au moment de la systole ventriculaire les 180 grammes de sang lancés dans l'artère viennent s'ajouter à celui qui s'y trouvait déjà, d'où dilatation de l'artère favorisée par sa structure élastique (diastole artérielle) en même temps que progression d'une partie du sang contenu dans la cavité du vaisseau. La systole ventriculaire terminée, les parois artérielles distendues reviennent lentement sur elles-mêmes grâce à leur élasticité (systole artérielle). Le sang ne peut retourner dans le ventricule, grâce aux valvules sigmoïdes, il est chassé dans le segment artériel suivant, qui réagit de la même manière. Cette intermittence de la circulation due aux contractions intermittentes du cœur est rapidement transformée en un jet continu et régulier grâce à l'*élasticité* des parois vasculaires.

Les artères éloignées du cœur ont une tunique moyenne surtout musculaire, aussi sont-elles douées de *contractilité*, ce qui leur permet de régler la rapidité du courant sanguin et la quantité de sang pénétrant dans chaque viscère.

Le **pouls** est la sensation perçue au niveau d'une artère par le doigt qui comprime celle-ci très légèrement. Chaque pulsation correspond à une systole ventriculaire, le sang lancé dans le système artériel pousse devant lui la colonne sanguine; aussi le pouls est-il perceptible jusque sur les plus petites artères, il se produit sur toutes en même temps.

Pour sentir le pouls il faut : 1° que l'artère soit placée sur un plan résistant; 2° qu'elle soit superficielle. Plusieurs artères remplissent ces conditions, mais habituellement on s'adresse à l'artère radiale à deux travers de doigt du pli de flexion de l'articulation du poignet, et à un travers de doigt environ du bord externe de l'avant-bras.

Le pouls nous fournit les renseignements suivants :

1° fréquence des contractions cardiaques, 120 à 150 par minute chez le nouveau-né, 90 à 100 chez l'enfant, 70 à 75 chez l'adulte, ce nombre de pulsations peut augmenter par la fatigue, la fièvre, les pertes sanguines, etc., 2° tension du sang, par son amplitude ; 3° régularité des contractions du cœur ; s'il y a arythmie le pouls est irrégulier.

Le pouls permet dans certains cas de faire le diagnostic d'une affection cardiaque.

En dehors des caractères anormaux décrits ci-dessus, le soulèvement de l'artère peut se faire en deux temps, et qui constitue le dicrotisme.

Les pulsations artérielles peuvent être non seulement perçues par le doigt, mais encore enregistrées par un instrument appelé sphygmographe ; la tension du sang de l'artère peut être appréciée par le sphygmomètre.

§ III. PATHOLOGIE DES ARTÈRES

L'*artérite* est l'inflammation des parois artérielles, elle peut se localiser à chacune des tuniques (périartérite, endartérite). Elle est due à un traumatisme, ou à une suppuration située dans le voisinage. Ses manifestations sont la douleur, la rougeur, la formation d'un cordon dur. Dans les cas d'endartérite, un caillot peut se former, entravant la circulation ; il en résultera de la gangrène dans les tissus irrigués par le vaisseau oblitéré, si les artères ou artérioles voisines ne suppléent pas. Dans l'infection puerpérale le streptocoque peut se localiser sur une artère et produire de l'artérite.

L'*anévrisme* est dû à la formation sur le trajet d'une artère d'une poche remplie de sang liquide (fig. 114) ou coagulé. Il y a disparition de la tunique moyenne, ce qui affaiblit en un point plus ou moins limité la paroi artérielle. La pression du sang la distend et produit un sac anévrismal fusiforme ou sacciforme.

Les artères le plus souvent atteintes sont la crosse de

l'aorte, les carotides, les poplitées, etc. Cette affection peut rester longtemps ignorée, elle se manifeste sous la forme d'une tumeur de volume variable (œuf de poule à tête de fœtus), animée de battements et amenant souvent des phénomènes de compression sur les organes voisins.

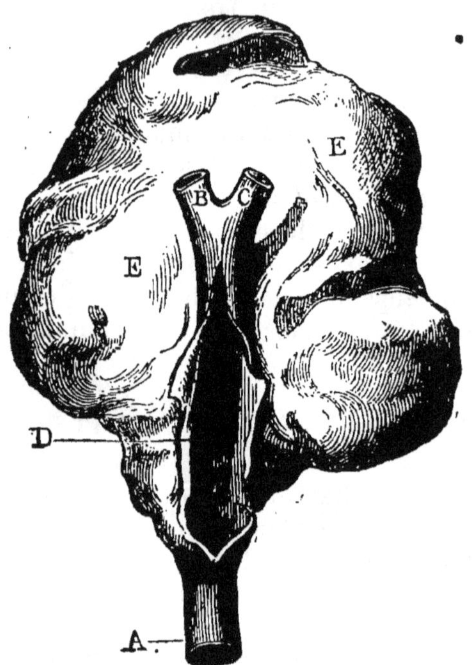

Fig. 114. — Anévrisme.

E. poche anévrismale; D. orifice faisant communiquer l'artère A avec la poche anévrismale.

La guérison est rare, sa rupture fréquente est suivie de mort, survenant d'autant plus rapidement que la tumeur siégeait sur un plus gros tronc artériel.

Si la poche développée sur l'artère entre en communication avec une veine on a un anévrisme *artérioso-veineux*.

L'*anévrisme cirsoïde*, encore appelée varices artérielles,

est la dilatation de quelques artères superficielles qui s'allongent en même temps qu'elles deviennent flexueuses. Il siège surtout au cuir chevelu, et peut être *congénital.*

On donne le nom d'*athérome* à une transformation de la paroi de l'artère, surtout au niveau de la tunique moyenne ; le tissu élastique, nécessaire au jeu normal du vaisseau, est peu à peu remplacé par du tissu scléreux, il en résulte que le vaisseau donne la sensation d'un corps dur au doigt qui l'explore (artères en tuyau de pipe). La circulation artérielle devient plus difficile, aussi le cœur, qui n'est plus aidé par l'élasticité vasculaire, doit-il lancer le sang avec plus de force, ce qui devient le point de départ du surmenage cardiaque se manifestant à un certain moment par de l'asystolie. Ce manque de souplesse artérielle s'accompagne d'une diminution de résistance ; les petits vaisseaux athéromateux peuvent se rompre (hémorragie cérébrale par exemple) ou permettre la coagulation du sang (thrombose artérielle cérébrale, ramollissement).

Plaies. — Les artères peuvent être lésées par piqûres, par coupures, par écrasement, par arrachement; il en résulte une hémorragie plus ou moins importante selon le calibre du vaisseau lésé. Le sang rouge peut s'écouler au dehors sous forme de jet ou de nappe (hémorragie externe), ou se collecter dans une cavité du corps (hémorragie interne). Si la perte sanguine est abondante on voit apparaître les phénomènes suivants : pâleur, refroidissement, frissons, sueurs froides, nausées, vomissements, soif d'air, etc. ; une syncope peut survenir et être mortelle.

Les moyens destinés à arrêter une hémorragie portent le nom de moyens *hémostatiques.* Nous laissons de côté les différents médicaments qui ont été longtemps en vogue, pour ne citer que les moyens dont l'action est plus sûre et moins dangereuse : l'*eau chaude* à 48 degrés, ou le *froid* sous forme de *glace*, la *compression* soit directe avec la main, soit indirecte avec un garrot, un tourniquet, une bande de toile ou de caoutchouc (bande d'Esmarch); la compression doit toujours être faite au-dessus du point qui saigne, c'est-à-dire entre la plaie et le cœur. Tous ces moyens n'ont qu'une action passagère ; bien préférables sont : la *forcipressure* ou pincement du vaisseau à l'aide d'une *pince* construite dans cette intention, l'*angiotripsie* ou écrasement des extrémités du vaisseau sectionné à l'aide d'un instrument spécial ou *angiotribe*, la *torsion* du vaisseau jusqu'à la rupture spontanée, enfin la *ligature*, procédé vraiment chirurgical.

ARTICLE II

CAPILLAIRES

Ces vaisseaux sont les terminaisons ultimes des artères, ils font suite aux artérioles et sont extrêmement nombreux. Comme l'indique leur nom, leur calibre est très petit ; il est égal à celui d'un cheveu, ce qui force le sang à passer très lentement. Leurs parois sont d'une minceur extrême pour favoriser les échanges qui se font entre le contenu du vaisseau et les tissus environnants. Le sang abandonne aux éléments de l'oxygène et des matériaux de nutrition provenant de la digestion, et reçoit les déchets qui seront emportés par les veines succédant aux capillaires sous forme de veinules, la réunion de ces dernières constitue des veines de plus en plus volumineuses.

Dans les capillaires le sang circule d'une façon continue grâce à l'influence du cœur et à l'élasticité des parois artérielles. La circulation capillaire examinée au microscope sur la patte d'une grenouille permet de constater que le courant est plus rapide dans l'axe des vaisseaux que le long des parois.

Le froid ralentit cette circulation par contraction des vaisseaux, la chaleur l'accélère par dilatation. C'est à cette dilatation ou à cette contraction que sont dues la rougeur ou la pâleur subite du visage sous l'influence du système nerveux.

Pathologie. — Certains capillaires peuvent se dilater et s'allonger, ce qui leur fait décrire des flexuosités; ils forment alors des taches plus ou moins saillantes, rouges

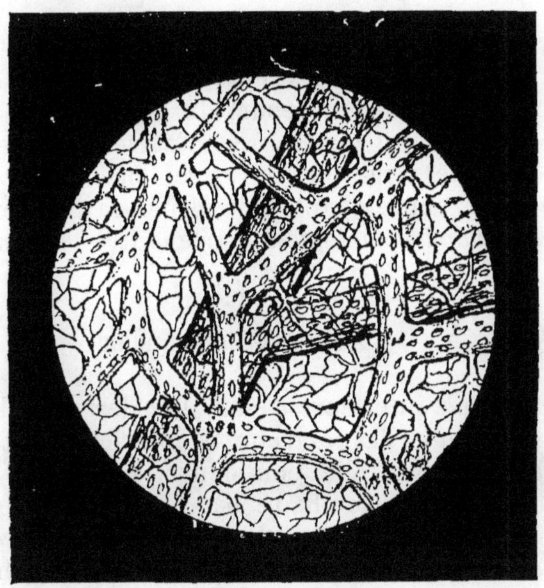

Fig. 115. — Réseau capillaire vu au microscope (on voit les globules dans les vaisseaux).

ou violacées, connues vulgairement sous le nom de *taches de vin*. Ces petites tumeurs le plus souvent congénitales siègent de préférence à la face et au cou, et disparaissent souvent quelque temps après la naissance; elles appartiennent à la classe des *angiomes*, et sont appelées *nævi vasculaires*.

D'autres tumeurs, formées également de capillaires très dilatés, siègent sous la peau ou dans les viscères et sont animées de battements, ce sont les *angiomes caverneux* ou *tumeurs érectiles*.

ARTICLE III

VEINES

§ I. ANATOMIE

Le système veineux est à peu près calqué sur le système artériel, avec cette différence cependant que ce dernier est simple à son départ du cœur, tandis que le système veineux est double à son arrivée dans le cœur. Il existe en effet deux territoires veineux, l'un *sous-diaphragmatique* appartenant à la veine cave inférieure, l'autre *sus-diaphragmatique* appartenant à la veine cave supérieure.

A. — VEINE CAVE INFÉRIEURE.

La veine cave inférieure a pour but de recueillir tout le sang veineux des extrémités inférieures et de la cavité abdominale, elle commence au niveau de la quatrième vertèbre lombaire par la réunion des deux veines iliaques primitives. Placée sur le côté droit du corps des vertèbres, elle monte dans la cavité abdominale, un peu au-dessous du foie elle abandonne la colonne vertébrale, se creuse un sillon dans la glande hépatique et vient aborder le diaphragme au niveau de la foliole droite, elle la traverse et arrive dans le thorax. Après un trajet très court elle se recourbe en avant pour aller se jeter dans l'oreillette droite, son orifice porte une valvule insuffisante en forme de croissant, c'est la valvule d'*Eustachi*. Dans son long trajet la veine cave inférieure présente des rapports importants, en arrière d'elle se trouve la colonne vertébrale, sur son flanc gauche l'aorte qui suit à peu près le même trajet qu'elle, sur son flanc droit se trouvent le psoas iliaque droit, le cæcum, le rein droit, et la capsule surrénale droite; en avant la veine cave est croisée par le mésentère qui soutient toute la masse intestinale, plus haut se trouvent le pancréas et le duodénum, puis le foie. Dans le thorax la veine cave inférieure est en avant de l'œsophage, en arrière du péricarde qui lui forme une demi-collerette au moment où elle se porte sur l'oreillette droite, en dedans du poumon droit (fig. 119).

Dans son trajet cette veine reçoit un certain nombre d'affluents, qui proviennent les uns des parois abdominales, ce sont les veines *lombaires* et *diaphragmatiques inférieures*; les autres des viscères autres que ceux qui appartiennent au tube digestif, ce sont les veines *génitales, spermatiques* chez l'homme et *utéro-ovariennes* chez la femme, les veines *rénales* et *capsulaires*, et chez les fœtus la veine *ombilicale* (voir *Circulation fœtale*).

Les veines provenant du tube digestif viennent aussi se jeter dans la veine cave, mais après avoir constitué un système particulier, le système porte, celui-ci se termine par les veines *sus-hépatiques* venant aboutir dans la veine cave au-dessous du diaphragme. Nous allons étudier d'une façon spéciale le système de la *veine porte* (fig. 116).

Veine porte. — On donne le nom de *système porte* à tout tronc vasculaire formé par la réunion de vaisseaux capillaires et se divisant de nouveau en un nouveau réseau capillaire. On le compare à un arbre dont le tronc est terminé d'un côté par les racines et du côté opposé par les branches; pour la *veine porte*, les racines viennent du tube digestif et les branches sont dans le foie. Les nombreux capillaires nés dans l'intestin grêle et dans la moitié droite du gros intestin se réunissent pour constituer un gros tronc veineux appelé grande *veine mésaraïque,* ceux qui naissent du rectum et de la moitié gauche du gros intestin forment la *petite mésaraïque,* enfin de la rate vient la *veine splénique.* Ces trois veines se réunissent en arrière de la tête du pancréas pour constituer le *tronc de la veine porte* qui se porte obliquement en haut et à droite vers la face inférieure du foie en passant derrière la première portion du duodénum et devant la veine cave inférieure. Au hile du foie elle se divise en deux branches, l'une droite et l'autre gauche, d'où naissent les nombreux vaisseaux

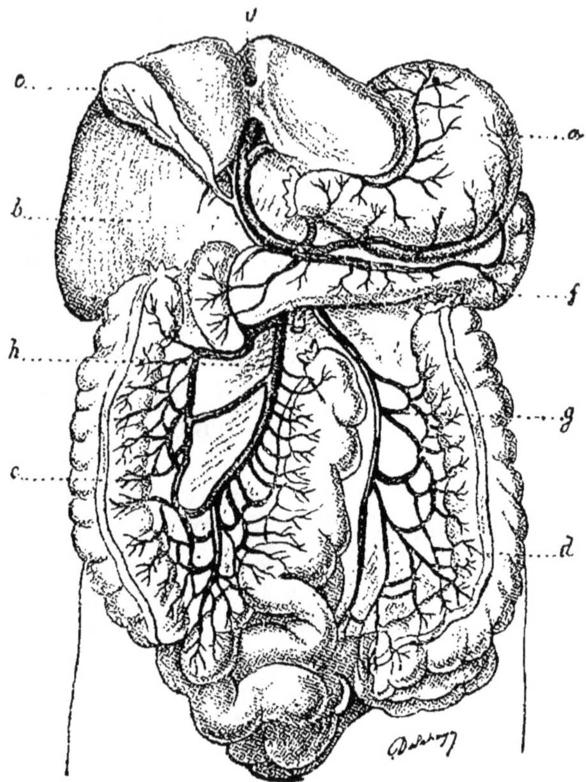

Fig. 116. — Veine porte.

a. estomac; *b.* foie; *c.* vésicule biliaire; *d. e.* gros intestin; *f.* pancréas; *g.* petite mésaraïque; *h.* grande mésaraïque; *i.* tronc de la veine porte.

qui pénètrent dans la glande hépatique et qui irriguent les lobules, ils en sortent sous le nom de *veines sus-hépatiques* qui vont se jeter dans la veine cave inférieure. Le foie reçoit directement d'autres veines moins importantes, groupées sous le nom de *veines portes accessoires*; elles sont destinées à remplacer la veine porte dans les cas où la circulation y est difficile ou entravée.

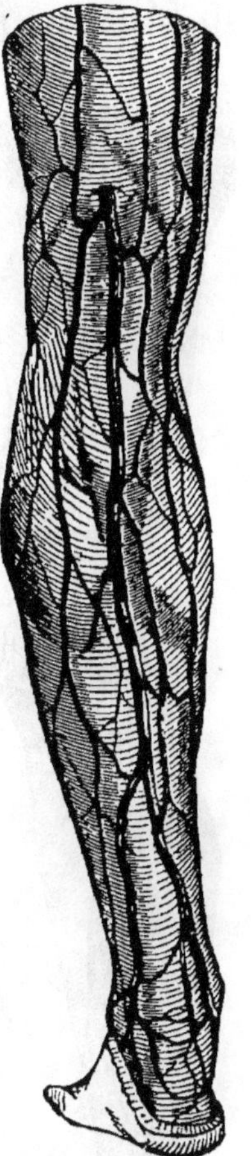

Fig. 117. — Veine saphène externe; son origine, sa direction, ses anastomoses.

Veines iliaques primitives. — La veine cave est formée par la réunion des veines iliaques primitives, veines très courtes qui naissent au niveau de la symphyse sacro-iliaque et qui résument toute la circulation du membre inférieur et du bassin.

Veines du membre inférieur. — Elles sont divisées en veines profondes et en veines superficielles; les veines profondes accompagnent les artères, elles sont au nombre de deux pour chaque artère jusqu'à la partie supérieure de la jambe, puis il n'y a plus qu'une veine par artère. Il y a deux *veines plantaires externes* et deux *veines plantaires internes*, qui se réunissent pour former les deux *veines tibiales postérieures* auxquelles viennent se joindre les deux *veines péronières* pour constituer les deux troncs *veineux tibio-péroniers*. Ceux-ci reçoivent les veines profondes du dos du pied et de la face antérieure de la jambe, *veines pédieuses* qui se continuent avec les *veines tibiales antérieures*; la réunion des veines tibiales antérieures et des troncs veineux tibio-péroniers forme la *veine poplitée*, qui unique traverse l'anneau du troisième adducteur et devient la *veine fémorale*. Celle-ci remonte à la face antérieure de la cuisse, passe sous l'arcade crurale en dedans de l'artère et change de nom : elle s'appelle *veine iliaque externe* jusqu'à la sym-

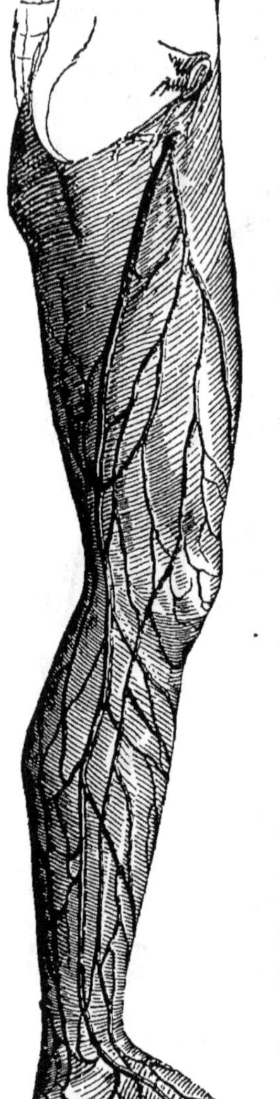

Fig. 118. — Veine saphène interne ; branches afférentes, situation, direction de cette veine ; ses anastomoses avec la saphène interne.

physe sacro-iliaque, à ce niveau elle s'unit à la veine iliaque interne pour former la *veine iliaque primitive.*

Les *veines superficielles* du membre inférieur constituent un riche réseau situé entre la peau et l'aponévrose d'enveloppe du membre, elles se collectent en deux gros vaisseaux appelés veines *saphènes.* L'une, la *saphène externe* ou postérieure, ou encore petite saphène, naît de la partie externe de l'arcade veineuse dorsale, elle se porte en arrière, passe derrière la malléole externe où elle change de direction pour se porter en haut et en dedans dans le sillon formé par les deux jumeaux, au niveau du creux poplité elle traverse l'aponévrose en décrivant une crosse qui lui permet de venir se jeter dans la veine poplitée. Dans son trajet elle reçoit les veines de la partie postérieure et externe de la jambe, et elle envoie, au moment où elle va se jeter dans la poplitée, une longue anastomose à la saphène interne (fig. 117).

La *veine saphène interne* ou longue saphène naît de la veine dorsale interne qui continue l'extrémité interne de l'arcade dorsale, elle se dirige en arrière et passe devant la malléole interne, au niveau de laquelle elle change de direction ; elle se porte alors verticalement en haut en longeant la face interne du tibia, contourne le condyle interne du fémur, et monte le long de la face interne de la cuisse jusqu'au triangle de Scarpa; à 3 centimètres de l'arcade crurale, elle perfore l'aponévrose en décrivant un crochet et va se jeter dans la veine fémorale. Dans son trajet elle reçoit les veines superficielles des parties interne et antérieure de la jambe, et toutes les veines superficielles de la cuisse, au niveau du triangle de Scarpa elle reçoit aussi les *veines honteuses externes superficielles* et les *veines sous-cutanées abdominales* (fig. 118).

Les veines saphènes possèdent des valvules nombreuses, elles communiquent directement ou indirectement avec les veines profondes, de sorte que la circulation entravée dans une veine quelconque peut toujours se rétablir par les veines restées libres.

Veines du bassin. — Les veines du bassin sont calquées sur le système de division des artères nées de l'hypogastrique, les unes sont *extra-pelviennes,* ce sont les veines *fessières, ischiatiques, obturatrices* et *honteuses internes,* qui viennent des organes érectiles de la vulve, les autres sont *intrapelviennes* et proviennent ou des parois, *veines ilio-lombaires*, *veines sacrées latérales* et *veines sacrées moyennes*, ou des viscères, *veines vésicales*, *veines hémorroïdales moyennes*, *veines utérines* et *veines vaginales*.

Ces différentes veines se réunissent pour former la *veine iliaque interne*, qui après un trajet très court se joint à l'iliaque externe pour constituer le tronc de l'iliaque primitive.

B. — VEINE CAVE SUPÉRIEURE.

La veine cave supérieure est destinée à recueillir tout le sang de la partie sus-diaphragmatique du corps et à le rapporter au cœur. Elle naît au niveau de la face postérieure de l'extrémité sternale de la première côte

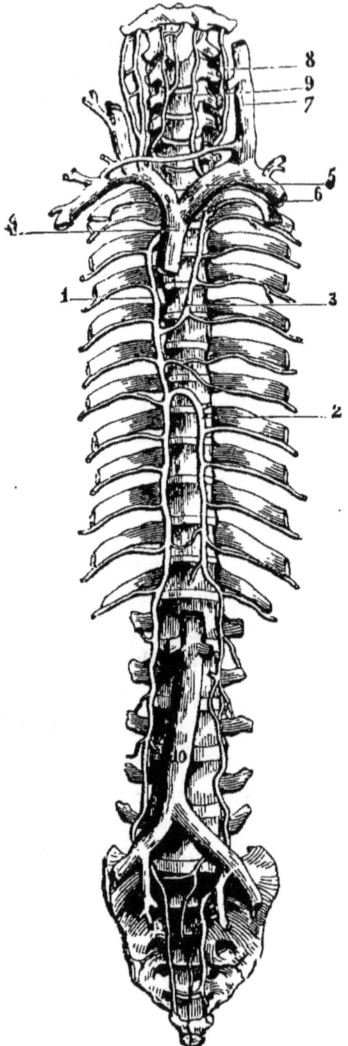

droite par la réunion des deux troncs brachio-céphaliques. Son trajet est très court, 6 à 8 centimètres, elle descend verticalement le long du bord droit du sternum et vient se jeter à la partie supérieure de l'oreillette droite. Elle est en rapport en avant avec le sternum dont elle est séparée chez l'enfant par le thymus, en arrière avec la trachée et la bronche droite, en dedans avec l'aorte, en dehors avec la plèvre et le poumon du côté droit. Dans sa partie inférieure elle est entourée presque complètement par le péricarde qui la sépare en arrière de l'artère et des veines pulmonaire droites (fig. 119).

Son principal affluent est la veine grande azygos résumé d'un système veineux appelé *système des azygos*, qui naissent dans l'abdomen et passent ensuite dans le thorax.

La *grande azygos* fait suite à la veine lombaire ascen-

Fig. 119. — Système des azygos, veine cave inférieure sectionnée.

1. grande azygos; 2. petite azygos; 3. tronc des intercostales supérieures gauches; 4. veine cave supérieure; 5. tronc veineux brachio-céphalique; 6. veine sous-clavière; 7. veine jugulaire interne; 8. jugulaire postérieure; 9. cervicale ascendante; 10. veine cave inférieure.

dante droite, elle traverse le diaphragme en passant dans un orifice creusé dans le pilier droit, suit la partie droite des corps vertébraux jusqu'à la troisième vertèbre dorsale ; à ce niveau elle se recourbe en avant pour aller se jeter dans la veine cave supérieure. Elle reçoit dans son trajet les *neuf dernières veines intercostales droites*, le tronc commun des six veines intercostales supérieures gauches, quelquefois le *tronc commun des veines intercostales supérieures droites*, lorsque celles-ci ne se jettent pas dans la sous-clavière ou dans le tronc brachio-céphalique, et enfin la suivante (fig. 119).

La *petite azygos*, née de la veine lombaire ascendante gauche, suit un trajet symétrique à celui de la grande azygos jusqu'à la septième vertèbre dorsale, au niveau de laquelle elle se porte en dedans pour se jeter dans la grande azygos. Elle reçoit les six *dernières veines intercostales gauches*.

Troncs brachio-céphaliques. — Ces vaisseaux résument de chaque côté la circulation veineuse des membres supérieurs, du cou et de la tête. Ils naissent en arrière de l'articulation sterno-claviculaire par la réunion des veines sous-clavière et jugulaire interne, celui du côté gauche est long et oblique en bas et à droite, celui du côté droit est court et vertical. Dans leur trajet ils reçoivent les veines *vertébrales* qui suivent le trajet de l'artère et traversent les trous creusés dans les apophyses transverses des vertèbres cervicales, les veines *thyroïdiennes inférieures*, les veines *mammaires internes*, les veines *diaphragmatiques supérieures*, les veines *thymiques*, *péricardiques*, *œsophagiennes* et *médiastines*.

Veines du membre supérieur. — Les veines du membre supérieur sont divisées en veines *profondes* et en veines *superficielles*.

Les veines profondes correspondent aux artères, elles portent le même nom et suivent le même trajet, généralement au nombre de deux, placées sur les flancs de l'artère. Il y a donc deux arcades *palmaires superficielles*, deux *arcades palmaires profondes*, deux *veines radiales*, deux *veines cubitales*, deux *veines humérales*.

A l'aisselle les deux veines humérales se rejoignent et forment la *veine axillaire* qui suit le trajet de l'artère et devient *veine sous-clavière* en passant sous la clavicule. Elle conserve ce nom jusqu'au moment où elle s'unit à la veine *jugulaire interne* pour constituer le *tronc veineux brachio-céphalique*.

Les *veines superficielles* du membre supérieur sont très importantes, c'est sur ce système qu'on a l'habitude de faire la saignée. Elles sont situées dans le tissu cellulaire sous-cutané entre la peau et l'aponévrose d'enveloppe du membre, et communiquent avec les veines profondes. Elles naissent en grande partie du dos de la main. où elles constituent *l'arcade veineuse dorsale*, qui reçoit par sa convexité inférieure les veines collatérales des doigts, par son extrémité interne la veine *salvatelle* du petit doigt, et par

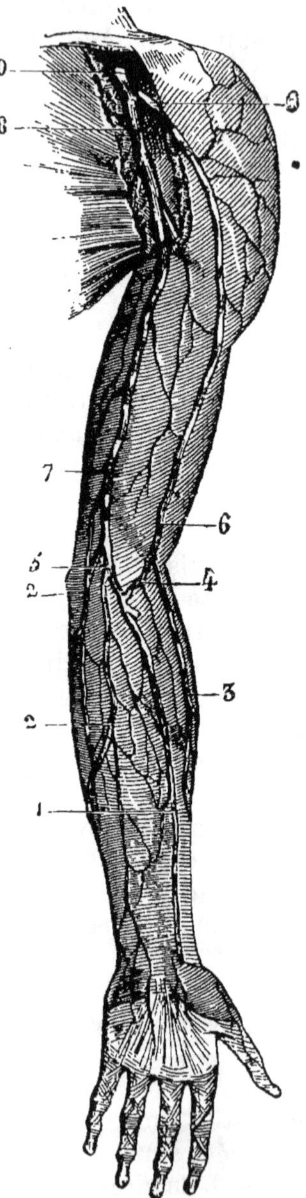

Fig. 120. — Veines superficielles du membre supérieur.

1. veine médiane; 2. veine cubitale; 3. veine radiale; 4. veine médiane céphalique; 5. veine médiane basilique; 6. 6. veine céphalique; 7. veine basilique; 8. veine axillaire; 9. extrémité supérieure de cette veine.

son extrémité externe la veine *céphalique du pouce*.

La réunion de la céphalique à la portion externe de l'arcade veineuse dorsale constitue la veine *radiale* superficielle qui monte à l'avant-bras jusqu'à l'épicondyle, où elle devient la *veine céphalique*. La réunion de la salvatelle à la partie interne de l'arcade dorsale forme la *veine cubitale superficielle* qui monte à l'avant-bras sur sa face antéro-interne jusqu'à l'épitrochlée où elle devient la *veine basilique* (fig. 120).

Entre ces deux veines on en aperçoit une autre la *veine médiane*, qui de la main se porte sur le milieu de l'avant-bras jusqu'au pli du coude, où elle se divise en deux branches, l'une externe, *médiane céphalique*, qui se réunit à la veine radiale superficielle, l'autre interne médiane basilique qui se réunit à la cubitale superficielle. Au moment où elle va se bifurquer la veine médiane reçoit de la profondeur la *veine perforante du coude*. La réunion des deux veines médianes basilique et céphalique aux veines radiale et cubitale superficielles forme devant le pli du coude un M majuscule (fig. 128), c'est en général sur un des jambages du milieu, le plus souvent la médiane céphalique, qu'on fait la saignée que nous étudions plus loin. La réunion de la médiane basilique à la radiale superficielle forme la veine *basilique*, qui monte sur le bord externe du bras, perfore l'aponévrose et se jette dans une des veines humérales ou dans l'axillaire. La *veine céphalique* du bras, constituée par l'union des veines médiane céphalique et cubitale superficielle, longe le bord interne du bras jusqu'au creux de l'aisselle pour aller se jeter dans la veine axillaire ou quelquefois dans la veine sous-clavière.

Veines de la tête et du cou. — Les veines de la tête et du cou viennent aboutir à quatre gros troncs veineux appelés *veines jugulaires*. Les veines profondes du crâne et du cou constituent le territoire de la veine *jugulaire interne*.

Les veines contenues dans la cavité crânienne sont les *veines de l'encéphale* proprement dit, les *sinus de la dure-mère*, les *veines méningées* et les *veines du diploe*.

La *veine jugulaire interne* est formée par les veines précédentes qui sont venues se réunir au sinus latéral, celui-ci, au niveau du *golfe de la veine jugulaire* creusé dans le trou déchiré postérieur, devient la veine jugulaire interne qui descend sur le côté antéro-externe de l'artère carotide interne en suivant un trajet oblique en bas et en avant jusqu'au niveau de l'articulation sterno-claviculaire. Elle se réunit en ce point à la veine sous-clavière pour constituer le tronc brachio-céphalique. Dans son parcours elle reçoit les veines profondes du cou, dont les principales sont les veines *faciale, linguale, thyroïdienne, laryngées* et *pharyngées*.

Les veines superficielles du cou sont :

1° La *veine jugulaire externe* formée au niveau du col du condyle du maxillaire inférieur par la réunion des veines *maxillaire interne* et *temporale superficielle*, elle traverse la glande parotide, puis croise le muscle sterno-cléido-mastoïdien, elle perfore les aponévroses cervicales superficielle et moyenne en arrière de ce muscle pour aller se jeter dans la veine sous-clavière, elle reçoit dans son trajet les veines *occipitales*, *auriculaires postérieures*, *scapulaires* et les veines *scapulaires supérieures* (fig. 119).

2° La *veine jugulaire antérieure*, née dans la région sus-hyoïdienne; elle descend près de la ligne médiane jusqu'au niveau de la fourchette sternale, où elle se coude pour se porter en dehors et aller se jeter dans la veine sous-clavière, après avoir perforé les aponévroses cervicales et avoir croisé le bord antérieur du sterno-cléido-mastoïdien.

3° La *veine jugulaire postérieure*, qui naît entre l'occipital et l'atlas et descend dans les gouttières vertébrales; au-dessous de la septième apophyse transverse cervicale elle se porte en avant et vient se jeter au niveau du confluent des jugulaires.

STRUCTURE DES VEINES

Formées comme les artères de trois tuniques, elles s'en distinguent par un développement moins considérable des éléments élastiques et musculaires de la couche moyenne. Aussi, lorsqu'on sectionne une artère et une veine, la forme que prennent ces vaisseaux est-elle différente, l'artère reste béante, tandis que la veine s'affaisse par aplatissement des parois. La tunique interne forme à l'intérieur des replis qui constituent des *valvules* ; les unes sont de véritables diaphragmes, surtout au point d'abouchement d'un vaisseau dans un autre, les autres sont des sortes de goussets semblables aux valvules sigmoïdes, elles sont surtout abondantes dans les veines du membre inférieur, et la concavité de ces valvules regarde du côté du cœur (fig. 121).

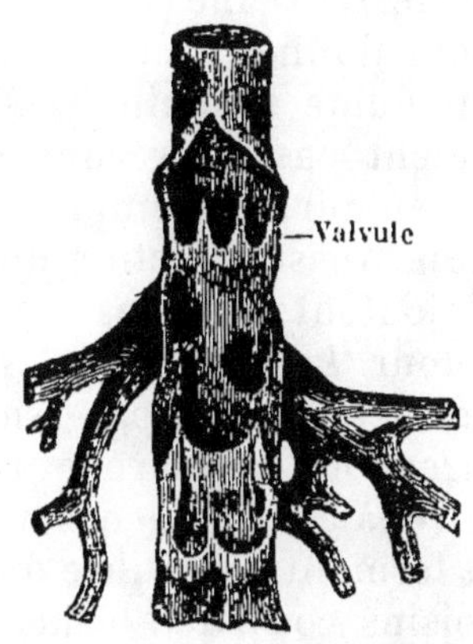

Fig. 121. — Veine ouverte avec valvules.

§ II. PHYSIOLOGIE DES VEINES

Le mouvement du sang dans le système veineux est dû également à l'impulsion cardiaque ; le sang, après avoir traversé les capillaires, s'engage dans les veines, c'est-à-dire du côté où la résistance est moindre. Comme dans le reste du système vasculaire, la circulation veineuse se produit grâce à la différence de pression qui existe au sommet des cônes artériels et veineux. La force impulsive du cœur s'amoindrit à mesure qu'on s'éloigne de cet organe; au niveau de l'aorte elle est de $\frac{25}{100}$ d'atmosphère, au niveau des capillaires elle n'est plus que de $\frac{12}{100}$ d'atmophère, et au niveau de la terminaison du système veineux elle est considérée comme nulle. Cette inégalité de pression ne serait pas suffisante pour donner lieu à la progression régulière et constante du fluide sanguin, si d'autres circonstances n'intervenaient pas pour contre-balancer les obstacles que la pesanteur, les compressions, etc., opposent à la circulation. Aussi à l'action du cœur sous forme de *vis a tergo* s'ajoutent d'autres causes aidant la circulation de retour. La présence des valvules et leur disposition ne permettent la progression du sang que dans une seule direction, la marche rétrograde du sang ne peut se faire là où il y a des valvules, car celles-ci s'abaissent et ferment le calibre du vaisseau. L'action des muscles voisins contribue également à la progression du sang, leurs contractions les rendant plus volumineux et plus résistants, aussi les veines situées dans leur épaisseur ou à leur contact sont-elles comprimées, compression qui charrie le sang dans la seule direction qui leur est possible. L'influence de la contraction musculaire sur la circulation veineuse est très apparente dans la saignée : si le membre est au repos, le sang s'écoule en moins grande quantité que si l'on fait exécuter des mouvements à la main ou aux doigts. Le voisinage des artères animées de battements agit d'une façon à peu près semblable. Enfin les mouvements respiratoires viennent apporter leur concours; pendant l'inspiration, la dilatation du thorax tend à faire le vide qui est immédiatement comblé par l'air qui se précipite dans le poumon et par le sang veineux qui afflue de toute part vers le cœur. L'inspiration amène également une compression des organes abdominaux qui chassent le sang qui y est contenu. Pendant l'expiration un phénomène inverse se produit, les parois veineuses sont soumises dans le thorax à une augmentation de pression qui tend à chasser le sang hors de la cage thoracique, mais cet obstacle est compensé par le jeu des valvules, et du côté de l'abdomen par un vide qui appelle le sang des parties sous-jacentes.

Les causes qui sont des obstacles à la circulation sont la pesanteur dans la partie sous-diaphragmatique du corps, les constrictions et les compressions de toutes sortes, jarretières, utérus gravide, tumeur abdominale, etc.

§ III. PATHOLOGIE DES VEINES

Phlébite. — La phlébite est l'inflammation des parois des veines qui s'épaississent. Tous les maladies microbiennes (fièvre puerpérale, fièvre typhoïde, tuberculose, etc.), toutes les opérations qui se compliquent d'inflammation et en particulier les opérations faites sur le petit bassin peuvent occasionner la phlébite.

Les micro-organismes entraînés dans la circulation se localisent sur une veine au point où la circulation est la moins active. Ils produisent un travail d'ulcération qui transforme l'endoveine normalement lisse en paroi rugueuse, le sang se coagule à ce niveau par abandon d'une couche de fibrine, à laquelle viennent s'ajouter d'autres couches. Le calibre du vaisseau est ainsi obstrué petit à petit, une *thrombose* s'est produite secondairement à la *phlébite.* Le cours du sang ainsi arrêté dans un vaisseau, il en résulte une augmentation de pression au-dessous du trombus ou caillot, et par cela même une dilatation plus ou moins considérable du calibre de la portion du vaisseau veineux sous-jacent. Le sérum sanguin sort de la veine par extravasation, d'où *œdème*; le sang veineux, pour revenir au cœur, doit emprunter les voies veineuses collatérales, d'où dilatation des veines voisines et *développement de la circulation collatérale.* Que va devenir la veine malade, en un mot quelle sera la marche de la maladie? Différents cas pourront se présenter :

1° Petit à petit le caillot se résorbe et la circulation normale se rétablit;

2° Le caillot ne se résorbe qu'en partie, le calibre du vaisseau est rétréci, la circulation se rétablit, mais elle est insuffisante;

3° Le caillot persiste et se transforme en un bloc fibreux, le vaisseau est perdu à jamais pour la circulation, les voies de suppléance sont devenues permanentes, l'œdème sera chronique ou apparaîtra à la moindre fatigue du membre.

Phlegmatia alba dolens. — On donne ce nom à la phlébite des accouchées se localisant le plus souvent sur les veines des membres inférieurs. Elle est due au streptocoque, c'est une manifestation atténuée de la fièvre puerpérale; elle peut n'en être que la seule ou elle peut survenir au cours d'une infection puerpérale plus ou moins grave.

Symptômes. — Cette complication apparaît en général à la fin de la troisième semaine qui suit l'accouchement, et les suites de couches ont été le plus souvent fébriles. Il n'est pas rare de ne constater dans la courbe de température qu'une ou deux élévations, quelquefois même la courbe est normale, mais il est probable que des élévations peu considérables se sont produites en dehors des heures auxquelles on prenait la température de l'accouchée.

Le premier signe est accusé par la malade, c'est la *douleur* qui survient brusquement, soit dans le mollet, soit au niveau du pli de l'aine, le plus souvent du côté gauche. Cette douleur peut persister pendant quelques jours, elle est d'intensité variable, tantôt sourde, tantôt vive, elle peut être continue ou intermittente, elle est exaspérée par le moindre mouvement et par la pression même légère. Suivant de près la douleur, quelquefois la précédant, apparaît l'*œdème* qui débute par la racine du membre; d'abord peu appréciable, il devient assez rapidement considérable. Le membre atteint paraît affaissé sur lui-même, étalé, il est lisse, luisant, d'une blancheur très accentuée, sa transparence permet de voir les veines superficielles devenues plus apparentes par suite de leur dilatation.

Il est difficile de déterminer le *godet* que l'on produit habituellement sur les tissus œdémateux reposant sur un plan résistant en appuyant la pulpe de l'index lentement et progressivement, car dans la phlegmatia l'infiltration séreuse a envahi non seulement les mailles du tissu cellulaire, mais encore le derme. Si l'on palpe avec précaution le trajet normal de la veine douloureuse on sent un cordon dur, roulant sous le doigt, il est prudent de ne pas rechercher ce signe, car une pression même légère du vaisseau peut détacher un fragment de caillot et produire une embolie. La température du membre est généralement augmentée dans les premiers jours, puis diminuée. L'infiltration séreuse se manifeste également au niveau des articulations, le genou est souvent atteint d'hydarthrose qui distend les culs-de-sac synoviaux et augmente la déformation du membre; l'articulation tibio-tarsienne peut aussi être envahie.

Les phénomènes généraux sont très variables : au début de l'affection, la température s'élève, 38°-39° et même 40°, le pouls est fréquent, le facies est pâle; on peut voir survenir des nausées, des vomissements, des maux de tête, etc., en un mot tout ce qui accompagne les infections.

Marche et terminaison. — Après une période d'accroissement qui dure environ une semaine, il y a une période stationnaire pendant laquelle la douleur et l'œdème s'atténuent. Puis vient la période de décroissance, la douleur est disparue et l'œdème diminue plus ou moins rapidement selon les modifications anatomiques du caillot, l'impotence fonctionnelle est moins accentuée.

La guérison peut être complète avec disparition totale de l'œdème et retour à l'état primitif de la jambe. Dans certains cas, au contraire, à la suite de marche, de fatigue, l'œdème peut se reproduire, et ces phénomènes peuvent durer pendant un temps très variable. Enfin la phlegmatia alba dolens peut devenir chronique, l'œdème persiste même au repos et le membre inférieur est déformé par cette sorte d'hypertrophie. C'est dans ces cas qu'on voit apparaître des troubles trophiques du système cutané, la peau est sèche et tend à se fendre, les poils se développent en abondance et en volume, les ongles sont striés.

La durée est d'environ trois semaines à un mois, mais on ne doit pas permettre à la femme de se lever avant le quarantième jour qui suit la dernière élévation de température. Les plus grandes précautions doivent être prises pour l'exécution des premiers mouvements dans la crainte d'une *embolie*. Le caillot détaché de la masse principale est entraîné jusqu'au cœur droit où il peut s'arrêter, et provoquer une syncope et la mort ; s'il suit le cours du sang qui part du ventricule droit, il passe dans l'artère pulmonaire et il n'est arrêté dans le poumon qu'au point où il rencontre un vaisseau dont le calibre est inférieur au sien. Si cette artère se rend à un territoire pulmonaire important, la mort survient aussitôt ; si au contraire le caillot est petit, une artériole seule pourra être oblitérée et quelques lobules seulement seront privés de l'afflux sanguin, les vaisseaux voisins chercheront à suppléer celui où le sang ne passe plus et des phénomènes de congestion se produiront. La malade accusera un point de côté plus ou moins intense, de la gêne respiratoire, elle expectorera quelques crachats mêlés de sang, il y a *apoplexie pulmonaire*.

La connaissance de ces complications qu'on doit et qu'on peut le plus souvent éviter permet de fixer le traitement. Celui-ci consiste à tenir la malade au *repos le plus absolu*, le membre inférieur sera entouré d'une forte couche de ouate et placé dans une gouttière métallique dont l'extrémité correspondant au pied sera mise sur un plan plus élevé que celui occupé par l'autre extrémité.

Varices. — Les varices sont constituées par la dilatation permanente des veines, elles sont surtout apparentes au niveau des veines superficielles du membre inférieur, où elles peuvent prendre pendant la grossesse un volume assez considérable. Dans certaines régions les varices portent un nom spécial, c'est ainsi qu'on appelle *hémorroïdes* les varices de l'anus et du rectum, *varicocèle* les varices des veines spermatiques.

Les causes qui prédisposent aux varices sont la station debout prolongée, aussi les repasseuses, les cuisinières seront-elles souvent variqueuses, et certaines diathèses comme l'arthritisme. Les causes déterminantes sont celles qui gênent la circulation en comprimant les gros troncs veineux, c'est ainsi qu'agissent l'utérus gravide, et toutes les tumeurs du bassin et de l'abdomen.

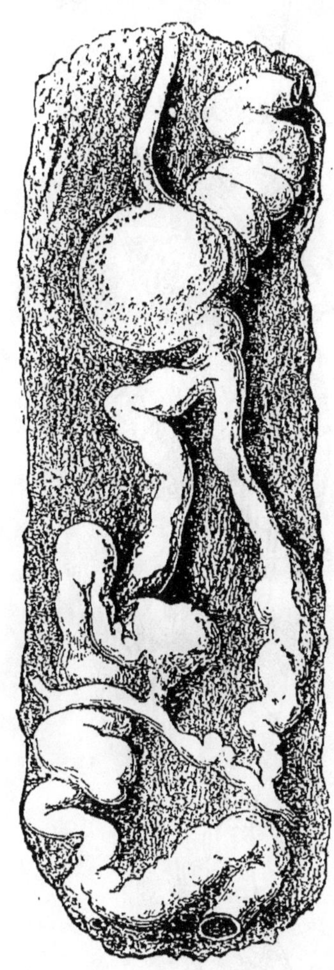
Fig. 122. — Veines variqueuses.

Les parois subissent diverses altérations, elles sont d'abord dilatées, puis à la dilatation succède l'épaississement et l'allongement du vaisseau, qui est obligé de se pelotonner (fig. 122). Enfin le troisième degré est caractérisé par la dilatation inégale du vaisseau, dont certaines portions amincies se laissent distendre sous

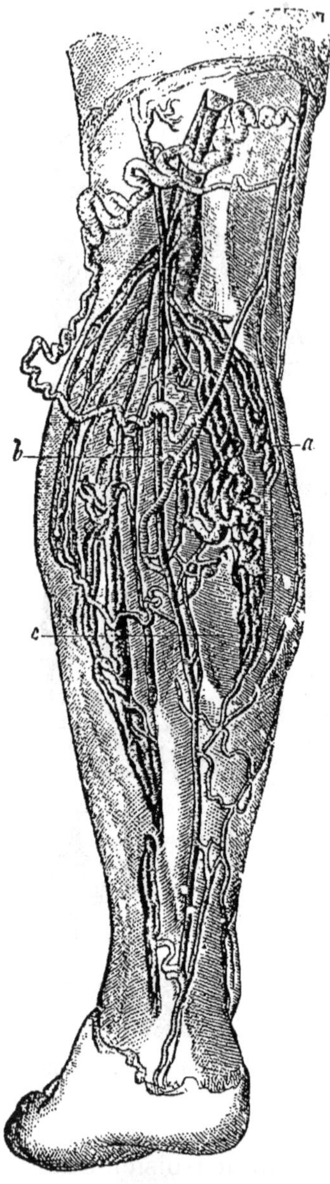

Fig. 123. — Veines variqueuses du membre inférieur.

forme d'ampoules, dans lesquelles le sang peut se coaguler et donner naissance à de petites masses dures appelées *phlébolithes*.

Cette phlébite chronique retentit sur les parties environnantes, le tissu cellulaire s'épaissit et s'indure, *périphlébite*; la peau devient lisse, mince, pigmentée, elle peut même s'ulcérer et donner naissance à un *ulcère variqueux*.

Les *symptômes* sont surtout physiques, au début on aperçoit des traînées bleuâtres sur la peau, puis ces traînées deviennent saillantes, véritables cordons qui se laissent facilement déprimer par le doigt, enfin ces cordons s'allongent, se replient, deviennent flexueux (fig. 123 et 124), les parois s'épaississent en certains points, s'amincissent en d'autres, ce qui donne naissance à des ampoules plus ou moins considérables. Quelquefois tout le système veineux du membre inférieur est devenu variqueux, les jambes prennent une teinte noirâtre, et les veines de la cuisse et des organes génitaux externes sont envahies.

Les symptômes fonctionnels s'accentuent avec le développement des lésions, au début les varices profondes sont la cause des sensations de tension, de

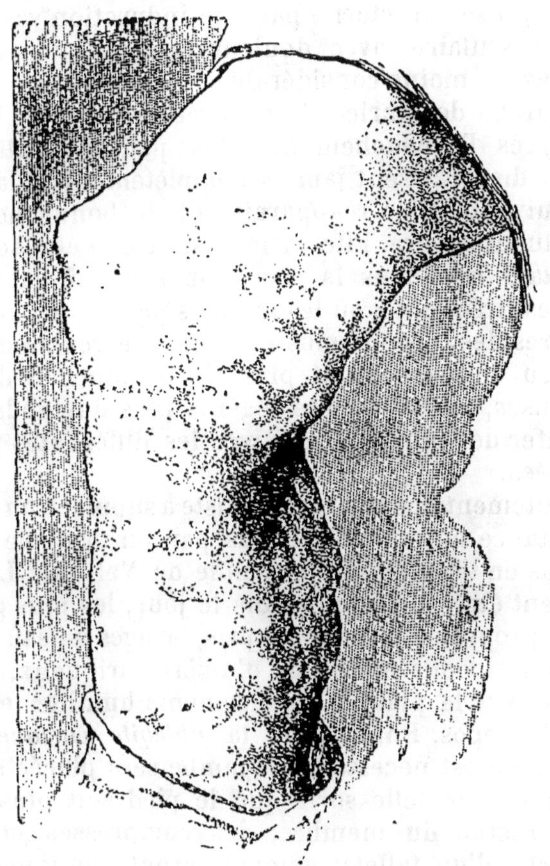

Fig. 124. — Jambe variqueuse.

pesanteur dans les mollets, puis le membre tout entier devient lourd et douloureux, rendant la marche difficile et pénible.

Les complications ne surviennent en général qu'avec un développement excessif des varices, ce sont les *ulcères variqueux* qui se produisent sous l'influence des troubles trophiques de la peau, les *hémorragies* internes ou externes qui sont très graves et ont pu amener la mort, elles sont la conséquence d'un traumatisme, la *phlébite* qui se caractérise par une induration vasculaire et péri-vasculaire, avec douleur et rougeur dans une zone plus ou moins considérable.

La marche des varices varie avec la cause de l'affection, après l'accouchement elles peuvent s'atténuer, mais ne disparaissent jamais complètement, à la grossesse suivante elles réapparaissent de bonne heure et s'accentuent encore. Elle varie aussi avec l'état social, il est certain que dans la classe ouvrière où la station debout est fréquente, où les femmes portent en guise de jarretières des cordons plus ou moins serrés au-dessous du genou, les veines ont plus de tendance à devenir variqueuses, et les varices légères plus de tendance à augmenter de volume et à suivre les différentes phases énumérées.

Le traitement des varices consiste à suppléer au défaut de résistance normale des tissus par un système artificiel : bas en tissu élastique, bande de Velpeau. Les bas ne doivent être portés que dans le jour, les plus grands soins de propreté doivent être pris, lavages à l'eau froide ou à l'eau alcoolisée. En cas d'ulcère variqueux, il faut appliquer sur la plaie des pansements humides et conseiller le repos. Enfin dans la *phlébite variqueuse* le repos absolu est nécessaire, la jambe sera placée sur un plan incliné de telle sorte que le pied soit plus élevé que la racine du membre; des compresses chaudes recouvertes d'un taffetas gommé seront appliquées sur la région enflammée.

Plaies des veines. — Toute solution de continuité faite sur une veine devient le point de départ d'une *hémorragie*. Celle-ci se distingue d'une *hémorragie artérielle* par la couleur noire du sang, et par son écoulement continu et lent, *en bavant*.

Les moyens hémostatiques sont les mêmes que pour

les artères, mais la compression doit être faite entre le point qui saigne et l'extrémité terminale du membre.

Saignée. — La saignée est une intervention qui consiste à extraire de l'organisme une certaine quantité de sang. Elle est faite dans le but soit de décongestionner une région (sangsues, ventouses scarifiées), soit d'enlever à la circulation une partie du sang qui y circule,

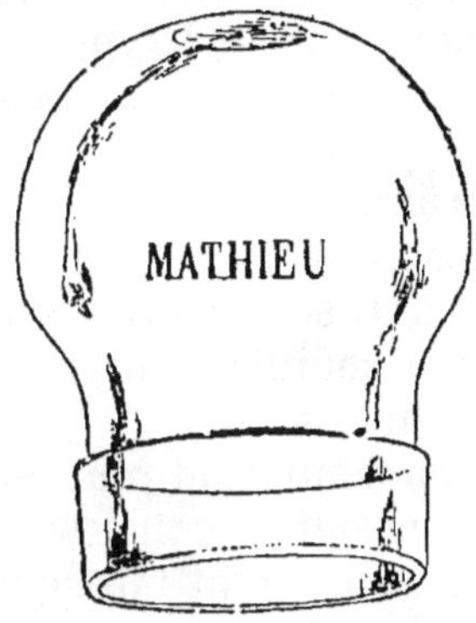

Fig. 125. — Ventouse.

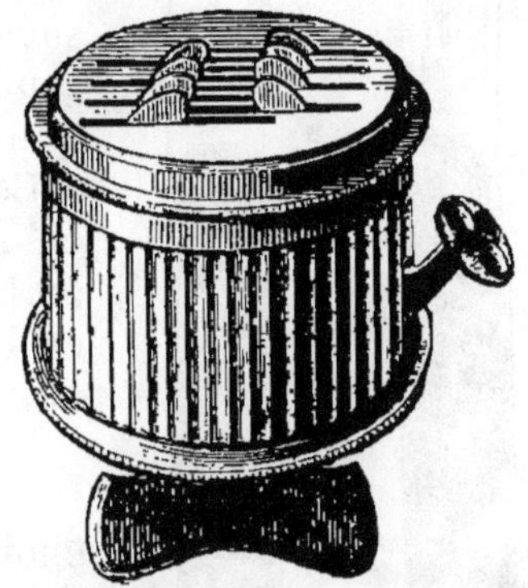

Fig. 126. — Scarificateur.

pour faire baisser la tension sanguine ou pour diminuer les toxines charriées par le sang.

Nous ne nous occuperons que de la saignée faite sur les veines ou *phlébotomie.* Celles qu'on a choisies sont les veines du pli du coude, qui sont très apparentes grâce à la minceur de la peau qui les recouvre.

Les objets nécessaires pour faire cette petite opération sont : 1° une lancette dont il existe plusieurs modèles, le meilleur est celui qui est appelé lancette à grain d'orge (fig. 127); 2° une *bande à ligature* facile à se procurer, les bandes en toile sont préférables à toute autre à cause de leur résistance, elle doit être longue d'environ deux mètres et large de deux travers de doigt, elle est destinée à comprimer le vaisseau entre le cœur et le point d'élection afin de le rendre plus saillant et de forcer le sang à s'écouler par la piqûre ; 3° un *récipient* où on recueillera le sang pour en apprécier la quantité; 4° des objets de pansement, c est-à-dire de la *gaze* stérilisée ou antiseptique, du coton hydrophile et une bande de flanelle, de tarlatane ou de toile, pour maintenir le pansement.

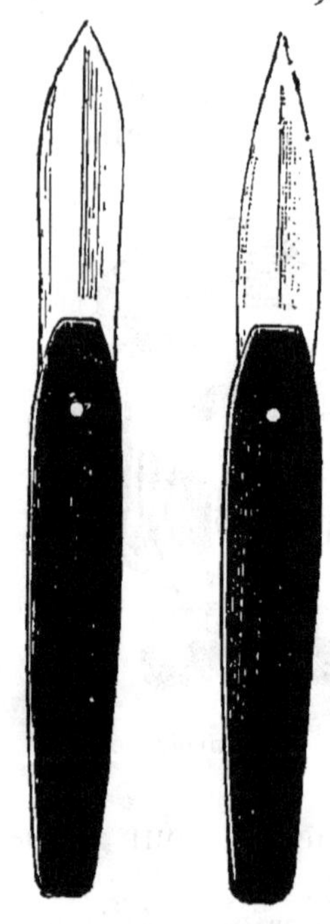

Fig. 127. — Lancettes à grain d'orge et à grain d'avoine.

A côté de ces objets de première nécessité il est bon d'avoir sous la main un stylet ou une sonde cannelée, une pince à disséquer et des ciseaux.

Ces instruments devront avoir été stérilisés avant l'opération soit en les flambant, soit de préférence en les faisant bouillir pendant dix minutes au moins.

L'opération comprend plusieurs temps : le premier consiste, le choix de la veine étant fait sur la médiane céphalique par exemple, à placer la bande sur le tiers inférieur du bras.

La constriction doit être suffisante pour empêcher la circulation veineuse superficielle, et ne pas être trop forte de peur de comprimer l'artère humérale, ce qui priverait la portion sous-jacente du membre du sang qui doit lui être apporté et qui doit revenir en partie par les veines superficielles de l'avant-bras; on peut s'assurer de la non-interruption de la circulation artérielle en recherchant le pouls au niveau de la partie inférieure de l'artère radiale.

Le deuxième temps consiste à faire l'antisepsie des mains de l'opérateur et de la région sur laquelle on doit faire l'incision, celle-ci doit être savonnée et brossée, puis frottée avec un tampon de coton imbibé d'alcool à 90° ou d'éther.

Nous arrivons maintenant au troisième temps ou opération proprement dite. Le bras du patient est maintenu immobile soit par un aide, soit par l'opérateur qui place la main sous son aisselle, puis il saisit avec la

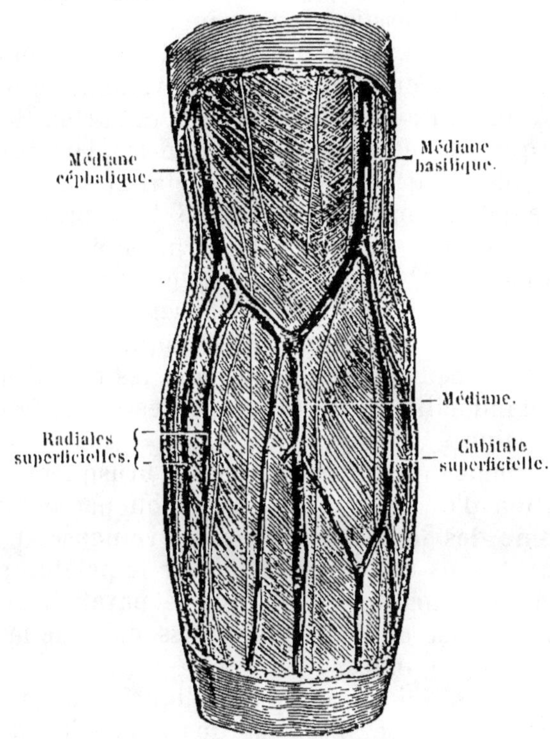

Fig. 128. — Veines superficielles du pli du coude, lieu d'élection de la saignée.

main gauche le membre supérieur au niveau du coude, la paume de la main recevant dans sa concavité l'olécrane; le pouce se place sur un des bords, les quatre autres doigts sur l'autre bord, de façon à embrasser une grande partie de la région du coude et à maintenir tendue légèrement la peau à ce niveau. La main droite prend la lancette par le talon, celle-ci est tenue entre le pouce et l'index, les autres doigts prennent point d'appui sur la face antérieure de l'avant-bras du malade. La pointe est placée sur la peau au niveau de la saillie faite par la veine, puis enfoncée jusqu'à ce que sur ses faces latérales viennent apparaître quelques gouttelettes de sang; c'est la *ponction* de la veine.

La lancette est ensuite retirée soit directement, soit en lui faisant exécuter un petit mouvement de bascule destiné à agrandir la plaie veineuse, et surtout la plaie cutanée qui doit être plus large que la plaie veineuse pour l'écoulement facile du sang. Celui-ci s'écoule sous forme de jet qu'on reçoit dans le vase préparé. Dès qu'on a recueilli la quantité de sang jugée nécessaire, de 125 grammes à 500 grammes, quelquefois plus, on retire la bande, puis on applique le pansement après avoir lavé la plaie avec un liquide antiseptique.

L'opération peut être difficile dans les cas d'embonpoint ou d'indocilité du sujet, de petitesse ou d'anomalies de la veine.

L'écoulement sanguin peut s'arrêter brusquement par interposition d'un peloton graisseux ou par défaut de parallélisme des lèvres des incisions veineuse et cutanée; il suffit dans ces cas ou d'enlever le peloton graisseux avec une pince ou de rétablir le parallélisme des incisions veineuse et cutanée par glissement de la peau sur les parties profondes.

Les accidents qui peuvent compliquer une saignée sont l'*ecchymose* et le *thrombus* dus à l'infiltration du sang dans le tissu cellulaire sous-cutané, la *syncope* occasionnée par la vue du sang ou la trop grande faiblesse du sujet, la *blessure de l'artère* qui peut être le point de départ d'un anévrisme artérioso-veineux, la douleur occasionnée par la section d'un filet nerveux recouvrant l'artère, enfin les infections, *phlegmon, érysipèle, phlébite,* reconnaissant pour cause des fautes antiseptiques, soit qu'on ait mal nettoyé la région sur laquelle on opère, soit qu'on ait employé des instruments malpropres, non ou insuffisamment stérilisés.

CHAPITRE III

SANG

§ I. ANATOMIE

Le sang est un liquide destiné à transporter à tous les tissus les matériaux nécessaires à leur nutrition, et à rapporter les produits de désassimilation qui doivent être éliminés par des organes spéciaux.

Il est rouge, alcalin, légèrement salé, sa densité est de 1,05 en moyenne, sa quantité est de 5 à 6 litres, le treizième du poids du corps; sa température est de 38° à 40°. Il est formé de deux parties, une liquide, le *liquor* ou *plasma*, et une solide, contenue dans la précédente, le *cruor*. Le cruor est constitué par des cellules spéciales appelées *globules*, divisées en deux grandes classes, les globules rouges et les globules blancs.

Les *globules rouges* ou *hématies* ont la forme de petits disques bi-concaves, sans noyau chez l'homme, tout au moins chez l'adulte (fig. 129). Ils ont 7 μ de diamètre sur 2 μ d'épaisseur, ils sont au nombre de 5 millions par millimètre cube. Retirés de l'organisme, ils ont tendance à s'accoler les uns aux autres et se disposent en piles comparables à des piles de monnaie (fig. 129); ils sont très élastiques et peuvent s'allonger pour passer dans des vaisseaux dont le diamètre est inférieur au leur.

Les globules rouges sont composés de deux parties : l'une qui constitue leur charpente, l'autre, contenue dans les mailles de la précédente, est la *globuline*, substance protoplasmique chargée d'une matière colorante très importante, l'*hémoglobine*. Cette dernière donne au globule sa coloration rouge, elle peut être enlevée au sang en y versant de l'éther qui la dissout, puis elle se précipite sous forme de cristaux rhomboédriques ou *hématocristalline*.

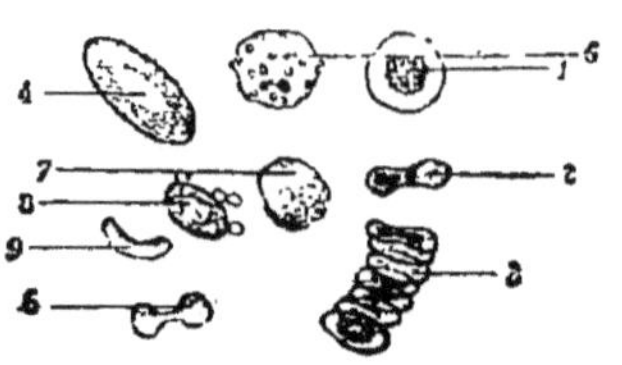

Fig. 129. — Globules sanguins.

1. globule rouge vu de face; 2. globule de profil; 3. globules en pile de monnaie; 4. globule de la grenouille avec noyau; 5. globule blanc de l'homme; 6. globule étranglé en bissac; 7, 8. globules rouges déformés; 9. globule rouge déformé vu de profil (Launois).

L'hémoglobine se compose de l'*hémine* et de l'*hématoïdine*, elle a pour fonction d'absorber l'oxygène au niveau du poumon pour le transporter sous forme d'*oxyhémoglobine* dans les tissus, et pour permettre les combustions nécessaires à la vie. Le composé oxyhémoglobine est peu stable, tandis qu'au contraire l'oxyde de carbone constitue avec l'hémoglobine une combinaison plus stable, l'*hémoglobine oxycarbonée*. Les tissus et en particulier les centres nerveux, ne recevant plus l'oxygène nécessaire à leur fonctionnement et à leur vie, meurent et entraînent la mort de l'organisme tout entier par *asphyxie*.

Les *globules blancs* ou *leucocytes* sont moins nombreux que les globules rouges, il y a environ un globule blanc pour 1 000 globules rouges; leurs dimensions sont plus considérables, 8 à 9 μ de diamètre, leur forme est irrégulière et changeante, enfin ils sont pourvus d'un noyau constitué de plusieurs segments reliés entre eux (fig. 129).

Ils peuvent sortir des vaisseaux en perforant leur paroi; c'est la *diapédèse* qui se produit surtout lorsque les globules blancs sont appelés à entrer en fonction. Depuis les travaux de Menschnikoff à l'institut Pasteur il est admis que les globules blancs sont les défenseurs de l'organisme contre les invasions microbiennes. Ils se portent en grand nombre vers les points où se sont localisés les microbes et les détruisent en les entourant de leurs prolongements et en les incorporant à leur propre substance; c'est à ce phénomène qu'on a donné le nom de *phagocytose*. Si la lutte reste à l'avantage des phagocytes la maladie ne se déclare pas ou avorte; si au contraire les microbes sont les plus forts, la maladie évolue et la bataille continue, la victoire des globules blancs assure le retour à la santé, celle des microbes peut amener la mort. C'est ainsi qu'on explique l'augmentation des globules blancs dans le sang des individus atteints d'une maladie infectieuse, et l'hypertrophie des organes chargés de former des globules blancs, comme les ganglions lymphatiques et la rate.

Le *liquor* est la partie liquide du sang, elle renferme à l'état de dissolution une substance appelée *fibrine* ou encore *substance fibrinogène*, et d'autres *matières albuminoïdes*; sur les 78 grammes de matières albuminoïdes contenues dans le liquor du sang, la fibrine entre pour 3 grammes seulement. C'est grâce à cette dernière que le sang peut se coaguler; deux ou trois minutes après sa sortie d'un vaisseau, le sang se prend en masse; la fibrine au contact de l'air se précipite sous forme de filaments, qui emprisonnent tout ce qui est contenu dans le sang. Petit à petit ce coagulum sanguin se rétracte et chasse la partie véritablement liquide constituant le *sérum*, la fibrine maintenant dans ses mailles les globules rouges et blancs forme le *caillot*. Si on laisse reposer une certaine quantité de sang dans un verre placé dans un endroit frais, on constate, après un ou deux jours, que le fond du verre est occupé par une masse rouge, solide, le *caillot*, tandis qu'à la superficie surnage un liquide jaunâtre, légèrement sirupeux, le *sérum*, c'est-à-dire le *liquor moins la fibrine*, le caillot étant constitué par le *cruor plus la fibrine*.

Quand on examine le caillot de profil, on remarque que sa coloration n'est pas la même dans ses différents plans : à la superficie il est moins coloré, là en effet s'est surtout accumulée la fibrine formant la *couenne*; à la partie moyenne la teinte est déjà plus foncée, cette portion du caillot est surtout formée de globules blancs; enfin la partie profonde est la plus teintée, les globules rouges, en vertu de leur densité plus considérable, sont venus s'y accumuler.

On peut éviter la coagulation : 1° en enlevant au sang la fibrine par le battage au contact de l'air; 2° en soumettant le sang à une chaleur d'au moins 50° ou au froid à 0°; 3° en versant dans la masse sanguine quelques gouttes d'acide ou de vinaigre.

L'*albumine* du sang se présente sous plusieurs formes : la *sérine*, la *paraglobuline* et les *peptones*.

Le sérum contient 2 à 4 pour 1000 de matières grasses, des alcools, de la cholestérine, des sucres, des dérivés azotés (urée, acide urique), des sels minéraux, 6 à 8 p. 1000 (chlorure de sodium, carbonate et phosphate de soude), enfin des gaz, dont la proportion est de 45 p. 100 (oxygène contenu dans les globules, et acide carbonique à l'état de dissolution et surtout de carbonate ou de bi-carbonate renfermé dans le liquor).

§ II. PHYSIOLOGIE

Le sang sert à porter aux différents tissus de l'organisme l'oxygène et les matériaux absorbés, et à rapporter les produits de combustion des cellules pour les éliminer ou les détruire. Il est donc nécessaire à la vie des tissus puisqu'il est pour ceux-ci l'organe de la nutrition et l'organe de l'élimination des produits devenus nuisibles; tout tissu privé de l'apport sanguin meurt, il y a *sphacèle* ou *gangrène*.

Dans son parcours à travers le système circulatoire, il subit de nombreuses modifications. Les unes sont relatives aux gaz contenus dans le sang; l'oxygène contenu en grande quantité dans les globules rouges du sang des artères est cédé aux tissus au niveau des capillaires, en échange le sang se charge à ce niveau d'acide carbonique; tandis que dans les capillaires du poumon le sang abandonne son acide carbonique et absorbe l'oxygène de l'air. Les autres modifications concernent les substances renfermées en dissolution dans le liquor : dans les capillaires des tissus le sang abandonne à ceux-ci les substances nutritives qu'il renferme, c'est l'alimentation, transformée par les actes complexes de la digestion, qui est chargée de venir combler les vides; les substances devenues assimilables sont absorbées au niveau de l'intestin et portées au sang par la veine porte et les veines sus-hépatiques d'une part, et par le canal thoracique d'autre part, comme nous l'étudierons plus loin. En outre, dans les capillaires le sang recueille les matières devenues inutiles et même nuisibles à l'organisme, produits de combustion dont les principaux sont l'urée, l'acide urique, la xanthine, l'hypoxanthine, etc. Parmi ces déchets, quelques-uns seront brûlés plus complètement dans certains organes, et par cela même détruits ou transformés; les autres filtreront dans d'autres organes et seront rejetés au dehors.

Ce sont toutes ces modifications qui donnent au sang le double aspect sous lequel on le rencontre. Avant de traverser les capillaires de la grande circulation le sang est *rouge vif*, c'est le *sang artériel*; après cette traversée il est devenu *noir*, c'est le *sang veineux*. Dans la petite circulation, le sang noir est contenu dans les artères pulmonaires et le sang rouge dans les veines pulmonaires, la couleur rouge étant due à l'union de l'oxygène à l'hémoglobine.

Dans la veine porte la constitution du sang est spéciale, on y rencontre en effet des matières sucrées qui seront arrêtées par le foie et transformées en *glycogène*, une grande quantité de substances albuminoïdes dont quelques-unes seront également retenues par le foie, enfin on peut y rencontrer des substances toxiques, absorbées au niveau de l'intestin, qui seront détruites par la glande hépatique. Cette dernière fonction joue un grand rôle pendant la grossesse, la femme fabriquant une plus grande quantité de toxines; tant que le foie suffit à sa tâche, rien d'anormal ne se produira, mais s'il vient à faiblir, les toxines ne seront plus retenues ou détruites, elles passeront dans la circulation générale, elles iront frapper les centres nerveux, alors apparaîtront toutes les manifestations des auto-intoxications de la grossesse, dont l'éclampsie est une des principales.

§ III. PATHOLOGIE DU SANG

La pathologie du sang repose presque tout entière sur les disproportions qui peuvent se produire entre les différents éléments du sang.

Chlorose. — La diminution des globules rouges entraîne la diminution de l'hémoglobine, aussi chaque fois que cette dernière n'existe plus en quantité normale dans le sang, des troubles surviennent dans l'organisme par suite de l'apport insuffisant de l'oxygène aux différents tissus. C'est là ce qui caractérise la chlorose, maladie à début lent en général, frappant de préférence les jeunes filles à l'époque de la puberté. Les tissus sont décolorés, la peau et les muqueuses sont pâles, le sang des règles, lorsqu'elles existent encore, est à peine coloré. Tous les organes peuvent se ressentir de cette affection, ils paraissent affaiblis et fonctionnent mal, les digestions sont pénibles, l'appétit est diminué ou perverti, la constipation est souvent très accentuée. Les malades sont nerveuses, souvent abattues, en proie à une fatigue générale, la moindre cause morale ou physique peut déterminer une syncope. Le sang, dont la richesse en hémoglobine est très diminuée, doit suppléer à cet appauvrissement par une circulation plus rapide, d'où rapidité du pouls, fréquence des battements du cœur, respiration accélérée.

Lorsque la chlorose survient chez une femme enceinte, elle peut devenir très grave et occasionner un avortement ou un accouchement avant terme.

Le traitement consiste à faire fonctionner tous les organes sans cependant arriver à la fatigue; le repos absolu au lit est souvent nécessaire en même temps que l'administration de fer, d'arsenic, etc. Plus tard on aura recours au traitement hygiénique : grand air, exercice modéré, hydrothérapie.

Anémie. — L'anémie n'est pas une maladie, c'est un symptôme dû à l'abaissement du nombre des globules, soit par défaut de production, soit par pertes abondantes ou répétées, comme cela se produit à la suite d'hémorragies abondantes ou fréquentes. La façon de lutter contre l'anémie c'est de permettre aux *hématoblastes* ou globules nains de devenir rapidement adultes en leur donnant une sorte d'inpulsion, de coup de fouet, c'est ainsi qu'agit le *sérum de Hayem*. Celui-ci est composé de 1000 grammes d'eau distillée dans laquelle on met 7 grammes de chlorure de sodium ou sel marin, et quelque fois 5 à 10 grammes de sulfate de soude. Il est injecté dans le tissu cellulaire sous-cutané à l'aide d'une longue aiguille adaptée à une seringue spéciale ou à un tube de caoutchouc en communication avec un bock à injection préalablement stérilisé.

Le sérum de Hayem a deux grandes indications : 1° les pertes abondantes de sang, comme il s'en produit souvent au cours de l'accouchement ou de la délivrance; 2° les infections graves comme l'infection puerpérale. Dans ce cas il est destiné à faire une sorte de *lavage du sang*, il dissout les toxines, élève la tension sanguine et favorise la filtration de l'urine au niveau des reins.

La quantité de sérum injecté varie suivant la cause, on peut faire dans les 24 heures des injections sous-cutanées de 500, 1000, 1500 et même 2000 grammes. Ce chiffre ne doit pas être dépassé, car une quantité trop considérable peut surmener le rein et amener de l'albuminurie.

Dans le cas d'hémorragie très considérable, mettant la vie en danger très rapidement, le sérum peut être injecté directement dans une veine, car le sérum injecté dans le tissu cellulaire sous-cutané peut mettre un temps assez long, une demi-heure, une heure avant d'être absorbé et passé dans le torrent circulatoire.

Infections. — Au cours des maladies infectieuses, on rencontre dans le sang les microbes causes de l'infection ; ils peuvent ainsi être portés dans différents organes où ils se localiseront et se multiplieront, donnant naissance à de nouvelles manifestations morbides. C'est ainsi qu'au cours de l'infection puerpérale, les streptocoques seront charriés par la masse sanguine, s'ils s'arrêtent dans la plèvre, ils donnent naissance à une pleurésie purulente, dans les articulations à des arthrites suppurées, etc. C'est dans le sang qu'on rencontre les hématozoaires produisant l'impaludisme.

Intoxications. — Le sang qui transporte les microbes dans l'organisme peut aussi transporter leurs produits de sécrétion ou *toxines*, ou d'autres poisons venant du dehors et absorbés au niveau du tube digestif, des voies respiratoires, ou de certaines muqueuses. Selon leur action, ils amèneront des troubles qui varieront avec les organes frappés, le système nerveux central ou périphérique en subit souvent l'influence, de là des manifestations variées : convulsions, contractures, coma, névrites, etc.

Émissions sanguines. — Lorsque le sang se porte en trop grande quantité dans un organe, il y a *congestion*, celle-ci peut amener des troubles dans les fonctions de cet organe, de là la nécessité d'attirer à la périphérie le sang de la profondeur ; on y parvient par l'emploi des *révulsifs*, sinapismes, vésicatoires, ventouses, cautérisation superficielle par la chaleur, par des substances caustiques, ou par l'emploi des *émissions sanguines* destinées surtout à enlever à l'organisme une quantité plus ou moins considérable de sang. Les principaux moyens sont les ventouses scarifiées, l'application de sangsues, qui font des *saignées locales*, ou l'ouverture d'une veine du pli du coude ou *saignée générale*, que nous avons étudiée précédemment.

PHYSIOLOGIE GÉNÉRALE DE LA CIRCULATION

Pression sanguine. — La pression du sang dans les différents vaisseaux de l'organisme, artères, veines, capillaires, s'apprécie à l'aide d'instruments spéciaux, qui sont des manomètres à mercure plus ou moins modifiés. Elle dépend de la force développée par les contractions du cœur et de l'élasticité des vaisseaux, aussi le point où elle est la plus élevée est la crosse de l'aorte et elle décroît à mesure qu'on s'éloigne du cœur, elle est donc plus élevée dans les artères que dans les capillaires, dans les capillaires que dans les veines, son minimum étant au niveau de la terminaison des veines dans l'oreillette droite. Au niveau de l'aorte, elle est évaluée à un quart d'atmosphère, et au niveau de l'embouchure de la veine cave, elle est considérée comme nulle. C'est cette différence de pression qui est une des principales causes du cours du sang, c'est-à-dire de la circulation, le sang s'éloigne du cœur parce qu'il trouve toujours devant lui un point où la pression est moins forte.

Vitesse du sang. — La vitesse du sang dépend du calibre du vaisseau. Or, nous savons que plus on s'éloigne du cœur, plus les vaisseaux se sont divisés, et par conséquent plus ils sont nombreux. Le système artériel peut être comparé à un cône, dont le sommet tronqué correspond à l'aorte et la base aux capillaires. Aussi est-ce à ce niveau que la circulation sera le plus ralentie.

Le ralentissement de la circulation, la minceur des parois des capillaires et la diminution de pression permettent de comprendre les nombreux échanges qui se produisent dans les tissus, riches en vaisseaux capillaires.

Le système veineux peut lui aussi être comparé à un cône dont la base correspond aux capillaires et le sommet aux veines caves, la base est donc commune au cône artériel et au cône veineux; la vitesse ira en s'accentuant à mesure que les vaisseaux de retour se rapprochent du cœur. Dans l'aorte, la vitesse est de 44 centimètres par seconde, dans les veines caves, elle est de 20 centimètres, tandis que dans les capillaires, elle n'est que de 1/2 à 1 millimètre par seconde.

La durée totale que met un globule sanguin partant du ventricule gauche pour venir dans l'oreillette droite est d'environ 30 secondes.

Nutrition. — Le sang est le centre de la nutrition, c'est lui qui est chargé de prendre à l'extérieur les gaz, les liquides et les solides modifiés par les phénomènes digestifs pour les porter aux cellules composant les différents organes du corps humain, et de remporter les gaz nuisibles et les matériaux utilisés ou inutilisables pour les jeter au dehors; ce sont là les phénomènes d'*assimilation* et de *désassimilation*. Le sang est donc un véhicule aussi important dans son voyage d'aller que dans le voyage de retour; si les tissus de l'organisme ne reçoivent plus les matériaux nécessaires à leur entretien, ils meurent; si, d'autre part, les déchets provenant de la nutrition des tissus ne sont pas éliminés, ils intoxiquent l'organisme et occasionnent des troubles considérables.

2e SECTION

CIRCULATION LYMPHATIQUE

§ I. ANATOMIE

Les *lymphatiques* sont des vaisseaux de petit calibre destinés à charrier la *lymphe*. Ils s'anastomosent peu quoique très nombreux; ils cheminent parallèlement les uns aux autres ou convergent vers des formations lymphatiques d'un ordre spécial, les *ganglions lymphatiques*. De forme cylindrique les vaisseaux présentent de distance en distance des étranglements dus à la présence de valvules semblables à celles des veines (fig. 130). Ils sont situés dans tous les tissus, aussi les uns sont-ils profonds, les autres superficiels; la peau en effet est très riche en lymphatiques extrêmement fins, qui ne deviennent perceptibles que s'ils sont enflammés.

Au système lymphatique appartiennent les *chylifères*, chargés de recueillir le *chyle* dans l'intestin grêle, comme nous l'étudierons avec l'absorption.

Quant aux *ganglions lymphatiques* placés sur le trajet des vaisseaux, ils sont de volume variable; ceux qu'on est appelé à rechercher en clinique sont à peine perçus par le doigt, leur développement est plus considérable chez l'enfant. Leur forme varie également, ils sont le plus souvent arrondis ou ovalaires; leur couleur diffère : roses dans le tissu cellulaire sous-cutané, ils sont noirs dans le poumon. Chaque ganglion reçoit des vaisseaux, *vaisseaux afférents*, et il en émet, ce sont les *vaisseaux efférents* (fig. 131). Les ganglions se groupent dans certaines régions, dont quelques-unes sont très importantes à connaître, comme le creux de l'aisselle et le triangle de Scarpa, à cause des déductions pathologiques qu'on est appelé à en tirer.

Tous les lymphatiques des membres inférieurs, du bassin, de l'abdomen, et une partie de ceux du thorax viennent se jeter dans un réservoir situé devant la deuxième ou troisième vertèbre lombaire, c'est la *citerne de Pecquet*. A celle-ci aboutissent :

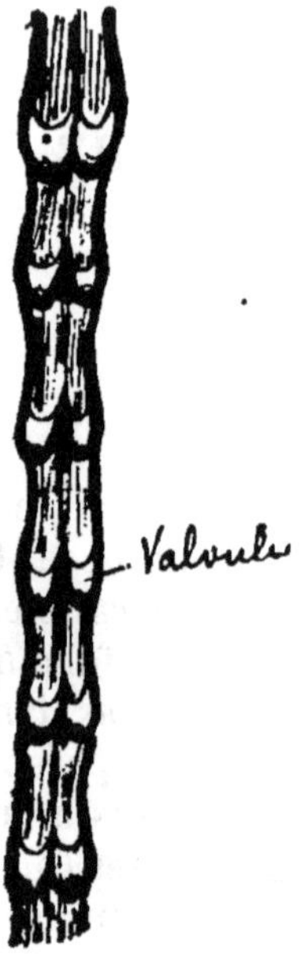

Fig. 130. — Vaisseau lymphatique ouvert.

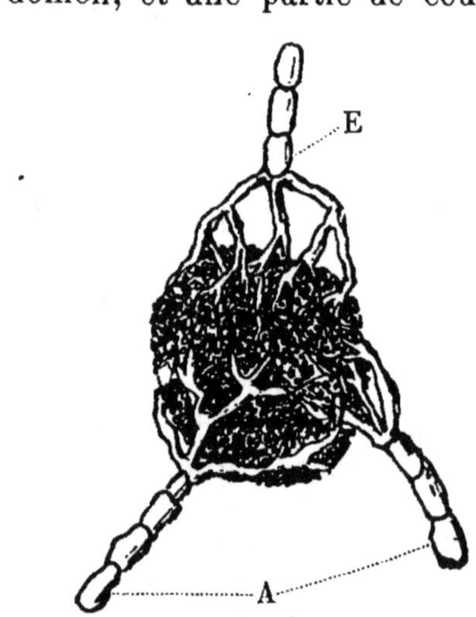

Fig. 131. — Ganglion lymphatique avec les vaisseaux afférents (A) et efférents (E).

1° *Deux branches ascendantes* ayant collecté les lymphatiques des membres inférieurs, du bassin, des organes génito-urinaires et du gros intestin ;

2° *Deux branches descendantes* ayant reçu les lymphatiques des neuf derniers espaces intercostaux;

3° *Une branche antérieure*, formée par les vaisseaux

provenant de l'intestin grêle, c'est-à-dire les *chylifères*, du foie, de la rate, et de l'estomac (fig. 132).

Sur le trajet de tous ces vaisseaux se trouvent des groupes ganglionnaires dont nous ne citerons que les plus importants.

Un peu au-dessous du pli de l'aine, dans la région

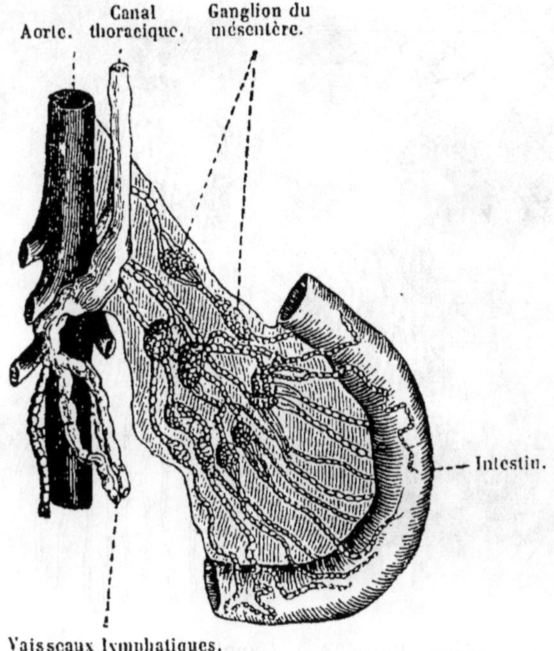

Fig. 132. — Vaisseaux chylifères contenus dans le mésentère.

triangulaire limitée en haut par l'arcade crurale, en dehors par le muscle couturier, en dedans par le moyen adducteur, région appelée *triangle de Scarpa*, se trouvent deux groupes ganglionnaires, l'un superficiel, l'autre profond. Les ganglions superficiels rangés sur deux lignes, l'une parallèle à l'arcade crurale, l'autre suivant le grand axe de la cuisse, sont les plus importants, car ils reçoivent, les *supéro-internes*, les lymphatiques des

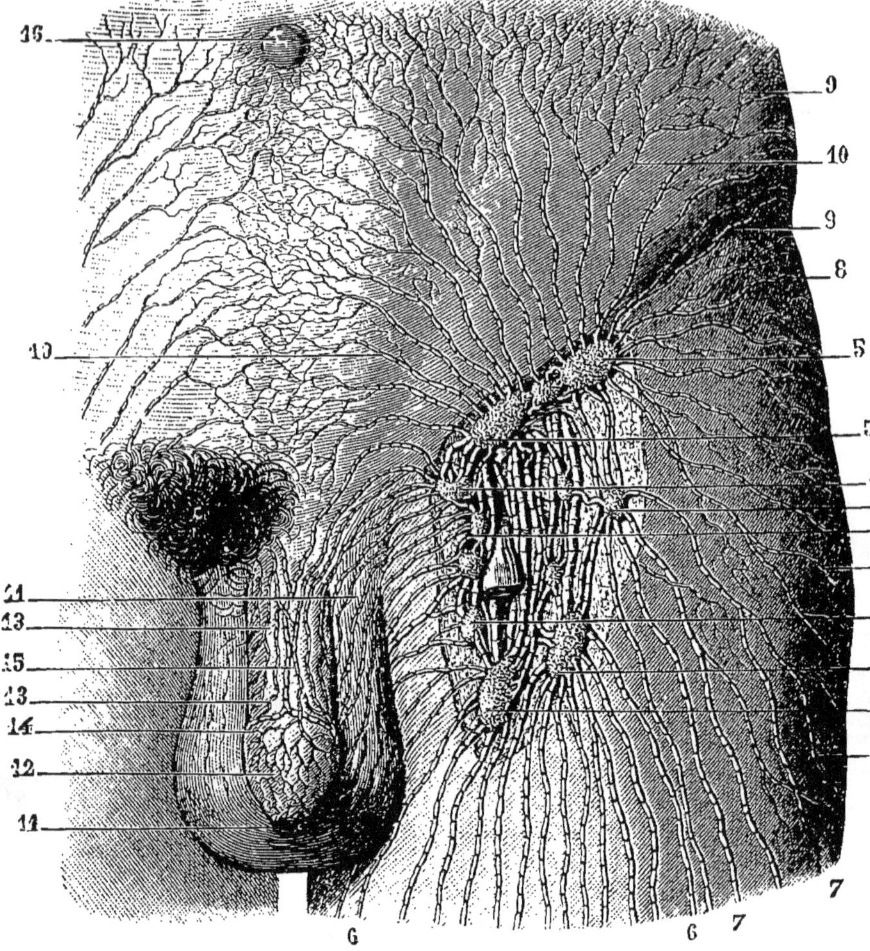

Fig. 133. — Ganglions de l'aine.

1. 1. les deux ganglions inférieurs du pli de l'aine; 2. ganglion inguinal externe; 3. ganglions inguinaux internes auxquels se rendent les vaisseaux du scrotum, du périnée et de la région anale; 4. ganglion inguinal supérieur et interne, il reçoit les vaisseaux provenant du canal de l'urèthre, de la surface du gland et des téguments de la verge; 5. ganglions inguinaux supérieurs au nombre de trois ou quatre où se rendent les vaisseaux de la portion sous-ombilicale de l'abdomen; 6. vaisseaux lymphatiques de la portion antéro-interne de la cuisse; 7. vaisseaux de la partie externe de la cuisse; 8. vaisseaux de la région fessière; 9. vaisseaux de la région lombaire; 10. vaisseaux de la partie sous-ombilicale de la paroi antérieure de l'abdomen; 11. vaisseaux lymphatiques du scrotum; 12. vaisseaux lymphatiques du prépuce; 13. vaisseaux lymphatiques des téguments du pénis; 14. tronc lymphatique qui contourne la couronne du gland; 15. tronc médian qui fait suite au précédent; 16. ombilic.

organes génitaux externes, du *périnée* et de l'*anus*, les supéro-externes, les lymphatiques de la paroi abdomi-

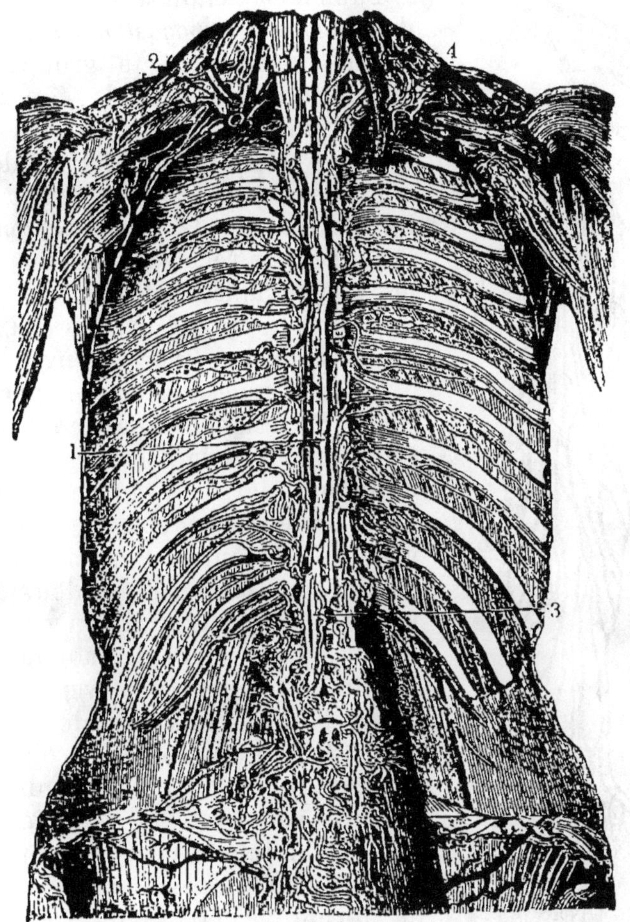

Fig. 131. — Canal thoracique.

1. canal thoracique; 2. grande veine lymphatique; 3. citerne de Pecquet; 4. terminaison du canal thoracique.

nale sous-ombilicale. Aux ganglions verticaux viennent aboutir les lymphatiques superficiels du membre inférieur (fig. 133).

Ces ganglions envoient leurs vaisseaux efférents aux *ganglions iliaques externes*.

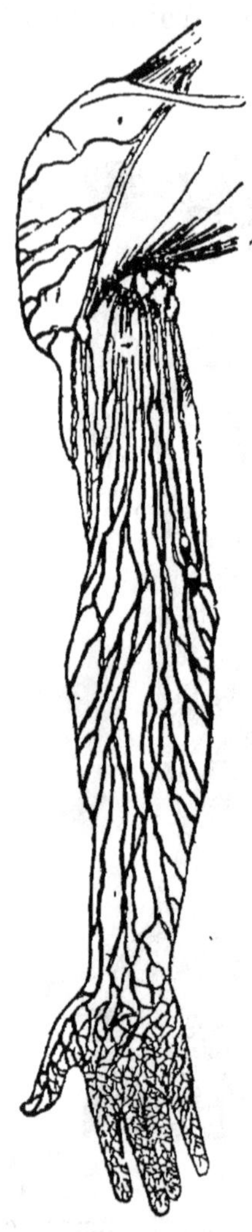

Fig. 135. — Vaisseaux lymphatiques du bras avec les ganglions de l'aisselle.

Dans le *bassin* on trouve le groupe des *ganglions hypogastriques* sur les parois latérales et le groupe des *ganglions sacrés* dans la concavité du sacrum. Dans l'abdomen les ganglions s'échelonnent le long de la colonne lombaire en avant de l'aorte, formant les *ganglions lombo-aortiques* qui reçoivent entre autres les *lymphatiques spermatiques*, formés chez la femme par les *lymphatiques de l'utérus et de l'ovaire.*

De la citerne de Pecquet part le *canal thoracique*, canal collecteur qui a pour but de porter la lymphe d'une grande partie du corps et le chyle dans le système circulatoire veineux. En quittant la citerne de Pecquet au niveau de la deuxième vertèbre lombaire, il traverse le diaphragme par l'orifice aortique et monte le long des corps vertébraux entre l'aorte et la grande azygos (fig. 134) ; au niveau de la troisième vertèbre dorsale il abandonne la colonne vertébrale et se dirige en haut, en arrière et à gauche, dépasse le niveau de la clavicule, et se replie en forme de crosse d'arrière en avant pour venir se jeter dans la *veine sous-clavière gauche* à l'union de celle-ci avec la jugulaire interne. Dans son trajet intra-thoracique il reçoit les lymphatiques des premiers espaces intercostaux, et à sa terminaison les lymphatiques du membre supérieur

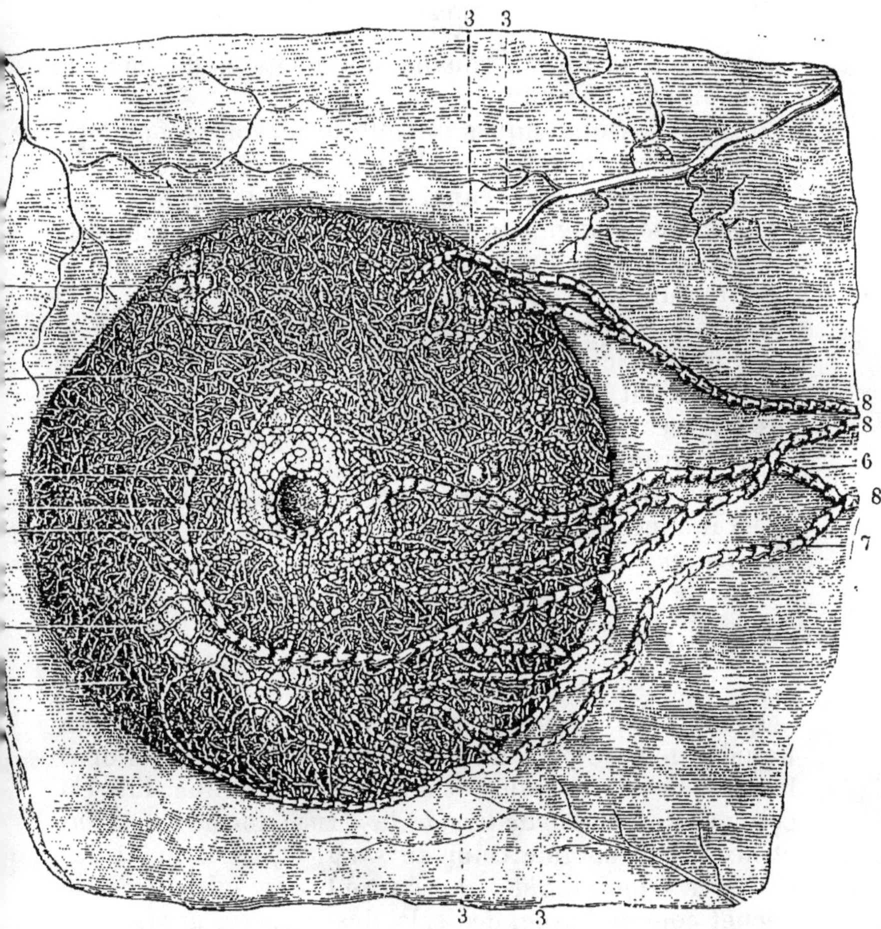

Fig. 136. — Lymphatiques de la mamelle.

1. réseau lymphatique de la face antérieure de la glande mammaire; 2. lobules de la glande, dont le réseau périphérique n'a pas été injecté afin de laisser voir le réseau circum-lobaire qui les encadre; 3. troncs qui naissent des parties supérieure et inférieure de la glande; 4. plexus lymphatique sous-aréolaire; 5. vaisseau lymphatique qui naît de la partie interne de ce plexus; 6. vaisseau naissant de la partie externe du même plexus; 7. vaisseau provenant de la partie inférieure de la glande, après un long trajet il se réunit au précédent pour former l'un des deux troncs auxquels aboutissent tous les autres; 8. les deux principaux troncs lymphatiques qui s'étendent transversalement de la mamelle aux ganglions du creux de l'aisselle.

gauche, de la moitié gauche de la tête et du cou, du poumon gauche et du cœur.

Tous les lymphatiques du côté droit correspondant à ces derniers, moins ceux du cœur, se réunissent pour former le deuxième canal collecteur, la *grande veine lymphatique.* Longue de 1 à 2 centimètres, située entre la jugulaire interne droite et la sous-clavière droite, elle se jette à leur point de confluence.

Parmi les nombreux groupes ganglionnaires de la tête, du cou et du thorax, nous citerons : les groupes *parotidiens* et *sous-maxillaires*, souvent enflammés dans les angines; le groupe *cervical*, qui est souvent le siège d'abcès froids d'origine tuberculeuse; enfin le *groupe antéro-interne de l'aisselle*, situé dans l'angle formé par le grand pectoral et la paroi thoracique; il reçoit les *lymphatiques de la mamelle* (fig. 136).

§ II. PHYSIOLOGIE

La lymphe charriée par les lymphatiques est un liquide incolore ou jaune verdâtre, transparent ou opalescent, de saveur salée et de réaction alcaline. Elle est composée d'une *partie liquide*, le *plasma*, formé de *fibrine* et de *sérum* (comme celui du sang) et renfermant des matières albuminoïdes et surtout des substances de déchet comme l'urée, des sels, des matières grasses, de la cholestérine, etc., ainsi que des gaz, acide carbonique et azote. La *partie solide* est représentée surtout par les *globules blancs* ou *leucocythes*, au nombre de 1000 environ par millimètre cube, et par des *globules rouges*, des *hématoblastes* et des *granulations graisseuses*.

La lymphe, en vertu même de sa composition, peut se coaguler; le caillot est incolore ou légèrement rosé, il est mou, petit et peu rétractile.

Le *chyle* est la lymphe contenue dans les vaisseaux venant de l'intestin grêle, les *chylifères*; pendant la digestion il se distingue de la lymphe par sa coloration blanchâtre, laiteuse et par sa richesse en matières grasses.

La lymphe n'est pas autre chose que la partie du plasma sanguin, qui a traversé les parois des capillaires pour nourrir les tissus et qui n'a pas été employée ; elle est alors reprise par les origines des lymphatiques et rapportée au sang; le système lymphatique est donc un *appareil de drainage*.

Pour bien comprendre la circulation lymphatique il faut connaître la structure des vaisseaux qui lui sont destinés; cette structure ressemble beaucoup à celle des veines : elle est formée de trois tuniques dont la moyenne est musculaire dans les canaux de gros calibre, et dont l'interne porte un certain nombre de valvules (fig. 130).

C'est la pression sanguine qui est la principale cause de la circulation, elle est aidée de la contraction des fibres musculaires et de la présence des valvules.

Quant aux *ganglions lymphatiques*, ils sont formés de petites masses ayant une membrane d'enveloppe ou *capsule* et un *stroma* constitué par du tissu réticulé limitant des *sinus* ou *lacunes* où sont renfermés les globules blancs. Ils sont destinés : 1° à livrer passage à la lymphe qui y subit quelques modifications et qui y dépose les microbes qu'elle a absorbés ; 2° à fabriquer des globules blancs qui, en vertu de leur pouvoir phagocytaire, détruisent ces micro-organismes.

Différents organes se rapprochent des ganglions lymphatiques par leur structure et par leur action, ce sont les *follicules clos* de l'intestin, les *amygdales*, le *thymus* et la *rate*; ils constituent les *organes lymphoïdes* de l'économie.

§ III. PATHOLOGIE

Lymphangite. — L'inflammation des lymphatiques constitue la *lymphangite*; les vaisseaux sont augmentés de volume et se dessinent sous la peau sous forme de traînées rougeâtres et quelquefois sous forme de cordons saillants. Elle s'accompagne de *douleur*, de *rougeur* et de *chaleur*, signes de l'inflammation, en même temps que de phénomènes généraux, *frisson*, *fièvre* (39 et 40 degrés), *fréquence du pouls* (100 à 120), et quelquefois vomissements.

Au niveau du sein la lymphangite est fréquente; à la suite de gerçures et de crevasses du mamelon les microbes de la peau profitent de cette porte d'entrée pour pénétrer dans les lymphatiques extrêmement nombreux dans la peau de la mamelle.

Adénite. — L'*adénite*, ou inflammation des ganglions lymphatiques, accompagne le plus souvent la lymphangite, les microbes y sont apportés par les vaisseaux lymphatiques; aussi l'*adénite aiguë* succède-t-elle toujours à une excoriation, une ulcération visible ou invisible, ou à l'apport de micro-organismes par le sang dans les maladies infectieuses, scarlatine, fièvre puerpérale, variole, etc. Au début les ganglions sont augmentés de volume et douloureux, comme on peut le constater au niveau de l'aisselle dans certaines lymphangites du sein, puis l'inflammation gagne le tissu cellulaire environnant, *péri-adénite*. Souvent l'adénite devient *suppurée* et la suppuration gagne les parties environnantes, constituant alors le *phlegmon circonscrit* ou *abcès chaud* d'origine ganglionnaire; la peau est soulevée, elle rougit, bientôt à l'empâtement fait suite la fluctuation du pus, qui sphacèle la peau et s'ouvre à l'extérieur. C'est ainsi que se forment certains abcès, comme l'*abcès rétro-pharyngien*, fréquent chez l'enfant, et le *phlegmon du cou*.

Adénite chronique. — C'est l'hypertrophie et la transformation fibreuse des ganglions; dans d'autres cas, les ganglions augmentent de volume sous l'influence de microbes ou de virus à action lente. C'est ainsi que la *tuberculose* donne l'*adénite tuberculeuse* ou *scrofuleuse* qui peut amener une fonte caséeuse du ganglion, constituant l'*abcès froid* d'origine ganglionnaire, si fréquent chez les jeunes sujets dans la région du cou; que la *syphilis,* à chacune de ses trois périodes, provoque l'induration de tous les ganglions ou *adénite syphilitique*; que le *cancer* détermine l'*adénite cancéreuse* ou envahissement des ganglions par la graine cancéreuse, nécessitant leur énucléation dans les opérations qui ont pour but d'enlever la tumeur.

Érysipèle. — L'*érysipèle* est une variété de lymphangite, occasionnée par la pénétration, dans les lympha-

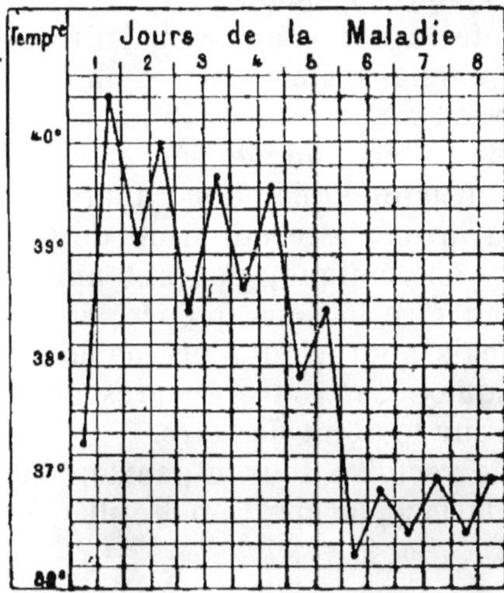

Courbe d'érysipèle.

tiques et dans les mailles du derme et du tissu cellulaire, d'un microbe spécial, le *streptocoque.* Cette affection, très contagieuse par le contact, débute, comme toutes les infections, par des phénomènes généraux accentués : frissons, courbature, céphalalgie, nausées, vomissements; la température atteint brusquement 39 et 40 degrés. En même temps apparaît, en un point du système cutané, une *rougeur* sous forme de *plaque exubérante* qui devient tendue, luisante et prend une teinte rouge foncé. Cette plaque est limitée par un bourrelet saillant, à contours irréguliers, qui tranche sur les parties environnantes; celles-ci sont rapidement envahies, car l'érysipèle s'étend en largeur, comme une véritable tache d'huile. La partie la première envahie guérit la première, la rougeur s'éteint, la saillie s'affaisse et souvent la peau desquame.

Dans certains cas, on peut voir l'épiderme soulevé par une sérosité rougeâtre ou jaunâtre, ce sont des *phlyctènes* hémorragiques ou purulentes, quelquefois aussi de véritables plaques de sphacèle se forment, constituant l'*érysipèle gangréneux.*

Pendant toute la durée de la maladie, qui varie de huit à quinze jours et même plus, les phénomènes généraux sont graves : fièvre élevée, 40° et même 41°, agitation, délire, anorexie, langue sèche, etc. Les urines sont rares et contiennent de l'albumine.

La mort est souvent la terminaison de cette affection contagieuse et épidémique, pouvant amener la *fièvre puerpérale* ou en être la conséquence; de là, la précaution de ne jamais approcher d'un malade atteint d'un érysipèle, lorsqu'on se trouve en présence de femmes accouchées ou sur le point de l'être.

Cette maladie récidive souvent, surtout dans les cas d'érysipèle de la face, localisation la plus fréquente de cette affection.

LIVRE IV

APPAREIL DE LA SENSIBILITÉ

1re SECTION

NÉVROLOGIE

CHAPITRE I

Le *système nerveux* a pour but d'assurer les relations avec le monde extérieur par le mouvement et la sensibilité, et de mettre en relation les différentes parties de notre organisme. On le divise en :

1° Système nerveux central ;
2° Système nerveux périphérique ;
3° Système nerveux du grand sympathique.

Le *système nerveux central* se compose de l'*encéphale*, occupant toute la cavité crânienne, et d'une longue tige qui part de la partie inférieure et postérieure de l'encéphale et descend dans le canal vertébral ou médullaire, c'est la *moelle épinière*.

Le *système nerveux périphérique* est constitué par les nerfs qui partent de l'encéphale, *nerfs crâniens*, et de la moelle épinière, *nerfs rachidiens*.

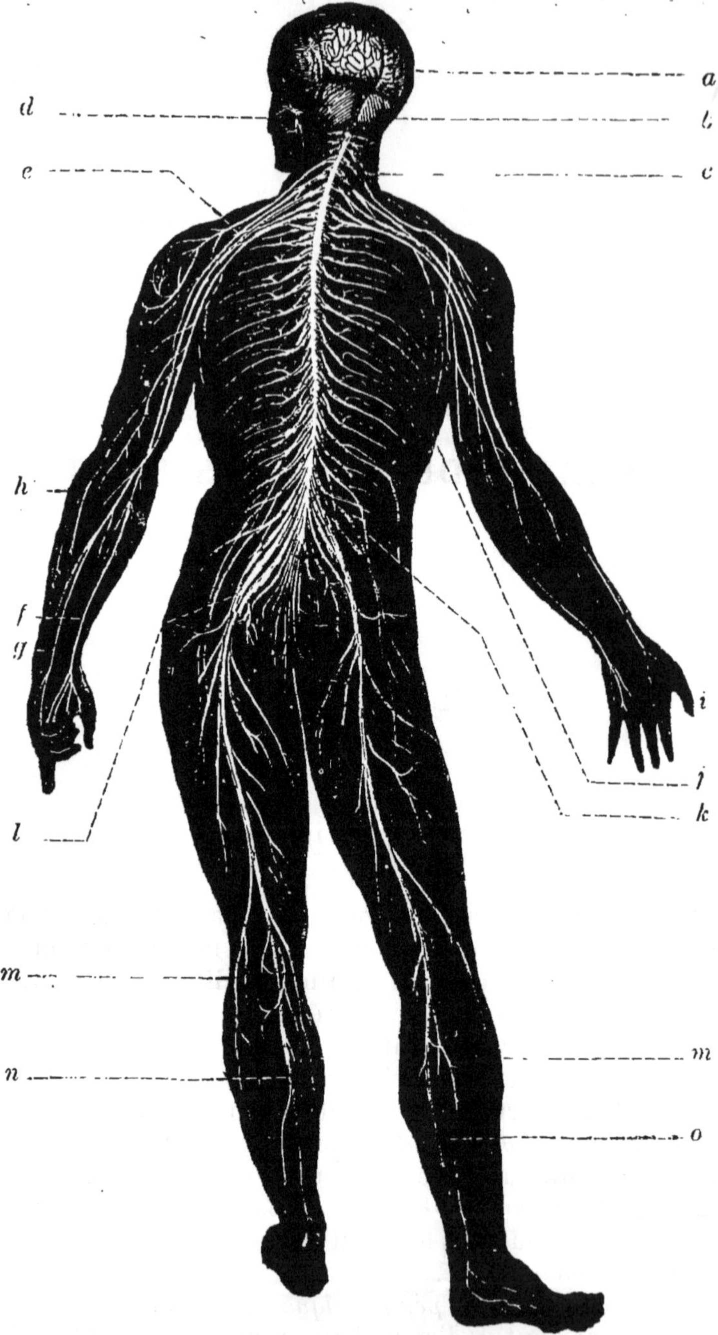

Fig. 137. — Système nerveux.

a. cerveau ; *b.* cervelet ; *c.* moelle épinière ; *d.* nerf facial ; *e.* plexus brachial ; *f.* nerf médian ; *g.* nerf cubital ; *h.* nerf brachial cutané interne ; *i.* nerf radial et musculo-cutané ; *j.* nerfs intercostaux ; *k.* plexus lombaire ; *l.* plexus sacré ; *m.* nerf tibial ; *n.* saphène péronier ; *o.* nerf saphène externe.

Enfin le *système du grand sympathique* constitue de chaque côté de la colonne vertébrale une chaîne formée de fibres nerveuses et de ganglions.

Pour bien comprendre la constitution et le fonctionnement du système nerveux il est nécessaire de connaître les éléments qui le composent, c'est-à-dire la *cellule nerveuse* et la *fibre nerveuse*.

Structure du système nerveux. — Le système nerveux est composé de *cellules nerveuses* et de *fibres nerveuses*, ces dernières n'étant que des expansions des premières; étudier la cellule nerveuse c'est donc étudier le tissu nerveux tout entier. Elle est formée d'un protoplasma très dense, d'un noyau volumineux, et elle est dépourvue de membrane d'enveloppe; sa forme est le plus souvent irrégulière, étoilée, pyramidale, et de ses angles ou *pôles* s'échappent des prolongements protoplasmiques en nombre variable. Tantôt ces prolongements sont multiples, et les cellules qui les émettent sont appelées *cellules multipolaires* (fig. 138); tantôt il n'y a que deux prolongements, *cellules bipolaires*; dans certains cas le prolongement paraît unique, *cellule unipolaire*, bien qu'en réalité il soit constitué par deux prolongements, accolés au départ de la cellule, et se séparant à une petite distance. Entre ces cellules on en rencontre de plus petites, véritables cellules de soutien, appelées cellules de la *névroglie* ou cellules en *araignée*. Les prolongements appartiennent à deux variétés bien distinctes : 1° les uns, généralement en grand nombre, sont ramifiés

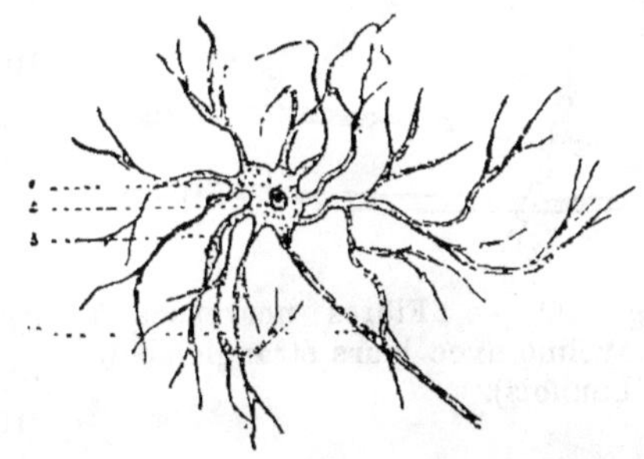

Fig. 138. — Cellule nerveuse multipolaire (Launois).

1. Corps de la cellule; 2. noyau et nucléole; 3. prolongement protoplasmique; 4. prolongement cylindre-axile.

et de plus en plus effilés à mesure qu'ils s'éloignent du corps de la cellule, leurs terminaisons sont pointues, ils ressemblent aux racines d'un jeune arbre ; 2° de chaque cellule part un prolongement unique spécial, c'est le *prolongement* de *Deiters* ou *cylindre-axe*. Sa longueur peut être considérable, puisque certains d'entre eux vont de la moelle épinière à la périphérie du corps. Il se termine par un buisson de ramifications renflées à leurs extrémités. C'est lui qui constitue la partie importante d'un nerf, mais il n'est pas à nu, il est entouré de cellules appartenant à la classe des cellules conjonctives, elles se placent bout à bout et semblent traversées par le cylindre-axe. Elles renferment une matière grasse phosphorée, la *myéline*, qui refoule le protoplasma et le noyau de la cellule à la périphérie. Enfin, entourant le tout, il y a une fine membrane qui constitue la *gaine de Schwann*. Celle-ci se moule sur les cellules à myéline, ce qui donne à la fibrille nerveuse un aspect étranglé de distance en distance, *étranglements de Ranvier*. En résumé une fibre nerveuse est constituée par un cylindre-axe au centre, puis par un manchon de myéline, et enfin par la gaine de Schwann. On donne le nom de *neurone* à la cellule nerveuse avec ses prolongements cylindraxile et protoplasmiques.

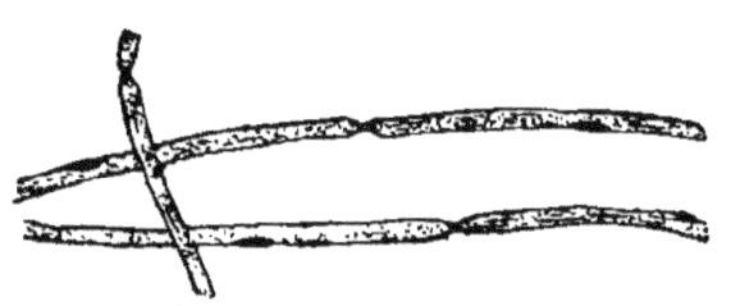

Fig. 139. — Fibres nerveuses à myéline avec leurs étranglements (Launois).

Structure d'un nerf. — Un nerf est un cordon blanc et brillant formé par la réunion de plusieurs fibres à myéline. Un certain nombre de fibres s'associent, forment les faisceaux primaires, et s'entourent d'une gaine conjonctive ou *membrane de Henle* ; puis à leur tour les faisceaux primaires s'accolent et s'entourent d'une autre gaine conjonctive, ils constituent les *faisceaux de second ordre* ; enfin la réunion d'un certain nombre de faisceaux de second ordre donne naissance au *nerf* proprement dit. Celui-ci est protégé par une nouvelle gaine conjonctive assez résistante, le *névrilemme*. Les nerfs possèdent fréquemment sur leur trajet des renflements ou ganglions formés de cellules nerveuses. Il existe dans l'organisme un certain nombre de nerfs qui n'ont pas de gaine de myéline, ce sont les *fibres de Remack* ou fibres pâles (fig. 140). On les rencontre dans le grand sympathique et dans les pneumogastriques, tous deux destinés aux organes de la vie végétative, cœur, poumons, etc.

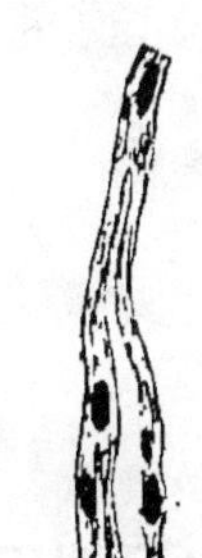

Fig. 140. — Fibres de Remak (Launois).

CHAPITRE II

SYSTÈME NERVEUX CENTRAL

§ I. ANATOMIE

Le système nerveux central, encore appelé névraxe, comprend : 1° la *moelle épinière*; 2° le *bulbe rachidien* ou *moelle allongée*; 3° l'*isthme de l'encéphale*; 4° le *cerveau*; 5° le *cervelet*, enfin toutes ces parties sont entourées d'enveloppes spéciales appelées *méninges*.

1. MOELLE ÉPINIÈRE

La moelle est une longue tige cylindrique légèrement aplatie dans le sens antéro-postérieur (fig. 141); elle s'étend de la base du crâne, où elle se continue avec le bulbe, jusqu'à la deuxième vertèbre lombaire. Chez l'enfant elle occupe tout le canal médullaire et descend jusqu'à la pointe du sacrum; mais, son accroissement n'étant pas en rapport avec celui de la colonne vertébrale, elle semble remonter avec le développement du squelette. A sa partie inférieure elle se termine en cône, *cône terminal*, qui se prolonge en un fin filament, *filum terminale*. Elle a environ 43 à 45 centimètres de longueur, et son calibre varie suivant les régions, car elle présente deux parties renflées au niveau de la région cervicale inférieure et au niveau de la région lombaire; aussi sa circonférence varie-t-elle de 27 millimètres (région moyenne) à 33 et 38 millimètres au niveau des renflements.

Son poids est de 26 à 30 grammes et sa direction suit les courbures de la colonne vertébrale. Elle est maintenue dans sa situation par sa continuité avec l'encéphale, par ses prolongements latéraux ou racines rachidiennes et enfin grâce à ses enveloppes.

Lorsqu'on examine une moelle enlevée du canal médullaire on constate sur sa *face antérieure* un long sillon, *sillon médian antérieur*, qui occupe la ligne médiane, et latéralement des prolongements situés à droite et à gauche du sillon et disposés sur deux lignes parallèles au sillon médian, ce sont les *racines antérieures des nerfs rachidiens*. En arrière on voit de même un *sillon médian postérieur* et l'émergence des *racines postérieures* des nerfs rachidiens formant, lorsqu'elles ont été arrachées, le *sillon collatéral postérieur*, par opposition au *sillon collatéral antérieur* constitué par les racines antérieures émergeant de la moelle.

A la partie supérieure le sillon médian antérieur est

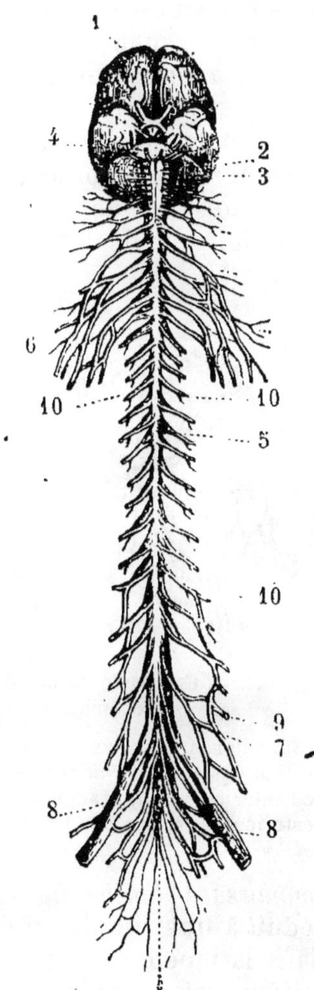

Fig. 141. — Axe cérébro-spinal vu par sa face antérieure.

1. Cerveau ; 2. bulbe ; 3. cervelet ; 4. protubérance ; 5. moelle épinière ; 6. plexus brachial ; 7. queue de cheval ; 8. nerf sciatique ; 9. plexus lombaire ; 10. nerf rachidien.

en partie effacé par des faisceaux de droite se portant en haut et à gauche et par des faisceaux de gauche se portant à droite et de bas en haut, formant ce qu'on appelle l'*entrecroisement* des pyramides, seule limite séparant la moelle du bulbe. A la partie inférieure le cône terminal donne naissance à un grand nombre de racines, qui ne sortent pas immédiatement du canal médullaire, mais descendent dans la partie inférieure de la portion lombaire et dans la partie sacrée du canal médullaire; leur réunion forme la *queue de cheval.*

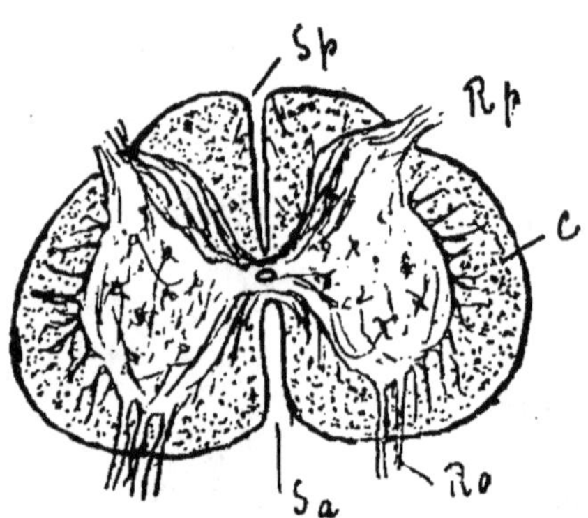

Fig. 142. — Coupe de la moelle épinière (schéma).

Sa. sillon médian antérieur; *Sp.* sillon médian postérieur; *Ra.* racines rachidiennes antérieures; *Rp.* racines rachidiennes postérieures; *c.* cordons latéraux.

Lorsqu'on fait une coupe transversale de la moelle on constate que celle-ci est divisée en deux parties égales symétriques par les sillons médians antérieur et postérieur; on voit que le sillon médian antérieur est large et peu profond et qu'il est limité profondément par de la substance blanche, *commissure blanche* (fig. 142). Le sillon médian postérieur, réduit à une simple fente, s'enfonce plus profondément dans la moelle, il est limité profondément par une *commissure grise.* Sur les parties latérales les racines rachidiennes arrachées ont laissé leur empreinte sous forme de sillons collatéraux antérieur et postérieur. Ces différents sillons, prolongés par la pensée jusqu'au centre de la moelle, divisent celle-ci en 3 segments ou cordons : l'un, *cordon antérieur*, est situé entre le sillon médian antérieur et le sillon collatéral antérieur; le second, *cordon latéral*, est entre les deux sillons collatéraux; enfin le troisième, *cordon postérieur*, est entre le sillon collatéral postérieur et le sillon médian postérieur.

Le centre de la moelle est composé de *substance grise*, la périphérie de substance blanche (fig. 143). La substance grise d'une moitié de la moelle a la forme d'une virgule, dont la tête regarde en avant et en dehors; les deux virgules sont reliées par un tractus de même substance

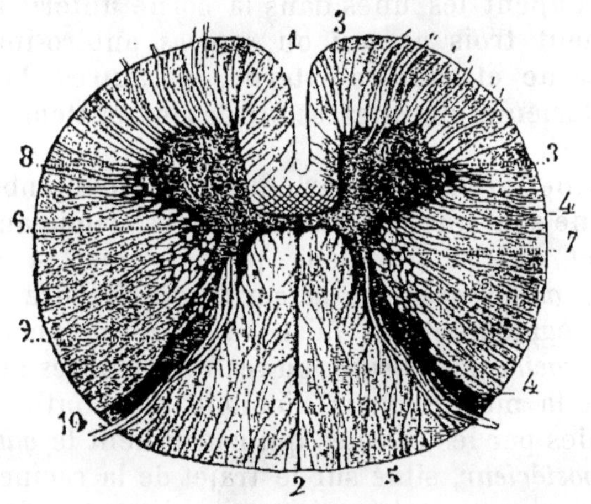

Fig. 143. — Coupe de la moelle épinière.

1. Sillon antérieur; 2. sillon postérieur; 3. cordon antérieur de la plupart des auteurs; 4, cordon latéral. Ce cordon ne remplit pas l'espace compris entre les deux cornes, il passe au devant de la corne antérieure, tandis que le cordon antérieur véritable se trouve situé en dedans de celle-ci; 5. cordon postérieur; 6. commissure postérieure extrêmement mince; 7. disposition réticulée qu'affectent les substances blanche et grise en dehors des deux cornes au niveau de leur continuité; 8. corne antérieure dans laquelle les cellules multipolaires sont réunies en trois principaux groupes; 9. corne postérieure; 10. cinquième paire des nerfs cervicaux.

constituant la *commissure grise* que l'on aperçoit au fond du sillon médian postérieur. La substance grise forme donc dans toute la hauteur de la moelle une sorte de colonne cannelée. La partie antérieure de la virgule grise est renflée, volumineuse, c'est la *corne antérieure*, qui n'atteint pas la périphérie de la moelle; la partie postérieure, plus mince, plus effilée, plus longue, atteint la périphérie de la moelle et se continue à ce niveau avec la racine postérieure, c'est la *corne postérieure* de la moelle.

La substance grise est formée de fibres nerveuses fines sans myéline, s'entre-croisant dans tous les sens, et de *cellules nerveuses*, dont l'importance est considérable. Elles se groupent les unes dans la corne antérieure où elles forment trois *noyaux* ou *cordons* antéro-interne, antéro-externe et postéro-externe, les autres dans la corne postérieure, où elles se disposent également en trois groupes.

De la corne antérieure partent un grand nombre de fibres qui ne sont que les prolongements principaux des cellules, et qui se groupent pour former la *racine rachidienne antérieure*. De la corne postérieure paraît s'échapper également un faisceau de fibres nerveuses formant la *racine postérieure*; en réalité ces fibres ne partent pas de la moelle, mais viennent y aboutir. Elles sont fournies par les cellules qui constituent le *ganglion rachidien postérieur*, situé sur le trajet de la racine postérieure au niveau du trou de conjugaison. Ces cellules émettent deux prolongements, dont l'un se porte vers la périphérie et entre dans la constitution du nerf mixte, et l'autre vers la moelle, formant, avec ceux qui suivent le même trajet, la racine postérieure. Les racines antérieures sont donc *centrifuges*, c'est-à-dire vont du centre à la périphérie, alors que les racines postérieures sont *centripètes*, c'est-à-dire vont de la périphérie au centre. Les premières sont *motrices*, les secondes *sensitives*, comme le prouvent les expériences de Magendie : si on coupe la racine antérieure à un centimètre de la moelle, et qu'on pince le segment resté en contact avec la moelle, rien ne se produit. Si, au contraire, on excite le bout périphérique, l'animal réagit en faisant un mouvement, car les muscles innervés par ce nerf se sont contractés. La même expérience faite sur la racine postérieure nous montre que l'excitation du bout périphérique ne produit aucun résultat, tandis que l'exitation du bout adhérent à la moelle fait pousser un cri à l'animal.

Les racines antérieures et postérieures s'accolent dans le trou de conjugaison et constituent le *nerf mixte*, formé par conséquent de fibres nerveuses motrices, centrifuges, et de fibres sensitives, centripètes. Tous les nerfs rachidiens sont des nerfs mixtes, tandis que les nerfs crâniens sont : les uns uniquement moteurs, les autres uniquement sensitifs, et enfin quelques-uns renferment des fibres motrices et sensitives.

La périphérie de la moelle, composée de *substance blanche*, est divisée en *cordons* par la substance grise et ses expansions, elle est constituée par des fibres nerveuses à myéline qui mettent en communication la moelle soit avec elle-même, à deux étages différents, soit avec le cervelet, soit avec le cerveau, ou le cerveau avec les organes du corps. Le *cordon antérieur* et le *cordon latéral* contiennent surtout des *fibres descendantes* qui ont leur point de départ dans les cellules de la couche externe du cerveau.

Le *cordon postérieur*, au contraire, contient uniquement les *fibres nerveuses ascendantes* qui viennent du ganglion rachidien et montent vers un autre étage de la moelle, ou vers l'encéphale.

Dans chaque racine il y a un *centre trophique* qui tient sous sa dépendance la vie, c'est-à-dire la constitution normale des fibres nerveuses qui en partent. Dans la première expérience de Magendie, quand on sectionne la racine antérieure d'un nerf, on constate qu'après un certain temps tout ce qui est placé au delà de la section va se scléroser et s'atrophier. Le centre trophique des racines antérieures siège par conséquent dans la corne antérieure, car le segment de la racine restée en communication avec cette corne ne subit aucune modification.

Dans la deuxième expérience on sectionne la racine

postérieure; la portion qui s'atrophie est celle qui tient à la moelle, tandis que celle qui reste en communication avec le ganglion rachidien conserve sa vitalité. Le centre trophique des racines postérieures siège donc dans le ganglion rachidien postérieur; si la section était faite au delà du ganglion, c'est la partie périphérique du nerf qui s'atrophierait.

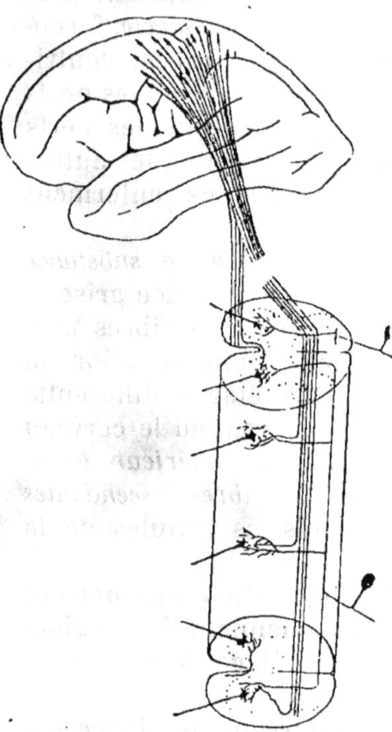

Fig. 144. — Schéma indiquant les différentes voies par lesquelles peuvent se produire des contractions musculaires sous l'influence de l'influx nerveux (Launois).

La moelle épinière, au point de vue physiologique, a une double action : elle est un *agent conducteur* par sa substance blanche formée de fibres venant du cerveau ou d'un étage supérieur de la moelle (fig. 144), et, d'autre part, elle est un *centre nerveux*, car c'est elle qui joue le principal rôle dans les *actes réflexes*.

Dans un *acte volontaire* (fig. 145) c'est le cerveau qui recueille les sensations, qui les interprète et qui fait contracter les muscles placés sous sa dépendance. Dans *l'acte réflexe* le cerveau n'intervient pas, l'axe gris le remplace, il reçoit la sensation et transmet l'excitation. Ces faits ne peuvent être bien compris que par des exemples : si on pique la patte d'une grenouille, la sensation est transmise par les nerfs sensitifs au cerveau, qui réagit par ses nerfs moteurs, et la grenouille saute pour éviter une nouvelle piqûre, tel est l'acte volontaire. Si la même expérience est faite sur une grenouille décapitée, la grenouille retirera sa patte, la sensation a été transmise à la moelle par les nerfs centripètes, et immédiatement la moelle a transmis des ordres aux muscles de la patte piquée par les nerfs centrifuges, la contraction des muscles a retiré la patte de la place qu'elle occupait, tel est l'acte réflexe. C'est de la même façon qu'on explique le mouvement fait par une personne endormie chassant la mouche qui se pose sur un point de son visage (fig. 146).

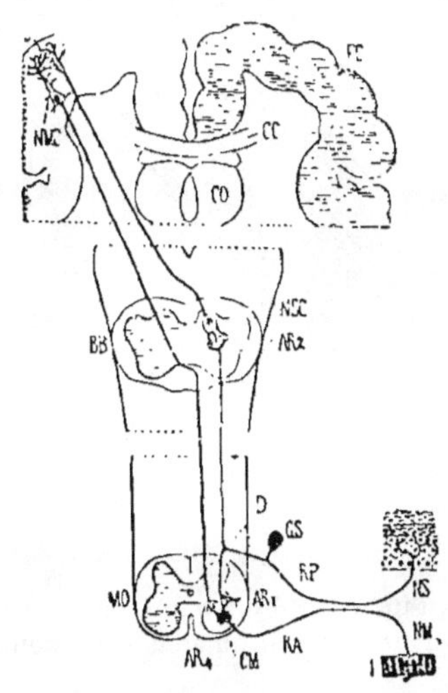

Fig. 145. — Schéma de l'arc réflexe et de l'arc cérébral (Launois).

1° Arc réflexe médullaire : E. surface sensible ; NS. nerf sensible ; RP. racine rachidienne postérieure ; GS. cellule du ganglion spinal ; NM. nerf moteur ; M. muscle ; RA. racine antérieure ; — 2° arc réflexe central : NSC. neurone sensitif central ; NMC. neurone moteur central ; MO. moelle épinière ; BB. bulbe rachidien ; EC. écorce grise des hémisphères cérébraux ; CO. couches optiques ; CC. corps calleux.

Si l'excitation périphérique est minime, peu de muscles se contractent ; la grenouille, dans l'expérience précédente, a seulement déplacé la patte qui a été pincée, loi de l'unilatéralité ; si la piqûre est plus forte, elle déplacera les deux pattes, loi de la symétrie ; si l'intensité est encore plus considérable, elle sautera, se déplaçant par conséquent tout entière, loi de la généralisation.

Enfin la moelle renferme les centres de mouvements réflexes qui se reproduisent continuellement, quelques-uns tiennent sous leur dépendance la tonicité de certains muscles, c'est ainsi qu'il existe un centre qui maintient fermé l'*orifice anal* ou l'*orifice vésical*; si ces centres sont lésés, le sphincter anal sera relâché, et il y aura *incontinence des matières fécales*, ou relâchement du sphincter vésical et *incontinence d'urine*. Ces centres siègent dans la région lombaire, aussi les incontinences que nous venons de citer

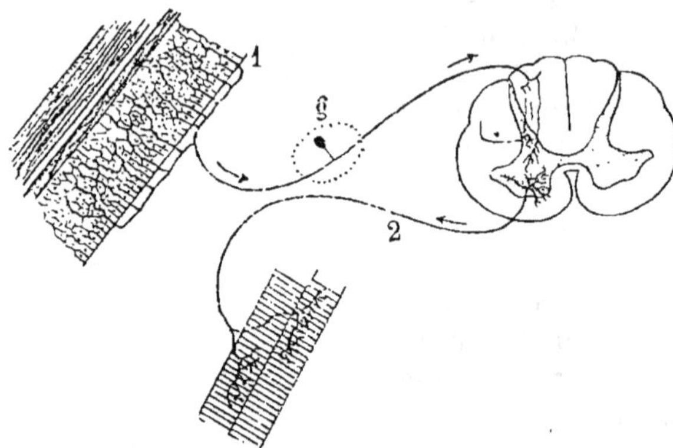

Fig. 146. — Schéma montrant le trajet d'un réflexe médullaire (Launois). 1. Nerf sensitif ou sensoriel, centripète; 2. nerf moteur ou centrifuge.

sont-elles constantes dans les lésions de la moelle à ce niveau, dans le mal de Pott lombaire par exemple. Le *centre génito-spinal*, qui tient sous sa dépendance les contractions de l'utérus, siège au niveau de la 4e vertèbre lombaire.

2. ENCÉPHALE

L'encéphale est composé du bulbe rachidien, de la protubérance annulaire, du cerveau et du cervelet.

A. Bulbe rachidien. — Il continue la moelle à sa partie supérieure, de là le nom de *moelle allongée* qui lui est encore donné, et il en est séparé par la décussation des pyramides; sa limite supérieure est un sillon transversal qui le sépare de la *protubérance annulaire*. Son poids est de 9 grammes, il va en s'élargissant à mesure qu'il s'élève; sa hauteur est de 3 centimètres; vertical à son origine, il se porte en avant dès son entrée dans la cavité crânienne (fig. 147).

Il est en rapport avec l'atlas et la dent de l'axis, et avec l'articulation occipito-atloïdienne ; aussi peut-il être comprimé dans la luxation de l'atlas.

Le bulbe peut être comparé à une moelle dont le

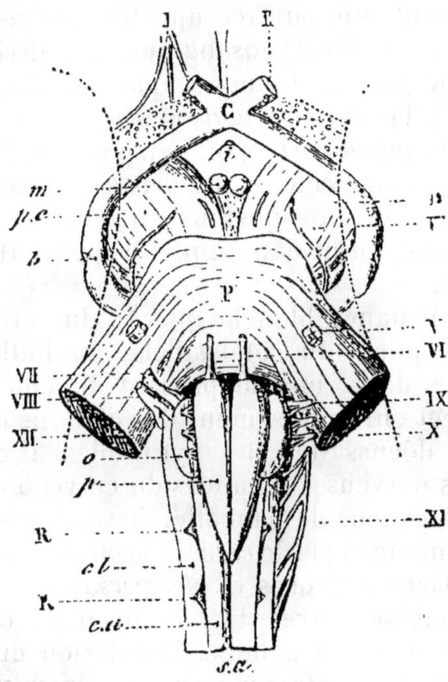

Fig. 147. — Face antérieure du bulbe et de la protubérance. Origines des nerfs crâniens.

m. tubercules mamillaires; *pc.* pédoncules cérébraux; *c.* chiasma des nerfs optiques; P. protubérance annulaire ou pont de Varole; *o.* corps olivaires; p. pyramides antérieures; R. racines antérieures des nerfs rachidiens; *ca.* cordon antérieur de la moelle; *sa.* sillon antérieur.

sillon médian postérieur s'entr'ouvre pour s'étaler, de sorte que la *substance blanche* sera à la *partie antérieure* et la substance grise à la partie postérieure. Les cordons antérieurs de la moelle constituent les pyramides antérieures, auxquelles viennent s'ajouter des faisceaux des cordons latéraux ; pour que cette fusion puisse s'établir, les faisceaux latéraux sont obligés de traverser les cornes antérieures qui vont être fragmentées sous forme d'amas gris ou *noyaux* du bulbe, très importants, car ils donnent naissance aux fibres motrices des nerfs crâniens. Dans la moitié supérieure les cordons postérieurs écartés limitent une surface appelée *quatrième ventricule*. Celui-ci, de forme losangique, est divisé sur la ligne médiane par une ligne occupant le grand axe du losange, c'est la *tige du calamus scriptorius* (plume à écrire) dont la *pointe* correspond au point où les cordons postérieurs commencent à s'écarter. Les noyaux des nerfs crâniens sont presque tous situés sous le plancher de ce ventricule, au niveau duquel ils peuvent faire une légère saillie.

Toute la substance blanche placée du côté droit de la moelle se porte du côté gauche du bulbe, et les fibres gauches de la moelle passent du côté droit du bulbe ; c'est cet entrecroisement des cordons antérieurs qui forme la décussation des pyramides. Il en résulte que les fibres nerveuses émanées du cerveau droit vont dans la moitié gauche de la moelle, de sorte que les mouvements commandés par le *cerveau droit* se transmettent à la *moitié gauche* du corps et *vice versa*; de même que les impressions sensitives du côté droit du corps sont perçues par le cerveau gauche. Une lésion du cerveau droit détruisant les centres moteurs produira une paralysie gauche du corps. C'est dans le bulbe qu'une partie des nerfs crâniens ont leurs noyaux d'origine, ils sont divisés en nerfs *moteurs*, en nerfs *sensitifs* et en nerfs *mixtes*, moteurs et sensitifs. Les *nerfs moteurs* sont : la 3e paire ou *nerfs moteurs oculaires communs*; la 4e paire ou *nerfs pathétiques*; la 6e paire ou *nerfs moteurs oculaires externes* ; la 7e paire ou *nerfs faciaux*; la 12e paire, *nerfs grands hypoglosses*.

Les nerfs sensitifs sont les *nerfs auditifs*, formant la 8e paire.

Les nerfs mixtes comprennent la 5e paire, nerfs *trijumeaux*, la 9e paire, *nerfs glosso-pharyngiens*, la 10e paire *nerfs pneumogastriques*, et la 11e paire, *nerfs spinaux*.

Le bulbe tire toute son importance de la présence de ces noyaux dans sa substance. Parmi ces nerfs il en est un qui tient la vie sous sa dépendance, c'est le *pneumogastrique*, qui apporte au bulbe par ses fibres centripètes les impressions du poumon sous forme de besoin de respirer. Si on vient à léser son noyau d'origine situé au niveau de la pointe du calamus scriptorius, la mort est presque immédiate : de là le nom de *nœud vital* donné par *Flourens* à ce point du bulbe. Les nerfs qui tiennent sous leur dépendance la circulation ont aussi leur origine dans cette partie du système nerveux.

B. Protubérance annulaire. — Encore appelée *pont de Varole*, elle est située au-dessus du bulbe et repose par sa face antérieure convexe sur la gouttière basilaire. Sa longueur est d'environ 27 millimètres, elle constitue une sorte de carrefour mettant en communication le bulbe avec le cerveau et le cervelet; c'est à son niveau en effet que viennent aboutir les pédoncules cérébraux et les pédoncules cérébelleux moyens (fig. 147).

C. Cerveau. — Le cerveau, comme tout ce qui appartient au système nerveux, se développe aux dépens de l'*ectoderme*. Chez l'embryon le cerveau n'est constitué que par un simple renflement creux qui émet bientôt latéralement deux vésicules creuses, futurs lobes cérébraux. Ceux-ci vont s'étendre en arrière et recouvrir les autres renflements de l'encéphale. La surface extérieure de ce cerveau primitif est lisse, au septième mois de la vie intra-utérine; l'écorce cérébrale, qui ne présente encore que trois scissures, se plisse et constitue des saillies ou circonvolutions cérébrales séparées les unes des autres par des sillons moins profonds que les scissures primitives.

Le cerveau est la partie la plus volumineuse du système nerveux central; il a, chez l'homme, 17 centimètres de *longueur*, 14 centimètres de *largeur* et 13 d'*épaisseur*, son *poids* est de 1160 grammes et de 1000 grammes chez la femme.

Il *occupe* la presque totalité de la boîte crânienne, sa partie supérieure convexe répond à la calotte de la voûte du crâne, sa partie inférieure ou base repose sur l'étage

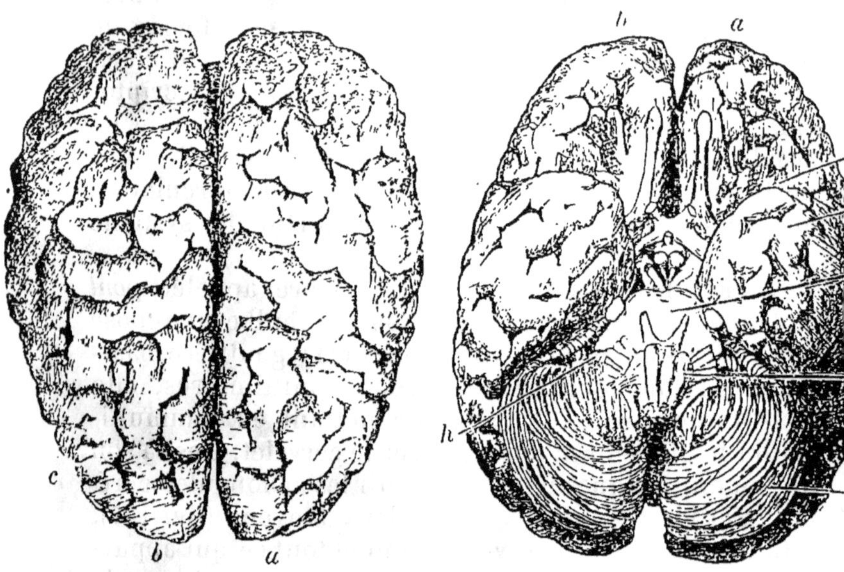

Fig. 148. — Face supérieure et face inférieure du cerveau.

a. hémisphère gauche; *b.* hémisphère droit; *c.* circonvolutions; *d* scissure de Sylvius; *e.* cervelet; *f.* bulbe; *g.* protubérance annulaire; *h.* nerfs crâniens coupés.

antérieur, l'étage moyen et sur le cervelet. Sa *forme* est hémisphérique à grand axe antéro-postérieur et à grosse extrémité située en arrière. Si on regarde le cerveau par sa face supérieure, on voit qu'il est divisé en deux parties appelées hémisphères (fig. 148), par une large et profonde scissure, *scissure inter-hémisphérique*. Si on écarte les deux bords de cette scissure, on constate à la partie médiane et profonde un pont qui réunit les deux hémisphères, c'est le *corps calleux*.

Chaque hémisphère présente une surface externe convexe, une surface interne plane et verticale, et une surface inférieure, qui fait partie de la base du cerveau.

Face externe. — Sur la face externe, qui regarde à la fois en haut et en dehors, on aperçoit dans chaque hémisphère des scissures plus profondes que les autres, au nombre de trois : l'une vient du milieu de la scissure hémisphérique et se porte obliquement en bas et très légèrement en avant, c'est la *scissure de Rolando*; une

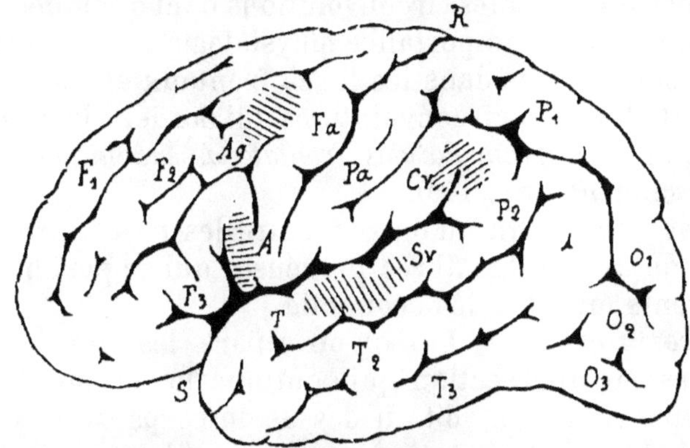

Fig. 149. — Hémisphère cérébral.

F_1, F_2, F_3, 1re, 2e et 3e circonvolutions frontales; *Fa.* frontale ascendante; *Pa.* pariétale ascendante; P_1, P_2, 1re et 2e pariétales; T_1, T_2, T_3, 1re, 2e et 3e temporales; O_1, O_2, O_3, 1re, 2e et 3e occipitales; R. scissure de Rolando; S. scissure de Sylvius; A. centre de l'aphasie motrice; *Ag.* centre de l'agraphie; *Cv.* centre de la cécité verbale; *Sv.* centre de la surdité verbale (Dieulafoy).

autre naît à peu près au milieu du tiers postérieur de l'hémisphère, elle se porte en bas et en avant et gagne la base du cerveau, sur laquelle elle se continue, c'est la *scissure de Sylvius*; la troisième, moins importante, a la forme d'une encoche située sur le bord postérieur de l'hémisphère, elle porte le nom de *scissure perpendiculaire externe.* Ces trois scissures partagent la face externe de chaque hémisphère en quatre portions ou *lobes.*

1° Le lobe antérieur ou *lobe frontal* est situé en avant

de la scissure de Rolando; 2° en arrière de cette scissure se trouve le *lobe pariétal*; 3° au-dessous de la scissure de Sylvius est le *lobe temporal*; 4° la partie postérieure de l'hémisphère au-dessous de la scissure perpendiculaire est le *lobe occipital*. Les lobes cérébraux ne sont pas absolument séparés les uns des autres, ils communiquent ensemble par des circonvolutions jouant le rôle de ponts réunissant les lobes. Ce sont les *plis de passage*.

Chacun des lobes présente à sa surface des sillons destinés à limiter les circonvolutions dont quelques-unes ont une grande importance physiologique. Les principales sont situées dans les lobes frontaux et pariétaux, surtout dans les circonvolutions qui bordent la scissure de Rolando, *circonvolutions frontale ascendante* et *pariétale ascendante* (fig. 149).

C'est à ce niveau qu'on rencontre les *noyaux moteurs*, point de départ des fibres nerveuses qui se portent aux différents muscles de l'économie.

Face interne. — Lorsqu'on sépare les deux hémisphères par une section qui continue la scissure interhémisphérique, on voit au-dessus du corps calleux sectionné des circonvolutions moins nombreuses qu'à la face externe (fig. 150). Sur le milieu du bord supérieur apparaît la suite de la scissure de Rolando, et à la partie postérieure de ce bord la continuation de la scissure perpendiculaire externe constituant la *scissure perpendiculaire interne*.

Base. — La surface inférieure ou base du cerveau est moulée sur les plans osseux qui la supportent. En avant et en arrière on aperçoit le commencement et la fin de la scissure interhémisphérique. Sur la ligne médiane réunissant les deux hémisphères le *corps calleux* s'étend de l'un à l'autre. Si nous continuons notre examen en suivant la ligne médiane d'avant en arrière nous rencontrons deux cordons nerveux, qui s'entre-croisent en X, c'est le *chiasma des nerfs optiques*; puis une petite tige ou *pédicule du corps pituitaire*; en arrière de celui-ci, deux petites saillies hémisphériques, les *tubercules*

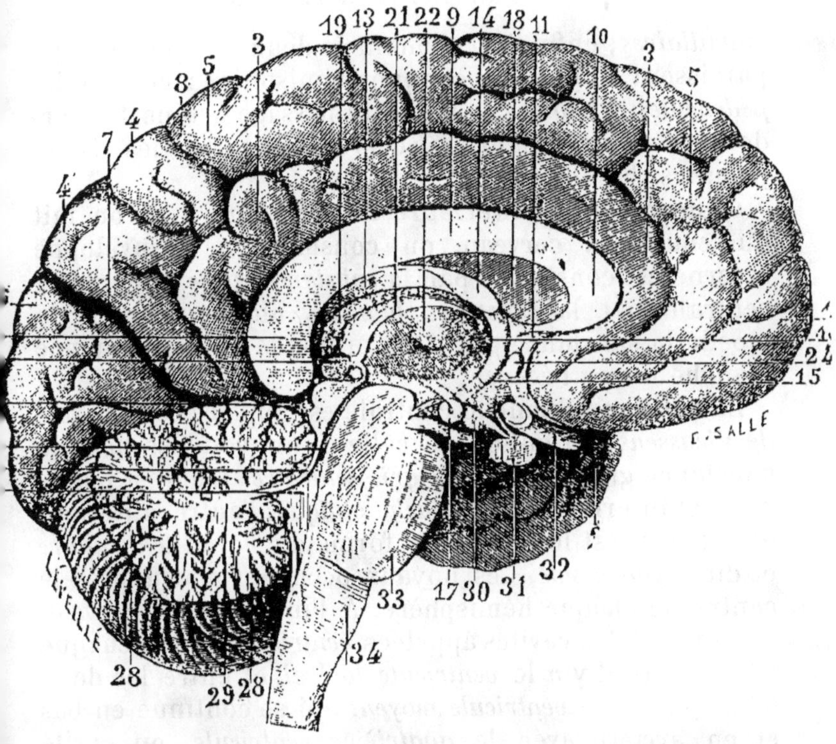

Fig. 150. — Face interne de l'hémisphère gauche du cerveau.

1. lobe frontal; 2. lobe sphénoïdal; 3. circonvolutions frontales internes inférieures contournant le corps calleux; 4. lobe pariétal séparé en arrière du lobe occipital par le sillon perpendiculaire interne; 5. circonvolution frontale interne supérieure; 6. lobe occipital; 7. sillon perpendiculaire interne qui le sépare du lobe pariétal; 8. courte portion du sillon calloso-marginal; 9. coupe du corps calleux; 10. genou du corps calleux; 11. bec du corps calleux; 12. son extrémité postérieure; 13. partie postérieure du trigone cérébral; 14. coupe de ce trigone; 15. son pilier antérieur; 16. trou de Monro; 17. tubercule mamillaire au niveau duquel le pilier antérieur se contourne en huit de chiffre pour aller se perdre dans la couche optique; 18. cloison transparente; 19. coupe de la toile choroïdienne; 20. glande pinéale; 21. son pédicule supérieur gauche; 22. coupe de la commissure grise du ventricule moyen; 23. tubercules quadrijumeaux; 24. coupe de la commissure antérieure; 25. aqueduc de Sylvius; 26. coupe de la valvule de Vieussens; 27. ventricule du cervelet; 28. coupe du lobe médian de cet organe; 29. arbre de vie du lobe médian; 30. coupe du corps cendré; 31. coupe du corps pituitaire; 32. nerf optique; 33. coupe de la protubérance annulaire; 34. coupe du bulbe rachidien.

mamillaires; enfin l'accolement de deux grosses tiges qui paraissent supporter chaque hémisphère : ce sont les *pédoncules cérébraux*, qui livrent passage à tous les cordons nerveux allant du cerveau aux parties sous-jacentes, bulbe et moelle épinière.

Conformation intérieure du cerveau. — Si on fait une coupe du cerveau, on constate que l'enveloppe externe est constituée par la *substance grise* et la partie centrale par la *substance blanche*, alors que dans la moelle la substance grise est profonde et la substance blanche forme l'écorce.

La substance blanche centrale est appelée *centre ovale de Vieussens*; au milieu de celle-ci on voit des îlots de substance grise ou *noyaux gris centraux*. L'un est postérieur et interne, c'est la *couche optique*; l'autre, antérieur et externe, est le *corps strié* formé du *noyau lenticulaire* et du *noyau caudé*. Ces noyaux occupent à peu près le centre de chaque hémisphère. A l'intérieur du cerveau se trouvent des cavités appelées *ventricules*; dans chaque hémisphère il y a le *ventricule latéral*, et entre les deux hémisphères le *ventricule moyen*, qui se continue en bas et en arrière avec le *quatrième ventricule*, ou cavité bulbo-protubérantielle, par l'*aqueduc de Sylvius*. Le quatrième ventricule lui-même est continué par le *canal de l'épendyme* situé dans la moelle, qu'il parcourt dans toute sa hauteur.

La partie centrale du cerveau, formée de substance blanche, est constituée par des fibres nerveuses qui partent des cellules de l'écorce grise, et qui convergent vers les pédoncules cérébraux; elles forment ainsi la *couronne rayonnante de Reil*. Avant de s'engager dans les pédoncules cérébraux elles passent entre les *corps opto-striés* et prennent la forme d'un ruban aplati transversalement auquel on donne le nom de *capsule interne*.

La substance grise de l'écorce est formée de couches superposées de cellules, dont quelques-unes très volumineuses ont la forme d'une pyramide, *cellules pyramidales*; elles émettent de nombreux prolongements qui se ramifient sous l'écorce et s'y divisent pour se terminer par une quantité infinie d'extrémités libres. Un de ces prolongements part de la base de la pyramide cellulaire, c'est le *prolongement de Deiters* dont la fibre blanche va constituer la substance blanche du cerveau. Ces fibres nerveuses à myéline relient entre elles les circonvolutions d'un même lobe ou les lobes entre eux, ou encore l'hémisphère d'un côté avec celui du côté opposé; d'autres vont de l'écorce aux noyaux gris centraux; enfin un grand nombre mettent en communication le cerveau avec le cervelet, le bulbe et la moelle.

D. Cervelet. — Le cervelet est situé à la partie postérieure et inférieure du cerveau, il occupe les fosses cérébrales inférieures et est recouvert par la tente du cervelet qui le sépare du cerveau. Pesant 140 grammes il est long de 8 à 10 centimètres, large de 5,5 à 6,5 centimètres, épais de 5 centimètres. Il se distingue du cerveau par sa configuration extérieure constituée par une série de lamelles parallèles séparées par des sillons.

Il est divisé en trois lobes par des scissures, un lobe médian formant à la face supérieure le *vermis supérieur*, et à la face inférieure le *vermis inférieur*, et deux lobes latéraux ou *hémisphères cérébelleux*.

Quand on fait une coupe du cervelet on constate qu'il est formé à la périphérie de *substance grise* et par conséquent de cellules nerveuses, et à l'intérieur de substance blanche, c'est-à-dire de fibres nerveuses; ces deux substances se pénètrent réciproquement, ce qui donne sur la coupe une disposition arborescente appelée *arbre de vie* (fig. 150).

Le cervelet n'est pas indépendant, il communique avec les autres portions de l'encéphale, avec le cerveau par les *pédoncules cérébelleux supérieurs*, avec la protubérance par les *pédoncules cérébelleux moyens*, et avec le bulbe par les *pédoncules cérébelleux inférieurs*.

Vaisseaux. — Les artères destinées à nourrir l'encéphale viennent du *polygone de Willis*, formé par la division du tronc basilaire en artères cérébrales postérieures, et par les branches terminales de la carotide interne, c'est-à-dire la cérébrale antérieure, la cérébrale moyenne et l'artère communicante postérieure. De ces artères partent des branches qui se divisent à leur tour; elles sont situées dans la pie-mère, à la périphérie du cerveau, et émettent des artérioles qui pénètrent dans la substance cérébrale, les unes courtes pour l'écorce, les autres longues pour les parties centrales.

Les veines correspondant aux artères viennent se jeter dans les nombreux *sinus* contenus dans un dédoublement de la dure-mère.

E. Méninges. — Le cerveau n'est pas en contact immédiat avec la boîte crânienne, il est protégé par trois membranes superposées, les *méninges*, qui se prolongent dans le canal rachidien pour envelopper également la moelle; de là la division en *méninges crâniennes* et *méninges rachidiennes*.

En allant de dehors en dedans, la première enveloppe est la *dure-mère*, puis se trouve une membrane séreuse, l'*arachnoïde*; enfin, directement accolée au tissu nerveux, la *pie-mère* forme un voile d'une minceur extrême, qui pénètre dans le fond des sillons; elle est destinée à porter aux organes qu'elle recouvre tous les vaisseaux qui leur sont destinés, c'est la membrane nourricière du système nerveux central.

La dure-mère crânienne, accolée à la face interne du crâne dont elle forme le périoste interne, a pour but de protéger le cerveau et de soutenir les différentes masses de l'encéphale par les quelques expansions qu'elle envoie entre elles. Entre les deux hémisphères cérébraux descend une lame verticale et antéro-postérieure plus large en arrière qu'en avant, de là le nom de *grande faux du cerveau*; entre les deux hémisphères du cervelet une expansion plus petite que la précédente, mais de même forme et de même direction antéro-postérieure, forme la *petite faux du cervelet*. Pour séparer le cerveau du cervelet elle émet une lame transversale soulevée à sa partie médiane par la faux du cerveau, ce qui lui donne la forme d'une tente, c'est la *tente du cervelet.*

Au-dessus de la selle turcique existe également une expansion qui la recouvre, c'est la *tente de l'hypophyse*, perforée au centre pour laisser passer la tige du corps pituitaire.

La dure-mère crânienne renferme dans son épaisseur un certain nombre de très grosses veines ou *sinus de*

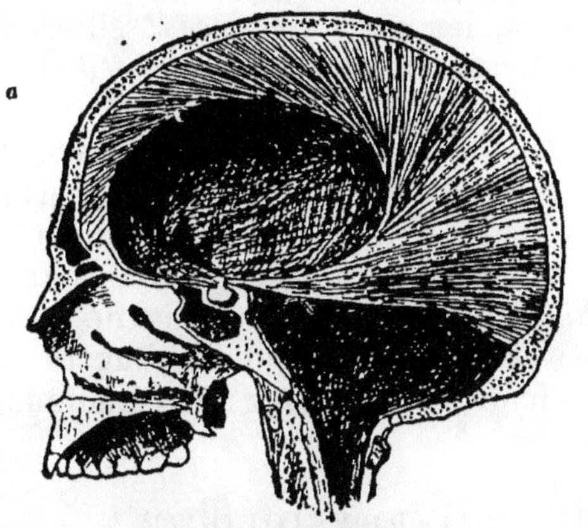

Fig. 151. — Méninges crâniennes ; *a.* faux du cerveau ; *b.* tente du cervelet.

la dure-mère dont les uns sont impairs et occupent la ligne médiane, les autres pairs sont placés sur les parties latérales.

Les principaux sinus impairs sont : le *sinus longitudinal supérieur*, situé dans le bord convexe ou supérieur de la faux du cerveau ; il va de la crête frontale à la protubérance occipitale interne ; le *sinus droit*, qui aboutit au même point et occupe l'union de la faux du cerveau avec la tente du cervelet ; le *sinus longitudinal inférieur*, situé dans le bord concave de la faux du cerveau et aboutissant au sinus droit ; enfin le *sinus coronaire*, qui suit les limites de la selle turcique.

Les sinus pairs principaux sont représentés surtout

par les *sinus latéraux* dont le point de départ siège au niveau de la protubérance occipitale interne; il est constitué par un renflement, ou *pressoir d'Hérophile*, dû à la réunion du sinus longitudinal supérieur et du sinus droit. Partant de ce point chaque sinus latéral se porte en dehors jusqu'à la base du rocher, puis il descend en dedans chercher le trou déchiré postérieur où il devient *veine jugulaire interne* en sortant de la cavité du crâne. Les autres sinus impairs sont les *sinus occipitaux postérieurs*, les *sinus caverneux*, situés de chaque côté de la selle turcique, et les *sinus pétreux supérieurs et inférieurs*.

L'*arachnoïde*, membrane séreuse, est constituée par deux feuillets formant un sac sans ouverture. Entre celle-ci et la pie-mère accolée au cerveau ou à la moelle existe une nappe de liquide clair, transparent, *liquide céphalo-rachidien*, destiné à maintenir une pression égale autour du cerveau, c'est ce liquide exagéré en quantité qui produit l'hydrocéphalie que nous étudions plus loin.

§ II. PHYSIOLOGIE

La *moelle épinière* n'est pas seulement un gros nerf, comme le croyaient les anciens; par sa substance blanche elle joue bien le rôle de conducteur, mais par sa substance grise elle est un centre nerveux puisqu'elle est capable de transformer la sensibilité en mouvement (réflexe). Il en est de même du *bulbe* et de *la protubérance*; ce sont à la fois des *organes de conduction* et des *centres nerveux*. La substance blanche, qui entre dans une partie de leur constitution, est formée de fibres nerveuses destinées à mettre en relation le cerveau avec le bulbe ou avec la moelle, ou le bulbe avec le cervelet. La substance grise, au contraire, uniquement formée de cellules nerveuses, constitue les noyaux gris, points d'origine des nerfs crâniens, ou centres réflexes importants. C'est au niveau du bulbe en effet que sont localisés le *centre respiratoire* à la pointe du calamus scriptorius, le *centre cardiaque*, le *centre vaso-moteur* qui amène la dilatation ou la constriction des vaisseaux, certains *centres sécrétoires*, les *centres de la déglutition et de la phonation*, etc.

Le cerveau était considéré par les anciens comme le siège de l'âme, puis, à la fin du XVIIIe siècle, comme le siège des facultés intellectuelles. Gall pensait que chaque circonvolution importante manifestait sa présence à l'extérieur sous la forme d'une *bosse osseuse* dont l'étude constituait la *phrénologie*. Grâce à des expériences faites sur les animaux et à des observations faites chez l'homme et contrôlées à l'autopsie, il a été possible de déterminer les fonctions du cerveau telles que nous les connaissons à l'heure actuelle. La première découverte de ce genre date de 1861, époque à laquelle Broca a décrit le centre du langage articulé.

C'est au niveau de l'écorce cérébrale que sont situées les principales *localisations cérébrales* connues ; les unes sont *motrices*, les autres *sensitives*, elles constituent les centres psycho-moteurs et les centres psycho-sensoriels.

Les centres psycho-moteurs siègent dans la zone qui avoisine la scissure de Rolando ; de là partent des fibres nerveuses qui se portent de dehors en dedans, traversent la capsule interne, puis les pédoncules cérébraux, arrivent à la protubérance et au bulbe ; à la partie inférieure de cet organe elles changent de côté et descendent dans la moelle en suivant les cordons blancs antérieurs. Cet entre-croisement des fibres à la partie inférieure du bulbe explique qu'une lésion de l'hémisphère gauche est suivie de troubles du côté droit du corps et réciproquement.

Les principaux centres moteurs sont les suivants :

1° Le *centre du langage articulé*, qui siège au niveau du pied de la 3e circonvolution frontale gauche ou circonvolution de Broca ; il est encore appelé *centre de l'aphasie*, parce que sa destruction amène la perte du langage ou aphasie ;

2° Les *centres des mouvements de la face*, situés à la partie inférieure de la circonvolution frontale ascendante;

3° Les *centres des mouvements du membre supérieur*, occupant la partie inférieure et moyenne des circonvolutions frontale et pariétale ascendantes;

4° Les *centres des mouvements du membre inférieur*, placés à la partie supérieure des circonvolutions précédentes.

Dans la 3e circonvolution temporale gauche il existe

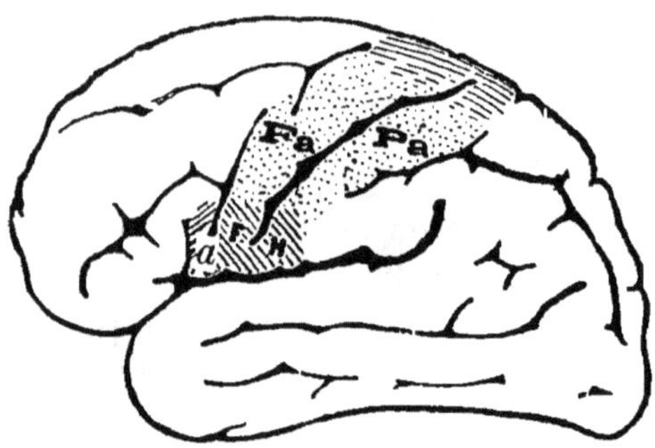

Fig. 152.

Cette figure montre la *zone corticale motrice* du cerveau : la circonvolution frontale ascendante F*a* et la circonvolution pariétale ascendante P*a*, séparées par la scissure de Rolando. A leur partie inférieure, ces circonvolutions correspondent au territoire moteur de la face et de la langue, F, H. Plus haut, ces circonvolutions correspondent au territoire moteur du membre supérieur, et à leur partie supérieure, au moment où elles vont passer de la face externe de l'hémisphère à sa face interne, pour former le lobule paracentral, elles contribuent à former le territoire paracentral, territoire moteur du membre inférieur; *a*. correspond au territoire dont la lésion produit l'aphasie quand cette lésion siège à l'hémisphère gauche (Dieulafoy).

un centre qui permet de donner un sens aux mots entendus, *centre de la mémoire auditive des mots*. Lorsqu'il est détruit, le malade entend les paroles qui sont prononcées devant lui, mais il est incapable d'y rattacher un sens, une idée : il est atteint de *surdité verbale*.

Dans la 2e circonvolution pariétale gauche siège le

sens de la mémoire visuelle des mots, qui permet d'accorder aux mots écrits la signification qu'il est convenu de leur donner. Quand ce centre est lésé, le malade peut écrire, mais il est incapable de lire; il voit nettement les caractères reproduits sur le papier, mais il a oublié leur signification, c'est ce qu'on appelle la *cécité verbale*; quelquefois le malade qui ne peut lire ni son écriture ni un livre, peut encore lire de la musique.

Enfin, de même qu'il existe un centre des mouve-

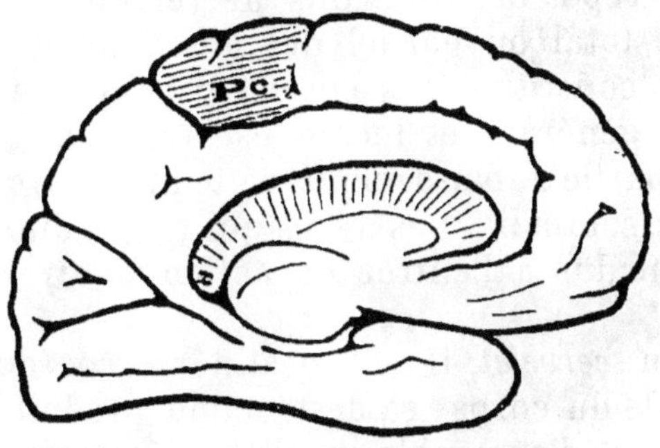

Fig. 153.

Cette figure représente le lobule paracentral Pc, sur la face interne de l'hémisphère, en arrière de la première circonvolution frontale, en avant du lobe carré, et au-dessus de la circonvolution du corps calleux.

ments des sons articulés, il en existe un pour la *mémoire des mouvements de l'écriture* siégeant dans le pied de la 2e circonvolution frontale; sa lésion amène une impossibilité de faire les mouvements nécessaires à tracer les caractères dont la réunion forme les mots, c'est l'*agraphie*.

Le cerveau est encore un centre sensitif, il perçoit les impressions reçues à la surface du corps et les interprète; tantôt il réagit aussitôt sous forme d'ordre donné à des muscles par l'intermédiaire des filets moteurs ou centrifuges; tantôt, au contraire, la sensation perçue par le cerveau sera gardée dans l'écorce grise du cerveau. Elle s'y emmagasine et, à un moment donné, le cerveau pourra s'en servir; c'est ce qui constitue la *mémoire*.

L'*intelligence* serait localisée dans la partie antérieure des lobes frontaux, aussi a-t-on coutume de considérer comme un signe d'intelligence un front haut et bien développé. D'ordinaire à une intelligence supérieure correspond non pas un cerveau volumineux, mais une écorce cérébrale dont les circonvolutions sont très nombreuses.

L'état de repos des fonctions de relation, caractérisé par l'arrêt total ou partiel des fonctions des centres cérébraux, constitue le *sommeil*. Pendant ce temps la circulation générale et locale est ralentie; ainsi s'explique en partie l'abaissement de température du corps pendant le sommeil. Les rêves qui se produisent quelquefois sont dus à l'entrée en action de divers centres nerveux.

Quant au *cervelet*, il est destiné à coordonner les mouvements du corps; sa destruction produit le défaut d'harmonie et d'ensemble, qualités nécessaires à l'exécution d'un acte donné. Tantôt le but n'est pas atteint, tantôt il est dépassé; on donne à cet état de trouble et de désordre des mouvements le nom d'ataxie cérébelleuse.

§ III. PATHOLOGIE DU SYSTÈME NERVEUX CENTRAL

A. — MOELLE ÉPINIÈRE.

Myélites. — On donne ce nom à toute inflammation aiguë ou chronique de la moelle, elle est toujours de cause toxique ou toxi-infectieuse. L'infection puerpérale, la gastro-entérite des nourrissons, la diphtérie sont rangées parmi les nombreuses infections qui peuvent être le point de départ d'une *myélite aiguë*.

Les symptômes varient suivant le siège de la lésion

substance blanche ou substance grise, et suivant la hauteur à laquelle la moelle est lésée. Si elle est localisée à la partie inférieure, il y aura *paralysie*, c'est-à-dire *perte des mouvements dans les membres inférieurs* ou *paraplégie*. Comme les centres qui tiennent sous leur dépendance les sphincters de l'anus et de la vessie sont situés dans cette région, il y aura en même temps *incontinence* des matières fécales et de l'urine. Les troubles sensitifs, fourmillements, engourdissements, anesthésie, sont plus tardifs. Si la lésion ne siège que d'un seul côté de la moelle, il n'y aura qu'un membre paralysé, c'est-à-dire *monoplégie*.

Tout membre paralysé peut être ou mobilisé facilement, *paralysie flasque*, ou, au contraire, être raide, impossible à mouvoir, *paralysie avec contracture*.

Paralysie infantile. — Au point de vue anatomique, c'est une myélite infectieuse limitée aux cornes antérieures de la moelle, c'est-à-dire aux centres trophiques de l'appareil locomoteur. Toute destruction des cellules des cornes antérieures sera suivie de l'atrophie des muscles et des os qui reçoivent leurs nerfs du point lésé.

Cette affection débute, comme toutes les maladies infectieuses, par des frissons, de la fièvre, des vomissements, de la diarrhée, puis après quarante-huit heures en moyenne apparaît la *paralysie* qui frappe un ou plusieurs membres. Au bout de quelques jours la paralysie rétrocède en partie, elle ne reste localisée qu'à quelques muscles qui vont dégénérer; l'*atrophie* surviendra après un ou deux mois. C'est à cette cause qu'il faut rattacher quelques malformations comme certains pieds bots, *certains membres raccourcis avec modifications dans la conformation du bassin*, car un des os iliaques a pu ne pas se développer autant que celui du côté opposé. L'arrêt complet de développement des deux membres inférieurs donne naissance au *cul-de-jatte*.

Maladie de Friedreich. — On donne ce nom à une maladie frappant les enfants, surtout ceux du sexe masculin, issus de parents névropathiques. Elle est caractérisée par une incoordination dans le mouvement des membres inférieurs d'abord, l'enfant marche en jetant les pieds en tous sens, dans la station debout il ne peut maintenir les pieds en place; plus tard les membres supérieurs se prennent à leur tour. Elle constitue une infirmité incurable.

Maladie de Little ou *tabes dorsal spasmodique.* — D'origine congénitale elle est caractérisée par une sorte de rigidité des membres et du corps empêchant tout mouvement si elle est grave; si la marche est encore possible, l'enfant se dandine et traîne les pointes des pieds sur le sol. Cette affection s'accompagne quelquefois d'affaiblissement intellectuel, d'idiotie, et d'attaques épileptiques.

Compression de la moelle. — Les symptômes déterminés par une compression brusque (luxation des vertèbres par exemple) ou lente (mal de Pott) varient selon la région comprimée. Si la partie antérieure de la moelle en est le siège, il y aura *paralysie* de tous les nerfs qui naissent au-dessous du point comprimé; si, au contraire, la compression n'existe qu'au niveau de la partie postérieure, il y aura paralysie sensitive, c'est-à-dire perte de la sensibilité ou *anesthésie* de tous les nerfs situés au-dessous de la région comprimée.

Spina bifida. (Voir pathologie de la colonne vertébrale.)

Tabes ou ataxie locomotrice. — Caractérisée au point de vue anatomique par la sclérose des cordons postérieurs de la moelle, cette affection se manifeste surtout par l'incoordination des mouvements. Le sujet qui en est atteint est incapable de mesurer la contraction de ses muscles; en marchant il jette ses jambes en avant et frappe le sol du talon; il ne sent plus sur quoi il marche, il y a anesthésie plantaire, il est incapable de se tenir sur une seule jambe, ou de se tenir debout les yeux fermés.

Il est en proie à des crises douloureuses souvent très aiguës.

A la période terminale, qui peut survenir après un temps plus ou moins long, il se cachectise et meurt.

B. — CERVEAU.

Apoplexie. — L'apoplexie est caractérisée par l'abolition soudaine du mouvement, de la sensibilité et du sentiment avec intégrité relative de la circulation et de la respiration. Ce n'est pas une maladie, mais un symptôme qu'on peut rencontrer au cours d'un certain nombre d'affections cérébrales.

Ictus. — Chute d'une personne qui est inanimée.

Coma. — Assoupissement plus ou moins profond dans lequel tombe un malade dès qu'il cesse d'être excité. Les principaux comas sont ceux de l'éclampsie, de l'urémie, du diabète, de l'alcoolisme aigu ou ivresse, etc.

Hémorragie cérébrale. — On donne ce nom à tout épanchement du sang dans la substance cérébrale, survenant à la suite de la rupture d'une artériole du cerveau. Le sang épanché détruit ou comprime les régions du cerveau avec lesquelles il est en rapport.

Le début est le plus souvent brusque, il y a apoplexie, quelquefois l'hémorragie se produit pendant le sommeil et à son réveil le malade constate qu'il ne peut plus remuer une jambe ou toute une moitié du corps, il y a *hémiplégie*. Cette paralysie unilatérale siège du côté opposé à la lésion. Du siège et de l'étendue de celle-ci dépendent la marche et la terminaison, tantôt la mort est rapide, tantôt les mouvements reviendront petit à petit et le malade guérira, ne conservant qu'une faiblesse de certains mouvements; tantôt la paralysie est durable, les muscles se contracturent, le séjour au lit et les troubles trophiques amènent des eschares, et le malade est emporté après un temps plus ou moins long par des complications.

Ramollissement cérébral. — On distingue le ramollissement aigu et le ramollissement lent. Le premier est dû à une embolie partie du cœur gauche et arrêtée dans le cerveau; cet embolus met obstacle à la circulation, le territoire vascularisé par le vaisseau oblitéré ne reçoit plus de sang, il y a sphacèle de la matière cérébrale qui se transforme en véritable bouillie.

Le ramollissement lent est dû à la thrombose d'une artère cérébrale.

Les symptômes varient avec le siège de la lésion; ceux qu'on rencontre le plus souvent sont l'hémiplégie et l'aphasie. Chez les personnes jeunes on doit toujours penser, en présence de ces symptômes, à la syphilis, cause de thrombose, et à une affection cardiaque, cause d'embolie.

Encéphalite aiguë. — Ainsi est nommée une suppuration du cerveau, le plus souvent limitée sous forme d'abcès.

Encéphalite chronique. — Quelquefois congénitales, ces lésions inflammatoires chroniques ont été rattachées à une maladie de la mère pendant la grossesse, à l'asphyxie de l'enfant pendant l'accouchement ou à la syphilis héréditaire. Elle doit être incriminée dans certaines convulsions survenant dans le cours de la première année, elle est la cause la plus fréquente de l'arrêt de développement intellectuel aboutissant à l'idiotie.

Paralysie générale. — Elle se caractérise par une déchéance intellectuelle progressive, changement de caractère, tristesse, hypocondrie, délire ambitieux, puis par l'apparition de troubles moteurs variés, tremblement, embarras de la parole, paralysie. La mort en est la terminaison fatale.

Tumeurs cérébrales. — Tout néoplasme se développant dans la cavité crânienne aux dépens des os, des méninges, des vaisseaux, ou de la substance nerveuse elle-même, constitue une tumeur cérébrale. Les plus fréquentes sont les gros tubercules et les gommes syphilitiques. Les troubles qu'elles provoquent sont indépendants de leur nature, ils sont en rapport avec la zone cérébrale détruite ou comprimée par la tumeur. Les principaux symptômes sont la céphalalgie, les convulsions, les paralysies, les vomissements, les modifications du pouls, etc.

C. — MÉNINGES.

Méningites. — L'inflammation des enveloppes du cerveau constitue la *méningite*; on distingue les méningites aiguës et les méningites chroniques.

Les *méningites aiguës* ou phlegmasies non tuberculeuses des méninges, surtout de l'arachnoïde et de la pie-mère, sont presque toujours infectieuses et secondaires soit à une infection générale, *fièvre puerpérale*, endocardite, fièvre typhoïde, etc., soit à une suppuration locale voisine du cerveau, otite suppurée, érysipèle du cuir chevelu, etc.

Elles sont caractérisées surtout par des maux de tête, des vomissements, de la constipation, une fièvre élevée; chez les enfants les convulsions marquent quelquefois le début de l'affection. Puis surviennent du délire, des contractures musculaires, de l'anesthésie et des paralysies. Le pouls devient irrégulier, le coma apparaît et précède la mort.

La *méningite tuberculeuse*, fréquente surtout de deux à sept ans, est due à la localisation sur les méninges du bacille de Koch qui y produit des granulations grosses comme des grains de millet.

L'enfant est brusquement pris de douleurs violentes dans la tête, sa gaîté disparaît, il cherche le calme, fuit la lumière et le bruit, sa température s'élève, son pouls devient plus fréquent et irrégulier. Bientôt il ne veut plus quitter son lit, il vomit sans avoir eu de nausées, il pousse des cris plaintifs, il est couché sur le côté, replié sur lui-même en chien de fusil, la constipation est opiniâtre, le ventre est creusé en bateau. Puis surviennent des contractures, des convulsions, puis des paralysies multiples. Après une durée de trois semaines environ il est emporté par des troubles asphyxiques, après une agonie souvent longue et pénible.

Hémorragies méningées. — On appelle hémorragie méningée tout épanchement de sang intra-crânien n'ayant pas pour origine la substance cérébrale. L'épanchement peut se produire entre la dure-mère et la paroi osseuse du crâne, dans l'épaisseur de la dure-mère, entre la substance cérébrale et l'arachnoïde.

Chez les *nouveau-nés*, à la suite d'un accouchement pénible à travers un bassin rétréci, ou après une intervention comme l'application de forceps, il a pu se produire une fêlure de la table interne du crâne ou même une fracture complète. Les vaisseaux méningés ouverts laissent s'écouler une certaine quantité de sang, qui s'accumule entre la dure-mère, qu'il décolle, et la paroi crânienne; c'est une *hémorragie extra-dure-mérienne*, véritable *céphalématome interne* pouvant exister avec un *céphalématome externe ou vrai*. Dans d'autre cas on rencontre chez le *nouveau-né* une *hémorragie sous-arachnoïdienne primitive* à la suite d'un accouchement laborieux. L'enfant est mort-né ou né en état de mort apparente; rappelé à la vie, il meurt après quelques heures ou quelques jours en présentant assez souvent des convulsions, des vomissements, de la dyspnée.

Chez l'adulte les hémorragies méningées ont des symptômes qui varient avec le siège de l'hémorragie.

Hydrocéphalie. — L'hydrocéphalie est l'hydropisie de la cavité crânienne, c'est-à-dire une accumulation anormale de liquide céphalo-rachidien soit entre le cerveau et l'arachnoïde (hydrocéphalie externe), soit dans les ventricules du cerveau (hydrocéphalie interne). Elle est congénitale ou acquise : *congénitale*, elle reconnaît pour cause une hérédité *syphilitique*, tuberculeuse, alcoolique, névropathique; *acquise*, elle est souvent due, chez les enfants en bas âge, aux infections gastro-intestinales et à la syphilis héréditaire.

L'accumulation de liquide élève la pression intracrânienne et repousse en dehors les os du crâne; aussi les sutures et les fontanelles prennent-elles des proportions considérables (fig. 51), les rebords osseux sont crénelés, les os sont amincis, la matière cérébrale est aplatie et en partie détruite.

L'aspect de la tête fœtale est caractéristique, la face paraît écrasée par le développement excessif du crâne; si l'enfant naît vivant, ce qui n'est possible que si l'hydrocéphalie est peu considérable, on voit souvent survenir des convulsions, des contractures. La guérison est impossible et l'enfant meurt plus ou moins rapidement.

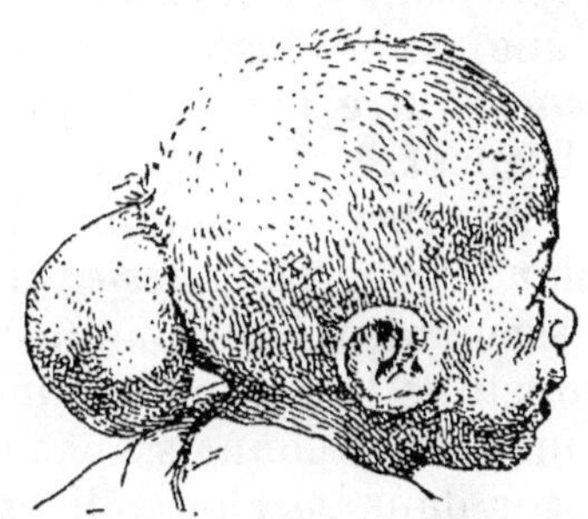

Fig. 151. — Encéphalocèle (Kirmisson).

Encéphalocèle. — On désigne sous le nom d'*encéphalocèle*, d'*exencéphale*, de *céphalocèle*, de *spina bifida crânien*, une tumeur formée par une portion plus ou moins considérable de l'encéphale et des méninges sortie du crâne par une ouverture anormale des parois. Elle peut être *congénitale* ou acquise, la première seule nous intéresse. Elle est due surtout à une malformation, et siège soit à la région occipitale (fig 154), soit à la région frontale, rarement sur les parties latérales du crâne. Tantôt cette tumeur ne renferme que les méninges, *méningocèle*, tantôt les méninges et de la substance cérébrale, *méningo-encéphalocèle*; elle s'accompagne quelquefois d'hydrocéphalie, *hydrencéphalocèle*.

Par la palpation elle est quelquefois réductible, et la compression s'accompagne souvent de mouvements convulsifs de l'enfant. Elle se tend au moment des efforts, des cris; son volume varie depuis celui d'un pois jusqu'à celui d'une tête d'enfant et au delà; aussi peut-elle devenir une cause de dystocie sérieuse.

D. — NÉVROSES.

On désigne sous le nom de névroses des états morbides survenant sans qu'il soit possible de constater une lésion organique appréciable par nos moyens d'examen anatomique.

Épilepsie. — Plus fréquente dans le sexe féminin, l'*épilepsie* ou *mal comitial* se présente sous deux formes, l'une caractérisée par des crises convulsives, le *haut mal*; l'autre, le *petit mal*, constituée par du vertige ou des absences.

La crise épileptique a quelques points de ressemblance avec l'*éclampsie*; elle s'en distingue par un avertissement, qui se manifeste de différentes façons et qui constitue l'*aura*, puis le malade pousse un cri rauque et tombe sans connaissance sans avoir le temps de se protéger dans sa chute. Il est raide (phase tonique), cyanosé, la langue serrée entre les dents, puis il s'agite, les membres et la face sont animés de mouvements rythmés (phase clonique), une écume sanguinolente sort de la bouche, les yeux roulent dans les orbites, les doigts sont fléchis sur le pouce en pronation dans la main. Aux convulsions fait suite un sommeil profond avec ronflement bruyant (phase stertoreuse). Après un temps variable, dix, vingt minutes et même plus, le malade sort de son coma hébété, ignorant tout ce qui s'est passé. Les crises se répètent à des intervalles variant de quelques jours à quelque semaines et à quelques mois.

Au point de vue mental, les épileptiques sont souvent des déséquilibrés.

La grossesse a une action bien différente suivant les sujets, tantôt elle augmente les crises, tantôt elle les espace, elle les fait même disparaître pendant toute sa durée. Si une crise survient au moment du travail, elle sera quelquefois très difficile à distinguer d'une crise d'éclampsie, les commémoratifs seuls permettent de faire le diagnostic.

Épilepsie jacksonienne. — Cette variété d'épilepsie n'est pas une névrose véritable, car elle a une cause, qui est souvent une tumeur comprimant et irritant le cerveau. Elle est caractérisée par des convulsions circonscrites à un ou plusieurs membres ou à un groupe de muscles, avec persistance absolue ou relative de la conscience.

Hystérie. — L'hystérie est une névrose à manifestations très variées. On distingue la petite hystérie et la grande hystérie.

La *petite hystérie* est caractérisée par des *stigmates*, zones d'anesthésie ou d'hyperesthésie, disparition du réflexe pharyngien, diminution du champ visuel, points douloureux surtout dans les régions ovariennes.

La *grande hystérie* se manifeste sous forme de troubles psychiques et sous forme de crises. Il y a perte de connaissance, chute, convulsions toniques, puis cloniques, ensuite apparaissent de grands mouvements, véritable phase de contorsions, des attitudes passionnelles, et des hallucinations effrayantes. C'est également dans la grande hystérie que se produisent des accidents très variés, la léthargie, des paralysies, des atrophies musculaires, des contractures, des névralgies, de l'aphonie, de l'aphasie, du mutisme, etc. Toutes les maladies organiques ou fonctionnelles peuvent être simulées par les hystériques.

Chorée ou danse de Saint-Guy. — Surtout commune chez les filles entre six et quinze ans, cette affection, dont nous avons déjà parlé en étudiant le rhumatisme articulaire aigu, est caractérisée par des mouvements désordonnés du visage ou des membres. Elle se produit quelquefois sous l'influence de la grossesse (chorée gravidique) dès les premiers mois, et surtout chez les primipares. Elle interrompt souvent la grossesse, ou amène la mort de l'enfant *in utero*. Si les enfants naissent vivants ils meurent souvent peu de jours après, ou s'ils vivent ils restent faibles et chétifs. L'influence de l'accouchement est très variable, quelquefois cependant ce dernier amène la fin de la maladie.

Tétanie. — Chez les jeunes enfants, chez les femmes enceintes ou chez les nourrices on peut rencontrer une affection caractérisée par des spasmes, de la raideur, de la contracture douloureuse, ressemblant à une crampe, c'est la tétanie.

Cette contracture peut durer plusieurs heures sous forme d'*accès*; ceux-ci se reproduisent le jour même ou les jours suivants, ils constituent l'*attaque*. Les membres supérieurs sont plus souvent atteints que les inférieurs, dans les formes graves les muscles de la respiration peuvent être également contracturés, donnant naissance à des accès dyspnéiques qui mettent la vie en danger.

Folie puerpérale. — Sous l'influence de la grossesse le système nerveux est très irritable, et des troubles mentaux peuvent apparaître. La cause la plus importante est l'*hérédité*; il n'est pas nécessaire qu'il y eût des aliénés dans les ascendants, il suffit qu'il y ait de la névropathie, hystérie, épilepsie et même neurasthénie. Les troubles mentaux apparaissent quelquefois au cours du travail ou dans les suites de couches, chez certaines femmes ils affectent la forme maniaque, chez d'autres la forme mélancolique; il y en a qui ont des idées de persécution, ou des idées délirantes. Ces troubles peuvent disparaître avec la grossesse ou, au contraire, ils continuent après l'accouchement et sont même augmentés, nécessitant alors l'internement.

CHAPITRE III

SYSTÈME NERVEUX PÉRIPHÉRIQUE

Les nerfs qui naissent du système nerveux central sont divisés en deux grandes catégories : les nerfs crâniens et les nerfs rachidiens.

§ I. ANATOMIE

A. — NERFS CRANIENS.

Les nerfs crâniens sont les uns *moteurs*, les autres *sensitifs* ; parmi ceux-ci quelques-uns, destinés aux organes des sens, sont appelés nerfs *sensoriels* ; enfin il en existe qui sont à la fois moteurs et sensitifs, ils constituent les nerfs *mixtes*. Les nerfs crâniens sont comptés d'avant en arrière et désignés suivant le rang qu'ils occupent, ils sont au nombre de *douze paires* qui ont leur origine apparente à la base du cerveau (fig. 147 et 148).

Première paire. — C'est le nerf *olfactif, sensoriel*, il est destiné à recueillir les sensations olfactives. Ses fibres d'origine sortent de la partie antérieure de l'espace perforé antérieur, se réunissent, se portent en avant et se renflent pour constituer le *bulbe olfactif*, placé sous la partie antérieure et inférieure du lobe frontal et couché sur la gouttière olfactive de l'ethmoïde. De ce bulbe naissent un grand nombre de filets, qui traversent les orifices de la lame criblée de l'ethmoïde, et pénètrent dans les fosses nasales. Ils vont se terminer dans la partie supérieure de la muqueuse pituitaire, siège unique de l'odorat.

Deuxième paire. — Le *nerf optique*, également *sensoriel*, naît à la base du cerveau en dehors des pédoncules cérébraux, il se porte obliquement en avant et en dedans, s'anastomose avec celui du côté opposé en lui donnant une partie de ses filets. Cet entrecroisement apparent constitue le *chiasma* des nerfs optiques couché à la partie antérieure et supérieure du corps du sphénoïde. Des angles antérieurs du chiasma partent deux cordons arrondis, les *nerfs optiques*, qui se portent en avant et en dehors vers les trous optiques; ils les traversent accompagnés de l'artère ophtalmique, pénètrent dans l'orbite et se dirigent vers le pôle postérieur du globe de l'œil; ils perforent la sclérotique et s'épanouissent au niveau de la rétine pour recueillir les impressions lumineuses.

Troisième paire. — Le nerf *moteur oculaire commun* sort du cerveau entre les deux pédoncules cérébraux, directement en avant du bord antérieur de la protubérance. Il se dirige en avant, traverse la paroi du sinus caverneux et pénètre dans l'orbite par la fente sphénoïdale. Dans la cavité orbitaire il se divise en un certain nombre de branches destinées à tous les muscles moteurs de l'œil, moins le droit externe et le grand oblique. Ce nerf innerve aussi certains muscles internes de l'œil, le muscle ciliaire et les muscles de l'iris; c'est le nerf de l'accommodation.

Quatrième paire. — Le *nerf pathétique, moteur*, est destiné à innerver le muscle grand oblique de l'œil. Né de la partie antérieure de la protubérance, il gagne la paroi externe du sinus caverneux, pénètre dans l'orbite par la fente sphénoïdale et va gagner le muscle auquel il est destiné.

Cinquième paire. — Elle est constituée par un gros nerf, le *trijumeau*, appartenant à la classe des nerfs *mixtes.* Sorti de la partie latérale de la protubérance, il se dirige en haut, en dehors et en avant pour gagner la partie supérieure du rocher, à la pointe duquel il se renfle en un gros ganglion, *ganglion de Gasser*, qui s'imprime au sommet du rocher sous forme d'une dépression très apparente. Ce ganglion, en forme de croissant à concavité antérieure, donne naissance à trois branches :

1° Le *nerf ophtalmique*, qui sort du crâne par la fente sphénoïdale et se divise dans l'orbite en trois nerfs : *frontal*, *lacrymal* et *nasal* ;

2° Le *nerf maxillaire supérieur*, qui s'échappe du crâne par le trou grand rond ;

3° Le *nerf maxillaire inférieur*, qui sort de la cavité crânienne par le trou ovale.

Tous ces nerfs donnent un grand nombre de filets chargés de recueillir les impressions sensitives de la face tout entière ; de plus, le nerf maxillaire inférieur envoie des filets moteurs aux muscles masticateurs.

Sixième paire. — Le nerf *moteur oculaire externe* a son origine apparente dans le sillon qui sépare le bulbe de la protubérance, et près de la ligne médiane. Il pénètre dans le sinus caverneux, se portant en avant il passe dans l'orbite à travers la fente sphénoïdale et va innerver le muscle droit externe de l'œil.

Septième paire. — Elle est représentée par un nerf *moteur*, le *facial.* Né dans la fossette sus-olivaire du bulbe, il se porte en haut, en avant, et en dehors pour gagner le conduit auditif interne, traverse le rocher dans l'aqueduc de Fallope, et sort à la base du crâne par le trou stylo-mastoïdien. Arrivé dans la glande parotide, il se divise en de nombreux filets se rendant aux muscles de la face.

Huitième paire. — Le nerf *acoustique*, nerf *sensoriel*, naît au-dessous de l'origine apparente du facial, dont il est séparé par un petit nerf, le *nerf intermédiaire de Wrisberg.* Il pénètre avec le facial dans le conduit auditif interne, et, après un court trajet, il abandonne ce dernier et se divise en quatre variétés de filets, qui perforent la paroi interne de l'oreille interne dans laquelle ils se terminent.

Neuvième paire. — Le nerf *glosso-pharyngien*, nerf *mixte*, émane de la partie latérale du bulbe, remonte chercher le trou déchiré postérieur par où il s'échappe du crâne et va à la muqueuse du pharynx et à la langue, dont il innerve le tiers postérieur.

Dixième paire. — Elle est représentée par un nerf *mixte*, le plus considérable et le plus important de l'organisme, le *pneumogastrique* ou nerf *vague*, encore appelé nerf *trisplanchnique*. Sortant du sillon latéral du bulbe, il se dirige vers le trou déchiré postérieur pour sortir de la cavité crânienne. Il descend dans le cou accompagnant l'artère carotide interne et la veine jugulaire interne avec lesquelles il constitue le paquet vasculo-nerveux du cou; celui-ci est entouré d'une gaine aponévrotique spéciale. Dans le thorax il s'accole à l'œsophage, le gauche placé sur la face antérieure, le droit sur la face postérieure de ce conduit. Il pénètre avec cet organe dans l'abdomen en traversant le diaphragme et vient s'épanouir sur les faces correspondantes de l'estomac en un certain nombre de filets, dont les uns se terminent dans les parois de l'estomac et les autres vont constituer avec des branches du grand sympathique le *plexus solaire*.

Dans son long parcours il donne des branches au larynx, au pharynx, à la plèvre, au *poumon*, en formant une partie du *plexus pulmonaire*, au péricarde, au *cœur* en entrant dans la constitution du *plexus cardiaque*, à l'œsophage et au foie.

Onzième paire. — Le nerf *spinal*, *moteur*, prend ses origines apparentes à la fois dans le bulbe et dans la moelle épinière. Il remonte dans la cavité du crâne pour en sortir par le trou déchiré postérieur. Dès sa sortie il se divise en deux branches, dont l'une se porte en arrière dans le sterno-cléido-mastoïdien et le trapèze, et dont l'autre paraît venir se confondre avec le pneumo-gastrique; il suit ce nerf pendant un court trajet et s'en détache pour aller innerver le larynx. C'est le nerf qui préside à l'émission des sons.

Douzième paire. — Nerf *moteur*, le *grand hypoglosse* naît du bulbe, sort du crâne par le trou condylien antérieur et va se terminer dans les muscles de la langue, qu'il est chargé d'innerver.

B. — NERFS RACHIDIENS.

Les racines rachidiennes, nées des différents étages de la moelle épinière, sont au nombre de trente et une

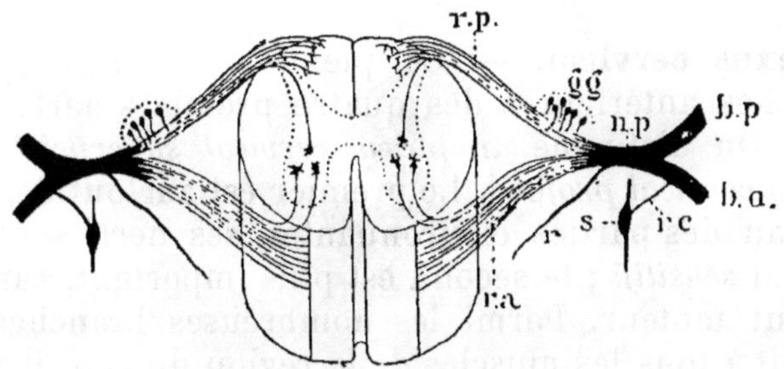

Fig. 155. — Schéma montrant les origines réelles ou apparentes d'un nerf rachidien.

gg. ganglion spinal; *np.* nerf mixte; *s.* ganglion du sympathique; *ra.* racine antérieure; *rp.* racine postérieure; *rc.* rameau nerveux allant du nerf périphérique au ganglion sympathique (Launois).

paires, dont huit paires cervicales, douze dorsales, cinq lombaires, et six sacrées.

Les racines antérieures et postérieures de la moelle vont à la rencontre l'une de l'autre en convergeant vers le trou de conjugaison du canal rachidien; elles se réunissent et constituent le *nerf rachidien* (fig. 155 et 141).

Les nerfs rachidiens, entourés d'une gaine de névrilème, sont des nerfs *mixtes*, puisqu'ils sont formés de fibres *motrices* centrifuges et de fibres *sensitives* centripètes. Le tronc du nerf rachidien est très court; dès sa sortie du trou de conjugaison il se divise en deux branches, l'une *postérieure*, l'autre *antérieure*. La première, plus petite que la seconde, est destinée à innerver les muscles et la peau des régions postérieures de la tête, de la nuque, du tronc, des lombes et de la région sacrée. Les branches antérieures sont plus importantes puisqu'elles innervent la plus grande partie du corps; le plus souvent, au lieu de se rendre directement aux régions auxquelles elles sont destinées, elles se groupent, s'envoient des anastomoses et forment des *plexus* d'où partiront les nerfs véritables.

Il y a quatre grands plexus dans l'économie : plexus cervical, plexus brachial, plexus lombaire et plexus sacré.

Plexus cervical. — Ce plexus est formé par les branches antérieures des quatre premiers nerfs cervicaux. On distingue un *plexus cervical superficiel* et un *plexus cervical profond*. Le premier est surtout destiné à la peau des parties environnantes, ses nerfs sont donc surtout *sensitifs* ; le second est plus important, car il est surtout moteur. Parmi les nombreuses branches qu'il fournit à tous les muscles de la région du cou, il y en a une très importante, qui est formée par la troisième, la quatrième et la cinquième paire cervicale, et qui porte le nom de *nerf phrénique*. Celui-ci descend vers le thorax, dans lequel il pénètre, il se place entre la face interne de la plèvre et le péricarde et se termine sur la convexité du diaphragme, dont il est le nerf moteur. Sa paralysie entraîne une mort rapide, car le diaphragme est le principal muscle de la respiration.

Plexus brachial. — Le plexus brachial est formé par les anastomoses des branches antérieures des *quatre derniers nerfs cervicaux* et du *premier nerf dorsal*. C'est de ce plexus que naissent les nerfs du membre supérieur. Parmi ceux-ci il faut distinguer les branches *collatérales* et les branches *terminales*. Les premières sont destinées aux muscles de l'épaule, les secondes vont se rendre au bras, à l'avant-bras et à la main. Nous passerons en revue ces dernières seulement. 1° Le nerf *brachial cutané interne* est un nerf sensitif destiné à la peau de la partie interne et antérieure du bras. 2° Le nerf *musculo-cutané* fait pendant au précédent à la partie externe du bras. 3° Le nerf *circonflexe* ou *axillaire* passe en arrière de l'humérus pour se rendre au deltoïde, muscle de l'épaule. 4° Le nerf *médian* est le plus gros et le plus long des nerfs du bras; à son origine ses deux racines entourent l'artère axillaire, puis elles se réunissent en un seul tronc qui accompagne l'artère humérale jusqu'au niveau du pli du coude. Il croise le pli du coude et vient à l'avant bras se placer sur la ligne médiane, couché sur la membrane interosseuse. Passant sous le ligament antérieur du poignet, il aborde la paume de la main où il se divise pour envoyer des rameaux au pouce, à l'index, au médius et à la partie externe de l'annulaire. Dans son trajet il a fourni des branches à un grand nombre de muscles.

5° Le nerf *cubital* naît dans le creux de l'aisselle, il descend dans la loge postérieure du bras, passe entre l'épitrochlée et l'olécrâne pour arriver à l'avant-bras; au niveau de la partie inférieure du cubitus il se divise en deux branches terminales. La *branche antérieure*, palmaire, innerve les muscles de l'éminence hypothénar, les interosseux, les lombricaux, et donne la sensibilité à la partie interne de la paume de la main, à la face palmaire du petit doigt et à la moitié interne de l'annulaire. La *branche postérieure*, destinée au dos de la main, innerve la partie interne de la face dorsale et le petit doigt, l'annulaire et la moitié interne du médius.

6° Le nerf *radial* prend naissance dans le creux de l'aisselle, et se dirige vers le bord externe du bras en passant en arrière de l'humérus (gouttière du nerf radial); arrivé à la partie antéro-externe du coude, il se divise en deux branches, l'une superficielle cutanée, l'autre profonde musculaire. La première descend le long de l'avant-bras et contourne l'épiphyse styloïde du radius pour se porter au dos de la main, dont elle innerve la moitié externe, la seconde se perd dans les muscles de la face postérieure de l'avant-bras.

Nerfs intercostaux. — Les branches antérieures des paires dorsales ne forment pas de plexus, elles se portent dans les espaces intercostaux, qu'elles suivent jusqu'à la partie antérieure. Les nerfs intercostaux, au nombre de douze paires, donnent dans leur trajet deux branches qui perforent les muscles intercostaux externes pour se porter à la peau, l'une sort au niveau de la partie latérale du thorax, nerf *perforant* latéral, l'autre sort à la partie antérieure, nerf *perforant antérieur*. Les points d'émergence de ces nerfs sont particulièrement douloureux dans la névralgie intercostale.

Plexus lombaire. — Le plexus lombaire est constitué par les anastomoses des branches antérieures des *quatre premiers nerfs lombaires*; il est logé au milieu des fibres du muscle psoas-iliaque. Il donne naissance à quatre branches collatérales et à trois branches terminales.

Les branches collatérales sont : 1° le nerf *grand abdomino-génital*, qui part de la face postérieure du plexus et se place dans l'épaisseur de la paroi abdominale antérieure qu'il suit jusqu'au niveau du canal inguinal; il se termine dans la région du pubis et dans les grandes lèvres; 2° le nerf *petit abdomino-génital*, qui suit le même trajet que le précédent, au-dessous duquel il est placé, et qui a les mêmes terminaisons;

3° Le nerf *fémoro-cutané*, destiné à la peau de la partie externe de la cuisse;

4° Le nerf *génito-crural*, qui contourne la paroi antéro-latérale de l'abdomen, pénètre dans le canal inguinal et se termine en s'épanouissant dans les grandes lèvres.

Les branches *terminales* sont :

1° Le nerf *lombo-sacré*, qui va se réunir au plexus sacré;

2° Le nerf *obturateur*, qui sort du bassin par le canal du trou obturateur et se divise pour innerver les muscles internes de la cuisse et en particulier les adducteurs.

3° Le nerf *crural*, qui, placé dans l'épaisseur du muscle psoas iliaque, sort avec lui du bassin en passant sous l'arcade crurale. Au-dessous de cette bandelette fibreuse il est en dehors des vaisseaux et se divise en deux branches superficielles et deux branches profondes. Les deux branches *superficielles* sont : le *musculo-cutané externe* et le *musculo-cutané interne*. Les deux branches *profondes* sont : l'une, externe, le rameau *musculaire*, destiné

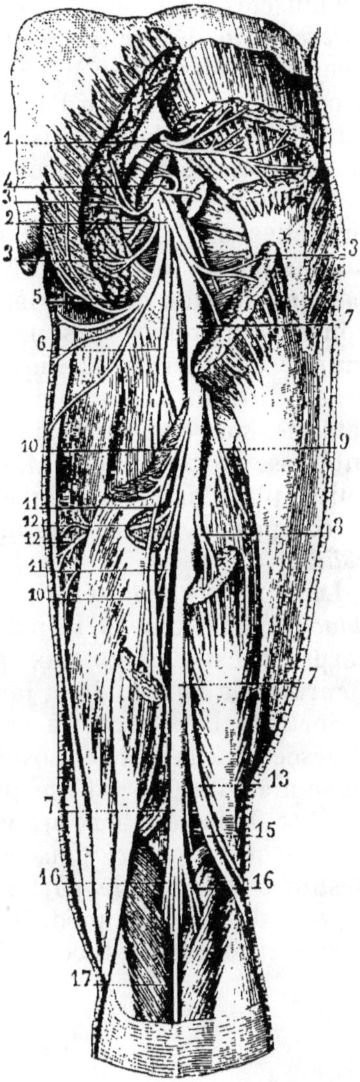

Fig. 156. — Grand nerf sciatique.

1. nerf fessier supérieur; 2. nerf fessier inférieur ou petit sciatique; 3. rameaux qu'il fournit au grand fessier; 4. Rameau du pyramidal; 5. branche génitale du petit sciatique; 6. branche fémoro-poplitée du même nerf; 7. tronc du grand sciatique; 8. rameau qu'il donne à la longue portion du biceps fémoral; 9. rameau destiné à la courte portion du même muscle; 10. rameau du demi-tendineux dont la portion moyenne a été enlevée pour laisser voir le demi-membraneux et le rameau nerveux qu'il reçoit; 11. rameau destiné à ce muscle; 12. autre rameau qui va se distribuer au grand adducteur; 13. nerf sciatique poplité externe; 14. nerf sciatique poplité interne; 15. filet du plantaire grêle; 16. nerfs volumineux et multiples des jumeaux; 17. origines du saphène externe.

au muscle quadriceps fémoral ; l'autre, interne, le *saphène interne*, qui se place dans la gaine des vaisseaux et descend avec eux jusqu'à la partie inférieure de la cuisse ; à ce niveau il perfore l'aponévrose, devient superficiel, suit l'axe de la jambe jusqu'à la malléole interne et se termine au niveau du gros orteil.

Plexus sacré. — Le plexus sacré est formé par les branches antérieures des *trois premiers nerfs sacrés*, auxquelles se joignent en haut le nerf *lombo-sacré* et en bas une division du quatrième nerf sacré. Ces branches convergent toutes vers un point situé au niveau de la grande échancrure sciatique, formant ainsi un triangle à base interne et à sommet externe. Les branches collatérales sont au nombre de dix ; parmi celles-ci une nous intéresse particulièrement, c'est le nerf *honteux interne*, qui se place dans le périnée, innervant les muscles qui le composent, et se termine en formant le nerf *clitoridien*.

La seule branche terminale forme le *nerf grand sciatique*, le plus long et le plus volumineux des nerfs du corps. Il est destiné aux muscles de la partie postérieure de la cuisse, de la jambe et du pied.

Sorti du bassin par la grande échancrure sciatique, il descend à la partie postérieure de la cuisse sur la ligne médiane (fig. 156) jusqu'au niveau du creux poplité, où il se divise en deux branches, le nerf *sciatique poplité externe* et le nerf *sciatique poplité interne*. Le premier est destiné à innerver la partie antérieure de la jambe et la face dorsale du pied, le second se rend à la partie postérieure de la jambe et à la face plantaire du pied.

§ II. PHYSIOLOGIE

Les nerfs *moteurs* transmettent aux organes la volonté émanée du cerveau ou de la moelle, ils ont pour but de porter aux muscles un certain afflux produisant la contraction. Leur dégénérescence ou leur section amène la *paralysie* des muscles auxquels ils se rendent. Les nerfs *sensitifs* recueillent à la périphérie les sensations qu'ils transmettent à la moelle et au cerveau, où elles seront élaborées et interprétées sous telle ou telle sensation. Leur dégénérescence ou leur section produit de l'*anesthésie* dans les régions cutanées où ils prennent naissance.

Les nerfs *mixtes*, les plus nombreux, servent à la fois à l'exécution des mouvements et à la transmission des sensations périphériques. Leur lésion est une cause de *paralysie* et d'*anesthésie*.

§ III. PATHOLOGIE

Névrite. — On donne ce nom à la dégénérescence d'un nerf, elle peut être de cause *locale* (traumatisme, compression par une tumeur), ou de cause *générale* (intoxication ou infection).

Paralysie. — Toute lésion grave des nerfs entre leurs racines rachidiennes et leurs terminaisons donne naissance à une *paralysie périphérique*. Elle frappe les muscles innervés par le même nerf et elle s'accompagne de troubles sensitifs, vaso-moteurs, trophiques et de l'abolition des réflexes.

Paralysie faciale. — Cette paralysie est l'abolition des mouvements de tous les muscles de la face, innervés par le nerf facial. Il en résulte une asymétrie du visage; une moitié est inerte, et semble plus volumineuse que l'autre, la commissure des lèvres, attirée par les muscles sains, donne à la bouche une direction oblique, la joue paralysée est soulevée à chaque expiration (le malade fume la pipe). L'œil est incomplètement fermé, la salive s'écoule par la bouche du côté paralysé, l'enfant peut éprouver des difficultés pour téter.

Parmi les nombreuses causes qui provoquent cette paralysie, une nous intéresse particulièrement, c'est la compression qui peut s'exercer sur la tête fœtale au cours de l'accouchement, surtout s'il y a eu application de forceps. Cette variété peut persister très longtemps et même être incurable.

Paralysie radiale. — La paralysie radiale est le plus souvent provoquée par le froid et surtout par une compression. Elle est caractérisée par la position de la main en pronation et en demi-flexion sur l'avant bras, et par l'impossibilité d'étendre les doigts.

Paralysie du plexus brachial. — Ces paralysies relèvent de lésions portant sur les origines du plexus brachial; les plus intéressantes sont celles qui sont survenues après un accouchement laborieux. Dans l'application de forceps, l'extrémité de la cuiller introduite trop profondément peut venir appuyer sur le plexus brachial; dans la manœuvre de Mauriceau, ce sont les doigts appliqués en crochet sur le cou de l'enfant qui compriment le plexus. Dans certains cas ces paralysies apparaissent après un accouchement simple, dans ce cas on suppose que la lésion est produite au moment de la rotation externe et de l'extraction du fœtus, les doigts de l'accoucheur prenant point d'appui sur les parties latérales du cou.

Ces paralysies sont caractérisées soit par une perte totale des mouvements du membre supérieur, soit par une perte partielle, si quelques filets seulement de plexus brachial ont été comprimés.

Paralysies puerpérales. — Pendant la grossesse, pendant et après le travail des paralysies variées comme localisations et comme formes peuvent apparaître : hémiplégies, paraplégies, aphasie, paralysie des organes des sens. Ces paralysies sont dues les unes à des lésions des centres nerveux, hémorrhagie cérébrale, embolie cérébrale, fracture, syphilis, les autres sont uniquement d'origine fonctionnelle, et parmi celles-ci l'hystérie tient la première place.

Certaines paralysies sont occasionnées par la compression des nerfs pelviens par la tête fœtale ou par les instruments employés pour terminer l'accouchement.

Névralgies. — On donne le nom de névralgie à des douleurs d'intensité variable, intermittentes ou paroxystiques, se manifestant sur le trajet d'un nerf. Ces douleurs ont en général des points où elles sont plus intenses.

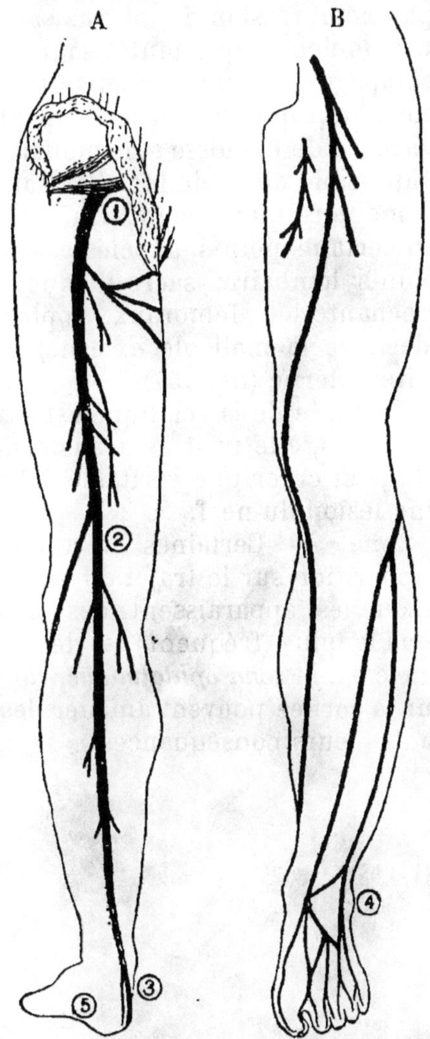

Fig. 157. — Schéma des nerfs des membres inférieurs. — Points douloureux de la sciatique marqués par des chiffres entourés d'un cercle.

A. face postérieure du membre inférieur ; B. face antérieure avec au niveau de la cuisse le trajet de la névralgie crurale.

Les nerfs sensitifs et les nerfs mixtes seuls peuvent être atteints de névralgies. Les plus fréquentes sont : les *névralgies frontales*, dont le point maximum siège à la partie interne de l'arcade sourcilière ; les *névralgies faciales*, dans le territoire du nerf *trijumeau* (maxillaire supérieur et maxillaire inférieur) ; les *névralgies intercostales*, sur le trajet des nerfs intercostaux ; elles sont fréquentes dans tous les cas d'inflammation des organes intra-thoraciques, plèvres, poumons.

La *névralgie sciatique* n'est pas rare au cours de la grossesse ou après l'accouchement par compression du plexus sacré, origine du sciatique. Les douleurs sont tantôt sourdes, tantôt aiguës et s'accompagnent d'élancements atroces, fulgurants, superficiels ou profonds; elles occupent la fesse, la partie postérieure de la cuisse et le mollet; elles rendent la marche impossible ou difficile; elles sont souvent réveillées par le moindre mouvement. L'acuité paraît surtout marquée en certains points, appelés *points de Walleix*; ce sont les points lombaire, sacro-iliaque, iliaque, fessier, rétro-trochantérien, fémoraux, poplité, rotulien, malléolaire (derrière la malléole externe), dorsal du pied, et plantaire externe (fig. 157).

La durée de la sciatique est variable, une à plusieurs semaines, elle peut se transformer en affection chronique et créer une véritable infirmité, si elle est liée à une lésion du nerf.

Zona. — Certaines névralgies s'accompagnent de l'apparition sur le trajet du nerf de plaques rosées sur lesquelles apparaissent des groupes de vésicules. Le zona le plus fréquent est le *zona intercostal*; le plus grave est le *zona ophtalmique*, car les vésicules apparues sur la cornée peuvent amener des lésions oculaires avec toutes leurs conséquences.

CHAPITRE IV

SYSTÈME NERVEUX DU GRAND SYMPATHIQUE

Le grand sympathique est le système nerveux des viscères, il forme de chaque côté de la colonne vertébrale une chaîne renflée de distance en distance. Ces renflements sont constitués par des *ganglions* qui sont en nombre égal au nombre des trous de conjugaisons; la région cervicale fait exception, elle ne possède que trois ganglions de chaque côté (fig. 158).

Les ganglions du sympathique sont reliés entre eux par des filets à direction verticale. Ils reçoivent des racines rachidiennes des branches afférentes, appelées *rameaux communicants*. Ils émettent à leur tour des rameaux efférents, qui s'anastomosent entre eux pour constituer des *plexus sympathiques* extrêmement fins; ces derniers, destinés aux organes qui ne sont pas sous la dépendance de la volonté, s'y rendent en suivant le trajet des artères.

Des *ganglions cervicaux* partent des branches très importantes, qui descendent dans le thorax pour constituer avec des filets du pneumogastrique le *plexus cardiaque*, destiné au cœur, et le *plexus pulmonaire*.

Un certain nombre de filets sympathiques issus des ganglions dorsaux se réunissent pour former de chaque côté de la colonne vertébrale deux nerfs descendants, le *grand splanchnique* et le *petit splanchnique*. Ils traversent le diaphragme, et, arrivés dans l'abdomen, ils s'anastomosent pour former, en avant des piliers du diaphragme, le *plexus solaire*. C'est de ce plexus que naîtront les branches destinées à tout le tube digestif sous-diaphragmatique.

Le grand sympathique constitue plus bas deux autres plexus, le *plexus lombo-aortique* et le *plexus hypogastrique*, ce dernier tient sous sa

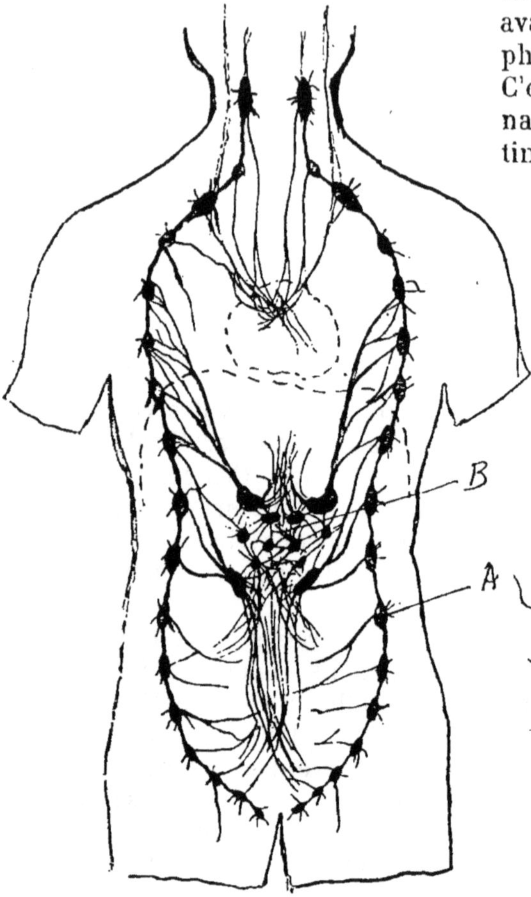

Fig. 158. — Système du grand sympathique.

A. ganglions nerveux; B. plexus.

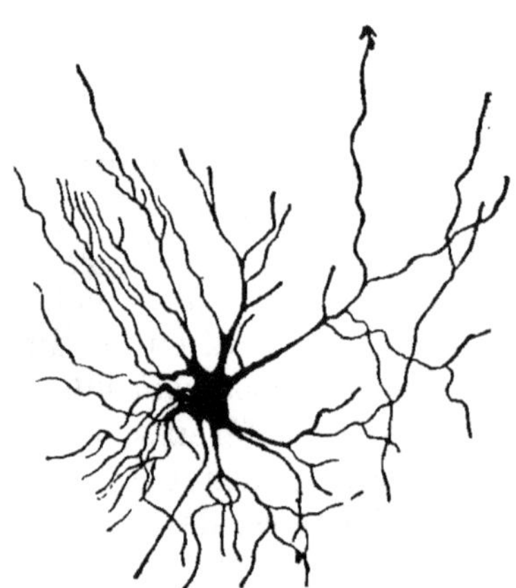

Fig. 159. — Cellule nerveuse multipolaire.

dépendance une partie de l'innervation des *organes génitaux internes*.

Structure. — Les fibres nerveuses du sympathique n'ont ni gaine de myéline, ni gaine de Schwann, elle sont réduites à leur cylindraxe. Les cellules des ganglions sont multipolaires (fig. 159).

Fonctions du grand sympathique. — Le grand sympathique a une action *motrice* et une action *sensitive*, mais inconsciente. Il agit aussi sur les vaisseaux par ses filets *vaso-moteurs*, les uns amenant la dilatation du calibre du vaisseau, *nerfs vaso-dilatateurs*, les autres produisant le rétrécissement du calibre, nerfs *vaso-constricteurs*. Les filets sympathiques sont surtout constricteurs, car leur section produit la dilatation du vaisseau; il est donc permis de croire que l'action des nerfs dits vaso-dilatateurs est d'annihiler le pouvoir des vaso-constricteurs.

2e SECTION

ORGANES DES SENS

Les organes des sens, destinés à mettre le corps en relation avec le monde extérieur, sont au nombre de cinq : le toucher, la vue, l'ouïe, l'odorat et le goût.

CHAPITRE I

SENS DU TOUCHER
PEAU ET SES ANNEXES

§ I. ANATOMIE ET PHYSIOLOGIE

La peau est la membrane qui recouvre toute la surface du corps; elle est résistante et élastique, flexible et extensible; au niveau des orifices naturels, bouche, narines, anus, etc., elle se continue avec les muqueuses.

Elle forme au corps un revêtement complet, dont la superficie est d'environ un mètre carré et demi. La *couleur* varie suivant les races; c'est grâce à elle que celles-ci ont pu être divisées en races noires, jaunes, rouges et blanches; elle varie également avec les individus d'une même race et avec les régions d'un même individu; elle est plus foncée, par exemple, au niveau des organes génitaux. Son *épaisseur* varie avec les régions; elle est considérable au talon, à la paume de la main, mince au niveau de la paupière. Examinée attentivement on remarque qu'elle est parcourue par de nombreux sillons, ou rides, qui s'accentuent avec l'âge; certains de ces plis sont normaux et correspondent aux mouvements de flexion. Les sillons très accentués qui siègent dans la paume de la main et qui sont la base de la chiromancie représentent les différents plis de flexion des doigts. On trouve encore sur la peau des *poils* plus ou moins abondants selon les régions, et des *orifices* constitués par les ouvertures des glandes sudoripares.

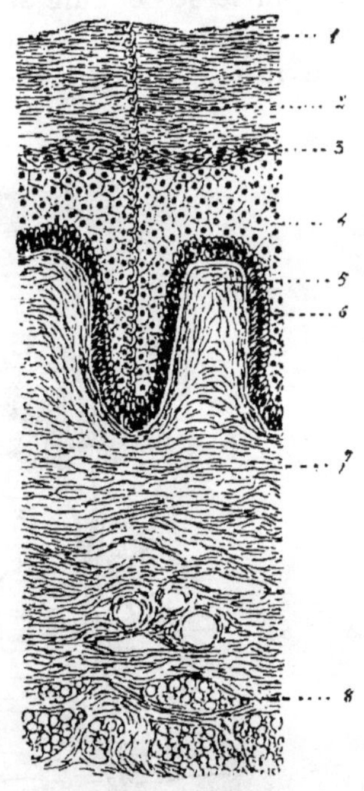

Fig. 160. — Coupe de la peau perpendiculaire à la surface (Launois).

1. couche cornée; 2. tube excréteur d'une glande sudoripare; 3. couche de cellules granuleuses; 4. corps muqueux de Malpighi; 5. cellules cylindriques de la couche génératrice; 6. membrane basale; 7. derme; 8. lobule adipeux du tissu cellulaire sous-cutané.

Structure de la peau. Vue au microscope la peau est formée de deux parties distinctes : une profonde, le *derme* ou *chorion*, et une superficielle, qui se moule sur les aspérités du derme, c'est l'*épiderme*. Audessous du derme on voit une couche plus ou moins épaisse, jaunâtre, c'est le *tissu cellulaire sous-cutané*, qui renferme quelques dépendances de la peau (poils, glandes sudoripares). Il est constitué par du tissu conjonctif dans les mailles duquel est contenue de la *graisse*, semi-liquide, épaisse, jaunâtre ; après la mort, cette substance sirupeuse se coagule et forme la graisse solide. Le pannicule adipeux sous-cutané varie d'importance avec les individus ; c'est un lieu de dépôt des matériaux de réserve,

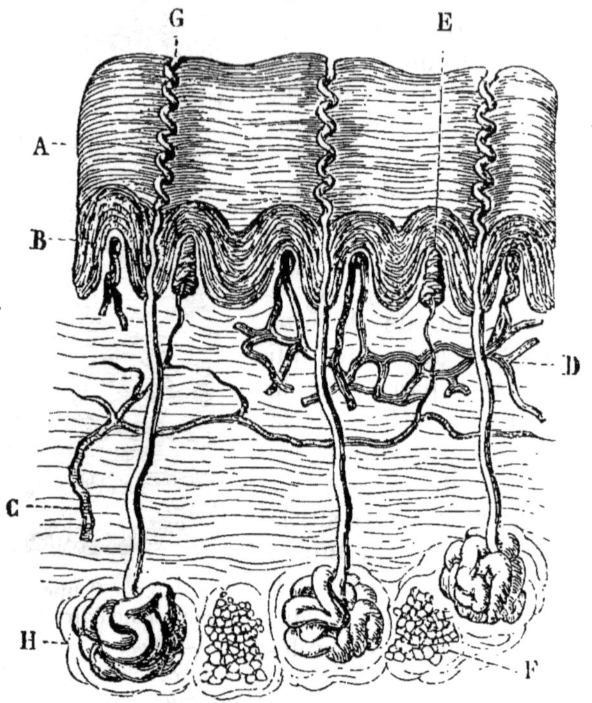

Fig. 161. — Coupe de la peau.

A. couche cornée de l'épiderme ; B. couche muqueuse ; C. derme avec filets nerveux ; E. corpuscules du tact ; F. graisse du tissu cellulaire sous-cutané ; G. orifices des glandes ; H. glandes sudoripares.

aussi chez les personnes dont la *nutrition est ralentie*, les obèses par exemple, la graisse peut s'accumuler dans des proportions considérables. Dans la *cachexie*, au contraire, le tissu graisseux disparaît petit à petit, utilisé par l'organisme, c'est ce qui explique l'expression vulgaire *avoir la peau collée sur les os*, pour figurer la maigreur.

Le *derme* ou *chorion* est formé de tissu conjonctif et de fibres élastiques qui s'entrecroisent dans tous les sens. A sa surface le derme est hérissé de saillies, d'aspérités arrondies qui forment les *papilles du derme*

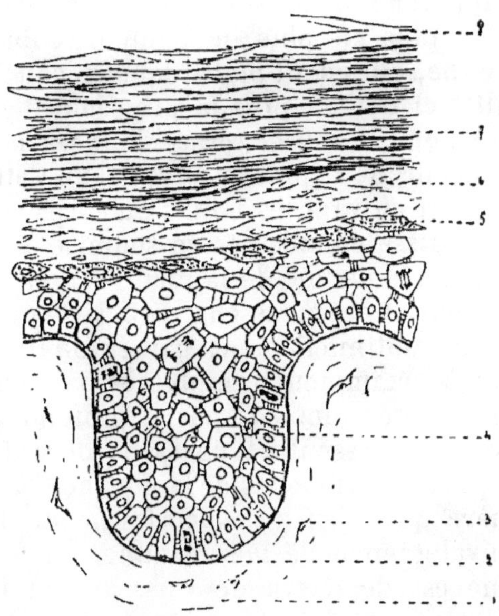

Fig. 162. — Schéma des couches de l'épiderme (Lannois).

1. derme; 2. membrane basale; 3. couche basilaire; 4. corps muqueux de Malpighi; 5. stratum granulosum ou couche granuleuse; 6. stratum lucidum; 7. couche de cellules cornées; 8. cellules qui s'exfolient.

(fig. 161); les unes sont *vasculaires*, les autres sont *nerveuses*, ce sont ces dernières qui renferment les *corpuscules du tact* ou de *Meissner* que nous étudions plus loin. Le derme est riche en plexus vasculaires, les uns constitués par des artérioles d'où partent les branches destinées aux papilles, les autres sont des plexus veineux; enfin on y rencontre également de riches plexus nerveux.

L'*épiderme* recouvre la surface externe du derme; sa face profonde se moule sur les inégalités de ce dernier, tandis que sa face superficielle est à peu près lisse. Il est formé de plusieurs couches de cellules d'aspect différent; les plus profondes sont cylindriques et molles, elles constituent le *corps muqueux de Malpighi*; puis, à mesure qu'on se rapproche de la surface externe, les cellules diminuent de plus en plus de hauteur, cubiques à la partie moyenne, elles sont *plates* dans la couche superficielle. Celles-ci ont de plus la propriété d'être racornies, d'où le nom de *couche cornée* donné à la partie la plus superficielle de l'épiderme (fig. 162). Cette couche varie d'épaisseur suivant les points du corps considérés, elle est plus épaisse dans la région soumise à des frottements répétés; à la paume de la main et à la plante des pieds elle atteint une épaisseur de 2 à 3 millimètres. Elle disparaît continuellement par exfoliation, et ses cellules sont constamment remplacées par des cellules plus jeunes, formées dans la partie profonde de l'épiderme, et qui repoussent et chassent devant elles les cellules les plus superficielles de la couche cornée. C'est cette dernière qui s'en va sous forme de lambeaux dans la convalescence de la scarlatine.

L'épiderme est dépourvu de vaisseaux et il ne renferme que de très rares filets nerveux qui viennent s'y terminer.

Productions épidermiques. — Les *ongles* se développent aux dépens de l'épiderme, qui s'épaissit sur la face dorsale de la dernière phalange à une très petite distance de l'extrémité du doigt. Cet épaississement linéaire et transversal pénètre dans le derme et constitue la *matrice* de l'ongle; il prolifère et donne naissance à des cellules denses, cornées, s'accolant intimement pour donner naissance à une lame dure et demi-transparente qui repose sur le *lit de l'ongle* et est recouverte du côté de l'extrémité adhérente et sur les parties latérales par un repli épidermique. Les ongles s'accroissent en longueur de la matrice vers l'extrémité libre, aussi celle-ci peut-elle, si elle n'est pas coupée, déborder beaucoup l'extrémité du doigt. Les ongles, dans la race humaine, sont destinés à protéger la pulpe du doigt; chez les animaux ils sont remplacés par les griffes, destinées à servir d'organes de préhension et de défense.

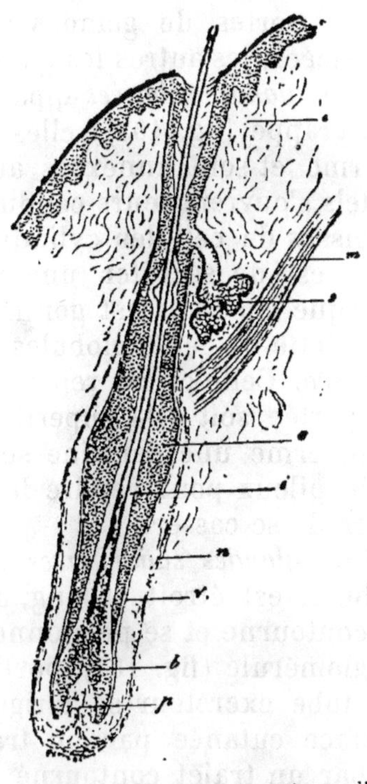

Fig. 163. — Constitution d'un poil. E. col du follicule pileux; S. glande sébacée; M. muscle redresseur du poil; E. gaine épithéliale externe; B. bulbe du poil; A. sa papille; N. enveloppe connective ou follicule; V. membrane vitrée.

Les *poils* sont également d'origine épidermique bien qu'ils pénètrent au delà du derme jusque dans le tissu cellulaire sous-cutané (fig. 163). Ils se composent d'une partie libre, la *tige* du poil, et d'une partie contenue dans la peau, c'est la *racine* du poil; celle-ci est contenue dans une cavité creusée dans le derme et recouverte de cellules épidermiques, c'est le *follicule pileux*. A la partie profonde de ce dernier arrivent des vaisseaux, *papilles* du poil. Ceux-ci s'accroissent de la profondeur à la superficie, leurs dimensions varient avec les régions, volumineux au niveau du cuir chevelu, ils sont fins dans les autres parties du corps (duvet), on en rencontre partout excepté au niveau de la paume de la main et de la plante du pied. Les plus volumineux donnent insertion à de petits muscles, arectores pilorum, chargés de les rendre plus saillants, c'est à la contraction de ces petites fibres musculaires lisses qu'est dû le phénomène de la *chair de poule*. Les poils sont destinés à protéger le corps contre les déperditions de chaleur, et contre l'impression du froid.

Glandes de la peau. — On rencontre dans la peau deux sortes de glandes : les unes sont les glandes sébacées, les autres les glandes sudoripares.

Les *glandes sébacées* appartiennent au type des glandes en grappe (fig. 163); elles siègent dans l'épaisseur du derme et sont annexées aux follicules pileux dans lesquels s'ouvrent leurs conduits excréteurs. Les *acini* sont tapissés de cellules cylindriques ou cubiques, dont le rôle est de sécréter une matière grasse et huileuse; lorsque la cellule est gonflée par ce produit, elle éclate et rejette de petits globules graisseux formant la *matière sébacée*. Celle-ci est repoussée dans le canal excréteur et portée soit à la superficie de la peau pour donner à l'épiderme une certaine souplesse, soit dans un follicule pileux pour rendre le poil plus souple et l'empêcher de se casser.

Les *glandes sudoripares* sont des glandes en tube; celui-ci est étroit et long, à son extrémité profonde il se contourne et se pelotonne sur lui-même pour former le glomérule (fig. 161), portion sécrétrice de la glande. Le tube excréteur se dirige perpendiculairement à la surface cutanée par un trajet direct dans le derme, et par un trajet contourné en spirale dans l'épiderme; son orifice cutané porte le nom de *pore sudoripare*. Cette glande a pour fonction de sécréter la *sueur*, liquide formé de 995 parties d'eau, de sels, dont le chlorure de sodium, d'urée, et de matières odorantes. Dans certains cas elle peut renfermer des matières colorantes, dans l'ictère ou jaunisse elle est teintée en jaune. La sueur est éliminée sous forme de gouttelettes, que l'on voit sourdre au niveau des pores sudoripares; alcaline au moment où elle est sécrétée, elle devient acide à la surface cutanée par son mélange avec des substance grasses. La quantité de sueur sécrétée varie avec la température extérieure et avec l'exercice; au repos et à une température moyenne, la transpiration insensible est de 500 grammes dans les 24 heures, quantité qui atteint 1300 à 1500 grammes avec un exercice modéré, et qui dépasse plusieurs litres par jour au moment des fortes chaleurs.

Le rôle principal de la sueur est de lutter contre l'élévation de température du corps, qui reste *constante à l'état normal*, alors que la chaleur est produite dans l'organisme d'une façon continue. La sueur, en s'évaporant, absorbe une certaine quantité de chaleur empruntée au corps; plus celle-ci s'élève, plus la secrétion sudorale est abondante et plus l'évaporation est active. C'est grâce à la sueur que l'homme peut résister à des températures très élevées et qu'il a pu rester plusieurs minutes dans une *étuve sèche* chauffée à 100°. Nous verrons plus tard que l'équilibre de température du corps est dû également à l'évaporation de vapeur d'eau se produisant constamment au niveau de la surface interne du poumon.

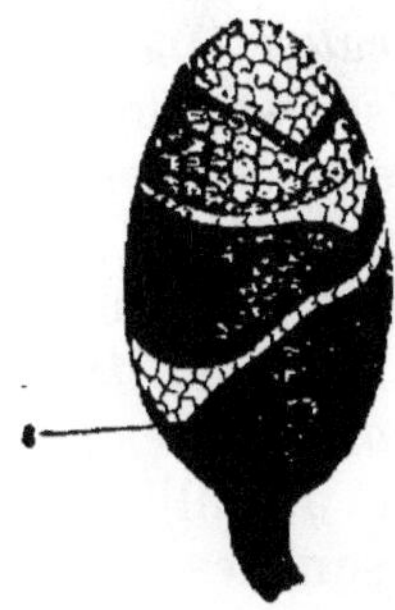

Fig. 164. — Corpuscule de Vater-Pacini (Launois).

1. gaine superficielle déchirée pour laisser voir les gaines sous-jacentes.

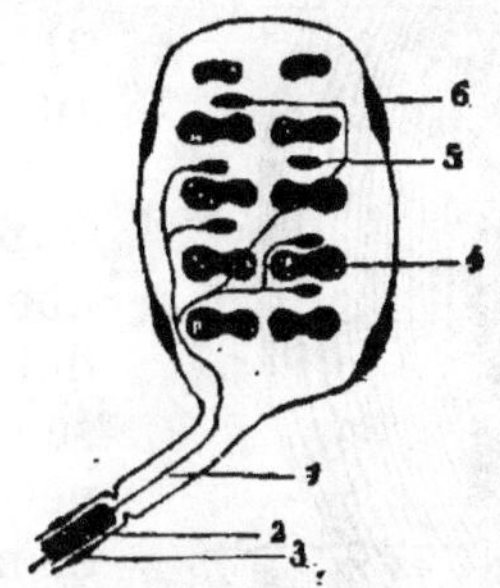

Fig. 165. — Schéma d'un corpuscule du tact de Meissner (Launois).

1. cylindre-axe ; 2. gaine de myéline ; 3. gaine de Schwann ; 4. cellule de soutien ; 5. bouton terminal d'une fibrille nerveuse ; 6. capsule du corpuscule avec ses noyaux.

Le système sudoripare joue un autre rôle, celui

d'éliminer certaines substances toxiques, certains déchets de l'organisme, comme l'*urée*; il aide donc le rein comme organe épurateur.

Terminaisons nerveuses dans la peau, sens du tact. — Du plexus nerveux, situé dans le tissu cellulaire sous-cutané, partent des rameaux qui, dans le derme, constituent un nouveau plexus. Ces deux plexus donnent naissance à des filets se terminant par des extrémités renflées et arrondies, appelées *corpuscules*. Dans le tissu cellulaire sous-cutané on rencontre les corpuscules de Vater ou de Pacini (fig. 164), abondants surtout au niveau des doigts; dans les *papilles du derme* se trouvent des corpuscules plus petits (un dixième de millimètre en moyenne), ce sont les *corpuscules du tact* ou de Meissner, très nombreux au niveau de la face palmaire de la phalange unguéale des doigts (fig. 165). Ces corpuscules sont constitués par des cellules de soutien qui donnent au corpuscule sa forme arrondie, et par des filaments nerveux cachés au milieu des cellules précédentes, chargées de les protéger (fig. 166). Ces terminaisons nerveuses, et celles qui sont libres au milieu des cellules épidermiques sont chargées de recueillir les impressions pour les transporter à la moelle et au cerveau.

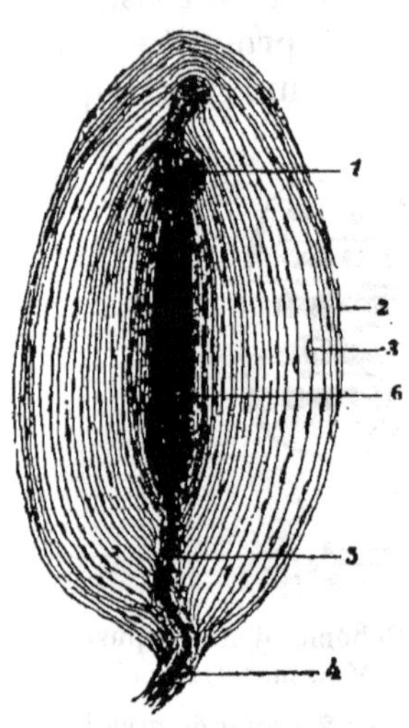

Fig. 166. — Coupe d'un corpuscule de Pacini.

1. terminaison du cylindre-axe; 2. capsules; 3. endothélium séparant les capsules; 4. nerf afférent; 5. funicule; 6. massue centrale.

Avec la face palmaire des doigts on peut obtenir des renseignements sur la forme des objets, que d'autres parties du corps seraient incapables de nous fournir; c'est que les corpuscules du tact sont plus nombreux dans cette région, siège du *toucher* proprement dit.

Ce ne sont pas là les seules sensations que peuvent donner les extrémités nerveuses dermiques et sous-cutanées, la température peut être appréciée, le dos de la main, la peau de la pommette semblent former des régions plus aptes que les autres dans ce genre de perception; enfin en d'autres points c'est la sensibilité à la *pression* qui prédomine.

La *douleur* n'est pas une sensation spéciale, elle est due à l'exagération d'une des sensibilités précédentes.

La finesse du toucher est appréciée en physiologie, en se servant d'un compas dont les deux pointes sont placées au contact de l'épiderme; on les écarte jusqu'à ce que le sujet ait nettement *deux sensations*; à la pulpe des doigts l'écartement atteint 2 millimètres, sur le dos de la main 4 millimètres, au milieu du dos 5 centimètres, ce qui prouve que cette dernière région est peu riche en corpuscules du tact.

§ II. PATHOLOGIE

Un grand nombre d'affections médicales ou chirurgicales ont pour siège unique ou principal la peau et ses dépendances. Au premier rang se trouvent toutes les fièvres éruptives, si fréquentes dans l'enfance : rougeole, scarlatine, variole, varicelle, etc.

FIÈVRES ÉRUPTIVES

Rougeole. — C'est une maladie contagieuse, endémique et épidémique, dont le microbe est inconnu. Elle est annoncée par des signes prodromiques : abattement, vomissements, maux de tête, accès de fièvre, et surtout *coryza*, éternuement, *larmoiement*, *toux*, angine. Après une dizaine de jours d'incubation apparaît l'*éruption*, qui se manifeste d'abord au niveau de la face, derrière les oreilles; elle gagne ensuite le cou, le thorax, les membres supérieurs, l'abdomen et les lombes, et enfin les membres inférieurs. Elle est caractérisée par des petites taches rosées ou rouges, peu saillantes, souvent groupées en croissants. Elles s'éteignent trois ou quatre jours après, la température s'abaisse, mais la toux persiste par suite de la bronchite qui accompagne toujours la rougeole, une desquamation légère se produit.

Au bout d'une huitaine de jours tout est terminé s'il ne survient pas de complications, dont les plus fréquentes sont celles des voies respiratoires : laryngite, *broncho-pneumonie*, catarrhe suffocant, tuberculose, etc.

De celles-ci dépendent le pronostic qui varie aussi avec les formes.

Scarlatine. — Maladie infectieuse, contagieuse, épidémique, son incubation ne dure pas plus de quatre à cinq jours; alors surviennent des frissons, de la fièvre, 40°, et de l'*angine* souvent très accentuée, l'abattement ou l'agitation sont considérables. Puis vingt-quatre ou quarante-huit heures plus tard apparaît l'*éruption* sur le thorax d'abord, elle se présente sous forme de larges plaques framboisées, irrégulières, piquetées de points plus foncés, elle envahit les parties qui avoisinent le thorax et se termine par la face et les mains.

Alors que dans la rougeole les lésions concomitantes sont surtout localisées dans les voies respiratoires, dans la scarlatine c'est le tube digestif qui est surtout atteint : les amygdales, le voile du palais sont rouges vif, ils se recouvrent d'un enduit blanchâtre (angine à fausses membranes).

Pendant toute la période éruptive la température est très élevée, 40° et même 41°, le pouls rapide (120 et plus), la langue est rouge à la pointe et sur les bords, la céphalalgie est intense, et on constate des vomissements, de la diarrhée ou de la constipation.

Après huit ou dix jours l'éruption s'éteint, et la desquamation commence, des lambeaux épidermiques souvent très étendus se détachent.

Au cours de la scarlatine ou pendant sa convalescence apparaissent souvent des *complications* qui constituent quelquefois des lésions graves pour le présent ou pour l'avenir. La principale est la *néphrite scarlatineuse* pouvant amener des phénomènes urémiques ou être le point de départ du *mal de Bright.* Les autres complications sont des douleurs articulaires (rhumatisme scarlatin), des inflammations ganglionnaires, ou *adénites* pouvant suppurer, des péricardites, des endocardites, etc.

Le microbe de la scarlatine n'est pas connu, certains auteurs ont incriminé le *streptocoque*, c'est pourquoi la scarlatine apparaissant chez une femme accouchée peut être le point de départ de fièvre puerpérale le plus souvent mortelle. Toute personne approchant un scarlatineux doit éviter tout contact avec une parturiente.

Variole. — La variole est une maladie contagieuse, épidémique et inoculable, elle est devenue moins fréquente depuis l'emploi répandu de la vaccination.

Elle débute après une période d'incubation silencieuse de huit à douze jours par un grand frisson, par une fièvre élevée, 40°, avec pouls rapide, 120 et plus, et par de fortes douleurs lombaires (rachialgie) irradiant jusque dans les membres inférieurs. Après deux ou trois jours apparaissent d'abord des *papules*, remplacées rapidement par des *vésicules* transparentes, souvent ombiliquées, auxquelles font suite des *pustules* purulentes le cinquième jour. L'éruption débute par la face et gagne le cou et le tronc; après une période de *suppuration* durant plusieurs jours la *dessiccation* apparaît, les croûtes jaunâtres se rétractent, brunissent et tombent souvent très tard, en laissant des dépressions rouges, pigmentées, puis blanches.

La gravité de la maladie repose sur l'accentuation des phénomènes généraux et sur la *confluence* des *papules,* dans certaines formes presque toujours mortelles, *variole hémorragique* ou *variole noire* à laquelle la grossesse et la puerpéralité semblent prédisposer, les papules se remplissent de sang et des hémorragies se produisent par la bouche, l'anus, l'urèthre, etc.

Les complications sont fréquentes au cours ou pendant la convalescence de la variole, pneumonie, pleurésie purulente, péricardite, myocardite, néphrite, abcès multiples, etc.; elles rendent le pronostic plus sévère encore.

Varicelle. — Encore appelée *petite vérole volante*, c'est une affection du jeune âge, endémique dans certaines villes, épidémique et contagieuse. Elle est annoncée par les symptômes généraux de toutes les infections, malaise, vomissements, abattement, fièvre, puis l'*éruption* apparait sous forme de *macules* légèrement saillantes, auxquelles succèdent rapidement des *vésicules* transparentes, grosses comme une lentille ; elles deviennent purulentes et se déssèchent dès le troisième jour. La croûte tombe et ne laisse presque jamais de cicatrice.

La durée moyenne est de sept à quatorze jours, et la guérison est la règle.

Vaccination. — C'est l'opération qui consiste à inoculer, c'est-à-dire à introduire sous la peau un virus appelé *vaccin*, dont l'évolution donnera lieu à une affection légère, la *vaccine*. Le sujet ainsi vacciné est à l'abri de la variole pendant une durée variable qui est d'environ une dizaine d'années. Cette belle découverte a été répandue par un médecin anglais, Jenner, en 1796. Avant lui on connaissait en Angleterre l'immunité dont jouissaient les personnes qui trayaient les vaches; celles-ci en effet portent souvent au niveau des pis des boutons (cow-pox) inoculables, la moindre écorchure à la main de ceux qui touchent à ces boutons est le point de départ d'une pustule semblable, véritable vaccination accidentelle; c'est à Jenner que revient la gloire d'avoir établi sur des preuves certaines la réalité d'une constatation empirique et d'avoir répandu dans l'humanité les avantages d'une telle découverte, qui nous met à l'abri des ravages de la variole.

Le vaccin peut être pris directement sur un être humain, *vaccine humaine* ou *de bras à bras*, ou être pris sur un animal; on emploie pour cet usage de jeunes génisses, c'est la *vaccine animale Jennérienne*. Le vaccin pris sur l'animal est tantôt inoculé immédiatement, tantôt conservé en dilution ou desséché aseptiquement pour être transporté et employé plus tard. Actuellement la vaccine animale a remplacé complètement la vaccine de bras à bras, qui est dangereuse par les maladies qu'elle peut transmettre; au premier rang de celles-ci se trouve la syphilis.

Les instruments dont on se sert pour vacciner sont la lancette ordinaire ou une lancette spéciale portant

Lancettes à vacciner.

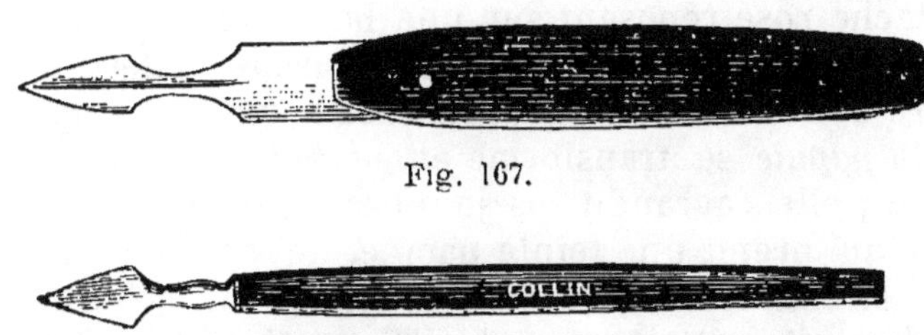

Fig. 167.

Fig. 168.

sur une de ses faces une légère rainure médiane aboutissant à la pointe, qui est souvent en forme de fer de lance (fig. 167 et 168). On peut encore se servir d'une aiguille, d'une plume métallique ou d'une plume spéciale, le *vaccinostyle*. Tous ces instruments doivent être stérilisés par l'ébullition ou par le flambage avant leur emploi.

L'opération peut être faite dans toutes les régions du corps, mais on a choisi deux points principaux, la face externe et supérieure du bras, et chez les petites filles le mollet, afin d'éviter les cicatrices disgracieuses qui persistent pendant fort longtemps. Dans quelques cas on profite de la vaccination pour faire disparaître certaines taches rouges ou violacées de la peau, appelées tumeurs érectiles, en inoculant le vaccin à leur niveau.

Le bras ayant été savonné dans toute sa partie supérieure et externe, on le saisit par-dessous avec la main gauche, la main droite tient la lancette sur laquelle le vaccin a été déposé près de la pointe, et l'enfonce dans l'épiderme très obliquement et très superficiellement. La pointe est soulevée en même temps qu'on la retire, ce qui l'essuie contre les lèvres de la plaie. On peut faire plusieurs piqûres par bras, deux sur le même bras suffisent le plus souvent, et chez les petites filles, ces deux piqûres peuvent être faites à deux centimètres d'intervalle sur une même ligne horizontale au niveau de la partie médiane du deltoïde.

Les deux ou trois premiers jours on ne voit rien, vers la fin du troisième apparaît au niveau de chaque piqûre une tache rose reposant sur une base indurée ; le quatrième jour, la rougeur est plus apparente, elle est circulaire et déprimée à la partie médiane, le cinquième jour la *papule* se transforme en *vésicule* aplatie, transparente ; elle s'agrandit les jours suivants par sa périphérie qui prend une teinte nacrée. Le septième jour le tissu cellulaire sous-cutané s'enflamme et, le huitième jour, le bouton atteint sa maturité. Au niveau de chaque piqûre on voit une large vésicule, à contours arrondis, de la dimension d'une lentille ; la surface, légèrement rugueuse, est ombiliquée au centre ; la couleur est blanchâtre, plus transparente à la périphérie. Les bords surélevés sont entourés d'une *aréole* rosée ou rouge. Le neuvième jour la transparence disparaît, la vésicule se transforme en *pustule* et une petite croûte noirâtre commence à apparaître à son sommet, la chaleur est mordicante, le bras lourd, douloureux, et quelquefois il existe une inflammation ganglionnaire (*adénite*) plus ou moins accentuée avec léger accès fébrile. Le dixième jour la phase inflammatoire s'accentue et le bourrelet s'aplatit ; le onzième jour l'inflammation s'atténue avec le commencement de la *dessiccation*, qui s'étend du centre à la périphérie. Les jours suivants la pustule est transformée en une croûte noirâtre, qui se dessèche peu à peu et ne tombe spontanément qu'au cours de la troisième ou quatrième semaine (vingtième ou vingt-cinquième jour). Il reste une cicatrice gaufrée, d'abord rosée, bleuâtre, qui devient plus tard blanchâtre, et ne s'efface jamais.

L'éruption de la *fausse vaccine* diffère de la précédente par la rapidité de l'apparition de la vésicule (deuxième jour) et de la suppuration (troisième ou quatrième jour), la croûte se détache au bout de cinq à six jours et ne laisse pas de cicatrice. Cette fausse vaccine se produit chez les individus déjà vaccinés ou qui ont eu la variole, ou encore par l'emploi d'une pulpe vaccinale de mauvaise qualité.

La *vaccine généralisée* est une éruption pustuleuse diffuse, due à des inoculations secondaires produites par le grattage, ou apparaissant spontanément.

A la suite de la vaccination on peut voir survenir différents *accidents*, phlegmon, adénite suppurée, érysipèle, gangrène, septicémies diverses, ils sont dus à l'emploi d'une *lymphe impure* ou d'*instruments septiques*.

Enfin rappelons que la vaccine prise sur un enfant atteint d'hérédo-syphilis a amené le développement d'un *chancre vaccinal* au point inoculé, c'est pour cette raison que la vaccination de bras à bras a été rejetée pour être remplacée par le vaccin de génisse.

Les enfants nouveau-nés doivent être vaccinés dans les trois premiers mois de leur naissance; en temps d'épidémie il faut les vacciner le plus tôt possible; dans les maternités la vaccination est faite dans les huit jours qui suivent leur mise au monde. L'immunité étant limitée, il est prudent de la renouveler tous les cinq ou six ans.

Rubéole. — Maladie contagieuse caractérisée par un *exanthème* souvent prurigineux, auquel fait suite une desquamation légère.

Roséole. — Au cours de certaines intoxications médicamenteuses (antipyrine), de certaines maladies, en particulier de la *syphilis*, on peut voir le corps se couvrir de taches rosées ressemblant à la rougeole.

MALADIES DE LA PEAU

Suette miliaire. — C'est une affection épidémique qui se manifeste sous forme de taches rosées, saillantes, plus ou moins confluentes, sur lesquelles apparaissent de fines *vésicules* (miliaire) pouvant se réunir sous forme de bulles. En même temps on constate des *sueurs* profuses et des accidents nerveux plus ou moins accentués.

Purpura. — Le mot *purpura* désigne une éruption de taches rouges ou violacées, produites par de petites hémorragies sous-cutanées ; leurs dimensions sont très variables, tantôt punctiformes (*pétéchies*), tantôt plus étendues (*ecchymoses*). Les causes sont nombreuses, infection, intoxication, cachexie, maladie nerveuse ; le purpura accompagne le plus souvent une autre affection, dont elle aggrave le pronostic, et indique une prédisposition aux hémorragies multiples.

Urticaire. — Sous l'influence d'une irritation externe, piqûres d'ortie par exemple, ou bien de l'ingestion de certains aliments, poisson, fraises, etc., de certains médicaments, on peut voir apparaître sur une partie plus ou moins étendue de la peau des *plaques* saillantes, arrondies, blanches, entourées d'une zone rouge, accompagnées de *démangeaisons*, c'est l'*urticaire*. Souvent cette éruption coïncide avec des troubles digestifs.

Erythème. — Ce terme s'applique à de nombreuses affections cutanées, dans lesquelles les téguments se recouvrent de taches rouges plus ou moins étendues. Chez les enfants en bas âge l'irritation causée par des selles acides produit de l'*érythème fessier*. Les personnes grasses ont souvent, dans les régions irritées par le frottement de deux plis cutanés, un érythème qui porte le nom d'*intertrigo*.

Dans l'*érythème simple* on constate des taches rouges peu saillantes ; dans l'*érythème noueux* il y a des nodosités dures et douloureuses, d'abord rouges, puis violacées.

Taches pigmentaires. — L'accumulation du pigment cutané en certains points produit des taches jaunes, grises ou noires, appelées *nævi* ou *envies*, *lentigo* ou *éphélides* (taches de rousseur), *chloasma* (*masque de la grossesse*).

L'absence de pigment, au contraire, donne naissance à des espaces cutanés plus clairs que les parties environnantes, *vitiligo*.

Herpès. — L'herpès, affection le plus souvent légère, apparaît quelquefois au cours et surtout pendant la convalescence d'une maladie aiguë (pneumonie).

Elle est caractérisée par l'apparition sur la peau ou sur une muqueuse de petites vésicules groupées et contenant une sérosité transparente. Souvent localisées sur les lèvres dans l'*herpès fébrile*, ces vésicules se développent sur la vulve dans l'*herpès génital*.

Dans le *zona* les vésicules herpétiques apparaissent sur le trajet d'un nerf.

Eczéma. — Cette maladie est caractérisée par la chute de la couche cornée de l'épiderme ; le corps muqueux de Malpighi mis à nu donne lieu à un suintement (eczéma humide), ou se recouvre de squames (eczéma sec). Dans l'*impétigo* ou *eczéma impétigineux*, si fréquent chez les enfants dont l'alimentation est défectueuse, il se forme de grosses pustules qui, par leur confluence, constituent un véritable masque.

Pemphigus. — Au moment de la naissance ou quelques jours après on voit apparaître chez les enfants issus de parents syphilitiques des bulles volumineuses à contenu laiteux, dont la dimension moyenne est à peu près celle d'une lentille. La couche superficielle peut disparaître et mettre le derme à nu sous forme d'une tache rouge, ou elle est remplacée par une croûte. Le pemphigus se développe de préférence au niveau des extrémités, face palmaire des mains, face plantaire des pieds.

Ecthyma. — Pustules larges, arrondies, à base dure et enflammée, elles s'ulcèrent et se recouvrent d'une croûte plus ou moins épaisse, laissant à sa chute une empreinte rouge ou une cicatrice. Cette affection survient chez les cachectiques, et en particulier chez les enfants atteints d'athrepsie ou de syphilis.

Dans un certain nombre d'affections cutanées, *pityriasis, psoriasis, ichtyose*, l'épiderme est induré et rugueux et se détache sous forme de *squames* minces et blanchâtres.

Lupus. — Le lupus est la *tuberculose* cutanée, il est caractérisé par de petits tubercules d'un rouge plus ou moins foncé, se développant dans les régions profondes du derme et produisant l'ulcération ou l'atrophie cicatricielle de la peau. Ces tubercules cutanés s'étendent en surface et envahissent les parties voisines. Traité de bonne heure le lupus peut guérir.

Syphilides. — La syphilis dans sa période secondaire et dans sa période tertiaire se localise fréquemment au niveau de la peau; ces manifestations ont comme caractères communs d'être *indolentes*, *circulaires,* de coloration *cuivrée.*

Tantôt ce sont de simples *exanthèmes* (roséole), tantôt des *vésicules,* des *bulles,* des *papules* qui peuvent atteindre d'assez grandes dimensions et s'ulcérer. Les *gommes cutanées* sont des inflammations du derme et du tissu sous-jacent, qui s'ulcèrent et donnent issue à du tissu mortifié.

Pendant la grossesse, les syphilides, situées au voisinage des organes génitaux externes, sont caractérisées par un développement exagéré en surface et en épaisseur, elles donnent naissance dans certains cas à de véritables proliférations cellulaires, *végétations syphilitiques.*

Tumeurs. — La peau peut être le siège de néoplasies dont les plus communes sont les *épithéliomas, sarcomes, myxomes, fibromes, angiomes, lymphangiomes.*

L'*épithélioma* est dû à une prolifération des cellules épithéliales atypiques, ayant tendance à envahir les tissus voisins et à se généraliser, c'est une variété de *cancer.*

Le *sarcome* est une tumeur formée de tissu embryonnaire, c'est-à-dire de grosses cellules nucléées.

Le *myxome* est constitué par une prolifération du tissu muqueux.

Le *fibrome* est dû à la formation exagérée du tissu fibreux.

L'*angiome* est formé par des vaisseaux de nouvelle formation, et le *lymphangiome* par des dilatations variqueuses des vaisseaux lymphatiques.

Le *lipome* est une tumeur composée de tissu cellulo-adipeux.

MALADIES PARASITAIRES DE LA PEAU

La gale est une affection cutanée due à l'irritation provoquée par un parasite appelé *sarcopte* ou *acare*.

La femelle seule pénètre dans l'épiderme en creusant une petite galerie; au fur et à mesure qu'elle s'enfonce elle dépose ses œufs derrière elle. Ceux-ci vont éclore, et les larves, après s'être développées, remonteront à la surface cutanée en perforant l'épiderme. Les *sillons*, qui permettent de porter le diagnostic de gale, s'observent surtout dans les espaces interdigitaux, aux plis de flexion des articulations; à ce niveau on peut rencontrer des papules, des vésicules, des pustules qui suppurent à la suite des inoculations faites par le *grattage*. Cette affection est caractérisée en effet par des *démangeaisons*, dont l'intensité est plus grande la nuit que le jour.

Phthiriase. — On désigne sous ce nom une affection parasitaire due à la présence de *poux du corps*. Ils ont comme lieu de prédilection le pubis, qu'ils quittent pour se rendre sur les régions cutanées environnantes, abdomen, cuisse. Les piqûres qu'ils font donnent naissance à des taches bleuâtres. Dans les cheveux existe une autre variété de parasites appelés *poux de tête*.

Teigne. — Affection du cuir chevelu due à un champignon qui se développe à la racine des cheveux et en amène souvent la chute (teigne tondante).

Alopécie. — On donne ce nom à la chute des cheveux par plaques; elle se produit sous diverses influences, la syphilis en est une cause fréquente. Elle peut être passagère, les cheveux repoussent en conservant leur coloration ou en prenant une autre teinte; elle peut être plus ou moins étendue.

AFFECTIONS DES GLANDES DE LA PEAU ET DU TISSU CELLULAIRE SOUS-CUTANÉ

Acné. — L'acné est une inflammation légère des glandes sébacées; il se manifeste sous forme de boutons rouges développés sur le visage, le dos, la poitrine; au centre on remarque souvent un point noirâtre, ils suppurent quelquefois. Il dépend de l'état général et est fréquent à la puberté.

Furoncle. — Le furoncle est l'inflammation de l'appareil pilo-sébacé sous l'influence d'une irritation locale ou d'un mauvais état général, il reconnaît souvent pour cause des troubles du tube digestif. Rarement unique, il se localise surtout dans les régions riches en poils et par conséquent en glandes sébacées, visage, cou, etc.

C'est d'abord une petite élevure rouge, dure, présentant un poil à son sommet, puis sa base s'étend en même temps que son sommet devient saillant, violacé, et enfin blanchâtre; du cinquième au huitième jour, si une incision n'a pas été faite, l'épiderme se détruit et il s'écoule un pus épais, concret, riche en *staphylocoques blancs*, microbes très fréquents à la surface de la peau. Le centre du furoncle est occupé par une substance spongieuse, jaunâtre, formée de tissu cellulaire mortifié: c'est le *bourbillon*, dont l'issue spontanée ou provoquée laisse une cavité en forme de cratère à la partie centrale du clou. Le bourbillon éliminé, la douleur disparaît, le cratère se comble et la guérison est complète après quelques jours.

Le traitement consiste à appliquer localement des pansements humides, et non des cataplasmes, dont les bords desséchés provoquent par irritation le développement d'autres furoncles.

Anthrax. — Comme le furoncle, l'anthrax est une inflammation de l'appareil pilo-sébacé, mais étendue à plusieurs follicules; ses phénomènes généraux sont donc plus accusés, fièvre, céphalalgie, abattement, prostration, etc.; sa gravité est plus grande et sa durée plus longue.

La *chaleur* et la *douleur* apparaissent en même temps que la *tuméfaction* cutanée, plus ou moins étendue, d'abord rosée, puis violacée. Après quelques jours les parties centrales se couvrent de *phlyctènes*, c'est-à-dire de soulèvements épidermiques contenant une sérosité roussâtre. Celles-ci éclatent, et par les ouvertures s'écoulent d'abord du pus, puis les différents *bourbillons*. Les cratères ainsi produits peuvent se réunir par mortification des tissus et forment une vaste perte de substance qui met souvent longtemps à se combler. L'anthrax doit être ouvert de bonne heure pour qu'il ne produise pas des décollements trop étendus.

Furoncles et *anthrax* sont souvent la signature d'une maladie diathésique, *albuminurie* ou *diabète*, aussi doit-on toujours analyser les urines des personnes atteintes de ces affections.

Kyste sébacé. — Le kyste sébacé est une petite tumeur, arrondie, mobile sous la peau, de consistance dure ou pâteuse, elle est constituée par la rétention de la matière sébacée dans une glande sébacée. Ce kyste peut s'enflammer et suppurer.

Onyxis. — On donne ce nom à l'inflammation du derme situé sous l'ongle ou sur ses côtés.

Phlegmon circonscrit ou abcès chaud. — Il est constitué par l'inflammation du tissu cellulaire sous-cutané, occasionnée le plus souvent par l'introduction d'un agent septique, streptocoque ou staphylocoque. Les signes locaux sont la douleur, la tuméfaction, la chaleur et la rougeur; les signes généraux, peu accentués, se manifestent sous forme de fièvre, d'anorexie, etc.

La marche est rapide, la suppuration apparaît le plus

souvent et donne à la palpation la sensation de fluctuation. Lorsque le pus est collecté, la peau qui le recouvre se sphacèle, et par la perte de substance il s'écoule du pus blanchâtre renfermant des débris de tissu mortifié. Lorsque la suppuration est certaine, cet abcès doit être incisé pour éviter des délabrements trop considérables.

Phlegmon diffus. — Localisé également dans le tissu cellulaire sous-cutané, il se distingue du précédent par sa tendance à envahir et à mortifier les couches cellulaires voisines. Il est dû soit à une cause locale, piqûre avec un instrument septique par exemple, soit à une cause générale, infection grave chez un sujet débilité ou cachectique.

Les phénomènes généraux prédominent, la température est élevée (40°), le pouls est rapide (120-130 pulsations), l'abattement est considérable, le délire est fréquent, le malade peut être emporté avant que le pus ne soit formé.

Il siège soit directement sous la peau, soit sous l'aponévrose d'enveloppe du membre, qu'il peut envahir dans sa totalité et dont il détruit les muscles, les tendons, les vaisseaux même.

Quand il guérit c'est souvent au prix de délabrements considérables et d'infirmités irrémédiables. Il évolue en trois périodes : pendant la première, période *inflammatoire*, la douleur est considérable, la peau d'abord œdématiée devient rouge, chaude, marbrée ; dans la deuxième période de *mortification*, la douleur s'atténue, mais l'œdème et les phénomènes généraux augmentent ; dans la troisième ou période d'*élimination*, la peau s'amincit, se couvre de phlyctènes qui s'ouvrent et livrent passage à du pus et surtout à des lambeaux de tissus sphacélés.

Le traitement par excellence est de pratiquer de longues et profondes incisions qu'il ne faut pas craindre de multiplier. On facilite l'écoulement des débris mortifiés par des lavages, des bains locaux, par des drains et des pansements humides antiseptiques.

Panaris. — Le panaris est le phlegmon des orteils et surtout des doigts. Il est dû à la pénétration dans les tissus de produits septiques, aussi le voit-on survenir à la suite de piqûres, écorchures, etc. On distingue le panaris *superficiel* ou *sous-épidermique*, le panaris *sous-cutané* et le panaris *profond*. Le panaris superficiel est encore appelé *mal blanc* ou *tourniole* quand il se localise autour de l'ongle; l'épiderme est soulevé et aminci, il prend une teinte blanchâtre, et son ouverture laisse sortir une petite quantité de sérosité purulente. Le panaris sous-cutané est caractérisé par une douleur très vive, exagérée par la moindre pression, le gonflement d'abord localisé à la face palmaire gagne la face dorsale, il se termine par suppuration, la peau est soulevée, amincie, et se rompt en donnant issue au pus.

Le panaris profond est souvent d'origine osseuse, il est peu apparent tant que le pus n'a pas perforé l'aponévrose d'enveloppe du doigt, il est fréquemment accompagné de la nécrose de la phalange et des tendons des muscles fléchisseurs.

Le panaris s'accompagne de phénomènes généraux, malaise, inappétence, insomnie, fièvre, frissons.

Les panaris du pouce et du petit doigt sont les plus graves, parce que les synoviales qui entourent les tendons de ces doigts traversent la paume de la main et remontent jusqu'au-dessus du poignet; la pénétration du pus dans ces synoviales peut provoquer un phlegmon diffus de l'avant-bras.

Tout panaris doit être incisé rapidement pour éviter les nombreux délabrements que le pus peut provoquer par son extension.

Brûlures. — Les brûlures sont les lésions produites par une chaleur trop vive ou par des substances caustiques, telles que les acides, la potasse, la chaux, etc. La chaleur peut agir sous forme soit de solide, fer chaud, charbon, soit de liquide, boisson brûlante, injection trop chaude, soit de gaz ou vapeurs, gaz d'éclairage faisant explosion.

Suivant les lésions on distingue plusieurs degrés : au *premier degré* il y a de la rougeur (érythème) et de la douleur; au *deuxième degré* la brûlure va jusqu'au derme, l'épiderme est soulevé par des phlyctènes remplies de liquide séreux, transparent (vésication); au *troisième degré* la peau est détruite dans toute son épaisseur, il y a formation d'*eschares* qui se détachent en laissant une cicatrice; au *quatrième degré* la mortification des tissus intéresse la peau et le tissu cellulaire sous-cutané; au *cinquième degré* les muscles sont intéressés; enfin, au *sixième degré*, tout le membre est carbonisé.

Les brûlures sont graves par elles-mêmes et par le retentissement qu'elles produisent sur l'organisme (shock). La mort est déterminée par l'intensité de la douleur, par la réduction de la surface cutanée et par les complications qui peuvent se produire : phénomènes pulmonaires (congestion, pneumonie), absence d'urine, etc.

Emphysème traumatique. — Ce nom est donné à tout épanchement de gaz dans le tissu cellulaire, il se produit par formation spontanée dans le cas de septicémie suraiguë amenant des décompositions putrides, ou par introduction de l'air amené du dehors ou du dedans.

Hygroma. — Inflammation avec épanchement séreux ou purulent d'une bourse séreuse (fig. 169); il est aigu ou chronique.

Synovite. — Inflammation d'une gaine synoviale entourant un tendon; elle est aiguë ou chronique, et s'accompagne toujours d'un épanchement séreux ou purulent. On rencontre quelquefois dans le liquide des petit corps étrangers (synovite à grains riziformes) ou des fongosités (synovite tuberculeuse).

Sclérème. — Chez les enfants débiles, souvent nés avant terme, et chez les enfants mal soignés, exposés au froid, on voit apparaître d'abord une infiltration du tissu cellulaire sous-cutané, il y a de l'œdème, auquel succède bientôt une induration de ce tissu cellulaire ou *sclérème*. Il est dû à la coagulation de la graisse, le derme lui-même paraît distendu et induré, il est lisse, luisant, de couleur jaunâtre. Le sclérème siège surtout aux membres inférieurs, dans la région sus-pubienne et au niveau des organes génitaux.

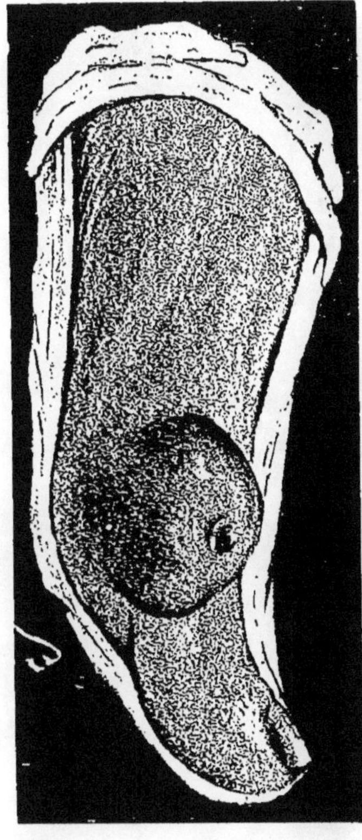

Fig. 169. — Hygroma du pied, oignon (Reclus).

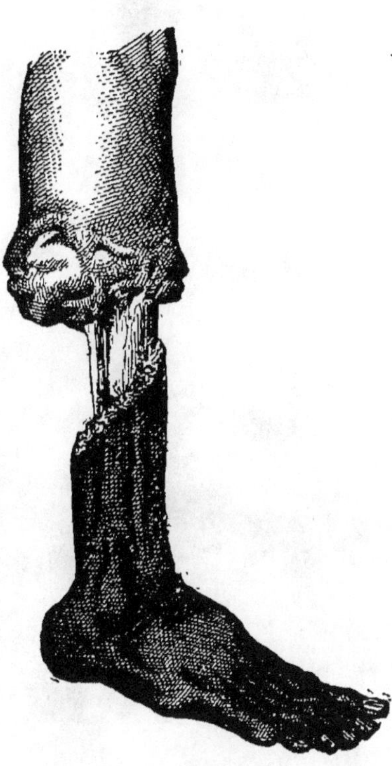

Fig. 170. — Gangrène sèche du pied.

Le traitement consiste à réchauffer les enfants : enveloppement ouaté, boules d'eau chaude dans un berceau bien fermé sur les côtés, bains chauds, massages légers. Quelquefois il est nécessaire de les mettre dans une couveuse.

Gangrène. — La gangrène est la mortification des tissus; à la suite d'une oblitération vasculaire ceux-ci prennent un aspect grisâtre, puis noirâtre et se détachent des tissus sains; la gangrène peut être *sèche* (fig. 170) ou *humide*. Le *sphacèle* est une variété de gangrène.

CHAPITRE II

ORGANE DE LA VISION

§ I. ANATOMIE

L'appareil de la vision comprend l'organe de la vue proprement dit, *l'œil* ou *globe oculaire*, et des organes accessoires destinés à mouvoir ou à protéger l'œil.

A. — ŒIL.

L'œil est un corps sphéroïde de la grosseur d'une bille et renfermé dans la cavité orbitaire. Il se compose de membranes enveloppantes et de milieux transparents et réfringents. Les membranes d'enveloppe sont au nombre de trois : 1° la *sclérotique*, la plus externe, modifiée en avant pour constituer la *cornée transparente*; 2° la *choroïde*, vasculaire; 3° la membrane interne, partie noble de l'œil, la *rétine* (fig. 171).

La *sclérotique*, encore appelée *cornée opaque*, est blanche et d'apparence fibreuse; elle est la véritable membrane protectrice de l'œil. A la partie antérieure elle change de structure et de courbure pour constituer la *cornée transparente*, plus bombée et paraissant enchâssée dans le bord antérieur de la sclérotique.

La *choroïde*, membrane conjonctive, est très vasculaire; à la partie antérieure elle se renfle et forme une zone annulaire, *zone* ou *région ciliaire*, constituée par le *muscle ciliaire* et par une sorte de couronne festonnée dont les plis forment les *procès ciliaires*. Plus en avant encore et faisant suite à la zone ciliaire la choroïde prend une direction presque verticale et change de couleur, elle constitue l'*iris*. Celui-ci est un véritable diaphragme percé à son centre d'un orifice, la *pupille*; sa coloration varie avec les individus, bleu chez les uns, il est gris ou noir chez les autres. L'iris renferme

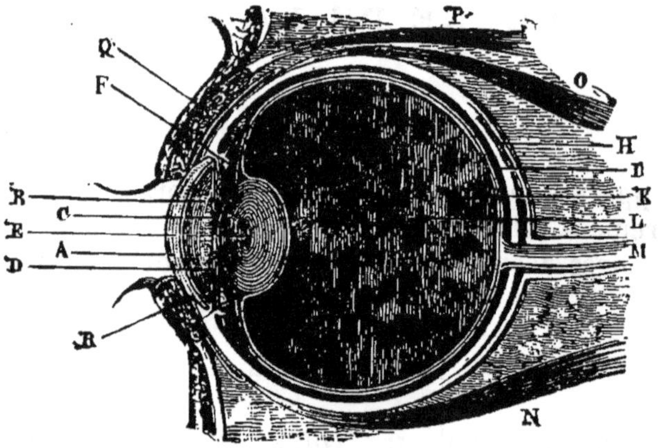

Fig. 171. — Coupe de l'œil.

A. cornée transparente; B. humeur aqueuse; C. pupille; D. iris; E. cristallin; F. procès ciliaires; H. sclérotique; I. choroïde; K. rétine; L. humeur vitrée; M. nerf optique; N. et O. muscles de l'œil; P. et R. muscles des paupières.

des fibres musculaires destinées à modifier les dimensions de la pupille, les unes sont longitudinales, elles ont pour but de tirer sur la petite circonférence de l'iris, elles sont *dilatatrices de la pupille*, les autres sont circulaires, elles rétrécissent l'ouverture pupillaire, c'est le *sphincter iridien*; ces muscles se contractent sous l'influence de l'action des nerfs ciliaires.

La *rétine* est la membrane sensible de l'œil; l'embryologie nous apprend du reste qu'elle est une dépendance du cerveau. Sur la face qui regarde l'intérieur de l'œil la rétine est recouverte d'une couche de cellules à pigment noir, qui transforme l'intérieur du globe orbitaire en chambre noire. Au niveau de la partie postérieure on aperçoit une petite cupule blanchâtre, appelée *papille optique*; elle répond au point de pénétration du nerf optique. A peu de distance et en dehors de cette papille on voit à l'extrémité postérieure de l'axe antéro-postérieur de l'œil la *tache jaune*, au milieu de laquelle se trouve la *fossette centrale*. C'est à ce niveau que se forment les images des objets extérieurs, c'est donc la *région visuelle* par excellence.

Le *nerf optique*, en arrivant au pôle postérieur de l'œil, s'épanouit en un grand nombre de fibrilles, celles-ci se terminent par des cellules spéciales, dont les unes ont la forme de *cônes*, les autres celle de *bâtonnets* (fig. 172). Les extrémités libres de ces cônes et bâtonnets sont tournées du côté de la choroïde; les rayons lumineux arrivent sur la choroïde, s'y réfléchissent et viennent impressionner les terminaisons nerveuses des cellules rétiniennes. Entre les cellules nerveuses proprement dites, il en existe d'autres constituant les cellules de soutien de la rétine; celle-ci est donc constituée par plusieurs assises de cellules qui alternent avec des plexus nerveux.

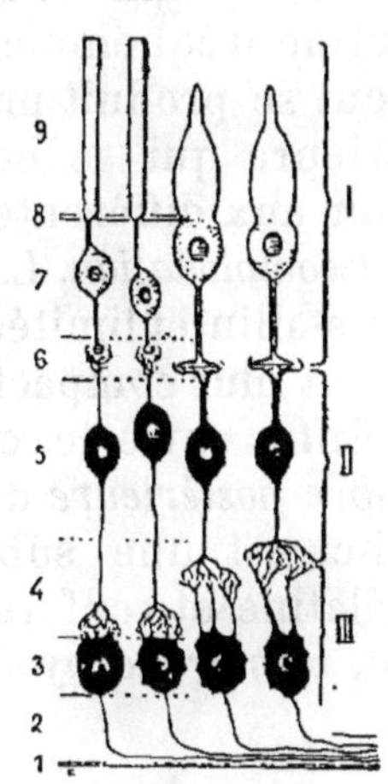

Fig. 172. — Schéma de la constitution de la rétine (Launois).

I. cellules visuelles; II. cellules bipolaires; III. cellules nerveuses multipolaires; 2. fibres du nerf optique; 3. 4. 5. 6. 7. 8. différentes cellules; 9. couche des cônes et des bâtonnets.

L'*appareil réfringent* se compose de dehors en dedans: 1° de la *cornée transparente*; 2° de la *chambre antérieure*, qui a pour limite antérieure la cornée et pour limite postérieure l'iris et le cristallin; elle est occupée par un liquide, l'*humeur aqueuse*; 3° du *cristallin*, lentille bi-convexe formée d'une série de lamelles emboîtées les unes dans les autres, comme les lamelles du bulbe d'un oignon.

Le cristallin est maintenu dans sa situation par des expansions de la choroïde, qui se détachent en arrière de l'iris et viennent emboîter la lentille. Celle-ci change de forme fréquemment au cours de la vision; ce changement se produit presque uniquement grâce à sa face antérieure qui se bombe ou s'aplatit pour permettre de voir aux différentes distances; c'est là le phénomène de l'*accommodation*. La substance, contenue à l'intérieur du cristallin et limitée par une capsule ou *cristalloïde*, est d'autant plus compacte qu'elle est plus proche du centre.

4° Enfin entre le cristallin et la rétine se trouve la *chambre postérieure* de l'œil, occupée par le *corps vitré*. Celui-ci est une substance ressemblant à une masse de gélatine et renfermée dans une membrane transparente, *membrane hyaloïde*.

B. — ORGANES MOTEURS ET PROTECTEURS DE L'ŒIL

L'œil se meut sur place dans la cavité orbitaire grâce à un certain nombre de muscles qui prennent leur insertion fixe sur l'orbite, et la plupart à son sommet, et leur insertion mobile sur le globe oculaire. Au nombre de six, quatre ont une direction antéro-postérieure, le *droit supérieur*, le *droit inférieur*, le *droit interne*, le *droit externe* (fig. 173); les deux premiers font mouvoir l'œil autour d'un axe transversal, les deux derniers le font tourner autour d'un axe vertical, chacun de ces muscles attire la cornée et par conséquent la pupille de son côté. Les deux autres muscles sont le *grand oblique* et le *petit oblique*; le premier porte la pupille en bas et en dehors, le second la porte en haut et en dehors.

La partie antérieure de l'œil est protégée par les

paupières, l'une est supérieure, l'autre inférieure ; elles se portent à la rencontre l'une de l'autre et cachent complètement l'œil. Elles sont constituées par des replis musculo-membraneux ; extérieurement se trouve la *peau* fine,

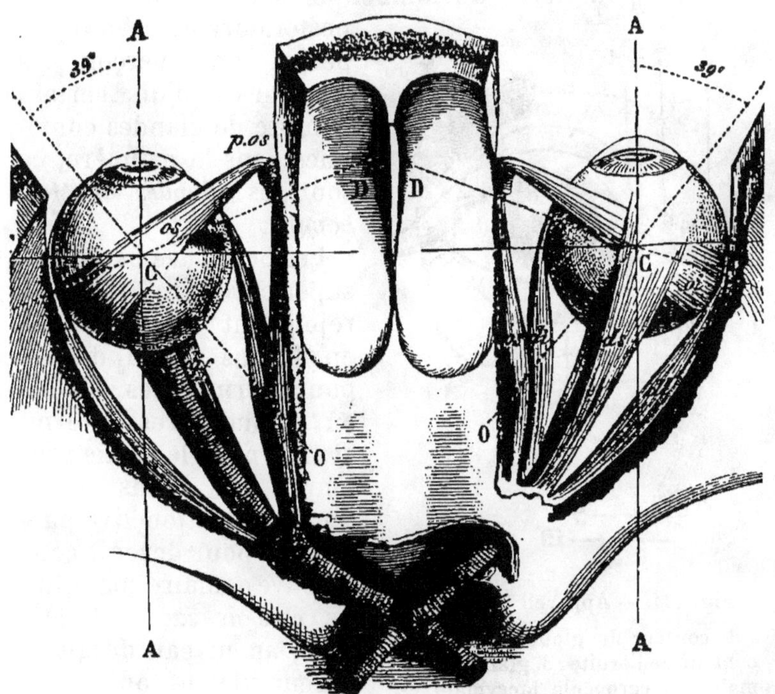

Fig. 173. — Coupe horizontale à travers les orbites montrant la disposition des muscles de l'œil.

ds. droit supérieur ; *dl.* droit externe ; *di.* droit interne ; *os.* grand oblique ; *pos.* sa poulie de renvoi ; *oi.* insertion du petit oblique ; AA. axes de l'œil.

intérieurement une membrane muqueuse, la *conjonctive*, qui se continue sur la partie antérieure du globe orbitaire ; entre ces deux couches il y a un squelette cartilagineux, le *cartilage tarse*, et des muscles, l'un destiné à écarter les paupières, *releveur de la paupière supérieure*, l'autre à les rapprocher, *orbiculaire de la paupière.* Chaque paupière présente un bord adhérent se continuant avec les parties molles des régions voisines, et un bord libre donnant implantation à des poils arqués, les *cils*. Ces derniers ont pour fonction d'empêcher les poussières de tomber dans l'œil. Sur la lèvre postérieure du rebord palpébral on aperçoit les ouvertures d'un certain nombre de glandes contenues dans la paupière, ce sont les *glandes de Meibomius*.

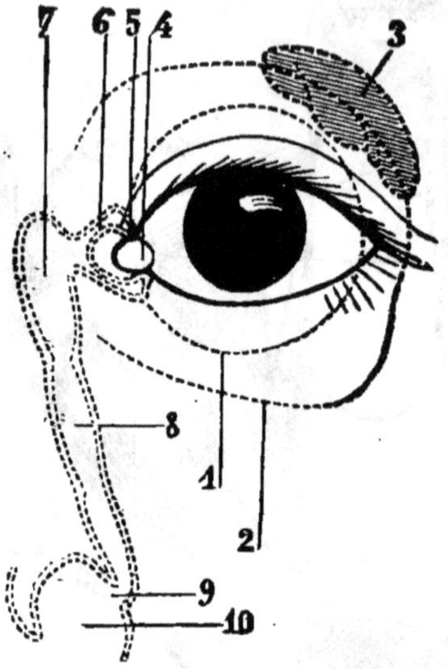

Fig. 174. — Appareil lacrymal.

1. contour du globe oculaire; 2. contour de l'orbite ; 3. glande lacrymale; 4. caroncule lacrymale; 5. tubercule et point lacrymal supérieur ; 6. conduit lacrymal supérieur ponctué; 7. sac lacrymal ; 8. canal nasal; 9. ouverture inférieure du canal; 10. méat inférieur des fosses nasales.

Les bords des paupières supérieure et inférieure se rejoignent et s'unissent en dedans et en dehors pour former les angles ou commissures interne et externe. A la partie profonde des bords adhérents, la conjonctive palpébrale pour devenir conjonctive oculaire constitue les *culs-de-sac conjonctivaux*, au niveau desquels s'accumule le pus dans l'ophtalmie purulente.

Entre le front et la paupière supérieure, sur l'arcade sourcilière, se développe une ligne courbe de poils appelés *sourcils*, destinés à protéger l'œil contre les rayons lumineux venant d'en haut, et contre les poussières.

A l'organe de la vision sont annexées des glandes situées dans une cavité creusée à la partie supéro-externe de l'orbite, ce sont les *glandes lacrymales*, qui sécrètent les larmes. Celles-ci se répandent à la surface de l'œil, elles sont étalées d'une façon continuelle par les mouvements de clignement des paupières, et elles ont pour but de conserver humide la cornée et d'empêcher son contact avec les poussières extérieures. Les larmes, sécrétées d'une façon continue mais en petite quantité, se portent vers l'angle interne de l'œil où elles forment le *lac lacrymal* (fig. 174). A ce niveau chaque paupière porte sur une saillie, *tubercule lacrymal*, un petit orifice, *point lacrymal*, qui se continue avec un petit canal, *conduit lacrymal*. Dans chaque œil les deux conduits lacrymaux se portent en dedans, se réunissent et se dilatent en une poche commune, le *sac lacrymal*, d'où part le *canal lacrymal* ou *nasal*; celui-ci s'ouvre en bas dans le méat inférieur des fosses nasales. Normalement les larmes sont complètement déversées dans le nez, mais si elles sont sécrétées en trop grande quantité, elles débordent et s'écoulent sur les joues, c'est ce qui se passe dans les *pleurs*.

Vaisseaux et nerfs. — L'artère principale de l'organe de la vision est l'*artère ophtalmique*; les veines se réunissent pour former la *veine ophtalmique* qui communique avec les veines superficielles de la face.

Le nerf sensoriel est le *nerf optique*; les nerfs moteurs sont multiples, ce sont les nerfs moteur oculaire commun, pathétique et moteur oculaire externe.

§ II. PHYSIOLOGIE

La cornée et surtout le cristallin forment un système de lentilles qui font converger l'image des objets extérieurs sur une membrane sensible, la rétine. Cette image est *réelle* et *renversée*, comme on peut le constater par l'expérience suivante : on prend un œil de bœuf, dont on enlève la moitié postérieure de la sclérotique et de la choroïde, on place une bougie dans l'axe antéro-postérieur de l'œil, et on aperçoit son image renversée sur la rétine. Si les milieux réfringents de l'œil ne se modifiaient pas à tout moment, les objets ne seraient vus distinctement qu'à la condition d'être placés toujours à la même distance, il faudrait *mettre au point*, comme il est nécessaire de le faire avec un appareil photographique. Grâce aux changements de courbure du cristallin l'œil peut faire cette mise au point, c'est ce qui constitue le phénomène de l'*accommodation*. Il y a cependant une limite pour l'accommodation : les objets sont vus distinctement de l'infini jusqu'à un point rapproché de 25 centimètres (punctum proximum) ; au-dessous de cette distance un œil normal ou *emmétrope* n'est plus capable de faire bomber suffisamment son cristallin pour permettre à l'image de se faire sur la rétine, et la vision n'est plus distincte. Avec les progrès de l'âge les muscles chargés de donner au cristallin sa plus grande épaisseur se fatiguent, se relâchent, les objets placés à la distance minimum d'un œil normal ne sont plus vus distinctement, le punctum proximum s'est éloigné à 40, 50, 60 centimètres, l'œil est *presbyte*. C'est pourquoi les vieillards sont obligés de mettre le journal qu'ils lisent à une assez grande distance, généralement ils le tiennent *à bout de bras*. Pour y remédier il faut aider la convergence du cristallin par des moyens artificiels, qui consistent à employer des verres biconvexes, destinés à faire converger les rayons pour que l'image se fasse sur la rétine et non au delà. Certains yeux sont congénitalement mal construits : les uns sont trop longs (*myopie*), pour que les images se produisent avec netteté sur la rétine, les objets doivent être très rapprochés de l'œil, 20, 15, 10 centimètres; les autres, au contraire, sont trop courts, les objets placés à 25 centimètres, distance de la vision distincte dans un œil normal, ont leur image en arrière de la rétine; pour qu'elle se fasse sur la rétine il faut que l'objet soit placé à une distance éloignée (*hypermétropie*). Pour remédier à ces infirmités le myope doit employer des lunettes avec verres biconcaves, dont l'action est de faire diverger les rayons lumineux, et par conséquent de porter l'image plus en arrière ; l'hypermétrope, au contraire, pour rapprocher l'image de la rétine doit amener une convergence plus grande des rayons lumineux ; il y parvient par l'emploi de verres biconvexes.

Lorsqu'une impression lumineuse vient frapper la rétine, elle persiste pendant une demi-seconde environ ; si les images se succèdent plus vite qu'elles ne s'effacent, elles se superposent et donnent lieu à une seule sensa-

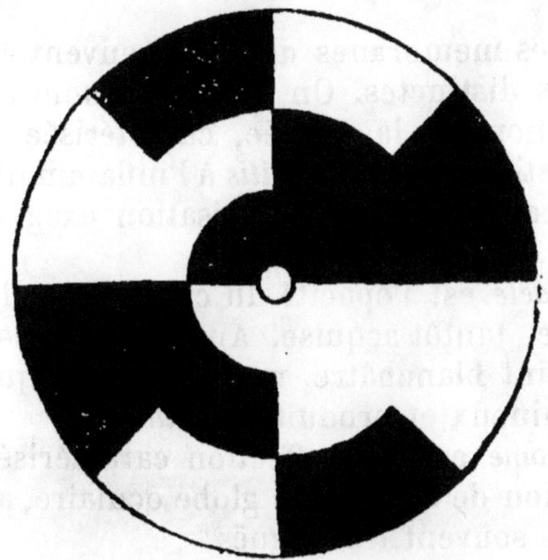

Fig. 175. — Disque rotatif de Newton.

tion. C'est pour cette raison que le charbon rouge tourné rapidement dans l'obscurité donne l'impression d'un cercle lumineux, c'est sur ce principe que sont construits le phénakistiscope et le cinématographe.

La lumière blanche est un composé de sept couleurs : violet, indigo, bleu, vert, jaune, orangé, rouge ; on peut le démontrer en faisant passer un rayon solaire à travers un prisme ; si on recueille sur un écran les rayons qui ont traversé le prisme, on voit les différentes couleurs énumérées plus haut, c'est ainsi qu'on explique l'arc-en-ciel. Ces différentes couleurs, reproduites sur un disque qu'on fait tourner très rapidement, *disque de Newton* (fig. 175), donneront à l'œil l'impression d'un disque blanc; par suite de la persistance de l'impression lumineuse, les couleurs se superposent sur la rétine, elles se fondent, et cette synthèse reproduit la couleur blanche.

Certains yeux ne voient pas toutes les couleurs : c'est ainsi que Dalton ne voyait pas le rouge, de là le nom de *daltonisme* donné à cette infirmité.

§ III. PATHOLOGIE

Toutes les membranes de l'œil peuvent être le siège d'affections distinctes. On donne le nom de *kératite* à l'inflammation de la cornée, caractérisée surtout par une congestion intense, d'*iritis* à l'inflammation de l'iris; elle est reconnue à la vascularisation exagérée de cette membrane.

La *cataracte* est l'opacité du cristallin, elle est tantôt congénitale, tantôt acquise. Au centre de la pupille on voit un point blanchâtre, nacré, opaque qui arrête les rayons lumineux et produit la *cécité*.

Le *glaucome* est une affection caractérisée par une augmentation de volume du globe oculaire, avec tension et douleurs souvent très aiguës.

Le *strabisme* (fig. 176) est une difformité dans laquelle les deux yeux ne dirigent pas leur grand axe vers l'objet qu'ils regardent : tantôt l'un des deux yeux est tourné plus en dedans (*strabisme convergent*), tantôt il est dirigé plus en dehors (*strabisme divergent*). Les causes du strabisme sont multiples, il est congénital ou acquis ; apparaissant souvent au cours de quelques affections nerveuses, il est dû à la contracture, à la faiblesse ou à la paralysie de certains muscles de l'œil; lorsque par exemple le droit externe est affaibli ou paralysé, le droit interne, son muscle antagoniste, devient plus puissant et la pupille est attirée en dedans.

La *cécité* est la perte complète de la vision, c'est l'état d'une personne devenue *aveugle*.

L'inflammation du rebord palpébral porte le nom de

blépharite, et le furoncle d'une glande sébacée ou d'une glande de Meibomius est appelé *orgelet*.

On donne le nom d'*ectropion* au renversement de la paupière en dehors. Dans cette affection la conjonctive

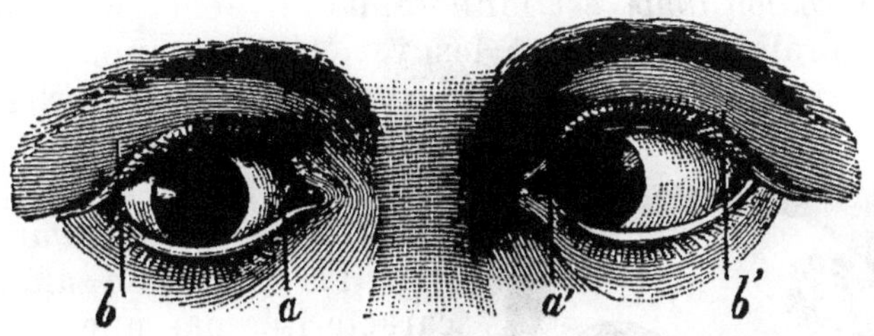

Fig. 176. — Strabisme interne de l'œil gauche (Kirmisson).

palpébrale est devenue apparente, et l'ouverture palpébrale est limitée par un cercle rouge. L'*entropion*, au contraire, est le renversement en dedans de la paupière,

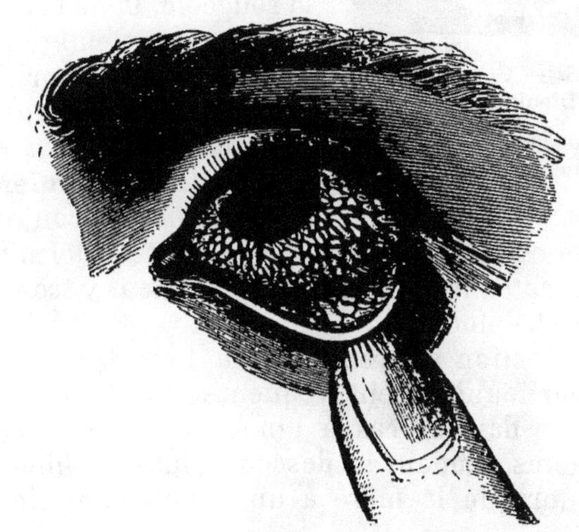

Fig. 177. — Injection des vaisseaux de la conjonctive (Kirmisson).

les cils dirigés alors d'avant en arrière frottent sur la conjonctive oculaire, l'irritent et déterminent une inflammation de la cornée.

Sur cette membrane de l'œil il n'est pas rare de rencontrer des taches blanchâtres, plus ou moins opaques : ce sont les *taies de la cornée*, constituées par du tissu cicatriciel à la suite d'*ulcérations*.

La *conjonctivite* est l'inflammation de la conjonctive palpébrale ou oculaire; les variétés sont nombreuses. Nous n'étudierons que la conjonctivite catarrhale et surtout la conjonctivite ou ophtalmie purulente.

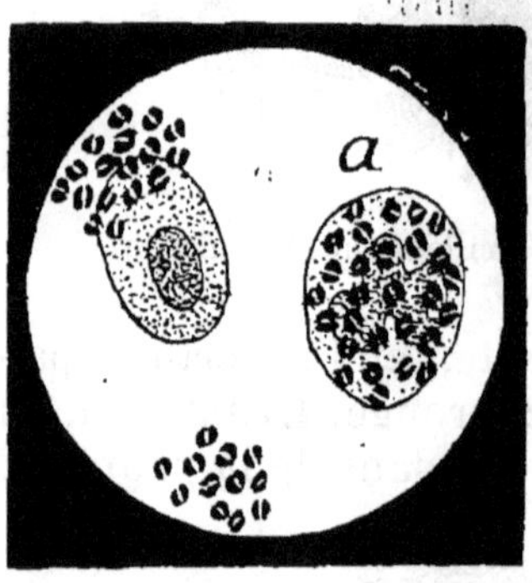

Fig. 178. — Gonocoques (Dieulafoy).

a. Gonocoques renfermés dans un globule blanc.

La *conjonctivite catarrhale* (fig. 177) est une affection caractérisée par une congestion plus ou moins intense, accompagnée souvent de douleur et de l'impossibilité de supporter la lumière; elle précède toujours l'éruption de la rougeole. Dans la diphtérie, des fausses membranes peuvent apparaître sur la conjonctive, ce qui constitue la *conjonctivite diphtéritique*.

Ophtalmie purulente. — L'ophtalmie ou conjonctivite purulente est une maladie microbienne déterminée par le *gonocoque de Neisser* (fig. 178); on peut y trouver également le streptocoque.

Cette affection se rencontre à tous les âges, mais elle est particulièrement fréquente chez le nouveau-né; elle est due dans ce cas à l'inoculation de la conjonctive du fœtus pendant sa descente dans la filière pelvi-génitale, lorsque la mère a un écoulement blennorragique.

Les premiers symptômes apparaissent vers le troisième ou le quatrième jour après la naissance; quand ils surviennent après le 9e jour, c'est que l'inoculation a dû se faire après la naissance par l'emploi de linges malpropres. Chez les petites filles atteintes de vulvite on peut constater l'ophtalmie purulente, l'inoculation étant transportée aux yeux par les mains; c'est par le même procédé que se produit l'ophtalmie purulente de l'adulte atteint de blennorragie.

Vers le 3e ou 4e jour apparaît sur un œil, rarement sur les deux à la fois, un *gonflement* des paupières (fig. 179) et un *écoulement de liquide jaunâtre* qui est surtout constaté

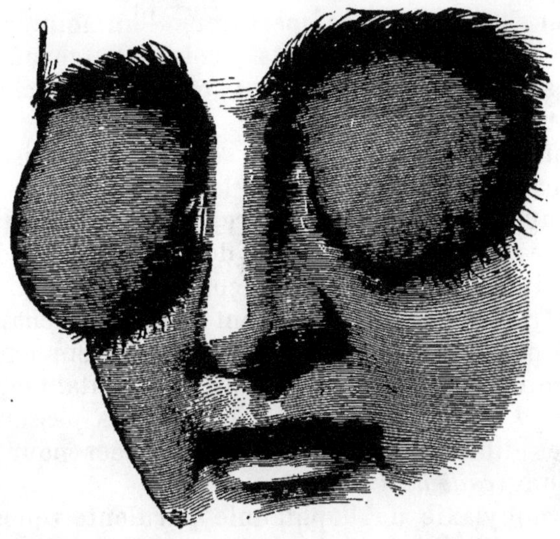

Fig. 179. — Œdème des paupières dans l'ophtalmie purulente (Kirmisson).

par l'écartement des paupières. Trente-six ou quarante-huit heures plus tard le liquide devient séro-purulent en même temps que la conjonctive, qui était d'abord congestionnée, prend une teinte rouge foncé, et un aspect boursouflé et rugueux. Le lendemain le liquide est franchement purulent, crémeux, jaune verdâtre; quand il est sécrété en petite quantité il colle les rebords palpébraux l'un contre l'autre; si la quantité est abondante, il s'écoule au dehors ou il est retenu sous pression entre les paupières et l'œil, et dès qu'on entr'ouvre les paupières il s'échappe au dehors sous forme de jet.

Lorsque la maladie est soignée dès le début, la suppuration diminue le plus souvent après quelques jours et tout rentre dans l'ordre.

Il y a des cas où des complications surviennent : la conjonctive palpébrale peut s'œdématier d'une façon considérable et constituer un gros bourrelet rouge, appelé *chémosis*. Beaucoup plus graves sont les affections qui se produisent sur la cornée : celle-ci peut s'ulcérer et même se perforer, l'humeur aqueuse s'écoule au dehors et l'iris s'accole à la cornée ; dans d'autres cas la cornée devient opaque, blanchâtre, et souvent la vue est perdue.

Le pronostic de l'ophtalmie est grave, puisque les complications peuvent amener la cécité.

Le diagnostic est simple ; il repose tout entier sur les caractères de la suppuration, il doit être fait rapidement pour traiter l'affection d'une façon rationnelle.

Nous diviserons le traitement en deux chapitres : dans le premier nous étudierons les moyens employés pour empêcher le développement de l'ophtalmie, *traitement prophylactique* ; dans le second nous passerons en revue les différentes méthodes préconisées pour guérir l'affection, *traitement curatif.*

La prophylaxie de l'ophtalmie purulente repose tout entière sur l'antisepsie des voies génitales de la mère avant l'accouchement et sur les soins à donner au nouveau-né. Dès la naissance, avant même la ligature du cordon, il faut laver les yeux de l'enfant en employant du coton hydrophile stérilisé, de l'eau bouillie, et un savon n'ayant pas encore servi. Ensuite on écarte les paupières et un aide laisse tomber dans chaque œil quelques gouttes de *jus de citron*. Dans les maternités on emploie une solution de nitrate d'argent à 1 p. 100, ou d'acide citrique, dont on met quelques gouttes dans chaque œil ; les paupières doivent être bien écartées l'une de l'autre pour que le liquide pénètre dans le fond des culs-de-sac conjonctivaux, quelques accoucheurs insufflent de l'iodoforme finement pulvérisé.

Lorsque l'ophtalmie est déclarée, on a recours aux cautérisations de la conjonctive, en instillant dans chaque œil quelques gouttes de la solution de nitrate d'argent à 1 p. 100 ou en faisant deux fois par jour des badigeonnages de la conjonctive palpébrale avec des pinceaux trempés dans une solution de nitrate d'argent à 1 p. 100 ou à 2 p. 100. Dans ce cas il est nécessaire de neutraliser l'excès de nitrate d'argent par une solution saturée de chlorure de sodium (sel marin).

Pour bien exécuter la cautérisation d'un œil, il faut les objets suivants : deux petits pinceaux bouillis, deux petits récipients bouillis (verres à ventouses, coquetiers), dans l'un sera mise la solution de nitrate d'argent, dans l'autre l'eau salée; deux cuvettes, l'une contenant des boulettes de coton dans de l'eau bouillie ou boriquée, l'autre des petites compresses de tarlatane taillées en rondelles de la dimension d'une pièce de 5 francs et ayant une épaisseur de dix à douze doubles de tarlatane; enfin un petit carré de taffetas gommé et une bande de tarlatane non empesée ou une bande de Velpeau (crèpon de laine).

Ces préparatifs étant faits, l'enfant est couché sur les genoux, la tête maintenue entre les deux jambes; avec les mains bien nettoyées on lave d'abord les yeux de l'enfant et on retourne les paupières par une pression faite au niveau du bord adhérent; un aide passe deux ou trois fois sur la muqueuse le pinceau qui a été trempé dans le nitrate d'argent, puis l'autre pinceau imbibé d'eau salée. On essuie le liquide qui s'est écoulé hors de la cavité orbitaire, on applique les compresses chaudes, puis le taffetas gommé et la bande pour maintenir le tout en place.

Pour éviter la contagion l'enfant devra être couché du côté de l'œil malade, afin que le pus, qui pourra fuser sous le pansement, n'aille pas contaminer l'autre œil.

Lorsque le suintement purulent est abondant, il est nécessaire de faire fréquemment, toutes les deux ou trois heures, des lavages avec de l'eau bouillie tiède, ou avec du permanganate au dix-millième. Le point important dans les lavages est d'agir sur les culs-de-sac conjonctivaux où séjourne le pus; c'est pour atteindre ce but que Kalt a imaginé l'*entonnoir-laveur*, composé d'une petite canule en verre ou en ébonite, elle est adaptée à un tube de caoutchouc en communication avec un bock à injection. La partie large du laveur est glissée entre les paupières et l'œil, et le récipient est placé à environ 30 centimètres de hauteur pour n'avoir pas une pression trop forte.

Quand il y a œdème des paupières, il faut appliquer sur celles-ci toutes les deux heures environ des compresses contenues dans l'eau bouillie chaude (50°); certains cliniciens au contraire font usage de compresses glacées ou de petits sachets de glace.

Le traitement d'une ophtalmie purulente est toujours très délicat, l'affection en apparence la plus légère pouvant s'accompagner de complications souvent irrémédiables; aussi, par prudence doit-on toujours confier le traitement de cette maladie à un spécialiste.

CHAPITRE III

ORGANE DE L'AUDITION

§ I. ANATOMIE

Le sens de l'audition, qui fait percevoir les bruits et les sons, est dû à un appareil compliqué siégeant dans le rocher. Cet appareil porte le nom d'oreille et est divisé en trois parties : l'*oreille externe*, l'*oreille moyenne* et l'*oreille interne*.

A. — OREILLE EXTERNE.

L'oreille externe comprend une sorte de cornet acoustique destiné à concentrer les sons, c'est le *pavillon*, qui se continue avec un canal appelé *conduit auditif externe* (fig. 180).

Le *pavillon*, situé à la partie latérale et inférieure du crâne, en arrière de la partie supérieure de la branche montante du maxillaire inférieur, est formé d'une lame cartilagineuse disposée en forme de cornet replié sur lui-même. Il se compose d'un bourrelet périphérique, l'*hélix*, se terminant à sa partie inférieure par une portion épaisse, non cartilagineuse, le *lobule* de l'oreille. L'*anthélix* est la saillie courbe concentrique à l'hélix, elle limite cette sorte de cupule qui se continue avec le conduit auditif externe. En avant de ce dernier on aperçoit une saillie triangulaire ou arrondie qui s'avance en arrière comme un opercule, c'est le *tragus*, vis-à-vis et en arrière duquel est placé l'*antitragus*.

Le pavillon de l'oreille est constitué par une charpente cartilagineuse, sur laquelle s'insèrent des muscles actuellement sans usage; le tout est couvert par la peau.

Le *conduit auditif externe* est un canal d'environ 3 centimètres de long qui se dirige

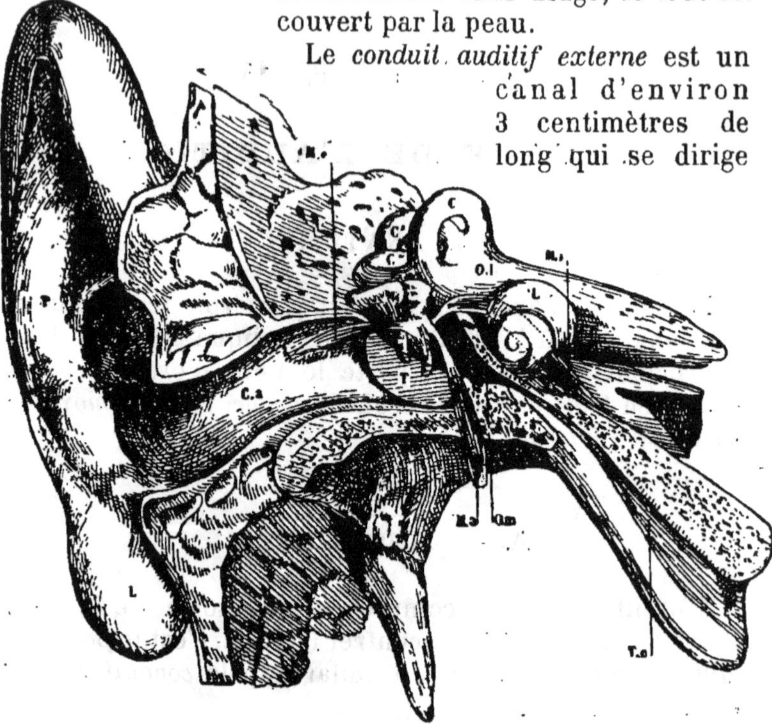

Fig. 180. — Oreille externe, moyenne et interne.

C.*a*. conduit auditif; L. lobule; P. pavillon; T. tympan; L. limaçon; C. canaux demi-circulaires; OM. paroi interne de l'oreille moyenne; Te. trompe d'Eustache.

de dehors en dedans et qui se termine au niveau de la membrane du tympan. Il est osseux et tapissé par la peau riche en follicules pileux, en glandes sudoripares et en glandes sébacées spéciales, encore appelées *glandes cérumineuses*, car elles sont chargées de sécréter une matière grasse, jaunâtre, épaisse, le *cérumen*.

B. — OREILLE MOYENNE.

L'*oreille moyenne* (fig. 181) ou *caisse du tympan* est contenue dans le rocher, elle a la forme d'un tambour aplati, moins large au centre qu'à la périphérie, 2 centimètres de hauteur sur 2 millimètres d'épaisseur au centre. Elle a deux parois : l'externe est constituée par la *membrane du tympan* qui la sépare du conduit auditif externe, l'interne est *osseuse*.

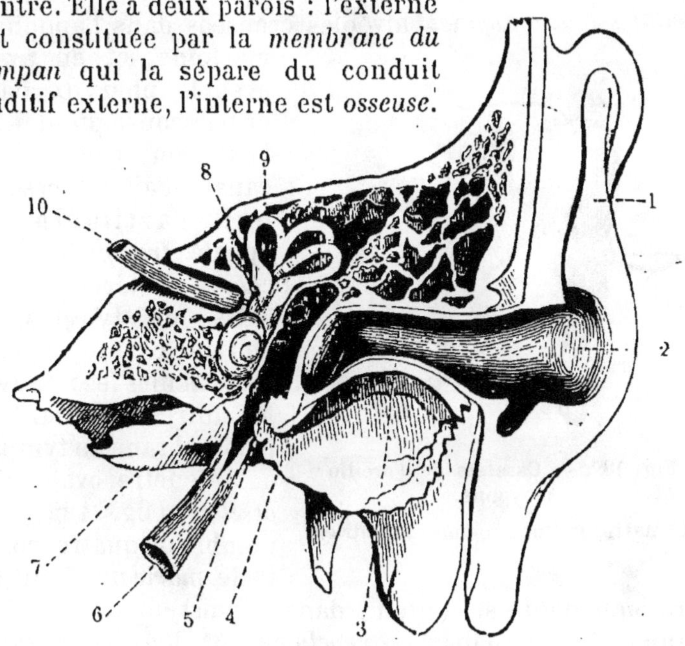

Fig. 181. — Appareil auditif.

1. pavillon de l'oreille ; 2. conque ; 3. conduit auditif ; 4. tympan ; 5. caisse du tympan ou oreille moyenne ; 6. trompe d'Eustache ; 7. limaçon ; 8. vestibule ; 9. canaux demi-circulaires ; 10. nerf acoustique.

Le tympan est une membrane fibreuse recouverte du côté du conduit auditif externe par la peau et du côté de la caisse par une muqueuse, elle a une surface d'un centimètre carré environ. Elle est inclinée de haut en bas et de dehors en dedans, formant un angle de

45 degrés avec la paroi inférieure du conduit auditif externe. Elle a la forme d'une coupe à convexité tournée du côté de l'oreille moyenne. La paroi interne, osseuse, est renflée au centre, *promontoire*, et perforée de deux orifices, l'un ovale, *fenêtre ovale*, l'autre rond, *fenêtre ronde*, tous deux fermés par une membrane fibreuse.

La caisse du tympan communique en arrière avec les *cellules mastoïdiennes*, alvéoles creusées dans l'apophyse mastoïde, et en avant avec le pharynx nasal et par conséquent avec l'extérieur par un long canal d'abord osseux, puis cartilagineux, appelé *trompe d'Eustache*. A l'intérieur de la caisse du tympan on voit une chaîne de petits os, articulés les uns avec les autres, et allant de la membrane du tympan à la fenêtre ovale. Ces *osselets* (fig. 182), au nombre de quatre, sont : 1° le *marteau*, dont un prolongement est contenu dans l'épaisseur de la membrane du tympan; 2° l'*enclume*; 3° l'*os lenticulaire*; 4° l'*étrier*, appliqué par sa base sur la fenêtre ovale. Ces osselets peuvent se mouvoir les uns sur les autres grâce à des muscles, *muscle tenseur du marteau* et *muscle de l'étrier*, dont les contractions sont destinées soit à tendre la membrane du tympan, soit à la relâcher.

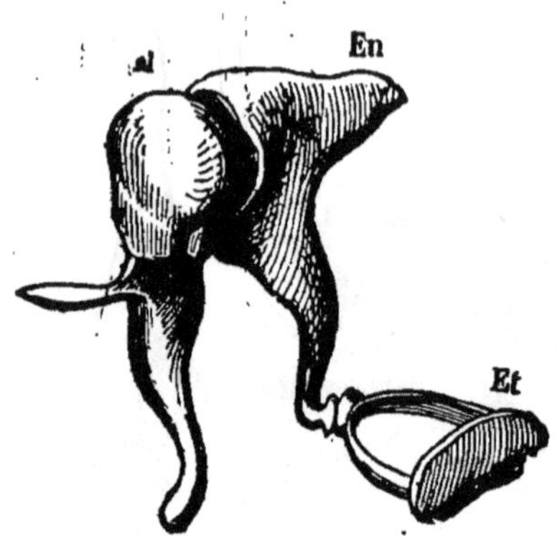

Fig. 182. — Osselets de l'oreille moyenne.
M. marteau; En. enclume; Et. étrier.

C. — OREILLE INTERNE.

Très compliquée, cette portion de l'oreille a reçu le nom de *labyrinthe*, elle est creusée dans le rocher. Le labyrinthe osseux comprend trois parties : 1° le *vestibule*; 2° le *limaçon*; 3° les *canaux demi-circulaires*, au nombre de trois, orientés suivant les trois directions de l'espace, et se coupant deux à deux à angle droit; deux sont verticaux et le troisième est horizontal (fig. 183).

Sur le labyrinthe osseux est moulé le *labyrinthe membraneux*, partie essentielle de l'oreille interne.

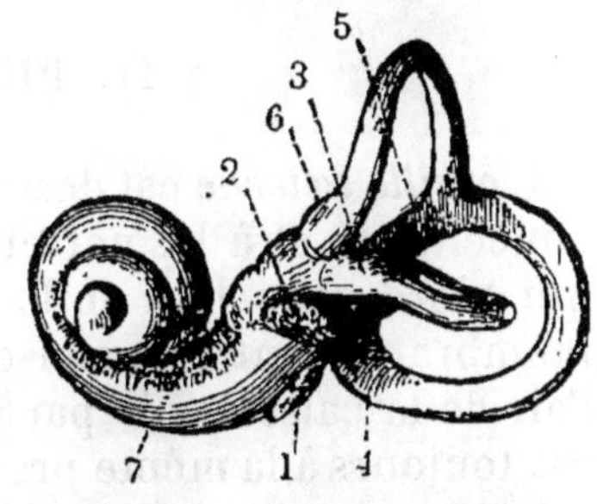

Fig. 183 — Oreille interne.

1. fenêtre ronde ; 2. fenêtre ovale ; 3. canal demi-circulaire horizontal ; 4. canal postérieur ; 5. partie commune aux canaux demi-circulaires horizontal et supérieur ; 6. ampoule de ce dernier ; 7. limaçon.

Le *vestibule membraneux* est composé de l'*utricule*, sorte de petit sac communiquant avec les canaux demi-circulaires, et du *saccule*, qui se continue avec la partie membraneuse du limaçon. L'utricule et le saccule reçoivent des filets terminaux du nerf auditif au niveau d'un épaississement appelé *tache auditive*.

Le *limaçon membraneux* est formé de deux canaux, l'un communiquant avec le vestibule, *rampe vestibulaire*; l'autre n'est séparé de la caisse du tympan que par la fenêtre ronde, c'est la *rampe tympanique*. Ces deux rampes limitent un troisième canal, limaçon membraneux proprement dit, ou *canal cochléaire*, qui décrit près de trois tours de spire et se termine après un trajet de 3 centimètres par un cul-de-sac au sommet du limaçon. C'est ce canal qui renferme l'*organe de Corti* ou appareil nerveux de l'audition. Ce dernier est constitué d'une grande quantité de *fibres élastiques* d'inégale longueur, formant autant de cordes vibrantes, au nombre d'environ 3 000, et de *cellules ciliées* qui reçoivent les terminaisons d'une des branches du nerf acoustique.

Toutes les portions de l'oreille interne renferment un liquide appelé *endolymphe* à l'intérieur des canaux membraneux, et *périlymphe* à l'extérieur de ces canaux. Dans ce liquide nagent des petits grains de substance calcaire portant le nom d'*otolithes* ou d'otoconies.

§ II. PHYSIOLOGIE

L'*oreille externe* est destinée à recueillir les sons, à les concentrer, et à les porter vers la membrane du tympan qui vibre sous leur influence. Les vibrations de cette membrane sont transmises à l'oreille interne soit par l'air de la caisse, soit par les osselets. L'air de la caisse est toujours à la même pression que l'air extérieur grâce à la communication établie par la trompe d'Eustache, qui est largement ouverte à chaque mouvement de déglutition. La membrane du tympan se relâche lorsque le son est bas, elle se tend au contraire si le son est aigu, elle vibre sous l'influence des sons compris entre 32 et 73 000 vibrations.

L'*oreille interne* a pour but de recevoir les vibrations transmises par la fenêtre ronde et par la fenêtre ovale, et de les transformer en *sons* et en *bruits* grâce à sa richesse en terminaisons nerveuses. Les vibrations se transmettent à la périlymphe d'abord, puis celle-ci réagit sur l'endolymphe, dans laquelle les *soies auditives des crêtes et des taches auditives* impressionnées par les mouvements vibratoires se mettent à vibrer.

Le *bruit* est caractérisé par une sensation non harmonieuse, il est recueilli par le vestibule et les canaux demi-circulaires.

Le *son*, au contraire, est une sensation harmonieuse, il est recueilli par l'*organe de Corti*, c'est-à-dire par le limaçon. Dans le son il faut distinguer trois qualités : la *hauteur*, l'*intensité* et le *timbre*. La hauteur est en rapport avec le nombre de vibrations exécutées dans un temps donné, plus celles-ci sont nombreuses, plus le son est haut, plus il est aigu. L'*intensité* dépend de l'amplitude, de la force de la vibration. Le timbre est la qualité du son déterminée par la nature de la vibration, il est en rapport avec des sons surajoutés, appelés *sons harmoniques*, lesquels ont des rapports mathématiques avec le *son fondamental*. Au moment où un son est produit, un certain nombre de fibres entrent en vibration, et le son fondamental fait vibrer une corde spéciale de l'organe de Corti. La *rampe cochléenne* du limaçon est seule capable de différencier les différents sons musicaux qui forment la gamme.

Quant aux canaux demi-circulaires disposés suivant les trois directions de l'espace, ils sont destinés à nous renseigner sur la situation du corps dans l'espace ; leur destruction produit la perte de l'équilibre, affection appelée *vertige de Ménière*.

§ III. PATHOLOGIE

De nombreuses affections peuvent se localiser sur l'oreille ; nous ne citerons que les principales. Lorsqu'on perce le lobule pour mettre des boucles d'oreille, il peut se produire une inflammation, un abcès et même un érysipèle, si l'instrument employé est malpropre. Le conduit auditif externe est le siège fréquent de petits *furoncles* extrêmement douloureux, développés soit dans les grosses glandes sudoripares, soit dans les glandes cérumineuses. C'est surtout au niveau de l'oreille moyenne que se développent les inflammations aiguës ou chroniques, constituant les *otites aiguës ou chroniques*, complications fréquentes d'un certain nombre d'affections locales ou générales.

L'*otite moyenne aiguë* se manifeste par des douleurs

d'une acuité excessive, avec sensation de battements et de bourdonnements. La malade accuse en même temps une céphalalgie intense empêchant tout sommeil, et amenant soit un abattement profond, soit au contraire de l'excitation.

L'état général est mauvais, le pouls est rapide, la température élevée, l'appétit nul.

L'otite moyenne se propage assez souvent aux cellules mastoïdiennes, *mastoïdite*, caractérisée en dehors des symptômes précédents par une *douleur* aiguë, spontanée et surtout augmentée par la pression locale, par de la rougeur derrière l'oreille et quelquefois par de l'*œdème*. Il arrive aussi que l'otite moyenne se complique d'*abcès du cerveau*.

Chaque fois qu'on est en présence d'une affection pharyngienne ou nasale, c'est-à-dire des voies respiratoires supérieures, les microbes peuvent suivre la voie de la trompe d'Eustache pour remonter et se localiser dans l'oreille moyenne. La suppuration se produit, le pus se collecte dans la caisse du tympan et refoule cette membrane qui devient convexe en dehors. Souvent elle est perforée par le pus ; dans d'autres cas il est nécessaire de l'inciser, le pus s'échappe de l'oreille moyenne et amène un soulagement local et général presque immédiat.

Lorsque l'inflammation se localise sur l'oreille interne, les organes essentiels à l'audition peuvent être détruits, il en résulte de la *surdité*. Lorsque celle-ci est congénitale et double, elle s'accompagne de *mutité*, les muets ne sont muets que parce qu'ils sont sourds.

CHAPITRE IV

ORGANE DE L'ODORAT

§ I. ANATOMIE

Le *sens de l'olfaction* est localisé dans les fosses nasales, qui chez le vivant se composent des *fosses nasales osseuses* en arrière (fig. 184) et du *nez* en avant. Ce dernier, qui s'implante sur le squelette facial, a comme soutien des cartilages; les deux orifices par lesquels il communique avec l'extérieur portent le nom de *narines*. La muqueuse qui tapisse les fosses nasales est la muqueuse *pituitaire* ou *membrane de Schneider*; elle présente un aspect différent suivant qu'on l'examine à la partie supérieure ou à la partie inférieure (fig. 185). La partie *inférieure* ou portion *respiratoire* est rouge, violacée, très vasculaire, son chorion est recouvert d'une assise de cellules cylindriques à cils vibratils, dont les mouvements se dirigent de l'entrée des fosses nasales vers le pharynx. Elle est très riche en glandes en grappes et en

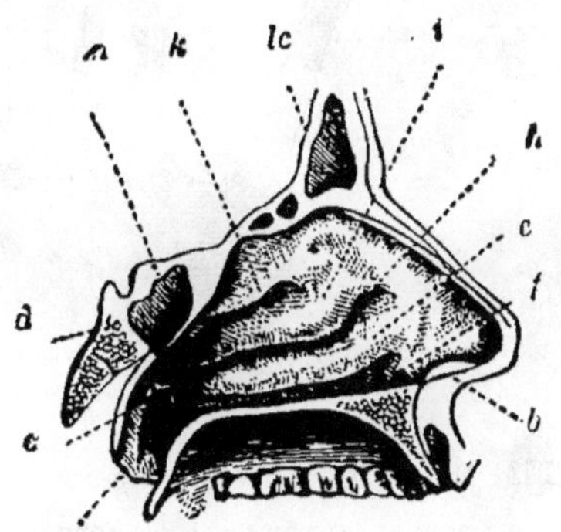

Fig. 184. — Fosses nasales.

a. bouche; *b.* narines; *c.* trompe d'Eustache; *d.* os sphénoïde; *e*, *i.* cornets; *f. h. k.* méats; *m.* sinus; *o.* pharynx.

terminaisons nerveuses appartenant à la sensibilité générale. La portion *supérieure* ou *olfactive* est jaunâtre, coloration due à un pigment; elle a un épithélium cylindrique sans cils vibratils et des glandes en tubes. Ce qui la

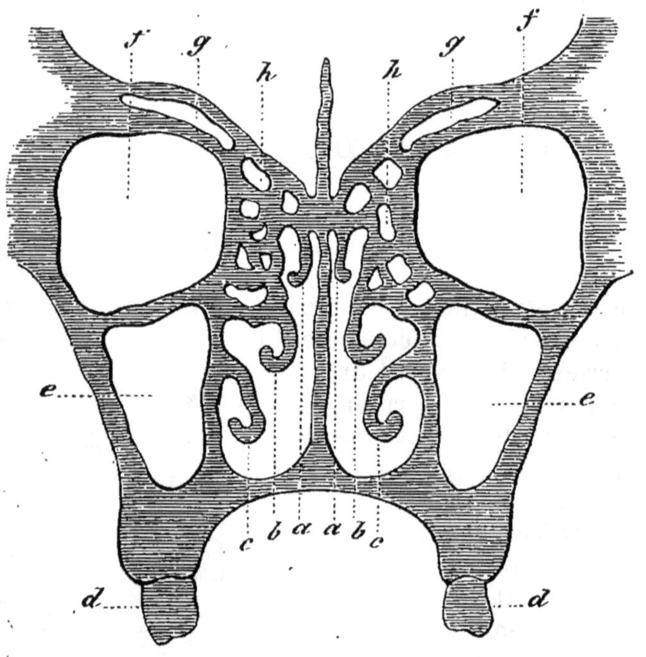

Fig. 185. — Coupe verticale des fosses nasales par un plan transversal.

a. cornet supérieur; *b*. cornet moyen; *c*. cornet inférieur; *d*. première grosse molaire; *e*. sinus maxillaire; *f*. orbites; *g*. sinus frontaux; *h*. cellules ethmoïdales.

caractérise surtout c'est la présence au milieu des cellules épithéliales ou de soutien des *cellules nerveuses olfactives*, elles sont ovoïdes et se terminent par un *cil* ou un *groupe de cils* chargés de recueillir les impressions odorantes; par leur pôle opposé elles se continuent avec un filet nerveux appartenant au nerf olfactif (1re paire des nerfs crâniens).

§ II. PHYSIOLOGIE

Les fosses nasales par leur partie respiratoire sont destinées à livrer passage à l'air, qui se porte dans les voies aériennes ou qui en sort, à l'échauffer grâce à sa grande vascularisation et enfin à arrêter les particules étrangères entraînées par le courant d'air. Par leur partie olfactive, localisée à la voûte, au cornet supérieur, au méat supérieur, au cornet moyen, ainsi qu'à la partie correspondante de la cloison, les fosses nasales sont chargées de recueillir certaines sensations appelées *odeurs*.

Pour que l'odorat puisse recueillir ces sensations, il est nécessaire que les corps odorants soient volatils, qu'ils laissent échapper des particules odorantes invisibles. Celles-ci monteront dans la partie supérieure des fosses nasales, impressionneront les *bourgeons olfactifs*, et les impressions transmises au cerveau par les nerfs olfactifs seront transformées en *sensations odorantes*.

Chez l'homme l'odorat est relativement peu développé; chez les animaux, au contraire, c'est grâce à l'odorat qu'ils peuvent sentir à grande distance la proie ou l'ennemi. Le chien de chasse le plus apprécié est celui qui a l'odorat le plus fin.

Certains mets ne doivent leur qualité qu'à leur parfum; les vins, entre autres, dégagent un fumet qui n'est pas perçu par le goût mais par l'odorat.

§ III. PATHOLOGIE

Épistaxis. — On donne le nom d'*épistaxis* à une hémorragie d'origine nasale; il est vulgairement appelé *saignement* de nez. Le plus souvent le sang s'écoule à l'extérieur goutte à goutte ou plus abondamment, quelquefois il tombe dans le pharynx et est rejeté par la bouche, ce qui peut faire croire à un vomissement de sang venant de l'estomac, *hématémèse*, ou des poumons, *hémoptisie*.

Les causes de l'épistaxis sont générales ou locales. Parmi les premières nous citerons les hémorragies nasales se produisant au début d'une maladie infectieuse, fièvre typhoïde par exemple, ou chez les individus dont la circulation est gênée. Les causes locales sont les ulcérations, les plaies, les polypes, etc. Certaines femmes mal réglées ont tous les mois des saignements de nez d'autant plus abondants que les règles utérines sont moins abondantes, c'est ce qu'on appelle des *règles supplémentaires*.

Les épistaxis s'arrêtent d'ordinaire spontanément, dans certains cas on est obligé d'avoir recours à l'introduction de tampons imbibés de liquides hémostatiques, perchlorure de fer, solution d'antipyrine, ou à des injections d'eau très chaude (48°) ou d'eau glacée. Si ces procédés ne réussissent, pas il faut faire le *tamponnement des fosses nasales*, c'est-à-dire obturer par un tampon l'orifice antérieur et l'orifice postérieur des fosses nasales.

Coryza. — Le *coryza* est l'inflammation aiguë ou chronique de la membrane pituitaire. Il est dû soit à un refroidissement, et c'est le début d'une affection des voies respiratoires, soit à une irritation de la muqueuse par des vapeurs irritantes.

La muqueuse est injectée, épaissie, elle est le siège d'une exsudation d'abord séreuse, puis louche, purulente, quelquefois même sanguinolente. On appelle encore le coryza aigu le *rhume de cerveau*.

Le coryza chronique caractérisé par une suppuration chronique est d'origine tuberculeuse ou syphilitique, chez les *nouveau-nés* c'est une des manifestations de la syphilis héréditaire. Dans certains cas le pus qui s'écoule des fosses nasales dégage une odeur repoussante, c'est l'*ozène* ou *punaisie*.

Tumeurs. — Les plus fréquentes sont les *polypes*; les uns sont *muqueux*, les autres *fibreux*. Ces derniers constituent les *polypes naso-pharyngiens*, ils prennent naissance dans le pharynx nasal ou dans la partie postérieure des fosses nasales. Ils ont une marche envahissante et destructive, ils envoient des prolongements dans les fosses nasales, dans la cavité buccale et même dans les cavités orbitaires.

Dans les fosses nasales peuvent également apparaître des lupus, des épithéliomes et des sarcomes.

CHAPITRE V

ORGANE DU GOUT

§ I. ANATOMIE

Le *sens du goût* nous permet de percevoir la propriété des corps appelée *saveur*, il est localisé à l'isthme du gosier et particulièrement dans la muqueuse de la base et des bords de la langue.

La *langue* est un organe musculo-membraneux; placée dans la cavité buccale, elle adhère par sa base au plancher de la bouche, par son corps et par sa pointe elle est libre et très mobile. Aplatie de haut en bas, elle présente deux faces : une supérieure, très étendue ou *dos de la langue*, et une inférieure, et un sommet antérieur ou *pointe*. Cet organe est recouvert par une *muqueuse dermo-papillaire*, dont l'épithélium est constitué par des cellules pavimenteuses stratifiées; le dos de la langue, les bords et la pointe sont hérissés de petites saillies de forme très variée, ce sont les *papilles linguales*. Celles-ci ont été divisées en quatre types : papilles *caliciformes*, *fongiformes*, *filiformes* et *hémisphériques*; les plus importantes sont celles qui appartiennent aux deux premiers groupes (fig. 186).

A l'union du tiers postérieur avec les deux tiers antérieurs du dos de la langue (fig. 187), on aperçoit, rangées sur deux lignes obliques d'avant en arrière et de dehors en dedans, de petites fossettes qui sont les *papilles caliciformes*. La réunion de celles-ci constitue un V à sinus regardant la pointe de la langue, chaque branche du V est formée par 3 à 4 papilles, et celle qui occupe le sommet du V lingual, plus volumineuse que les autres, a reçu le nom de *trou borgne de Morgagni* ou *foramen cæcum*.

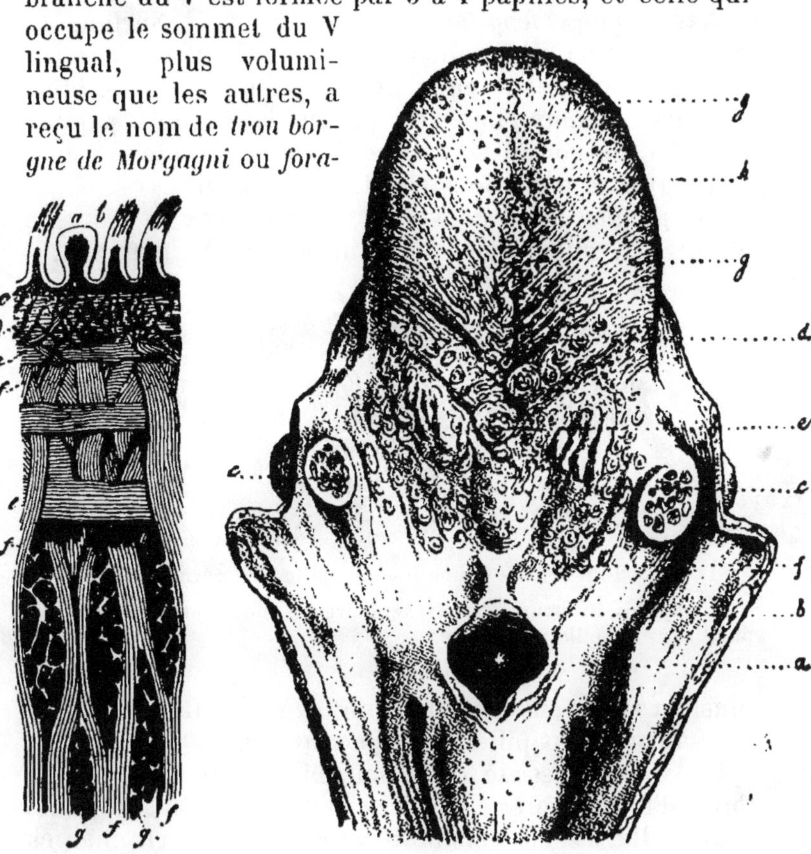

Fig. 186. — Papilles de la langue.

a. papille fongiforme; *b.* papille filiforme; *c.* muqueuse linguale; *d.* couche fibreuse de la langue; *e, f, g.* muscles de la langue.

Fig. 187. — Langue.

a. ouverture du larynx; *b.* épiglotte; *c.* amygdale; *d.* papilles caliciformes; *e.* trou borgne ou foramen cæcum; *f.* follicules muqueux; *g.* papilles fongiformes; *h.* papilles filiformes.

Si on fait une coupe verticale d'une de ces fossettes, on voit au centre une saillie entourée d'un fossé ou sillon, celui-ci est limité en dehors par un bourrelet (fig. 188).

Les *papilles fongiformes* sont disposées surtout en arrière des papilles caliciformes, elles sont formées par un petit bourgeon renflé au niveau de sa partie libre, véritable champignon (fungus en latin). Les papilles caliciformes sont des papilles fongiformes enfouies dans la muqueuse par une sorte d'invagination.

Les *papilles filiformes* sont surtout situées en avant du V lingual, elles sont constituées par un filament; si

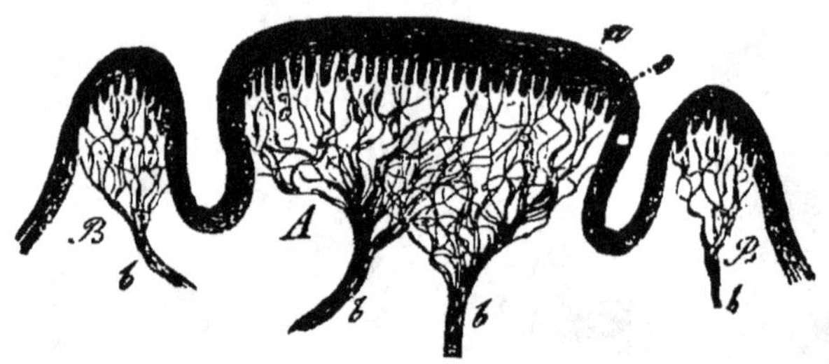

Fig. 188. — Coupe d'une papille caliciforme.

A. papille; B. bourrelet qui l'entoure; *a*. épithélium; *b*. nerfs des papilles; *c*. papille secondaire.

plusieurs filaments partent d'un même point, ils donnent naissance aux papilles *corolliformes* (fig. 189).

La langue possède deux sensibilités bien distinctes: l'une d'ordre général est la sensibilité *tactile*, l'autre est sensorielle, c'est la sensibilité *gustative*. Les nerfs chargés de recueillir la sensibilité tactile se terminent par des *corpuscules du tact*, qui ne diffèrent en rien de ceux que nous avons décrits en étudiant la structure de la peau; ces nerfs sont fournis par le nerf *lingual*, branche du maxillaire inférieur appartenant lui-même au *trijumeau*, qui innerve au point de vue sensitif les deux tiers antérieurs de la langue.

La sensibilité *gustative* est sous la dépendance du nerf *glosso-pharyngien* (IXe paire des nerfs crâniens) et de la *corde du tympan*, fournie par le *nerf intermédiaire de Wrisberg*. Les filets terminaux de ces nerfs destinés au tiers postérieur de la langue portent des renflements appelés *bourgeons du goût* (fig. 190); ceux-ci ont la forme de petites olives de 1 millimètre environ, logées dans

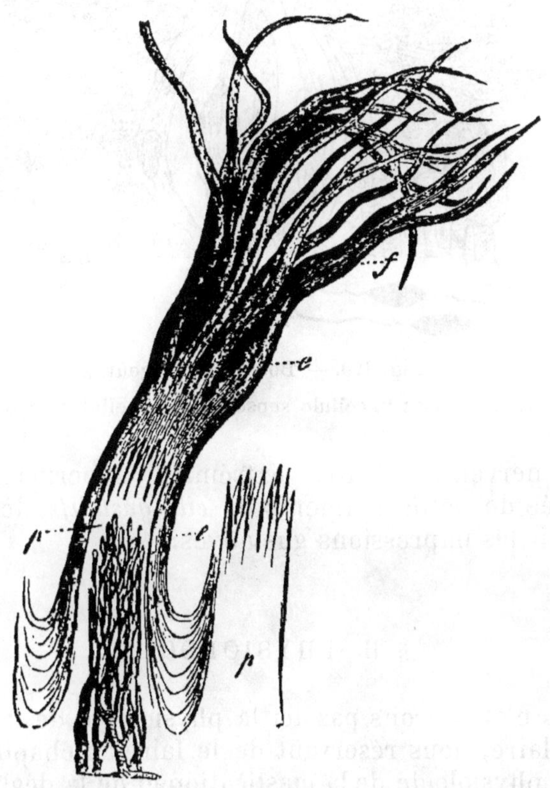

Fig. 189. — Papille filiforme ou corolliforme.

l'épaisseur de l'épithélium lingual. On les rencontre à la surface des papilles fongiformes; dans les papilles caliciformes ils sont plus nombreux et sont disposés sur toute la périphérie de la portion saillante centrale et sur la paroi du sillon qui entoure cette papille. Les bourgeons du goût sont constitués par des cellules groupées; les unes, *cellules de soutien ou de soutènement*, sont destinées à maintenir les cellules *sensorielles* ou *gustatives* (fig. 190). Ces dernières sont allongées, fusiformes, une de leurs extrémités se continue avec une

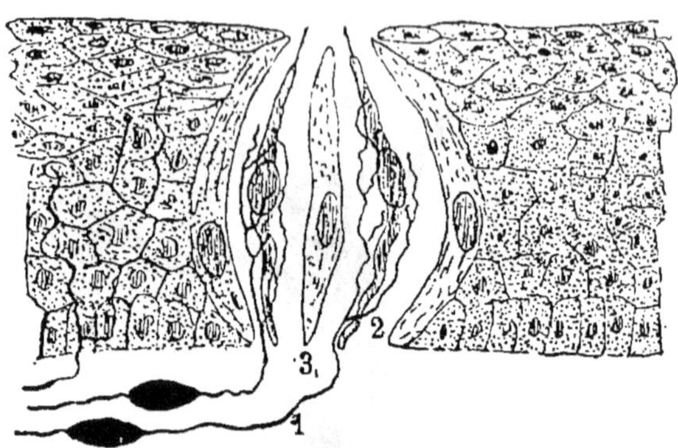

Fig. 190. — Bourgeon du goût.

1. fibre nerveuse; 2. cellule sensorielle; 3. cellules de soutien.

fibre nerveuse; l'autre extrémité, superficielle, est hérissée de petits filaments ou *cils gustatifs*, destinés à recevoir les impressions gustatives.

§ II. PHYSIOLOGIE

Nous n'étudierons pas ici la physiologie de la langue musculaire, nous réservant de le faire au chapitre traitant la physiologie de la mastication et de la déglutition.

Les corps *sapides* doivent être dissous pour déterminer des sensations gustatives; ne sont véritablement sapides que les corps dits *amers* et *sucrés*. Les autres saveurs ne sont que des impressions tactiles, comme les saveurs salées, acides, âcres, ou des perceptions de l'odorat, prises à tort pour des perceptions de l'organe du goût. Les substances amères sont surtout perçues par la région de la langue située *en arrière du V lingual*, les substances sucrées par la région située *en avant du V*.

LIVRE V

APPAREIL RESPIRATOIRE

Les voies respiratoires proprement dites sont constituées par une série de conduits permettant à l'air de se rendre de l'extérieur à l'intérieur et ensuite de l'intérieur à l'extérieur. Elles comprennent : les *fosses nasales* et accessoirement la *cavité buccale*, ensuite un carrefour commun aux voies aériennes et aux voies digestives, le *pharynx*. Dans la portion de cet organe située en arrière de la cavité buccale, *pharynx buccal*, les voies respiratoires et les voies digestives s'entre-croisent, les premières d'abord postérieures deviennent antérieures; à partir de l'extrémité inférieure du pharynx, les deux conduits sont accolés l'un à l'autre dans un plan antéro-postérieur, l'antérieur est respiratoire, le postérieur digestif. Au pharynx fait suite dans le cou le *larynx*, organe musculo-cartilagineux, qui se continue à peu de distance de la limite inférieure de la région cervicale avec la *trachée-artère* (fig. 191). Ce conduit musculo-membraneux descend dans le thorax, et à peu près au centre de cette cavité il se divise en deux conduits qui se portent en dehors, ce sont les *bronches extra-pulmonaires* droite et gauche, qui se dirigent l'une vers le poumon droit, l'autre vers le poumon gauche. Après avoir pénétré dans le poumon chaque bronche se divise en

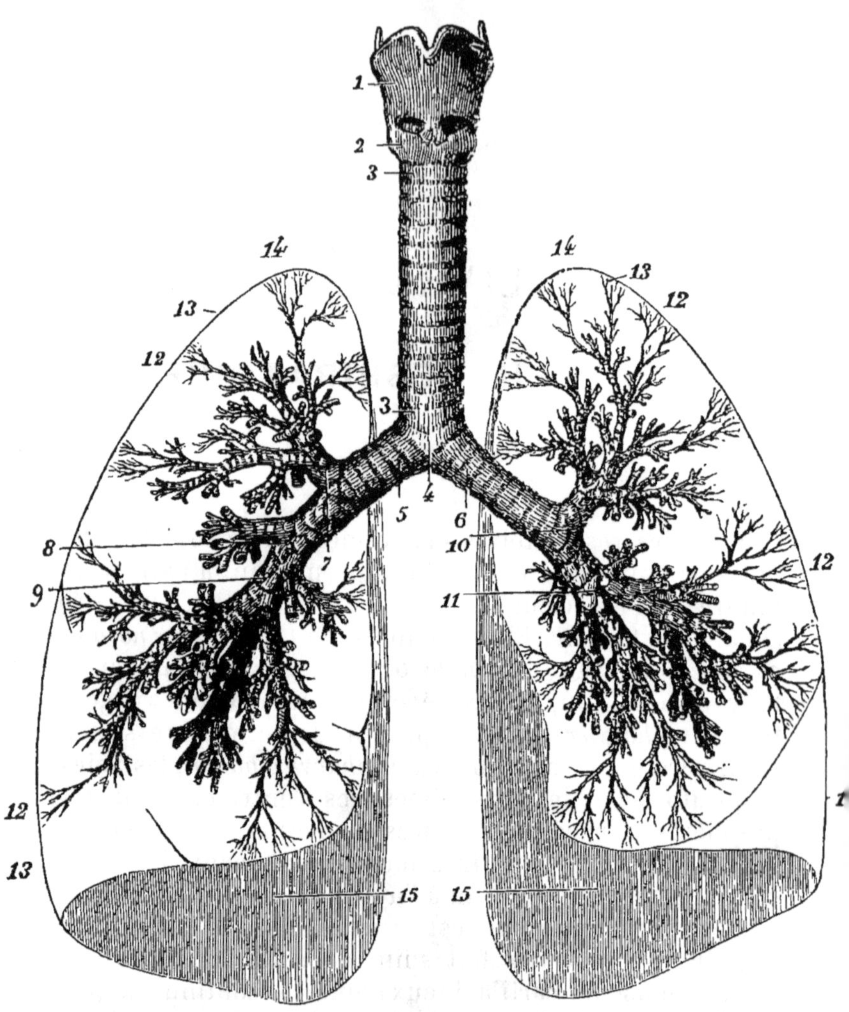

Fig. 191. — Arbre aérien.

1. cartilage thyroïde; 2. cartilage cricoïde; 3. trachée artère; 4. bifurcation de ce conduit; 5. bronche droite; 6. bronche gauche; 7. division qui se rend au lobe supérieur du poumon droit; 8. division qui se rend au lobe moyen; 9. division qui se rend au lobe inférieur; 10. division destinée au lobe supérieur du poumon gauche; 11. division destinée au lobe inférieur; 12. les dernières ramifications des divisions bronchiques; 13. les poumons dont le contour seul est ici représenté; 14. le sommet de ces organes; 15. leur base.

autant de divisions qu'il y a de lobes, *bronches principales* ou *lobaires*; à leur tour ces bronches principales se ramifient en conduits de calibre plus petit pour arriver à l'unité du poumon, le *lobule pulmonaire*. La bronche qui précède le lobule est extrêmement petite, elle forme le pédicule du lobule pulmonaire et porte le nom de *bronche sus-lobulaire*.

Par conséquent les voies respiratoires comprennent :

Fosses nasales;

Pharynx nasal et buccal;

Larynx;

Trachée	Bronche extra-pulmonaire droite Bronche extra-pulmonaire gauche	Bronches intra-pulmonaires.

Fosses nasales. — Nous avons déjà étudié la constitution des fosses nasales au chapitre de l'organe de l'olfaction, la partie inférieure très vasculaire est la portion respiratoire.

Pharynx. — Cet organe appartenant surtout aux voies digestives sera étudié au chapitre suivant.

A. — LARYNX.

§ I. ANATOMIE

Le larynx est situé dans la région du cou, à la partie antérieure et supérieure; il renferme un appareil spécial destiné à l'émission des sons, la *glotte*, organe de la *phonation*. Il est placé en avant du pharynx qui le sépare de la colonne vertébrale, 5e, 6e et 7e vertèbres cervicales, il se continue en bas avec la trachée, et s'ouvre en haut dans le pharynx. Il a la forme d'une pyramide triangulaire à base supérieure et à sommet tronqué inférieur, haute de 44 centimètres et large de 43 centimètres.

Le larynx est constitué par un *squelette cartilagineux*,

formé par quatre cartilages, dont deux impairs et un pair : le *cartilage thyroïde*, le *cartilage cricoïde* et les *cartilages aryténoïdes* (fig. 192) ; à la partie supérieure l'organe est suspendu à un petit os en forme de fer à cheval, l'*os hyoïde*, dont la concavité regarde en arrière. Le cartilage *thyroïde* ressemble à un livre ouvert dont l'angle est antérieur et dont le sinus est tourné en arrière, c'est lui qui constitue en avant la saillie de la *pomme*

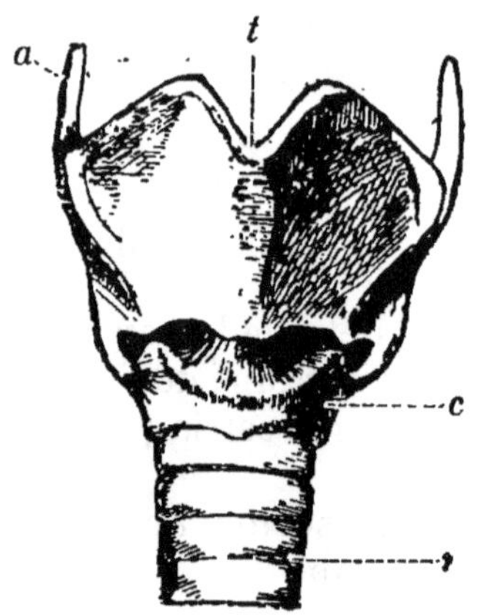

Fig. 192. — Larynx vu de face.

t. cartilage thyroïde ; *a.* corne de ce cartilage ; *c.* cartilage cricoïde *r.* trachée.

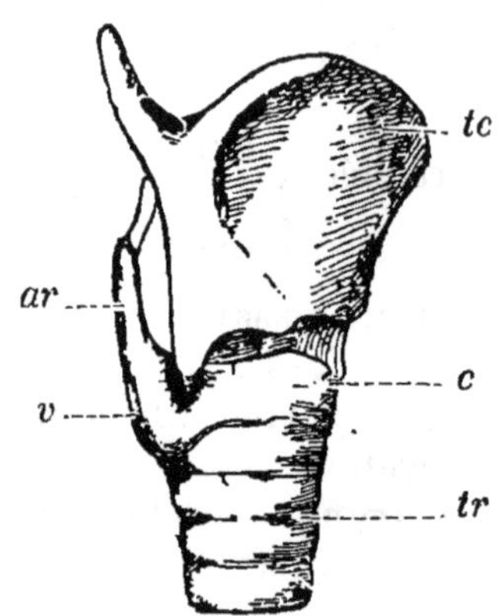

Fig. 193. — Larynx vu de profil.

t. c. thyroïde ; *c.* cricoïde ; *ar.* aryténoïde ; *tr.* trachée ; *v.* paroi postérieure du larynx.

d'Adam. Le cartilage *cricoïde*, situé au-dessous du thyroïde, a la forme d'une bague dont le chaton est en arrière. A la partie postérieure du larynx, sur le bord supérieur du chaton cricoïdien, il existe deux facettes destinées à recevoir la base de petits cartilages pyramidaux, les cartilages *aryténoïdes*.

Ces différents cartilages sont reliés entre eux par des membranes fibreuses : l'une va de l'hyoïde au cartilage thyroïde, *membrane thyro-hyoïdienne* ; l'autre va du cartilage thyroïde au cartilage cricoïde, *membrane crico-thyroïdienne* ; à la partie inférieure une membrane relie le cricoïde au premier anneau de la trachée. A l'extrémité supérieure il existe un fibro-cartilage, l'*épiglotte*, destinée à se rabattre sur l'ouverture du larynx comme un véritable couvercle au moment où les aliments passent de la cavité buccale dans le pharynx. Le larynx est pourvu d'un certain nombre de muscles : les uns (extrinsèques) sont destinés à mouvoir l'organe tout entier ; les autres (intrinsèques) prennent leurs deux insertions sur les cartilages laryngiens et ont pour but de les faire mouvoir les uns sur les autres, pour ouvrir ou fermer l'orifice glottique et concourir à l'émission des sons.

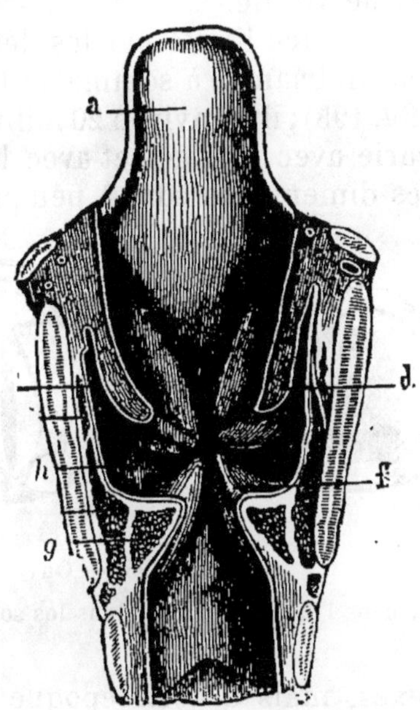

Fig. 194. — Coupe du larynx permettant de voir les cordes vocales.

a. épiglotte ; *d.* corde vocale supérieure ; *f.* corde vocale inférieure ; *g.* muscle thyro-aryténoïdien ; *h.* ventricule du larynx.

Lorsqu'on examine un larynx par son orifice supérieur ou lorsqu'on le sectionne pour étudier sa conformation intérieure (fig. 194), on voit à la partie moyenne de chaque côté de la ligue médiane une fente, la *glotte*, limitée par deux bandelettes se portant d'avant en arrière, ce sont les *cordes vocales*. Celles-ci sont de chaque côté au nombre de deux, les supérieures et les inférieures; les *cordes vocales supérieures* sont constituées par deux lames rubanées, adhérentes aux cartilages par leur bord externe, libres par leur bord interne ; leur rôle dans la phonation est très peu important; les *cordes vocales inférieures* au contraire sont destinées à l'émission des sons. Elles s'attachent en avant dans l'angle rentrant du cartilage thyroïde et en arrière à l'angle interne de la base du cartilage aryténoïde, elles sont constituées par un ligament fibreux sur lequel s'attachent les nombreuses fibres musculaires du thyro-aryténoïdien, chargées de tendre ou de relâcher la corde vocale.

L'espace limité par les deux cordes vocales, ou *glotte*, est un triangle à sommet antérieur et à base postérieure (fig. 195); il a environ 20 millimètres de longueur; celle-ci varie avec les âges et avec les sexes; jusqu'à la *puberté* les dimensions sont à peu près les mêmes dans les deux

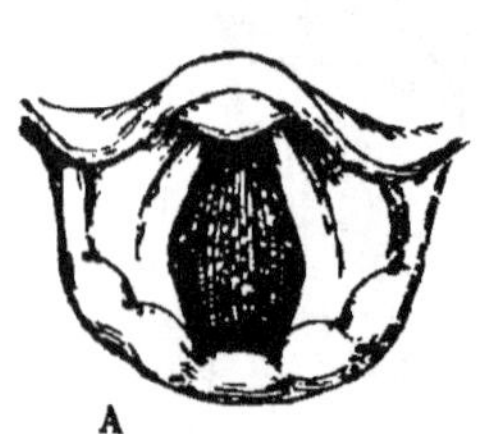

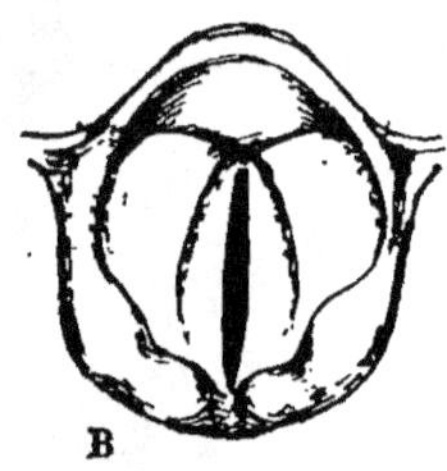

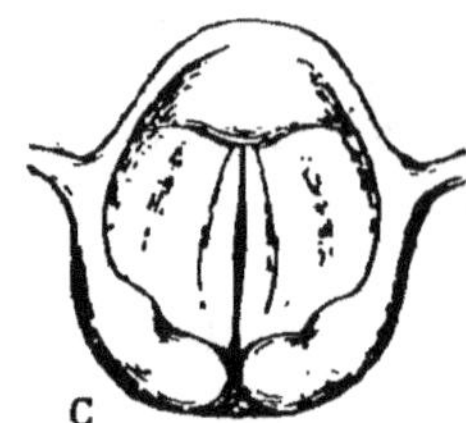

Fig. 195. — Ouverture de la glotte.

A. dans l'inspiration; B. dans les sons graves; C. dans les sons aigus

sexes, mais à cette époque le développement est plus considérable chez les garçons que chez les filles, la voix devient plus grave; cette transformation porte le nom de *mue de la voix*. La glotte interligamenteuse est continuée en arrière par un espace long de 6 à 7 millimètres situé entre les cartilages aryténoïdes, *glotte intercartilagineuse* ou *respiratoire*. Entre les cordes vocales inférieures et supérieures il existe de chaque côté une sorte de diverticule appelé *ventricule du larynx* ou de *Morgagni*.

Le squelette fibro-cartilagineux du larynx est recouvert intérieurement d'une muqueuse qui se continue en haut avec la muqueuse buccale et pharyngienne et en bas avec celle de la trachée. Elle se compose d'un *chorion* ou *derme*, formé de fibres élastiques contenues dans du tissu conjonctif, et d'un épithélium *cylindrique à cils vibratils*, excepté au niveau des cordes vocales inférieures où il est pavimenteux stratifié. On rencontre aussi dans cette tunique des glandes muqueuses chargées de sécréter un liquide qui lubréfie la face interne de la muqueuse, et des follicules lymphatiques dont la réunion constitue une sorte d'amygdale.

Les *artères* chargées de nourrir le larynx sont fournies par les artères laryngées, branches de la thyroïdienne inférieure et de la pharyngienne inférieure; les *veines* qui leur font suite se terminent directement ou indirectement dans la veine jugulaire. Les nerfs viennent du pneumogastrique qui envoie le nerf récurrent, et du spinal; ils sont chargés d'innerver les muscles du larynx pour faire mouvoir les articulations de cet organe, afin de permettre les changements de forme de la glotte.

§ II. PHYSIOLOGIE

Le larynx joue deux grands rôles dans l'économie : il sert au passage de l'air nécessaire à la respiration, à l'aller et au retour, et il est l'organe de l'émission des sons, ou *organe de la phonation*. Les cordes vocales inférieures sont capables de s'écarter ou de se rapprocher l'une de l'autre, ce qui augmente ou diminue l'espace limité par leur bord interne ou glotte : l'air chassé de la cage thoracique s'échappe alors plus ou moins facilement à travers cet espace rétréci, il force les lèvres de la glotte et produit les vibrations des cordes vocales. Plus celles-ci seront tendues, plus le son sera aigu ; à la *tension des cordes vocales* et au nombre de vibrations correspondent les *variations de hauteur des sons*, à la *vigueur* du *courant d'air* passant entre les cordes vocales, et par conséquent à l'amplitude des vibrations, correspond l'*intensité* ou la *force des sons*. La voix humaine peut émettre des sons aigus et des sons graves; pour aller des premiers aux derniers elle passe par des intermédiaires, qui constituent des gammes, mais elle ne peut aller au delà de certains sons aigus, ni descendre au-dessous de certains sons graves; chaque voix a une *étendue* qui lui est propre. Chez la femme, les cordes vocales étant moins longues, les sons émis sont plus aigus.

Le *timbre* dépend de sons accessoires surajoutés au son principal, ceux-ci sont dus à des résonnances se produisant dans le larynx, le pharynx, la cavité buccale, les fosses nasales, etc.

La *parole* est un composé de sons produits au niveau du larynx et transformés dans la cavité buccale; les *voyelles* sont des sons émis au niveau de la glotte; les *consonnes* sont plutôt des bruits que des sons, elles ne peuvent être prononcées qu'associées à une voyelle, et, selon leur lieu de production, elles sont dites linguales, labiales, gutturales, selon que c'est la langue, les lèvres ou le voile du palais qui les produisent par leurs mouvements.

Les voyelles associées aux consonnes constituent une *syllabe*, plusieurs syllabes réunies forment un *mot*.

§ III. PATHOLOGIE

Laryngites. — On donne le nom de *laryngite* à toute inflammation *aiguë* ou *chronique* de la muqueuse laryngée. Elle se caractérise par une *toux* rauque, douloureuse et par de l'enrouement, par suite de l'épaississement des cordes vocales enflammées empêchant les vibrations; dans certains cas même la voix est complètement éteinte, il y a *aphonie*. Chez les enfants, la glotte étant très petite, des spasmes peuvent survenir et amener des crises de suffocation.

Nombreuses sont les variétés de laryngites aiguës : *laryngite catarrhale* souvent associée au coryza et à la pharyngite, ce qui constitue le *rhume* vulgaire; *laryngite phlegmoneuse*, complication d'une maladie générale; *laryngites érysipélateuse, varioleuse, morbilleuse* (rougeole), *typhique*, etc.

Laryngite striduleuse ou faux croup. — Cette affection frappe surtout les enfants de trois à huit ans, elle est due à une congestion de la muqueuse du larynx et elle est reconnue à des accès de suffocation survenant surtout la nuit, et accompagnés de toux *rauque* et *aboyante*.

Laryngite diphtérique ou croup. — On appelle *croup* les accidents de suffocation causés par la présence de fausses membranes développées dans le larynx et en particulier sur les cordes vocales. L'espace limité par celles-ci est rétréci par la muqueuse épaissie et par les dépôts membraneux déposés sur cette dernière; l'air éprouve de la difficulté à pénétrer dans les poumons, il y a *dyspnée*, puis tirage sus et sous-sternal, c'est-à-dire dépression de la peau dans les régions situées au-dessus de la fourchette du sternum et au-dessous de l'appendice xyphoïde. Au moment de l'inspiration le thorax se dilate et le poumon suit cette expansion thoracique; l'air contenu dans les alvéoles pulmonaires est à une tension moindre, puisqu'il occupe un espace plus grand; un vide relatif est donc fait dans la cavité thoracique, l'air extérieur n'est plus capable de le combler rapidement à cause de l'obstacle qui siège au niveau de la glotte, aussi la pression atmosphérique plus forte que la pression intra-pulmonaire déprime-t-elle la peau dans la région où elle n'est pas soutenue par le squelette.

La voix est souvent éraillée, la toux est sourde, *éteinte*, ce qui la caractérise du faux croup où elle est rauque, aboyante. Les accès de suffocation se reproduisent de plus en plus longs et de plus en plus fréquents, l'enfant est en lutte avec l'asphyxie, il est cyanosé, il prend un point d'appui aux barreaux de son lit, fait de grands mouvements inspiratoires, mais l'air ne pénètre qu'à peine et en sifflant dans sa poitrine; si les fausses membranes ne se détachent pas, l'obstruction peut être complète et l'enfant meurt *asphyxié*, *privé d'oxygène*. Le traitement a pour but de rétablir le passage de l'air, on y parvient par deux procédés : le *tubage*, qui consiste à introduire dans le larynx un tube métallique rigide, et la *trachéotomie*, dans laquelle on incise la trachée au-dessous de l'obstacle pour y introduire un tube spécial, canule (fig. 196), destiné à laisser passer l'air à l'inspiration et à l'expiration.

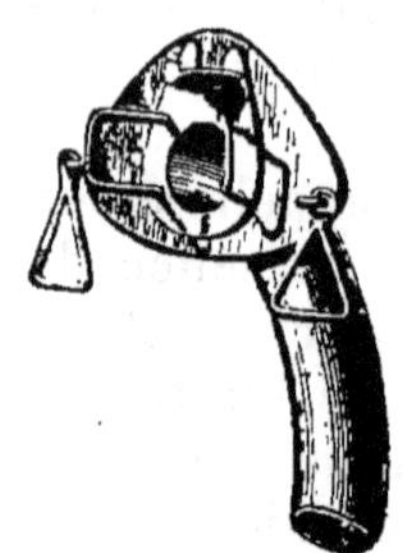

Fig. 196. — Canule à trachéotomie.

Le croup est plus fréquent chez l'enfant que chez l'adulte, à cause de la petitesse de l'*orifice glottique infantile* plus facilement obstrué. Il est dû le plus souvent au bacille de Klebs-Lœffler, microbe de la dipthérie, aussi devient-il de plus en plus rare depuis l'emploi des injections sous-cutanées de sérum anti-diphtérique. Dans certains cas cependant les fausses membranes peuvent être produites par d'autres microbes, le *streptocoque*, le *pneumocoque*, etc.

Œdème de la glotte ou laryngite œdémateuse. — Cette affection, caractérisée au point de vue anatomique par une infiltration séreuse ou purulente du tissu sous-muqueux, reconnaît des causes diverses (brûlures ou infections), l'air ne peut pénétrer dans le larynx, d'où *dyspnée* et *tirage*, avec crises de suffocation pouvant amener la mort.

Laryngites chroniques. — Occasionnées par des inhalations de poussières irritantes, par le tabac, l'alcool, elles sont reconnues à la voix éraillée, à la toux fréquente, accompagnée d'expectoration muqueuse, à un enrouement continuel ou intermittent. Dans certains cas il y a épaississement chronique de la muqueuse, *laryngite hypertrophique*; dans d'autres il y a augmentation de volume des glandes, *laryngite glanduleuse*; enfin on peut rencontrer une infiltration *cancéreuse*, *syphilitique* ou *tuberculeuse*.

La *tuberculose du larynx* est assez fréquente, elle est une localisation primitive ou secondaire du bacille tuberculeux.

Au début la voix est rauque et la toux fréquente, puis

la voix change de ton, elle devient sourde et éraillée, puis elle est presque éteinte, l'expectoration d'abord claire est ensuite purulente. Des ulcérations se produisent, elles peuvent être le point de départ de la suppuration des cartilages (chondrites et périchondrites) et d'abcès pouvant venir faire saillie à l'extérieur.

Spasmes de la glotte. — Chez les *nourrissons* nés de parents nerveux, sous l'influence de la dentition, du sevrage, ou d'une affection quelconque on peut voir apparaître des *accès de suffocation* : l'inspiration est d'abord difficile et sifflante, puis impossible, l'enfant se cyanose ou pâlit, mais brusquement une inspiration bruyante apparaît mettant fin à la scène angoissante à laquelle on a assisté. Il est fréquent de voir ces accès accompagnés de convulsions ou de contractures de la face et des membres. Les accès peuvent se reproduire fréquemment, *véritable éclampsie de nourrissons*, et amener la mort.

B. — TRACHÉE-ARTÈRE.

La trachée est un conduit musculo-membraneux qui fait suite au larynx, elle est limitée en haut par le bord inférieur du cartilage cricoïde situé au niveau de la sixième vertèbre cervicale, en bas elle se divise en deux conduits, les bronches (fig. 197). Cette bifurcation a lieu au niveau de la quatrième vertèbre dorsale. Situé sur la ligne médiane en avant de l'œsophage, cet organe a une portion *cervicale* et une portion *thoracique*, il se dirige de haut en bas et un peu d'avant en arrière, sa longueur est d'environ 6,5 centimètres, son calibre est plus considérable chez l'homme que chez la femme (22 millimètres et 18 millimètres). La trachée a la forme d'un cylindre dont le cinquième postérieur serait remplacé par un plan musculo-membraneux, sa surface extérieure, de couleur blanchâtre, présente une série de saillies et de dépressions transversales; cette inégalité est due à la présence d'arceaux cartilagineux au nombre de 12 à 16, réunis entre eux par du tissu fibreux.

La *portion cervicale* courte est la plus importante au point de vue chirurgicale, car c'est sur elle qu'on pratique la *trachéotomie*, elle est placée dans l'intervalle laissé entre les deux muscles sterno-cléido-mastoïdien, elle est recouverte en partie par la glande thyroïde, elle a sur ses côtés le paquet vasculo-nerveux du cou (artère carotide primitive, veine jugulaire interne et nerf pneumogastrique); en arrière elle repose sur l'œsophage.

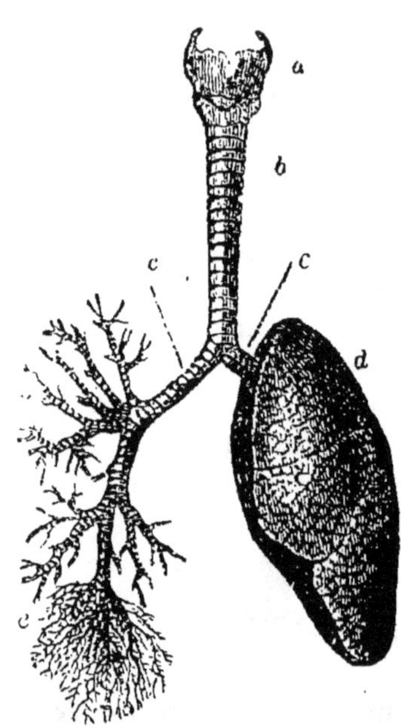

Fig. 197. — Poumons et ramifications bronchiques.

a. larynx; *b.* trachée; *c.* division bronchique; *d.* poumon intact; *e.* ramuscules bronchiques.

La *portion thoracique* descend en suivant le grand axe du thorax, elle marque la limite entre le médiastin antérieur et le médiastin postérieur.

La trachée est formée de plusieurs couches; l'externe est fibreuse en arrière, cartilagineuse en avant et sur les côtés; la portion cartilagineuse est représentée par les anneaux incomplets à l'extrémité postérieure desquels s'insèrent des fibres musculaires transversales, *muscle trachéal.* La couche interne ou *muqueuse* est riche en glandes en grappes, son épithélium stratifié est constitué par des cellules superficielles *cylindriques à cils vibratils.* Les artères sont fournies par les thyroïdiennes, les thymiques et la bronchique gauche; les nerfs viennent du pneumogastrique et du grand sympathique.

La trachée est destinée au passage de l'air se portant de l'extérieur au poumon ou du poumon à l'extérieur.

C'est sur elle qu'on pratique la *trachéotomie*, opération destinée à rétablir le cours de l'air lorsqu'un obstacle siège au niveau du larynx. Un orifice artificiel est créé par la section verticale de plusieurs anneaux trachéaux et de la membrane qui les réunit; pour que cet orifice reste béant on y introduit un petit cylindre creux recourbé à son extrémité supérieure, c'est une *canule* à trachéotomie (fig. 196).

C. — BRONCHES.

La trachée en se bifurquant donne naissance à deux conduits appelés *bronches* (fig. 198). Nées dans le médiastin, elles s'écartent l'une de l'autre et se portent en dehors vers la face interne du poumon dans lequel elles pénètrent, elles deviennent *bronches intra-pulmonaires*. Le point où elles perforent le poumon, accompagnées de la branche de division de l'artère pulmonaire et des veines pulmonaires, constitue le *hile du poumon* (fig. 200). La réunion des organes qui entrent dans le poumon ou qui en sortent : bronche, artère pulmonaire, veines pulmonaires au nombre de 3 à droite et 2 à gauche, artères bronchiques, veines bronchiques, lymphatiques, nerfs, forme le *pédicule du poumon*. La longueur des bronches extrapulmonaires est très courte, elle est de 5 à 6 centimètres à gauche et de 2 à 3 centimètres à droite; le calibre plus considérable à droite a environ 1,5 centimètre de diamètre. Comme la trachée les bronches sont cylindriques en avant et aplaties en arrière, elles sont constituées également par des anneaux cartilagineux réunis par une portion membraneuse.

A la bifurcation de la trachée, dans les différents angles formés par cet organe et les deux bronches, véritable étoile à trois branches, il existe de nombreux *ganglions lymphatiques* appelés *trachéo-bronchiques*. Lorsqu'ils s'enflamment, ce qui est assez fréquent chez les

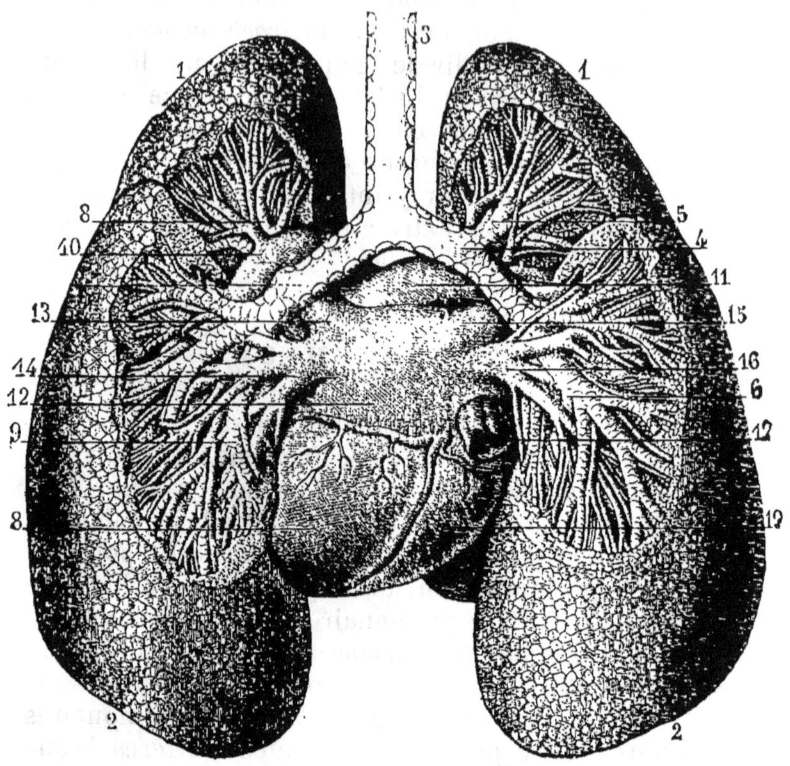

Fig. 198. — Trachée et divisions bronchiques, vue postérieure.

1. sommet des poumons; 2. leur base; 3. moitié inférieure de la trachée artère; 4. bronche droite; 5. division qu'elle donne au lobe supérieur du poumon; 6. division qui se rend dans le lobe inférieur; 7. bronche gauche; 8. division qui se ramifie dans le lobe supérieur; 9. division beaucoup plus importante qui se distribue au lobe inférieur; 10. branche gauche de l'artère; 11. branche droite de cette artère; 12. oreillette gauche; 13. veine pulmonaire supérieure gauche; 14. veine pulmonaire inférieure gauche; 15. veine pulmonaire droite supérieure; 16. veine pulmonaire droite inférieure; 17. partie terminale de la veine cave inférieure; 18. ventricule gauche; 19. ventricule droit.

enfants, ils augmentent de volume, compriment les bronches auxquelles ils sont accolés et donnent naissance à une affection appelée *adénopathie trachéo-bronchique* et caractérisée par de la toux quinteuse et des crises de suffocation.

La bronche gauche est croisée sur son bord supérieur par la crosse de l'aorte; en avant de la bronche droite passe la veine cave supérieure, recevant la grande azygos dont la crosse est à cheval sur la bronche droite.

Dans le poumon les bronches se divisent en autant de bronches *principales* qu'il y a de lobes, il y a donc *trois bronches principales à droite* et *deux bronches principales à gauche*. A leur tour ces bronches se ramifient en bronches de plus en plus petites, ce sont les *ramifications bronchiques* que nous retrouverons en étudiant la structure du poumon.

La structure des bronches extra-pulmonaires est la même que celle de la trachée; les bronches intra-pulmonaires se différencient par le remplacement des anneaux cartilagineux par des fragments de cartilages, d'autant plus petits qu'on se rapproche des bronches terminales, et par la transformation des *cellules cylindriques à cils vibratils* en *cellules cubiques* dans les bronchioles.

Les artères sont fournies par les artères bronchiques.

D. — POUMONS.

Les poumons sont les organes essentiels de la respiration, c'est dans leur intérieur que s'accomplit le phénomène de la transformation du sang noir en sang rouge. Au nombre de deux : l'un *droit*, l'autre *gauche*, ils sont placés dans la cavité thoracique, au-dessus du diaphragme; ils limitent entre eux un espace appelé *médiastin* dans lequel est situé le cœur. Ils ont la *forme* d'un cône, dont une face aurait été aplatie, c'est la portion qui regarde le centre du thorax.

Le *volume* est très variable avec les individus, et surtout avec l'âge; au fur et à mesure que se développe la cage thoracique la masse pulmonaire prend une extension plus grande.

La *couleur* du poumon d'un fœtus qui n'a pas respiré

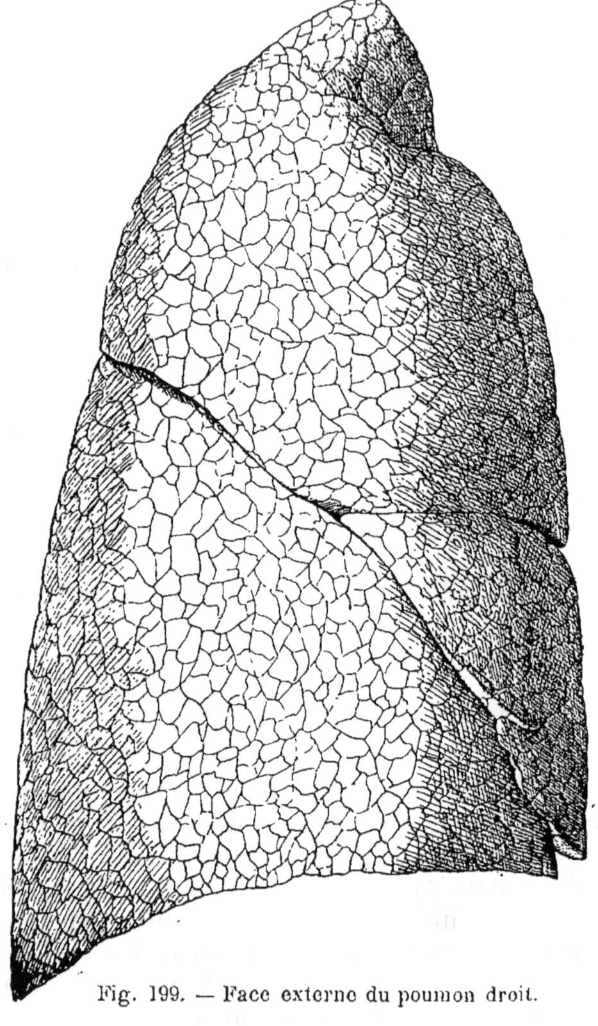

Fig. 199. — Face externe du poumon droit.

est rouge foncé, comme le tissu hépatique; chez le nouveau-né le poumon est rouge clair; chez le jeune enfant il est rose; chez l'adulte il est gris cendré; enfin il est noir chez le vieillard par suite de l'accumulation dans

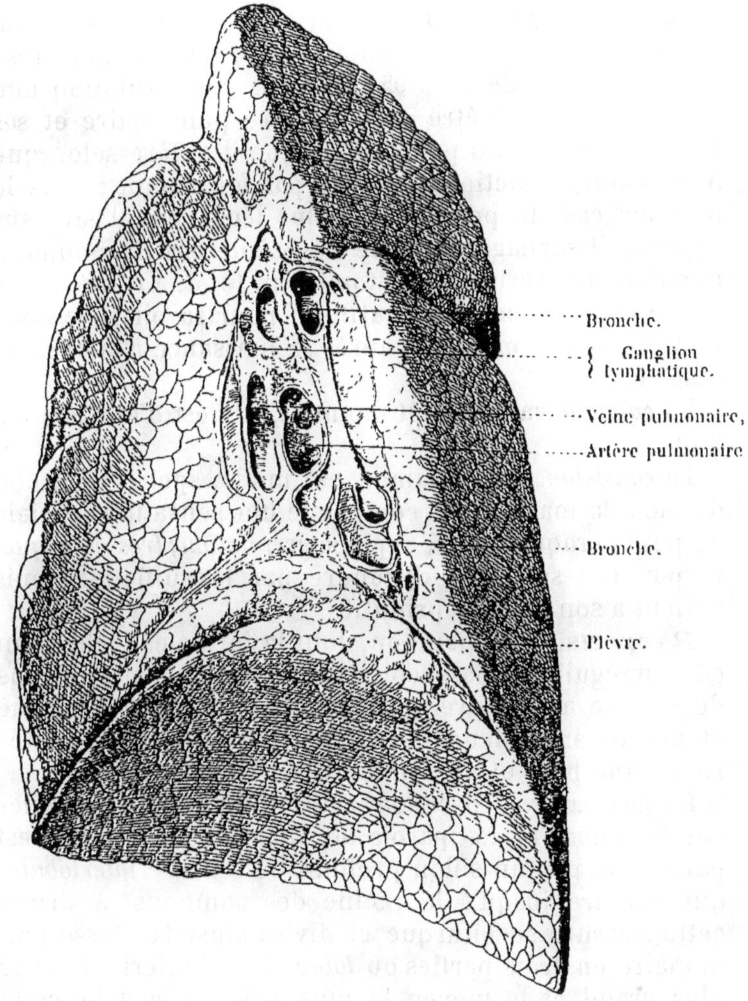

Fig. 200. — Face interne du poumon droit avec le hile du poumon (Poirier).

le tissu conjonctif pulmonaire de particules de charbon d'autant plus abondantes que le sujet est plus avancé en âge et surtout qu'il vit dans une atmosphère très chargée en poussières charbonneuses.

Le *poids* des poumons est d'environ 1 000 à 1 200 grammes chez l'adulte; chez le fœtus qui n'a pas respiré il est de 60 à 65 grammes; chez l'enfant qui a fait quelques respirations il est de 90 à 95 grammes, augmentation due au sang qui a pénétré dans l'artère pulmonaire et ses branches. Quant au poids spécifique il diffère selon que le poumon a fonctionné ou n'a pas fonctionné; dans le premier cas, le poumon est plus léger que l'eau, sur laquelle il surnage; dans le deuxième cas, le poumon, mis dans un verre d'eau, tombe au fond. En médecine légale cette propriété est utilisée pour savoir si le nouveau-né trouvé mort peu après sa naissance a ou n'a pas respiré.

La *capacité* varie à tout moment, elle est d'environ 3 à 4 litres.

La *consistance* du poumon est molle, spongieuse, elle donne à la main qui le comprime une sensation spéciale de petits craquements, appelée *crépitation; très élastique*, le poumon se laisse distendre par l'insufflation, puis revient à son volume primitif.

Rapports. — Le poumon, dont la forme est celle d'un cône irrégulier à base coupée obliquement aux dépens de la face antérieure, possède deux faces, une interne et une externe, deux bords, un antérieur et un postérieur, une base et un sommet (fig. 199 et 200).

La *face externe ou costale* est convexe pour se mouler sur la concavité des parois latérales du thorax. Elle est parcourue par un sillon profond ou *scissure interlobaire* qui pénètre jusqu'à la racine des poumons. A droite cette scissure se bifurque et divise ainsi la masse pulmonaire en trois parties ou *lobes*, dont l'inférieur est le plus grand et le moyen le plus petit. A gauche cette scissure ne divise le poumon qu'en deux lobes à peu près égaux.

La face *interne* ou *médiastine* est concave d'avant en arrière; elle limite, avec celle du côté opposé, d'une part, le sternum en avant, la colonne vertébrale en arrière; d'autre part un vaste couloir, le *médiastin*, qui renferme un grand nombre d'organes en rapport par conséquent avec la face interne du poumon. En allant d'arrière en avant on trouve (fig. 202) un long conduit musculo-membraneux aplati dans le sens antéro-postérieur et placé près de la

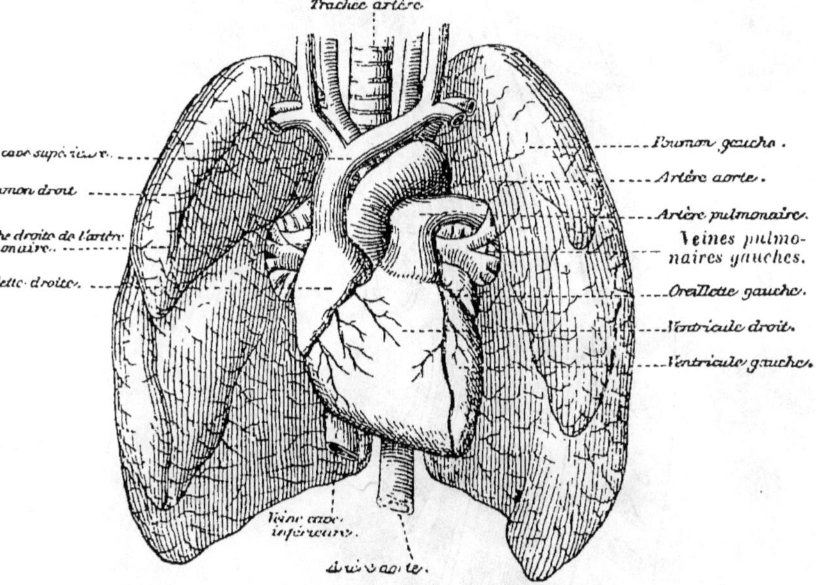

Fig. 201. — Rapports des poumons.

colonne vertébrale, c'est l'*œsophage*, sur lequel sont appliqués les nerfs *pneumogastriques*; en avant de lui se voit l'*aorte* qui, dans sa descente, croise à un certain moment l'œsophage pour se placer derrière lui au niveau du diaphragme; à la partie antérieure derrière le sternum il y a le *cœur* entouré du *péricarde*, il se creuse une dépression dans le poumon gauche, *lit du cœur*. On rencontre encore dans le médiastin les organes qui constituent le pédicule pulmonaire, bronches, artères et veines pulmonaires, etc. à la partie supérieure et la trachée et la veine cave supérieure. La trachée et sa division en deux bronches forme la limite conventionnelle

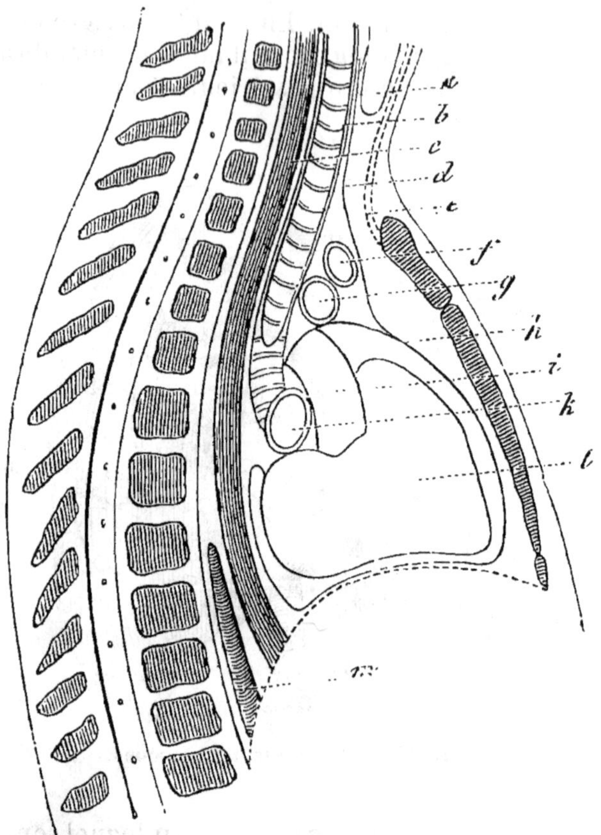

Fig. 202. — Coupe verticale antéro-postérieure du thorax sur la ligne médiane.

a. glande thyroïde; *b.* trachée; *c.* œsophage; *d.* aponévrose cervicale profonde; *e.* muscles sterno-hyoïdien et sterno-thyroïdien; *f.* tronc veineux brachio-céphalique gauche; *g.* tronc innominé; *h.* péricarde; *i.* aorte ascendante; *k.* branche gauche de l'artère pulmonaire; *l.* cœur; *m.* aorte thoracique.

entre le médiastin antérieur et le médiastin postérieur.

La *face inférieure* ou *base* repose sur les parties latérales de la face convexe du diaphragme; en s'unissant à la face costale elle pénètre dans le sinus costo-diaphragmatique. Elle est séparée par le diaphragme du foie à droite, de l'estomac et de la rate à gauche.

Le *sommet* arrondi dépasse très légèrement la première côte.

Le *bord antérieur,* mince et ondulé, se prolonge sous forme de *languettes* entre le cœur et la région précordiale. Le *bord postérieur* au contraire est épais et arrondi; très long il occupe toute la gouttière costo-vertébrale.

Conformation intérieure. — Dans l'intérieur du poumon les bronches se ramifient de plus en plus jusqu'à leur terminaison, c'est-à-dire jusqu'au moment où elles forment la *bronche sus-lobulaire* qui supporte une petite pyramide, le *lobule pulmonaire.*

Le lobule pulmonaire est l'unité du poumon, c'est une petite vésicule de un centimètre cube de volume environ, dont la base a en moyenne un centimètre carré; c'est celle-ci qu'on aperçoit à la périphérie du poumon limitée par des lignes colorées en noir chez l'adulte par les particules de charbon accumulées dans le *tissu conjonctif,* qui relie les lobules entre eux. A la surface du poumon les lobules ont une forme pyramidale, tandis que dans l'intérieur de l'organe ils sont plus ou moins ovoïdes, leur nombre est d'environ 18 000 par poumon.

La bronche sus-lobulaire sert de pédicule au lobule; elle est accompagnée d'une branche de l'artère pulmonaire; elle pénètre dans le lobule, *bronche intra-lobulaire,* et donne des collatérales (fig. 203), puis elle se bifurque, chacune de ces branches se subdivise dichotomiquement en un certain nombre (20 à 30) de ramifications terminales, *bronchioles acineuses,* qui supportent les acini; la branchiole acineuse se retrécit, puis se dilate en constituant le *vestibule.* De celui-ci, véritable carrefour, partent 4 à 5 canaux très courts, *conduits alvéolaires,* qui se terminent par des cavités plus vastes, latérales ou terminales, les *infundibula.* Chaque infundibulum porte sur ses parois une série de petites ampoules, véritables logettes en nid d'abeilles, appelées *alvéoles pulmonaires* (fig. 204).

Si, pour mieux fixer dans la mémoire ces différents détails, nous reprenons la composition du lobule en partant de sa division ultime, l'*alvéole* (fig. 204), nous dirons que la réunion d'un certain nombre d'alvéoles groupées sur le même conduit constitue l'*infundibulum*; les infundibula se portent comme les rayons d'une roue vers un

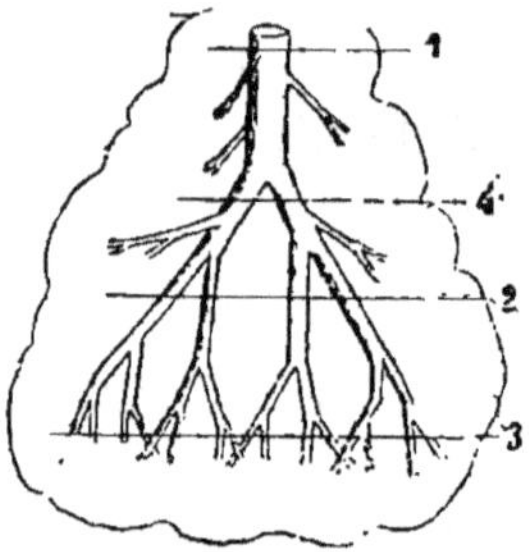

Fig. 203. — Schéma des divisions de la bronche pulmonaire (Launois).

1. 2. 3. différents étages du lobule; 4. division en deux espaces.

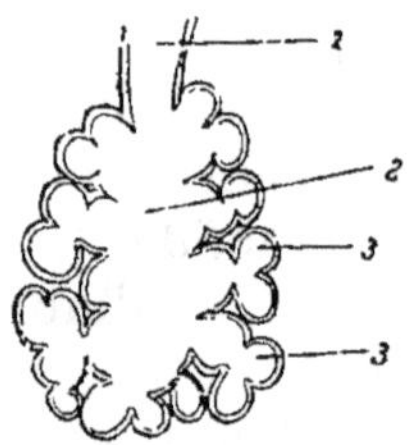

Fig. 204. — Schéma de la dernière division bronchique (Launois).

1. bronchiole terminale; 2. conduit alvéolaire; 3. alvéoles.

centre ampullaire, le *vestibule* qui se continue avec un conduit, la *bronche terminale*. Les bronches terminales ou acineuses se réunissent deux à deux pour constituer enfin en canal unique la *bronche intra-lobulaire*, qui sort du lobule à son sommet et devient *bronche sus-lobulaire* ou pédicule du lobule.

La *structure* de ces différentes parties du *parenchyme pulmonaire* est la suivante : la bronche est formée de deux tuniques, une *externe fibro-cartilagineuse*, composée de tissu conjonctif, de nombreuses fibres élastiques, et de segments d'anneaux de cartilages, qui disparaissent dans les divisions bronchiques ayant un demi-millimètre de diamètre; dans cette couche on trouve également des fibres musculaires circulaires, les *muscles de*

Reissessen, qui disparaissent au niveau des bronchioles intra-pulmonaires. La tunique *interne* ou *muqueuse* est tapissée par des cellules cylindriques à cils vibratils qui deviennent cubiques au niveau des bronchioles.

Quant à l'*alvéole*, sa paroi conjonctive est doublée extérieurement de *fibres élastiques* à direction très variable (fig. 205) et intérieurement par une seule rangée de *cellules aplaties* polygonales, constituant l'*épithélium pulmonaire* (fig. 206) qui recouvre les nombreux

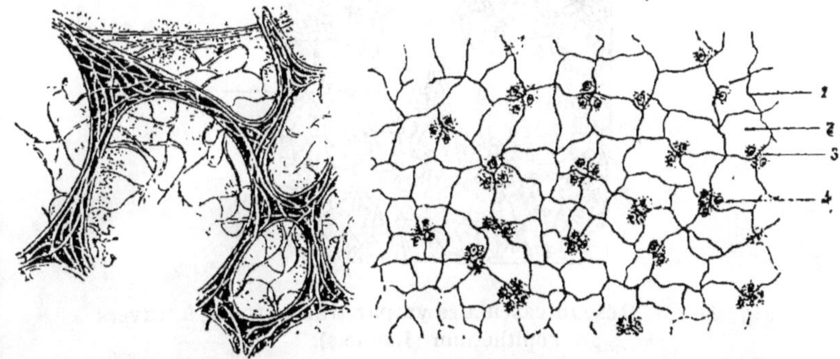

Fig. 205. — Squelette élastique de l'acinus (Launois).

Fig. 206. — Épithélium du poumon (Launois). 1. séparation des cellules; 2. protoplasma; 3, protoplasma condensé; 4. noyau.

capillaires du poumon. En effet dans cet organe il existe *deux circulations* indépendantes, l'une *fonctionnelle*, artères et veines pulmonaires, l'autre *nutritive*, artères et veines bronchiques. L'*artère pulmonaire* envoie dans chaque poumon une branche importante qui y pénètre au niveau du hile, puis se divise comme la bronche. Arrivée au lobule elle pénètre dans celui-ci et se ramifie, pour aboutir enfin à la formation d'un réseau très fin, contenu dans l'épaisseur de l'alvéole sous l'épithélium pavimenteux. Les mailles vasculaires constituent une vaste nappe sanguine occupant les trois quarts de la surface intérieure du poumon, c'est le *champ de l'hématose* (fig. 207), qui n'est séparé de l'air contenu dans les alvéoles que par l'épaisseur de l'épithélium alvéolaire et par la mince paroi du vaisseau.

Aux capillaires des artères pulmonaires font suite les veines pulmonaires, dont la réunion forme des veines de plus en plus volumineuses, puis les *veines pulmonaires*, qui sortent du poumon au niveau du hile pour aller se jeter dans l'oreillette gauche. Les *artères bronchiques* nées de l'aorte suivent les bronches, se divisent

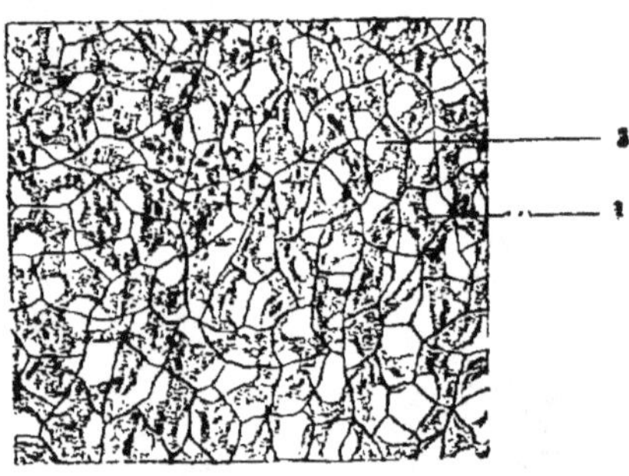

Fig. 207. — Réseau vasculaire vu par transparence à travers l'épithélium (Launois).

1. réseau capillaire; 2. épithélium pulmonaire.

comme elles, les nourrissent et donnent naissance aux veines bronchiques, qui vont se jeter dans le système des azygos.

Les *lymphatiques* nombreux se portent tous vers le hile du poumon et se jettent dans les ganglions *broncho-pulmonaires*, remarquables par leur coloration noirâtre. Les nerfs émanent des *plexus pulmonaires* constitués par le *grand sympathique* et par le *pneumogastrique*; ces nerfs transmettent aux centres nerveux, en particulier au bulbe, le besoin de respirer; quand le pneumo-gastrique est lésé, la respiration s'arrête, ainsi est expliquée la mort subite qui se produit par lésion du *nœud vital de Flourens*, point d'origine du nerf.

E. — PLÈVRES

Les plèvres ou séreuses pulmonaires forment deux sacs sans ouverture, dont chacun joue vis-à-vis du poumon correspondant le même rôle que le péricarde vis-à-vis du cœur.

La plèvre entoure de toute part le poumon (fig. 208)

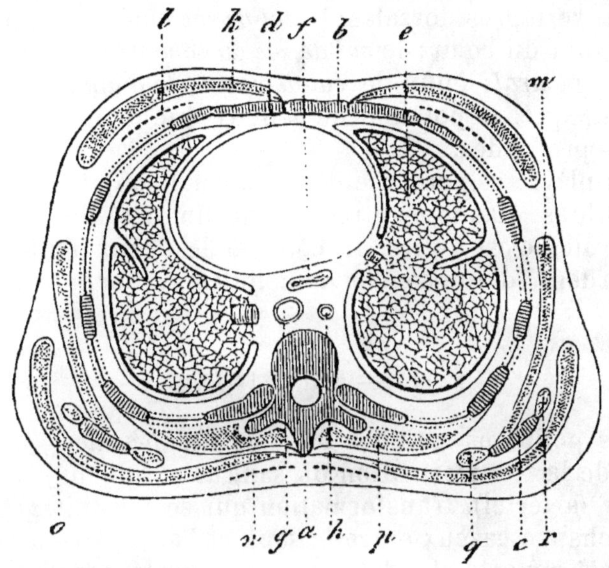

Fig. 208. — Coupe horizontale du thorax à la hauteur du mamelon (demi-schéma).

a. huitième vertèbre dorsale ; *b.* sternum ; *c.* pointe de l'omoplate ; *d.* péricarde ; *e.* poumon ; *f.* œsophage ; *g*, aorte thoracique ; *h.* veine azygos : *k.* muscle grand pectoral ; *l.* petit pectoral ; *m.* grand dentelé ; *n*, trapèze ; *o.* grand dorsal ; *p.* muscles profonds du dos ; *q.* rhomboïde ; *r.* extrémité inférieure du grand rond.

excepté au niveau du point où la bronche et les vaisseaux pulmonaires pénètrent dans le poumon, ces organes la forcent à se réfléchir sur elle-même pour aller tapisser les régions voisines, d'où deux feuillets, l'un accolé directement au poumon dans les scissures duquel il pénètre, c'est le *feuillet viscéral*, l'autre situé en dehors revêt les parois de la cavité thoracique, *feuillet pariétal*. Ce dernier porte des noms différents suivant les régions qu'il recouvre : *plèvre costale*, *plèvre diaphragmatique, plèvre médiastine*. Aux points où la plèvre se réfléchit pour passer d'une paroi sur une autre, elle forme les *culs-de-sac pleuraux* dont les principaux sont : le *cul-de-sac postérieur*, qui vient se cacher dans l'angle formé par les côtes et les vertèbres dorsales ; le *cul-de-sac antérieur*, qui passe en avant du cœur ; le *cul-de-sac du sommet de la plèvre* ou *dôme pleural* ; enfin le *cul-de-sac costo-diaphragmatique*, dans lequel le poumon ne pénètre que dans les inspirations profondes.

La plèvre se compose d'une couche conjonctive, riche en fibres élastiques, recouverte du côté de la cavité pleurale, c'est-à-dire du côté où les deux feuillets se regardent, d'une couche de cellules pavimenteuses.

§ II. — PHYSIOLOGIE

Les poumons sont les organes de l'*hématose*, c'est-à-dire de la transformation du sang *noir* (veineux) en sang *rouge* (artériel), transformation qui se produit grâce à un échange gazeux entre le sang et l'air extérieur. L'air pur est apporté du dehors et renouvelé constamment grâce à la *respiration*, il y a donc dans cette fonction deux actes distincts : l'un, *mécanique*, dont le but est d'introduire l'air dans les voies respiratoires, puis de le chasser au dehors ; l'autre, *chimique*, qui repose sur les échanges gazeux entre l'air et le sang.

L'air extérieur arrive au poumon en passant par les voies respiratoires, fosses nasales, pharynx, larynx, trachée, bronches et ramifications bronchiques ; les premiers conduits sont chargés de le réchauffer et de l'épurer en lui enlevant les poussières qu'il contient. Les fosses nasales, dans leur portion respiratoire, sont chargées de ces deux fonctions. Jusqu'au poumon le conduit respiratoire peut être considéré comme un conduit de calibre à peu près égal, mais, dans le poumon, l'espace que peut occuper l'air est accru dans des proportions considérables grâce à la superficie occupée par les alvéoles pulmonaires évaluée à environ 200 mètres carrés. Nous avons vu qu'au-dessous de la couche épithéliale alvéolaire se trouve une nappe sanguine constituée par les mailles fines et nombreuses des capillaires de l'hématose; ceux-ci sont en rapport avec les trois quarts de la surface pulmonaire; la nappe sanguine occupe donc une superficie de 150 mètres carrés sur une épaisseur très mince, 7 à 8 μ environ, elle est renouvelée à chaque contraction cardiaque, c'est-à-dire soixante-dix fois par minute. La quantité de sang lancée par le ventricule droit dans l'artère pulmonaire est d'à peu près 180 grammes, de sorte que, dans les vingt-quatre heures, il en est passé 20 000 litres dans les poumons, et ils seront en contact avec 10 000 litres d'air qui passeront dans les vingt-quatre heures.

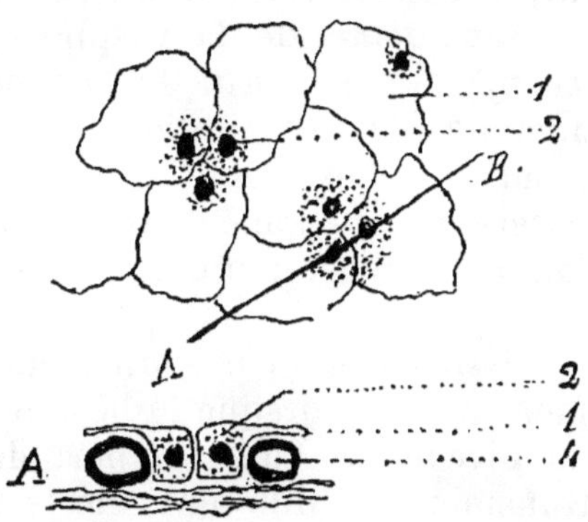

Fig. 209. — Rapport de l'épithélium pulmonaire avec les capillaires de l'hématose (Launois); en A coupe suivant la ligne AB.

1. partie de l'épithélium située au-dessus des capillaires; 2. partie granuleuse correspondant aux mailles du réseau capillaire; 4. section des capillaires.

Les petites dimensions des capillaires sanguins des poumons (7 à 8 μ) forcent les globules rouges à passer un à un dans les canaux qui les renferment; quelquefois même ils sont obligés de s'allonger pour diminuer leur largeur; ils ne sont séparés de l'oxygène de l'air contenu dans les alvéoles que par l'épaisseur de l'épithélium du poumon et de la paroi du capillaire; ces deux dimensions réunies ne dépassent pas 1 à 2 μ (fig. 209).

Le contact entre le sang et l'air est donc très intime et les échanges sont très faciles, c'est ce qui explique le phénomène de l'hématose, dont le but est de permettre à l'oxygène de l'air de passer dans les capillaires sanguins, et à l'acide carbonique contenu dans ces derniers d'être exhalé avec l'air expulsé du poumon.

Mécanisme de la respiration. — Le poumon est *passif*; l'organe *actif* de la respiration est la cage thoracique. La respiration se compose de deux mouvements : l'*inspiration*, c'est-à-dire l'acte par lequel l'air extérieur est appelé dans le poumon, et l'*expiration*, dans laquelle l'air contenu dans les poumons est expulsé au dehors.

L'*inspiration* se produit sous une influence véritablement active ; lorsque le besoin de respirer se fait sentir au niveau du bulbe, il part de cet organe des ordres transmis par différents nerfs et en particulier par le nerf *phrénique*. Celui-ci se rend au *diaphragme*, muscle courbe à convexité supérieure, la contraction abaisse sa partie médiane et tend à redresser la courbure de ses fibres musculaires, il en résulte un *agrandissement de la cage thoracique dans le sens vertical,* en même temps qu'un refoulement des organes abdominaux qui soulèvent les parois de l'abdomen.

Le diaphragme prenant point d'appui par son centre sur ces organes élève les côtes inférieures, sur lesquelles il s'insère à sa périphérie; celles-ci sont obliques de haut en bas et d'arrière en avant, leur extrémité postérieure articulée avec la colonne vertébrale est fixe; aussi, quand les côtes s'élèvent, leur inclinaison par rapport à la colonne vertébrale diminue et leur extrémité antérieure, seule déplacée, est projetée en avant entraînant avec elle le sternum, d'où *agrandissement antéro-postérieur du thorax*. En même temps que les côtes se soulèvent, elles s'écartent par suite de leur mode d'articulation, leur partie moyenne se porte en dehors, ce qui produit une *augmentation du diamètre transverse du thorax.*

Les muscles qui élèvent les côtes en dehors du diaphragme sont, dans l'*inspiration ordinaire,* les *surcostaux,* les *scalènes,* le *petit dentelé supérieur et postérieur,* et,

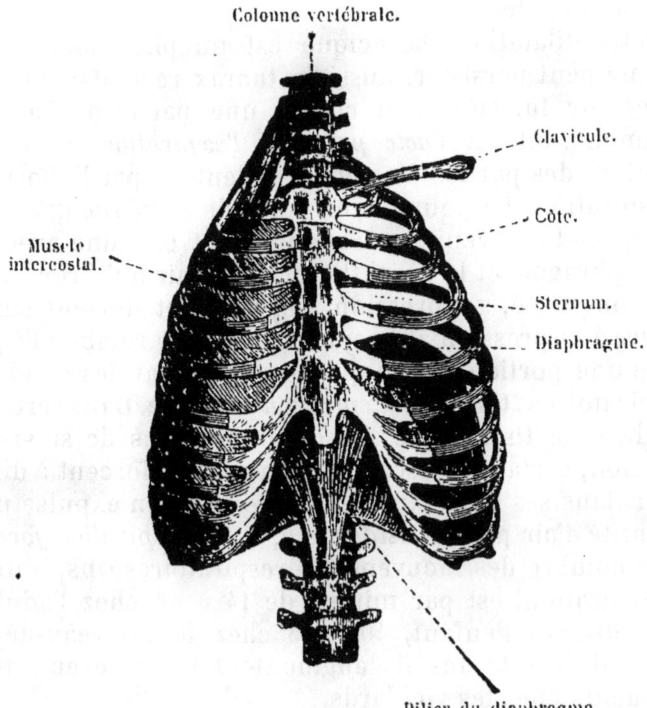

Fig. 210. — Cage thoracique et diaphragme.

dans l'*inspiration forcée,* le *sterno-cléido-mastoïdien,* le *grand dentelé,* le *grand pectoral,* le *petit pectoral,* le *grand dorsal.*

Lorsque la cage thoracique est ainsi agrandie dans toutes ses dimensions, le vide se produit dans la plèvre, dont le feuillet pariétal suit la paroi thoracique, et le poumon, organe très élastique, est attiré par le vide pleural et suit le mouvement d'expansion du thorax. L'air contenu dans le poumon occupe alors un espace plus grand, sa pression est donc diminuée et n'est plus en équilibre avec la pression de l'air extérieur, voilà pourquoi celui-ci se précipite dans les voies respiratoires jusque dans les alvéoles pulmonaires pour rétablir une pression égale.

Cette dilatation thoracique est un phénomène *actif* qui ne peut persister, aussi le thorax revient-il rapidement sur lui-même, et chasse une partie de l'air du poumon : tel est l'*acte passif de l'expiration*, véritable réaction des parties élastiques violentées par l'effort de l'inspiration. Le poumon, en vertu de se *rétractilité élastique*, tend à revenir sur lui-même et entraîne avec lui le diaphragme et la paroi thoracique, l'air qu'il renferme est comprimé, sa pression augmente et devient supérieure à la pression atmosphérique; pour rétablir l'équilibre une portion s'échappe au dehors par les conduits respiratoires: telle est l'*expiration ordinaire*. Dans certains cas la cage thoracique ne se contente pas de suivre le poumon, certains muscles (expirateurs) le forcent à diminuer dans ses trois dimensions, le poumon expulse une quantité d'air plus considérable, il y a *expiration forcée.*

Le nombre des mouvements respiratoires (inspiration et expiration) est par minute de 14 à 16 chez l'adulte, 25 à 30 chez l'enfant, 40 à 45 chez le nouveau-né; à partir de trente ans ils augmentent pour devenir très fréquents chez les vieillards.

Les côtes ne prennent pas toutes une part égale dans les mouvements de la cage thoracique chez tous les sujets et on peut distinguer à ce point de vue trois types respiratoires :

1° Le *type abdominal*, propre surtout à l'enfant et dans lequel les côtes restent relativement immobiles, le ventre devient plus saillant, le diaphragme est presque seul en jeu;

2° Le *type costal inférieur*, réalisé surtout par l'homme, la moitié inférieure de thorax paraît seule se dilater

3° Le *type costal supérieur*, propre à la femme, les mouvements de dilatation thoracique ne s'accusent qu'au niveau des côtes supérieures; ce type est parfaitement approprié à l'état de grossesse.

Certaines modifications dans les fonctions respiratoires donnent naissance à des actes spéciaux, c'est ainsi que l'*effort* n'est possible qu'à la condition que le thorax soit dilaté par une profonde inspiration suivie de la fermeture de la glotte. La cage thoracique constitue alors un solide point d'appui qui permet aux muscles qui s'insèrent sur elle de se contracter avec énergie, nous étudierons de nouveau ce phénomène important au point de vue obstétrical en faisant l'étude des muscles de la paroi abdominale. Le *bâillement* est une inspiration profonde, le *hoquet* est une inspiration courte et spasmodique due à la contraction convulsive du diaphragme. La *toux*, l'*éternuement*, le *rire* constituent au contraire des modifications de l'expiration normale.

On mesure la *quantité* d'air que le poumon introduit ou rejette à chaque inspiration ou à chaque expiration à l'aide d'un instrument spécial, le *spiromètre*; elle est d'environ un demi-litre, *air courant ou de la respiration*; comme nous faisons 16 respirations par minute, nous introduisons 8 litres d'air par minute, 480 par heure et en chiffres ronds 10 000 litres en vingt-quatre heures. L'air introduit à chaque inspiration vient s'ajouter à celui qui est contenu d'une façon permanente dans le poumon, dont la *capacité totale* est d'environ 5 à 6 litres chez l'adulte. Après une expiration normale il reste à peu près 1 600 centimètres cubes d'air dans le poumon, *air de réserve*; après une expiration forcée il en reste encore 1 200 centimètres cubes, *air résidual*; nous ne pouvons donc jamais vider complètement nos poumons. Enfin, grâce à une inspiration énergique, nous pouvons faire pénétrer une quantité d'air supérieure aux 500 centimètres cubes de l'inspiration courante, elle est de 1 600 centimètres cubes, c'est l'*air complémentaire*.

La *pression* de l'air des poumons est moindre que la

pression atmosphérique dans l'inspiration, et supérieure à cette pression dans l'expiration.

L'air, qui passe de l'extérieur à l'intérieur et arrive dans l'alvéole pulmonaire, produit un petit bruit qu'on entend en appliquant l'oreille sur la poitrine, c'est le *murmure vésiculaire* qui serait dû au frottement du courant d'air contre les petites bronches ou au décollement des alvéoles pulmonaires. Au moment de l'expiration, mais à son début seulement, on entend un bruit semblable, il est plus doux et plus court. Le murmure vésiculaire doit être bien connu du médecin, car celui-ci ne peut apprécier une lésion du poumon qu'à la perversion d'un de ces bruits. Dans certains cas on entend difficilement les bruits, il y a *diminution du murmure vésiculaire*, dans d'autre cas le bruit de l'expiration est plus long et plus intense qu'il ne l'est normalement, il y a *expiration prolongée*, symptôme fréquent au début de la tuberculose. On peut entendre aussi des bruits anormaux, ou *râles*, constitués par le passage de l'air dans les voies respiratoires enflammées et rétrécies par l'épaississement de la muqueuse, ou encombrées par des mucosités ou de la sérosité.

Le vide intra-thoracique produit par la dilatation du thorax ne produit pas seulement l'inspiration pulmonaire, il agit encore sur les organes circulatoires, le sang veineux est attiré vers le cœur, et la circulation de la veine cave inférieure est ainsi facilitée. L'expiration, au contraire, est une gêne pour cette circulation, car la pression intra-thoracique est augmentée et tous les organes contenus dans le thorax sont comprimés; cette compression favorise la contraction cardiaque et la rétraction artérielle, l'expiration favorise donc la circulation artérielle.

Phénomènes chimiques de la respiration. — Cette étude comprend : 1° les *modifications subies par l'air introduit dans le poumon*, et 2° les *modifications subies par le sang pendant son passage dans les capillaires pulmonaires.*

1° L'air inspiré a la composition de l'air extérieur,

c'est-à-dire qu'il renfeme 21 volumes d'oxygène et 79 d'azote, 3 à 4 dix-millièmes d'acide carbonique et 5 à 15 millièmes de vapeur d'eau, c'est-à-dire des quantités infinitésimales de ces deux corps. L'air expiré contient toujours 79 v. d'azote, mais il n'y a que 15,4 v. d'oxygène; quant à l'acide carbonique il a augmenté, il est de 4,30 v.; il existe également des traces d'ammoniaque, d'hydrogène sulfuré, etc.

Comme il passe dans les vingt-quatre heures 10 000 litres d'air dans les poumons, que l'air renferme environ 1/5 d'oxygène, et que le litre d'oxygène pèse 1 gr. 4, il y aura 2 kg. 500 d'oxygène inspiré, et 1 kg. 750 d'oxygène expiré. Les 750 grammes d'oxygène retenus par le poumon dans les vingt-quatre heures représentent environ 530 litres.

Quant à l'acide carbonique expiré dans les vingt-quatre heures, sa quantité est de 850 grammes, représentant à peu près 400 litres.

2° L'oxygène ainsi retenu pénètre dans le sang et l'hémoglobine de globules rouges s'en empare pour le transporter dans toutes les parties du corps. Dans les capillaires des tissus l'oxygène abandonne l'hémoglobine et se combine aux éléments des tissus vivants en voie de transformation continuelle; ce phénomène constitue la *respiration des tissus*. L'oxygène sert donc aux combustions profondes des cellules, à leur nutrition, à leur reproduction; les produits résultant des combustions seront les uns détruits complètement et assimilés par les tissus; les autres, inutiles ou nuisibles, seront chassés au dehors (acide carbonique, urée, etc.).

Le poumon n'est qu'un lieu d'échanges, c'est-à-dire l'endroit où le sang vient apporter ses impuretés volatiles et s'en débarrasser d'une part, et d'autre part se charger d'oxygène pour le porter aux tissus. Le sang n'est que l'intermédiaire entre les tissus et le poumon; 100 volumes de sang artériel contiennent 18 volumes d'oxygène et 38 d'acide carbonique, tandis que 100 volumes de sang veineux contiennent 8 volumes d'oxygène et 48 d'acide carbonique. L'oxygène est fixé par l'hémoglobine des globules rouges, formant l'*oxyhémoglobine*. L'acide carbonique est à l'état de dissolution ou de combinaison (carbonates) dans le *plasma*. Pour le chasser de ses combinaisons chimiques au niveau du poumon un acide est nécessaire; certains physiologistes ont cru à l'existence d'un acide spécial, l'acide *pneumique*, d'autres croient avec plus de raison que l'oxyhémoglobine forme un produit acide qui permet la décomposition des bicarbonates contenus dans le sang en carbonates et en acide carbonique; celui-ci très volatil traverse la mince pellicule qui le sépare de l'air et va se mélanger à ce dernier.

Tous ces échanges ne peuvent se produire que par des différences de pression entre l'air et le sang. L'oxygène contenu dans les capillaires du poumon est à une pression de 44 millimètres, tandis que la pression de l'oxygène de l'air est de 110 à 140 millimètres, l'acide carbonique des capillaires est à une tension (82 millimètres) bien supérieure à celle de l'acide carbonique de l'air (7 millimètres dans l'inspiration profonde et 67 millimètres dans l'expiration profonde).

Dans les cas où l'air renferme de l'oxyde de carbone produit par une combustion insuffisante, celui-ci pénètre dans les poumons avec l'oxygène et l'azote, il traverse les parois de vaisseaux plus rapidement que l'oxygène, et va constituer avec l'hémoglobine un composé, appelé hémoglobine oxycarbonée, beaucoup plus stable que l'oxyhémoglobine. C'est ce qui explique les difficultés qu'on éprouve lorsqu'on veut rappeler à la vie les individus intoxiqués par l'oxyde de carbone provenant de poêles à tirage insuffisant ou de réchauds de charbon placés dans une pièce dans un but de suicide. Toute privation d'air entraîne la mort comme le prouve l'expérience suivante : on met un oiseau sous une cloche à air dans laquelle on fait le vide (fig. 211), bientôt on voit l'animal s'agiter, puis mourir.

L'acide carbonique éliminé à chaque expiration est en

quantité d'autant plus abondante qu'on a affaire à un individu plus fort, que les mouvements respiratoires sont plus amples, que la période de la vie est celle où les échanges se font avec le plus d'activité, c'est-à-dire à l'âge adulte.

L'élimination est plus grande chez l'homme que chez la femme, chez celle-ci *elle augmente pendant la grossesse*.

Quant à l'*azote*, il y a très peu de différence entre les quantités inspirées et expirées.

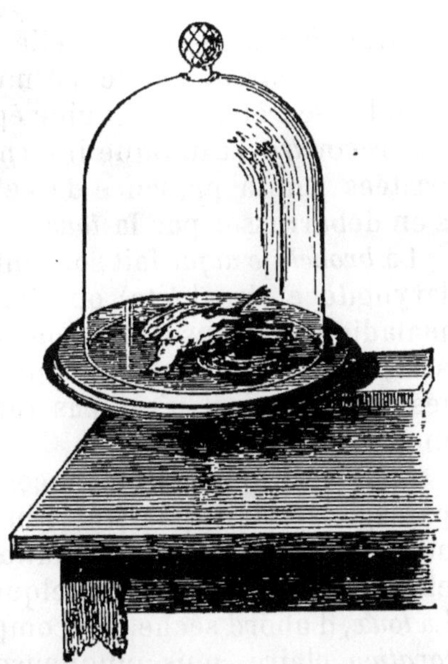

Fig. 211. — Mort d'un oiseau renfermé dans une cloche où le vide a été fait.

Pendant la respiration d'autres modifications se produisent également, *le sang élimine une partie de son eau sous forme de vapeur d'eau*, le sang se rafraîchit au contact de l'air, la température du contenu des veines pulmonaires est inférieure à celle du contenu de l'artère pulmonaire ; cette évaporation pulmonaire sert d'auxiliaire à l'évaporation cutanée et maintient l'équilibre de la température du corps humain. Certains animaux, comme le chien, privés du système sudoripare, ne peuvent lutter contre l'élévation de la température du corps qu'en accélérant leur respiration pour éliminer plus de vapeur d'eau.

§ III. PATHOLOGIE

Bronchites. — On appelle ainsi toute inflammation *aiguë* ou *chronique* de la muqueuse bronchique; les glandes sécrètent un liquide épais, jaunâtre ou verdâtre qui recouvre la tunique interne des bronches; celles-ci, irritées par la présence de cette sécrétion, cherchent à s'en débarrasser par la *toux*.

La *bronchite aiguë* fait souvent suite à un rhume (coryza, laryngite et trachéite) ou elle apparaît au cours d'une maladie infectieuse (rougeole, fièvre typhoïde, etc.); elle s'accompagne de phénomènes généraux, surtout chez les enfants où il n'est pas rare de voir la température monter à 39°.

Dans les bronches les mucosités sont secouées lors du passage de l'air pendant l'inspiration et l'expiration; aussi entend-on à l'auscultation de gros *râles ronflants* et *sibilants* ; ceux-ci sont quelquefois entendus à distance. La *toux*, d'abord sèche, s'accompagne bientôt d'une *expectoration* claire, puis muqueuse ou muco-purulente. La durée est d'une huitaine de jours.

Lorsque l'inflammation descend dans les bronches de petit calibre, bronches sus-lobulaires, intra-lobulaires ou acineuses, elle donne naissance à la *bronchite capillaire*, fréquente chez les enfants, et d'un pronostic souvent fatal.

Le petit calibre de ces bronchioles est la cause de leur obstruction par les mucosités, aussi l'air ne pouvant plus pénétrer jusqu'aux alvéoles, voit-on apparaître une *dyspnée* plus ou moins intense, accompagnée souvent de tirage sous-sternal et de cyanose. A l'auscultation on entend des bouffées de *râles fins*. Les symptômes généraux sont accentués, la température peut même monter à 40 et 41°, et dans certains cas l'enfant est en même temps sous le coup de l'intoxication générale, dont la bronchite n'est qu'une manifestation.

La *bronchite pseudo-membraneuse* est caractérisée par la formation dans les bronches de fausses membranes semblables à celles que l'on rencontre dans le larynx au cours du croup.

La *bronchite chronique* est une affection qui peut survenir chez l'enfant à la suite de la rougeole, de la coqueluche, etc., ou chez l'adulte à la suite d'une irritation continuelle des bronches par des poussières de charbon, de silex, etc. Les symptômes sont des quintes de *toux*, surtout matinales, et une *expectoration* très abondante.

Bronchopneumonie. — Lorsque l'infection des bronchioles terminales se propage au parenchyme pulmonaire, elle crée la broncho-pneumonie; celle-ci survient fréquemment chez l'enfant comme complication de la rougeole, de la diphtérie, de la coqueluche, elle est due au *pneumocoque*, au *streptocoque* ou même à un autre microbe.

Elle est caractérisée anatomiquement par des noyaux inflammatoires pouvant se produire à la fois ou consécutivement en plusieurs points du poumon. Les symptômes varient avec l'étendue ou la multitude des zones envahies; plus il y aura de noyaux et plus le champ de l'hématose sera diminué, aussi verra-t-on apparaître la *dyspnée*, et même l'*asphyxie*. A l'auscultation on entend des souffles et des foyers de râles fins; à la percussion les régions envahies sont mates (lorsqu'on percute un thorax normal au niveau du poumon on obtient un *bruit sonore* comparable à celui que donne le choc d'un tonneau vide, chaque fois qu'une portion de poumon ne renferme plus d'air, mais du sang, du pus, de la sérosité, la sonorité est remplacée par un bruit sourd, *matité*, semblable à celui qu'on obtient en percutant un tonneau plein).

Dans la broncho-pneumonie les symptômes généraux tiennent une place importante, la fièvre varie de 38 à 40°, elle est très capricieuse; le pouls est très rapide, on constate de la constipation, de l'insomnie, du délire, des convulsions, la guérison est lente et souvent entrecoupée de rechutes; lorsque la mort survient elle est due soit à l'asphyxie, soit à l'intoxication générale; le pronostic est grave chez les jeunes enfants et chez les vieillards (50 p. 100 de mort).

Dilatation des bronches ou bronchectasie. — Affection consécutive à des maladies des voies respiratoires ayant détruit les éléments musculaires et élastiques de la paroi bronchique, aussi peut-on la rencontrer à tous les âges. Les malades qui en sont atteints expectorent abondamment, surtout le matin, à la suite de quintes de toux; quelquefois le liquide expectoré a une odeur fétide.

Grippe. — On donne le nom de *grippe* ou encore *influenza* à une maladie spéciale, épidémique; elle peut envahir tout l'organisme et elle est due au bacille de *Pfeiffer*. Elle débute brusquement par de la fièvre et par un abattement général avec courbature, céphalée et douleurs dans les membres. Les manifestations sont multiples, du côté de l'*appareil respiratoire* elle peut occasionner une *laryngite*, une *bronchite*, une *congestion pulmonaire*, une pneumonie, une pleurésie ; sa *forme cérébrale* peut être le point de départ d'une *méningite*, de *convulsions*, de *délire*, etc. ; sa *forme gastro-intestinale* peut simuler la fièvre typhoïde. Sa gravité varie avec les lésions produites et surtout avec les épidémies; certaines ont été meurtrières.

Coqueluche. — La coqueluche est une maladie du jeune âge, contagieuse, caractérisée par une toux spasmodique revenant par accès et durant plus ou moins longtemps. Il y a lieu de distinguer trois périodes à la coqueluche : la première est une période de *bronchite catarrhale* durant huit à quinze jours, la toux devient plus fréquente, et un jour elle se produit sous forme de *quintes*. Celles-ci se composent de plusieurs séries d'un nombre variable d'expirations suivies d'une longue inspiration, bruyante, sonore, produisant un bruit comparable au *chant du coq*, c'est la *reprise*. Les quintes produisent un certain état de cyanose, pénible à voir et pouvant faire craindre l'asphyxie, elles se terminent souvent par un vomissement d'origine mécanique. Le nombre des quintes varie de 20 à 30, 40 et plus encore, les efforts qu'elles nécessitent sont causes d'épistaxis, d'hémorragies, de hernies, de miction involontaire. Il est assez fréquent de constater des ulcérations du frein de la langue, laquelle est projetée en avant au moment de la quinte. A la troisième période les accès vont en diminuant et les signes de bronchite réapparaissent. La maladie dure un mois et demi à deux mois et demi; pendant son évolution on peut voir apparaître des phénomènes fébriles et des *complications*, broncho-pneumonie, spasmes de la glotte, etc.; le poumon devient un milieu de culture favorable au développement du microbe de tuberculose, et il n'est pas rare de voir des phtisies à marche rapide succéder à la coqueluche des enfants.

Asthme. — L'asthme est une névrose du poumon, caractérisée par des crises de dyspnée spasmodique avec hypersécrétion des muqueuses respiratoires. Les symptômes d'un accès d'asthme sont caractéristiques, il débute brusquement au milieu de la nuit par un sentiment d'angoisse précordiale, accompagnée d'un besoin d'air. Assis sur leur lit, les malades s'arc-boutent et prennent un point d'appui sur les objets environnants, puis tout d'un coup les muscles inspirateurs et le diaphragme contractés se relâchent, et la face, qui était bouffie, cyanosée, reprend son aspect normal. Cette crise peut se reproduire pendant plusieurs nuits de suite (attaque d'asthme), puis cesser pendant une durée très variable. En général l'asthme persiste toute la vie.

Emphysème pulmonaire. — Affection caractérisée par la distension des alvéoles pulmonaires, en même temps que par la diminution de l'élasticité du poumon; aussi l'air entre bien, mais ressort mal, le poumon ne revenant plus suffisamment sur lui-même. L'emphysème est une affection de l'âge adulte, quarante à cinquante ans; on constate comme symptômes principaux la *dyspnée*, la *déformation thoracique* consistant en une forme globuleuse de la poitrine, la *sonorité exagérée* du poumon à la percussion, et la *diminution du murmure vésiculaire*. Les emphysémateux sont prédisposés aux bronchites et à toutes les affections pulmonaires, qui souvent prennent chez eux un caractère plus grave.

Congestion pulmonaire et apoplexie pulmonaire. — Dans la *congestion pulmonaire*, qui est souvent le premier degré d'une affection aiguë du poumon, il y a un exsudat séro-sanguinolent dans les lobules pulmonaires, de là les râles fins entendus à l'auscultation et les crachats sanguinolents rejetés par le malade. Dans l'*apoplexie pulmonaire* il y a un véritable épanchement de sang dans les alvéoles et dans les petites bronches, constituant l'*infarctus hémoptoïque*; celui-ci se produit quelquefois dans les jours qui suivent l'accouchement, il est dû à une petite embolie partie de l'utérus.

Œdème pulmonaire. — Toutes les affections, qui peuvent déterminer de l'œdème du tissu cellulaire sous-cutané, peuvent être une cause d'œdème du poumon, en première ligne il faut donc mettre les *maladies des reins*, puis les maladies du cœur. L'*éclampsie* peut déterminer de l'œdème du poumon, c'est-à-dire l'infiltration de cet organe par une sérosité transparente, spumeuse, incolore ou rosée, donnant au poumon un aspect grisâtre, gonflé. Les symptômes sont en rapport avec la quantité de liquide infiltré; ce sont la dyspnée, la cyanose, et à l'auscultation une grande quantité de râles fins. Dans certains cas la marche de l'affection est rapide, *œdème aigu du poumon*, et la terminaison est le plus souvent fatale.

Fluxion de poitrine. — On donne le nom de fluxion de poitrine à une affection caractérisée par l'inflammation des différentes parois du thorax. Si on fait une coupe transversale de la poitrine, on trouve de dehors en dedans : la peau, le tissu cellulaire sous-cutané, l'espace intercostal ou une côte, puis la plèvre avec ses deux feuillets et enfin le poumon. Dans la fluxion de poitrine toutes ces couches sont congestionnées; l'inflammation du nerf intercostal explique le *point de côté souvent intense* par suite de névralgie intercostale; la plèvre enflammée donne naissance à une *pleurésie* sèche; l'inflammation de la couche corticale du poumon est le point de départ d'une *congestion pulmonaire*.

Pneumonie. — On donne le nom de *pneumonie franche*

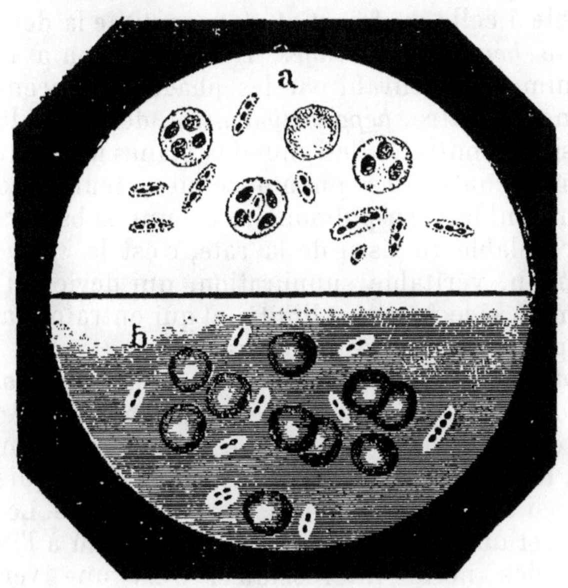

Fig. 212. — Pneumocoques.

aiguë ou de *pneumonie lobaire* à une affection spécifique due au *pneumocoque* (fig. 212), microbe dont l'évolution est toujours la même. Son existence est très limitée, car il meurt après quelques jours. En général, la durée de la pneumonie est de neuf jours après le début apparent de la maladie; si la guérison survient, la température, qui était élevée, tombe brusquement.

Au point de vue anatomo-pathologique la pneumonie passe par trois phases : la première est l'*engouement*, c'est-à-dire la congestion intense d'un lobe du poumon qui prend une teinte lie de vin et qui laisse couler par la pression une sérosité rougeâtre très riche en fibrine. Celle-ci, sécrétée par les vaisseaux des alvéoles, envahit ces dernières, se répand de proche en proche et se coagule, de sorte que le poumon se trouve transformé en un bloc fibrineux, dur, résistant, ne crépitant plus sous le doigt, ayant perdu son élasticité et dont la coupe ressemble à celle du foie. Cet état constitue la deuxième phase ou *hépatisation rouge*. Si la résolution a lieu, le tissu pulmonaire envahi par les phagocytes prend une apparence grisâtre, *hépatisation grise*, début de la guérison; si, au contraire, les globules blancs meurent dans leur lutte contre les pneumocoques, leurs cadavres transforment le tissu pulmonaire en une substance noirâtre semblable au tissu de la rate, c'est la *splénisation* du poumon, véritable suppuration, qui devient l'abcès du poumon si le foyer est limité, et qui entraîne la mort si la région envahie est considérable.

Symptômes. — La pneumonie débute par un *frisson prolongé*, durant plusieurs heures, par un *point de côté*, et par de la fièvre 40°. Lorsque le malade éprouve le frisson, il est déjà sous le coup de la pneumonie qui manifeste ainsi son action générale sur l'organisme. Le point de côté est une manifestation locale, il est dû à l'inflammation des nerfs intercostaux, c'est une véritable *névralgie intercostale*. En même temps que l'élévation de température apparaissent la rapidité du pouls, la courbature, une dyspnée souvent vive et une toux d'abord sèche. Lorsqu'on ausculte à cette période on entend des râles fins, appelés *râles crépitants*, comparables au bruit que donne une mèche de cheveux froissée entre les doigts; ils correspondent à l'épanchement de sérosité sanguinolente dans les alvéoles. Au bout de deux jours les râles sont remplacés par un *souffle rude* aux deux temps de la respiration (souffle tubaire ou souffle en O), il est dû à la transmission à l'oreille par le poumon induré et compact des vibrations de l'air contre les parois bronchiques. Peu à peu, au huitième et au neuvième jour, le souffle s'atténue et disparaît par dissolution de la fibrine, et de nouveau on entend des râles moins fins que ceux du début, ce sont les *râles sous-crépitants de retour*.

L'*expectoration* est très importante au cours de la pneumonie ; au début elle est muqueuse, puis elle devient rapidement fibrineuse, visqueuse, adhérant au crachoir ; sa coloration est rouge brique, rouillée, rappelant la couleur du sucre d'orge ou de la marmelade d'abricot. C'est l'aspect que doivent conserver les crachats si le pronostic est bénin, car s'ils prennent une teinte foncée, couleur jus de pruneau, ils sont l'indice de la splénisation du poumon et annoncent une mort presque certaine.

Si la maladie est en voie de guérison la température tombe du 7e au 9e jour de 40° à 37°, les lèvres se couvrent d'herpès, des sueurs et des urines abondantes sont éliminées, et la convalescence commence.

Abcès du poumon. — Au cours de certaines maladies infectieuses, comme l'infection puerpérale, le poumon peut être le siège d'une ou de plusieurs collections purulentes, appelées *abcès métastatiques*, les microbes, et, dans le cas que nous avons cité, les streptocoques, sont apportés par la voie sanguine.

Embolie de l'artère pulmonaire. — Les symptômes de l'embolie pulmonaire varient avec le calibre de la branche artérielle oblitérée, aussi a-t-on établi la division suivante : grosses embolies, embolies moyennes et embolies capillaires. Les premières sont celles qui nous intéressent le plus, car elles reconnaissent fréquemment comme cause la *phlébite puerpérale* ; dans ce cas elle apparaît au début ou au déclin, elle est rare après six semaines. Le *caillot* ou *embolus*, détaché de la veine, s'arrête dans un rameau artériel de gros volume ; comme ce dernier est terminal la fonction respiratoire est abolie dans le territoire qu'il irrigue. La mort peut être immédiate par *syncope*, ou par *asphyxie rapide*, après point de côté très douloureux et crise de suffocation.

Gangrène pulmonaire. — On donne ce nom à l'envahissement d'une portion du poumon par les bactéries de la putréfaction, le plus souvent au cours ou pendant la convalescence d'une maladie aiguë. Ce qui la caractérise spécialement, c'est la gravité des symptômes généraux et la *fétidité de l'expectoration.*

Hémoptysie. — Ainsi est appelée toute hémorragie d'origine pulmonaire ou se faisant voie par les conduits aériens et rejetée par la bouche. Les formes varient avec la quantité de sang : tantôt il n'y a que quelques filets sanguinolents, ou quelques crachats de sang pur ; tantôt, au contraire, il y a un véritable vomissement sanguin. Celui-ci sera distingué de l'*hématémèse* ou vomissement de sang d'origine gastrique par la présence de bulles d'air et par l'absence de matières alimentaires mêlées au sang.

Nombreuses sont les causes de l'hémoptysie, mais il faut mettre en première ligne la *tuberculose* soit à la période du début ou période de congestion, soit à la dernière étape ou période des cavernes, puis viennent les *maladies du cœur* (rétrécissement mitral). Certaines femmes nerveuses peuvent avoir tous les mois des hémoptysies, surtout si elle sont mal réglées ; ces vomissements de sang constituent les *règles supplémentaires*, indice le plus souvent d'une lésion pulmonaire latente.

Vomiques. — On donne le nom de *vomiques* aux vomissements de pus par les voies respiratoires, soit que ce pus provienne directement du poumon (abcès du poumon), soit que, développé dans le voisinage de cet organe (pleurésie purulente), il se soit créé une route à travers le parenchyme pulmonaire pour être rejeté au dehors.

Tuberculose en général. — La tuberculose est une maladie infectieuse due au *bacille de Koch* (fig. 213) ; celui-ci se comporte dans le poumon comme dans les autres organes, c'est-à-dire qu'il donne naissance à des *tubercules* sous forme de *granulations isolées*, *diffuses* ou *confluentes*. Dans d'autres cas, au contraire, ce sont de *gros tubercules* constituant de véritables tumeurs tuberculeuses. Tous les tubercules sont d'abord gris et demi-transparents, ils deviennent jaunes et opaques et enfin ils se ramollissent et se transforment en une substance molle, comparée à du fromage ; de là le nom de *matière caséeuse* qui lui a été donné. L'évolution est la suivante : tantôt le tubercule passe par les phases énumérées plus haut, aboutit à la caséification, puis à la perte de substance, appelée *caverne dans le poumon*; tantôt le tissu conjonctif, qui entoure le tubercule, irrité par la présence de celui-ci, réagit en formant beaucoup de tissu fibreux. Ce dernier entoure le tubercule, le comprime, l'*étouffe* et arrête son évolution envahissante soit en le pénétrant, soit en le transformant en matière calcaire.

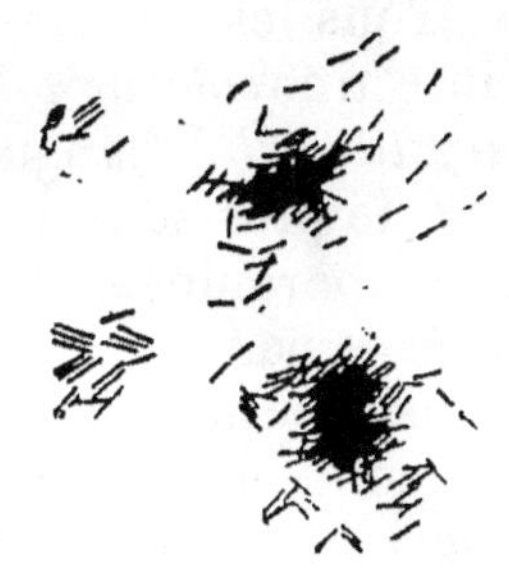

Fig. 213. — Culture de bacille de Koch (Reclus).

Le bacille de Koch peut se localiser sur tous les organes et déterminer une affection dont la variété dépend non pas de la façon dont réagit le bacille, mais de la structure de l'organe envahi. Lorsqu'il a choisi comme domicile la *peau*, il donne naissance au *lupus* ou tuberculose cutanée ; dans le *tissu cellulaire sous-cutané*, c'est l'*abcès froid*; dans les *ganglions lymphatiques*; c'est l'*adénite tuberculeuse*; celle-ci peut suppurer et ainsi est créé l'abcès froid d'origine ganglionnaire (humeurs froides). Sur les *muscles* le bacille tuberculeux donne les *gommes* tuberculeuses ; sur les *articulations*, ce sont les *tumeurs blanches*, les *arthrites tuberculeuses*, la *coxalgie*; sur les os ce sont la *tuberculose osseuse*, la *carie des os* (mal de Pott).

Les *séreuses* constituent un des organes de prédilection pour la localisation de ce microbe ; l'envahissement du péritoine donne lieu à la *péritonite tuberculeuse*, fréquente chez les enfants et caractérisée par une augmentation de volume du ventre par épanchement de liquide séreux (ascite) et par formation de masses plus ou moins volumineuses (carreau). L'envahissement de la plèvre produit la *pleurésie tuberculeuse*, sur la pie-mère il donne la *méningite tuberculeuse*.

Tous les organes peuvent être atteints par le bacille, intestin (*entérite tuberculeuse*), rein (*néphrite tub.*), vessie (*cystite tub.*), langue (*tuberculose linguale*), etc. Celui qui est le plus souvent atteint, c'est le *poumon*.

Tuberculose pulmonaire. — L'évolution des lésions créées par le bacille de Koch varie beaucoup sans qu'on puisse en déterminer la cause : tantôt elle est rapide et se comporte comme une maladie aiguë, c'est la *phtisie aiguë* ou *granulie*, qui simule une *infection généralisée* comme la fièvre typhoïde, la grippe, ou une *infection à prédominance pulmonaire*, broncho-pneumonie, pneumonie; tantôt, au contraire, l'évolution est lente, dure quelques mois et même quelques années, c'est la *phtisie chronique* ou *tuberculose pulmonaire chronique*. Dans la tuberculose pulmonaire le bacille de Koch se développe de préférence au sommet du poumon; les lésions qu'il produit donnent naissance à des symptômes généraux et locaux, pouvant être divisés en *trois grandes périodes*.

1re période. — Après une phase de début plus ou moins longue caractérisée par de l'amaigrissement, des douleurs musculaires, de la fatigue, peuvent apparaître des signes congestifs sous forme d'hémoptysies (50 à 200 gr.), de dyspnée, de toux sèche et quinteuse; le pouls est accéléré (90 à 120), la température s'élève par poussées. A l'auscultation on ne constate que la diminution du murmure vésiculaire, ou des modifications dans les temps de la respiration; tantôt c'est l'inspiration qui est rude, tantôt, et c'est le plus fréquent, c'est l'expiration qui est rude et prolongée.

2e période. — A la phase de congestion péri-tuberculeuse fait suite une phase de dissémination, de confluence et de ramollissement des tubercules; aussi entend-on à l'auscultation des sommets ou d'un des sommets des *craquements secs* et des *râles de bronchite*. La toux est plus fréquente, l'expectoration devient abondante, spéciale, et contient des bacilles, la dyspnée est plus intense, l'amaigrissement s'accentue, les accès fébriles se rapprochent.

3e *période*. — Le ramollissement des foyers se manifeste sous forme de craquements humides, puis de râles cavernuleux; l'expectoration abondante, purulente, visqueuse, est constituée en partie par la matière caséeuse expulsée en laissant à sa place une perte de substance ou *caverne*. Celle-ci est de dimension très variable, depuis le volume d'un grain de chènevis jusqu'à celui d'une noix, et même du poing; ses parois sont anfractueuses et portent quelquefois suspendues de petites dilatations vasculaires appelées *anévrysmes de Rasmussen*. Ce sont les ruptures de ces anévrysmes qui donnent naissance aux *hémoptysies* de la troisième période, caractérisées par leur violence, leur abondance et l'impossibilité de les arrêter; aussi sont-elles souvent foudroyantes. Pendant cette période la fièvre est presque permanente avec des poussées le soir, la dyspnée accentuée, les sueurs abondantes, la perte des forces considérable, l'amaigrissement extrême, les progrès sont constants et la mort survient le plus souvent d'une façon très douce.

Le pronostic est donc très grave, fatal même, lorsque la maladie a franchi les deux premières étapes, mais à la première période elle peut guérir par formation du tissu fibreux emprisonnant les tubercules, les empêchant de se développer, les étouffant et les transformant en substance calcaire.

Le *traitement* est surtout hygiénique, tout au moins pendant la première période; il repose tout entier sur le *séjour au grand air* joint à la *suralimentation* et au *repos*.

La tuberculose n'est pas *héréditaire*, le bacille de Koch n'est pas transmis de la mère à l'enfant, ce qui est transmis c'est le *terrain*, la *prédisposition*; *on ne naît pas tuberculeux*, mais on peut naître *tuberculisable*. La grossesse est défavorable, elle donne souvent un coup de fouet à l'évolution de la maladie, quelquefois ce n'est qu'après l'accouchement que la maladie, restée latente pendant la durée de la grossesse, marche avec une rapidité surprenante pouvant amener la mort dans un temps très court. Toute femme tuberculeuse avérée ou présentant des signes de tuberculose probable, fréquence des bronchites, sueurs nocturnes, amaigrissement rapide, *ne doit pas allaiter*, car la lactation est comme la tuberculose une cause de déminéralisation très rapide, en particulier une cause d'élimination de phosphates.

Pleurésies. — On donne le nom de *pleurésie* à l'inflammation des feuillets de la plèvre. Au début, il se forme sur les feuillets de cette séreuse des végétations, véritables *pseudo-membranes*, c'est la *pleurésie sèche*. Elle est caractérisée à l'auscultation par un *bruit de frottement* ressemblant au bruit que donne le cuir neuf; il est entendu à l'inspiration et à l'expiration, il est dû au frottement l'un contre l'autre des deux feuillets pleuraux devenus rugueux.

La maladie peut ne pas aller plus loin et guérir, mais assez souvent un *épanchement de liquide séro-fibrineux* produit la *pleurésie aiguë séro-fibrineuse*. Ce liquide interposé entre le feuillet viscéral et le feuillet pariétal refoule le poumon, le comprime, et le fait remonter, la quantité peut varier de quelques grammes à un litre, deux litres, quelquefois plus encore. Si l'épanchement est considérable, les organes en rapport avec la cavité thoracique sont déplacés, le foie s'abaisse dans les pleurésies droites, le cœur est refoulé à droite dans les pleurésies gauches, son fonctionnement peut même être gêné, et la mort survient par asystolie ou par syncope.

Le début de la pleurésie est marqué par des *frissons répétés*, par de la fièvre, 38° à 39°, par un *point de côté mamelonnaire*, et par une *toux sèche*. Lorsque l'épanchement s'est produit on note à la *percussion* une *matité* absolue dans toute la portion du thorax occupée par le liquide ; à la partie supérieure du thorax, au contraire, la sonorité est exagérée (skodisme), le poumon refoulé en haut occupant le sommet de la poitrine. Les vibrations thoraciques, produites par la voix et perçues par la main appliquée sur le thorax (*palpation*) chez un individu sain, sont abolies dans la portion de la cage thoracique renfermant le liquide. A l'*auscultation* il y a *diminution* ou *absence complète du murmure vésiculaire* ; au même niveau on entend un *souffle* expiratoire, lointain, aigu (en é), la voix haute est perçue avec un timbre chevrotant (*égophonie* ou *voix de polichinelle*).

Si la maladie évolue vers la résolution, ces signes diminuent peu à peu d'intensité, puis disparaissent pour faire place lentement et progressivement au retour de la sonorité et des vibrations thoraciques, le liquide se résorbant petit à petit. La pleurésie aiguë guérit le plus souvent après une durée de quelques semaines à quelques mois, la guérison est longue et des adhérences entre les feuillets pleuraux peuvent persister.

Le médecin doit savoir évaluer la quantité de liquide épanché pour intervenir s'il y a menaces d'accidents. Pour cela le liquide est ponctionné à l'aide d'un trocart placé à l'extrémité d'un tube communiquant avec un appareil à aspiration (aspirateur de Potain ou de Dieulafoy), l'opération porte le nom de thoracentèse.

Le liquide épanché peut être mélangé à une quantité plus ou moins considérable de sang, *pleurésie hémorragique*, due soit à une *tuberculose pleurale*, soit à un *cancer pleuro-pulmonaire*.

La *pleurésie purulente*, véritable phlegmon de la plèvre, n'est pas rare à la suite d'affections pulmonaires ou de *maladies générales infectieuses* comme la *fièvre puerpérale*. Elle est due au pneumocoque, au streptocoque, au bacille de Koch ou à d'autres microbes moins répandus ; elle est caractérisée par des signes locaux communs à tout épanchement et par des signes généraux plus accentués, indice d'une suppuration en un point de l'organisme, faciès plombé, fièvre plus élevée, mauvais état général, etc. Elle se termine rarement par résolution, tantôt le pus s'ouvre dans les bronches et est expulsé au dehors sous forme de vomissement purulent (vomique), tantôt il s'ouvre en dehors en perforant un espace intercostal et la peau (empyème de nécessité).

Hydrothorax. — Épanchement rapide de liquide séreux dans la plèvre, accompagné souvent d'un épanchement dans le tissu cellulaire sous-cutané (œdème); il se produit dans les maladies des reins ou du cœur.

Pneumothorax. — Ce terme signifie qu'il y a de l'air ou des gaz dans la cavité pleurale. Le plus souvent l'air y pénètre à la suite d'une plaie de la paroi thoracique ou d'une plaie du poumon, ou bien encore il y est amené par une *caverne pulmonaire* ouverte dans la cavité pleurale. Le début est caractérisé par une *douleur brusque et aiguë* accompagnée d'une *dyspnée angoissante.*

Adénopathies du médiastin. — Les ganglions lymphatiques du médiastin peuvent être augmentés de volume sous des influences variées : tuberculose, cancer des organes thoraciques, etc.; chez les enfants, l'*adénopathie trachéo-bronchique tuberculeuse* est fréquente. Les symptômes de ces affections sont des *compressions* qui peuvent être très différentes et varient avec les organes comprimés.

F. — CORPS THYROIDE

§ I. ANATOMIE

Deux organes développés aux dépens des voies respiratoires avec lesquels ils présentent des rapports intimes doivent être étudiés ici : le corps thyroïde et le thymus.

Le *corps thyroïde* est une glande vasculaire sanguine, c'est-à-dire une glande sans canal excréteur, une glande dont le produit de sécrétion passe directement dans la

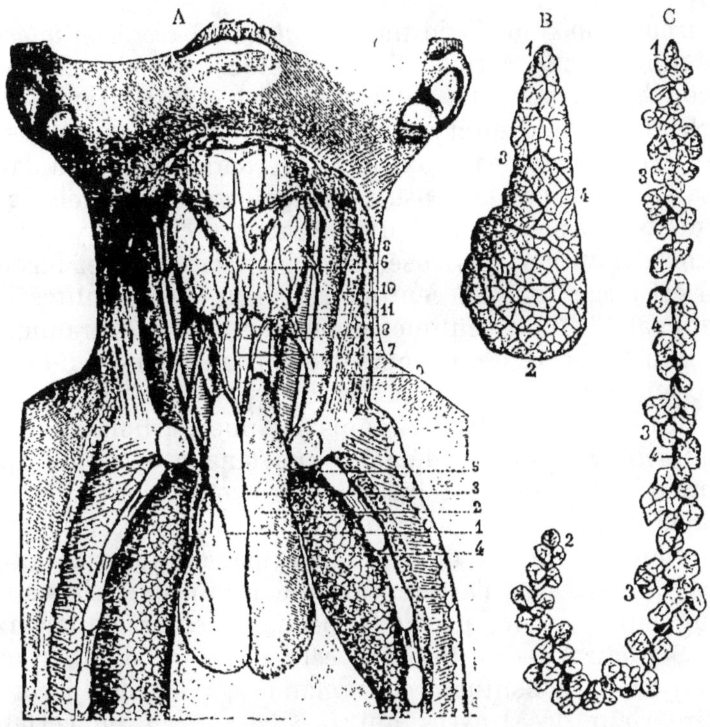

Fig. 214. — Corps thyroïde et thymus.

A. 1. lobe droit du thymus; 2. son lobe gauche; 3. sillon médian qui les sépare; 4. poumon dont le bord antérieur a été soulevé; 5. extrémité terminale des veines mammaires internes; 6. glande thyroïde; 7. veines thyroïdiennes inférieures moyennes; 8. veines thyroïdiennes inférieures latérales; 9. artère carotide primitive; 10. veine jugulaire interne; 11. nerf pneumogastrique.

B. *Lobe droit du thymus dont l'enveloppe a été enlevée pour montrer son mode de segmentation.* — 1. extrémité supérieure de ce lobe; 2. son extrémité inférieure arrondie et plus volumineuse; 3. son bord externe inégal et très mince; 4. son bord interne rectiligne et très épais.

C. *Mode de groupement des lobules autour du cordon central.* — 1. extrémité supérieure du lobe; 2. son extrémité inférieure; 3. ses lobules polyédriques et d'aspect foliacé; 4. son cordon central auquel ils se trouvent tous rattachés.

circulation : de là le nom de *glande à sécrétion interne* donné à cette variété d'organe. Il est impair, médian, couché sur la partie antérieure du conduit laryngo-trachéal à la face antérieure du cou, à l'union de son tiers inférieur avec ses deux tiers supérieurs. Maintenu dans sa situation par la capsule qui l'entoure et par trois ligaments, un médian et deux latéraux, le corps thyroïde a une coloration gris rosé, une consistance assez ferme, il est large de 6 à 7 centimètres, haut de 3 centimètres et épais de 3 à 4 centimètres; il pèse de 25 à 30 grammes.

Il a la forme d'un segment d'anneau à concavité postérieure, et est constitué (fig. 213) par deux parties latérales ou *lobes latéraux*, réunis par une portion médiane ou *isthme*, d'où se détache une languette mince qui monte verticalement jusqu'à l'os hyoïde, c'est la *pyramide de Lalouette*. Par son isthme il recouvre les deux premiers anneaux de la trachée; par ses lobes il entre en contact avec l'artère carotide primitive et la veine jugulaire interne, et avec les parties latérales du larynx.

Structure. — La thyroïde est formée : 1° d'un stroma conjonctif constituant à la glande son enveloppe et à l'intérieur des travées qui la divisent en un certain nombre de logettes; 2° de petits corps arrondis, follicules thyroïdiens, véritables vésicules closes de 0 mm. 1 à 1 millimètre de diamètre, groupées dans chaque loge au nombre de 20 à 30; ce sont les parties sécrétrices sans canal excréteur. Elles sont entourées du riche plexus vasculaire fourni par les artères *thyroïdiennes supérieures* (carotide externe), *thyroïdiennes inférieures* (sous-clavière) et par une artère qui n'existe pas toujours, la *thyroïdienne moyenne de Neubauer*, branche de l'aorte. Les veines forment autour de l'organe un riche plexus, *plexus thyroïdien*, d'où partent les *veines thyroïdiennes supérieures*, les *veines thyroïdiennes moyennes* et les *veines thyroïdiennes inférieures* qui toutes vont se jeter directement ou indirectement dans les jugulaires internes. Les *lymphatiques* aboutissent aux ganglions pré-laryngés et aux ganglions latéraux du cou. Les nerfs viennent du *sympathique* cervical et des deux nerfs laryngés supérieur et inférieur.

A côté de la glande thyroïde principale il existe d'autres petites glandes appelées *glandes thyroïdes accessoires* ou *parathyroïdes*; elles peuvent suppléer la glande principale si celle-ci est détruite.

§ II. PHYSIOLOGIE

La glande thyroïde jouerait un rôle important dans la nutrition, ce serait un organe dépuratoire agissant par destruction ou transformation d'une substance toxique contenue dans l'organisme. Lorsque cette glande est enlevée ou détruite, cette substance accumulée dans le corps produirait le *myxœdème.*

§ III. PATHOLOGIE

Goitre. — L'augmentation de volume du corps thyroïde porte le nom de *goitre*; tantôt elle est due à l'hypertrophie des follicules glandulaires avec contenu liquide ou colloïde, *goitre kystique*; tantôt, au contraire, elle est due à l'hypertrophie du tissu conjonctif qui étouffe et atrophie les follicules, c'est le *goitre fibreux.* Cette affection se présente sous la forme d'une tumeur cervicale qui soulève la peau; son volume est très variable, depuis celui d'une noix jusqu'à celui du poing et plus encore; sa forme dépend de sa localisation; le corps thyroïde peut être transformé dans une portion seulement ou dans sa totalité; sa consistance varie suivant sa composition anatomique, rénitente, élastique, fluctuante dans le goitre kystique; elle est dure dans le goitre fibreux.

Il n'est pas rare de voir un goitre se développer ou s'accroître beaucoup pendant la grossesse.

Dans le *goitre exophtalmique* déjà décrit, le corps thyroïde, augmenté de volume, est animé de battements perceptibles à l'ouïe ou par le palper; il est accompagné de *tachychardie* et de la saillie des globes oculaires (*exophtalmie*).

Myxœdème. — Encore appelé *cachexie strumiprive*, le myxœdème est caractérisé par une sorte d'*œdème* dur, des téguments qui sont d'une *pâleur cireuse*, la peau est sèche, squameuse, l'air est hébété, la température est inférieure à la normale.

Dans le *myxœdème congénital*, il y a arrêt de développement physique et moral; les enfants sont difformes, le crâne est volumineux, le nez camus, ils sont arriérés ou idiots.

La maladie se termine par la mort après une période de cachexie plus ou moins longue, ou compliquée par la tuberculose.

Cette affection est due à l'absence de développement, à l'atrophie où à la destruction du corps thyroïde.

G. — THYMUS

Comme le corps thyroïde, c'est une *glande à sécrétion interne*; il est situé à la partie supérieure du médiastin antérieur, derrière le sternum, et a une existence passagère. Il apparaît chez l'embryon vers le troisième mois et augmente de volume jusqu'à la fin de la deuxième année; il s'atrophie ensuite jusqu'à l'âge de dix à douze ans et ne laisse comme traces qu'un peu de tissu cellulo-adipeux. De couleur rosée chez le fœtus, grisâtre chez l'enfant, il est mou et, chez le nouveau-né, il mesure 5 centimètres de hauteur sur 14 millimètres de largeur et d'épaisseur; il pèse 5 grammes en moyenne. Sa forme est difficile à décrire, sa partie inférieure ou base est constituée par une masse unique, alors que son extrémité supérieure est bifurquée (*cornes du thymus*). Une partie est *cervicale*, couchée sur la trachée; une autre partie est *thoracique* et recouvre la base du cœur et les gros vaisseaux qui en partent; sur les côtes cette portion est en rapport avec les poumons.

Sa structure est composée : 1° d'une *membrane d'enveloppe conjonctive* envoyant dans la glande des travées pour la diviser en lobes et lobules; 2° d'un *tissu propre* formé de lobules appendus à un cordon central (fig. 213). Dans les lobules se trouvent les glandes proprement dites sous forme de petits *follicules*.

Les vaisseaux artériels sont fournis par les art. thymiques, ses veines vont au tronc veineux brachio-céphalique gauche, ses lymphatiques se jettent dans les ganglions rétro-sternaux, et ses nerfs sont donnés par le grand sympathique.

Le rôle du thymus est inconnu, il doit être très important dans les premières années, si on en juge par son volume considérable.

LIVRE VI

APPAREIL DIGESTIF

L'appareil digestif sert à introduire dans l'organisme des *substances dites alimentaires*, à les transformer en d'autres produits assimilables destinés à être *absorbés* pour réparer les dépenses de l'organisme, et à rejeter au dehors les déchets de ces substances.

L'appareil digestif est formé par la réunion d'un grand nombre d'organes : les uns constituent un long canal dilaté par places, c'est le *canal alimentaire* ou *tube digestif*; les autres sont des glandes annexées à ce canal dans lequel le produit de sécrétion est déversé : glandes salivaires, foie, pancréas.

CHAPITRE I

TUBE DIGESTIF

§ I. ANATOMIE

Le *tube digestif* proprement dit s'étend de la bouche à l'anus; il s'ouvre donc au dehors par deux orifices, au niveau desquels l'endoderme se continue directement avec l'ectoderme; sa longueur est de 10 à 12 mètres. Il comprend la cavité buccale, le pharynx, l'œsophage, l'estomac, l'intestin grêle, le gros intestin et l'anus; il occupe donc la face, le cou, le thorax, l'abdomen et la cavité pelvienne.

A. — BOUCHE ET SES DÉPENDANCES

La bouche est une cavité ovalaire à grand axe antéro-postérieur; située au-dessous des fosses nasales, elle est comprise entre la voûte palatine en haut, le plancher buccal et la langue en bas, elle est limitée en avant par les *lèvres*, latéralement par les *joues*; en arrière elle est incomplètement fermée par un voile membraneux, le *voile du palais*. Les arcades alvéolo-dentaires la divisent en deux parties : une antérieure, le *vestibule*, située en avant des arcades maxillaires, et une postérieure, la bouche proprement dite.

Les **lèvres** sont des replis musculo-membraneux au nombre de deux, l'une supérieure, l'autre inférieure; par leur bord libre elles limitent un orifice qui change d'aspect suivant qu'elles sont en contact, *fente buccale*, ou qu'elles sont écartées, *orifice buccal*. Latéralement elles se réunissent, ce qui constitue les *commissures labiales*; formées de quatre couches, on rencontre en allant d'avant en arrière : 1° la *peau*, riche en follicules pileux (moustaches); 2° la couche *musculeuse*, composée d'un certain nombre de muscles ayant pour fonction les uns de dilater l'orifice buccal, les autres de le fermer; 3° la couche *sous-muqueuse*, riche en glandes; 4° la couche *muqueuse*, qui se continue au niveau du bord libre avec la peau.

Les **joues** sont limitées en haut par l'orbite, en bas par le maxillaire, en avant par les sillons naso-génien et labio-génien ; leur épaisseur varie avec l'embonpoint par accumulation de graisse dans le tissu cellulaire sous-cutané.

La région sublinguale va des gencives à la base de

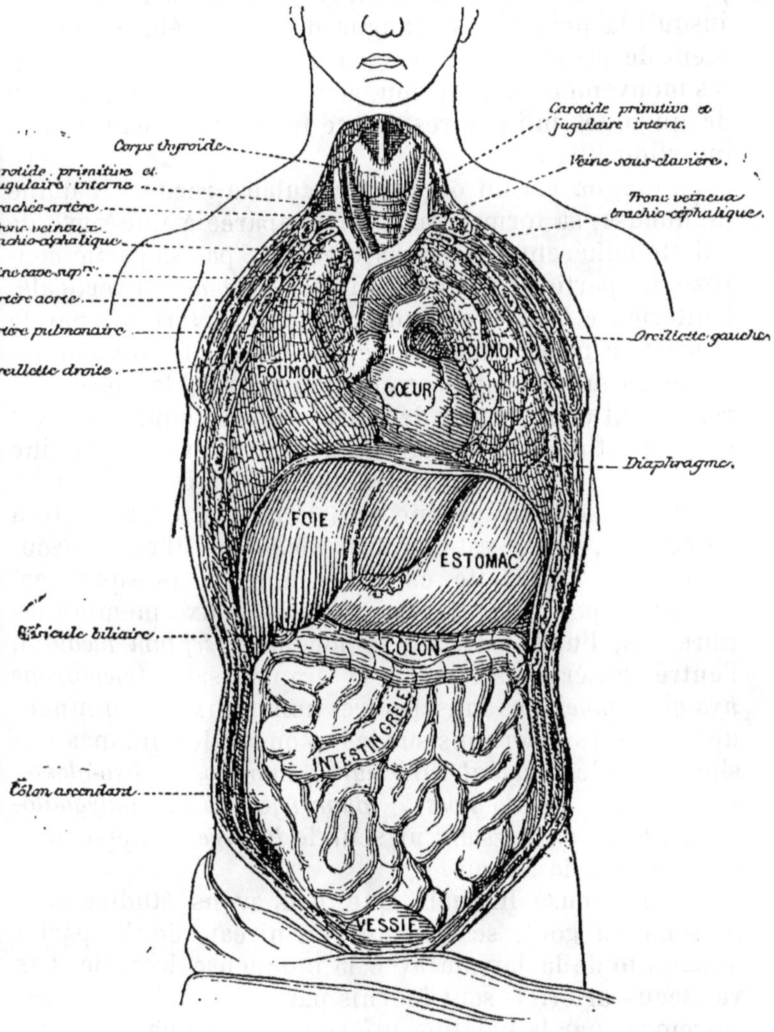

Fig. 215. — Tube digestif de l'homme.

la langue, une cloison antéro-postérieure et verticale très mince relie la face inférieure de la langue à la ligne médiane de cette région, c'est le *frein de la langue* ou *filet*. Dans certains cas celui-ci prolonge son insertion jusqu'à la pointe de la langue dont il arrête le mouvement de projection; il peut en résulter une gêne dans les mouvements de succion, gêne qui nécessite la section de quelques millimètres de ce frein au niveau de son insertion linguale.

La **langue** est un organe musculaire recouvert d'une muqueuse, sa forme peut être comparée à une sorte de palette adhérente par sa base et libre par sa partie convexe. La partie postérieure ou *pharyngienne* est verticale, l'antérieure *buccale* est horizontale et se termine par le *sommet* ou *pointe* de la langue. Les bords latéraux s'amincissent à mesure qu'ils sont plus près de la pointe, ils répondent aux arcades dentaires; la face supérieure est en rapport dans la partie buccale avec la voûte palatine et la face inférieure repose sur la région sublinguale. La langue est un organe très mobile par sa portion antérieure, aussi est-elle très riche en fibres musculaires; son squelette est ostéo-fibreux, puisqu'il est composé par l'*os hyoïde* et par deux membranes fibreuses, l'une verticale et médiane (*septum médian*), l'autre antéro-postérieure et transversale (*membrane hyo-glossienne*). Les muscles très nombreux (17) prennent une de leurs insertions sur les os ou sur les organes voisins, muscles *lingual inférieur*, *génio-glosse*, *hyo-glosse*, *stylo-glosse*, *palato-glosse*, *pharyngo-glosse*, *amygdalo-glosse*, *lingual supérieur*; un seul, le *transverse*, appartient tout entier à la langue.

La muqueuse linguale, que nous avons étudiée avec le sens du goût, se continue au niveau de la partie adhérente de la langue avec la muqueuse buccale. Les vaisseaux artériels sont fournis par la linguale, et accessoirement par la palatine inférieure et la pharyngienne inférieure; les veines se portent à la jugulaire interne par la veine linguale. Les lymphatiques aboutissent: les antérieurs aux ganglions sus-hyoïdiens, les postérieurs aux ganglions carotidiens. Les nerfs moteurs sont le *grand hypoglosse* et le *facial*, les nerfs sensitifs le *lingual*, le *glosso-pharyngien* et le *laryngé supérieur*.

Le **voile du palais** est une cloison musculo-membraneuse qui continue en arrière la voûte palatine osseuse; d'abord horizontal il se porte ensuite en bas et en arrière; de forme quadrilatère il a deux faces et quatre bords.

Par sa face inférieure ou antérieure concave il appartient à la cavité buccale, par sa face supérieure ou postérieure convexe il appartient au pharynx nasal. Ses bords antérieurs et latéraux se confondent avec la voûte palatine, son bord inférieur libre et mobile présente à sa partie médiane un petit appendice conique, la *luette*, longue de 1 centimètre à 1 centimètre et demi (fig. 221). De celle-ci partent à droite et à gauche deux plis, constituant les *piliers*; de chaque côté on distingue un pilier antérieur et un pilier postérieur, qui laissent entre eux un intervalle, *fossette amygdalienne*, ainsi nommée parce qu'elle loge l'amygdale; les piliers antérieurs limitent avec la base de la langue l'*isthme du gosier*, alors que les piliers postérieurs séparent le pharynx buccal du pharynx nasal; ils forment l'*isthme naso-pharyngien*. Les *amygdales* ou *tonsilles*, situées entre les deux piliers du voile du palais à droite et à gauche, ont la forme d'une amande, leur volume varie avec l'âge et avec les individus, il est plus considérable chez les enfants et chez les sujets lymphatiques; leur face interne convexe, visible à l'ouverture de la bouche, est creusée de nombreux orifices qui sont les ouvertures de dépressions plus ou moins profondes ou *cryptes*. De structure adénoïde, les amygdales renferment de nombreux amas lymphatiques, destinés à donner naissance à des globules blancs. Les amygdales ne sont pas les seuls organes lymphatiques de cette région; il existe au niveau de l'isthme du gosier une véritable couronne de petits follicules lymphatiques, ils sont placés là pour arrêter la marche descendante des micro-organismes de la bouche; ceux-ci sont détruits par les globules blancs formés par le tissu lymphatique.

Le voile du palais est constitué par une double couche muqueuse entre laquelle est interposée une couche musculaire; la muqueuse supérieure est rouge, inégale et recouverte d'un *épithélium cylindrique à cils vibratils*; la muqueuse inférieure buccale est rose, lisse et son épithélium est *pavimenteux stratifié*. Cette couche muqueuse est doublée profondément d'une *couche glandulaire*, surtout très riche à la face antérieure où les glandes ont la constitution de petites glandes salivaires.

Quant aux muscles, ils sont nombreux, car le voile du palais est un organe *extrêmement mobile*, ils prennent leurs insertions fixes sur les os voisins; au nombre de six paires, on distingue les muscles *palato-staphylin*, *péristaphylin interne*, *péristaphylin externe*, *occipito-staphylin*, *pharyngo-staphylin* et *glosso-staphylin*.

Le voile du palais joue un grand rôle dans le mouvement de *succion* de l'enfant et dans la déglutition; dans le premier cas il ferme en arrière la cavité buccale et permet ainsi de faire le vide dans cette cavité; dans le deuxième cas il constitue une véritable cloison entre le pharynx buccal et le pharynx nasal, et empêche le bol alimentaire de remonter dans les fosses nasales, ce qui se produit fréquemment dans le cas de paralysie de ce voile membraneux.

La **muqueuse buccale** repose soit sur des muscles (langue), soit sur le périoste des os (palais); elle possède un épithélium *pavimenteux stratifié* (fig. 15); son derme, constitué de tissu conjonctif et de fibres élastiques, est très riche en éléments glandulaires. Au niveau des arcades alvéolaires elle porte le nom de *gencives*.

Dents. — Les dents sont des formations osseuses, d'origine épidermique, implantées dans de petites cavités ou *alvéoles* creusées dans les rebords du maxillaire supérieur et du maxillaire inférieur. Elles sont destinées à saisir les aliments, à les déchirer et à les broyer, afin de les rendre plus accessibles à l'action des sucs digestifs. Elles sont au nombre de 32 chez l'adulte, 16 sur chaque mâchoire; chez l'enfant il n'en existe que 10 sur chaque

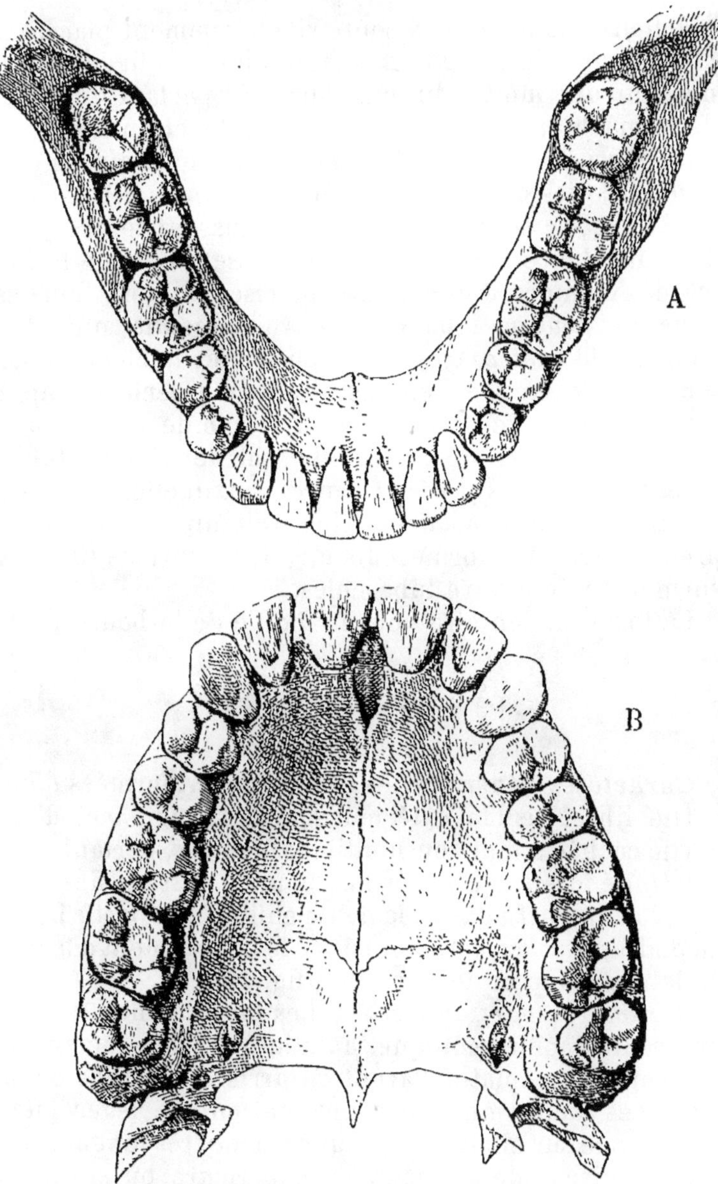

Fig. 216. — Arcades dentaires (Poirier).
a. Maxillaire inférieur; *b*. Maxillaire supérieur.

mâchoire. Comme elles sont symétriquement placées de chaque côté de la ligne médiane il nous suffit de les étudier sur une moitié du maxillaire. En partant du milieu de la mâchoire inférieure par exemple, et en nous portant d'avant en arrière (fig. 215) nous rencontrons *deux dents,* aplaties d'avant en arrière, coupantes à leur extrémité libre; ce sont les *incisives.* En glissant contre celles de la mâchoire supérieure elles agissent comme le font les deux lames d'une paire de ciseaux; leur but est donc de *couper*, d'*inciser*. On voit ensuite une dent conique, la *canine,* très développée chez le chien et surtout chez le sanglier, elle est destinée à déchirer; après viennent deux dents qui ont la forme de petits cubes dont la surface libre se termine par deux petits tubercules; ce sont les *petites molaires*, auxquelles font suite les trois *grosses molaires,* plus volumineuses que les précédentes. De forme cuboïde, leur surface libre est surmontée de quatre tubercules.

La formule dentaire pour la moitié de la bouche est :

$$\mathrm{I}\,\frac{2}{2} + \mathrm{C}\,\frac{1}{1} + \mathrm{PM}\cdot\frac{2}{2} + \mathrm{GM}\;\frac{3}{3}$$

Caractères généraux. — Les dents sont formées d'une partie libre, visible extérieurement, la *couronne*; d'une partie cachée simple ou multiple, la *racine*, portant à son extrémité terminale un orifice pour le passage des vaisseaux et du nerf allant à la dent; enfin d'une partie intermédiaire, le *collet*, caractérisé par le changement d'aspect de la couronne et de la racine (fig. 216).

Caractères particuliers. — Les *incisives* (fig. 217) ont une seule racine, conique, aplatie transversalement, et une couronne aplatie d'avant en arrière et taillée en biseau. Les *canines* ont une couronne conique, légèrement contournée sur elle-même, et une racine très longue, surtout au niveau de la mâchoire supérieure où elle peut monter jusque près de la cavité orbitaire, de là le nom de *dent de l'œil* ou *œillère* donné aux canines supérieures.

Les *petites molaires* ou *prémolaires* ont une couronne cubique avec deux tubercules ; la racine unique aplatie d'avant en arrière porte sur chacune de ses deux faces un sillon qui nous indique une tendance à la bifurcation. Les *grosses molaires* sont caractérisées par une couronne épaisse, cubique, pourvue du côté de la surface triturante de quatre ou cinq tubercules ou cuspides constituant une véritable meule, et par des racines multiples, deux ou trois, quelquefois plus. Dans quelques cas les racines, par leur extrémité libre, se recourbent en crochet, embrassant ainsi une portion du maxillaire ; la dent est alors dite *barrée*, son extraction n'est possible qu'à la condition de rompre la racine crochue ou d'emporter une portion de l'os. La dernière grosse molaire, la plus rapprochée de l'angle de la mâchoire, porte le nom de *dent de sagesse,* car son évolution est tardive, elle apparaît de vingt à trente ans ; quelquefois même elle est absente. Souvent elle ne trouve pas la place suffisante pour se loger, aussi pousse-t-elle dans une mauvaise direction ; en se portant en dehors, elle ulcère la joue ; en se portant en dedans, elle gêne les mouvements de la langue qu'elle peut ulcérer ; elle est assez souvent le point

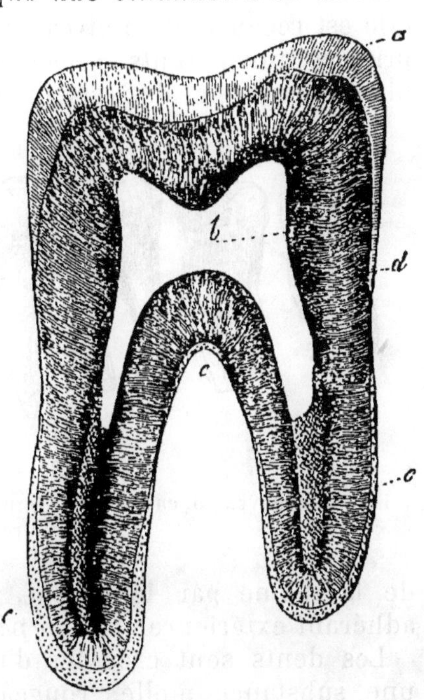

Fig. 217. — Coupe d'une dent.
a. émail ; *b.* ivoire ; *c.* cément ; *d.* collet de la dent.

de départ d'adénites sous-maxillaires et de phlegmons.

Au point de vue de la *structure*, une dent se compose de trois parties (fig. 217) : une principale, dure, l'*ivoire* ou *dentine*, ayant à peu près la constitution du tissu osseux ; elle est recouverte au niveau de la couronne par de petits prismes transparents, l'*émail*, de coloration jaunâtre ou blanc bleuâtre et de résistance considérable, et du côté

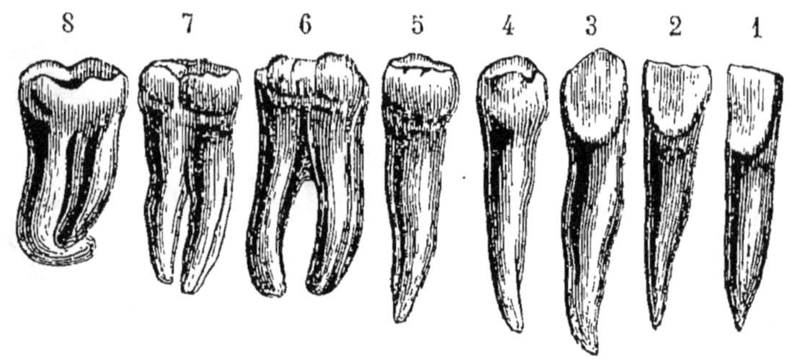

Fig. 218. — Dents.
1 et 2. incisives ; 3. canine ; 4 et 5. petites molaires ; 6. 7. 8. grosses molaires.

de la racine par le *cément*, substance dure, opaque, adhérant extérieurement au *périoste alvéolo-dentaire*.

Les dents sont creusées d'une cavité qui renferme une substance molle, rougeâtre, riche en vaisseaux sanguins et lymphatiques et en nerfs, c'est la *pulpe dentaire*.

Quand une affection détruit l'émail, l'ivoire mis à nu est envahi par les micro-organismes de la bouche, qui le détruisent peu à peu, *carie dentaire*. Tant que la carie est superficielle la douleur est à peu près nulle, mais lorsqu'elle atteint la pulpe, les filets nerveux s'enflamment, et donnent naissance à des névralgies plus ou moins tenaces, exagérées par le contact de l'air, des aliments, du chaud et du froid. Pendant la grossesse il n'est pas rare de voir une ou plusieurs dents envahies par la carie.

Évolution des dents. — Les dents se développent

vers la sixième semaine de la vie intra-utérine par une invagination de l'épithélium de la gencive (fig. 219). A la dixième semaine les dents sont constituées par un bourgeon caché dans ce qui sera plus tard le maxillaire, et ce n'est guère que six mois après la naissance que la première dent *commence à percer*, c'est-à-dire à devenir externe. La sortie des dents commence par le maxillaire inférieur et les dents de même nom apparaissent par paires sur chaque mâchoire. L'ordre d'apparition des dents est le suivant : l'incisive moyenne inférieure de six à huit mois, quelques semaines plus tard l'incisive moyenne supérieure; l'incisive latérale inférieure du septième au neuvième mois, quelques semaines plus tard l'incisive latérale supérieure; la première molaire à un an, la canine du quinzième au vingtième mois, et la deuxième molaire de deux à six ans. Cette dentition est complète à peu près vers la troisième année, elle constitue la *dentition temporaire* ou *dentition de lait* (fig. 220), elle sera remplacée par la *dentition permanente* formée des *dents de remplacement* ou *dents définitives*. Celles-ci existent à l'état de germes contenus dans l'épaisseur des maxillaires, elles commencent à se porter vers le rebord alvéolaire vers l'âge de cinq à six ans, c'est alors que les racines des dents de lait s'atrophient et que les couronnes finissent par tomber.

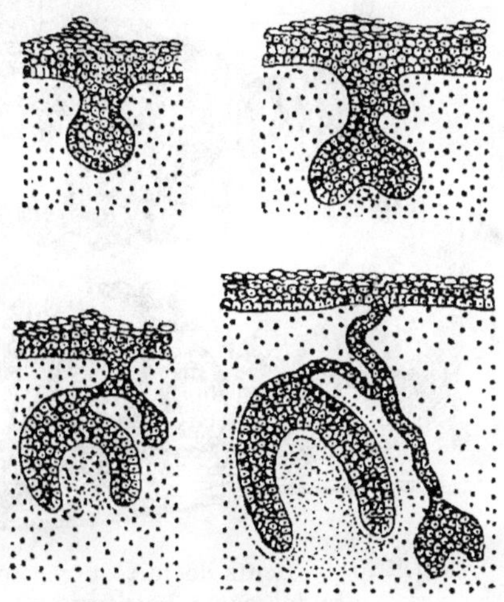

Fig. 219. — Schéma du développement d'un follicule dentaire.

La dentition temporaire ne se compose que de

20 dents alors que la dentition permanente comprend 32 dents, les nouvelles dents font leur apparition dans l'ordre suivant : la première grosse molaire vers la septième année (dent de sept ans), les incisives moyennes vers la huitième année, les incisives latérales vers la neuvième année, la première petite molaire vers la dixième année, la deuxième petite molaire vers onze ans, la canine à douze ans, la deuxième grosse molaire à treize ans, enfin la troisième grosse molaire ou *dent de sagesse* de quinze à trente ans.

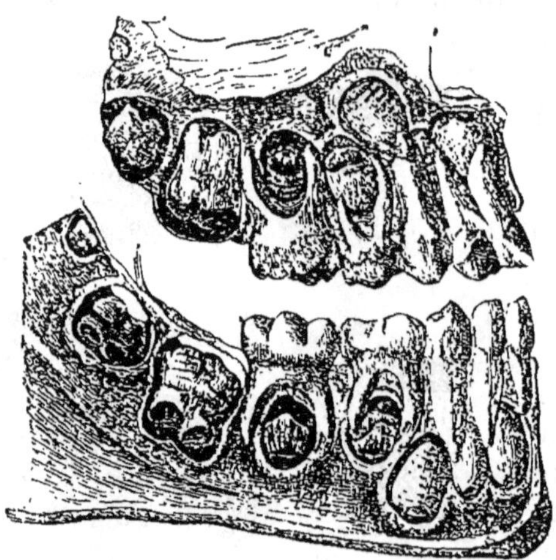

Fig. 220. — Dents de lait et germes de la deuxième dentition.

Les dents s'usent extérieurement, et avec l'âge la pulpe se détruit petit à petit; à un certain moment les vaisseaux et les nerfs disparaissent, et la dent, devenue corps étranger, est expulsée; voilà pourquoi les maxillaires de vieillards se rapprochent des maxillaires des enfants nouveau-nés.

B. — PHARYNX

Le pharynx est un conduit musculo-membraneux situé en avant de la colonne vertébrale, en arrière des fosses nasales, de la bouche et du larynx; il s'étend de l'apophyse basilaire de l'occipital à la sixième vertèbre cervicale. Dirigé verticalement il a une forme difficile à décrire; c'est une sorte d'entonnoir dont on aurait enlevé la paroi antérieure de la portion évasée, la partie inférieure est cylindrique et se continue avec l'œsophage au

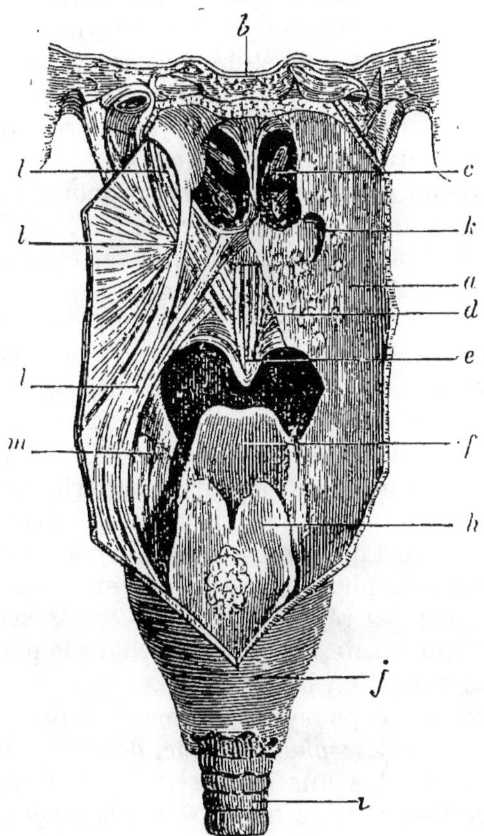

Fig. 221. — Face postérieure du pharynx ouvert.

a. cavité du pharynx; *b.* base du crâne; *c.* orifice postérieur des narines; *d.* voile du palais; *e.* luette; *f.* épiglotte; *h.* cartilages du larynx; *i.* trachée; *j.* œsophage; *k.* trompe d'Eustache; *l.* muscles du voile du palais; *m.* amygdale.

niveau du bord inférieur du cartilage cricoïde. On peut diviser le pharynx en trois régions (fig. 221) : 1° une supérieure ou *arrière-cavité des fosses nasales*, cylindro-conique, largement ouverte en avant où elle se continue avec les fosses nasales, c'est dans cette portion que vient s'ouvrir la *trompe d'Eustache* faisant communiquer l'oreille moyenne avec l'extérieur par le pharynx et les fosses nasales; 2° une moyenne située en arrière de la bouche, le *pharynx buccal*, séparé de la bouche par l'isthme du gosier; 3° une inférieure ou *pharynx laryngien*, infundibuliforme, et situé derrière le larynx.

Cette division nous a montré les rapports antérieurs; en arrière se trouvent l'aponévrose prévertébrale, les muscles prévertébraux et la colonne vertébrale; la paroi postérieure est séparée de ces organes par le tissu cellulaire rétro-pharyngien, siège des abcès du même nom. Sur les côtés le pharynx est en rapport avec la carotide primitive et ses deux branches de division, puis avec la carotide interne qui le suit jusqu'à la base du crâne; la jugulaire interne accompagne la carotide interne, puis la carotide primitive; à la partie supérieure il existe entre le pharynx et la face interne du maxillaire un espace très important, l'*espace maxillo-pharyngien*.

La longueur du pharynx est de 14 centimètres, la largeur varie avec les régions considérées : 3 centimètres dans la portion nasale, 5 centimètres dans la portion buccale, 2 dans la portion laryngienne.

Structure. — Le pharynx est formé d'une charpente fibreuse, l'*aponévrose pharyngienne*, doublée extérieurement de *muscles*, les uns intrinsèques (les *trois constricteurs*), les autres extrinsèques (*stylo-pharyngien* et *pharyngo-staphylin*), et intérieurement d'une *muqueuse*, dont l'épithélium est cylindrique, à cils vibratils dans la partie nasale, et pavimenteux stratifié dans les portions inférieures. Des *glandes* en grappe sont disséminées au-dessous de la muqueuse, on y voit également de nombreux follicules lymphatiques dont la condensation constitue le *tissu adénoïde* et l'*amygdale pharyngienne*.

Le pharynx est une sorte de carrefour où se croisent les voies respiratoires et les voies digestives. Il est légèrement mobile; pour se porter à la rencontre du bol alimentaire il est attiré en haut par ses fibres musculaires verticales; quant à ses fibres horizontales, qui appartiennent aux muscles constricteurs supérieur, moyen et inférieur, elles prennent deux insertions fixes en avant au niveau de la base du crâne, sur l'apophyse ptérygoïde, puis sur l'os hyoïde et le cartilage thyroïde; leur contraction rapproche la face postérieure du pharynx de ces différents points fixes et diminue ainsi le calibre de l'organe.

C. — ŒSOPHAGE

L'œsophage est un conduit musculo-membraneux destiné à transmettre les aliments du pharynx dans l'estomac; il a la forme d'un ruban aplati d'avant en arrière quand il est vide, et d'un cylindre quand il est distendu. La limite supérieure correspond à une ligne, qui part en avant du bord inférieur du cartilage cricoïde et aboutit en arrière au disque situé entre la sixième et la septième vertèbre cervicale; sa limite inférieure, située dans l'abdomen, correspond au point où ce conduit semble se renfler, c'est le *cardia*. L'œsophage a donc trois portions, une *cervicale*, une *thoracique* et une *abdominale*. Sa longueur totale est de 25 centimètres, son calibre diminue jusqu'à la quatrième vertèbre dorsale et augmente ensuite, il est de 23 à 27 millimètres. Son trajet est à peu près vertical, il suit la colonne vertébrale, mais les organes voisins le font dévier légèrement de la ligne médiane; la crosse de l'aorte le force à se porter à droite au niveau de la quatrième vertèbre dorsale, puis il se porte à gauche pour pénétrer dans le conduit œsophagien du diaphragme. Il est maintenu en place par sa continuité avec le pharynx en haut et l'estomac en bas, par de nombreux faisceaux conjonctifs et musculaires et en bas par le péritoine.

Vu extérieurement, l'œsophage présente une coloration gris rosé, un aspect lisse, luisant comme une séreuse; intérieurement sa surface est blanchâtre et sillonnée de replis muqueux.

Les rapports doivent être étudiés dans les trois régions qu'il traverse (fig. 222) : *dans le cou* il est en arrière de la trachée, en avant de la colonne vertébrale; sur ses parties latérales se trouvent l'artère carotide primitive, le nerf récurrent et le corps thyroïde; dans la région *thoracique* il occupe le grand axe du médiastin postérieur, en avant de lui se voient la trachée-artère, la bifurcation des bronches, puis le péricarde; en arrière la colonne

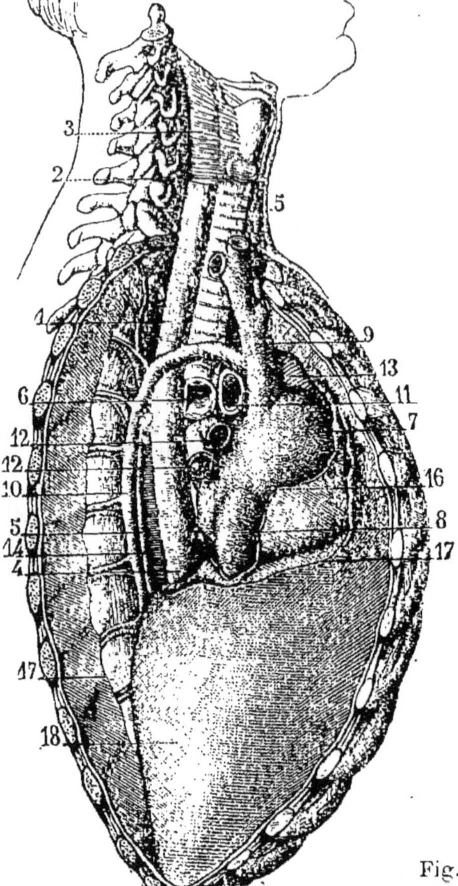

Fig. 222. — Œsophage.

1. œsophage; 2. sa limite supérieure représentée par le bord horizontal du constricteur inférieur du pharynx; 3. muscle constricteur inférieur; 4. extrémité inférieure de l'œsophage s'engageant dans l'orifice diaphragmatique; 5. trachée artère; 6. coupe de la bronche droite; 7. oreillette droite; 8. veine cave inférieure se jetant dans cette oreillette après avoir traversé le diaphragme; 9. veine cave supérieure; 10. grande veine azygos, croisant l'œsophage et la bronche droite pour s'ouvrir dans la veine précédente; 11. coupe de la branche droite de l'artère pulmonaire; 12. les deux veines pulmonaires droites; 13. origine de l'aorte; 14. aorte thoracique; 15. canal thoracique; 16. coupe du péricarde; 17. coupe de la plèvre; 18. diaphragme recouvert par la plèvre diaphragmatique.

vertébrale, le canal thoracique, les veines azygos, puis l'aorte qui, d'abord antérieure, passe sur la partie gauche de l'œsophage et vient enfin se placer à sa face postérieure, le débordant même à droite, ce qui donne lieu à un entre-croisement en X; latéralement sont les poumons, et à gauche la crosse de l'aorte. L'œsophage pénètre dans l'abdomen en traversant le diaphragme

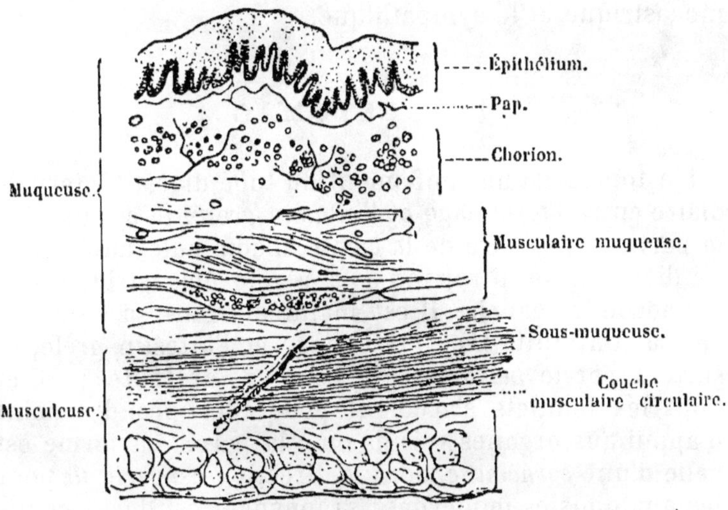

Fig. 223. — Coupe transversale de la partie moyenne de l'œsophage (Launois).

par un orifice situé entre les piliers de ce muscle, en avant de l'orifice aortique ; dans l'*abdomen* son trajet est très court, 2 à 3 centimètres; en avant de lui se trouvent le foie, en arrière les piliers entre-croisés du diaphragme et l'aorte, à droite un lobe du foie appelé lobe de Spigel, à gauche la grosse tubérosité de l'estomac et la rate. Dans ses deux tiers inférieurs les deux nerfs pneumogastriques sont accolés à l'œsophage, le gauche est sur la face antérieure, le droit sur la face postérieure, dans sa portion abdominale il est entouré du péritoine.

L'œsophage est formé de trois tuniques superposées, qui sont en allant de dehors en dedans (fig. 223) : 1° la tunique *musculaire* dont les fibres externes sont longitudinales, et les fibres internes circulaires; 2° la tunique *celluleuse*; 3° la tunique *muqueuse*, dont l'épithélium est pavimenteux stratifié et dont le chorion renferme des *glandes* séro-muqueuses. Les vaisseaux viennent des artères voisines et les nerfs sont fournis par le pneumogastrique et le sympathique.

D. — ESTOMAC

L'estomac est un renflement du tube digestif intermédiaire entre l'œsophage et l'intestin grêle, il est placé à la partie supérieure de la cavité abdominale au-dessous du diaphragme, il répond à la région épigastrique et à l'hypocondre gauche. Il est maintenu dans sa situation par sa continuité avec l'œsophage et l'intestin grêle, et surtout par le *péritoine*, qui l'entoure de toute part et dont les feuillets s'accolent pour aller prendre point d'appui aux organes voisins ou à la paroi. La forme est celle d'une *cornemuse*, dont la direction est *verticale* pour les anatomistes modernes; sa longueur est de 25 centimètres, sa largeur 12 centimètres, son épaisseur 8 centimètres quand il est distendu; sa capacité est de 1 300 centimètres cubes; toutes ces dimensions varient avec l'état de plénitude ou de vacuité de l'organe.

L'estomac présente à étudier : *deux faces*, une *antérieure* et une *postérieure*; *deux bords*, un *droit* ou *petite courbure* et un *gauche* ou *grande courbure*; *deux extrémités*, une *droite* ou *petite tubérosité*, encore appelée *antre du pylore*, et une *gauche*, *grosse tubérosité* située à gauche de l'œsophage, et *deux orifices*, l'un faisant communiquer l'œsophage avec l'estomac, le *cardia*, dépourvu de valvule et très dilatable, l'autre mettant en communication l'estomac avec l'intestin grèle, c'est le *pylore*, visible à l'extérieur sous forme d'un rétrécissement et caractérisé à l'intérieur par un repli de la muqueuse appelé *valvule pylorique*.

Rapports. — Par sa *face antérieure* (fig. 225 et 229), l'estomac n'est pas en rapport directement avec la paroi

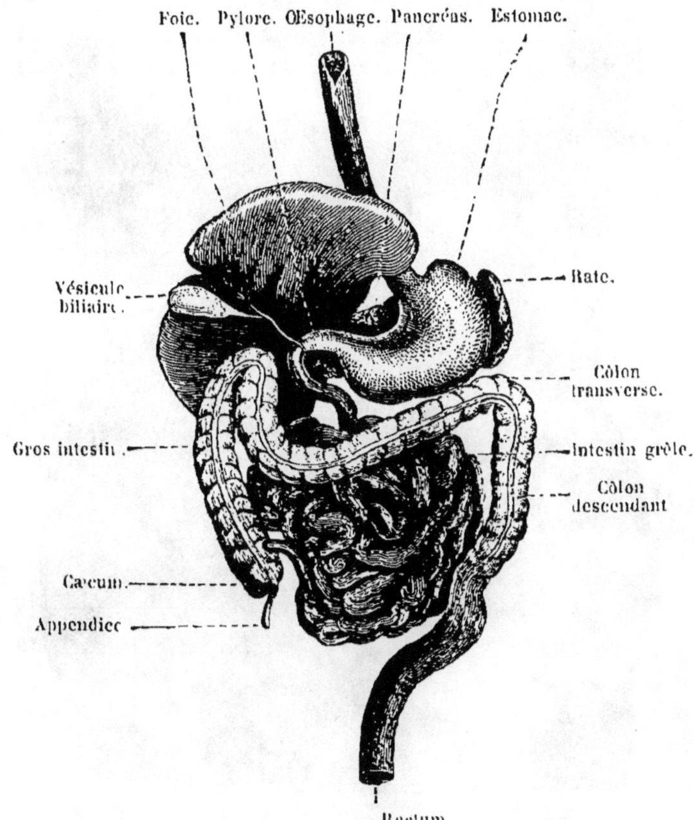

Fig. 224. — Appareil digestif sous-diaphragmatique.

abdominale, il en est séparé par le lobe gauche du foie du côté droit, et du côté gauche il vient se mettre en rapport avec le diaphragme au niveau des 5e, 6e, 7e, 8e côtes gauches ; il n'est abordable en avant que par une petite surface triangulaire à limites précises et appelée *triangle de Labbé*.

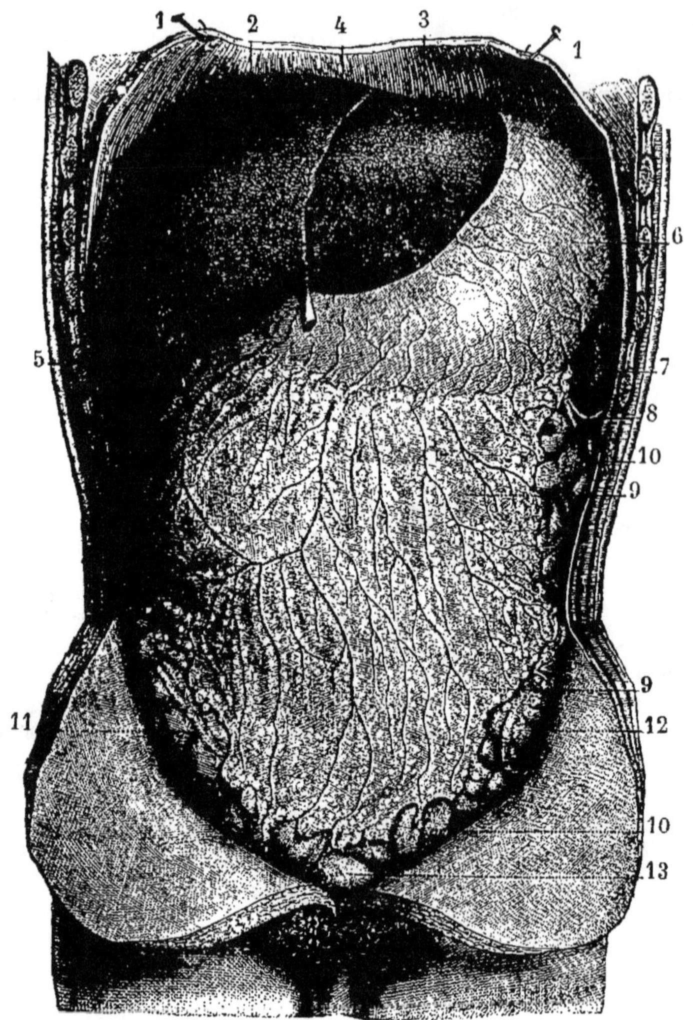

Fig. 225. — Estomac, foie et grand épiploon en place.

1. le diaphragme divisé est un peu soulevé; 2. face supérieure ou convexe du lobe droit du foie; 3. face supérieure de son lobe gauche; 4. ligne d'attache de son ligament suspenseur; 5. fond de la vésicule biliaire; 6. face antérieure de l'estomac, en partie recouverte par le foie; 7. bord antérieur de la rate; 8. repli séreux sur lequel repose son extrémité inférieure; 9. grand épiploon naissant de la grande courbure de l'estomac et recouvrant presque toute la masse intestinale; 10. quelques circonvolutions de l'intestin grêle; 11. cæcum recouvert en grande partie aussi par l'épiploon; 12. S iliaque du côlon, dont une faible partie seulement est apparente; 13. sommet de la vessie.

Au niveau de sa *face postérieure*, l'estomac est séparé par l'arrière-cavité des épiploons des organes accolés à la colonne vertébrale, l'aorte, le duodénum, le pancréas, la rate, le rein gauche, la capsule surrénale, le côlon transverse et son méso, la veine cave inférieure, etc.

La *petite courbure* donne insertion à l'épiploon gastro-hépatique et entre en rapport avec un lobe du foie

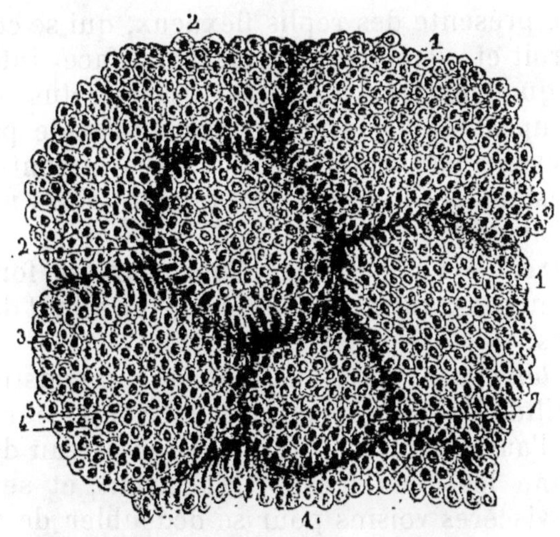

Fig. 226. — Face interne de l'estomac.

1. saillies mamelonnées dont la surface, équivalente à 6 ou 8 millimètres carrés, a été représentée en partie seulement; 2. saillies mamelonnées dont la surface varie de 2 à 4 millimètres carrés; 3. saillie mamelonnée de 4 à 5 millimètres carrés. Toutes ces saillies sont recouvertes d'orifices glandulaires qui donnent à chacune d'elles l'aspect d'un petit crible; 4. épithélium d'un orifice glandulaire; 5. embouchure de la glande.

appelé lobe de Spigel, et avec le tronc cœliaque et le plexus solaire.

La *grande courbure* accolée à la paroi abdominale près du côlon transverse est le point de départ du grand épiploon ou épiploon gastro-côlique.

La *grosse tubérosité* semble refouler le diaphragme pour pénétrer dans le thorax, elle n'est séparée du cœur et du poumon gauche que par le diaphragme, dans l'abdomen elle est en contact avec la rate, le rein, la capsule surrénale, c'est d'elle que se détachent deux replis péritonéaux appelés gastro-phrénique et gastro-splénique.

La *petite tubérosité* répond en arrière à la 4e portion du duodénum et au pancréas, en avant au foie.

Conformation intérieure. — La surface interne de l'estomac présente des replis flexueux, qui se coupent à angle droit et semblent partager la face interne en espaces quadrilatères (fig. 226); ils sont dus à la trop grande superficie de la muqueuse stomacale pour l'estomac revenu sur lui-même, ils disparaissent en effet par la distension, la muqueuse prenant alors un aspect lisse et velouté.

Stucture. — La paroi de l'estomac est formée de quatre tuniques, que nous étudierons en allant de dehors en dedans.

1° La *tunique séreuse,* ou *péritoine* est constituée par deux feuillets, dont l'un tapisse la face antérieure de l'estomac et l'autre la face postérieure; au niveau des bords de l'organe les deux feuillets s'accolent, et se portent vers les viscères voisins pour se dédoubler de nouveau et les entourer. La nappe étendue entre deux organes porte le nom d'*épiploon,* alors que le repli péritonéal qui va d'un organe à la paroi est désigné sous le terme de *méso.* De l'estomac partent trois épiploons : l'*épiploon gastro-hépatique*, ou *petit épiploon*, qui va de la petite courbure au hile du foie; l'*épiploon gastro-splénique*, qui va de la grosse tubérosité au hile de la rate, et l'*épiploon gastro-côlique*, ou *grand épiploon*, qui se détache de la grande courbure, descend en recouvrant le paquet intestinal, se replie sur lui-même et remonte en s'accolant aux deux feuillets antérieurs jusqu'au niveau du côlon transverse. A la partie médiane le grand épiploon est donc formé de quatre lames qui peuvent être séparées chez le fœtus, mais qui sont intimement soudées chez l'adulte pour ne plus former qu'un vaste *tablier* (toilette chez les animaux).

2° La *tunique musculeuse* est formée de muscles lisses disposés sur trois couches ayant chacune une direction particulière; la plus superficielle est constituée par des fibres *longitudinales*, c'est-à-dire parallèles au grand axe de l'estomac; elle se condense près de la petite courbure en un faisceau, la *cravate de Suisse;* la moyenne est constituée par des fibres *circulaires*, la profonde par des fibres *obliques* ou *en anse* dont la partie moyenne est au niveau de la grosse tubérosité.

2° La *tunique sous-muqueuse* ou *celluleuse* très mince, conjonctive, renferme les vaisseaux et les nerfs et permet à la muqueuse de se plisser.

4° La *tunique muqueuse*, très importante au point de vue physiologique, a environ un millimètre d'épaisseur, et une coloration qui varie du blanc grisâtre (vacuité) au rose (pendant la digestion); sur le cadavre elle est très rapidement détruite parce qu'elle est digérée par le suc gastrique. En dehors des plis, que nous avons signalés, on voit encore sur la muqueuse des petits mamelons de 2 à 4 millimètres de diamètre au sommet desquels viennent s'ouvrir les canaux des glandes. Cette tunique est formée de deux couches : une profonde, le derme ou *chorion*, et une superficielle, l'*épithélium* constitué par des *cellules cylindriques simples* (fig. 227). Au milieu de celles-ci on en rencontre qui sont excavées à leur partie superficielle, *cellules caliciformes*, elles ont pour fonction de sécréter du mucus. La muqueuse de l'estomac est remarquable par ses nombreuses glandes, les unes sont des *glandes en grappe*, les autres des *glandes en tubes*; les premières siègent près du pylore, ce sont les glandes à mucus; les glandes en tubes sont les *glandes à pepsine*, et elles occupent les trois quarts de la surface de la muqueuse, elles sont tapissées par deux sortes de cellules; près de l'orifice des tubes sont de grosses cellules granuleuses (fig. 227 et 228), foncées (cellules bordantes); dans la profondeur se trouvent des cellules plus petites, transparentes (cellules principales).

Les *vaisseaux* de l'estomac forment autour de cet

organe un *cercle* complet donnant naissance à des artérioles, qui pénètrent dans les différentes tuniques et s'y anatomosent en plexus, les plus importants de ceux-ci siègent dans la muqueuse autour des glandes, qui reçoivent ainsi les matériaux nécessaires à leur sécrétion.

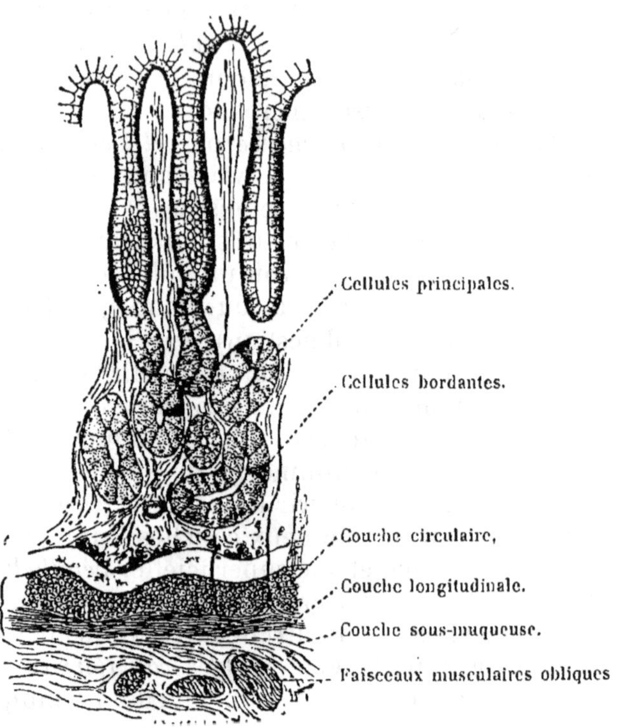

Fig. 227. — Portion pylorique de la muqueuse de l'estomac (Launois).

Toutes les *artères* viennent directement ou indirectement du *tronc cœliaque*; à la petite courbure est destinée la *coronaire stomachique*; à la moitié gauche de la grande courbure correspond la *gastro-épiploïque gauche*, branche de la splénique, tandis que la moitié droite reçoit la *gastro-épiploïque droite*, la grosse tubérosité est vascularisée par les *vaisseaux courts* venus de l'artère splénique. Les *veines* qui font suite aux artérioles se réunissent pour former des vaisseaux veineux qui accompagnent les artères, elles vont se jeter dans la *veine porte* ou dans ses branches de formation. Les *lymphatiques* abondants vont aboutir aux ganglions situés le long des bords de l'estomac. Les *nerfs* fournis par les pneumo-gastriques et le grand sympathique pénètrent dans les différentes

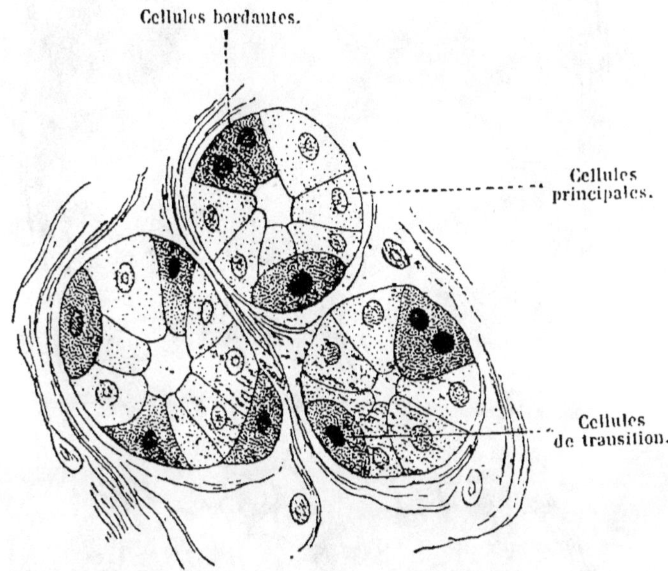

Fig. 228. — Coupe de glandes du fond de l'estomac (Launois).

tuniques et y forment des plexus : l'un est intra-musculaire, c'est le plexus d'*Auerbach*; l'autre est sous-muqueux, c'est le *plexus de Meissner*, dont les terminaisons ultimes se perdent dans les cellules de la muqueuse.

E. — INTESTIN GRÊLE

Intermédiaire à l'estomac et au gros intestin, l'*intestin grêle*, long de 7 à 8 mètres, a comme limite d'un côté le pylore, de l'autre la valvule iléo-cæcale. Son diamètre est de 20 à 30 millimètres. Il occupe toute la cavité

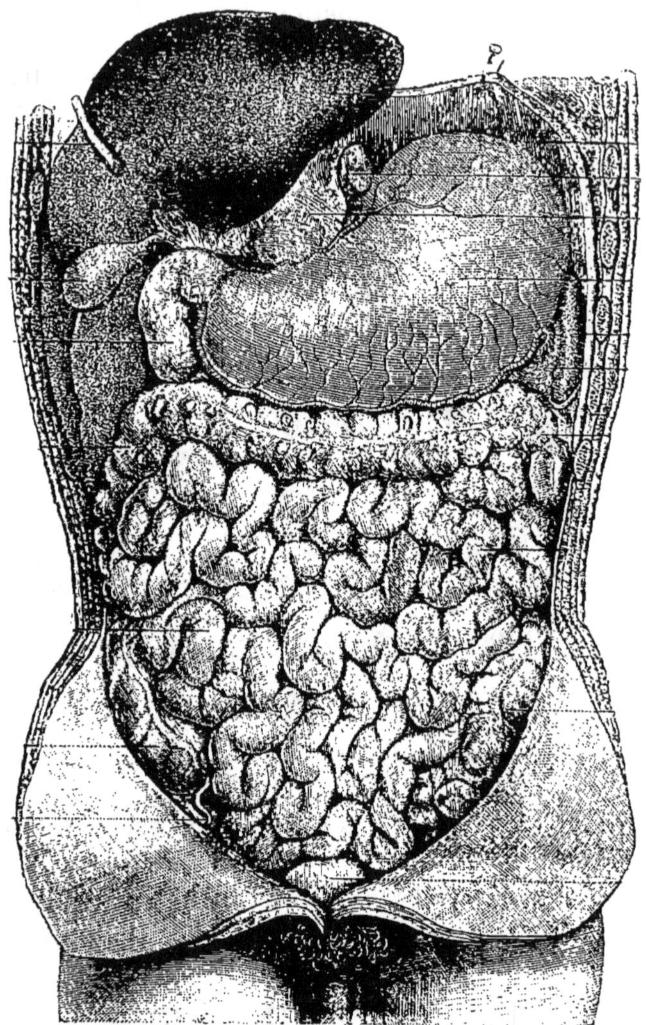

Fig. 229. — Circonvolutions de l'intestin grêle.

abdominale au-dessous du foie, de l'estomac et de la rate; il descend souvent jusque dans la cavité pelvienne, et il est maintenu dans sa situation par un vaste repli péritonéal, le *mésentère*; celui-ci, de forme trapézoïde, s'insère par son petit côté à la colonne vertébrale suivant une ligne oblique qui va du côté gauche de la deuxième vertèbre lombaire à la symphyse sacro-iliaque droite, et par son grand côté il semble s'insérer à l'intestin qui, en réalité, est contenu entre ses deux feuillets.

Pour se loger dans l'abdomen, l'intestin est obligé de se replier sur lui-même, *circonvolutions de l'intestin* (fig. 228); la partie qui fait suite à l'estomac n'est pas entourée par le péritoine, elle est fixe et porte un nom spécial, le *duodénum*. Celui-ci a pour limites du côté de l'estomac la valvule pylorique, du côté de l'intestin un angle aigu que fait le duodénum avec la portion suivante appelée *jéjunum*, c'est l'angle *duodéno-jéjunal* situé près du hile du rein gauche, là où commence le mésentère; un certain nombre d'auteurs le font terminer au niveau du point où il est croisé par l'artère mésentérique supérieure. La longueur est de 25 centimètres, son diamètre supérieur à celui de l'intestin grêle est de 3 centimètres à 3 cent. 5. D'abord superficiel il se rapproche de plus en plus de la colonne vertébrale, sa fixité est due au péritoine, qui passe sur sa face antérieure, et à son union avec la tête du pancréas. En partant de l'estomac il se dirige d'abord en haut, en arrière et à droite (1re portion); au niveau du col de la vésicule biliaire il se réfléchit et se dirige en bas (2e portion); à la partie inférieure de la tête du pancréas il se porte horizontalement à gauche (3e portion); à partir des vaisseaux mésentériques il monte obliquement en haut et à gauche jusqu'à l'angle duodéno-jéjunal (4e portion). Dans sa totalité il décrit une courbe dont la forme varie, de là les types en U, en V ou en O; la partie concave de la courbe, tournée à gauche, embrasse la tête du pancréas.

La première portion seule est contenue entre les deux feuillets du péritoine continuant l'épiploon gastro-hépatique; les autres portions sont extra-péritonéales.

La *première portion* est en *rapport* en avant avec a face inférieure du foie et le col de la vésicule biliaire, en arrière avec la veine porte, le canal cholédoque et l'hiatus de Winslow qui la sépare de la veine cave inférieure, en bas avec le bord supérieur de la tête du pancréas et le grand épiploon. La *deuxième portion* longe le bord interne du rein droit, en avant d'elle se trouve l'angle du côlon transverse, en arrière le rein droit, la veine cave et le canal cholédoque, en dehors le côlon ascendant, en dedans la tête du pancréas à laquelle elle adhère intimement. La *troisième portion* répondant à la 2e vertèbre lombaire est recouverte par le péritoine pariétal et croisée en avant par les vaisseaux mésentériques supérieurs, elle recouvre le psoas, la veine cave inférieure, l'aorte abdominale et les piliers du diaphragme. En haut se trouve la tête du pancréas et en bas la masse intestinale supportée par le mésentère. La *quatrième portion* croise en montant le psoas, à gauche est le rein gauche, en avant se trouvent l'estomac et le méso-côlon transverse.

Au duodénum fait suite la partie flottante de l'intestin grêle, divisée en deux parties : le *jéjunum* et l'*iléon*, qui décrivent une série d'anses ou de replis, portant le nom de *circonvolutions intestinales*. De forme cylindrique, son calibre est à peu près celui du pouce, un de ses bords est *libre*, l'autre est *adhérent* au mésentère qui, en réalité, comme nous l'avons dit, ne s'arrête pas au niveau de ce bord, mais qui à ce niveau se déclive pour entourer complètement la circonférence de l'intestin. La masse intestinale est séparée de la paroi abdominale par le grand épiploon, en arrière et latéralement elle entre en contact avec les organes de l'abdomen, foie, rate, pancréas, vessie, utérus, rectum, et avec la colonne vertébrale, l'aorte et la veine cave supérieure.

Avant de se terminer dans le gros intestin, l'intestin grêle présente parfois (2 fois sur 100) un petit diverticule en cul-de-sac, *diverticule de Meckel*, reste du *canal omphalo-mésentérique de l'embryon.*

Au moment où l'iléon vient s'aboucher dans le gros intestin, au niveau de la fosse iliaque droite, il semble vouloir faire hernie dans cette nouvelle portion du tube digestif et il constitue une valvule formée de deux valves, c'est la *valvule de Bauhin*, aussi appelée *valvule iléo-cæcale* ou *barrière des apothicaires*, parce qu'on supposait que le liquide des lavements ne pouvait pas la franchir.

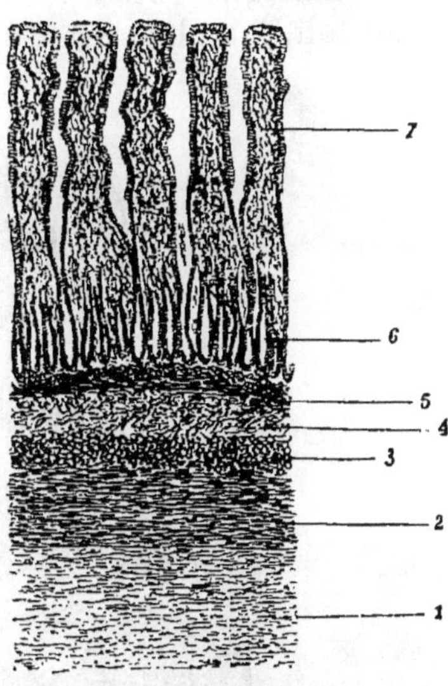

Fig. 230. — Coupe de l'intestin (Launois).

1. tunique cellulaire; 2. fibres musculaires longitudinales; 3. fibres circulaires; 4. derme ou chorion de la muqueuse; 5. musculaire muqueuse: 6. glandes en tubes; 7. villosité.

Structure. — La constitution anatomique de l'intestin est très importante, parce que c'est au niveau de sa muqueuse que se passent le dernier *acte de la digestion* et l'*absorption* presque tout entière. Quatre tuniques entrent dans sa composition; elles sont, en allant de dehors en dedans :

1° La *tunique séreuse* ou *péritonéale*;

2° La *tunique musculeuse*, composée de deux couches de fibres musculaires lisses; l'externe est constituée par des fibres *longitudinales*, l'interne par des fibres *circulaires*;

3° La *tunique sous-muqueuse* ou *celluleuse*, formée de tissu conjonctif;

4° La *tunique muqueuse*, qui présente une teinte grisâtre et se trouve constituée par un *chorion* recouvert d'un *épithélium spécial*.

Cette muqueuse n'est pas lisse, elle forme des replis bien visibles si on l'examine dans une cuvette d'eau, ce sont les *valvules conniventes* au nombre de 8 à 900, longues de 5 à 6 centimètres et hautes de 6 à 7 millimètres; absentes dans la portion initiale de l'intestin, elles apparaisent vers le milieu du duodénum; elles sont imbriquées les unes sur les autres comme les tuiles d'un toit, leur but est d'augmenter la surface de l'in-

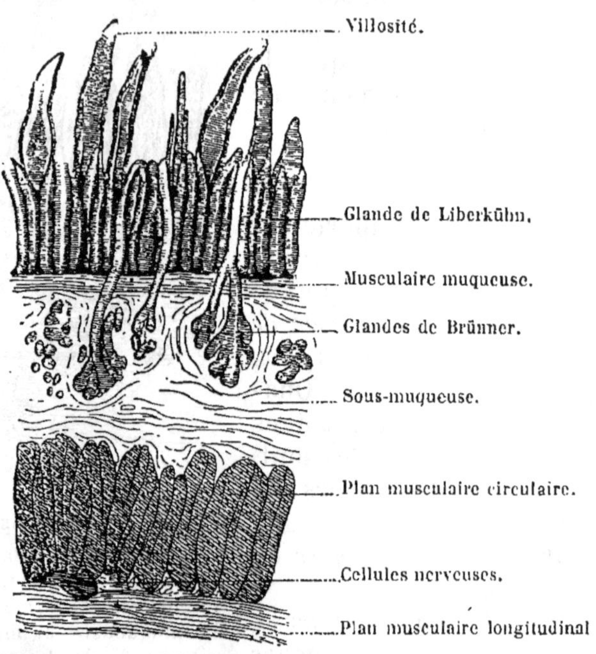

Fig. 231. — Coupe de l'intestin, duodénum (Launois).

testin. Au microscope on voit également de petites saillies très nombreuses (plus de deux millions d'après Sappey), ce sont les *villosités intestinales*, de formes coniques ou cylindriques, accolées les unes aux autres et recouvrant la surface libre de l'intestin en même temps que les valvules conniventes (*fig.* 231 et 232); leur hauteur atteint 1 millimètre. Une villosité intestinale (*fig.* 231 et 233) est formée d'une expansion du chorion recouvert de l'épithélium intestinal; dans le tissu conjonctif du chorion on remarque trois sortes de vaisseaux, à la partie médiane un canal lymphatique appelé *chylifère central* qui s'ouvre à la base de la villosité dans le réseau lymphatique, et, sur les parties latérales une *artériole* et du côté opposé une *veinule*, les deux vaisseaux com-

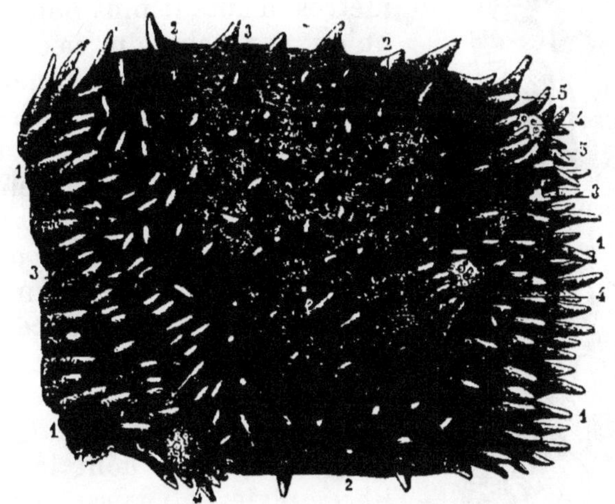

Fig. 232. — Villosités intestinales.

1 et 2. villosités ; 3. orifice des glandes ; 4 et 5. follicules clos.

muniquant au sommet de la villosité par un plexus capillaire.

A la surface de la muqueuse, on aperçoit aussi les orifices nombreux des *glandes* de l'intestin ; au niveau du duodénum ce sont des glandes en grappe, *glandes de Brünner*, dont la sécrétion alcaline détruit l'acidité du suc gastrique. Dans le reste de l'intestin grêle, ce sont des glandes en tubes, les *glandes de Lieberkühn*, qui sécrètent le *suc intestinal*, dont nous étudierons l'action avec la physiologie de la digestion.

Enfin, la muqueuse intestinale est riche en *corpuscules lymphatiques* ou *follicules clos* ; les uns sont isolés sous forme de petites masses arrondies du volume d'une tête d'épingle au maximun, les autres sont réunis, agminés et constituent les *plaques de Peyer* (*fig.* 235), au nombre de 35 à 40, disposées sur le bord libre de l'intestin, de forme allongée suivant le grand axe de ce conduit, longues de 2 à 10 centimètres, d'autant plus nombreuses qu'on approche du cæcum. Ces plaques de Peyer deviennent surtout apparentes lorsqu'elles sont enflammées; c'est à leur niveau que se localisent de préférence les lésions de la fièvre typhoïde sous forme d'ulcérations pouvant atteindre toute l'épaisseur de la paroi et donner naissance à une perforation.

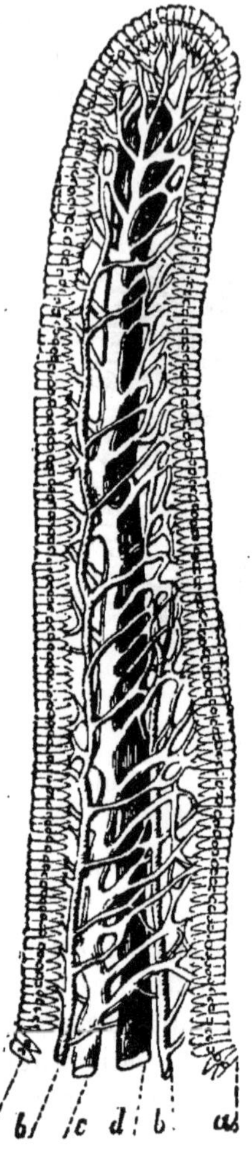

a b c d b a

Fig. 233. — Villosité intestinale.

aa. épithélium intestinal; *bb.* artères; *c.* veine; *d.* vaisseau chylifère.

L'épithélium intestinal est formé par une couche de *cellules cylindriques* (fig. 236) dont la surface libre, plate et épaisse, constitue une sorte de *plateau*; au milieu de celles-ci on voit de distance en distance des cellules *caliciformes muqueuses* chargées de sécréter le mucus de la cavité intestinale. On a beaucoup discuté sur la constitution du plateau : les uns admettent qu'il est formé par une grande quantité de petits cils vibratils accolés les uns aux autres; les autres en font un épaississement véritable de la cellule perforée d'un grand nombre de petits canaux permettant l'*absorption* des substances devenues assimilables par le travail des sucs digestifs.

Vaisseaux et nerfs. — L'intestin grêle est nourri par une artère spéciale, l'*artère* *mésentérique supérieure*, branche de l'aorte abdominale; née au-dessous du tronc cœliaque, elle passe derrière, puis sous la tête du pancréas, devant le duodénum, et vient se placer entre les deux feuillets du mésentère qu'elle parcourt dans toute sa largeur, à une petite distance de l'intestin, en décrivant une longue courbe à convexité gauche. Par sa convexité elle émet des branches nombreuses qui, avant de se porter à l'intestin, s'anastomosent entre elles et forment ainsi plusieurs séries d'arcades; les plus rapprochées de l'intestin donnent les branches qui abordent cet organe par son

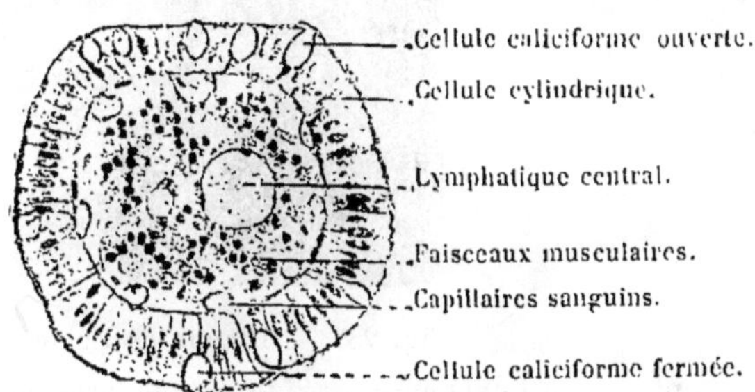

Fig. 231. — Coupe d'une villosité (Launois).

bord adhérent et se distribuent aux différentes tuniques dans lesquelles elles forment des *plexus*. Du plexus sous-muqueux partent les artérioles chargées de nourrir la muqueuse et ses différentes formations; un certain nombre ont une terminaison étoilée, *étoiles de Haller*.

Les *veines* ont la même distribution que les artères; elles constituent la *grande mésaraïque*, branche d'origine de la veine porte.

Les *lymphatiques*, très nombreux, sont chargés de recevoir une partie des substances absorbées par les villosités, particulièrement les *graisses émulsionnées*. Le chylifère central de la villosité va se jeter dans un premier *réseau sous-muqueux*, qui se rend à un deuxième réseau *intra-musculaire*, celui-ci aboutit au réseau *sous-séreux*, point de départ des lymphatiques du mésentère, *chyli-*

fères ou *vaisseaux lactés*. Entre les deux feuillets du

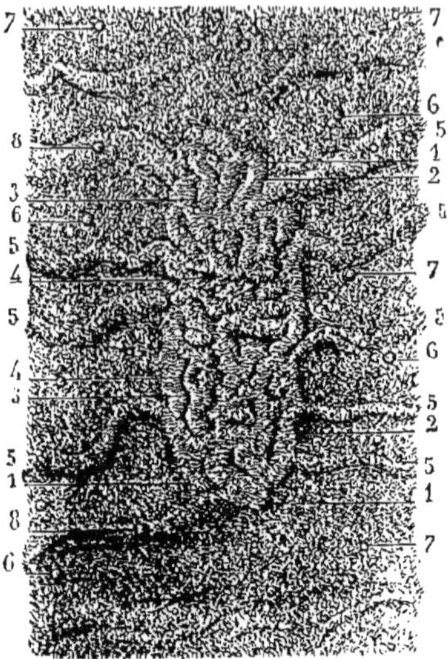

Fig. 235. — Plaque de Peyer.

1. plaque de Peyer plissée; 2. replis que forme la muqueuse de cette plaque; 3. sillons qui séparent ces replis; 4. fossettes qu'on observe sur quelques points entre ces mêmes replis; 5. valvules conniventes; 6. follicules clos solitaires situés dans l'intervalle de ces valvules; 7. autres follicules semblables aux précédents, mais plus petits; 8. follicules clos situés sur le sommet des valvules conniventes.

mésentère se voient un grand nombre de ganglions lymphatiques, *ganglions mésentériques* (fig. 132), dont les

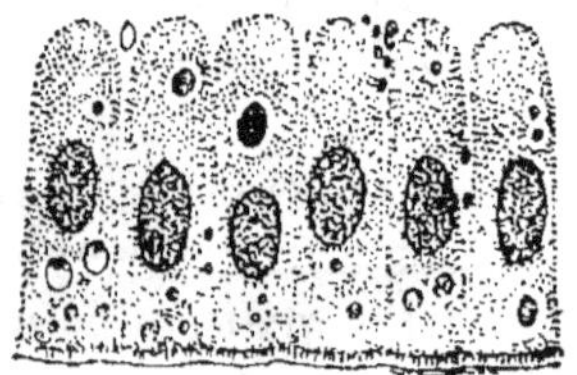

Fig. 236. — Cellules à plateau de l'intestin (Launois).

chylifères sont les vaisseaux afférents; quant à leurs

vaisseaux efférents, ils se réunissent pour aboutir par un canal unique à la *citerne de Pecquet*, point de départ du canal thoracique qui va déverser le chyle dans la veine sous-clavière gauche.

Les nerfs sont fournis par le plexus solaire, constitué par le grand sympathique et le pneumogastrique. Dans la paroi de l'intestin les filets forment de nouveaux plexus : les uns, destinés aux muscles, sont intra-musculaires, *plexus d'Auerbach*; les autres, destinés à la muqueuse, sont dans la couche sous-muqueuse, *plexus de Meissner*; ce dernier envoie aux divers éléments de la muqueuse ses filets terminaux.

F. — GROS INTESTIN

Le *gros intestin* (fig. 237) fait suite à l'intestin grêle au niveau de la fosse iliaque droite; il est formé de plusieurs segments, le cæcum, le côlon et le rectum. Long de 1 m. 65 à 1 m. 70, son volume est supérieur à celui de l'intestin grêle; au niveau du cæcum, son diamètre est de 7 centimètres, dans sa dernière portion il n'est plus que de 3 centimètres.

Le gros intestin paraît formé par une série d'*ampoules* superposées et reliées entre elles par trois *bandelettes musculaires*, qui dépriment la paroi intestinale, suivent le grand axe de l'organe, et paraissent plisser l'intestin. constituant ainsi les *bosselures* séparées par des sillons perpendiculaires aux bandelettes. Intérieurement les bosselures extérieures sont représentées par des *cupules* ou *ampoules* et les sillons par des *crêtes*.

1. **Cæcum.** — Le cæcum (fig. 238) est un renflement qui succède à l'intestin grêle et dans lequel l'iléon déverse le résidu de la digestion; il déborde en bas l'embouchure de l'intestin grêle; sa limite supérieure est constituée par une ligne horizontale passant au-dessus de la valvule iléo-cæcale. Il a la forme d'une ampoule terminée en cul-de-sac, il est situé dans la

fosse iliaque droite à laquelle il est fixé par le péritoine constituant le méso-cæcum ; il est dirigé de haut en bas, de gauche à droite et d'arrière en avant. Long de 6 à

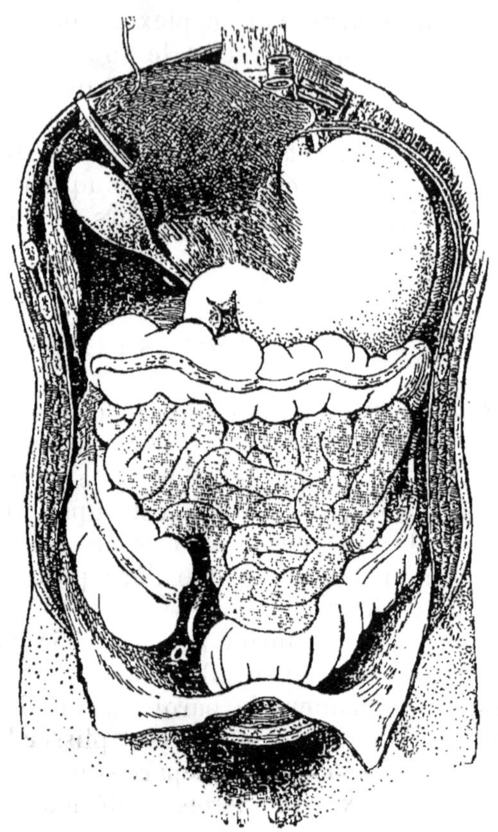

Fig. 237. — Abdomen ouvert pour montrer le trajet du gros intestin.

8 centimètres, son diamètre est d'environ 5 à 7 centimètres et sa capacité varie de 200 à 300 centimètres cubes.

De la partie inférieure et latérale gauche se détache un petit corps long de 6 à 8 ou 10 centimètres, du volume d'une plume à écrire, c'est l'*appendice iléo-cæcal* ou *vermiculaire* (fig. 238), portion atrophiée du cæcum. Flexueux, il présente de nombreuses variétés de direc-

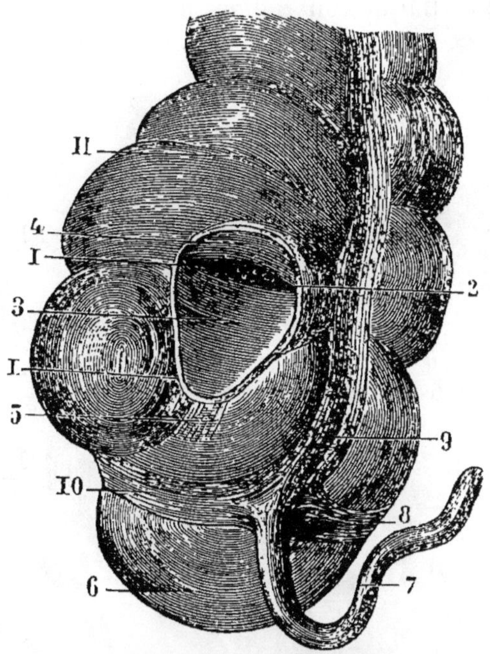

Fig. 238. — Cæcum.

1. coupe de l'intestin grêle au niveau de son abouchement dans le cæcum et cavité infundibuliforme par laquelle il se termine; 2. orifice de la valvule iléo-cæcale occupant le sommet de cette cavité infundibuliforme; 3. valvule inférieure de la valvule iléo-cæcale, formée par l'adossement des trois tuniques internes de l'iléon et des trois tuniques correspondantes du cæcum; 4. valvule supérieure de cette valvule constituée par un adossement semblable; 5. quelques fibres musculaires longitudinales de l'iléon qui se détachent de celui-ci pour se prolonger sur le cæcum; 6. extrémité inférieure ou cul-de-sac du cæcum; 7. son appendice vermiforme; 8. bandelette longitudinale postéro-externe; 9. bandelette longitudinale postéro-interne; 10. bandelette longitudinale antérieure; 11. bosselure du cæcum, et sillons angulaires qui les séparent.

tion et de situation; il est rattaché au cæcum par un repli péritonéal appelé *méso-appendice.*

Le cæcum est en *rapport* en avant avec la paroi antérieure de l'abdomen au niveau de la fosse iliaque droite, en arrière avec l'aponévrose lombo-iliaque qui le sépare du muscle iliaque, en dehors avec la crête iliaque, en dedans avec le psoas et la portion de l'intestin grêle qui

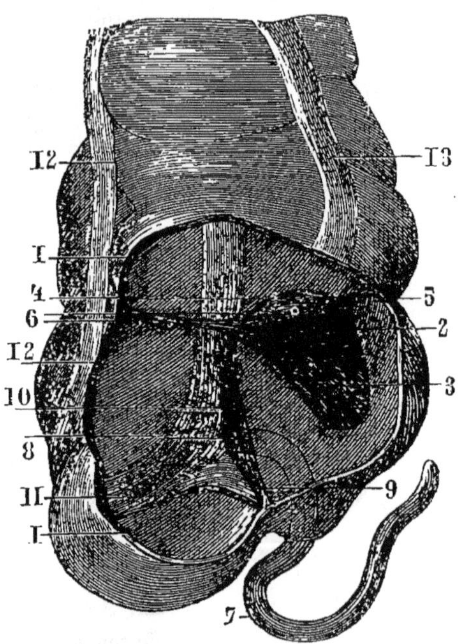

Fig. 230. — Cæcum ouvert.

1. coupe circulaire de la partie antéro-externe du cæcum destinée à montrer la valvule iléo-cæcale; 2. orifice de cette valvule; 3. sa valve inférieure; 4. sa valve supérieure, vue ici en raccourci et d'ailleurs plus courte que la précédente; 5. frein antéro-interne de la valvule; 6. son frein postéro-externe plus long; 7. appendice cæcal; 8. son embouchure; 9. repli semi-lunaire qui la voile en partie; 10. bandelette longitudinale postéro-externe; 11. bandelette antérieure; 12. son prolongement; 13. bandelette postéro-interne.

vient se jeter dans le cæcum en formant un angle aigu ouvert en bas.

Sa surface extérieure nous montre le point de départ des trois bandelettes au niveau du point d'implantation de l'appendice : l'une se porte en avant, les deux autres en arrière (bandelettes postéro-interne et postéro-externe). Intérieurement (fig. 239) le cæcum offre à étudier, en dehors des ampoules déjà signalées, l'embouchure de l'intestin grêle fermée par deux valves horizontales saillantes dans le cæcum, réunies à leurs deux extrémités par des freins et formant la *valvule de Bauhin*; un peu plus bas se trouve un autre orifice, point d'abouchement de l'appendice, fermé par la *valvule de Gerlach*. La valvule iléo-cæcale a pour fonction de s'opposer au reflux des matières fécales et des gaz du gros intestin dans l'intestin grêle; quant à la valvule de Gerlach, son action paraît à peu près nulle, car l'appendice renferme du méconium chez le fœtus et souvent des corps étrangers chez l'adulte.

II. Côlon. — Le côlon (fig. 240) fait suite au cæcum, il monte verticalement dans l'abdomen, *côlon ascendant*; mais, au niveau du foie, il est obligé de changer de direction et il se porte à peu près horizontalement de droite à gauche, *côlon transverse*; rencontrant de nouveau un obstacle, la paroi abdominale latérale, il fait un angle ouvert en bas et à droite et se dirige en bas, *côlon descendant*. Dans la fosse iliaque il prend le nom de *côlon iliaque*, puis il descend dans le bassin, *côlon pelvien*; ces deux dernières portions sont décrites ensemble sous le nom de *côlon ilio-pelvien*, anciennement appelé *S iliaque*. Dans son ensemble le côlon décrit donc un vaste anneau brisé qui encadre toute la masse de l'intestin grêle. Il est fixé à la paroi abdominale latérale ou postérieure par le péritoine, qui tantôt l'entoure complètement en formant un *méso-côlon*, tantôt se contente de passer sur sa face antérieure en l'appliquant contre la paroi.

Les principaux *rapports* du côlon sont : pour le *côlon ascendant*, qui occupe la fosse iliaque droite et le flanc droite, le rein droit en arrière; le *côlon transverse*, en se portant de l'hypocondre droit à l'hypocondre gauche, décrit une courbe à concavité postérieure, *arc du côlon*, et se trouve au-dessous du foie, de l'estomac et de la rate, en avant du rein droit, du pancréas, du duodénum et du rein gauche, en arrière de la paroi abdominale dont il est séparé par le grand épiploon; le *côlon descendant* occupe le flanc gauche et le *côlon ilio-pelvien*, par sa portion iliaque, croise le psoas-iliaque et les vaisseaux iliaques externes situés en arrière de lui; par sa portion pelvienne il vient se placer, chez la femme, entre l'utérus et le rectum, entre la vessie et le rectum chez l'homme.

Structure. — Le cæcum et le côlon sont formés par quatre tuniques : 1° l'externe *séreuse* est constituée par le *péritoine*; 2° la tunique *musculeuse* comprend des fibres externes longitudinales qui, au lieu de former un plan complet, comme sur l'intestin grêle, se réunissent en faisceaux pour constituer les trois bandelettes longitudinales, et des fibres profondes circulaires formant une nappe continue; 3° la tunique *sous-muqueuse*; 4° la tunique *muqueuse* ne présente ni valvules conniventes ni villosités, mais on y rencontre encore des *follicules clos abondants*, des *glandes en tubes* plus volumineuses que celles de l'intestin, ce sont des glandes de Lieberkühn; le chorion est peu épais et l'épithélium est cylindrique.

Les *vaisseaux* du cæcum sont fournis par la mésentérique supérieure, qui se divise en quatre branches au niveau de l'angle iléo-côlique : 1° *artère iléo-cæcale antérieure*; 2° *artère iléo-cæcale postérieure*; 3° *artère iléale*; 4° *artère appendiculaire*. La moitié droite du côlon reçoit ses artères de la *mésentérique supérieure*, qui fournit par sa concavité droite contenue dans le mésentère les artères *côliques droites*; la moitié gauche du côlon est vascularisée par les artères *côliques gauches* nées de la *mésentérique inférieure*. Le côlon ilio-pelvien reçoit les artères sigmoïdes gauches, moyennes et droites, qui soulèvent le péritoine et forment une sorte d'entonnoir, *fossette sigmoïde*.

Les *veines* suivent les artères; celles qui correspondent à la mésentérique supérieure entrent dans la constitution de la *grande mésaraïque*; celles, qui correspondent

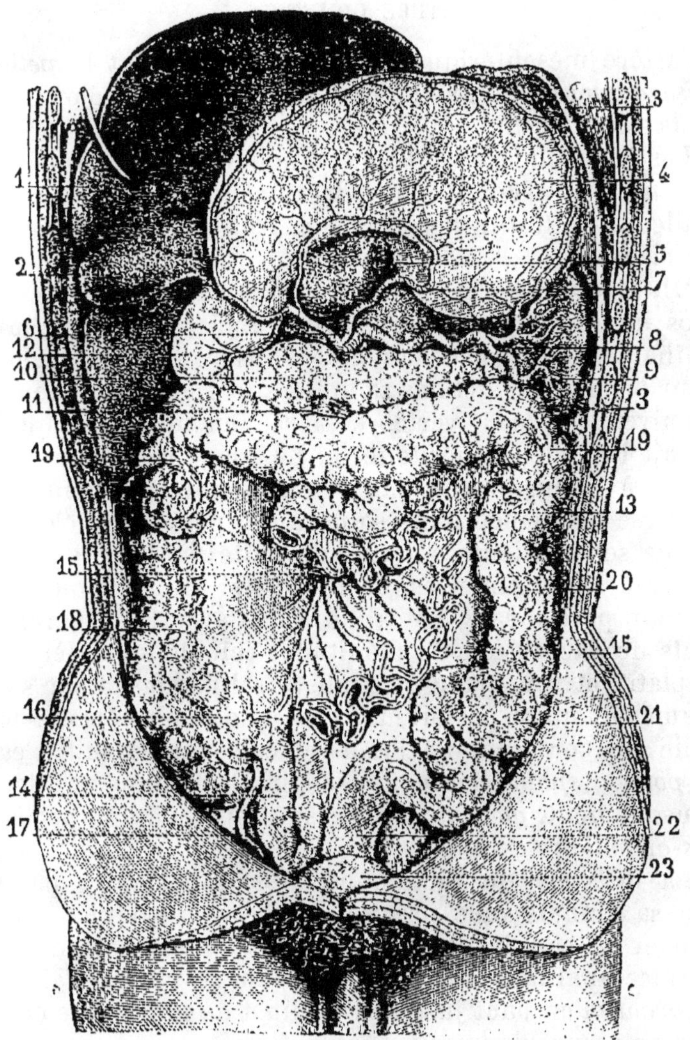

Fig. 210. — Gros intestin, côlon.

1. face inférieure du foie; 2. vésicule biliaire; 3. coupe du diaphragme; 4. estomac soulevé et vu par sa face postérieure; 5. petit lobe du foie ou lobe de Spigel; 6. tronc cœliaque et artère hépatique; 7. artère coronaire stomachique; 8. artère splénique; 9. rate; 10. pancréas; 11. vaisseaux mésentériques supérieurs; 12. duodénum; 13. extrémité supérieure du jéjunum; 14. iléon se continuant avec le gros intestin; 15. le mésentère; 16. cæcum; 17. appendice cæcal; 18. côlon ascendant; 19. côlon transverse; 20. côlon descendant; 21. S iliaque du côlon; 22. rectum; 23. vessie.

à l'artère mésentérique inférieure constituent la *petite mésaraïque*; ces deux veines sont des branches d'origine de la veine porte.

Les *lymphatiques* vont aux ganglions les plus voisins. Les *nerfs* provenant du *plexus solaire* forment, avant d'aller à l'intestin, les *plexus mésentérique supérieur et inférieur*.

III. **Rectum.** — Le rectum est la portion terminale du gros intestin. Pour les classiques anciens il continuait l'S iliaque au niveau de la symphyse sacro-iliaque gauche; pour les auteurs actuels sa limite supérieure commence au niveau de la 3e vertèbre sacrée, au moment où disparaît l'enveloppe péritonéale. En bas le rectum se termine à l'anus. Situé dans l'excavation pelvienne, il traverse le périnée dans sa dernière portion, et c'est là un de ses meilleurs moyens de fixité; sa longueur est de 12 à 14 centimètres, de 18 à 22 si on lui ajoute la portion péritonéale. Le calibre varie avec les différents états de vacuité ou de plénitude; refoulé en arrière, il s'aplatit, et son diamètre transversal l'emporte sur son diamètre antéro-postérieur. La partie la plus étroite est celle qui correspond à l'anus et celle qui la suit, c'est la *portion sphinctérienne*; au-dessus le rectum se dilate brusquement, *ampoule rectale* surmontée de la *portion sus-ampullaire* cylindrique.

La *direction* du rectum est très importante, parce que sa connaissance précise permet d'introduire sans danger la canule d'un lavement. Si nous partons de l'orifice anal nous verrons le rectum se porter d'abord *en avant* et en haut jusqu'au sommet de la prostate chez l'homme, jusqu'au vagin chez la femme, puis à partir du coccyx il suit la concavité du sacrum, c'est-à-dire qu'il se porte en haut et en arrière, il décrit donc une première courbe concave en arrière, courbure embrassant le coccyx, puis une deuxième courbe concave en avant. Ses courbures latérales offrent peu d'intérêt.

Rapports. — Dans sa portion *supérieure* ou *pelvienne*, étendue de la 3e vertèbre sacrée à la pointe du coccyx, le rectum est séparé du sacrum avec les insertions des muscles pyramidaux, et du coccyx par du tissu cellulaire, dans lequel sont contenus le sympathique et le plexus sacré; sur les côtés sont le péritoine, puis l'aponévrose périnéale supérieure et le releveur de l'anus.

En avant les rapports varient avec les sexes : chez la *femme* (fig. 241) le rectum est séparé de l'utérus et du

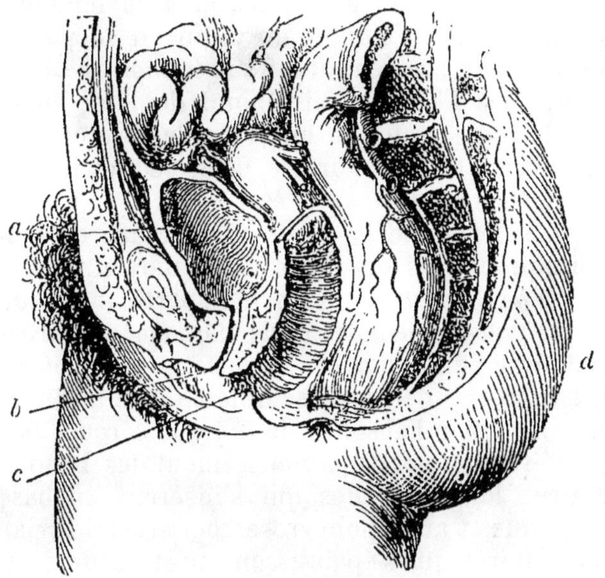

Fig. 241. — Coupe verticale médiane du bassin chez la femme pour montrer les rapports du rectum.

a. vessie ; *b.* méat urinaire ; *c.* vagin ; *d.* rectum.

vagin par le cul-de-sac péritonéal de Douglas, et au-dessous du péritoine il entre au contact de la paroi postérieure du vagin, *paroi recto-vaginale*; chez l'homme il répond au cul-de-sac recto-vésical, puis à la vessie et aux deux vésicules séminales, et enfin à la prostate; il est séparé de ces organes par une nappe celluleuse transversale et verticale, l'aponévrose prostato-péritonéale.

Dans sa *portion périnéale*, longue de 2 centimètres et

demi chez la femme, il est en rapport en arrière avec une portion du muscle releveur de l'anus, sur les côtés avec le même muscle, et au-dessous avec un espace triangulaire qui a pour paroi externe l'ischion, pour paroi interne le releveur de l'anus, pour paroi inférieure le périnée, et pour sommet l'insertion du releveur de l'anus à la paroi du bassin; cette région porte le nom de *fosse ischio-rectale.* En avant, chez la femme, cette portion du rectum s'éloigne du vagin en se portant en arrière et forme avec cet organe le *triangle recto-vaginal*; en avant, chez l'homme, il répond de haut en bas au sommet de la prostate, au bulbe de l'urètre et à la portion membraneuse de l'urètre, avec lequel il forme le *triangle recto-urétral.*

Lorsqu'on examine la cavité du rectum on voit des replis muqueux, les uns à sa partie moyenne, ce sont les *valvules de Houston*, les autres à sa partie inférieure, ce sont les *valvules semi-lunaires de Morgagni*, séparées par des épaississements verticaux ou *colonnes de Morgagni.*

Structure. — A peu près semblable à celle du côlon, elle en diffère par l'absence de tunique séreuse dans sa moitié inférieure, par l'épanouissement des bandelettes musculaires longitudinales qui s'insèrent en bas à la peau de l'anus et aux aponévroses péri-rectales, par des fibres circulaires qui s'épaississent au-dessous de l'ampoule rectale pour constituer le *sphincter interne* lisse, qui sera emboîté par un muscle également circulaire, mais strié, appartenant aux muscles du périnée et appelé *sphincter externe*, enfin par sa muqueuse, qui glisse facilement sur la couche musculaire et qui est riche en glandes en tube.

Les *artères* viennent de trois sources : les *hémorroïdales supérieures*, terminaison de la mésentérique supérieure, les *hémorroïdales moyennes*, fournies par l'iliaque interne, et enfin les *hémorroïdales inférieures*, branches de la honteuse interne. De leurs divisions ultimes dans les différentes tuniques naissent des *veines* qui vont constituer dans la couche sous-muqueuse le *plexus hémor-*

roïdal, extrêmement riche. Les vaisseaux, qui le composent, ont une prédisposition à se dilater sous forme de petites ampoules dont l'exagération constitue les *hémorroïdes*. Les veines destinées à emporter le sang de ces nombreux vaisseaux sont les *veines hémorroïdales supérieures*, origine de la petite mésaraïque, les *veines hémorroïdales moyennes* se rendant à la veine iliaque interne, et les *veines hémorroïdales inférieures*, affluents de la veine honteuse interne. Les nerfs viennent des plexus lombo-sacré, hypogastrique et sacré.

IV. **Anus.** — L'anus, qui termine en bas le tube digestif, n'est pas un simple orifice, c'est un canal long de 15 à 20 millimètres, situé dans le sillon inter-fessier à 25 ou 30 millimètres de la pointe du coccyx chez la femme. Fermé à l'état de repos, ses bords sont plissés, *plis radiés de l'anus* qui disparaissent par la distension ; la peau qui entoure cet orifice est caractérisée par une teinte plus pigmentée que les régions environnantes et par des caractères anatomiques, qui tiennent à la fois de la structure de la peau et de la structure d'une muqueuse, c'est une région de transition. Son plissement est dû à la contraction permanente des fibres circulaires qui l'entourent, *sphincter interne* et *sphincter externe* de l'anus.

Les *lymphatiques* de l'anus se rendent au groupe interne des ganglions de l'aine.

ANNEXES DU TUBE DIGESTIF

Les annexes du tube digestif sont tous des glandes qui diffèrent par leur aspect, leur constitution et par leur physiologie ; elles sont échelonnées sur toute la longueur du canal alimentaire. Autour de la bouche se trouvent les *glandes salivaires*, dans l'abdomen on rencontre le *foie* et le *pancréas*, dont les canaux excréteurs viennent s'ouvrir dans l'intestin, enfin la *rate*, bien que n'ayant pas une relation aussi intime avec le tube digestif, paraît en dépendre.

A. — GLANDES SALIVAIRES

Les glandes salivaires sont des *glandes en grappe composée* destinées à fournir la salive ; elles forment

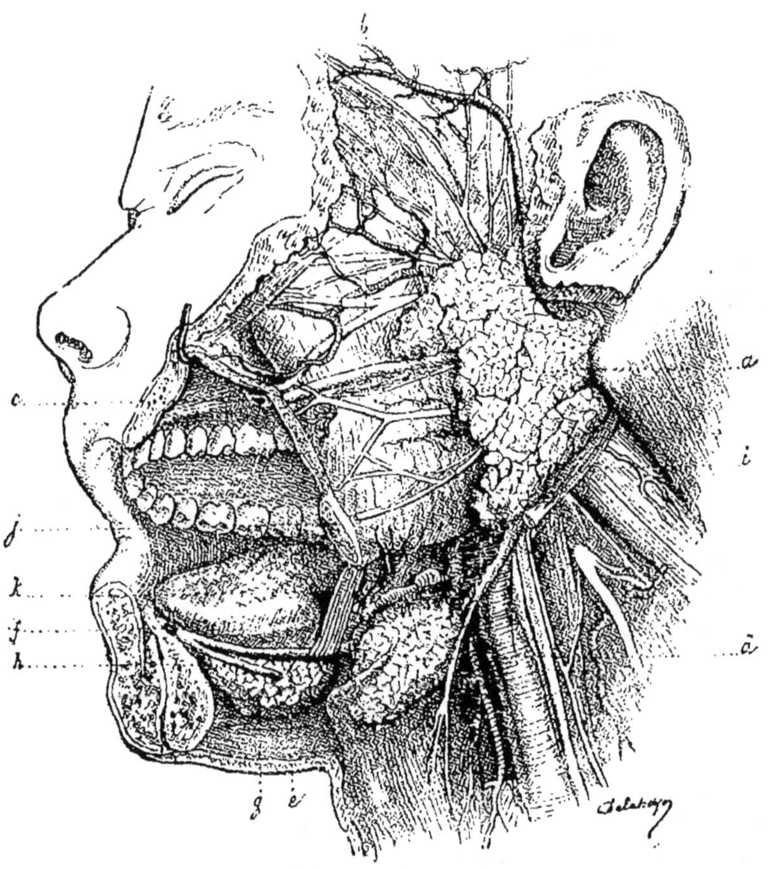

Fig. 242. — Glandes salivaires.

a. parotide ; *b.* canal de Sténon ; *c.* son orifice dans la bouche ; *d.* glande sous-maxillaire ; *e.* canal de Warthon ; *f.* orifice de ce canal ; *g.* glande sublinguale ; *h.* conduit de Bartholin ; *i.* muscle masséter ; *k.* langue.

trois groupes situés symétriquement de chaque côté de la face, la *parotide*, la *sous-maxillaire* et la *sublinguale* (fig. 242).

Glande parotide. — La glande parotide, la plus volumineuse des glandes salivaires, est placée en avant et au-dessous du conduit auditif externe, immédiatement en arrière de la branche montante du maxillaire inférieur, elle est contenue dans une loge limitée par un feuillet aponévrotique dépendant de l'aponévrose cervicale superficielle, c'est la *loge parotidienne* qui s'étend de la joue au pharynx. La glande parotide a la forme d'un prisme triangulaire, un aspect lobulé, grisâtre ; elle pèse 25 à 30 grammes. Par sa face postérieure elle touche l'apophyse mastoïde et l'apophyse styloïde, par sa face antérieure elle embrasse le bord postérieur de la branche montante du maxillaire inférieur, la face externe est recouverte par la peau, son bord antérieur envoie en avant sur le masséter le *prolongement génien*. La parotide est traversée longitudinalement par l'*artère carotide externe* et par la *veine jugulaire externe* placée en dehors de la précédente, et dans le sens antéro-postérieur par le *nerf facial* et le nerf auriculo-temporal.

Son canal excréteur ou *canal de Sténon* sort de la glande au niveau du bord antérieur, se dirige en avant et un peu en haut en croisant le masséter et la branche montante du maxillaire inférieur; en avant du bord antérieur de celle-ci il change de direction pour se porter en dedans, il perfore la muqueuse et s'ouvre au niveau de la 2e grosse molaire supérieure.

Glande sous-maxillaire. — La glande sous-maxillaire, moins volumineuse, puisqu'elle ne pèse que 7 à 8 grammes, occupe une loge spéciale, *loge sous-maxillaire*, située dans la région sus-hyoïdienne latérale, entre l'os hyoïde et le bord inférieur du corps du maxillaire inférieur, entre le ventre antérieur et le ventre postérieur du digastrique (fig. 242). De forme prismatique triangulaire, sa face externe répond à la fossette sous-maxillaire du maxillaire inférieur, sa face interne appliquée sur le muscle mylo-hyoïdien, qui forme le plancher de la bouche, envoie deux prolongements, un postérieur qui atteint presque la parotide, et un antérieur qui va jusqu'à la glande sublinguale. La face inférieure est superficielle, elle est recouverte par la peau; l'extrémité postérieure est creusée d'un sillon qui loge l'artère faciale.

Le canal excréteur, appelé *canal de Wharton*, naît de la face interne et se porte en avant et en dedans vers le frein de la langue; il s'adosse à celui du côté opposé, glisse sous la muqueuse et vient s'ouvrir sur les côtés du frein au sommet d'un petit tubercule.

Glande sublinguale. — Située dans le plancher de la bouche de chaque côté du frein de la langue, cette glande a le volume d'un haricot et pèse 3 grammes. Sa face externe est moulée sur la fossette sublinguale du maxillaire inférieur, sa face interne est longée par le canal de Wharton, le nerf lingual et la veine ranine, son bord supérieur soulève la muqueuse et forme les *caroncules sublinguales*. Cette glande possède des canaux excréteurs multiples, dont le principal, *canal de Rivinus* ou *canal de Bartholin*, s'ouvre près du tubercule du canal de Wharton, les autres sont des canaux accessoires ou *canaux de Walter*.

Structure des glandes salivaires. — Comme toute les glandes en grappe les glandes salivaires sont constituées par de petites ampoules ou *acini*, dont les canaux se réunissent pour former un segment de grappe ou *lobule primitif*, chaque lobule primitif a un canal excréteur unique qui va rejoindre plusieurs canaux semblables, le tout constituant le *lobule composé*; enfin les canaux lobulaires aboutissent à un canal commun, canal de Sténon ou de Wharton.

Les acini et les canaux qui en partent sont destinés à sécréter la salive, aussi sont-ils tapissés par un épithélium qui se modifie selon que la glande est à l'état de repos ou à l'état d'activité; dans la parotide ce sont des *cellules séreuses* cylindriques ou cubiques laissant peu de place à la lumière de l'acinus; dans la sous-maxillaire les cellules sécrétantes sont les unes *séreuses*, les autres *muqueuses*, certains acini sont uniquement

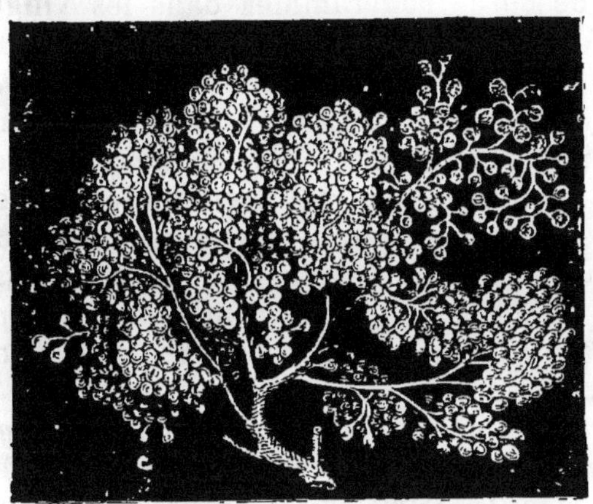

Fig. 243. — Structure d'une glande en grappe.

muqueux, d'autres uniquement séreux, enfin d'autres sont mixtes; les cellules muqueuses sont hautes; à côté

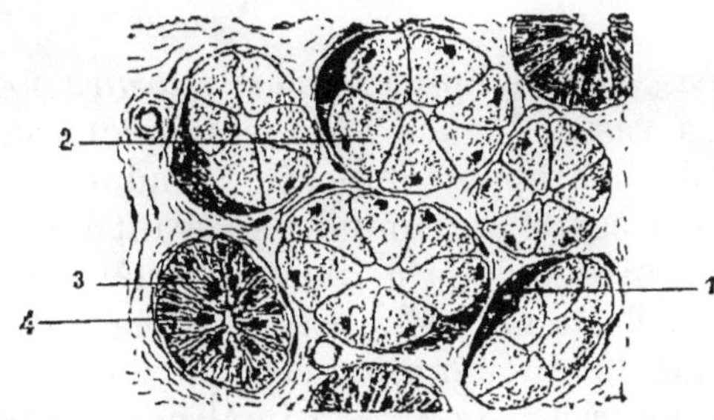

Fig. 244. — Coupe de la glande sous-maxillaire (Launois).

1. croissant de Gianuzzi; 2. cellule muqueuse; 3. canal excréteur; 4. cellules en panier de Boll.

de celles-ci on voit des cellules basses ou *croissants de Gianuzzi*.

Salive. — Le produit de sécrétion n'est pas le même dans chaque glande salivaire, la *parotide* sécrète un liquide limpide, très fluide, renfermant des sels de chaux, de l'albumine et un ferment spécial, la *ptyaline*. La quantité varie de 80 à 100 grammes dans les vingt-quatre heures, elle est augmentée par les mouvements de la mâchoire inférieure, *la parotide est la glande de la mastication*. La *salive sous-maxillaire* est filante, visqueuse, limpide, elle est riche en *mucine* et contient moins de ptyaline que la précédente; la quantité sécrétée est plus considérable et augmente avec l'introduction d'un corps sapide dans la bouche, *la sous-maxillaire est la glande de la gustation*. Quant à la *salive sublingale*, elle est également très visqueuse, très épaisse, et très riche en *mucine* et en *ptyaline*, elle enrobe les aliments et elle joue un grand rôle dans la *déglutition*. Le mélange de ces différents liquides dans la cavité buccale forme la *salive mixte*, dont nous étudierons l'action au chapitre de la physiologie de la digestion.

B. — PANCRÉAS

Le pancréas, encore appelé *glande salivaire abdominale* à cause de sa ressemblance avec les glandes salivaires, est une glande en grappe composée; étendue transversalement dans la cavité abdominale en avant de la colonne vertébrale au niveau de la deuxième vertèbre lombaire, en arrière de l'estomac, elle est encadrée à droite par le fer à cheval du duodénum, cette portion est la plus fixe. Sa longueur est de 16 centimètres, sa hauteur de 4 centimètres et son épaisseur de 2 centimètres; son poids est de 70 à 75 grammes. Sa surface est irrégulière et sa coloration blanchâtre.

La forme du pancréas est caractéristique : il est allongé transversalement et aplati d'avant en arrière, il décrit une courbe à concavité postérieure. Son extrémité droite, volumineuse, constitue la *tête*, la partie moyenne est le *corps*, séparé de la précédente par l'*isthme* ou *col*; enfin

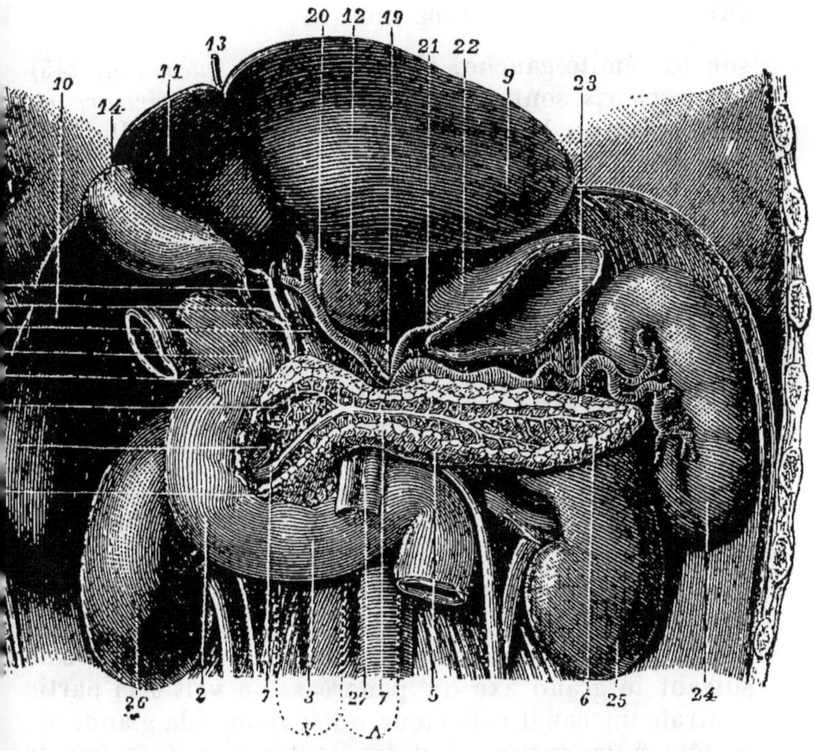

Fig. 245. — Rapports et constitution intérieure du pancréas.

1. première portion du duodénum; 2. seconde portion de cet organe; 3. troisième portion limitée à gauche par l'artère et la veine mésentérique supérieure; 4. tête du pancréas; 5. partie moyenne ou corps de la glande; 6. son extrémité terminale ou queue du pancréas; 7. son conduit excréteur principal; 8. son conduit accessoire qui se continue avec le précédent par son extrémité gauche; 9. lobe gauche du foie; 10. lobe droit; 11. éminence porte antérieure; 12. éminence porte postérieure ou lobe de Spigel; 13. sillon antéro-postérieur du foie, dans lequel pénètre le cordon résultant de l'oblitération de la veine ombilicale; 14. vésicule biliaire; 15. canal hépatique; 16. canal cystique; 17. canal cholédoque formé par la réunion des précédents, et se réunissant lui-même au grand conduit pancréatique pour aller s'ouvrir avec celui-ci dans l'ampoule de Water et le duodénum; 18. tronc de la veine porte recouvert par le canal cholédoque à droite, et l'artère hépatique à gauche; 19. tronc cœliaque; 20. artère hépatique; 21. artère coronaire stomachique, divisée près de son origine; 22. portion cardiaque de l'estomac; 23. artère splénique; 24. rate; 25. rein gauche; 26. rein droit; 27. artère et veine mésentériques supérieures; 28. veine cave inférieure.

son extrémité gauche, effilée, forme la *queue* (fig. 245). Les *rapports* sont les suivants : la *face antérieure* est recouverte par le péritoine constitué par le feuillet postérieur de l'arrière-cavité des épiploons, laquelle la sépare de l'estomac. La *face postérieure* est en rapport par sa *tête* avec la veine porte et la veine cave inférieure, par son *corps* avec l'aorte, l'origine de la veine porte, la veine splénique et l'artère mésentérique supérieure. Le *bord supérieur* est creusé d'une gouttière qui loge l'artère splénique, elle est en rapport avec le tronc cœliaque, le lobule de Spigel, le plexus solaire et les ganglions lymphatiques. Le *bord inférieur* est croisé par la troisième portion du duodénum, les vaisseaux mésentériques supérieurs, et séparé de l'intestin grêle par le mésocôlon transverse. L'*extrémité droite* est encadrée par l'anse duodénale, l'*extrémité gauche* entre en contact avec le hile de la rate, à laquelle elle est reliée par l'*épiploon pancréatico-splénique.*

Structure. — Lorsqu'on fait une coupe transversale suivant le grand axe du pancréas, on voit à la partie centrale un canal collecteur qui parcourt la glande de la tête à la queue, c'est le *canal pancréatique* ou de *Wirsung* (fig. 245), dont le calibre augmente à mesure qu'il se rapproche de la tête. Il reçoit une quantité considérable de petits conduits qui supportent les *lobules*; ceux-ci sont de véritables *petites grappes* décomposables en *grappillons* ou *lobules primitifs*, constitués eux-mêmes par les *grains* ou *acini.* Tous ces éléments sont reliés entre eux par du tissu conjonctif émanant sous forme de prolongement d'une *enveloppe cellulo-fibreuse.* Les acini sont constitués par une *paroi propre* et par des *cellules glandulaires*, les unes prismatiques, *cellules sécrétoires*, les autres plates, losangiques, *cellules de Langherans*.

Le canal excréteur principal ou canal de Wirsung arrive dans la tête du pancréas, se recourbe en bas et en arrière, s'accole au *canal cholédoque* et vient s'ouvrir avec ce dernier dans une petite cavité du bord gauche de la deuxième portion du duodénum : c'est l'*ampoule de Vater*, saillante dans la cavité duodénale sous forme d'un petit tubercule dont le sommet est percé d'un orifice, *caruncula major de Santorini*. Au niveau de la tête du pancréas le canal de Wirsung donne naissance à un *conduit accessoire* qui se dirige en haut et à droite, pour aller se jeter dans le duodénum à 2 centimètres au-dessus de l'ampoule de Vater, au niveau d'un petit tubercule appelé *caruncula minor*.

Les *artères* du pancréas sont fournies par la *splénique* et par une branche de l'artère *pancréatico-duodénale supérieure*, qui, anastomosée avec l'artère *pancréatico-duodénale inférieure*, branche de la splénique, encadre la tête du pancréas. Les *veines* vont aux veines *grande mésaraïque*, *splénique* et *porte*. Les *lymphatiques* nombreux se jettent dans les ganglions qui entourent le pancréas. Les *nerfs* fournis par le *plexus solaire* pénètrent dans la glande avec les vaisseaux et forment des plexus autour des lobules et des acini.

Le pancréas est destiné à sécréter un liquide, le *suc pancréatique*, que nous étudions plus loin.

C. — FOIE

§ I. ANATOMIE

Le foie est la glande la plus volumineuse de l'organisme, il est destiné à sécréter la bile, à former du glycose et à détruire les poisons. Le foie occupe tout l'hypocondre droit, une partie de l'épigastre et il s'avance jusque dans l'hypocondre gauche ; il est situé au-dessous du diaphragme, au-dessus de l'estomac et de la masse intestinale (fig. 246).

Il est maintenu dans sa position grâce à son adhérence intime à la *veine cave inférieure* et grâce à des ligaments fournis la plupart par des replis du péritoine.

a. Le *ligament suspenseur du foie*, de forme triangulaire,

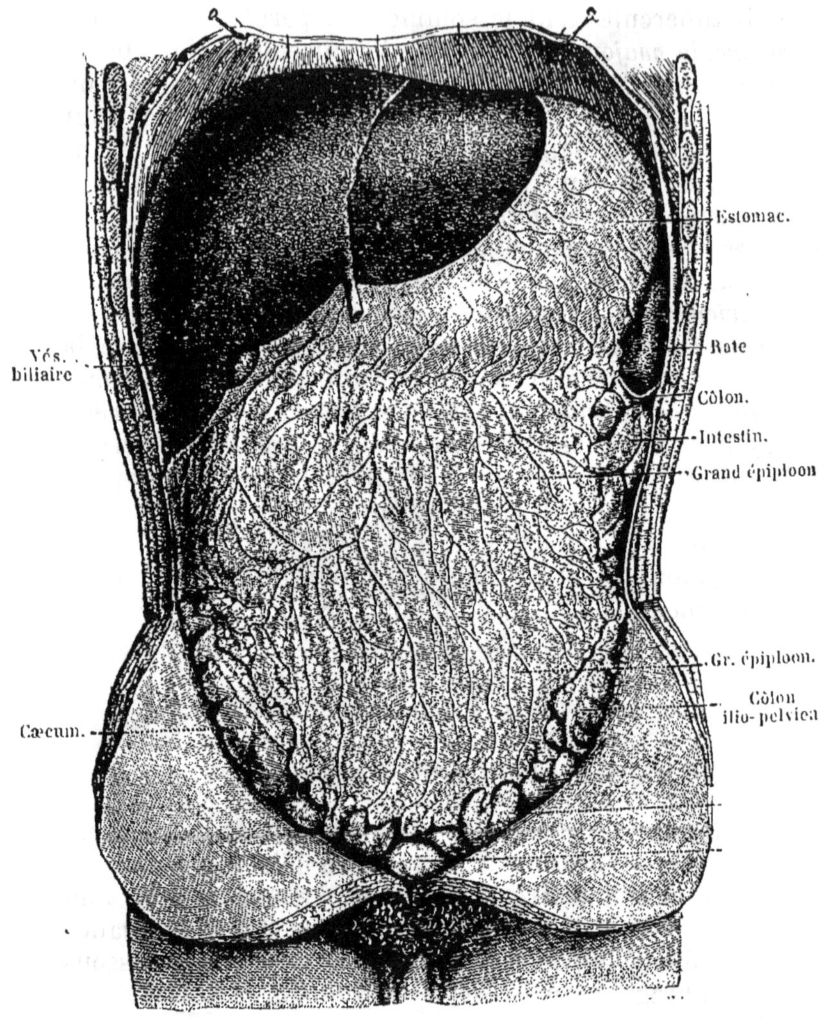

Fig. 246. — Organes de l'abdomen. Rapports du foie.

est étendu de l'ombilic au bord antérieur du foie en suivant une direction oblique de gauche à droite, de telle sorte que sa face droite est en même temps supérieure. Au niveau du bord antérieur il se divise en deux parties : l'une accompagne le cordon de la veine ombilicale, *ligament rond du foie*; l'autre se porte sur la face supérieure du foie et se prolonge jusqu'au ligament coronaire, il fait partie de la grande faux du péritoine.

b. Le *ligament coronaire* unit le bord postérieur du foie à la face inférieure du diaphragme; il est divisé en deux feuillets, entre lesquels le foie est en contact direct avec le diaphragme.

c. Les *ligaments latéraux*, ou *triangulaires*, adhèrent par un de leurs côtés au foie et par un autre au diaphragme.

Le foie est donc intimement rattaché à la face inférieure du diaphragme, dont il subira les déplacements soit physiologiques, soit pathologiques; dans l'inspiration il s'abaisse et dépasse les fausses côtes.

Le *volume* varie avec l'âge, avec les individus, et avec l'état de santé ou de maladie. Les diamètres moyens sont :

Diamètre	transversal........	28	centimètres.
—	antéro-postérieur..	20	—
—	vertical..........	6	—

Le *poids* absolu est proportionnel à son volume et à la quantité de sang qu'il renferme : privé de sang (poids cadavérique), il pèse 1 kilog. 500 (1450 gr.); sur le vivant (poids physiologique), il pèse à peu près 2 kilogrammes (1937 gr.; Sappey).

Sa *coloration* est rouge brun, et sa *consistance*, quoique ferme, se laisse déprimer par les organes voisins qui s'impriment à sa surface. Sa *forme*, pour cette raison, est assez difficile à préciser, elle a été comparée à un segment d'ovoïde comprenant toute la grosse extrémité et la moitié supérieure de la petite. Il présente deux faces, deux bords et deux extrémités.

Rapports. — La *face antéro-supérieure* est convexe, elle est en rapport : 1° avec le diaphragme qui la sépare du cœur, des poumons et des côtes; 2° avec la paroi abdominale au niveau de la région épigastrique. Sur cette face, on voit à l'union des deux tiers droits avec le tiers gauche un sillon antéro-postérieur occupé par le *ligament falciforme*; il divise cette face en deux *lobes* inégaux, un droit et un gauche.

La *face postéro-inférieure* concave regarde en dedans

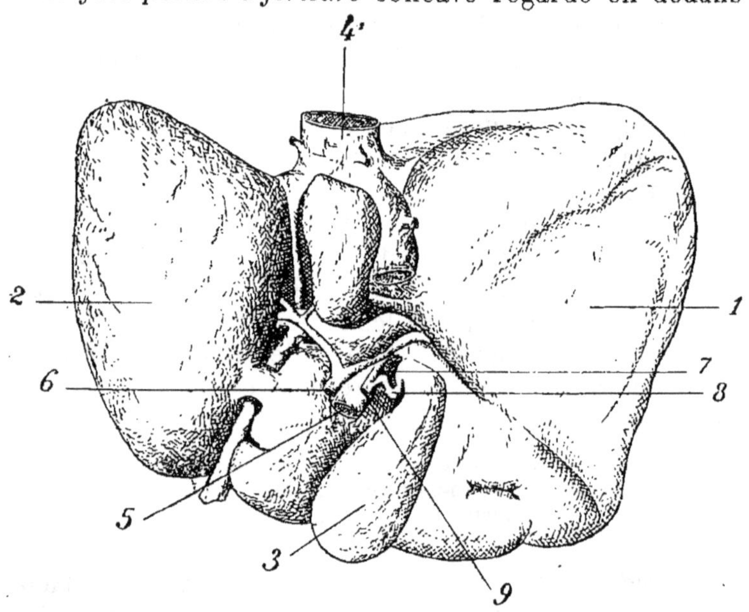

Fig. 247. — Face inférieure du foie.

1. lobe droit; 2. lobe gauche; 3. vésicule biliaire; 4. veine hépatique 5. veine porte; 6. artère hépatique; 7. canal hépatique; 8. canal cystique; 9. canal cholédoque.

et à gauche, elle présente (fig. 247) trois sillons, deux antéro-postérieurs et un transversal, disposés de façon à rappeler la lettre H majuscule : 1° Le *sillon antéro-postérieur gauche* est constitué dans sa moitié antérieure par le *cordon fibreux*, qui remplace chez l'adulte la *veine ombilicale* du fœtus, et dans sa moitié postérieure par le *cordon fibreux* résultant de l'oblitération du *canal vei-*

neux d'Aranzi; 2° le *sillon antéro-postérieur droit* est formé dans sa moitié antérieure par la *loge de la vésicule biliaire, fossette cystique*, et sa moitié postérieure par la *veine cave inférieure*; 3° le *sillon transverse*, qui réunit les deux précédents et est perpendiculaire à eux, est situé à l'union du tiers postérieur avec les deux tiers antérieurs de la face inférieure. Il est occupé par les organes qui pénètrent dans le foie ou qui en sortent, il forme donc le *hile du foie*. Celui-ci est occupé par la *veine porte* qui, à son niveau, se divise en deux branches droite et gauche, par l'*artère hépatique* qui subit la même division, par les *canaux biliaires* qui constituent le *canal hépatique*, enfin par des *nerfs et des lymphatiques*; c'est également à ce niveau que vient s'insérer l'*épiploon gastro-hépatique*.

Ces différents sillons partagent la face inférieure du foie en plusieurs segments ou *lobes* : tout ce qui est à droite du sillon longitudinal droit constitue le *lobe droit*, ce qui est à gauche du sillon longitudinal gauche forme le *lobe gauche*; la partie moyenne comprise entre les deux sillons longitudinaux est subdivisée par le sillon transverse en *deux lobes* : l'un, *antérieur*, est le *lobe carré* ou éminence porte antérieure; le *postérieur* est le *lobe de Spiegel*, ou éminence porte postérieure.

Le *lobe droit* est en rapport (fig. 240) avec trois organes qui laissent sur lui trois empreintes à limites peu accusées : 1° la *facette postérieure* est constituée par la capsule *surrénale*; 2° la *facette moyenne* est *rénale*; 3° la *facette antérieure côlique* est due à l'angle du côlon ascendant avec le côlon transverse. Le *lobe gauche* triangulaire recouvre une partie de la face antérieure de l'estomac, *empreinte gastrique*, et elle est séparée par l'épiploon gastro-hépatique du lobe de Spiegel et de la tête du pancréas; chez le fœtus ce lobe est tellement développé qu'il occupe tout l'hypocondre gauche et peut toucher la rate. Le *lobe carré* est en rapport avec la première portion du duodénum; quant au *lobe de Spiegel*, il envoie deux prolongements : un postérieur passe en arrière de la veine cave à laquelle il forme un canal complet, un antérieur va rejoindre le lobe droit en passant entre la veine porte et la veine cave. Le lobe de Spiegel est en rapport avec les piliers du diaphragme, avec le cardia et la petite courbure de l'estomac, avec le pancréas, le tronc cœliaque, le plexus solaire, l'aorte et la colonne lombaire.

Le *bord antérieur*, dirigé en haut et à gauche, présente une première échancrure correspondant à la vésicule biliaire et une deuxième constituée par la veine ombilicale ; il est mince, tranchant et répond aux fausses côtes droites, au creux épigastrique et aux 6e et 7e côtes gauches.

Le *bord postérieur* horizontal va en s'amincissant vers la gauche; au niveau de la colonne vertébrale il est échancré et répond à l'aorte, à la veine cave inférieure et à l'œsophage. Par sa partie moyenne, ce bord donne attache au ligament coronaire, et par ses extrémités aux ligaments latéraux.

L'*extrémité droite* volumineuse est en rapport avec le diaphragme, l'*extrémité gauche* mince s'applique sur la grosse tubérosité de l'estomac.

Structure. — Le foie est une glande; l'étude de sa structure comprend donc le tissu propre, les vaisseaux et les voies d'excrétion.

Le foie possède deux enveloppes : une externe séreuse, le *péritoine*, et une profonde fibreuse, la *capsule de Glisson*. Le péritoine, comme nous l'avons vu, ne se contente pas d'entourer le foie, il se porte aussi de cet organe aux parois voisines en constituant les ligaments *suspenseur* ou *grande faux du péritoine, coronaire, triangulaires* droit et gauche, *hépato-rénal* et *hépato-côlique*, ou de cet organe à un organe voisin, l'estomac, en formant l'*épiploon gastro-hépatique* ou *petit épiploon*.

La *capsule de Glisson* est mince, transparente, très adhérente à la séreuse et au tissu hépatique ; au niveau du hile elle se réfléchit de dehors en dedans et pénètre dans l'intérieur du foie pour former aux vaisseaux qui y pénètrent une gaine fibreuse contenant une division de la veine porte et de l'artère hépatique, ainsi qu'un conduit biliaire et du tissu conjonctif lâche. Ces tubes se ramifient à l'infini et constituent ainsi des gaines de plus en plus petites se terminant au voisinage des lobules. De la face interne de la membrane de Glisson et de la face externe des tubes ramifiés partent des tractus fibreux, formant un vaste treillis qui renferme les lobules hépatiques; le tissu fibreux forme ainsi le véritable squelette fibreux du foie.

a. Tissu propre du foie. — Si on fait une coupe du foie, on constate que celui-ci est constitué par une quantité considérable de petits grains visibles à l'œil nu, car ils ont à peu près le volume d'un grain de millet : ce sont les *lobules hépatiques*. De forme ovoïde, à facettes planes, une de leurs extrémités est libre, *base* du lobule; l'autre extrémité ou *sommet* paraît suspendue à un vaisseau veineux qui sort du lobule à ce niveau après en avoir parcouru le grand axe, c'est la veine *intra-lobulaire*, qui devient veine *sus-lobulaire*. Les lobules hépatiques ne sont pas accolés intimement, entre eux se trouve du tissu conjonctif interlobulaire, surtout développé chez le porc, dont le foie sert de type pour les études histologiques. Sur une coupe on constate que trois lobules voisins ménagent entre eux un espace triangulaire, *espace porte* ou de *Kiernan* (fig. 248), dont le tissu conjonctif se prolonge entre les lobules sous le nom de *fissures de Kiernan*. Chaque lobule est donc en rapport avec plusieurs espaces de Kiernan, et, comme ces derniers renferment un rameau de la veine porte, de l'artère hépatique et un canalicule biliaire, le lobule recevra par sa périphérie les branches de division de ces vaisseaux.

Pour bien comprendre la structure intime du lobule hépatique, véritable *foie en miniature*, il est nécessaire de connaître la façon dont se comportent les vaisseaux dans le lobule.

1° *Vaisseaux du lobule.* — Les vaisseaux sont les uns

afférents, branches de la veine porte et de l'artère hépatique, les autres sont efférents.

La *veine porte* (p. 113 et fig. 116), arrivée au hile du foie, se divise en deux branches, une droite courte et une gauche; elles occupent la partie profonde du sillon transverse et donnent naissance aux rameaux desti-

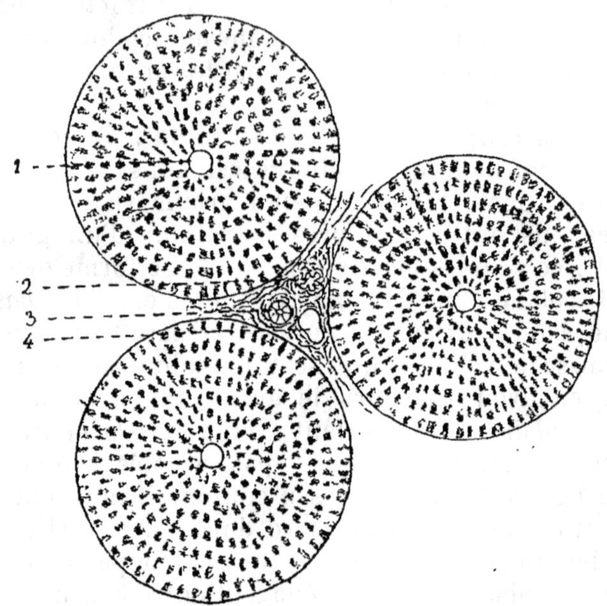

Fig. 248. — Schéma montrant la disposition des lobules hépatiques et d'un espace de Kiernan (Launois).

1. coupe de la veine sus-hépatique; 2. artère hépatique; 3. cana biliaire; 4. veine porte.

nés au tissu hépatique. Ceux-ci suivent les gaines fournies par la capsule de Glisson et se divisent comme ces tubes fibreux pour se terminer par les *veines inter-lobulaires* situées dans les espaces de Kiernan. De ces dernières partent des *branches* qui se portent aux lobules limitant cet espace et qui forment en s'anastomosant avec les branches venues d'un autre espace de Kiernan le *plexus péri-lobulaire* (fig. 249).

Du plexus péri-lobulaire naissent des veinules très fines, qui se capillarisent et se portent de la périphérie au centre du lobule, *veines radiées*, où nous les retrouvons en étudiant le vaisseau efférent.

L'*artère hépatique* ou vaisseau nourricier du lobule est une branche du tronc cœliaque; au niveau du hile

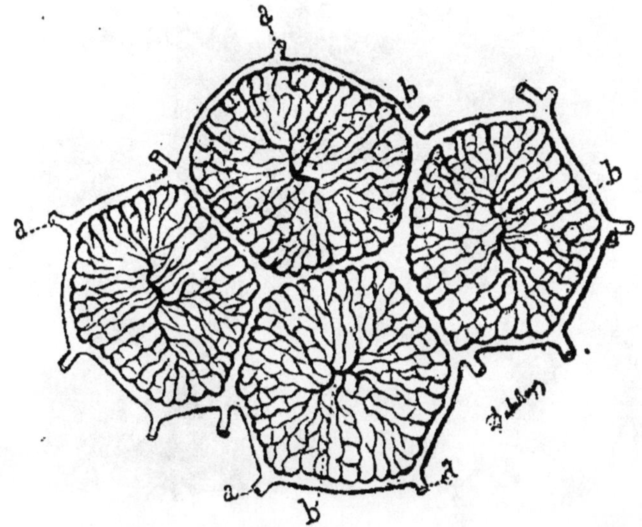

Fig. 249. — Distribution schématique de la veine porte dans les lobules hépatiques.

a. branches de la veine porte; *b.* veine sus-hépatique.

elle se divise également en deux branches, une droite volumineuse, et une gauche plus petite; de ces deux branches naissent les rameaux qui pénètrent dans le foie avec les rameaux de la veine porte, et s'y divisent comme eux; autour du lobule les *artères inter-lobulaires* forment le *plexus péri-lobulaire* d'où partent des capillaires, les uns entourant les conduits biliaires et les autres pénétrant directement dans le lobule.

Le vaisseau efférent est constitué par un vaisseau collecteur médian, *veine intra-lobulaire*, qui naît à la base du lobule par la réunion de capillaires disposés en étoile (étoile de Héring), suit son grand axe et en sort au niveau du sommet pour former la *veine sus-lobulaire*. Cette dernière se réunit à d'autres semblables et ainsi se trouvent constituées des veines de plus en plus volumineuses qui se dirigent vers le bord postérieur du foie,

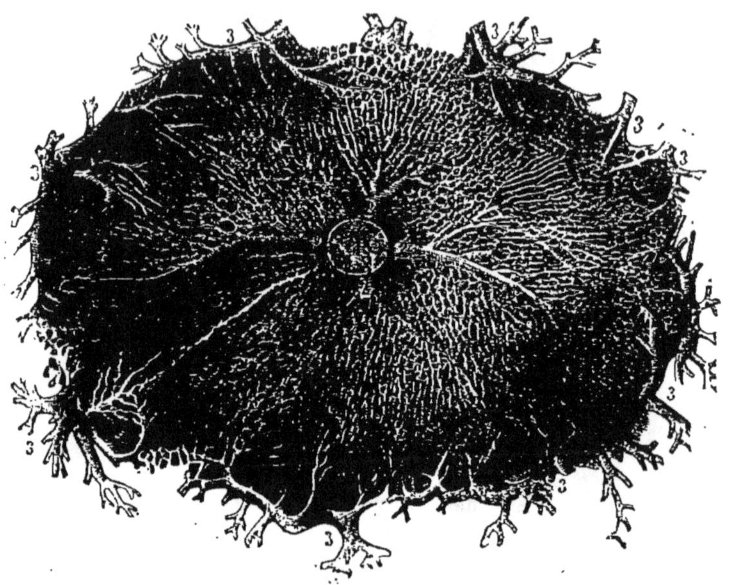

Fig. 250. — Réseau capillaire du lobule hépatique.

1. veine centrale intra-lobulaire ; 2. ses branches d'origines ; 3. veines périlobulaires.

au niveau de la gouttière occupée par la veine cave. Sous le nom de *veines sus-hépatiques* elles forment deux groupes; l'un, supérieur, constitué par deux veines; l'autre, inférieur, constitué par dix à quinze vaisseaux plus petits; toutes se jettent dans la veine cave. Les veines sus-hépatiques n'ont pas de valvules et cheminent en plein tissu hépatique, aussi sont-elles visibles sur les coupes du foie.

2° *Cellule hépatique.* — Connaissant maintenant le

squelette vasculaire du lobule nous pouvons y placer les éléments nobles, les *cellules*. Elles sont situées dans les mailles vasculaires sous forme de travées radiées, *cordons de Remak* (fig. 251). La cellule est une masse polyédrique à six ou huit faces, longue de 20 à 25 μ ; ses bords excavés logent les vaisseaux intra-lobulaires. Elle est constituée par une masse de protoplasma renfermant un gros noyau; de celui-ci partent des travées proto-

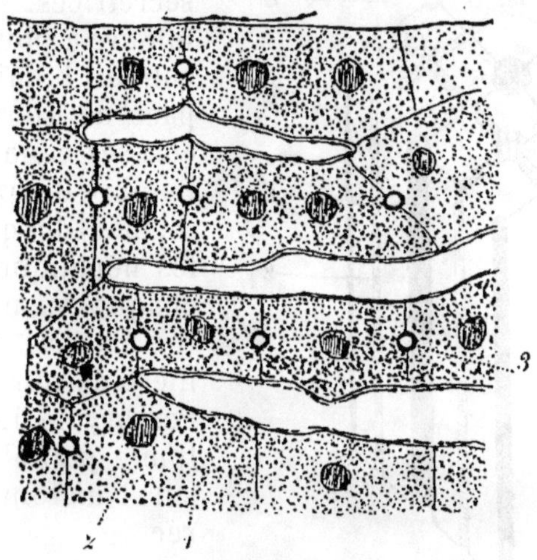

Fig. 251. — Foie humain.

1. cellule hépatique ; 2. noyau ; 3. canalicules biliaires à mi-face des cellules.

plasmiques qui, en s'anastomosant, limitent des petits espaces ou *vacuoles* renfermant la matière glycogène sous forme de liquide sirupeux; dans l'épaisseur des travées s'accumule la graisse. La cellule hépatique se modifie fréquemment, elle varie suivant que l'animal sacrifié était à jeun ou en période de digestion.

3° *Canalicules biliaires*. — Ceux-ci naissent entre les cellules par des extrémités libres et renflées; ils se portent, en suivant une direction radiée entre les cellules, vers la périphérie du lobule (fig. 251). En ce point, au canalicule intra-lobulaire *sécréteur* succède le canalicule inter-lobulaire *excréteur*, qui se réunit aux canalicules semblables pour former les canaux biliaires que nous étudierons plus loin.

Lobule biliaire. — Sabourin a décrit le foie comme une *glande en tube ramifiée*; les canalicules biliaires sont les lumières glandulaires limitées par les cellules sécrétrices. Le lobule biliaire a pour centre le conduit biliaire de l'espace de Kiernan, il reçoit ses canalicules, au nombre de quatre, d'un segment des quatre lobules hépatiques voisins; chaque segment constitue l'*acinus*. Cette manière de voir repose sur l'embryologie, sur l'anatomie pathologique, et sur l'anatomie comparée.

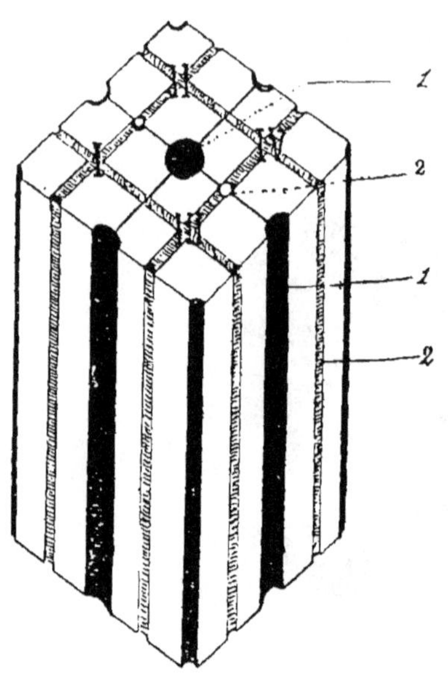

Fig. 252. — Schéma montrant les rapports réciproques de 4 cellules hépatiques entre elles, et la formation des capillaires sanguins et biliaires (d'après Mathias Duval).

I. II. III. IV, cellules hépatiques; 1. capillaires sanguins; 2. capillaires biliaires.

b. ***Vaisseaux et nerfs du foie.*** — Il existe dans le foie comme dans le poumon deux circulations, une circulation *fonctionnelle* constituée par la *veine porte*, et une circulation nutritive constituée par l'*artère hépatique*; mais la circulation de retour est *unique*, alors qu'elle reste *double* dans le poumon; elle est formée par les *veines sus-hépatiques*.

Chez le *fœtus* la veine *ombilicale* venue de l'ombilic se dirige vers le bord antérieur du foie et, se creusant un canal dans le tissu hépatique à qui elle abandonne des collatérales, elle se porte vers le sillon transverse.

A ce niveau elle se divise en deux branches terminales, le *canal de communication avec la veine porte* et le *canal d'Arantius* qui va se jeter dans la veine cave inférieure. Chez l'adulte la veine ombilicale et le canal d'Arantius ou d'Aranzi sont remplacés par des cordons fibreux; quant au canal de communication avec la veine cave il constitue la branche gauche de la veine porte.

Nous avons dit que la *veine porte* était le vaisseau afférent fonctionnel du foie; ce n'est que le principal; en réalité il existe d'autres vaisseaux afférents qui sont groupés sous le nom de *veines portes accessoires* et qui comprennent : 1° le *groupe gastro-hépatique* venu du petit épiploon; 2° le *groupe cystique* fourni par les parois de la vésicule biliaire; 3° le *groupe diaphragmatique* venu du diaphragme par le ligament suspenseur; 4° le *groupe para-ombilical* venant de la paroi abdominale en suivant la veine ombilicale; 5° les *vaisseaux veineux* provenant des parois des canaux biliaires, des vaisseaux et du tissu conjonctif des espaces de Kiernan.

Les *lymphatiques* naissent autour des lobules et se portent les uns vers les ganglions du hile, les autres vers les ganglions sus-diaphragmatiques en suivant le trajet des veines sus-hépatiques.

Les *nerfs* sont fournis par le *pneumogastrique gauche* et par le plexus hépatique, émanation du *plexus solaire*; quelques-uns viennent du nerf phrénique droit.

c. Voies biliaires. — Les *canaux biliaires inter-lobulaires* se réunissent pour constituer les *conduits biliaires*; ceux-ci, en suivant les tubes fournis par la capsule de Glisson, se portent vers le hile du foie en constituant des canaux de plus en plus volumineux qui se résument en deux ou trois conduits. La réunion de ces derniers forme le *canal hépatique* (fig. 253) qui descend dans l'épiploon gastro-hépatique et, après un trajet moyen de 3 centimètres, reçoit un autre canal, le *canal cystique*; à partir de l'abouchement de ce dernier il se dirige en bas, en arrière et un peu à gauche en prenant le nom

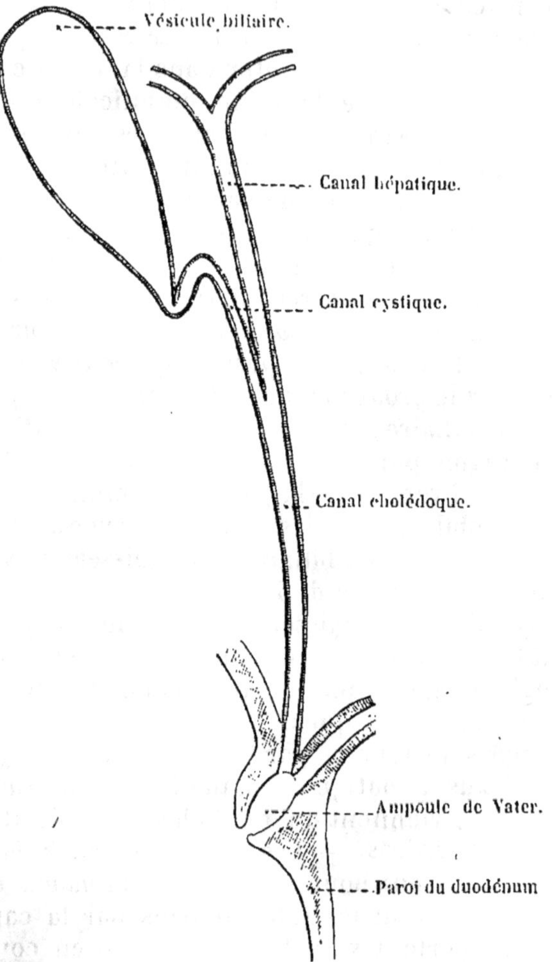

Fig. 253. — Schéma des voies biliaires (Poirier).

de *canal cholédoque.* Long de 7 à 8 centimètres, il passe derrière la tête du pancréas, il se creuse une gouttière dans cet organe, s'engage ensuite dans la paroi du duodénum et, accolé au canal pancréatique, il vient s'ouvrir dans l'ampoule de Vater (fig. 254).

Le canal cystique conduit dans la *vésicule biliaire*, réservoir membraneux ayant la forme d'une poire couchée dans la fossette cystique, qui sépare le lobe droit du foie du lobe carré. Longue de 10 centimètres en

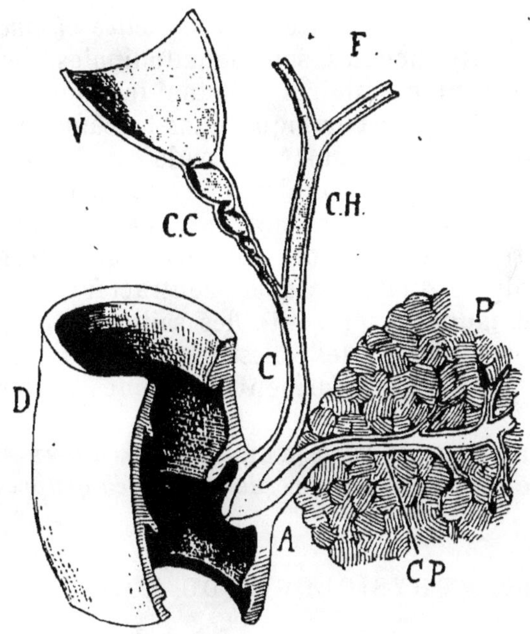

Fig. 254. — Ampoule de Vater et canaux biliaires.

V. vésicule biliaire; CC. canal cystique; CH. canal hépatique; C. canal cholédoque; F. foie; P. pancréas; CP. canal pancréatique; A. ampoule de Vater; D. duodénum ouvert.

moyenne, son extrémité antérieure ou fond a environ 4 centimètres de large, sa capacité est à peu près de 50 à 60 centimètres cubes, elle est appliquée contre la face inférieure du foie par le péritoine. Son *fond* déborde le bord antérieur du foie et est en rapport avec la paroi abdominale au niveau de l'extrémité antérieure du dixième cartilage costal droit; son extrémité rétrécie ou *col* contournée en S est située en avant du hile, elle se continue avec le *canal cystique*. Celui-ci, dont la longueur est de 3 à 4 centimètres, est d'abord flexueux, il se porte vers le canal hépatique, auquel il se réunit pour constituer le canal cholédoque.

Les canaux biliaires extra-hépatiques sont formés de *deux tuniques* : 1° une externe, *conjonctive et musculaire*, les fibres superficielles sont longitudinales, les fibres profondes sont circulaires; 2° une interne, *muqueuse*, dont l'épithélium est cubique dans le canal hépatique et cylindrique à plateau strié dans le canal cholédoque. Quant à la vésicule biliaire, elle est formée de trois couches : 1° l'externe, *séreuse*, n'existe pas sur la face supérieure; 2° la moyenne, *fibro-musculaire*, permet à la vésicule de se dilater et de se contracter; 3° l'interne, *muqueuse*, jaunâtre, présente des saillies entre-croisées limitant des *aréoles* ; les vaisseaux viennent de l'artère cystique et les veines forment des veines portes accessoires.

La muqueuse de la vésicule et des canaux biliaires renferme un grand nombre de *glandes en grappe*.

PHYSIOLOGIE DU FOIE

Le foie a des fonctions multiples, que nous allons passer en revue.

1° Il forme la *bile*, dont l'action sera étudiée au chapitre de la physiologie générale de la digestion et au chapitre de l'absorption; c'est la *glande biliaire* de Sabourin.

2° Il forme du *glycogène*, fonction dont la découverte a été faite par un grand physiologiste français, Claude Bernard. La glycogenèse ne commence dans le foie du fœtus que vers le troisième ou quatrième mois; avant cette époque elle siège dans le *placenta*. Lorsqu'on examine le sang contenu dans la veine porte et dans les veines sus-hépatiques en dehors de la période de digestion, on constate que dans la veine porte il n'y a pas de sucre, alors qu'on en trouve dans le sang des veines sus-hépatiques. Pour prouver que le foie forme réellement le sucre et n'est pas seulement un lieu d'emmagasinement du sucre absorbé, on soumet un animal à une alimentation uniquement azotée, et les analyses du sang des veines sus-hépatiques révèlent toujours la même quantité de sucre. Celui-ci n'est pas formé directement, le *glycogène* seul est sécrété par le foie, puis transformé en *glycose* par un *ferment* spécial sécrété par le foie ou apporté par le sang; si, en effet, on a enlevé le foie et qu'on fasse passer un courant d'eau jusqu'à ce que celle-ci ne renferme plus de sucre (*expérience du foie lavé*), on constate après un certain temps de repos, surtout si le foie a été soumis à une température constante de 38°, que de nouveau il renferme du sucre. Celui-ci est destiné a être porté par le sang dans les tissus où il est détruit par les combustions; à ce titre le foie est une *glande vasculaire sanguine* ou *glande à sécrétion interne.*

Le foie n'est pas seulement l'organe *formateur* du sucre, c'est aussi l'organe *régulateur* de la distribution de cette substance; absorbée au niveau de l'intestin, elle est entraînée par la veine porte dans le foie qui la retient et la transforme en glycogène. Ces quelques notions physiologiques nous permettent d'interpréter la théorie de la *glycosurie* et du *diabète.* Si le foie fabrique trop de sucre d'une part ou s'il n'arrête pas celui qui vient de l'intestin d'autre part, il en résulte une quantité trop considérable dans le sang, le sucre en excès filtre au niveau du rein et est expulsé au dehors avec les urines. La *glycosurie* peut être produite par certaines substances irritantes, comme le chloroforme, les matières putrides, etc., en un mot par tout ce qui favorise les fermentations. Elle peut être occasionnée également par le système nerveux : c'est ainsi que la piqûre d'un point spécial du plancher du 4e ventricule à la face postérieure du bulbe est suivie de glycosurie passagère.

3° Le foie forme de l'*urée*, comme l'a démontré le professeur Brouardel, en achevant les métamorphoses désassimilatrices des substances albuminoïdes.

4° Le foie *détruit les poisons* en les transformant, aussi bien ceux qui ont été fabriqués par l'organisme, *ptomaïnes*, que ceux qui sont apportés du dehors, *alcaloïdes*. Cette action est très importante pendant la grossesse, elle tient sous sa dépendance l'état général de la femme; les accidents d'auto-intoxication de la grossesse ne peuvent survenir que si le foie surmené laisse passer les toxines sans les arrêter; les troubles de nature diverse qui apparaissent appartiennent au grand chapitre de l'*hépatotoxémie*.

5° On a prétendu que le foie était également un organe *hématopoiétique*, c'est-à-dire un lieu de formation de globules rouges, comme le démontre la présence du fer et de certaines matières colorantes dans la bile.

D. — RATE

La rate est une *glande vasculaire sanguine*, c'est-à-dire une glande sans conduit excréteur; elle est située dans la *loge splénique*, limitée en haut et en dehors par le diaphragme, en dedans et en arrière par l'estomac et le rein, en bas par le côlon; elle est donc dans l'hypocondre gauche, où elle est maintenue en place par des replis du péritoine, les *épiploons gastro-splénique* et *pancréatico-splénique* et le *ligament phréno-splénique* ou suspenseur de la rate.

Longue de 12 centimètres, large de 6 à 8 centimètres et épaisse de 3 centimètres, son poids est de 180 à 200 grammes, sa couleur est rouge lie de vin, sa consistance est faible et friable, son tissu se laisse facilement déchirer.

La rate est un ovoïde aplati transversalement, elle présente deux faces, deux bords et deux extrémités.

Rapports. — La face externe convexe répond au diaphragme qui la sépare de la plèvre et des côtes; la face interne concave est divisée en deux parties par un sillon vertical constituant le *hile* (fig. 255); la portion de cette face placée en avant du hile est en rapport avec la grosse tubérosité de l'estomac; la portion placée en arrière répond au pilier gauche du diaphragme, à la

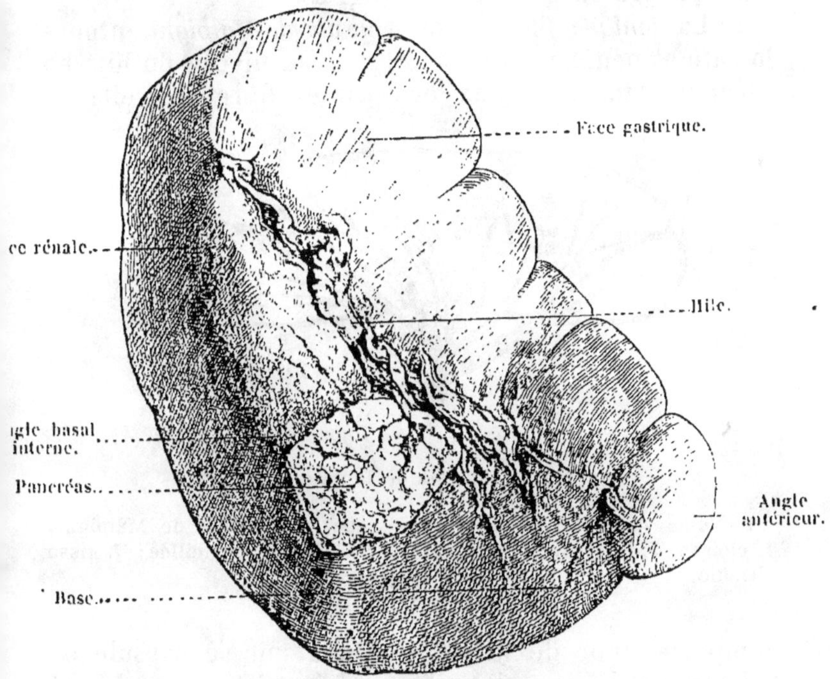

Fig. 255. — Rate de nouveau-né vue par sa face interne (Poirier).

queue du pancréas et à l'arrière-cavité des épiploons. Le bord antérieur mince présente des incisures et est en rapport avec le diaphragme et la paroi abdominale, le bord postérieur arrondi répond au rein et à la capsule surrénale gauche. L'extrémité supérieure ou *tête* est en rapport avec le diaphragme et l'extrémité gauche du foie, l'extrémité inférieure ou *queue* repose sur le méso-côlon transverse.

Structure. — 1° Extérieurement la rate est entourée par le *péritoine* qui, en se portant de cet organe aux organes voisins ou à la paroi voisine, constitue soit des épiploons, soit des ligaments.

Débarrassée de sa tunique externe séreuse, la rate présente à étudier une membrane d'enveloppe et le tissu propre ou parenchyme (fig. 256).

2° La *tunique fibreuse* ou *capsule de Malpighi* entoure la rate et pénètre dans cet organe au niveau du hile en formant aux vaisseaux des gaines fibreuses; elle se

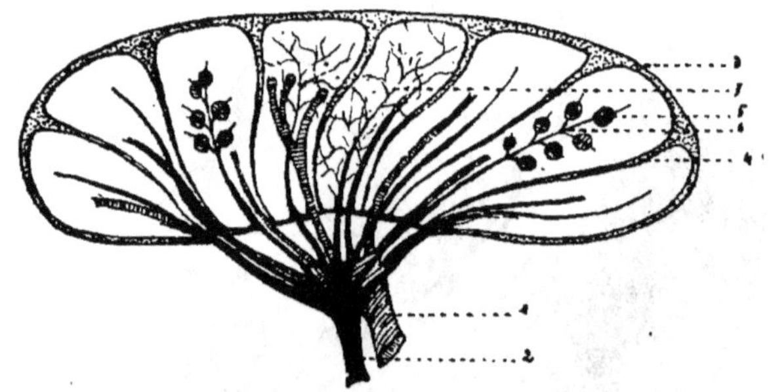

Fig. 256. — Schéma de la rate (Launois).

1. Veine splénique; 2. artère splénique; 3. capsule de Malpighi; 4. cloison; 5. corpuscule de Malpighi; 6. artère pénicillée; 7. tissu réticulé.

comporte donc de la même façon que la capsule de Glisson au niveau du hile du foie. Cette capsule est élastique et contractile, car elle renferme des fibres musculaires lisses. De la face interne de la membrane d'enveloppe et de la face externe de la portion réfléchie de cette tunique partent des travées, qui s'entre-croisent et forment de petites cavités contenant le tissu propre de la rate.

3° Le *parenchyme* renfermé dans les aréoles précédentes porte le nom de *pulpe* ou de *boue splénique* à cause de sa mollesse, elle est constituée par des globules blancs (cellules spléniques), des globules rouges, des cellules multinucléaires, des cellules pigmentées et granuleuses, par des débris de globules rouges et par une certaine quantité d'hémoglobine. C'est pour cette raison que les physiologistes modernes ont fait de la rate non pas un lieu de formation, mais un lieu de destruction des globules rouges. Enfin, il existe dans cet organe de petits renflements sphériques, blanchâtres, développés dans l'expansion de la tunique fibreuse qui enveloppe les petits vaisseaux; ce sont les *corpuscules de Malpighi*, formés de *tissu lymphoïde*, c'est-à-dire de tissu conjonctif renfermant des globules blancs dans ses mailles.

Vaisseaux. — L'*artère splénique*, branche du tronc cœliaque, arrivée au niveau du hile de la rate se divise en sept ou huit branches, qui pénètrent dans le tissu splénique et s'y divisent sans s'anastomoser; elles se terminent par un bouquet de fines artérioles (artères pénicillées), qui se capillarisent et donnent naissance aux veinules. Ces dernières se réunissent, puis vont s'accoler à la division artérielle correspondante pour arriver au hile au nombre de sept à huit branches; leur réunion forme la *veine splénique*, une des trois branches de formation de la veine porte.

Les *lymphatiques*, nombreux, vont aux ganglions situés près du hile.

Les *nerfs* émanés du plexus solaire sont apportés par l'artère splénique sous le nom de *plexus splénique*.

Physiologie. — Le rôle de la rate a été très discuté et a donné lieu à de nombreuses théories, la plupart hypothétiques.

Les uns la considèrent comme un organe de formation des globules rouges, d'autres, au contraire, comme l'organe de destruction de ces mêmes globules. On admet plus généralement que la rate, par suite de sa richesse en tissu lymphoïde, *fabrique des globules blancs*, de là son augmentation de volume au cours des maladies infectieuses; enfin elle paraît être également un lieu d'emmagasinement du fer et peut-être du potassium.

§ II. — PHYSIOLOGIE GÉNÉRALE DE LA DIGESTION

Physiologie du tube digestif. — Le tube digestif sert à transformer les aliments introduits dans l'organisme en substances assimilables, susceptibles d'être absorbées par les cellules vivantes pour servir à l'entretien, à l'accroissement, et au bon fonctionnement du corps.

Cette étude est assez complexe puisqu'elle comprend l'étude des matériaux empruntés au monde extérieur ou *aliments*, l'étude des transformations que le tube digestif fait subir à ces substances ou *digestion* proprement dite, l'étude du passage des substances transformées dans la circulation ou *absorption*, enfin l'étude de la manière dont le tube digestif se débarrasse des substances qui n'ont pu lui servir, c'est-à-dire de la *défécation*.

1. ALIMENTS

L'organisme est composé surtout de carbone, d'oxygène, d'hydrogène et d'azote ; aussi les aliments devront-ils renfermer ces quatre éléments pour constituer un *aliment complet*, dont le plus bel exemple est le *lait*, qui suffit à l'alimentation du nouveau-né.

Le plus souvent en effet les aliments dont nous nous servons ne renferment pas ces quatre éléments, de là la nécessité d'avoir recours à plusieurs substances dont la réunion forme une alimentation complète et dont la quantité minima constitue la *ration d'entretien* ; il faut lui ajouter la *ration de travail* lorsque l'organisme est obligé de se livrer à un travail augmentant les combustions.

On divise les aliments de la façon suivante : 1° les *albuminoïdes* ou *aliments azotés*, dont le type est le blanc d'œuf ou albumine ; à cette classe appartiennent également la fibrine de la viande, la légumine, la caséine, etc. ;

2° les *aliments hydrocarbonés*, amidon, sucres, féculants, etc. ; 3° les *aliments gras*, beurre, huile, graisse, etc., et enfin 4° les *aliments minéraux*, eau, sel marin, phosphates, carbonates, etc.

Le lait, que nous avons dit être un aliment complet, renferme en effet une substance azotée, la *caséine*, une substance hydrocarbonée, la *lactose* ou suc de lait, une substance grasse, le *beurre*, et enfin, des substances minérales, de l'*eau* et des *sels*.

Le pain, au contraire, n'est pas suffisant à nourrir l'organisme ; il renferme bien du gluten, substance azotée, de l'amidon, substance hydrocarbonée, et des sels, il lui manque de la matière grasse et une certaine quantité d'eau.

Lorsque les cellules dont se compose le corps humain ont besoin de matériaux pour vivre ou pour fonctionner, elles font un appel que l'organisme ressent sous la forme de sensations générales qui sont la *faim* et la *soif*. Si ces matériaux ne leur sont pas fournis, l'organisme les emprunte à certaines parties de lui-même, il y a *auto-digestion* et par conséquent amaigrissement. Lorsque les matières de réserve sont épuisées, des phénomènes graves surviennent, abaissement de la température, abattement, il y a *inanition*, et la mort survient rapidement.

2. DIGESTION

Introduction des aliments dans la bouche. — Les aliments sont ou solides ou liquides : les solides sont portés à la bouche par la main directement ou indirectement et saisis par les lèvres et les dents : les liquides sont le plus souvent versés dans la cavité buccale par une cuillère, un verre, etc., mais quelquefois ils sont aspirés ; c'est ainsi que le nouveau-né mis au sein aspire le lait par succion. Il applique ses lèvres à la base du mamelon, ce qui ferme complètement l'orifice buccal ; aspirant l'air contenu dans la bouche, il fait le vide dans cette cavité, la pression atmosphérique agit sur le sein et en chasse le lait qui passe dans la bouche. La langue joue un grand rôle dans ce mouvement de succion, elle se porte continuellement d'avant en arrière et d'arrière en avant, comme le piston d'une pompe, et au moment où elle va se porter d'avant en arrière la cavité buccale se ferme en arrière par action du voile du palais.

Mastication. — L'aliment solide introduit dans la bouche doit être divisé en petites parcelles pour être mieux attaqué par les sucs que sécrètent les glandes annexées au tube digestif. Ce sont les dents qui sont chargées de ce rôle, les molaires surtout, en broyant les aliments que la langue, les lèvres et les joues ramènent continuellement entre les arcades dentaires.

Insalivation. — En même temps que les aliments sont réduits en pulpe, ils sont humectés par la *salive* que sécrètent les glandes salivaires proprement dites et toutes les glandes contenues dans la muqueuse buccale. Le liquide ainsi sécrété prend le nom de salive mixte, qui est alcaline et dont la quantité varie de 500 à 1500 grammes. Sa sécrétion est continuelle, mais au moment où les aliments sont introduits dans la bouche, elle devient plus considérable grâce à une action nerveuse réflexe. Cette sécrétion peut dans certains cas se produire en très grande quantité en dehors du repas, constituant le *ptyalisme*, que l'on rencontre quelquefois chez les femmes enceintes; sa cause est encore mal déterminée; elle paraît due à une action toxique, certaines substances peuvent aussi le déterminer; la salivation exagérée est bien connue chez les individus qui travaillent dans le mercure ou qui absorbent des médicaments mercuriels.

La salive a un rôle multiple à remplir, elle dissout les substances solubles, le sucre par exemple, elle se mêle aux aliments pour les rendre plus mous, elle transforme l'*amidon* en dextrine, puis en *glycose*, grâce à un ferment spécial qu'elle renferme; c'est la *ptyaline* ou diastase animale, dont le contact avec les matières féculentes doit être assez prolongé; aussi l'action de ce ferment soluble

commencée dans la bouche se continue-t-elle dans l'estomac. Enfin la salive, par le mucus qu'elle renferme, agglutine les matières alimentaires, pour en faire une pâte molle ou *bol alimentaire*, qui ainsi enrobé glissera plus facilement de la bouche dans le pharynx.

Déglutition. — On donne ce nom à l'acte mécanique dont le but est de porter le bol alimentaire ou les boissons de la bouche dans l'estomac. La déglutition est divisée en trois temps : dans le *premier* le bol alimentaire est amené par les mouvements des joues et de la langue sur le dos de celle-ci qui s'élargit, se creuse en gouttière en relevant ses bords et enfin s'applique de la pointe vers la base contre la voûte palatine, chassant ainsi le bol alimentaire d'avant en arrière. *Dans le deuxième temps* le bol alimentaire, qui a franchi l'isthme du gosier arrive dans le pharynx monté à sa rencontre grâce à la contraction de ses muscles élévateurs, et il descend vers l'œsophage sous l'influence des contractions des muscles constricteurs du pharynx. Dans ce trajet le bol alimentaire rencontre plusieurs orifices qui se ferment sur son passage; en haut, le pharynx nasal est oblitéré par le voile du palais, aussi, lorsque ce dernier organe est paralysé, les aliments peuvent-ils remonter dans les fosses nasales; en bas, l'orifice supérieur du larynx est oblitéré par l'épiglotte sous laquelle il monte se cacher.

Le *troisième temps* est le parcours du bol alimentaire dans l'œsophage jusqu'à son arrivée dans l'estomac après la traversée du cardia. Les aliments ne tombent pas dans l'estomac en vertu de leur poids; un individu ayant la tête en bas peut déglutir, car le bol alimentaire est poussé de place en place par un *mouvement péristaltique* produit par la contraction alternative des fibres longitudinales et des fibres circulaires de l'œsophage.

Digestion stomacale ou gastrique. — L'estomac est une des portions du tube digestif où s'accomplissent les actes les plus importants de la digestion. L'action de l'estomac est mécanique et chimique.

a. Phénomènes mécaniques. — Il est admis actuellement que les liquides ne séjournent que très peu de temps dans l'estomac ; ils passent dans le duodénum en suivant la petite courbure grâce au phénomène suivant : au moment de la digestion les fibres obliques, qui entourent la partie moyenne de l'estomac sous le nom de *cravate de Suisse*, se contractent et transforment la cavité gastrique en deux conduits superposés, le supérieur forme une sorte de canal allant directement du cardia au pylore, canal suivi par les liquides, l'inférieur forme un réservoir où séjournent les aliments.

Pendant la digestion l'estomac exécute des mouvements grâce à la contraction de ses fibres musculaires, mouvements dont le but est de brasser les aliments et de les mélanger plus intimement au suc gastrique. A la fin de la digestion ce sont encore les contractions du muscle gastrique qui font passer dans le duodénum, en forçant la valvule pylorique, les aliments transformés en *chyme*. Dans le *vomissement*, phénomène anormal par lequel le contenu de l'estomac est rejeté au dehors en parcourant de bas en haut l'œsophage, le pharynx et la bouche, les fibres musculaires de l'estomac n'interviennent pas ; cet acte est entièrement dû à la contraction du diaphragme et des muscles de la paroi abdominale, qui amènent une compression des viscères abdominaux pour en chasser le contenu.

b. Phénomènes chimiques. — Les glandes nombreuses de la muqueuse sont chargées de sécréter les deux produits nécessaires à la digestion gastrique, la *pepsine* et l'*acide chlorhydrique*. Ces deux substances, mélangées au mucus, constituent le *suc gastrique*. Le pepsine est un ferment qu'on a pu isoler et qui se présente alors sous la forme d'une poudre blanchâtre ; elle a pour fonction de transformer les substances albuminoïdes en *peptones*, c'est-à-dire en substances également azotées mais assimilables ; cette transformation ne peut se faire qu'en présence de l'acide chlorhydrique. A la fin de la digestion gastrique la viande et la fibrine sont transformées en une pulpe presque liquide. Chez les jeunes sujets l'estomac renferme un autre ferment, la *présure* ou *lab*, qui a pour propriété de coaguler la *caséine* du lait; c'est cette propriété qui est employée dans la fabrication des fromages sous forme de caillette de veau.

Digestion intestinale. — Quand les aliments sont transformés en *chyme*, ils passent dans le duodénum grâce au relâchement de la valvule pylorique. Leur parcours dans l'intestin dépend des contractions des fibres musculaires longitudinales et circulaires de cet organe, qui se font de proche en proche, véritables mouvements de reptation ou *vermiculaires*. Lorsque les contractions font cheminer le contenu de l'intestin du duodénum vers le gros intestin, les mouvements sont dits *péristaltiques*; lorsque, au contraire, les mouvements vont de la valvule iléo-cæcale vers le pylore, ils sont dits *antipéristaltiques*. Tels sont les *phénomènes mécaniques* de l'intestin, c'est au cours de ce trajet dans la longueur de l'intestin grêle que vont se produire les *phénomènes chimiques*, ceux-ci sont surtout sous la dépendance des sucs sécrétés par les glandes annexées au tube digestif et déversés dans le duodénum. Dans l'intestin les aliments subiront à la fois l'action du suc intestinal, du suc pancréatique et de la bile, dont la secrétion devient abondante par action réflexe au moment où le chyme arrive dans le duodénum.

Dans la muqueuse duodénale les *glandes de Brünner* sécrètent un liquide alcalin destiné à détruire l'acidité du suc gastrique. Le *suc pancréatique* est un liquide clair, visqueux, alcalin, sécrété d'une façon permanente (350 grammes environ dans les vingt-quatre heures), mais en plus grande abondance au moment de la digestion. Il renferme un ferment, la *pancréatine*, décomposable en trois variétés de ferments : l'un a pour but de transformer les *albuminoïdes*, qui n'ont pas été attaqués par le suc gastrique, en *peptones*; le second agit sur les *féculents* qu'il transforme en *glucose*, complétant par conséquent l'action de la ptyaline de la salive; le troisième, le plus important, *émulsionne les graisses*, c'est-à-dire les réduit en très fines gouttelettes capables de traverser l'épithélium de l'intestin pour être absorbées par le chylifère des villosités.

Dans l'intestin grêle proprement dit les glandes de Lieberkühn sécrètent le *suc intestinal*, qui dédouble le sucre de canne en *glycose* et en *nébuloses*, grâce à l'action de son ferment, l'*invertine*. Le suc entérique ou intestinal est un liquide clair, très abondant, c'est lui qui est sécrété en quantité telle, qu'il est expulsé sous forme de diarrhée séreuse au cours de certaines émotions ou après l'absorption de purgatifs salins.

Nous avons placé l'étude de la *bile* après celle du suc intestinal, car il est à peu près admis actuellement que son action est nulle dans la digestion. La bile est un liquide visqueux, de couleur jaunâtre, d'une saveur amère puis sucrée, sécrétée par le foie d'une façon continuelle et en grande abondance, 1200 à 1300 grammes en vingt-quatre heures. Elle est mise en réserve dans la vésicule biliaire, qui la déverse dans l'intestin quelque temps après le passage du chyme dans le duodénum. Sur 1000 parties de bile il y a 850 parties d'eau ; le reste est représenté par des *sels biliaires*, *taurocholates* et *glycocholates de soude*, par des *pigments biliaires* dont le principal est la *bilirubine* qui peut se transformer en *biliverdine*, par une matière excrémentielle de la classe des alcools, la *cholestérine*, et enfin par du *mucus*.

Arrivant dans l'intestin après le passage du chyme on lui attribue la fonction de dissoudre et de chasser l'épithélium intestinal qui vient de servir à l'absorption, et de hâter ainsi la rénovation cellulaire de cet épithélium. Mélangée aux matières fécales, la bile s'opposerait à la putréfaction dans l'intestin, et c'est elle qui donne aux fèces leur coloration foncée ; aussi, dès que la bile n'est plus déversée dans le tube digestif, les matières fécales prennent-elles une teinte blanchâtre et acquièrent-elles une odeur très fétide.

3. ABSORPTION

L'absorption est le but de la digestion, c'est le phénomène par lequel les matières alimentaires, complètement modifiées par leur passage à travers le tube digestif, passent dans le sang pour être transportées ensuite dans l'économie et servir ainsi à la *nutrition* des tissus.

L'absorption est sous la dépendance de conditions *physiques* et de conditions *vitales*. Aux premières appartiennent la *diffusion*, c'est-à-dire la propriété que possèdent certains corps de se disséminer dans le milieu où ils sont renfermés, et l'*osmose* ou mélange de deux liquides séparés par une membrane à travers laquelle ils passent. Quant aux conditions vitales, elles reposent tout entières dans la structure de l'*épithélium* qui revêt la face interne du tube digestif; certaines cellules s'opposent à l'absorption, d'autres au contraire ont ce rôle à remplir. Cette fonction est dévolue à l'*épithélium de l'intestin grêle* et particulièrement à celui des *villosités*, véritables racines flottant dans le conduit intestinal. Sa richesse en vaisseaux lymphatiques et sanguins nous permet de comprendre que l'absorption se fasse par deux voies différentes : *celle de la veine porte* et *celle des chylifères*.

Les *veines* absorbent l'*eau*, les *sels*, les *sucres* et les *albuminoïdes* transformés en *peptones*. Ces substances, après leur passage dans les capillaires veineux de la villosité, sont emportées vers la *veine porte* et vers le foie, où elles subissent une sorte de *filtration*, puisque certaines d'entre elles (sucres, poisons) sont retenues à ce niveau. Les autres, par les veines sus-hépatiques, arrivent à la veine cave inférieure et sont emportées vers le cœur droit, puis vers le cœur gauche, et enfin dans tous les tissus de l'organisme par le système artériel. Les *vaisseaux lymphatiques* ou *chylifères* absorbent les graisses émulsionnées, grâce à une action de l'épithélium sur laquelle on n'est pas d'accord. Par les chylifères ces graisses sont transportées dans la citerne de Pecquet, puis le canal thoracique va les déverser dans la sous-clavière gauche, c'est-à-dire dans le torrent circulatoire veineux; dans le cœur droit elles se mélangent aux substances qui ont été absorbées directement par les veines.

Dans le *gros intestin*, dont l'action digestive est à peu près nulle, l'absorption de l'eau, de sels, de la glycose et des peptones s'exerce encore dans le cæcum et la première partie du côlon, mais elle est terminée à partir du milieu du gros intestin.

4. DÉFÉCATION

A mesure que l'absorption se produit dans l'intestin grêle et dans le gros intestin le chyme prend de plus en plus de consistance; pendant son séjour dans le gros intestin il perd encore de l'eau, devient plus solide et constitue le *bol fécal* ou *excréments*. Ceux-ci s'accumulent dans le côlon ilio-pelvien, puis, en descendant dans le rectum, ils déterminent une sensation particulière, le *besoin*. Deux cas se présentent : ou bien le besoin est aussitôt satisfait, les matières sont chassées par les contractions de l'intestin et des muscles de l'abdomen (effort), elles forcent les sphincters de l'anus et sont expulsées au dehors, tel est le phénomène de la *défécation*; ou bien le besoin ne peut être satisfait, le sphincter externe strié se contracte volontairement; cette contraction se propage aux fibres circulaires du rectum, et, par un mouvement anti-péristaltique, les matières sont refoulées du rectum vers le côlon ilio-pelvien. La défécation est un réflexe, dont le centre siège à la partie inférieure de la moelle lombaire, au niveau du *centre ano-spinal*.

Les matières fécales sont constituées par des débris de l'épithélium intestinal, par les parties non assimilables des aliments, tissus élastiques et cornés, cellulose, etc., et par de la cholestérine; elles sont colorées par les matières colorantes de la bile, et leur odeur dépend des nombreuses *fermentations* qui se produisent dans le gros intestin. Ces dernières sont dues à des actions chimiques ou microbiennes; elles donnent naissance à des *acides gras*, à des toxines ou *ptomaïnes* et à des *gaz*, acide carbonique, hydrogène, et hydrogène sulfuré.

Le *méconium* qui constitue l'excrément fœtal est uniquement constitué par des débris de cellules épithéliales, colorées en vert par la biliverdine de la bile.

§ III. PATHOLOGIE

A. — MALADIES DE LA BOUCHE ET DES GLANDES SALIVAIRES

Stomatite. — On donne le nom de *stomatite* à toute inflammation de la muqueuse buccale, et celui de *gingivite* à l'inflammation unique des gencives. Il existe de nombreuses variétés de stomatites, variétés basées sur la cause et sur les symptômes.

Stomatite ulcéro-membraneuse. — La stomatite ulcéro-membraneuse est une maladie spécifique, contagieuse, parfois épidémique; elle se développe au moment de la deuxième dentition, surtout chez les enfants dont la bouche n'est pas soignée. Les *ulcérations*, d'abord localisées aux gencives, peuvent se propager aux joues, aux lèvres, à la langue; elles sont douloureuses, à fond grisâtre, à bords déchiquetés, elles sont limitées par un liséré blanc, et saignent très facilement. La *salivation* est exagérée et l'*haleine fétide*; la durée est d'une huitaine de jours à moins qu'elle ne devienne chronique.

Stomatite aphteuse. — Elle est due au développement sur le palais, la langue, la face interne des lèvres de petites vésicules appelées *aphtes*, auxquelles font suite des ulcérations grisâtres déterminant une douleur aiguë au moindre contact. Elles s'accompagnent presque toujours de fièvre plus ou moins élevée, *fièvre aphteuse*; cette affection nous est transmise par certains animaux, vaches, moutons, etc., chez lesquels elle porte le nom de *cocote*.

Stomatite mercurielle. — C'est le type des stomatites toxiques; elle peut apparaître avec tous les modes d'administration du mercure, injections, frictions, ingestions, ou chez les individus travaillant dans des substances à base mercurielle. Elle revêt des formes variables, depuis l'*érythème* simple de la gencive jusqu'aux *ulcérations* étendues avec perte de substance et suppuration péridentaire; les lésions peuvent s'étendre aux joues, à la langue, à la voûte palatine et au voile du palais. La *salivation* est abondante et l'haleine souvent d'une *fétidité* repoussante.

Pour l'éviter ou pour la combattre il faut recommander un nettoyage fréquent de la bouche, surtout après chaque repas, avec une brosse et de l'eau antiseptisée; il est souvent nécessaire d'administrer du chlorate de potasse à l'intérieur.

Stomatite saturnine. — Chez les personnes qui travaillent dans les substances contenant du plomb on voit un liséré bleuâtre au collet des dents; il est dû à l'accumulation de poussières métalliques dans ces régions.

Muguet. — Le *muguet* ou *blanchet* est une affection fréquente chez les *nourrissons athrepsiques*; elle peut aussi se rencontrer au cours, pendant la convalescence, ou au déclin d'un certain nombre de maladies graves. Elle est caractérisée par un semis de points blanchâtres développés sur la muqueuse de la langue, des lèvres, des joues, pouvant même gagner le pharynx, l'œsophage, l'estomac et l'intestin. D'abord isolés, ces grains blancs, puis jaunâtres, peuvent se réunir pour constituer une nappe très adhérente à la muqueuse sous-jacente; lorsqu'on les enlève celle-ci est rouge et vernissée.

Le muguet est dû à une moisissure, l'*oïdium albicans*, dont certaines cellules sont allongées, *mycéliums*, et les autres arrondies, *spores*; ce champignon se développe de préférence dans les milieux sucrés ou acides. Pour le faire disparaître il faut nettoyer la muqueuse buccale avec un tampon de coton trempé dans un liquide alcalin, eau de Vichy, eau de chaux, solution de borax.

Noma. — Véritable gangrène de la bouche, cette affection grave commence par un ulcère qui s'étend en largeur et en profondeur. On le rencontre surtout chez les enfants des classes pauvres au cours de certaines infections générales.

Glossite. — Inflammation aiguë ou chronique de la langue; elle peut être infectieuse, cancéreuse, tuberculeuse, ou syphilitique.

La syphilis se localise souvent sur la langue ou sur les lèvres à la période secondaire sous forme de *plaques muqueuses*; dans la syphilis héréditaire les ulcérations buccales de l'enfant peuvent inoculer le sein de la nourrice et transmettre à celle-ci la syphilis sous forme de *chancre mammaire*.

Oreillons. — On donne ce nom à une infection contagieuse, épidémique, localisée sur les glandes salivaires, et en particulier sur la *parotide*. Celle-ci augmente de volume et devient douloureuse; les glandes se prennent l'une après l'autre et le catarrhe peut s'étendre aux glandes sous-maxillaires, aux testicules, (orchite ourlienne), aux ovaires, aux glandes mammaires. Cette inflammation est précédée et s'accompagne de symptômes généraux : fièvre, courbature, délire, convulsions, etc.

Parotidite. — C'est une inflammation aiguë ou chronique de la glande parotide par infection remontant par le canal de Sténon. Dans certains cas elle est de cause générale, les microbes sont apportés par le sang et se localisent dans la glande, qui peut suppurer, *parotidite phlegmoneuse.*

Grenouillette. — On donne ce nom à un kyste des glandes sublinguales; de coloration rosée ou violacée, cette tumeur, grosse comme une noisette ou une noix, soulève la langue et gêne la mastication et la parole.

MALADIES DE LA BOUCHE PARTICULIÈRES AUX FEMMES ENCEINTES

Maux de dents et névralgies faciales. — Assez fréquemment pendant la grossesse les femmes éprouvent des névralgies occasionnées par une dent cariée; ces névralgies peuvent apparaître à toute heure du jour ou de la nuit et troublent la santé de la femme si elles sont persistantes. On doit conseiller dans ce cas l'application de pansements antiseptiques dans la dent, car une périostite alvéolo-dentaire peut survenir et un abcès en sera la conséquence.

Gingivite. — L'inflammation des gencives se localise de préférence à la partie antérieure au niveau des incisives et des canines. Elle provoque des douleurs aiguës, sorte de brûlure, et elle peut déchausser les dents et amener leur chute. On la rencontre souvent chez les multipares, chez les personnes surmenées ou cachectiques, comme les tuberculeuses. Elle se prolonge jusque pendant l'allaitement.

Il faut conseiller les soins de propreté exagérés de la cavité buccale : brossage avec une brosse douce et une poudre antiseptique, lavages de la bouche, application d'une très légère couche de teinture d'iode.

Ptyalisme. — Ainsi est appelée une salivation abondante qui survient souvent dès le début de la grossesse. La quantité de salive peut être considérable, les femmes crachent sans cesse et remplissent quelquefois plusieurs cuvettes dans les vingt-quatre heures, car la salivation peut persister la nuit et prive la femme de sommeil, aussi un état grave peut-il en être la conséquence. M. le professeur Pinard, considérant cette salivation exagérée comme une des manifestations de l'auto-intoxication gravidique, conseille le régime lacté, qui donne d'excellents résultats. Si le ptyalisme persiste jusqu'à la fin de la grossesse, il disparaît aussitôt après l'accouchement, ou dès la mort du fœtus si celui-ci meurt *in utero*.

B. — MALADIES DU PHARYNX

Angines. — L'inflammation de l'isthme du gosier (amygdales, voile du palais, luette) porte le nom général d'*angine*. Les causes et les symptômes sont multiples, de là les nombreuses variétés d'angines décrites.

La simple inflammation de la muqueuse porte le nom d'*angine catarrhale*; si à la rougeur vient s'ajouter un enduit crémeux, on a l'*angine pultacée*; dans d'autres cas, ce sont des fausses membranes qui recouvrent les amygdales, *angine pseudo-membraneuse*; enfin, l'amygdale peut être le siège d'un véritable abcès, *angine* ou *amygdalite phlegmoneuse*.

Toute angine débute brusquement par de la fièvre, 38°, 39°, 40°, par de la céphalalgie, de la courbature, de l'embarras gastrique, des vomissements; elle est accompagnée de douleurs dans la gorge empêchant la déglutition, d'adénite des ganglions sous-maxillaires; la voix est nasonnée. La durée est variable, cinq à dix jours; la guérison est la règle, bien qu'il y ait des formes graves, mortelles par l'infection qui en est la cause ou par les complications qu'elle détermine : œdème de la glotte, broncho-pneumonie, etc.

Diphtérie et angine diphtéritique. — On donne le nom de diphtérie à une maladie générale, infectieuse, épidémique, due au bacille de Klebs-Löffler. Cette infection est importante non seulement à cause des lésions locales (angine), mais aussi parce que le microbe sécrète des toxines, qui sont emportées par la circulation dans tout l'organisme et peuvent agir sur des organes très éloignés du point primitif de l'affection.

Localisé sur la muqueuse des amygdales ou du voile du palais, le bacille de Klebs-Löffler produit des fausses membranes d'abord blanchâtres, puis grises, jaunâtres ou brunes; celles-ci peuvent gagner soit les fosses nasales, *diphtérie nasale*, caractérisée par une sécrétion abondante de mucosités noirâtres et souvent fétides, soit le larynx et les bronches, en donnant naissance au *croup* et à la *bronchite pseudo-membraneuse*. Le début de cette affection est insidieux, la fièvre est modérée, la douleur locale peu accentuée; les ganglions lymphatiques sont presque toujours envahis rapidement (adénite sous-maxillaire). La diphtérie se présente quelquefois sous l'aspect d'une affection plus générale que locale, c'est la *diphtérie toxique*, souvent due à l'association du *streptocoque* au *bacille de Löffler*, et reconnue au mauvais état général, à la fièvre élevée, 39°, 39°,5, au teint plombé, à l'albuminurie rapide. Cette forme est fréquemment mortelle, car elle n'est pas influencée par le *sérum anti-diphtérique*, qui n'agit que sur les fausses membranes constituées par le bacille de Löffler.

Pendant la convalescence de la diphtérie, il n'est pas rare de constater des *paralysies variées*, dues à l'action des toxines sur le système nerveux; la paralysie diphtéritique la plus fréquente est la *paralysie du voile du palais*, caractérisée par le nasonnement, par la difficulté de la déglutition, et par le rejet par le nez des liquides avalés. On peut constater aussi la paralysie des membres inférieurs (paraplégie), des muscles de l'œil et même du cœur; c'est ce qui explique les morts subites notées après l'affection.

Syphilis. — Parmi les différentes manifestations de la syphilis, les *plaques muqueuses* sont plus fréquemment localisées aux amygdales et aux piliers du voile du palais qu'au pharynx proprement dit; on peut y rencontrer aussi le chancre induré.

Abcès rétro-pharyngien. — L'abcès rétro-pharyngien est une affection des enfants en bas âge, le point de départ siège presque toujours dans les ganglions lymphatiques situés à la base du crâne, en arrière de la paroi postérieure du pharynx. La collection purulente repousse d'arrière en avant la paroi pharyngienne et devient un obstacle à la déglutition et même à la respiration. Dans d'autres cas, le pus suit l'œsophage et vient faire saillie à l'angle de la mâchoire ; il peut même descendre dans le médiastin. Dès que le diagnostic d'abcès rétro-pharygien aura été porté, il ne faut point tarder à ouvrir largement la collection purulente pour éviter l'asphyxie et les fusées purulentes.

C. — ŒSOPHAGE

Cet organe peut être atteint d'inflammation, *œsophagite*, occasionnée quelquefois par l'ingestion de boissons trop chaudes, de *rétrécissement* d'origine cancéreuse, cicatricielle ou syphilitique, et de *cancer*. L'*œsophagisme* est caractérisé par des contractions spasmodiques de l'œsophage, empêchant la descente du bol alimentaire.

D. — MALADIES DE L'ESTOMAC

Par *gastrite* on entend l'inflammation de la muqueuse de l'estomac ; elle peut être aiguë ou chronique. Les *gastriques aiguës* sont dues à l'ingestion d'un repas trop copieux ou indigeste, de mets avariés, de médicaments toxiques; en dehors des symptômes généraux qui varient avec l'étendue des lésions, on note surtout une douleur épigastrique et des vomissements répétés, renfermant quelquefois des stries sanguinolentes.

Les *gastrites chroniques* reconnaissent pour cause l'alcoolisme, les dyspepsies, les insuffisances rénales, etc.; elles sont caractérisées par des digestions difficiles, douloureuses, par des vomissements fréquents et par un mauvais état général.

Embarras gastrique. — L'embarras gastrique est un trouble dans les fonctions digestives, il est dû à un mauvais état général, à une fatigue de l'estomac, à une intoxication gastrique. Il s'accompagne de courbature, de céphalée, de fièvre, de vomissements; la langue est blanche, l'appétit est nul, la diarrhée fréquente, souvent on remarque sur la peau une légère teinte jaunâtre (subictère). Cette affection est assez fréquente chez les enfants, et elle nécessite la diète et l'administration d'un vomitif ou d'un purgatif.

Gastralgie. — La gastralgie ou crampe d'estomac est une névralgie de l'estomac, caractérisée par des douleurs dans la région épigastrique, se produisant le plus souvent sous forme d'accès.

Gastrorragie et **hématémèse.** — On donne le nom de *gastrorragie* à une hémorragie d'origine gastrique ; quand elle est abondante, le sang est rejeté par la bouche, ce qui constitue l'*hématémèse* ou vomissement de sang par les voies digestives. Si l'hémorragie est peu abondante, le sang est en partie digéré par l'estomac et est expulsé par l'intestin, mélangé ou non aux matières fécales, c'est le *mélæna.*

Ulcère de l'estomac. — L'estomac, chez les femmes surtout, est quelquefois le siège d'une ulcération arrondie ou ovalaire, de la dimension d'une pièce de 50 centimes ou d'une pièce de 5 francs, unique ou multiple. Elle a comme symptômes principaux la *douleur*, dont les deux points maxima sont en avant l'appendice xyphoïde, et en arrière la fin de la colonne dorsale (*douleur en broche*), les *vomissements*, les *hématémèses*, le *mélæna*, etc. Si l'ulcération se creuse en profondeur, elle détermine la perforation des tuniques de l'estomac jusqu'au péritoine, et, par conséquent, une *péritonite aiguë* rapidement mortelle.

Cancer de l'estomac. — Fréquemment héréditaire, le cancer de l'estomac n'est pas rare, il représente la moitié de tous les cancers, il apparaît surtout après quarante ans. Il occupe de préférence la région du pylore ou de la petite courbure, et ses variétés les plus fréquentes sont l'épithélioma et le carcinome. Il commence par des troubles digestifs vagues, par des dégoûts pour la viande, la graisse, le vin, puis apparaissent la *douleur* rongeante ou brûlante, continue ou intermittente, souvent exaspérée par les repas, les *vomissements* pituiteux (glaireux) ou alimentaires, les *hématémèses* couleur marc de café.

Le pronostic est toujours fatal après une durée très variable, de quelques mois à plusieurs années, pendant lesquelles la cachexie avec la teinte jaune paille s'installe peu à peu.

Dilatation de l'estomac. — Cette maladie est caractérisée anatomiquement par l'augmentation des dimensions de l'estomac à la suite du relâchement de sa tunique musculaire, et cliniquement par des troubles dans les fonctions de cet organe.

Dyspepsie. — Ce terme signifie *difficulté habituelle de la digestion*; aussi la dyspepsie est-elle souvent secondaire à une affection de l'estomac.

Boulimie. — Exagération de la faim.

Polyphagie. — Perte du sentiment de la satiété.

Anorexie. — Perte de la faim.

Inanition. — Privation de nourriture.

E. — MALADIES DE L'INTESTIN

Diarrhée. — C'est l'évacuation de selles abondantes et liquides, due a une irritation de la muqueuse intestinale, aussi la rencontre-t-on dans tous les cas d'embarras gastro-intestinal. Chez la femme enceinte elle peut être la conséquence d'une auto-intoxication gravidique, comme les vomissements incoercibles au cours desquels elle n'existe pas, mais auxquels elle peut succéder. Chez les femmes accouchées elle peut survenir soit sous l'influence d'une intoxication, par le sublimé par exemple, soit au cours de l'infection puerpérale. Chez les nouveau-nés elle est souvent de coloration verdâtre, *diarrhée verte*. Elle est due le plus souvent à une alimentation mal réglée ou à l'administration de lait non stérilisé ou donné dans des récipients malpropres. En présence de cet accident il faut, si l'enfant est nourri au sein, régler les tétées et la quantité de lait pris à chacune d'elles; si l'enfant est nourri au biberon, il faut exiger l'emploi du lait stérilisé et la propreté des biberons et des tétines, que l'on fera bouillir plusieurs fois par jour et que l'on conservera dans de l'eau bouillie. Si on est en présence d'un cas grave, hyperthermie ou hypothermie, facies cachectique, yeux excavés, amaigrissement rapide, il faut, en attendant le médecin, ne donner à l'enfant toutes les deux heures que de l'*eau bouillie pure*, *diète hydrique*, faire des lavages de l'intestin avec un appareil spécial et de l'eau bouillie, et enfin injecter dans le tissu cellulaire de 10 à 20 grammes de sérum artificiel.

Constipation. — La constipation est l'absence d'évacuation de matières fécales pendant un ou plusieurs jours. Elle est assez fréquente chez la femme enceinte, où on la voit apparaître quelquefois dès le début de la grossesse. L'absence de garde-robes peut occasionner différents troubles : malaise général, disparition de l'appétit, digestions pénibles, ballonnement du ventre. Au début de la grossesse elle peut, par congestion, du petit bassin être la cause d'un avortement; dans le cours de la grossesse la rétention des produits toxiques, ou *stercorémie*, peut être le point de départ de troubles d'intoxication gravidique; pendant le travail le rectum rempli de matières fécales peut retarder l'accouchement.

Il faut donc veiller d'une façon constante à ce qu'une femme enceinte ne soit jamais constipée; une hygiène spéciale devra être instituée, et des laxatifs doux, cascara sagrada, huile de ricin à petite dose, devront être administrés.

Entérites. — On donne le nom d'*entérite* à l'inflammation de la muqueuse intestinale; elle peut être aiguë ou chronique.

L'*entérite aiguë* est assez fréquente chez les nourrissons pendant les chaleurs, surtout chez ceux qui sont élevés au biberon avec du lait non stérilisé. On la reconnaît aux *coliques* qui s'accusent par des cris aigus, de l'agitation, de la rétraction des cuisses, et surtout aux *selles* abondantes (5, 7, 10 et plus), blanchâtres, grumeleuses ou vertes ; la langue est blanche, bordée de rouge, la température peut atteindre 40°, le pouls est rapide, 110-120, le ventre est sensible, la peau est grisâtre, quelquefois l'amaigrissement est rapide et la mort peut survenir. Une forme plus grave est le **choléra infantile**, dû à une intoxication aiguë ou à l'infection par le *bactérium coli commune*. Ses symptômes sont des *vomissements* incessants et brusques, des *selles* fréquentes, liquides, jaunâtres ou noirâtres, fétides, l'*agitation* ou l'*abattement*. La soif est vive pour compenser les pertes liquides, le pouls est rapide et la fièvre peu élevée, 38° à 39°, le facies est particulier, le teint plombé, les yeux excavés et entourés d'un cercle noir, le nez effilé. Si la maladie n'est pas arrêtée dans son évolution, la température s'abaisse au-dessous de la moyenne, il y a *hypothermie* (35°) et *algidité*, l'amaigrissement est rapide, la peau plissée conserve le pli par perte d'élasticité, la langue est sèche, le pouls est à peine perceptible, le ventre est creusé en bateau, les *urines* sont absentes. La mort survient rapidement ou après un coma plus ou moins long. La durée varie avec la forme, en moyenne deux ou trois jours quelquefois quelques heures dans les cas suraigus.

Les **entérites chroniques** reconnaissent des causes multiples; celle des nourrissons est due à une mauvaise alimentation et à l'athrepsie, qui en est la conséquence.

La plus importante est l'ENTÉRITE TUBERCULEUSE, occasionnée par la pénétration du bacille de Koch dans le tube digestif au moyen du lait ou de la viande, ou chez les phtisiques par les crachats qu'ils avalent; dans ce cas l'affection est secondaire.

Le caractère de l'entérite tuberculeuse est la *diarrhée* abondante, liquide, grisâtre et fétide, et la *douleur* sur toute la région du côlon. Quelquefois les lésions localisées au niveau du cæcum donnent naissance à la *typhlite tuberculeuse*; après un temps plus ou moins long, l'amaigrissement puis la cachexie apparaissent, et la mort en est la terminaison.

Entérite muco-membraneuse. — Fréquente chez la femme, cette affection, entretenue par la constipation, a comme symptômes principaux l'évacuation de *glaires* et de *mucus* avec des matières dures, petites et rondes, accompagnée de crises de *coliques* péri-ombilicales.

Typhlite. — La typhlite, qui se rencontre fréquemment au cours de l'entérite muco-membraneuse, est due à une accumulation de matières fécales dans le cæcum, cet amas donne la sensation d'une tumeur empâtée en forme de boudin dans la fosse iliaque droite.

Appendicite. — De la typhlite il faut rapprocher une affection fréquente, avec laquelle elle a été confondue longtemps, l'*appendicite* ou inflammation de l'appendice vermiculaire. C'est surtout dans le jeune âge, cinq à quinze ans, et en particulier chez le garçon, qu'apparaît cette maladie brusquement, brutalement, par une *douleur* siégeant dans la fosse iliaque droite, des *vomissements*, un pouls syncopal, petit, rapide, et une température peu élevée (38 à 38°,5). La palpation de la fosse iliaque est à peu près impossible à cause de la contraction des muscles, *défense musculaire*; la douleur est très aiguë lorsque avec un doigt on appuie sur le milieu de la ligne qui va de l'épine iliaque antérieure et supérieure à l'ombilic : c'est le point de *Mac Burney*, signature de l'appendicite.

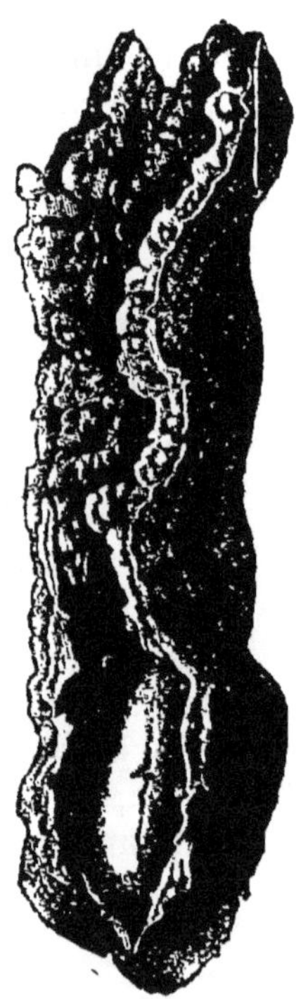

Fig. 257. — Appendicite calculaire (Peyrot). — L'appendice a été sectionné suivant son grand axe pour montrer le calcul situé à son sommet.

La crise peut ne durer que quelques heures, *colique appendiculaire*, ou quelques jours, mais elle peut aussi s'accompagner d'inflammation des régions avoisinantes, *péri-appendicite*, dont les fausses membranes font un rempart à l'appendice. Si l'appendice se *perfore*, ou bien les fausses membranes protégeront le péritoine et il y aura *péritonite enkystée* et *abcès péri-cæcal* pouvant s'ouvrir à l'extérieur ou dans un organe abdominal, ou bien la perforation se produit rapidement avant la formation des fausses membranes, le contenu de l'appendice, liquide, microbes, calcul, tombe dans la cavité péritonéale, et une *péritonite aiguë*, diffuse, en est la conséquence.

L'appendicite est une maladie à répétition; la première crise est ordinairement la plus grave, mais il ne faudrait pas croire qu'on doive échapper à la malignité de cette terrible affection lorsqu'on a déjà supporté plusieurs crises.

Pendant la *grossesse* l'appendicite n'est pas rare, et elle est caractérisée par la rapidité et la gravité de la marche des lésions, elle nécessite une intervention précoce. En présence d'une femme enceinte ou accouchée accusant une *douleur vive* dans la fosse iliaque droite, il faut toujours penser à l'appendicite et savoir qu'on ne doit *donner ni purgatif ni lavement*; en attendant l'arrivée du médecin, le plus sage est d'appliquer sur la région douloureuse un *sac de glace*.

Dysenterie. — Entérite infectieuse, contagieuse et épidémique, elle appartient aux pays chauds et frappe le gros intestin. Elle est caractérisée par une *diarrhée* abondante, avec expulsion des selles visqueuses, glaireuses, comparées au frai de grenouilles, et par des *coliques* du gros intestin avec *ténesme rectal*. Quelquefois la muqueuse du gros intestin est expulsée par lambeaux nageant au milieu du liquide séro-sanguinolent, *lavure de chair* et *raclure de boyaux*. La mort survient après une période de *collapsus*, c'est-à-dire d'état de faiblesse extrême, accompagné d'abaissement de température.

Fièvre typhoïde. — La fièvre typhoïde, encore appelée *fièvre continue* à cause du plateau que forme la température, est due à la pénétration dans l'organisme du *bacille d'Eberth* (fig. 258). La porte d'entrée la plus habituelle est le tube digestif, et l'*eau* est le principal moyen de contagion, comme le prouvent les épidémies qui surviennent à Paris chaque fois que pendant les chaleurs on est obligé de faire des distributions d'eau de Seine.

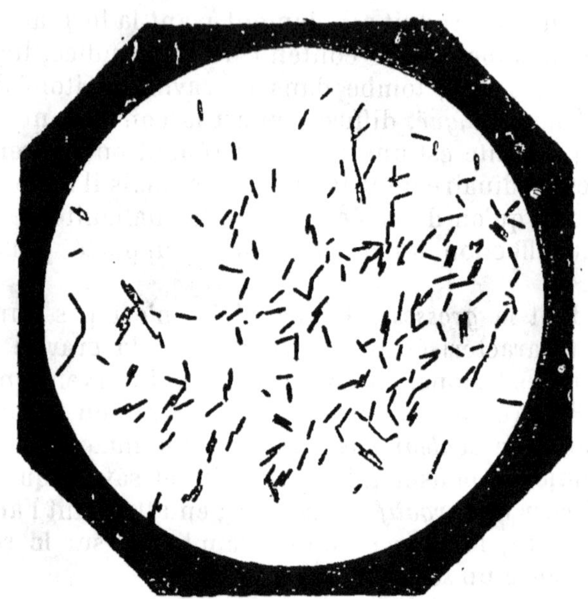

Fig. 258. — Bacilles d'Eberth.

La fièvre typhoïde n'est pas contagieuse à la façon de la scarlatine, ou de la variole par exemple.

Le bacille d'Eberth se localise dans le tube digestif et surtout dans l'intestin au niveau des formations lymphoïdes, et en particulier des *plaques Peyer*. Celle-ci est le siège d'*infiltration* et par conséquent d'épaississement, d'*escharres*, dont l'élimination donne naissance à une *ulcération*, pouvant se compliquer d'*hémorragies intestinales* et de *perforations*. Ces différentes lésions ne sont pas guéries lorsque le malade entre en convalescence; c'est pour éviter les perforations et par conséquent la *mort par péritonite aiguë* qu'il est recommandé de ne pas alimenter trop tôt les typhiques convalescents.

Symptômes. — Après une phase d'*incubation* plus ou moins longue caractérisée par des malaises, la maladie s'annonce par des maux de tête, des vertiges, des saignements de nez, de l'anorexie, des vomissements, de la constipation.

En trois ou quatre jours la température atteint progressivement 39°,5 le matin et 40° le soir, et se maintient pendant trois semaines environ. En même temps apparaissent la *diarrhée* très liquide et de couleur spéciale jaune ocre, le *gargouillement* de la fosse iliaque droite à la palpation, l'*augmentation du volume de la rate*. Vers le huitième jour, c'est-à-dire au commencement de la deuxième semaine, apparaissent sur la peau au niveau des lombes et sur le ventre de petites taches rouges, de la dimension d'une tête d'épingle, à peine saillantes : ce sont les *taches rosées lenticulaires*, dont la caractéristique est de s'effacer passagèrement sous la pression du doigt. Elles marquent la *période d'état* pendant laquelle la *température* reste élevée (40°), le *pouls* est rapide, 120, 140, quelquefois dicrote, la *langue* est rouge à la pointe et sur les bords, blanche à la face dorsale, quelquefois sèche et rôtie, noirâtre, *langue de perroquet*, les *urines* rares et albumineuses, l'insomnie persistante. L'abattement, la stupeur, la prostration, en un mot l'*état typhoïde*, sont surtout accentués vers la troisième semaine; c'est à cette époque que les symptômes varient suivant l'issue heureuse ou malheureuse de la maladie. Si la mort doit en être la terminaison, on voit survenir le délire, la bronchite aiguë, les tremblements, le collapsus, à moins que des *complications* ne viennent amener un dénouement rapide; parmi celles-ci nous citerons les *hémorragies intestinales*, annoncées par un abaissement rapide de température, les *perforations intestinales*, l'*ictère grave*, la *broncho-pneumonie*, l'*embolie pulmonaire*, la *pneumonie*, la *myocardite aiguë*, la *syncope*, la *néphrite aiguë*. La gravité dépend aussi de la *forme* que prend la maladie :

forme *ataxique*, forme *adynamique*, forme *hémorragique*, forme *rénale*, etc.

Si la maladie doit guérir, la température s'abaisse par oscillations, le sommeil réapparaît peu à peu, les urines sont plus abondantes, le corps se couvre de *sudamina* ou petites vésicules transparentes, et la convalescence commence. Celle-ci n'est pas à l'abri des complications, elles sont même fréquentes pendant cette période : les principales sont les *pleurésies purulentes*, la *phlegmatia alba dolens*, les *artérites* suivies de *gangrène*, les *paralysies*, la *néphrite*, la *cystite*, la *parotidite*, l'*ostéo-périostite*, les *arthrites*, les *suppurations cutanées* et *sous-cutanées*, les *eschares*.

Le *pronostic* est toujours grave, la mortalité étant de 11 à 15 par 100. Chez les *femmes enceintes* elle amène l'avortement ou l'accouchement prématuré avec mort du fœtus dans les deux tiers des cas.

Le *diagnostic* au début est souvent fort difficile, mais dans ces dernières années la bactériologie nous a fourni un procédé précis et rapide, auquel on a donné le nom de *séro-diagnostic*. Il faut pour cela avoir une culture pure et fraîche de bacille d'Eberth dans du bouillon ; on place une goutte de ce bouillon dans le champ du microscope et on voit les bacilles isolés se mouvoir dans toutes les directions; si on ajoute à un petit volume de bouillon quelques gouttes de sérum provenant du sang d'un typhique et qu'on examine une goutte de ce mélange, on constate que les bacilles s'agglomèrent et deviennent immobiles; dans une préparation on peut voir un certain nombre de groupes séparés par des espaces dépourvus de bacilles, on dit qu'il y a *agglutination* des bacilles.

Le traitement de la fièvre typhoïde consiste à abaisser la température par des bains froids et à soutenir les forces du malade en n'employant que des aliments liquides.

Occlusion intestinale. — On donne le nom d'*occlusion intestinale* ou *obstruction intestinale* à tout obstacle empêchant le cours des matières et des gaz dans l'intestin, en exceptant l'étranglement herniaire.

Multiples sont les causes : les unes sont *extrinsèques*, comme les *compressions* exercées sur une anse intestinale par une tumeur quelconque, kyste de l'ovaire, fibrome de l'utérus et même grossesse, les *étranglements* par des brides normales (replis du péritoine) ou pathologiques, sur lesquelles l'intestin vient se mettre à cheval. Dans la cavité péritonéale, il y a des orifices dont un des principaux est situé derrière la tête du pancréas, c'est l'*hiatus de Winslow*, qui fait communiquer la grande cavité péritonéale avec un diverticule, l'arrière-cavité des épiploons; si une anse intestinale pénètre dans cet orifice il y a *hernie interne*, et si des gaz distendent l'anse herniée, il y a *étranglement interne*, et par conséquent arrêt des matières. Les causes *intrinsèques* sont : les *tumeurs* des parois, comme le cancer de l'intestin, les *rétrécissements* après ulcérations, les *invaginations* dues à la pénétration d'un segment d'intestin dans le segment suivant qui comprime le premier et le congestionne, le *volvulus* ou torsion d'une anse intestinale sur elle-même. L'occlusion intestinale peut encore être due à une sorte de paralysie des fibres musculaires appelée *parésie intestinale* ou *atonie intestinale*; on rencontre quelquefois celle-ci dans les suites de couches après un accouchement laborieux; enfin, certains corps étrangers, noyaux, matières fécales durcies, calculs biliaires, peuvent former des bouchons créant un obstacle au cours des matières.

Les *symptômes* sont : la *douleur*, les *vomissements*, d'abord alimentaires, puis bilieux, et ensuite *fécaloïdes*, l'*arrêt des matières et des gaz*, qui sont la cause du *ballonnement* considérable du ventre ou *météorisme*. En même temps le *facies* devient grisâtre, le nez est effilé, les yeux sont excavés, la voix est faible, l'abattement est considérable, les sueurs sont froides, la respiration est courte et rapide, le pouls devient imperceptible, les extrémités se refroidissent, la température s'abaisse,

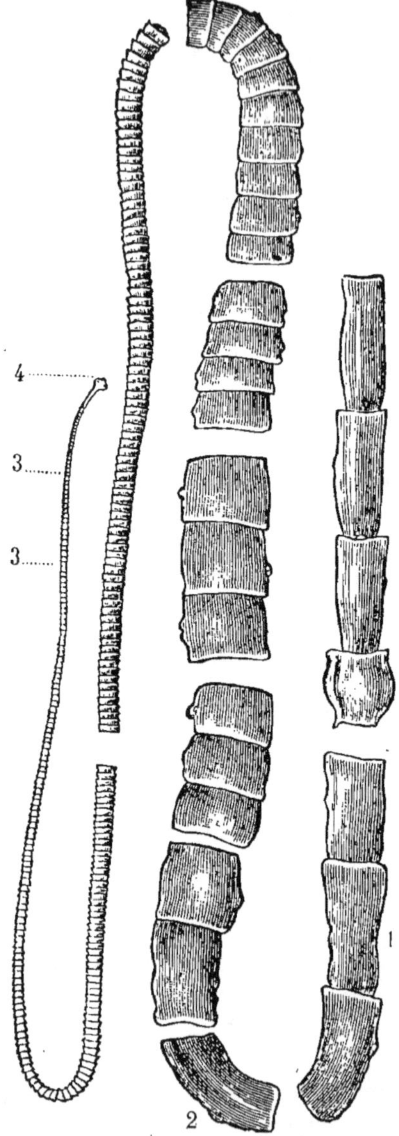

Fig. 259. — Tænia.

1. fragment composé de trois anneaux; 2. anneau isolé; 3. portion amincie précédant la tête; 4. tête du tænia.

et le malade meurt dans le collapsus. Une intervention chirurgicale faite à temps peut rétablir le cours des matières et amener la guérison.

Vers intestinaux. — L'intestin est le repère d'un certain nombre de vers; chez les enfants, ce sont le plus souvent de petits vers, ressemblant à du vermicelle très fin, les *oxyures vermiculaires*, longs de 5 à 12 ou 15 millimètres. Leur siège préféré est l'ampoule rectale; ils sont expulsés avec les matières fécales, ils sortent quelquefois spontanément et occasionnent des démangeaisons, *prurit anal.*

L'*ascaris lombricoïde* est un ver rond ressemblant au ver de terre, ou lombric; il est long de 20 à 30 ou 40 centimètres; communs chez les enfants, ils siègent dans l'intestin grêle et donnent lieu à des coliques et quelquefois à des troubles généraux; ils peuvent remonter dans l'estomac et être expulsés par vomissement.

L'*ankylostome duodénal*, fréquent chez les mineurs et les terrassiers, est un petit ver long de 6 à 15 millimètres, à tête armée de crochets au nombre de deux à trois cents; ces vers se localisent dans le duodénum et occasionnent des *hémorragies* peu abondantes, mais continues, des selles glaireuses, et une *anémie progressive*.

Les différentes espèces que nous venons de passer en revue appartiennent à la classe des vers ronds ou *nématodes*; nous allons maintenant étudier les vers plats ou *tænias*, dont la longueur peut être de plusieurs mètres, dont le corps est formé d'anneaux remplis d'œufs, et dont on distingue plusieurs variétés : 1° le *tænia inerme*, absorbé à l'état de vésicule dans la viande de bœuf; 2° le *tænia armé* ou *ver solitaire*, absorbé à l'état embryonnaire dans la viande de porc; 3° le *bothriocéphale*, dont l'embryon vit dans certains poissons.

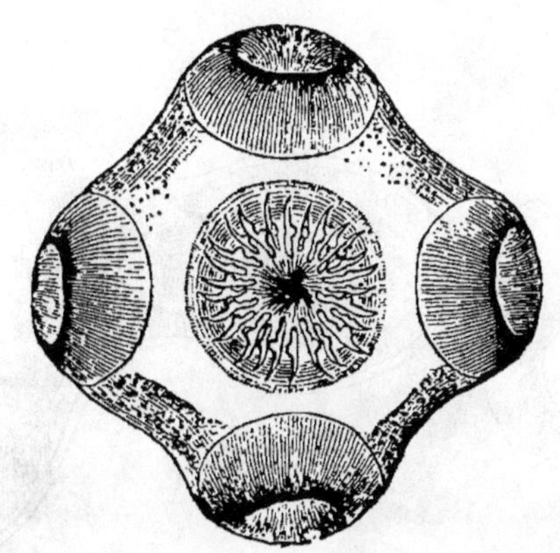

Fig. 260. — Tête grossie pour permettre de voir le rostre entouré de ses crochets et les ventouses.

Les tænias ont une tête fort petite, supportée par des anneaux dont les dimensions vont en diminuant à mesure qu'ils approchent de la tête (fig. 259); celle-ci, armée le plus souvent de ventouses et de crochets (fig. 260), se fixe au niveau du duodénum, près du pylore, et le corps se pelotonne dans l'intestin.

Ils peuvent amener des troubles variés : appétit exagéré, douleurs abdominales, vomissements, etc.; le diagnostic ne peut être fait que par la découverte des anneaux dans les matières fécales.

Hernie. — On donne le nom de *hernie* à la tumeur que forme un organe échappé en totalité ou en partie de la cavité dans laquelle il est contenu normalement. C'est ainsi qu'une partie du cerveau ou des méninges, sortie de la cavité crânienne et soulevant le cuir chevelu, constitue une hernie du cerveau ; le poumon, en

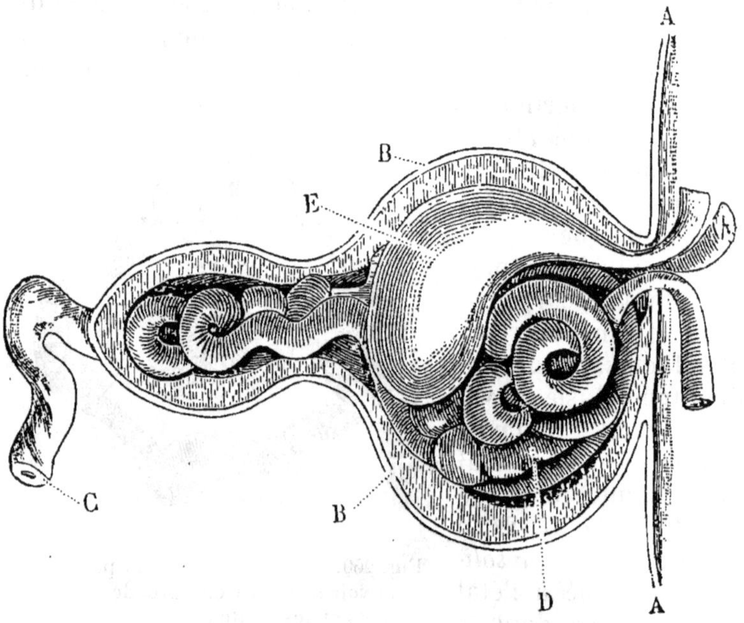

Fig. 261. — Hernie ombilicale congénitale contenant le foie et les anses intestinales (Peyrot).

A. coupe de la paroi abdominale ; B. paroi de la hernie ombilicale ; C. cordon ombilical ; D. intestin ; E. foie.

abandonnant la cavité thoracique, donne naissance à une hernie du poumon.

Dans l'*abdomen* tous les organes peuvent sortir de cette cavité, mais la plupart du temps c'est à l'intestin ou à l'épiploon qu'on a affaire. La porte de sortie peut être *accidentelle*, traumatisme de la paroi adominale ayant créé un point faible, ou *naturelle*, orifices normaux de la paroi abdominale. Les trois principales voies suivies par l'intestin sont : le *canal inguinal*, situé à la partie inférieure de la paroi abdominale antérieure, au-dessus du pli de l'aine; le *canal crural*, situé au-dessous du pli de l'aine, immédiatement en dedans des vaisseaux fémoraux, et l'*orifice ombilical*.

Si la sortie des viscères s'est produite lentement, et paraît due à l'affaiblissement des parois abdominales,

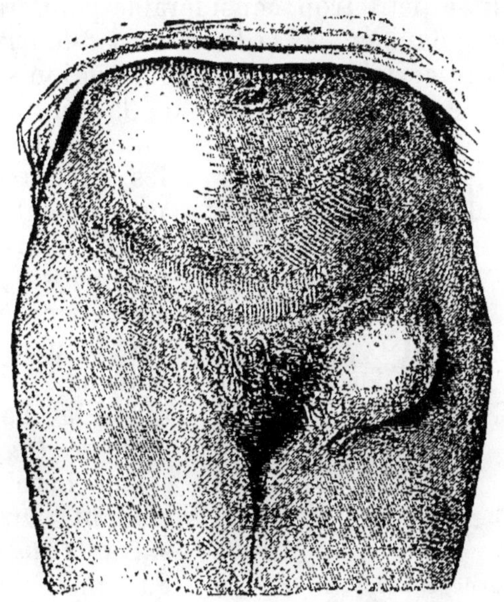

Fig. 262. — Hernie crurale gauche (Peyrot).

on dit que c'est une *hernie de faiblesse*; si, au contraire, elle s'est produite brusquement, sous l'influence d'un effort, on la qualifie de *hernie de force*. Chez les *jeunes enfants*, on désigne sous le nom de *hernies congénitales* des hernies se produisant par le fait d'un arrêt de développement ou de la persistance d'une disposition congénitale, comme le canal vagino-péritonéal, que nous étudierons avec les organes génitaux de l'homme.

Lorsque l'intestin sort de l'abdomen, il entraîne avec

lui le *péritoine pariétal* dont il s'entoure, celui-ci constitue le *sac herniaire*; cette enveloppe péritonéale est elle-même recouverte par une enveloppe graisseuse et cutanée. Tantôt les organes herniés rentrent d'eux-mêmes, ou grâce à une légère pression, dans la cavité abdominale, *hernie réductible*; tantôt ils ne rentrent plus, soit parce qu'ils ont contracté des adhérences avec les parois du sac, soit parce que leur volume est devenu petit à petit trop considérable pour franchir le collet du sac; dans ce cas la hernie est dite *irréductible.*

Enfin, dans certains cas, une constriction se produit au niveau de l'ouverture du sac, la circulation est entravée en ce point, les matières fécales ne peuvent plus circuler, le viscère enflammé se gangrène et des symptômes graves, le plus souvent mortels, apparaissent, la hernie est *étranglée* (fig. 264).

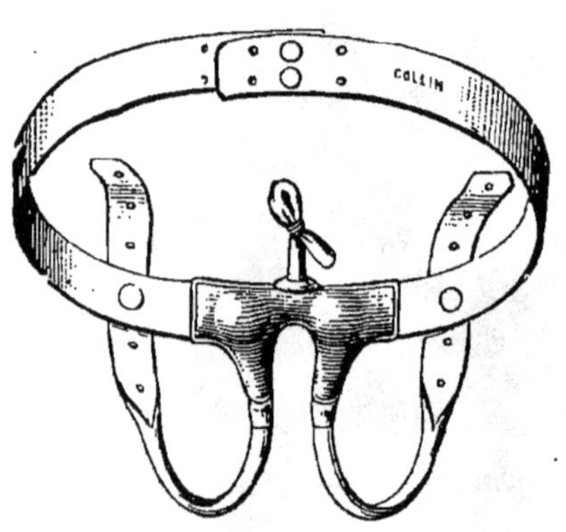

Fig. 263 — Bandage pour hernie inguinale double chez l'enfant.

Une hernie se reconnaît aux signes suivants : *tumeur* plus ou moins volumineuse (fig. 262), *molle, dépressible, indolente, sonore* à la percussion, et *réductible* avec gargouillement, si c'est l'intestin (*entérocèle*); elle est pâteuse, inégale, mate à la percussion, si c'est l'épiploon (*épiplocèle*).

Les hernies du jeune âge peuvent guérir spontanément, à la condition qu'elles soient *réduites* et *bien maintenues* par un *bandage* (fig. 263). Chez l'adulte, la guérison est plus rare, mais un bon bandage l'empêche de sortir; si elle n'est pas maintenue, elle augmente progressivement ou par poussées et devient *irréductible.* La hernie est donc une *infirmité permanente*, et un *danger menaçant*, car à tout moment elle peut s'étrangler; dans certains cas, l'étranglement se produit en même temps que la hernie apparaît pour la première fois. Le malade accuse une *douleur aiguë* dans une région, siège habituel des hernies; à ce niveau, on constate une *tumeur*, souvent petite, tendue, douloureuse à la pression. Il y a *arrêt dans la circulation des matières intestinales et des gaz*; les *vomissements* apparaissent rapidement; d'abord alimentaires, ils deviennent muqueux, bilieux, puis *stercoraux* ou *fécaloïdes*. Le *hoquet* survient, les forces diminuent, les yeux sont excavés, la peau prend une teinte terreuse et se couvre de sueurs froides, le pouls devient petit et rapide, la température s'abaisse au-dessous de la normale, et la *mort* survient. Dans certains cas un calme trompeur se produit, c'est que l'anse herniée s'est sphacélée et qu'un gros abcès s'est produit; son ouverture à la paroi abdominale donne naissance à un *anus contre nature* ou, si l'orifice est petit, à une fistule stercorale.

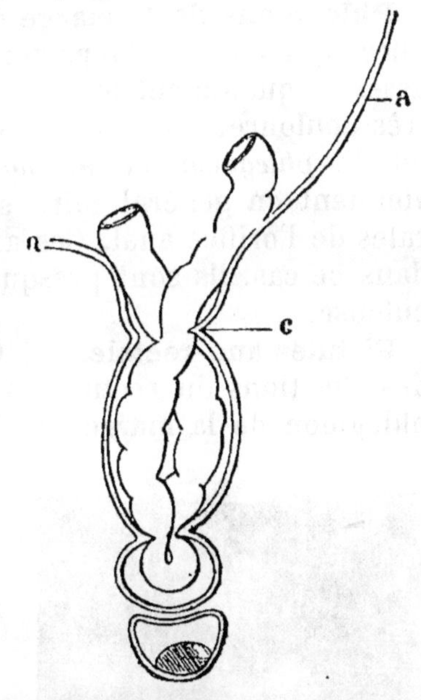

Fig. 264. — Étranglement herniaire. *a*, paroi abrominal; *c*. collet du sac.

F. — AFFECTION DU RECTUM ET DE L'ANUS

Rectite. — On donne ce nom à l'inflammation de la muqueuse rectale; elle se manifeste par un *suintement purulent*, par des envies fréquentes d'aller à la garderobe, *ténesme rectal*, et par des douleurs au moment de la défécation.

Phlegmons de la marge de l'anus. — Le tissu cellulaire, qui entoure la partie inférieure du rectum, est assez fréquemment le siège de collections purulentes très douloureuses auxquelles on a donné le nom d'*abcès* ou de *phlegmons de la marge de l'anus*, parce qu'ils viennent en général faire saillie sur les parties latérales de l'orifice anal. Ces abcès récidivent souvent et, dans ce cas, ils sont presque toujours d'origine tuberculeuse.

Fistules ano-rectales. — Ce sont les plus fréquentes des affections du rectum, et elles ont pour origine un phlegmon de la marge de l'anus, qui s'est ouvert soit dans le rectum, soit au niveau de la peau qui entoure l'anus, soit à la fois en ces deux points : de là, la division en *fistule borgne interne, fistule borgne externe* et *fistule complète* (fig. 265). L'orifice cutané est généralement très petit et placé au milieu d'un tubercule charnu ; il laisse sourdre à la pression une gouttelette purulente ; assez souvent il se bouche, le pus retenu constitue un nouvel abcès qui s'ouvre de nouveau.

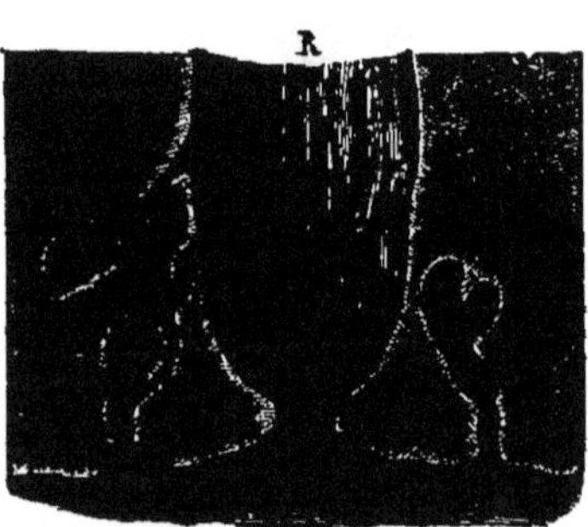

Fig. 265. — Fistules à l'anus (Reclus).

A. fistule complète ; B. fistule borgne interne ; C. fistule borgne externe.

Fissures à l'anus. — On donne ce nom à des *ulcérations* plus fréquentes chez la femme que chez l'homme, étroites et allongées, cachées entre deux plis de l'anus, s'accompagnant de *névralgie* aiguë, surtout au moment du passage des matières fécales, et de *contracture* de la région sphinctérienne. Ces crises douloureuses persistent pendant cinq, six, et même dix heures ; elles sont atroces ; elles ont été comparées à la brûlure que produirait l'introduction dans l'anus d'une tige de fer rouge. Pour éviter la défécation, le malade mange peu et se cachectise, jusqu'à ce qu'une opération vienne le guérir.

Hémorroïdes. — On donne le nom d'*hémorroïdes* à la dilatation variqueuse des veines hémorroïdales qui siègent sous la muqueuse de la partie inférieure du rectum et de l'anus. Les unes sont *externes*, c'est-à-dire situées au-dessous du sphincter anal, et se présentent sous la forme d'une petite tumeur arrondie, sessile ou pédiculée; les autres sont *internes*, elles font saillie dans le rectum et ne se révèlent que par une sensation de pesanteur rectale.

Les hémorroïdes subissent des *poussées fluxionnaires*, qui donnent aux hémorroïdes externes, caractérisées par une *tumeur* grosse comme une noisette ou une noix, ou par un *bourrelet*, un aspect violacé et tendu; les hémorroïdes internes congestionnées donnent naissance à du ténesme rectal; elles peuvent, sous l'influence des contractions du rectum, franchir l'orifice anal et devenir *procidentes*. Si elles ne sont pas réduites rapidement, leur pédicule est comprimé par le sphincter, et il y a *étranglement* suivi de *sphacèle*, de *suppuration* ou d'*hémorragie*.

Dans certains cas, les hémorroïdes diminuent de volume et de tension, elles forment alors de petites saillies mollasses, rosées ou blanches, appelées *marisques*.

Les hémorroïdes sont plus fréquentes chez la femme que chez l'homme, car elles reconnaissent comme principales causes la constipation, la vie sédentaire et la grossesse. Après l'accouchement, il n'est pas rare de voir les femmes se plaindre d'une douleur à l'anus; on regarde et on constate un énorme bourrelet, tendu, luisant, blanchâtre, douloureux au contact, siège d'élancements aigus; pour amener un soulagement rapide, il faut appliquer sur toute la région anale des compresses imbibées d'eau boriquée très chaude, les recouvrir de taffetas gommé et les renouveler fréquemment.

Prolapsus du rectum. — Le prolapsus du rectum ou

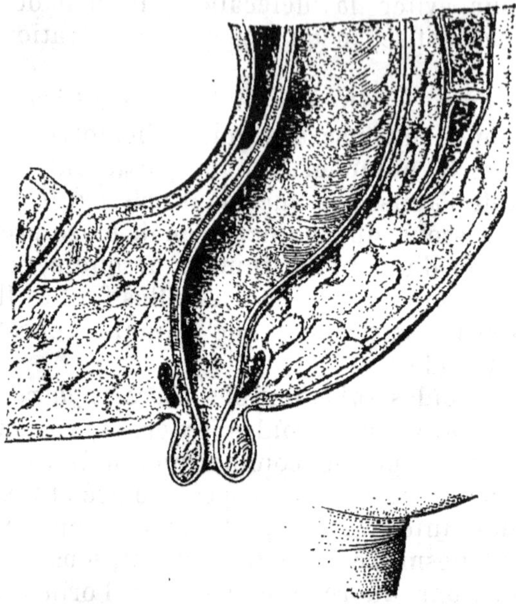

Fig. 266. — Prolapsus rectal (Peyrot).

issue par l'anus de la muqueuse rectale est assez fréquente chez les jeunes enfants; on l'appelle encore *chute* ou *procidence* du rectum (fig. 266). La muqueuse rectale se détache de la tunique externe et descend, entraînée par les matières fécales ou sous l'influence de l'effort seul, comme la *doublure trop longue ou détachée d'une manche d'habit* (Gosselin). La procidence de la muqueuse

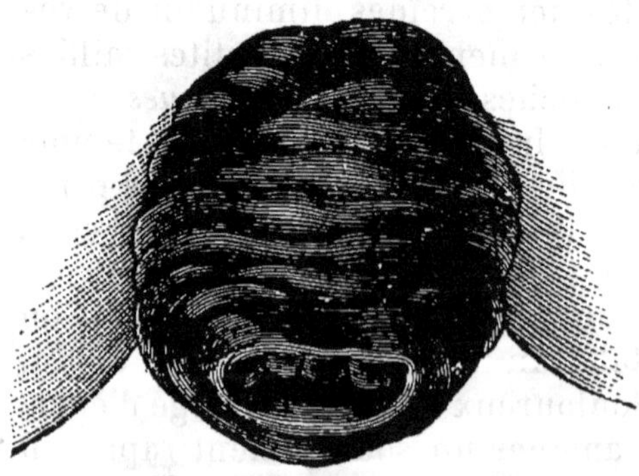

Fig. 267. — Prolapsus rectal (Peyrot).

peut n'être que partielle; lorsqu'elle est totale, elle forme un véritable *bourrelet rougeâtre* avec un orifice au centre (fig. 267); réductible facilement au début, il se reproduit ensuite plus ou moins vite, et devient permanent.

On décrit aussi des *prolapsus de toutes les tuniques du rectum* ou *chute du rectum*.

Rétrécissement du rectum. — Il y a rétrécissement du rectum chaque fois que le calibre de ce canal est diminué sous l'influence d'une rétraction fibreuse de ses parois.

Le rétrécissement peut être *congénital* par arrêt dans l'union de l'intestin et du cul-de-sac anal au cours du développement; il peut être *cicatriciel* ou *inflammatoire* à la suite de plaies, de suppuration des parois rectales ou des tissus qui l'entourent; enfin, il peut être *syphilitique*, par formation d'un néoplasme syphilitique, le *syphilome* ano-rectal.

Les symptômes dépendent du degré de rétrécissement : il y a d'abord de la *constipation*, puis des *troubles de la défécation* qui devient difficile et douloureuse; enfin apparaissent des symptôme d'*occlusion* intestinale, en même temps que des troubles généraux, anémie, cachexie, etc.; la *mort* est la terminaison habituelle.

Tumeurs de l'anus et du rectum. — Les unes sont des tumeurs *bénignes* comme les *végétations*, les *condylomes* et les *polypes*, les autres sont *malignes* comme le *cancer*.

Toutes les causes d'*irritation* de la peau, qui entoure l'anus, peuvent déterminer des *hypertrophies papillaires* sous forme de petites masses végétantes, *crêtes de coq* ou *choux-fleurs*. Si cette hypertrophie est localisée au niveau du *derme*, elle donne naissance à une petite *tumeur arrondie* ou *ovalaire*, le *condylome*. Ces productions cutanées sont assez fréquentes chez les femmes enceintes, où elles sont accompagnées d'un *écoulement vaginal*, qui en est le point de départ, de *démangeaisons*, d'*ulcérations* et de *suppuration*.

Les *polypes* sont considérés comme une maladie de

l'enfance, ils siègent d'ordinaire sur la paroi postérieure du rectum, à une distance de 2 à 6 centimètres de l'anus; gros comme un pois ou une cerise, ils sont rattachés à la muqueuse par un fin pédicule qui leur permet quelquefois de venir sortir par l'orifice anal. Ils sont le plus souvent *muqueux*, quelquefois *fibreux*.

Le *cancer* du rectum est un *épithélioma*, qui se montre tantôt sous forme de *tumeur* faisant saillie dans le rectum, tantôt sous forme d'*ulcération* reposant sur une large base indurée, tantôt sous forme d'un cylindre *rétrécissant* le rectum. Il manifeste d'abord sa présence par des signes locaux, *constipation, diarrhée, hémorragies, ténesme rectal,* puis apparaissent les signes généraux, *douleurs, amaigrissement, cachexie, teinte jaune paille, obstruction intestinale*; la mort survient après une durée plus ou moins longue en rapport avec la forme du cancer.

Ulcérations de l'anus et du rectum. — Nous avons déjà cité la *fissure anale*, véritable gerçure située entre deux plis de l'anus; la *dysenterie,* la *tuberculose* et surtout la *syphilis* sont les causes les plus fréquentes d'ulcérations dans cette région. Cette dernière s'y montre soit sous forme de *chancre*, soit sous forme de *plaques muqueuses*.

Traumatismes de l'anus et du rectum. — Les plus intéressants sont ceux qui sont produits par l'introduction d'un corps étranger, *canule de lavement mal dirigée,* ou par la *tête fœtale* pendant l'accouchement, *déchirure complète du périnée* et *déchirure de la cloison recto-vaginale,* que nous étudions plus loin.

Anus contre nature. — On donne ce nom à l'ouverture anormale de l'intestin en un point quelconque de la paroi abdominale permettant l'issue au dehors des matières fécales. Quelquefois il est *spontané*, l'intestin étranglé se gangrène et se perfore, un abcès stercoral se produit et s'ouvre au dehors; dans d'autres cas il est *artificiel ou chirurgical*, le cours des matières étant obstrué dans la partie inférieure de l'intestin, cancer ou rétrécissement du rectum par exemple, on abouche le côlon dans la région iliaque ou dans la région lombaire, on le suture à la paroi et on l'ouvre.

Vices de conformation de l'anus. — Pour bien comprendre les vices de conformation de l'anus et du rec-

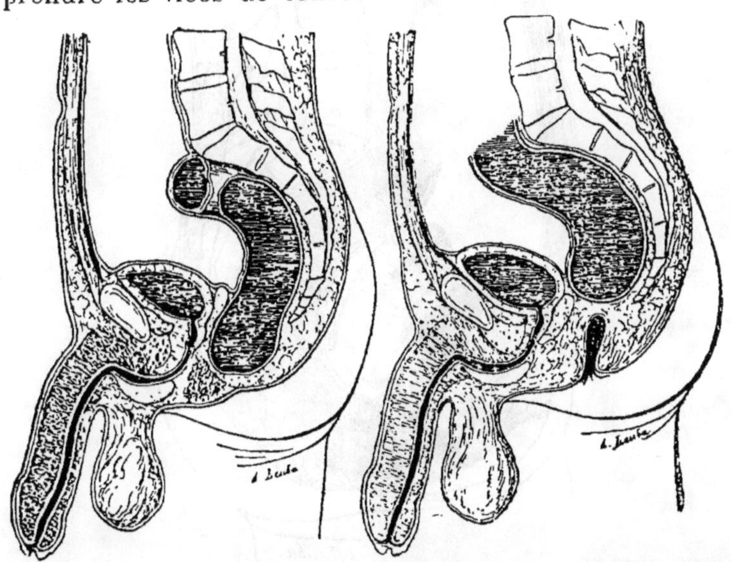

Fig. 268. — Imperforation de l'anus (Peyrot).

Fig. 269. — Imperforation de l'anus avec dépression au niveau de l'anus (Peyrot).

tum il faut connaître la façon dont se développent ces organes. Primitivement l'intestin se termine par un *cul-de-sac*; du côté de la région qui sera occupée par l'anus le feuillet externe se déprime de plus en plus, constituant un autre *cul-de-sac* qui va à la rencontre du premier; par leurs fonds ces deux culs-de-sac s'accolent et la cloison de séparation disparaît.

Si cette cloison ne se résorbe qu'incomplètement, il y aura à son niveau un *rétrécissement congénital*. Si les deux culs-de-sac rectal et anal restent fermés par défaut de rencontre ou de résorption de la cloison, il y a *imperforation* (fig. 268 et 269); quelquefois la dépression anale ne s'est pas produite, il y a *absence* d'anus; enfin le cul-de-sac rectal peut venir s'aboucher dans le vagin (fig. 270), la vessie, etc.; ce sont là les *abouchements anormaux*. Toutes ces malformations sont le plus souvent accompagnées d'autres vices de développement, spina bifida, pied bot, etc.

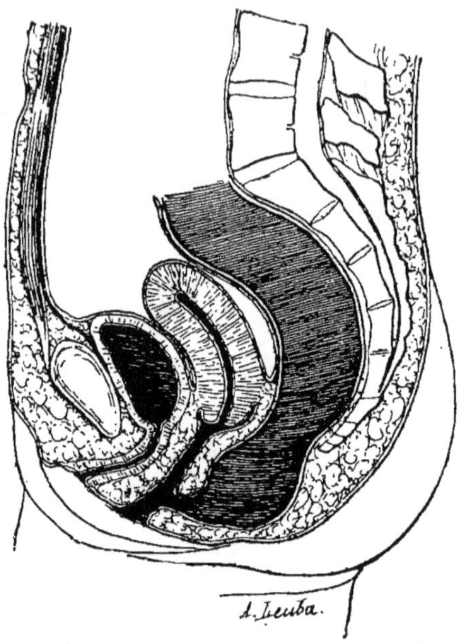

Fig. 270. — Rectum s'ouvrant dans le vagin (Peyrot).

Imperforation de l'anus. — Dans cette malformation, l'enfant, né en apparence bien portant, est agité après un ou deux jours; son ventre se ballonne, il vomit le lait ingéré, puis du liquide mélangé de méconium et on apprend que celui-ci n'a jamais été expulsé. Si une intervention rapide n'est pas faite, le ballonnement abdominal augmente, le facies devient terreux, l'abattement apparaît et va en s'accentuant, et la mort survient au bout de quatre à six jours.

G. — MALADIES DU FOIE

Ictère. — On donne le nom d'*ictère* à la coloration jaune, quelquefois jaune verdâtre, de la peau et des muqueuses, accompagnée souvent d'émission d'urines couleur acajou; cette coloration est due au passage des pigments biliaires dans le sang, puis dans les tissus et dans les urines. L'ictère est encore appelé *jaunisse*, il résulte soit d'un obstacle au cours de la bile, *ictère primitif ou par rétention biliaire*, soit d'une *intoxication* ou d'une *infection*.

Quand le cours de la bile est arrêté par suite de calcul retenu dans le canal cholédoque ou par suite de compression soit du canal hépatique, soit du canal cholédoque, la bile ne peut plus s'écouler dans l'intestin. Les matières fécales n'étant plus colorées et désinfectées par elle prendront un aspect blanchâtre et une odeur fétide; d'autre part la bile accumulée au-dessus de l'obstacle est soumise à une augmentation de pression qui produit le passage des pigments biliaires dans le sang et ensuite dans les urines.

Toute femme *enceinte* atteinte d'ictère est sous le coup d'un avortement ou d'un accouchement prématuré, car la bile est *toxique* et a une tendance à déterminer des hémorragies nasales, gastro-intestinales et utérines.

Ictère des nouveau-nés. — Toujours bénin, cet ictère apparaît aussi bien chez des enfants nés à terme et bien constitués que chez des enfants chétifs ou nés prématurément; on le constate d'ordinaire deux ou trois jours après la naissance, et il dure huit, quinze, vingt jours et plus encore. On ignore sa cause, les uns croient qu'il est dû à une faible tension dans les capillaires hépatiques, les autres à une destruction trop abondante de globules rouges, dont la matière colorante passerait dans les tissus, ce serait donc un *ictère hémaphéique*.

Ictère émotif. — On donne ce nom à une teinte ictérique des téguments survenant rapidement, deux ou trois heures, après une profonde émotion.

Ictère infectieux. — Sous cette dénomination générale on range un grand nombre d'états infectieux à prédominance hépatique; la *grossesse*, par le surmenage qu'elle impose au foie, semble y prédisposer, la cause déterminante est due à des germes infectieux venus de l'organisme ou apportés du dehors. La gravité repose sur la résistance de la cellule hépatique, la virulence microbienne et le bon fonctionnement des reins; elle a permis de créer trois divisions : 1° l'*ictère catarrhal*, dont le retentissement général peu accentué est représenté par un embarras gastrique; 2° l'*ictère infectieux bénin*, dans lequel les symptômes généraux et digestifs tiennent la première place au point même de prendre une *forme typhoïde*; 3° l'*ictère grave*.

Ictère grave. — Cette maladie, plus commune chez la femme, peut être primitive ou apparaître au cours d'une affection hépatique, elle complique assez fréquemment la *grossesse*. Elle est due à la destruction de la *cellule hépatique* par des microbes variés ou par leurs toxines, ce qui produit l'*atrophie jaune aiguë* du foie.

L'*ictère* proprement dit est loin de tenir la première place, il est peu accentué; ce qui domine ce sont les symptômes généraux infectieux : d'abord embarras gastrique, vomissements, courbature, céphalalgie, puis délire, convulsions, *purpura, hémorragies* multiples (nasales, gastro-intestinales, gingivales, métrorragies), langue sèche et rôtie, respiration fréquente, pouls rapide, fièvre élevée, 39° à 40°, urines rares et albumineuses, enfin coma et mort. Celle-ci survient d'autant plus rapidement que le *rein* se trouve frappé en même temps que le foie; de là les formes *suraiguës*, 48 heures, et *aiguës*, huit jours.

Lithiase biliaire. — La lithiase biliaire est une affection générale dont la tendance est de produire dans les voies biliaires du *sable*, des *graviers* ou des *calculs*, ceux-ci siègent surtout dans la vésicule biliaire. Cette tare est plus fréquente chez la *femme* et elle est favorisée par la *grossesse.* Elle ne se manifeste quelquefois par aucun symptôme ou par des signes peu importants, comme l'endolorissement de la région hépatique, si le foie ne fabrique que du sable; la migration des calculs au contraire provoque la **colique hépatique**, qui éclate brusquement trois heures après le repas par une *douleur* atroce dans l'hypocondre droit et irradiant vers l'épaule droite. Elle est accompagnée de *frissons* et de *vomissements* et suivie d'*ictère* plus ou moins foncé; elle est due au passage à frottement dans les canaux biliaires des calculs qui les distendent et les parcourent dans un laps de temps ordinairement très long, de quelques heures à deux ou trois jours. On a cité des cas de *rupture* des voies biliaires, suivie soit de péritonite aiguë, soit de fistule cutanée ou organique et occasionnée par un calcul trop volumineux.

Cirrhose. — On donne le nom de cirrhose à une lésion du foie caractérisée par la formation exagérée de tissu fibreux dans la trame conjonctive de cet organe; cette hyperplasie étouffe les autres éléments du tissu hépatique. Il existe un certain nombre de cirrhoses ou d'hépatites chroniques; les principales sont la cirrhose atrophique et la cirrhose hypertrophique.

Cirrhose atrophique. — Due le plus souvent à l'intoxication alcoolique, elle est encore appelée *cirrhose alcoolique.* Le foie est diminué de volume et sa consistance est augmentée, elle est ligneuse, les vaisseaux portes sont comprimés par des anneaux de substance fibreuse qui entravent la circulation. Au début le malade accuse du dégoût pour la viande et les graisses, il a des *hémorragies* nasales ou gastriques, puis bientôt apparaît l'*ascite*, c'est-à-dire l'accumulation de liquide séreux dans la cavité péritonéale par suite de la gêne de la circulation porte, on voit sur l'abdomen et le thorax des veines dilatées, c'est la *circulation collatérale* destinée à suppléer la circulation porte entravée. La mort est la terminaison constante de cette affection à marche chronique, elle est due à la destruction des cellules hépatiques et par conséquent à l'insuffisance du foie ou à une complication, œdème généralisé, broncho-pneumonie, tuberculose, etc.

Cirrhose hypertrophique. — Dans cette affection, le tissu scléreux se localise autour des canaux biliaires, de là le nom de *cirrhose hypertrophique biliaire* qui lui est encore donné. Le foie et la rate sont augmentés de volume en même temps que la peau a une teinte jaunâtre, véritable *ictère chronique* ou *jaunisse*, les urines ont une coloration acajou, l'appétit est souvent exagéré; la durée est longue et la mort est fatale.

Tuberculose hépatique. — Le tissu hépatique envahi par les bacilles de Kock renferme des *granulations*; celles-ci, par leur réunion, forment des masses qui deviennent caséeuses et dont la fonte est l'origine de cavernes.

Syphilis hépatique. — La *syphilis congénitale* semble avoir pour le foie du *fœtus* ou du *nouveau-né* une prédilection marquée, car cet organe se trouve être le premier sur le trajet de la *veine ombilicale*. Pendant la *grossesse*, la syphilis hépatique fœtale peut déterminer de l'*hydramnios*, et être la cause de la mort du fœtus dans l'utérus ou peu après la naissance; elle peut provoquer aussi l'accouchement avant terme. Plus tard elle peut déterminer chez l'enfant des *hémorragies* nasales, ombilicales, gastro-intestinales, ou des *troubles de la digestion ou de la nutrition* qui l'entraînent vers l'athrepsie.

Chez l'*adulte*, la syphilis acquise ou l'hérédo-syphilis tardive produisent surtout les *gommes*.

Abcès du foie. — Nombreuses sont les voies par lesquelles le foie peut être envahi par des germes pathogènes, voie lymphatique, voie artérielle, voie veineuse, voie biliaire. Ces germes sont le point de départ soit de *petits abcès* qui surviennent après une maladie infectieuse, soit de *grands abcès* ou *hépatite suppurée des pays chauds*, d'origine dysentérique; ces derniers se caractérisent par des *douleurs* plus ou moins aiguës dans l'hypocondre droit avec irradiations vers l'épaule et par des signes de suppuration, fièvre, frissons, vomissements, état typhoïde, etc. Ces abcès doivent être opérés même lorsqu'ils viennent à s'ouvrir spontanément dans un organe de la cavité abdominale.

Angiocholite et cholécystite. — On donne le nom d'*angiocholite* à l'infection, suivie le plus souvent de suppuration, des canaux biliaires, celui de *cholécystite* à l'inflammation de la vésicule biliaire.

Pyléphlébite. — Le *pyléphlébite* est l'inflammation des parois de la *veine porte* et de ses branches principales; la coagulation du sang dans ce vaisseau est suivie d'*ascite* et de congestion de la muqueuse gastro-intestinale pouvant déterminer des hémorragies intestinales. Le contenu de la veine peut devenir purulent, c'est la *pyléphlébite suppurée*, qui se manifeste par une *douleur* dans l'hypocondre droit, des *accès de fièvre*, des *troubles gastro-intestinaux* et de l'*ictère*.

Kyste hydatique. — Il existe chez le chien une variété de tænia appelé *tænia échinocoque* (fig. 271), dont les œufs peuvent être absorbés par l'homme avec l'eau ou des légumes. Dans l'estomac la coque de l'œuf est dissoute et l'embryon *hexacanthe*, mis en liberté, perfore les parois de l'estomac et se dirige vers le foie, où il peut être entraîné par la veine porte. Dans le tissu hépatique il sécrète une *membrane propre*, gélatiniforme, transparente, dont la couche interne, *membrane fertile* ou *germinative*, supporte des échinocoques avec la tête pourvue de crochets et de ventouses. Ces échinocoques sont entourés d'une vésicule, *hydatide*, laquelle peut renfermer une vésicule plus petite, *hydatide fille*, capable elle-même de produire une troisième génération. A l'intérieur des vésicules se trouve du liquide limpide renfermant des crochets; ce liquide peut suppurer, *kyste hydatique suppuré*; dans d'autres cas, si le parasite meurt, le kyste se résorbe en partie et se transforme en une masse d'abord caséeuse puis crétacée.

Le kyste hydatique peut se rencontrer dans tous les organes de l'économie, mais le foie est son siège de prédilection.

Le kyste hydatique a des symptômes locaux qui varient suivant sa localisation dans le foie : s'il proémine du côté du thorax (kyste de la convexité), il donne naissance à des signes thoraciques; s'il proémine vers l'abdomen (kyste de la face inférieure), il peut être pris pour une tumeur d'un autre organe abdominal. Quelquefois le kyste détermine au niveau de la paroi une *voussure* et un endolorissement de tout l'hypocondre; il provoque du dégoût pour les matières grasses, des éruptions d'urticaire et des épistaxis. Dès qu'il est diagnostiqué il doit être opéré, afin d'éviter toutes les complications qu'il peut entraîner.

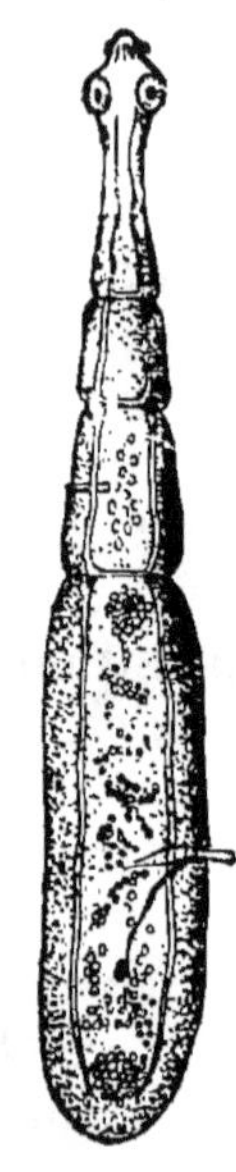

Fig. 271. — Tænia échinococcus.

Cancer du foie et des voies biliaires. — Rarement primitif le *cancer du foie* est surtout secondaire aux néoplasmes de l'estomac et de l'intestin, il détermine une *cachexie* rapide et la mort. Le *cancer des voies biliaires*, au contraire, est le plus souvent primitif, il atteint surtout les femmes et a pour point de départ la vésicule biliaire.

Diabète. — A l'état normal, le sang artériel contient 1 gr. 30 de sucre par litre; si cette quantité augmente et atteint ou dépasse 3 grammes, le sucre passe dans les urines, il y a *glycosurie*. Les causes qui produisent l'augmentation du sucre du sang varient et ont permis d'établir des classifications : on décrit un *diabète nerveux*, le foie produisant un excès de sucre sous l'influence d'excitations provenant du bulbe ou d'un nerf périphérique; un *diabète pancréatique*, le pancréas étant considéré comme une glande à sécrétion interne dont le produit règle la quantité du sucre du sang, et enfin un *diabète constitutionnel.* Dans celui-ci ou bien le foie fonctionne trop et fabrique trop de glycose, ou bien il fonctionne normalement, mais les tissus ne consomment pas tout le sucre qui leur est destiné, il y a *ralentissement dans la nutrition.*

Le *diabète* est une des manifestations de l'*arthritisme*, il attaque de préférence l'âge adulte et les professions libérales. Parmi les causes occasionnelles pouvant le déterminer nous citerons la *grossesse*, la *lactation*, la *ménopause.* Tantôt c'est par hasard, tantôt c'est à la suite de certaines affections, éruption de furoncles, anthrax, gingivite, qu'on examine les urines et qu'on y trouve du sucre. Les principaux symptômes sont : la *polyurie* ou augmentation de la quantité d'urine éliminée, trois à quatre litres en moyenne par jour; la *glycosurie*, le sucre éliminé dans les vingt-quatre heures variant entre 12 et 40 grammes et plus (voir plus loin l'analyse des urines); la *polydipsie* ou soif exagérée et la *polyphagie* ou appétit exagéré. La bouche est sèche, la lassitude est fréquente, la peau est souvent le siège d'éruptions de toutes sortes, les suppurations sont longues et abondantes. Le diabète peut durer fort longtemps, mais le malade meurt le plus souvent emporté par une des nombreuses complications qui le menacent : pneumonie, cardio-sclérose, urémie, apoplexie, coma, phlegmon.

H. — MALADIES DE LA RATE

L'hypertrophie de la rate ou *splénomégalie* se constate d'une façon passagère dans toutes les maladies infectieuses; véritable organe de défense, la rate donne alors naissance à des phagocytes nombreux chargés de détruire les germes pathogènes et leurs toxines.

Paludisme ou **malaria.** — On donne ce nom à une maladie infectieuse, qui se développe dans les endroits humides et marécageux, sous l'influence d'un petit animalcule appelé *hématozoaire de Laveran* (fig. 272). Celui-ci est contenu dans le sang, dont il détruit les globules rouges; il est amené dans l'organisme par les *piqûres des moustiques*.

Sa réaction sur l'organisme n'est pas toujours la même; les formes principales sont : la *fièvre intermittente*, les *accès pernicieux* et la *cachexie palustre*.

La *fièvre intermittente* est caractérisée, comme l'indique

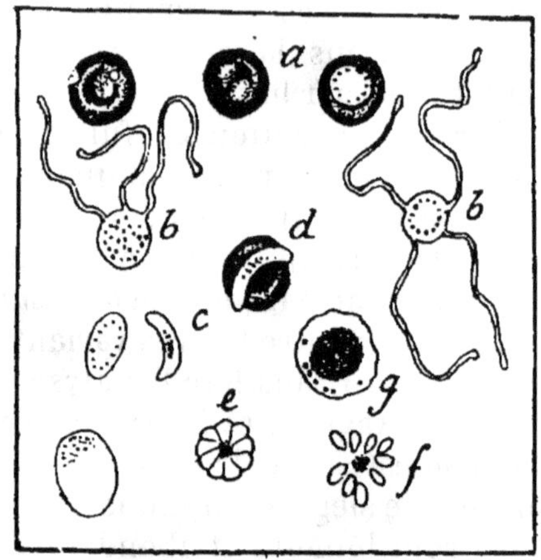

Fig. 272. — Hématozoaire du sang (Dieulafoy).

son nom, par des accès de fièvre se produisant en général à heure fixe, un grand *frisson* avec claquement de dents ouvre la marche, puis vient une sensation de *chaleur* ardente, 40 à 41°, enfin l'accès se termine par des *sueurs* plus ou moins abondantes. La durée est variable : on distingue des accès *courts*, quatre à huit heures, *moyens*, huit à douze heures, et *longs*, plus de douze heures; ces accès se produisent tous les jours, *type quotidien*, tous les deux jours, *type tierce*, ou tous les trois jours, *type quarte*. Ils cèdent rapidement à la quinine, mais les *rechutes* sont certaines; lorsqu'elles sont fréquentes elles déterminent l'*anémie palustre*.

LIVRE VII

APPAREIL URINAIRE

L'appareil urinaire se compose de deux parties bien distinctes : une sécrétante, le *rein*; une excrétante constituée par les *uretères*, la *vessie* et l'*urètre* (fig. 273).

A. — REIN

§ I. ANATOMIE

Les *reins*, appelés vulgairement rognons, sont des organes glanduleux destinés à sécréter l'urine. Au nombre de deux, ils sont situés à droite et à gauche de la colonne lombaire, à la partie supérieure et postérieure de la cavité abdominale, au niveau des deux dernières vertèbres dorsales et des deux ou trois premières lombaires. Dirigés de haut en bas et de dedans en dehors ils sont fixés dans leur situation : 1° par leurs *vaisseaux* constituant le *pédicule* du rein; 2° par le *péritoine*, qui passe au devant de lui sans l'entourer de toutes parts, comme il le fait pour les autres organes de l'abdomen; 3° par le *fascia rénal* (fig. 274), feuillet fibreux qui, au niveau du bord externe du rein, se dédouble pour former la *loge rénale*, comblée par du tissu adipeux n'apparaissant que vers l'âge de huit ans. Cette graisse forme le principal soutien du rein, c'est ce qui explique que sa disparition rapide permette au rein mal soutenu de glisser et de devenir *rein flottant*.

Le rein est *long* de 12 centimètres, *large* de 7 centimètres et *épais* de 3 à 4 centimètres ; il *pèse* en moyenne 140 grammes chez l'homme et 125 grammes chez la femme ; il a une *coloration rouge brun* et une *consistance ferme*.

Dans certains cas on peut rencontrer un *rein supplémentaire* ou au contraire ne trouver qu'un *seul rein* ; quelquefois ce rein unique est dû à la soudure des deux reins par leur extrémité inférieure, *rein en fer à cheval*.

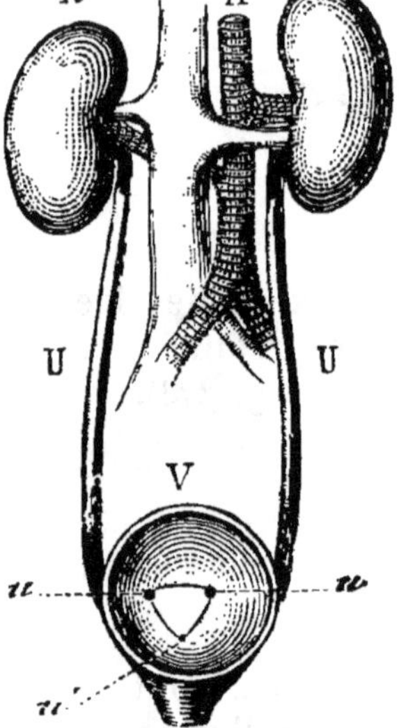

Fig. 273. — Schéma de l'appareil urinaire.

R. reins ; U. uretère ; *u.* orifice de l'uretère dans la vessie V ; *u'.* orifice de l'urètre ; *Vc.* veine cave inférieure ; A. aorte.

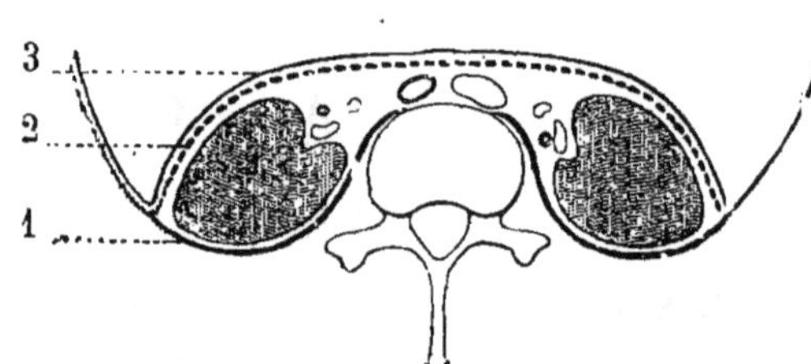

Fig. 274. — Enveloppe du rein, coupe.

1. feuillet rétrorénal ; 2. lame prérénale ; 3. péritoine pariétal (Poirier).

Chez l'adulte le rein a la forme d'un *haricot*, il est allongé verticalement et aplati d'avant en arrière ; il a donc *deux faces* légèrement bombées, une antérieure et une postérieure, et *deux bords*, un bord externe convexe, et un bord interne concave à sa partie médiane, point de pénétration des vaisseaux ou *hile du rein* (fig. 275). Chez le *fœtus* la surface externe n'est pas lisse, elle présente des sillons partageant cette face en lobes, vestiges du *rein primitif* (fig. 276).

Rapports. — La *face antérieure* du rein *droit* est en rapport (fig. 277) avec la face inférieure du foie, dans lequel il s'imprime, avec l'angle droit du côlon, avec la

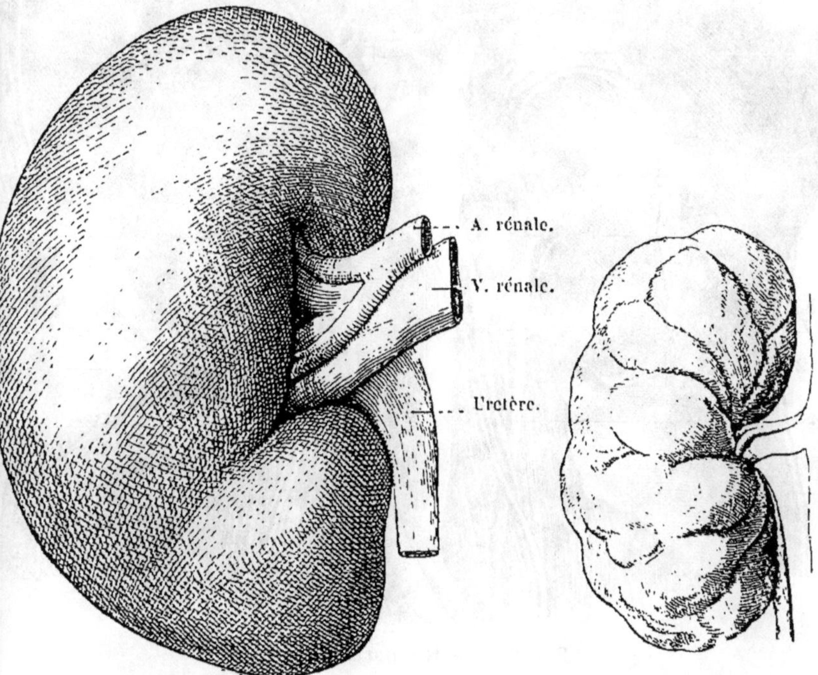

Fig. 275. — Face antérieure du rein droit (Poirier).

Fig. 276. — Rein lobulé d'un enfant nouveau-né (Poirier).

deuxième portion du duodénum et avec la veine cave inférieure, et pour le rein gauche avec la queue du pancréas, la grosse tubérosité de l'estomac et avec l'angle gauche du côlon. Cette face est recouverte par le péritoine des deux côtés.

La *face postérieure* occupe deux régions, la *moitié supérieure* faisant saillie dans la cage thoracique est séparée des côtes et du cul-de-sac pleural costo-diaphragma-

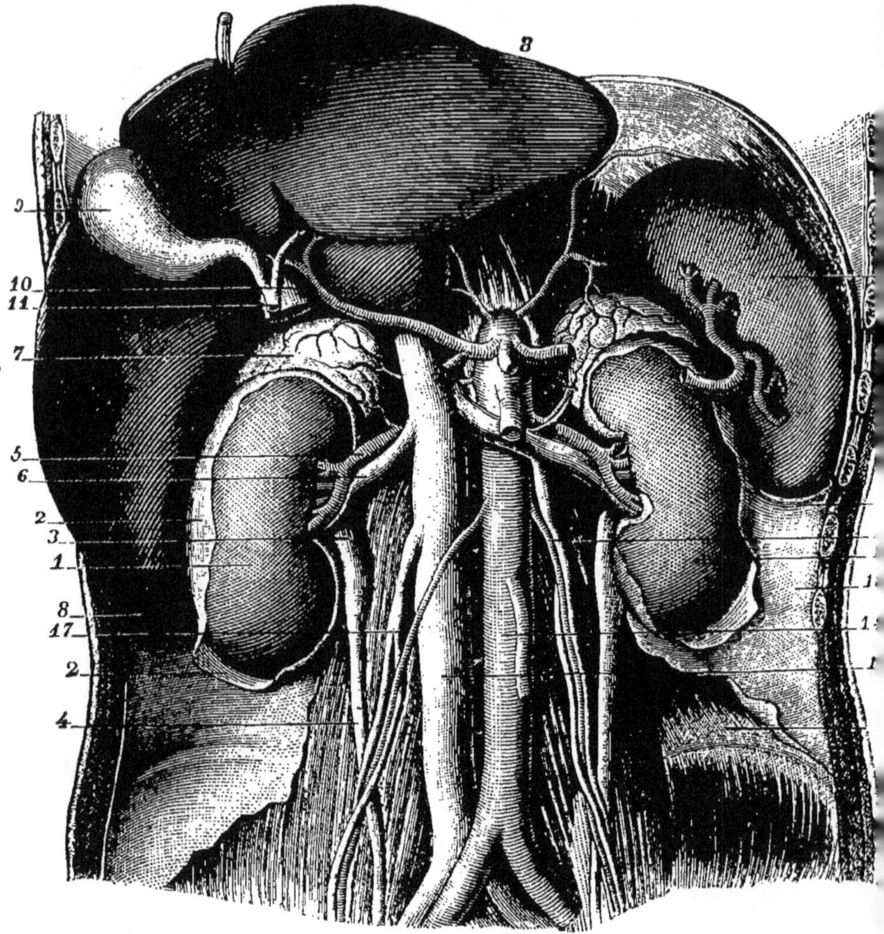

Fig. 277. — Rapports des reins.

1. les deux reins; 2. capsule fibreuse qui les rattache à la paroi postérieure de l'abdomen; 3. bassinet; 4. uretère; 5. artère rénale; 6. veine rénale; 7. capsule surrénale; 8. le foie qui a été soulevé pour montrer les rapports de sa face inférieure avec le rein droit; 9. vésicule biliaire; 10. partie terminale du tronc de la veine porte au-devant duquel on voit l'artère hépatique à gauche, les conduits hépatique et cystique à droite; 11. l'origine du conduit cholédoque, résultant de la fusion des deux canaux qui précèdent; 12. la rate dont la face interne a été renversée en dehors pour la montrer dans ses rapports avec le rein gauche; 13. repli demi-circulaire sur lequel repose son extrémité inférieure; 14. aorte abdominale; 15. veine cave inférieure, 16. artère et veine spermatiques gauches; 17. veine spermatique droite allant s'ouvrir dans la veine caue; 18. lame cellulo-fibreuse sous-péritonéale ou fascia propria se dédoublant au niveau du bord convexe des reins pour former l'enveloppe qui les fixe dans leur situation; 19. extrémité inférieure du muscle carré lombaire.

tique par le diaphragme. La moitié inférieure *abdominale* est séparée du muscle carré des lombes par l'aponévrose antérieure du transverse.

Le *bord externe* est en rapport à droite avec le foie, à gauche avec la rate, il répond au bord externe du carré des lombes.

Le *bord interne* repose sur le psoas, il porte à sa partie

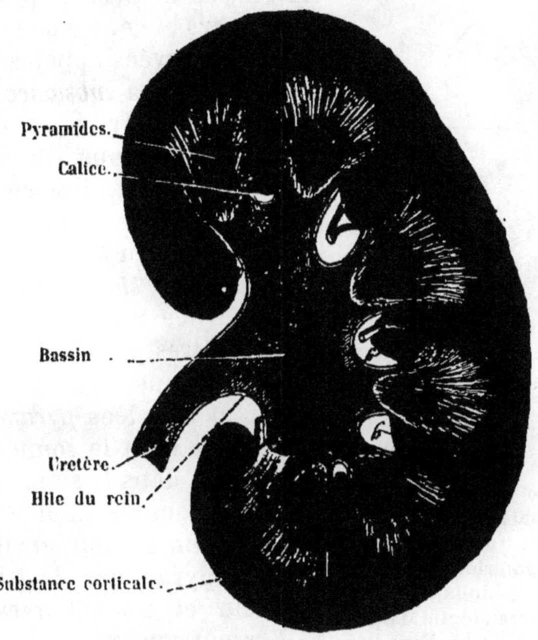

Fig. 278. — Rein coupé en son milieu.

médiane le *hile* du rein; c'est à ce niveau que pénètre l'artère rénale et que sortent la veine rénale et l'uretère.

L'*extrémité supérieure*, coiffée par la *capsule surrénale*, répond à la 11ᵉ côte.

L'*extrémité inférieure*, située à 4 ou 5 centimètres de la crête iliaque, repose sur le carré des lombes et sur le psoas; elle répond à une ligne horizontale passant par l'apophyse transverse de la 3ᵉ vertèbre lombaire.

Structure. — Quand on fait une coupe du rein on constate que cet organe est entouré d'une *membrane d'enveloppe* fibreuse, blanchâtre, très adhérente au tissu sous-jacent; celui-ci est constitué par deux subtances de coloration différente (fig. 278). La *substance corticale* de couleur jaunâtre entoure complètement le rein, elle constitue la couche superficielle, épaisse de 3 à 6 millimètres, et envoie des prolongements vers le centre sous forme de larges travées appelées *colonnes de Bertin.* La *substance médullaire*, de couleur rouge, occupe les espaces circonscrits par ces colonnes, c'est-à-dire constitue des segments de forme triangulaire sur la coupe : ce sont les *pyramides de Malpighi*, dont la base tournée vers la périphérie émet d'autres petites pyramides pénétrant dans la substance corticale, et appelées *pyramides de Ferrein*, et dont le sommet faisant saillie dans le sinus du rein porte le nom de *papille rénale* (fig. 278). On compte environ de 12 à 15 pyramides de Malpighi par rein et 4 à 500 pyramides de Ferrein par pyramide de Malpighi.

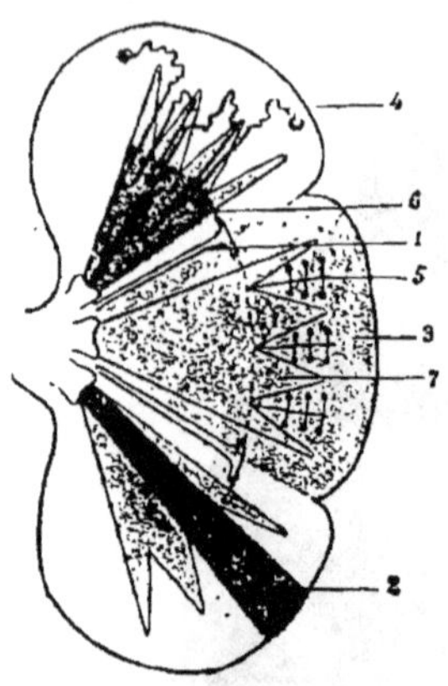

Fig. 279. — Schéma de la coupe du rein (Launois).

1. artère interlobaire; 2. lobule rénal; 3. substance corticale; 4. tube urinifère; 5. artère interlobulaire; 6. substance médullaire formant une pyramide de Malpighi; 7. pyramide de Ferrein.

Structure microscopique. — Lorsqu'on examine au microscope la substance corticale au niveau du *labyrinthe*, c'est-à-dire des régions situées entre les pyramides de Ferrein, on voit sur les parties latérales de ces dernières de petites masses arrondies d'où partent des tubes : ce sont les *glomérules de Malpighi*, origine des *tubes séminifères.* Le rein, en effet, est composé d'une grande quantité de tubes : les uns, contournés, sont contenus dans la substance corticale, les autres, droits, dans la substance médullaire; ils ont tous pour point de départ un renflement, le glomérule de Malpighi, et leur longueur est de 6 à 8 centimètres. En étudiant un de ces tubes urinifères au point de vue de sa direction, de sa situation, de sa terminaison et de sa structure, on étudie le rein tout entier (fig. 280).

En partant du glomérule on constate que le tube flexueux ou *tube contourné* est séparé de l'ampoule glomérulaire par un rétrécissement ou *col*. Le tube contourné, en pénétrant dans la substance médullaire, *diminue de calibre*, prend une direction rectiligne et se dirige vers le sommet de la pyramide de Malpighi; à une certaine distance de celui-ci il rebrousse chemin en décrivant une anse, augmente de calibre et remonte vers la substance corticale; la réunion de la *branche descendante* et de la *branche ascendante* constitue l'*anse de Henle*. Le tube pénètre de nouveau dans la substance corticale, devient flexueux et constitue la *pièce intermédiaire* à laquelle fait suite le *canal d'union* plus étroit; celui-ci se porte dans la substance médullaire et va se jeter dans un long tube, rectiligne, parcourant une pyramide de Ferrein et la pyramide de Malpighi sous-jacente, c'est le *canal collecteur* ou *tube de Bellini*; ces tubes se réunissent les uns aux autres en approchant du sommet de la pyramide pour ne plus constituer que 12 à 30 tubes qui viennent s'ouvrir au sommet de la papille; la réunion des *pores urinaires* constitue l'*area cribrosa*.

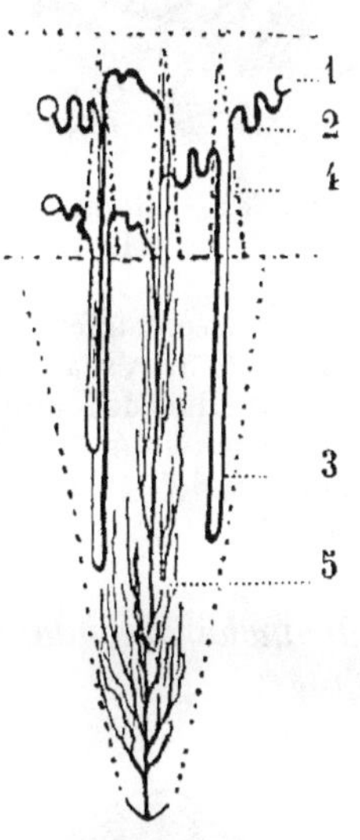

Fig. 280. — Schéma des tubes urinifères (Launois).

1. glomérule de Malpighi; 2. tube contourné; 3. anse de Henle; 4. canal d'union; 5. tube de Bellini.

Le corpuscule de Malpighi, encore appelé *glomérule du rein*, est constitué par une membrane d'enveloppe, *cap-*

sule de Bowmann ou de *Müller*, et par un contenu formé de *capillaires*. Par le pôle opposé à celui occupé par le tube urinifère on voit deux vaisseaux pénétrer dans le glomérule; en réalité l'un y pénètre, c'est le *vaisseau afférent*, et l'autre en sort, c'est le *vaisseau efférent*; le premier se divise en capillaires, qui se réunissent pour donner naissance au second. La *capsule de Bowmann* est constituée par une *membrane basale* que l'on retrouve comme couche externe de la paroi de tout le tube urinifère, cette membrane est recouverte intérieurement par des *cellules plates* (fig. 281). Dans le *tube contourné* et dans la *branche ascendante de l'anse de Henle* la tunique épithé-

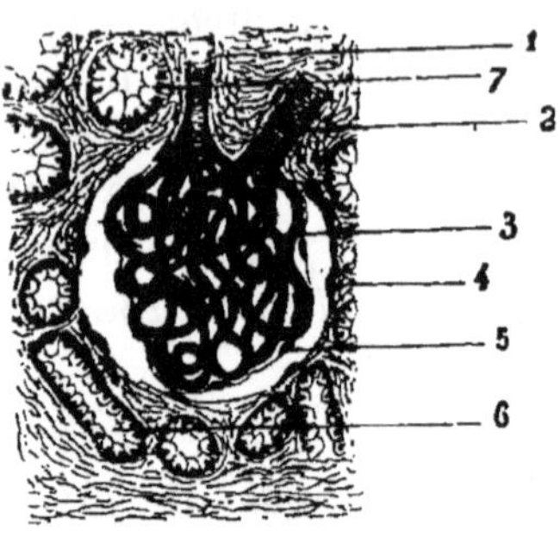

Fig. 281. — Glomérule de Malpighi (Launois).

1. vaisseau afférent; 2. vaisseau efférent; 3. réseau vasculaire; 4. endothélium du feuillet capsulaire; 5. endothélium du feuillet glomérulaire; 6,7. tubes contournés en coupe.

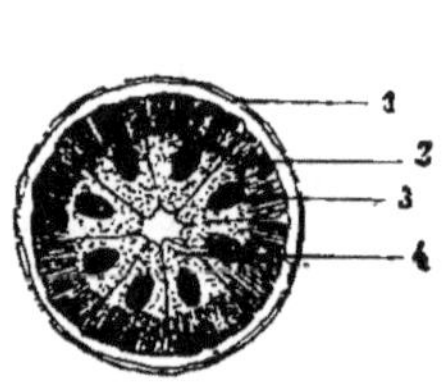

Fig. 282. — Coupe d'un tube contourné (Launois).

1. membrane d'enveloppe; 2. portion striée de la cellule; 3. noyau; 4. portion granuleuse de la cellule.

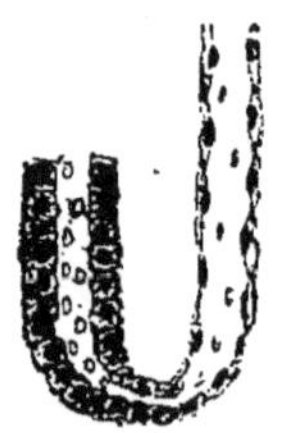

Fig. 283. — Anse de Henle (Launois).

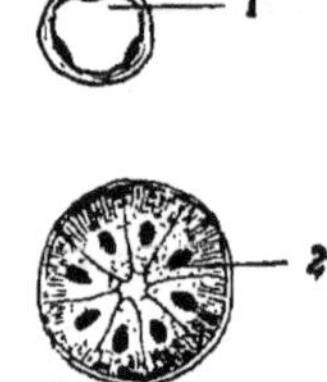

Fig. 284. — Coupe des branches de l'anse de Henle (Launois).

1. branche descendante; 2. branche ascendante.

liale est formée par des *cellules cylindriques, granuleuses, striées*, et laissant au centre du tube une petite lumière (fig. 282 et 284). Dans la *branche descendante de l'anse de Henle* (fig. 283 et 284) l'épithélium est clair et *aplati*, enfin dans le *tube collecteur* les *cellules claires* augmentent de hauteur en descendant et se continuent avec l'épithélium de la papille.

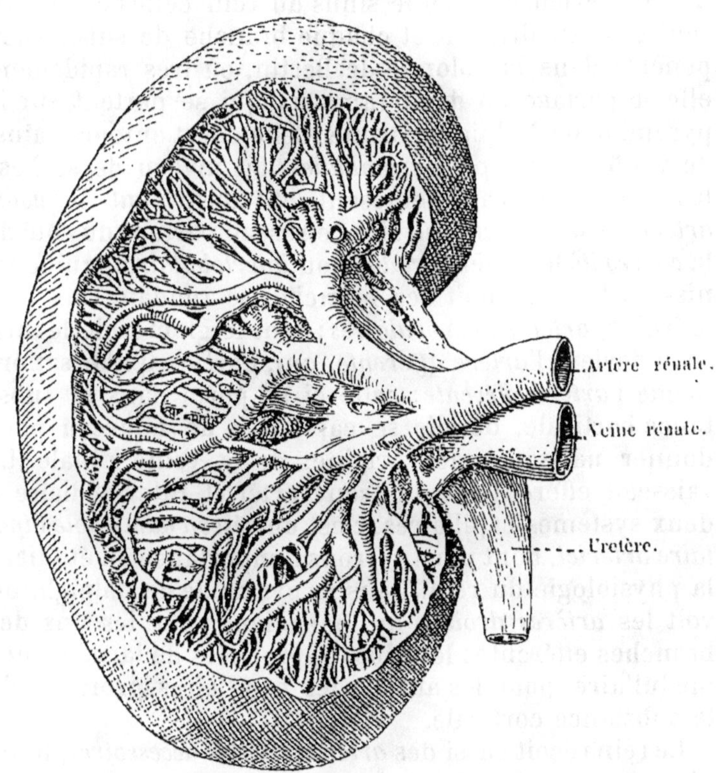

Fig. 285. — Distribution des artères et des veines dans la profondeur du rein.

Le *stroma* du rein ou tissu de réunion de tous les éléments du rein, *tubes* et *vaisseaux*, est formé de tissu conjonctif et de tissu musculaire.

Vaisseaux. — Le rein est très vasculaire (fig. 285), il reçoit une artère dont le calibre est relativement très considérable pour son volume, c'est que ce vaisseau remplit ici deux fonctions, il est à la fois *fonctionnel* et *nourricier*.

L'*artère rénale*, née de l'aorte, se divise au niveau du hile en 4 branches, deux antérieures, une supérieure et une postérieure; dans le sinus du rein celles-ci se divisent et se subdivisent et chaque branche de subdivision pénètre dans la colonne de Bertin, où très rapidement elle se partage en deux rameaux qui se portent sur la pyramide de Malpighi voisine. Celle-ci est entourée ainsi de 4 à 5 artères *péripyramidales*; au niveau de sa base les vaisseaux s'anastomosent et constituent la *voûte artérielle sus-pyramidale*. De ce réseau partent du côté de la *convexité* les artères *radiées* ou *interlobulaires*, qui fournissent latéralement des branches se rendant aux glomérules, *artères glomérulaires*; dans le glomérule le vaisseau devient l'*artère afférente*, qui, après capillarisation, forme l'*artère efférente*; celle-ci se porte dans la substance corticale, où elle se capillarise de nouveau pour donner naissance aux origines de la veine rénale. Le vaisseau efférent est un tronc artériel intermédiaire à deux systèmes capillaires, c'est un *réseau admirable bipolaire artériel*, dont nous verrons l'importance en étudiant la physiologie du rein. Dans la pyramide de Malpighi on voit les *artères droites*, qui naîtraient pour les uns des branches efférentes les plus rapprochées de la substance médullaire, pour les autres des capillaires profonds de la substance corticale.

Le rein reçoit aussi des *artères rénales accessoires*, fournies par les artères lombaires et capsulaires et pénétrant dans la substance rénale au niveau de la capsule.

Les *veines* naissent des capillaires; au-dessous de la capsule leurs origines constituent les *étoiles de Verheyen*, point de départ des *veines radiées*, qui viennent se jeter dans la *voûte veineuse sus-pyramidale*; celle-ci, qui reçoit aussi des *veines droites*, se continue avec les *veines péripyramidales*; la réunion de ces dernières au niveau du hile constitue la *veine rénale*, affluent de la veine *cave inférieure.* De la capsule du rein partent également des veines, qui forment au niveau du bord externe l'*arcade veineuse exorénale*, dont les branches efférentes s'anastomosent avec toutes les veines du voisinage, formant ainsi une voie de décharge ou de suppléance en cas d'oblitération de la veine rénale.

Les *lymphatiques* superficiels et profonds aboutissent aux ganglions du hile.

Les nerfs sont fournis par le plexus rénal constitué

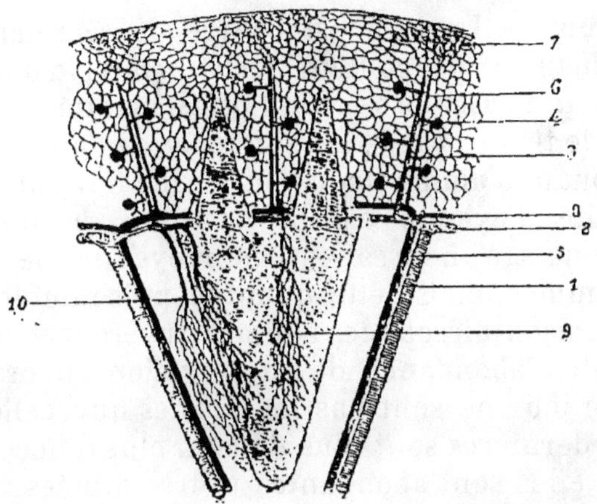

Fig. 286. — Schéma d'un lobe rénal (Launois).

1. artère interlobaire; 2. artère de la voûte artérielle; 3. artère radiée 4. glomérule de Malpighi; 5. veine interlobaire, 6. veine radiée ou interlobulaire; 7. réseau capillaire de la substance corticale formant les étoiles de Verheyen; 8. grande voûte veineuse; 9. réseau capillaire formé par l'artère efférente; 10. vaisseau droit.

par le plexus solaire, le petit splanchnique et le grand sympathique.

Connaissant la structure du rein, nous pouvons comprendre les divisions en *lobes* et en *lobules*, qui ont été établies en s'appuyant sur l'anatomie comparée; chez certains animaux ces différentes parties sont en effet complètement distinctes. Un *lobe* (fig. 286) est constitué par une *pyramide de Malpighi* entourée de la moitié de l'épaisseur d'une colonne de Bertin et de la substance corticale en rapport avec sa base. Chaque lobe est divisé en 400 à 500 lobules, chaque lobule est formé par une *pyramide de Ferrein*, entourée d'un cylindre de substance corticale dont la limite peut être considérée comme étant l'*artère radiée*; celle-ci est donc *interlobulaire,* alors que les artères *péri-pyramidales* sont *intralobaires.*

§ II. PHYSIOLOGIE

I. **Urine**. — Le rein est chargé de sécréter l'*urine*, liquide *limpide*, de couleur *jaune ambré,* d'odeur spéciale dite *urineuse*, de réaction *acide*, acidité qui persiste fort peu de temps, car sous l'influence de l'air il se forme du carbonate d'ammoniaque, et l'urine devient alcaline. La densité moyenne est de 1 020; la *quantité* émise en vingt-quatre heures est en moyenne de 1 200 à 1 500 grammes, mais cette quantité présente des variations en raison directe des boissons ingérées et en raison inverse de l'abondance de la sécrétion sudorale. Les urines du jour ne sont pas les mêmes que celles de la nuit, ces dernières sont plus denses, plus foncées; après les repas elles sont abondantes et très diluées : c'est de deux heures à quatre heures de l'après-midi que la sécrétion atteint son maximum, et de deux à quatre heures du matin son minimum. L'urine de la *femme* est plus pâle, moins dense et moins abondante; quant à l'urine du *nouveau-né* elle est incolore et sa densité va en diminuant du 1er au 10e jour.

L'urine normale est une *solution*, c'est-à-dire de l'eau renfermant en dissolution certaines substances. Sur 1 000 parties on trouve dans l'urine :

Eau	955
Urée	25
Acide urique	0,50
Chlorure de sodium	11
Sels (phosphates, sulfates, etc)	8,5
	1 000.00

L'*eau* est la partie qui varie le plus, l'*urée* est un produit excrémentitiel formé par la combustion des aliments azotés dans l'organisme; aussi sa proportion, qui est de 30 à 35 grammes en moyenne dans les vingt-quatre heures, augmente-t-elle avec une alimentation animale, et diminue-t-elle avec une alimentation végétale; elle augmente aussi avec l'exercice musculaire et avec le travail cérébral. C'est l'urée qui, dans l'urine, donne naissance au carbonate d'ammoniaque à la suite des fermentations dues au *micrococcus ureæ*.

L'*acide urique*, dont la quantité est minime, augmente avec une alimentation animale; il peut alors se précipiter dans l'organisme sous forme d'urates et donner lieu à la *goutte*. Chez les animaux herbivores l'acide urique est remplacé par l'acide hippurique, dont on trouve des traces dans l'urine humaine.

Les *sels* sont, par ordre de fréquence, le *chlorure de sodium* ou sel marin (10 à 12 grammes en vingt-quatre heures), les *sulfates* de soude et de magnésie (4 grammes) les *phosphates alcalins et terreux* (3 grammes). Ces sels, en se précipitant, donnent naissance à de petits grains calcaires qui constituent la *gravelle*.

Les *matières colorantes* sont l'*urobiline*, dérivée de l'hémoglobine ou de la bilirubine et donnant à l'urine sa coloration normale, et l'*urochrome*.

Enfin on peut trouver dans l'urine des produits anormaux, comme le *sucre* et l'*albumine*; le premier passe dans l'urine, quand il y en a plus de 3 grammes pour 1000 dans le sang, il donne naissance à la glycosurie.

II. **Mécanisme de la sécrétion urinaire.** — Les différentes substances qui entrent dans la composition de l'urine ne sont pas sécrétées par le rein, elles existent dans le sang de l'artère rénale et *filtrent* au niveau du rein. Il ne faudrait pas croire cependant que cet organe soit un *simple filtre mécanique*; c'est au contraire un *filtre vivant, sélecteur*, ne prenant au sang que certains matériaux; dès qu'il est lésé on voit aussitôt des matières anormales éliminées par l'urine. Les expériences ont démontré que le sang de la veine rénale contient moins d'urée et de sels que celui de l'artère, et que cette différence, dans un temps donné, correspond exactement à la quantité d'urée ou de sels éliminée par le rein dans ce même temps.

La filtration se fait au niveau des tubes urinifères sous l'influence de la *pression sanguine*; les capillaires du glomérule ne sont pas les vrais capillaires, puisque, au lieu de donner naissance à des veinules, ils se reconstituent en vaisseau afférent qui se capillarisera de nouveau dans la substance corticale. Ce sont ces derniers capillaires qui forment les origines des veines du rein. Dans les capillaires de l'organisme, la pression est évaluée à peu près à la moitié de celle de l'origine de l'aorte, celle de la terminaison des veines caves étant considérée comme nulle. Dans le rein, c'est le vaisseau efférent qui correspond aux capillaires généraux; aussi dans les capillaires glomérulaires la pression est-elle supérieure à celle des capillaires de la circulation générale, c'est grâce à cette pression que les éléments de l'urine se séparent du sang et filtrent dans les tubes urinifères.

Différentes théories ont été émises pour expliquer le mécanisme et le siège de cette filtration ainsi que la nature du liquide filtré. *Bowmann* admet que l'*eau* et les *sels* filtrent au niveau des *glomérules* de Malpighi, tandis que les autres substances, comme l'*urée*, passent au niveau des *tubes contournés* et des *branches ascendantes des anses de Henle*, qui possèdent un *épithélium cylindrique strié*. Pour le démontrer, Bowmann a injecté dans le sang d'un animal de l'indigo, après avoir fait une section de la moelle au niveau du bulbe pour diminuer la pression sanguine et arrêter la filtration de l'eau dans le glomérule; puis il a sacrifié l'animal et a constaté que les cellules des tubes contournés et des branches ascendantes de Henle étaient seules imprégnées de la matière colorante.

Pour *Ludwig*, la filtration totale se fait au niveau du *glomérule* seulement, mais comme l'urine est trop diluée l'excès d'eau repasserait dans le sang en traversant les tubes urinifères. Enfin, pour *Küss*, le *glomérule* laisse passer le *sérum sanguin* tout entier, *y compris l'albumine*, qui serait réabsorbée par les cellules des tubes urinifères. La théorie la plus généralement admise est celle de Bowmann.

Le *système nerveux* a une grande influence sur la sécrétion urinaire; il paraît n'agir qu'indirectement, l'excitation des nerfs vaso-dilatateurs produit une augmentation de la sécrétion, l'excitation des vaso-constricteurs la diminue. La piqûre d'un point du plancher du 4e ventricule amène de la *polyurie*; faite plus haut, elle produit de la glycosurie, plus haut encore de l'albuminurie, mais ces actions sont très passagères.

L'urine, passée dans les tubes urinifères, progresse chassée par celle qui est nouvellement filtrée; il y a une sorte de poussée des glomérules vers les tubes collecteurs; gouttelette par gouttelette l'urine traverse les pores urinaires et tombe dans les calices.

§ III. — PATHOLOGIE DU REIN

EXAMEN DES URINES

Nous ne passerons en revue que les modes d'examen qui sont d'un usage courant, nous laisserons de côté les procédés d'analyse et de dosage mis en pratique par le chimiste.

Il est nécessaire de recueillir les urines émises pendant vingt-quatre heures consécutives, afin de pouvoir apprécier la *quantité*; pour cela on emploie en général un bocal gradué. Si elle excède 1 500 grammes chez l'homme et 1 200 grammes chez la femme, c'est qu'il y a *polyurie*, constatée dans certaines affections nerveuses et dans le diabète. Si, au contraire, la quantité est très au-dessous de la moyenne, il y a *anurie*.

La *couleur*, normalement *jaune ambré*, peut être modifiée : elle est *rouge* ou *brune* si l'urine contient du sang, *verdâtre* si elle contient de la bile, couleur *acajou* si elle contient des pigments biliaires, peu colorée, *pâle*, si les urines sont émises en grande quantité. Sous l'influence de certains médicaments, elle prend une coloration spéciale : c'est ainsi qu'un malade qui emploie l'*acide phénique* ou un de ses dérivés, comme le salol, peut avoir des urines *noirâtres*, les injections sous-cutanées de bleu de *méthylène* colorent en bleu les urines; ce procédé est mis en usage pour apprécier le degré de perméabilité du rein.

Normalement l'*odeur* de l'urine est peu accentuée; sous l'influence de certaines affections vésicales, l'urine peut prendre une odeur *ammoniacale* ou *putride*, l'essence de térébenthine donne à l'urine une odeur de violette.

Au moment où elles sont émises, les urines au lieu d'être claires peuvent être *troubles*, lorsqu'elles renferment du mucus, des sels en excès, du pus, du sable ou du sang. Chez la femme, le trouble urinaire peut être dû au mélange à l'urine des produits de sécrétion vaginale.

Les urines, normalement limpides, peuvent devenir épaisses, troubles, *visqueuses* si elles contiennent du pus.

Pour apprécier l'*acidité* ou l'*alcalinité* des urines, on emploie le papier de tournesol : le papier de *tournesol bleu* placé dans des urines normales, c'est-à-dire *acides*, prend rapidement une teinte rouge; le papier de tournesol rouge placé dans ces mêmes urines ne se modifie pas; trempé au contraire dans des urines devenues anormalement *alcalines*, il prend une *teinte bleue*.

Nous laissons de côté les procédés de dosage de l'*urée* qui sont employés en clinique, pour n'étudier que les *substances recherchées* chaque jour au lit des malades ou des femmes enceintes, c'est-à-dire l'*albumine* et le *sucre*.

Recherche de l'albumine. — De nombreux procédés sont employés pour déceler la présence de l'albumine dans l'urine; ils reposent tous sur la précipitation de cette substance au moyen de la chaleur ou d'un acide.

1° *Recherche par la chaleur.* — Après avoir filtré les urines, on en verse dans un tube à essai bien propre une hauteur de 6 à 8 centimètres, on tient le tube par son extrémité inférieure et on chauffe jusqu'à ébullition sur une lampe à alcool le liquide près de sa limite supérieure en l'agitant très légèrement. Un *trouble* se produisant, il est facile de l'apprécier grâce à la comparaison qu'on peut établir entre la fraction des urines chauffées et des urines non chauffées. Ce nuage peut être dû soit à l'albumine qui se coagule à 70° environ, soit à la précipitation de certains sels, phosphates et carbonates terreux.

Pour différencier les sels de l'albumine, il suffit d'*acidifier* les urines en y laissant tomber une ou deux gouttes d'*acide acétique* ou de vinaigre : si ce sont des sels, le nuage disparaît et les urines redeviennent claires; *le trouble persiste*, au contraire, si c'est de l'*albumine.* Dans les cas où l'albumine est très abondante, il se produit un véritable coagulum en masse et les flocons tombent lentement au fond du tube.

2° *Recherche à froid par les acides.* — On emploie un verre conique, dit *verre à expérience*, dont on remplit à peu près la moitié d'urine, puis on verse lentement presque goutte à goutte de l'*acide azotique* le long des parois du verre pour qu'il descende au fond et qu'il refoule l'urine. S'il y a de l'albumine, il se produit à la jonction des deux liquides un disque blanchâtre et opaque, dont l'épaisseur varie avec la quantité d'albumine, c'est le *cercle opaque de Haller.*

Il existe encore d'autres procédés; nous ne citerons que le *réactif de Tanret*, qui permet de déceler des quantités très minimes d'albumine. Après avoir mis l'urine dans un tube à essai on verse deux ou trois gouttes de réactif; s'il y a de l'albumine il se produit aussitôt des *flocons blanchâtres* qui tombent lentement au fond du tube.

Dosage clinique de l'albumine. — Le seul procédé exact pour connaître la quantité d'albumine contenue dans un litre d'urine consiste à isoler cette substance et à la peser, mais un chimiste seul peut avoir recours à cette méthode. En *clinique* on se sert du *tube* et du *réactif d'Esbach*, liquide composé d'acide picrique et d'acide nitrique. Le tube porte des graduations (fig. 287); vers le milieu du tube on voit une ligne près de laquelle est la lettre U, plus haut une autre ligne ayant comme indice la lettre R, entre le fond du tube et la lettre U se trouvent des lignes superposées près desquelles se lisent les chiffres 1, 2, 3, 4, 5, 6, 7. On verse dans le tube de l'urine jusqu'à ce que son niveau atteigne la ligne U, puis on le remplit jusqu'à la lettre R avec le réactif; on bouche avec le bouchon en caoutchouc et on mélange les deux liquides en retournant le tube plusieurs fois. On attend vingt-quatre heures; le tube étant placé verticalement, l'albumine se dépose au fond sous forme d'une poudre blanchâtre, on lit alors sur l'échelle graduée le chiffre en regard duquel est situé le niveau supérieur du dépôt; s'il correspond, par exemple, au chiffre 5, on dit qu'il y a 5 grammes d'albumine.

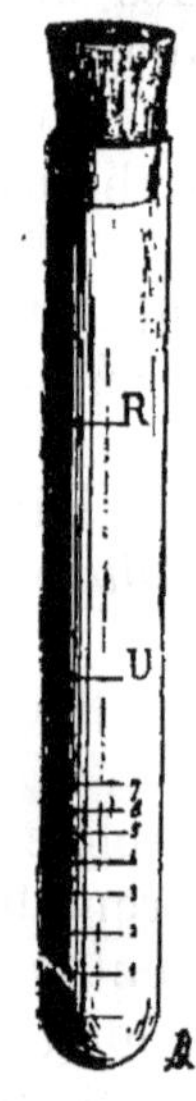

Fig. 287. — Tube d'Esbach.

Recherche du sucre. — On emploie pour cet usage la *liqueur de Fehling* ou liqueur cupro-potassique, dont la coloration *bleue* est due au *sel de cuivre* qu'elle renferme. La réaction cherchée est basée sur la transformation de ce sel par oxydation en oxyde de cuivre *rouge*. On verse dans un tube à essai 2 ou 3 centimètres cubes de liqueur de Fehling qu'on chauffe jusqu'à ébullition, pour s'assurer de sa bonne qualité; on ajoute alors une quantité un peu supérieure d'urine, dont on chauffe la partie supérieure; s'il n'y a pas de sucre aucune modification n'est constatée; si, au contraire, les urines en renferment, on obtient une coloration *verte*, *orangée*, *rouge* en même temps qu'un trouble.

Quant à la recherche *quantitative*, elle est faite au moyen d'un appareil spécial, le *saccharimètre*, ou à l'aide d'une liqueur de Fehling titrée.

En clinique médicale on est appelé dans certains cas à rechercher la présence des *pigments biliaires*, de l'*urobiline*, de l'*indican*, ou de certains *médicaments* ; des procédés chimiques spéciaux sont appliqués à chacune de ces recherches. Si on veut savoir si une urine renferme du *sang*, du *pus*, des cellules *épithéliales*, du *sperme*, de la *graisse*, des *parasites*, des *cristaux de sels*, c'est au *microscope* qu'il faut s'adresser. Enfin cet *instrument* et les *cultures* usitées en bactériologie permettent de découvrir et de différencier les différents *microbes* qui peuvent être contenus dans l'urine, *coli-bacilles*, *gonocoques*, *streptocoques*, *bacilles de Koch*.

AFFECTIONS DES REINS ET DU BASSINET

Avant d'étudier les maladies du rein il est nécessaire de définir certains termes qu'on est appelé à rencontrer.

Polyurie. — Émission d'une quantité d'urine supérieure à la normale.

Pollakyurie. — Mictions fréquentes.

Anurie. — Suppression complète ou presque complète d'urine.

Dysurie. — Difficulté de la miction.

Hématurie. — Émission d'urine sanguinolente ou de sang pur (pissement de sang); elle peut être de cause *rénale*, *urétérique*, *vésicale* ou *uréthrale*.

Pyurie. — Émission d'urine purulente.

Urémie. — L'urémie n'est pas une maladie, c'est un empoisonnement de l'organisme dû à l'insuffisance de la dépuration rénale et, par conséquent, à l'absence d'élimination des différents produits toxiques devant être rejetés par les urines. Elle est la terminaison habituelle des différentes affections rénales; elle est généralement précédée d'œdème de la face, des membres inférieurs, d'épanchement péritonéal, ainsi que d'un abaissement dans la quantité des urines éliminées et d'une diminution de la toxicité de celles-ci; le sang, au contraire, contient un plus grand nombre de produits toxiques, dont l'action sur les organes produit les différentes *formes urémiques*. Tantôt il n'y a que des symptômes peu accentués (petite urémie), ce sont la *céphalée*, les *troubles de la vue*, les *bourdonnements d'oreille*, la *surdité*, des *névralgies*, des *démangeaisons cutanées*, l'*urticaire*, les *épistaxis*, la *sensation de doigt mort*. Tantôt on se trouve en présence d'une des formes suivantes : 1° l'*urémie cérébrale* peut se manifester sous la forme *convulsive*, *tétanique*, *délirante*, *maniaque*, *comateuse*; plusieurs de ces formes simulent l'éclampsie; 2° l'*urémie respiratoire* est caractérisée par des crises de dyspnée, de suffocation, d'œdème pulmonaire, de bronchite, de broncho-pneumonie, d'apoplexie pulmonaire. C'est dans ces affections qu'on rencontre la *respiration de Cheyne-Stokes*, constituée par des séries de mouvements respiratoires d'amplitude alternativement croissante et décroissante, séparées par des phases d'*apnée*[1] plus ou moins longues; 3° la forme *gastro-intestinale* se manifeste par des vomissements répétés ou par des crises de diarrhée séreuse ou muco-purulente; 4° enfin l'*urémie articulaire* simule le rhumatisme chronique.

Néphrite. — On donne le nom de néphrite à l'inflammation du parenchyme rénal; elle est toujours occasionnée par une *intoxication* ou une *infection*, aussi la voit-on apparaître au cours de la grossesse (auto-intoxication), du saturnisme, de l'alcoolisme, du diabète, de l'*insuffisance hépatique*, etc., ou bien au cours ou pendant la convalescence de la *scarlatine*, de la *fièvre typhoïde*, de certaines *angines*, de la *diphtérie*, de l'*érysipèle*, de la *fièvre puerpérale*.

Les symptômes principaux sont : l'*albuminurie* et la *présence de cylindres* dans l'urine, les *œdèmes* sous-cutanés

1. Absence de mouvement respiratoire.

ou organiques (œdème du poumon), l'*hypertrophie* du *ventricule gauche*, caractérisée par le *bruit de galop*. Suivant la marche, on a divisé les néphrites en *néphrites aiguës* et *néphrites chroniques*.

Néphrites aiguës. — Elles apparaissent au cours des maladies infectieuses par action des microbes ou de leurs toxines sur les tubes du rein. Le malade accuse une douleur violente dans la région lombaire, la fièvre est élevée (40°), les vomissements sont fréquents, les urines sont peu abondantes et quelquefois rougeâtres (hématurie d'origine rénale), elles renferment des quantités plus ou moins considérables d'albumine, il y a de l'œdème du tissu cellulaire sous-cutané accompagné d'épanchements séreux dans le péritoine (anasarque), dans les plèvres (hydro-thorax), dans le péricarde (hydro-péricarde). Si ces symptômes ne s'atténuent pas pour amener la guérison, les troubles *urémiques* apparaissent et emportent le malade.

Néphrite chronique. — Encore appelée *mal de Bright*, elle est caractérisée *anatomiquement* par l'atrophie lente et progressive de la glande rénale. Elle est due à une *intoxication* agissant lentement, elle peut être la conséquence d'une *néphrite aiguë* plus ou moins ancienne, aussi sous l'influence d'un refroidissement, d'un traumatisme, d'une *grossesse*, d'une maladie infectieuse légère, peut-elle changer d'allure et prendre la marche d'une néphrite aiguë ou subaiguë.

Elle est annoncée par une série de signes qui n'ont d'importance que par leur réunion : tintements d'oreille, vertiges, vomissements, palpitations, dyspnée, teinte blafarde des téguments, *pollakyurie* et *polyurie*. L'albumine est peu abondante, d'abord intermittente, puis continuelle; les œdèmes sont fugaces, au réveil ils siègent sur le visage, le soir au niveau des chevilles. Plus tard apparaît le bruit de galop ou d'autres troubles cardiaques; le pouls est dur, tendu par tension sanguine exagérée. La marche est lente, 15 et 20 ans, et le malade meurt d'*urémie*, à moins que des complications ne surviennent, car les brightiques sont plus exposés que les autres par suite du mauvais fonctionnement des reins. Une femme atteinte de néphrite chronique peut, sous l'influence d'une grossesse, devenir *éclamptique* si elle n'est pas soumise à un régime spécial.

Traitement. — Tout malade présentant de l'albumine doit être mis au *régime lacté absolu*, il doit boire 2 à 3 litres de lait dans les 24 heures, soit pur, soit coupé avec de l'eau de Vichy; la seule boisson permise en dehors du lait sera l'eau pure bouillie ou stérilisée. Plus tard, si l'albumine est disparue, on permettra d'abord les légumes verts et les fruits cuits, puis les viandes blanches et fraîches.

Il faut interdire le bouillon, les extraits de viande, la viande insuffisamment cuite, le poisson, le gibier, les asperges, les légumes et fruits acides, les boissons alcooliques, bière et cidre, le thé et le café.

Tuberculose rénale. — Lorsque le bacille de Koch se localise sur le rein, il y produit ses lésions habituelles, tubercules, fonte caséeuse, cavernes purulentes, de là les *hématuries*, puis les *pyuries*; le malade meurt de cachexie ou de complication locale (abcès périnéphrétique) ou générale (péritonite tuberculeuse, tuberculose généralisée).

Syphilis rénale. — Le rein, sous l'influence de la syphilis acquise pendant les périodes secondaire et tertiaire ou sous l'influence de la syphilis héréditaire, peut présenter des signes de néphrite ou être le siège de gommes.

Abcès du rein. — Le rein peut être envahi par une suppuration presque totale ou par petits abcès disséminés, dans le premier cas c'est à la suite d'un traumatisme ou d'une suppuration d'origine urinaire avec infection ascendante; dans le deuxième cas, on se trouve en présence d'embolies microbiennes au cours d'une maladie infectieuse.

La présence du pus dans le rein se manifeste par des frissons, des accès fébriles, des douleurs lombaires spontanées et à la palpation, des troubles digestifs, un teint terreux, des urines sanguinolentes et purulentes. La fièvre uroseptique peut survenir accompagnée de délire et emporter le malade.

Pyélo-néphrite de la grossesse. — On donne ce nom à l'inflammation du bassinet et du rein ; elle est constatée, assez rarement il est vrai, au cours de la grossesse. Plus fréquente à droite qu'à gauche, elle paraît due à la compression de l'uretère par l'utérus gravide, le plus souvent incliné du côté droit, et elle apparaît vers le cinquième ou sixième mois. Parmi les autres causes invoquées il faut citer le surmenage, les refroidissements, les troubles gastro-intestinaux, l'état de congestion des organes urinaires, etc.

L'uretère comprimé se dilate au-dessus du point où siège la compression, il augmente de calibre par accumulation de l'urine, et peut prendre les dimensions d'un intestin grêle. Il y a donc d'abord *hydronéphrose*, puis l'infection survient, *pyélite*, les microbes remontant par l'uretère ou étant apportés par le sang. L'infection gagne le rein et constitue la *pyélo-néphrite*. Cette affection se manifeste par des signes locaux, douleur spontanée et à la pression, et quelquefois œdème lombaire du côté malade, et par des signes généraux, frissons, fièvre, troubles digestifs, etc. La durée est généralement courte, une dizaine de jours en moyenne, si un traitement approprié est rapidement appliqué.

Lithiase rénale. — On donne le nom de lithiase rénale ou de gravelle à la formation dans le rein de sable, de gravier ou de calculs provenant de la précipitation de certains sels urinaires. Le sable et le gravier ne se manifestent que par des urines troubles et par les dépôts qui se produisent au fond du vase, tandis que les calculs retenus dans le bassinet déterminent de la *douleur lombaire* irradiée vers l'aine, des *hématuries* ; s'ils progressent dans l'uretère, ils donnent lieu à la *colique néphrétique* et quelquefois à l'*anurie calculeuse*, s'il y a obstruction du bassinet par un calcul.

Colique néphrétique. — Celle-ci débute brusquement par une *douleur aiguë* irradiant vers les organes génitaux externes et accompagnée de *vomissements* et de *ténesme vésical.* Le facies est pâle, couvert de sueur, le corps est plié en deux; cette crise peut durer plusieurs heures et même plusieurs jours, elle cesse brusquement et est suivie d'une miction claire et abondante.

Rein mobile ou flottant. — Un rein flottant est un rein qui abandonne sa situation normale et glisse dans l'abdomen. On le rencontre plus souvent *à droite* et chez la *femme.* Les traumatismes de la région lombaire, les efforts violents et répétés, l'amaigrissement rapide faisant disparaître la couche graisseuse péri-rénale, le *relâchement des parois abdominales après la grossesse*, l'hypertrophie du foie sont les causes généralement invoquées.

L'ectopie rénale peut déterminer des *douleurs* lombaires ou crurales, des crises douloureuses du côté de l'estomac ou de l'intestin, des vomissements; elle peut être le point de départ de troubles neurasthéniques, elle produit l'*hydronéphrose intermittente*, et quelquefois l'*étranglement rénal* par torsion du pédicule du rein, alors surviennent des douleurs aiguës, des signes de péritonite, de l'anurie et souvent la mort.

Phlegmon et abcès périnéphrétique. — On désigne sous ce nom l'inflammation de la couche graisseuse qui entoure le rein, on l'appelle encore *périnéphrite.* Il est de cause *locale*, traumatisme, lithiase rénale, suppuration de voisinage (utérus, appendice, vésicule biliaire), ou de cause *générale* par localisation d'une pyémie au cours de la *fièvre puerpérale*, de la fièvre typhoïde, etc.

La marche peut être insidieuse ou bien la maladie débute par un *grand frisson* et une *douleur lombaire*; après un temps assez long apparaît une *tumeur*, qui devient fluctuante, la peau s'œdématie, rougit et s'ouvre spontanément, si une intervention n'a pas donné issue au pus. La *suppuration* est longue et une *fistule* peut persister, à moins que les phénomènes généraux n'aggravent la situation et emportent le malade.

Tumeurs des reins. — Les unes sont liquides comme l'*hydronéphrose* et les *kystes*, les autres sont solides comme le *cancer*.

Hydronéphrose. — On donne ce nom à l'accumulation de l'urine aseptique dans les calices et dans le bassinet distendus par suite d'un obstacle dans les voies d'excrétion. La tumeur ainsi formée peut être *congénitale* par imperforation de l'uretère et être cause de *dystocie*. Plus fréquente chez la femme elle est due à la coudure de l'uretère, à sa compression par une tumeur abdominale ou à son obstruction par un calcul; elle est caractérisée par une masse arrondie, mobile, fluctuante. Cette poche peut se vider tout à coup, puis se remplir de nouveau, hydronéphrose intermittente; elle peut aussi s'infecter, *pyélite* ou *pyélo-néphrite*, et déterminer des accidents graves.

Kystes du rein. — On en décrit plusieurs variétés : 1° les *kystes congénitaux* à point de départ glomérulaire, encore appelés *dégénérescence kystique du rein*, ressemblent à une grappe de raisin, les grains renferment de l'urine, dont le cours a été gêné par un vice de développement des voies d'excrétion. Ils peuvent atteindre un volume considérable et donner à l'abdomen des dimensions telles qu'ils deviennent une cause de *dystocie*; si le fœtus naît vivant, il ne tarde pas à succomber; 2° les *kystes séreux* ou *dégénérescence kystique de l'adulte* contiennent de la sérosité teintée en rose par du sang épanché à leur intérieur, ils évoluent lentement et amènent toujours la mort par *urémie*; 3° les *kystes hydatiques* sont rares; le diagnostic ne peut être fait que par l'expulsion d'hydatides dans l'urine.

Cancer. — Le cancer du rein est un de ceux qui peuvent se localiser chez l'enfant, c'est en général le *sarcome*. Il est reconnu à la douleur lombaire, aux hématuries, et à la tumeur qui prend souvent des proportions considérables au point d'envahir une partie de l'abdomen. En comprimant les organes voisins, nerfs ou veines, il détermine des névralgies, des dilatations veineuses, de l'œdème des membres inférieurs et de l'ascite. Chez l'enfant, la marche est rapide, six mois, alors que chez l'adulte il évolue plus lentement et ne détermine la mort qu'après plusieurs années par cachexie ou hémorragie.

B. — CALICES, BASSINET, URETÈRE

§ I. ANATOMIE ET PHYSIOLOGIE

A leur partie supérieure les *canaux excréteurs* des reins présentent une disposition particulière pour recevoir l'urine qui arrive au niveau des *papilles rénales.*

Chaque papille est engainée par un petit manchon membraneux, le *calice*, long de un centimètre, large de 6 à 12 millimètres; par son *extrémité supérieure* il entoure la base de la papille, par son *extrémité inférieure* il se réunit à 2 ou 3 canaux semblables pour constituer les *grands calices*. Ceux-ci au nombre de trois, un *supérieur*, un *moyen* et un *inférieur*, se réunissent à leur tour pour former le *bassinet* (fig. 288).

Le *bassinet* a la forme d'un entonnoir, qui reçoit par sa partie évasée ou base les grands calices et qui se continue en bas au niveau du *col* avec un conduit cylindrique, l'*uretère.* Il est *situé* au niveau du hile du rein, qu'il déborde en dedans, et derrière les vaisseaux; il est aplati d'avant en arrière et il a 2 à 3 centimètres de haut sur 1,5 à 2 centimètres de large. Il repose en arrière dans sa portion extra-rénale sur le muscle psoas, en avant il est recouvert par le péritoine et à droite par la deuxième portion du duodénum.

L'*uretère* est un conduit musculo-membraneux étendu du bassinet à la vessie, il descend à peu près verticalement dans l'*abdomen* vers la symphyse sacro-iliaque; à ce niveau il pénètre dans le *bassin*, dont il suit d'abord la paroi, puis il change de direction et se porte en avant et en dedans vers la vessie, il perfore la paroi vésicale pour s'ouvrir dans sa cavité (fig. 278 et 288).

Il a la forme d'un tube cylindrique renflé dans sa portion abdominale et dans sa portion pelvienne, rétréci à son origine, *collet*, et au moment où il croise le détroit supérieur du bassin. Sa longueur est de 25 à 30 centimètres, son diamètre moyen est de 5 à 6 millimètres.

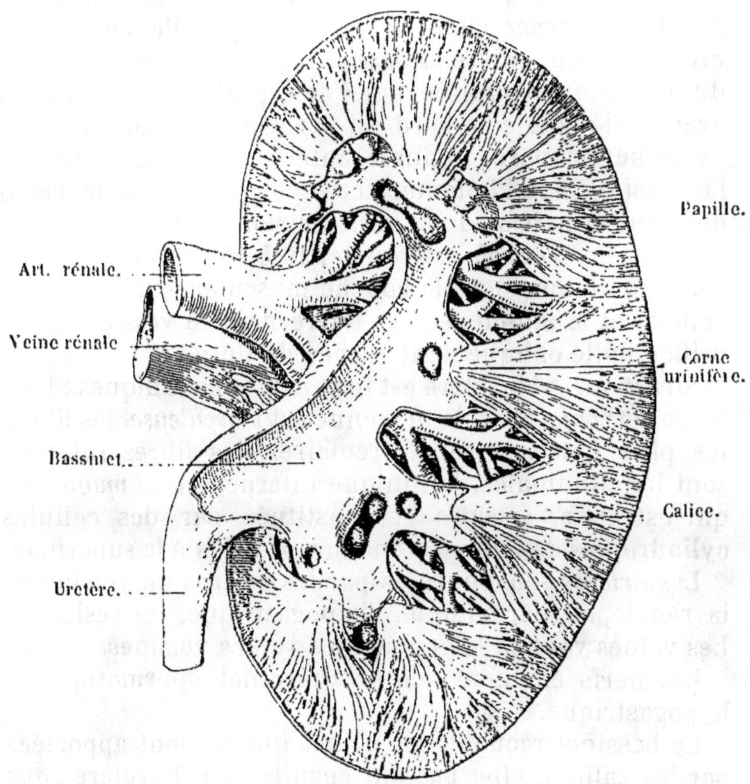

Fig. 288. — Section médiane verticale du rein droit montrant l'intérieur du bassinet et des calices (d'après Bourgery).

La *portion abdominale* est longue d'environ 10 centimètres; croisée en avant par les *vaisseaux spermatiques* ou *utéro-ovariens* chez la femme, elle est recouverte par le *péritoine*, elle repose en arrière sur le *psoas*; en dedans d'elle se trouvent la *veine cave inférieure* à droite, et l'*aorte* à gauche; en dehors, on voit le rein en haut, puis le côlon ascendant à droite et descendant à gauche.

La *portion iliaque*, longue de 3 à 4 centimètres, repose sur les vaisseaux iliaques et est recouverte par le péritoine.

La *portion pelvienne*, longue de 13 à 14 centimètres, suit l'*artère iliaque interne* en passant en arrière de la *fossette ovarienne* chez la femme, puis elle change de direction pour suivre la *base du ligament large*, au niveau duquel elle est croisée par l'artère utérine passant en avant, elle côtoie le bord du vagin au niveau du col et passe sur la paroi vaginale antérieure avant d'aborder la vessie. Chez l'homme, cette portion croise le canal déférent et la base de la vésicule séminale.

La *portion vésicale* est courte, 10 à 15 millimètres, elle traverse obliquement la couche musculeuse, glisse entre celle-ci et la muqueuse et s'ouvre dans la vessie par un orifice taillé obliquement en bec de flûte.

Structure. — L'uretère est formé de trois tuniques : l'externe est *conjonctive*, la moyenne est *musculeuse*, les fibres les plus externes sont circulaires, les fibres internes sont longitudinales, la tunique interne est la *muqueuse*, qui est lisse, grisâtre et constituée par des cellules cylindriques dans la profondeur, aplaties à la superficie.

Les *artères* sont fournies par les artères du voisinage, la rénale, la spermatique, l'hypogastrique, les vésicales. Les veines vont se jeter dans les veines voisines.

Les nerfs émanent des plexus rénal, spermatique et hypogastrique.

Le bassinet recueille les urines qui lui sont apportées par les calices, elles passent ensuite dans l'uretère sous l'influence de la pesanteur et de la *vis a tergo*. La présence des fibres musculaires dans la paroi de l'uretère permet à celui-ci de se contracter sous forme de *mouvements péristaltiques* favorisant la progression de l'urine vers la vessie. La richesse des parois en terminaisons nerveuses explique les douleurs aiguës occasionnées par le passage de corps durs ou trop volumineux dans ce canal (coliques néphrétiques).

§ II. PATHOLOGIE

On donne le nom de *pyélite* à l'inflammation de la muqueuse du bassinet et des calices; la pyélite peut être *suppurée* et être une cause de propagation de l'infection du côté des canaux du rein, en donnant naissance à la *pyélo-néphrite*, déjà étudiée.

L'inflammation de l'uretère, ordinairement de même origine, est l'*urétérite*; elle précède la pyélite dans les infections ascendantes parties de la vessie.

L'uretère peut se rompre sous l'influence d'un calcul trop volumineux; enfin il peut se dilater comme dans l'*hydronéphrose*.

C. — VESSIE

§ I. ANATOMIE

La vessie est le réservoir musculo-membraneux dans lequel l'urine, amenée goutte à goutte et d'une manière continue par les uretères, s'accumule pour être expulsée en masse, à des intervalles relativement éloignés.

La vessie est *située* dans le petit bassin entre la symphyse pubienne et le rectum chez l'homme, entre la symphyse d'une part, l'utérus et le vagin d'autre part chez la femme. Chez le fœtus elle est *abdominale*, par suite du développement du bassin elle paraît descendre pour venir occuper la situation que nous lui avons assignée chez l'adulte.

Sa *forme* varie avec l'âge : chez le fœtus elle est *fusiforme*; chez l'adulte, elle s'élargit et se présente sous le *type sphérique* ou plus souvent sous le *type aplati* à l'état de vacuité; elle est *ovoïde* à l'état de plénitude et son grand axe se dirige de haut en bas et d'avant en arrière; la grosse extrémité de l'ovoïde est inférieure.

La *capacité* moyenne à l'état physiologique est de 150 à 250 grammes, ce sont ces quantités d'urine qui déterminent le besoin d'uriner, mais si ce besoin ne peut pas être satisfait, l'urine continue à s'accumuler dans la vessie qui peut alors contenir 300 à 350 grammes d'urine; la capacité moyenne varie du reste avec le sexe, l'âge, les individus, les habitudes, le régime, etc. Chez le cadavre, la vessie inerte peut supporter facilement 500 à 550 grammes de liquide et même 800, 900, 1 000 grammes; elle se rompt entre 1 200 et 1 500 grammes.

Moyennement distendue, elle a 11 à 12 centimètres de hauteur, 8 à 9 centimètres de largeur et 6 à 7 centimètres dans le sens antéro-postérieur.

La vessie est maintenue en place grâce à sa continuation avec l'urètre, lui-même bien fixé par le périnée. De sa face antérieure se détachent en bas des fibres musculaires, *ligaments vésico-pubiens*, qui vont s'attacher en avant à la face postérieure du pubis. Chez l'homme son adhérence à la prostate, remplacée chez la femme par l'adhérence au vagin, complète ses moyens de fixité inférieurs. A la partie supérieure de la vessie viennent s'attacher trois *ligaments suspenseurs*, un médian, l'*ouraque*, vestige de la vésicule allantoïde, qui part du sommet de la vessie, et deux latéraux, les cordons fibreux des *artères ombilicales*; ces trois organes, qui appartiennent à la période fœtale, s'insèrent en haut à l'ombilic. Enfin la vessie est recouverte en partie par le *péritoine*, qui revêt seulement son sommet, sa face postérieure et une partie des faces latérales; en se portant d'avant en arrière, il forme le cul-de-sac *vésico-rectal* chez l'homme, *vésico-utérin* chez la femme.

Rapports. — La forme ovoïde de la vessie permet de lui décrire quatre faces, une base et un sommet.

La *face antérieure*, qui est cachée derrière le pubis à l'état de vacuité, vient à l'état de plénitude de l'organe se mettre en contact avec la paroi abdominale au-dessus des pubis, *espace prévésical de Retzius*; plus haut, elle en est séparée par le *cul-de-sac péritonéal prévésical.* Elle est recouverte par l'*aponévrose ombilico-prévésicale*, qui va de l'ombilic au plancher pelvien dans le sens vertical et d'une échancrure sciatique à l'autre dans le sens transversal.

Les *faces latérales* sont croisées de haut en bas et d'avant en arrière par le péritoine, qui descend obliquement et se réfléchit pour aller s'insérer aux portions latérales du petit bassin, de sorte que la moitié supéro-postérieure est recouverte par le péritoine et la moitié inférieure et antérieure en est dépourvue; cette dernière est côtoyée par le *releveur de l'anus* qui la sépare de l'obturateur interne et des parois pelviennes; chez l'homme on y rencontre le canal déférent, qui s'entrecroise en X avec l'artère ombilicale.

La *face postérieure*, plus convexe que l'antérieure lorsque la vessie est dilatée, est recouverte par le péritoine formant un cul-de-sac la séparant du rectum chez l'homme (cul-de-sac vésico-rectal), de l'*utérus* et des *ligaments larges* chez la femme (*cul-de-sac vésico-utérin*).

Le *sommet* se continue avec l'*ouraque*, qui, avec les deux artères ombilicales, soulève le péritoine et forme des fossettes situées derrière le canal inguinal.

La *base* est formée de deux parties, l'une antérieure correspondant au trigone vésical, l'autre postérieure plus déclive, surtout marquée chez l'homme, c'est le *bas-fond*. Chez la *femme*, elle adhère intimement à la face antérieure du vagin, *cloison vésico-vaginale*, et, plus haut, elle répond au *col* et au *segment inférieur de l'utérus*. Chez l'homme, elle répond en avant à la *prostate* et en arrière aux *vésicules séminales*, aux *canaux déférents*, aux *uretères* et au *rectum*.

Conformation intérieure. — Quand on ouvre une vessie, on constate que sa face interne est *plissée* chez l'adulte (fig. 289), lisse chez le fœtus et l'enfant, les plis peuvent même chez les vieillards constituer de véritables *colonnes*, limitant des petites cavités ou *cellules*; elle est cendrée chez l'adulte, blanchâtre chez l'enfant, rosée chez le vieillard. La partie inférieure ou base présente trois ouvertures : en avant, l'orifice urétral, région encore appelée *col de la vessie*; en arrière et symétriquement placés, les orifices des uretères réunis par le *bourrelet interurétérique*; ces trois orifices constituent les trois angles d'un triangle appelé *trigone vésical* ou *triangle de Lieutaud*, en arrière duquel est le *bas-fond vésical*.

Structure. — Les parois vésicales sont formées de trois tuniques (fig. 289) :

1° La *tunique externe séreuse* est le péritoine, qui ne

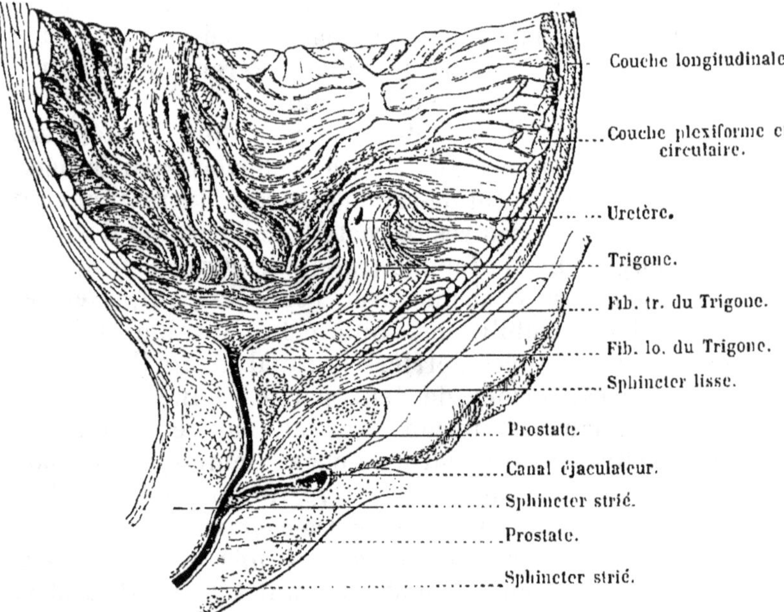

Fig. 289. — Face interne de la vessie (Poirier).

recouvre ni la face antérieure, ni la partie antérieure des faces latérales.

2° La *tunique moyenne musculeuse* est disposée sur trois plans de fibres lisses : la couche externe est constituée par des fibres *longitudinales*, la couche moyenne est *circulaire*, elle constitue le *sphincter vésical* au niveau de l'origine de l'urètre; la couche interne est *plexiforme*.

3° La *tunique muqueuse* ou *interne*, grisâtre, est séparée de la couche précédente par du tissu conjonctif lâche, elle est formée d'un *chorion* renfermant des glandes au niveau de la base, et d'un *épithélium mixte stratifié*; les cellules superficielles de forme spéciale sont appelées *cellules en raquette*.

Les *artères vésicales supérieures*, *inférieures*, *postérieures* et *antérieures* sont fournies, les premières par la portion perméable de l'ombilicale, les secondes par l'hypogastrique, les troisièmes par l'hémorroïdale moyenne, les quatrièmes par la honteuse interne ou l'obturatrice. Des réseaux muqueux, sous-muqueux et périvésical naissent des *veines* qui se jettent dans les plexus voisins, pour aller ensuite à la *veine hypogastrique*.

Les *lymphatiques* se rendent aux ganglions *hypogastriques* vésicaux latéraux.

Les *nerfs* viennent du *plexus hypogastrique* et des branches antérieures des 3e et 4e nerfs sacrés.

§ II. PHYSIOLOGIE

L'urine, qui arrive goutte à goutte dans la vessie par les uretères, s'y accumule; elle ne peut ni refluer dans les uretères par suite de leur situation oblique dans les parois vésicales, ni s'échapper par l'urètre grâce à la tonicité du *sphincter vésical*. Dès que la vessie est distendue, quelques gouttes d'urine s'échappent dans l'urètre, leur contact avec la muqueuse détermine le *besoin d'uriner*. *Si ce besoin est satisfait*, la *miction* a lieu, le sphincter se relâche, le muscle vésical se contracte d'abord seul, puis il est aidé par la contraction des muscles de la paroi abdominale, *effort*, nécessaire pour chasser les dernières gouttes. *Si, au contraire, le besoin ne peut être satisfait*, un réflexe produit la contraction du sphincter urétral; sa structure, plus forte chez *l'homme* que chez la femme, nous fait comprendre pourquoi celle-ci retient moins bien ses urines. Le centre de la miction siège dans la moelle, au niveau de la 4e vertèbre lombaire.

§ III. MALADIES DE LA VESSIE

Exstrophie ou extroversion de la vessie. — L'exstrophie de la vessie est un vice de conformation dû à l'absence de développement de la paroi antérieure de cet organe et de la partie correspondante de la paroi abdominale. Les pubis ne sont pas réunis, et, à leur niveau, on voit une *tumeur* peu saillante au moment de la nais-

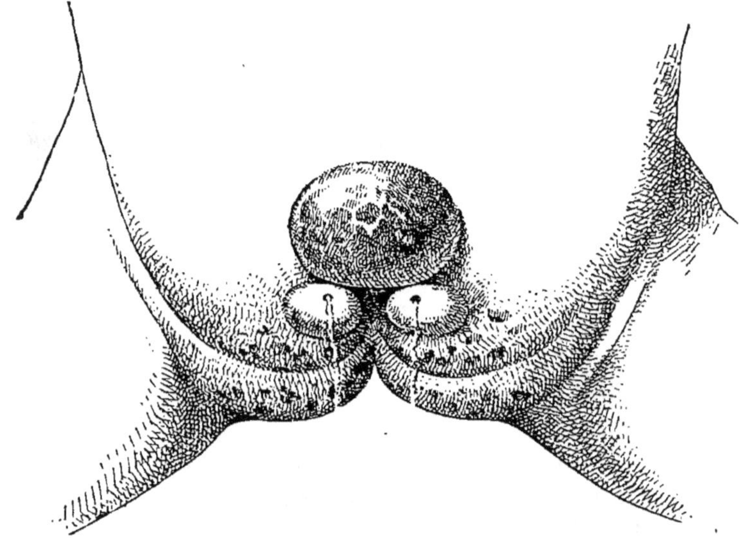

Fig. 290. — Exstrophie de la vessie (Kirmisson).

sance, mais augmentant sous l'influence des efforts ; elle est rouge, et saigne facilement ; elle est constituée par la face postérieure de la vessie (fig. 290), la verge est souvent absente ou mal développée ; chez les enfants du sexe féminin il n'y a aucune trace d'urètre, les grandes lèvres ne se rejoignent pas à leur partie supérieure, le vagin et l'utérus sont souvent bifides ; enfin il est fréquent de rencontrer en même temps d'autres malformations, imperforation de l'anus, spina-bifida, pied bot, etc.

L'urine s'écoule constamment au dehors goutte à goutte; cette affection est compatible avec la vie, et certains sujets ont vécu fort longtemps; grâce aux progrès de la chirurgie on a pu refaire une paroi abdominale par autoplastie et éviter les complications qui ne manquent presque jamais de se produire un jour, comme l'inflammation de la muqueuse vésicale constamment exposée à l'infection.

Persistance de la perméabilité de l'ouraque. — Dans certains cas, le plus souvent sous l'influence d'un obstacle au cours de l'urine du côté du col de la vessie ou de l'urètre, on peut voir l'ouraque resté perméable laisser s'écouler de l'urine au moment des mictions.

Lésions traumatiques de la vessie. — Cet organe peut être lésé par des instruments traversant la paroi abdominale au-dessus du pubis, ou au cours de certaines laparotomies; pendant l'accouchement la vessie peut être contusionnée par la tête fœtale ou par un instrument destiné à extraire cette tête, quelquefois le traumatisme détermine la *rupture* : c'est ainsi que se forment certaines fistules vésico-vaginales, qu'on constate dans les jours qui suivent l'accouchement.

Calculs de la vessie. — Les calculs vésicaux s'observent à tous les âges, ils ne sont pas très rares chez les enfants au-dessous de 10 ans appartenant à la classe pauvre. Leur volume varie depuis le gravier jusqu'à l'œuf de poule; chez les enfants le calcul est généralement unique, alors que chez les veillards on peut en trouver un grand nombre. La forme est très variable : les uns sont réguliers, lisses; les autres sont rugueux, recouverts d'aspérités; ils sont constitués soit par de l'acide urique, soit par de l'oxalate de chaux, soit par des phosphates ou des carbonates.

Ils déterminent des *troubles de la miction*, de la *douleur*, surtout à la fin de cet acte, des *urines boueuses*, *sanguinolentes*, ou *purulentes*, quelquefois une véritable *hématurie* ou pissement de sang, et des interruptions dans le jet de l'urine. Le signe de certitude est fourni par l'exploration de la vessie avec une sonde métallique. L'opération destinée à broyer ces calculs dans la vessie porte le nom de *lithotritie*; elle est venue remplacer la *taille*, qui consiste à ouvrir le réservoir pour en retirer les calculs.

Cystites. — La cystite est l'inflammation de la vessie, elle est *aiguë* ou *chronique*. Elle se développe sous l'influence d'une *infection* venue du dehors, *cathétérisme fait sans précaution*, uréthrite, vulvite, etc., ou du dedans, infection généralisée, comme la fièvre puerpuérale.

Pendant la grossesse elle peut être due à la rétention complète ou incomplète observée dans les premiers mois (3e ou 4e), surtout dans les cas de rétroversion de l'utérus; elle a d'autant plus de tendance à se produire chez la femme enceinte que la vessie a une circulation exagérée, par suite de son voisinage avec l'utérus gravide. A la fin de la grossesse elle peut être occasionnée par la pression de la présentation fœtale ou par une rétention due à la coudure de l'urètre.

Après l'accouchement elle reconnaît pour cause les traumatismes pendant l'extraction fœtale et les cathétérismes répétés et nécessités par la paresse vésicale, qui s'observe assez souvent au début des suites de couches.

Les symptômes fonctionnels sont la *douleur* aiguë, surtout au moment de l'émission des urines, et les *troubles de la miction*, celle-ci est fréquente et accompagnée de *spasmes*; les symptômes physiques reposent dans l'examen des urines : celles-ci contiennent du mucus, du pus et même du sang. La résolution est la règle dans les formes légères, mais les formes graves peuvent être mortelles; elles sont quelquefois compliquées de sphacèle de la paroi vésicale, les débris gangrénés snnt expulsés avec les urines, comme on peut le constater après une rétroversion de l'utérus gravide.

La *cystite chronique*, symptomatique le plus souvent d'une lésion des voies urinaires, est caractérisée par les mêmes signes physiques et fonctionnels étudiés avec la cystite aiguë; elle en diffère par une douleur moins intense et par des signes généraux moins accentués. C'est dans ce groupe qu'il faut placer la *cystite tuberculeuse*, qui débute souvent par une *hématurie*.

Tumeurs de la vessie. — Les unes sont bénignes, comme les *polypes* fibreux ou muqueux, les autres sont malignes comme le *cancer*. Le symptôme dominant est l'*hématurie*, puis viennent la *douleur* et les *troubles de la miction*.

Incontinence d'urine. — L'incontinence d'urine est caractérisée par l'écoulement involontaire de l'urine hors de la vessie. On l'observe chez les enfants et dans un grand nombre de maladies du système nerveux central (paralysie générale, épilepsie); dans d'autres cas, elle est due à une lésion du col vésical ou de l'urètre prostatique. Chez certains enfants il existe une *incontinence nocturne*, qui apparaît vers l'âge de 4 à 5 ans et peut durer jusqu'à 20 ans; dans le jour les urines sont retenues, mais dès que le besoin se fait sentir, elles doivent être rejetées, sinon elles s'écoulent dans les vêtements.

Souvent l'incontinence se produit lorsque la vessie fortement distendue se paralyse sous l'influence de cette distension anormale; elle est alors le résultat d'une *rétention prolongée*, c'est le trop-plein qui s'échappe; il y a dans ce cas *incontinence par regorgement*. Le palper de la région hypogastrique permet de sentir le globe vésical remontant quelquefois jusqu'à l'ombilic, globe qui disparaît sous l'influence du cathétérisme.

Rétention d'urine. — La rétention d'urine est caractérisée par l'impossibilité de la miction, la vessie étant pleine d'urine, c'est ce qui la distingue de l'*anurie*. Le liquide retenu dans la cavité vésicale augmente continuellement et distend petit à petit l'organe, qui peut ainsi contenir des quantités considérables d'urine, 3, 4 et même 10 litres. Les causes sont nombreuses, rétrécissement de l'urètre, calcul urétral, affections cérébrales et médullaires; après l'accouchement, la rétention d'urine est assez fréquente, elle est due à une sorte de paralysie ou de paresse de la vessie, contusionnée pendant le travail; elle peut s'accompagner d'incontinence passagère, qui fait croire à des mictions.

Fièvre urineuse. — Encore appelée *empoisonnement urineux*, on décrit sous ce nom les accidents généraux survenant chez les malades ayant des lésions de l'appareil urinaire et en particulier de la vessie. Dans la *forme aiguë*, tantôt c'est un *accès de fièvre*, semblable à celui de la fièvre intermittente, et débutant par un grand *frisson*, auquel succèdent un *stade de chaleur* et un *stade de sueur*, tantôt ce sont des *accès fébriles isolés et répétés*; ce ne sont que les symptômes d'une infection qui se généralise d'abord, et qui ensuite peut se localiser du côté du poumon, du tube digestif, des articulations, du tissu cellulaire sous-cutané. Dans la *forme chronique* ou *lente* l'empoisonnement urineux se manifeste surtout par des *troubles digestifs*, langue sale, épaisse, disparition de l'appétit, subictère, et par une *altération de l'état général*

D. — URÈTRE

§ I. ANATOMIE ET PHYSIOLOGIE

L'urètre est le conduit par lequel l'urine passe pour être expulsée au dehors; chez l'homme le canal de l'urètre sert aussi aux fonctions génitales.

I. URÈTRE DE LA FEMME

Chez la femme l'urètre est très court, il lui manque toute la *portion libre* de l'urètre masculin, sa longueur est environ 3 centimètres et demi, son diamètre est de 7 à 8 millimètres. La direction dans la station droite est presque verticale; comme le vagin, il décrit une légère courbe à concavité antéro-supérieure. D'abord contenu dans la cavité pelvienne, il traverse l'aponévrose périnéale moyenne et devient périnéal ; dans tout son trajet il repose *en arrière* sur la paroi antérieure du vagin, à laquelle il adhère intimement, *cloison urétro-vaginale*; *en avant*, il est en rapport avec le constricteur du vagin et le plexus veineux de Santorini; sur ses *parties latérales* se trouvent les muscles profonds du périnée, muscles de Guthrie et de Wilson, le constricteur du vagin et la racine des corps caverneux du clitoris (fig. 241).

Son orifice supérieur correspond au *col de la vessie* ; à ce niveau l'urètre est aplati dans le sens antéro-postérieur, à sa partie moyenne il est étoilé, à sa partie inférieure il est aplati transversalement et il se termine par un orifice externe appelé *méat*. Celui-ci est situé en avant du *tubercule antérieur du vagin*, qui sert de point de repère dans le *cathétérisme*.

Examiné *intérieurement* après avoir été fendu dans le sens de la longueur, on voit que la *muqueuse* est rosée, qu'elle porte des plis longitudinaux et des petits orifices disposés en séries parallèles au grand axe de l'urètre; ce sont les ouvertures des *lacunes urétrales ou de Morgagni*, on y voit aussi des orifices glandulaires.

Structure. — Les parois de l'urètre se composent de deux tuniques : l'externe, *musculeuse*, est constituée par des fibres musculaires lisses disposées sur deux plans; les fibres profondes sont longitudinales, les fibres superficielles sont circulaires; au niveau de l'orifice supérieur elles forment le *sphincter lisse de l'urètre*, et elles sont renfoncées par des fibres *striées* circulaires, le *sphincter de l'urètre*, soumis à l'action de la volonté. La tunique interne ou *muqueuse* est tapissée d'un *épithélium pavimenteux stratifié*; son *chorion* renferme quelques papilles et des *glandes en grappe*. Les *artères* proviennent des vésicales antérieures, des vaginales et d'une branche de la honteuse interne; les *veines* vont aux plexus de Santorini, du vagin et de la vulve; les *lymphatiques* se rendent aux *ganglions pelviens latéraux*. Les *nerfs* sont fournis par le *grand sympathique* (plexus hypogastrique) et par le *honteux interne*.

Chez la femme l'urètre a pour unique fonction de permettre l'expulsion de l'urine hors de la vessie.

2. URÈTRE CHEZ L'HOMME

Dans le sexe masculin l'urètre est un long conduit qui se porte d'abord en bas et en avant vers le bord inférieur de la symphyse, au niveau de laquelle il change de direction pour se porter en avant et en haut; à la partie antérieure du pubis il décrit un angle, *angle prépubien*, il pénètre dans la verge et devient l'*urètre mobile*, par opposition à l'*urètre fixe*, qui comprend la première partie. L'urètre décrit donc deux courbures : l'une postérieure à concavité antéro-supérieure, embrassant le bord inférieur de la symphyse pubienne; l'autre, antérieure, à concavité postéro-inférieure disparaissant au moment de l'érection.

La *longueur* est de 15 à 16 centimètres; quant au *calibre*, il varie suivant les points considérés et il est en moyenne de 15 à 18 millimètres, mais l'urètre présente une série de dilatations et de points rétrécis : au niveau du col il n'est que de 8 millimètres, à ce point rétréci fait suite la *dilatation prostatique*, 20 à 25 millimètres, puis un nouveau point rétréci le *collet du bulbe*, 11 millimètres, suivi de la *dilatation bulbaire*, 18 à 20 millimètres; dans sa portion antérieure il se dilate pour constituer la *fosse naviculaire* se terminant par l'orifice antérieur ou *méat*, *fente verticale* de 7 à 8 millimètres de diamètre.

Rapports. — L'urètre est divisé en trois *portions* : 1° une postérieure, l'urètre *prostatique* (3 à 4 centimètres); 2° une moyenne, l'urètre *membraneux*, très court (1 centimètre); 3° une antérieure, la plus longue, l'urètre *spongieux* (12 centimètres).

Dans la portion *prostatique*, l'urètre traverse la prostate de la base au sommet; dans la portion *membraneuse*, qui va de la prostate au bulbe, il traverse l'aponévrose périnéale moyenne et se trouve en rapport avec les muscles de la couche profonde du périnée; en arrière il est séparé du rectum par l'aponévrose prostato-péritonéale, étendue du cul-de-sac de Douglas au périnée.

Dans la portion *spongieuse* ou pénienne il est placé dans l'angle que forment en arrière les corps caverneux, puis il traverse le *gland*, pour s'ouvrir au niveau du méat.

Configuration intérieure. — A la partie moyenne de la paroi postérieure de l'urètre *prostatique* se trouve une saillie allongée suivant le grand axe du canal, c'est le *veru montanum*, au sommet duquel s'ouvrent au milieu l'*utricule prostatique* et sur les côtés les *canaux éjaculateurs*; les glandes prostatiques se jettent surtout dans les rigoles placées de chaque côté du veru montanum. Dans l'urètre *membraneux* on voit des plis longitudinaux et les orifices des glandes de Littre; enfin, dans l'urètre *spongieux* viennent se jeter près du cul-de-sac du bulbe les conduits excréteurs des glandes de Cowper; c'est sur la muqueuse de cette portion que l'on voit une grande quantité de petits orifices, *sinus de Morgagni*, points d'abouchement de dépressions plus ou moins profondes, *foramina* et *foraminula.* A 1 ou 2 centimètres en arrière du méat la paroi supérieure forme un repli; c'est la *valvule de Guérin*, qui limite le *sinus* du même nom.

Structure. — Les parois urétrales sont constituées par trois tuniques : l'externe, *musculeuse*, est formée par un plan interne des fibres *longitudinales* lisses doublées extérieurement d'un plan de fibres *circulaires*, surtout importantes dans la portion prostatique où elles forment le *sphincter lisse de* l'urètre. La tunique moyenne est *vasculaire*, peu accentuée dans les deux premières portions, elle prend une grande extension dans la portion antérieure où elle forme le *corps spongieux de l'urètre.* La tunique interne *muqueuse* est rouge vif dans la portion spongieuse, pâle dans les portions membraneuse et prostatique; le *chorion* est un feutrage de fibres lamineuses et de fibres élastiques, l'*épithélium cylindrique stratifié* devient *pavimenteux* et *corné* près du méat. Les glandes sont ou de simples *follicules* ou des *glandes en grappe* situées dans la tunique musculaire; elles sont appelées *glandes de Littre*.

Les *artères* viennent des artères vésicales, dorsales de la verge et bulbeuses; les *veines* se rendent aux plexus de Santorini et périprostatique en arrière, à la veine dorsale profonde en avant; les *lymphatiques* des trois quarts antérieurs vont aux *ganglions inguinaux internes*. Les nerfs sont fournis par les plexus prostatique et caverneux, le nerf dorsal de la verge et le nerf périnéal profond.

L'urètre sert au passage de l'urine; le contact de celle-ci avec la muqueuse de la région prostatique fait naître le besoin d'uriner, dont la sensation est reportée au niveau du gland. Il sert aussi au passage du sperme, comme nous le verrons plus loin.

§ II. AFFECTIONS DE L'URÈTRE

Vices de conformation. — Parmi ceux-ci nous citerons l'*étroitesse du méat*, les *rétrécissements congénitaux* du canal, ils sont annulaires ou valvulaires, l'*imperforation de l'urètre*, déterminant de la rétention d'urine, qui devient une cause de dystocie par augmentation de volume de l'abdomen fœtal, les *fissures*, qui comprennent l'hypospadias et l'épispadias, les *dilatations* du canal urétral et enfin les *embouchures anormales* de l'orifice de l'urètre.

Hypospadias. — On appelle ainsi un vice de conformation caractérisé par l'absence de la paroi inférieure de l'urètre, de telle sorte que ce canal s'ouvre à la partie inférieure de la verge, à une distance plus ou moins grande de l'extrémité du gland (fig. 291). Selon les points où s'ouvre l'urètre, on a l'hypospadias *balanique* à la partie inférieure du gland, *pénien* sur la verge, *scrotal* au niveau des bourses, et enfin *périnéal* sur le périnée. Il en résulte que l'urine est émise dans une direction vicieuse, et que le coït est souvent impossible; c'est donc une cause de stérilité chez l'homme.

Epispadias. — Dans l'épispadias c'est la paroi supérieure de l'urètre qui manque, ce canal vient s'ouvrir sur le dos de la verge (fig. 292). Il est *balanique*, *pénien* ou *complet*; dans ce dernier cas, qui est le plus fréquent, l'urètre s'ouvre au niveau du pubis, et il y a souvent incontinence d'urine; il s'accompagne parfois d'exstrophie de la vessie et de l'écartement des pubis.

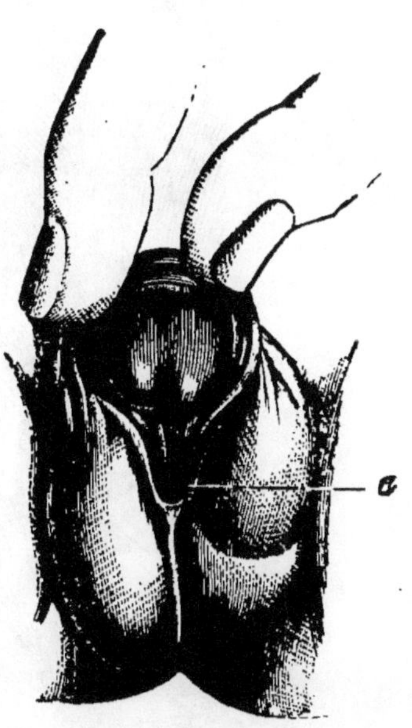

Fig. 291. — Hypospadias (Kirmisson).

Urétrites. — Les urétrites sont les inflammations de la muqueuse urétrale; elles sont *aiguës* ou *chroniques*. Elles peuvent être *traumatiques*, cathétérisme, calculs, mais le plus souvent elles sont *infectieuses*, la plus fréquente est l'*urétrite blennorragique*, due au *gonocoque de Neisser*, qui pénètre dans l'urètre au cours d'un coït avec une femme atteinte de vaginite; elle est encore appelée *chaude-pisse*. A l'état aigu elle est caractérisée par un *écoulement* quelquefois très abondant et de coloration verdâtre, et par des *douleurs* plus accentuées au moment des mictions. Le méat urinaire est rouge, et par la pression sur le canal de l'urètre on fait sourdre plusieurs gouttelettes de pus; la durée est variable, depuis quelques semaines jusqu'à quelques mois et même plusieurs années; elle se transforme souvent en uréthrite chronique *blennorrhée* ou *goutte militaire*.

Blennorragie. — L'urétrite blennorragique est chez l'homme la localisation du début de cette affection, alors que chez la femme c'est la *vulvite* et la *vaginite*, l'urétrite n'étant chez elle qu'une complication.

La blennorragie peut être considérée comme une maladie générale, car elle donne lieu à un certain

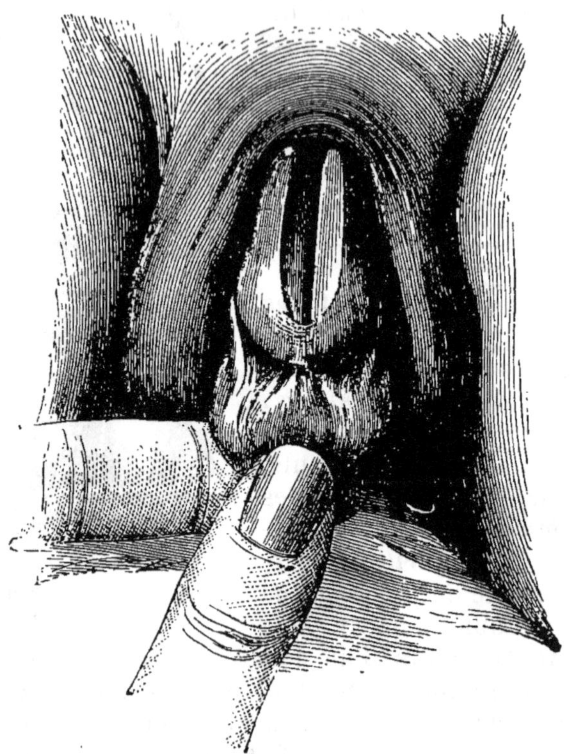

Fig. 292. — Epispadias (Kirmisson).

nombre de manifestations à distance, comme l'*arthrite* blennorragique, la *synovite*, la *sciatique*, les hygromas, la myélite, etc. Le pus blennorragique inoculé dans les yeux produit l'*ophtalmie purulente*, que nous avons étudiée précédemment. Les complications *locales* sont chez l'homme l'*adénite* de l'aine, la *lymphangite* de la verge, la *balanite* et la *balano-posthite* ou œdème du gland et du prépuce, l'inflammation des vésicules séminales, la prostatite, la cystite et l'épididymite.

Rétrécissements de l'urètre. — Rares chez la femme, ce sont surtout des affections de l'urètre de l'homme; ils succèdent à des traumatismes ou à des inflammations, et en particulier à l'urétrite blennorragique, ils peuvent produire des ruptures de l'urètre, point de départ d'*infiltration d'urine*, d'*abcès urineux* et de *fistules urinaires*.

Tumeurs de l'urètre. — Les plus fréquentes chez la femme sont les *polypes*, les *tumeurs hypertrophiques de la muqueuse*, qui font saillie entre les petites lèvres sous forme d'une petite tumeur arrondie, rouge vif, augmentant de volume pendant les règles et la grossesse, et enfin les *tumeurs vasculaires*.

Infiltration d'urine. — On donne ce nom à la sortie brusque de l'urine hors de ses voies naturelles par rupture de celles-ci et à son épanchement dans le tissu cellulaire voisin.

Tumeur urineuse. — Encore appelée *poche urineuse*, c'est une cavité en communication avec l'urètre et contenant de l'urine.

Abcès urineux. — Inflammations du tissu cellulaire péri-urétral par pénétration d'urine, ils succèdent le plus souvent à la rupture de l'urètre.

Fistules urinaires. — Les ouvertures anormales livrant passage aux urines chez la femme sont toujours des *fistules génito-urinaires*; ce sont les fistules *vésico-vaginale*, *vésico-utérine*, *vésico-utéro-vaginale*, *urétro-vaginale*. Elles sont dues au sphacèle déterminé par la pression de la tête fœtale pendant l'accouchement ou par un instrument, forceps, basiotribe (fig. 348).

E. — CAPSULES SURRÉNALES

A la partie supérieure des reins se trouvent deux organes appelés pour cette raison *capsules surrénales*.

Elles ont la forme d'un cône légèrement aplati d'avant en arrière avec un sommet supérieur; la base coiffe l'extrémité supérieure du rein, la face antérieure est en rapport avec le foie à droite, la rate et la grosse tubérosité de l'estomac à gauche, elle porte un sillon ou *hile*; la face postérieure repose sur le diaphragme, qui la sépare du cul-de-sac pleural et des côtes. Les bords sont convexes, l'interne est longé à droite par la veine cave inférieure et le duodénum, à gauche par l'aorte (fig. 277).

La longueur est d'environ 3 centimètres, la largeur 2 centim. 5 et l'épaisseur 5 à 6 millimètres; son poids est de 6 à 7 grammes. De couleur brun jaunâtre, sa surface est irrégulière.

Elle est formée d'une *membrane d'enveloppe celluleuse*, d'où partent des prolongements extérieurs allant se fixer aux parois de sa loge commune avec celle du rein, et des prolongements intérieurs divisant l'organe en logettes, et d'un *tissu propre*. Celui-ci est divisé en *substance corticale*, jaunâtre et ferme, et en *substance médullaire*, brune et friable.

Les *artères* sont fournies par les artères capsulaires, supérieure, moyenne et inférieure; les *veines* se réunissent pour constituer la veine centrale, affluent de la veine rénale; les lymphatiques vont à un ganglion voisin du hile du rein. Les nerfs viennent du plexus solaire et du plexus rénal.

Les capsules surrénales sont des *glandes vasculaires sanguines*, leur produit de sécrétion est encore peu connu. Lorsqu'elles sont détruites par une affection comme la tuberculose, on verrait survenir une pigmentation de la peau et des muqueuses (mélanodermie), accompagnée de faiblesse, d'apathie (asthénie), de douleurs et de cachexie; ces différents symptômes constituent la *maladie bronzée d'Addison*.

LIVRE VIII

ORGANES GÉNITAUX DE L'HOMME

§ I. ANATOMIE

Les organes génitaux se composent, au point de vue physiologique, de deux parties : l'une uniquement glandulaire, le *testicule*, chargé de sécréter les spermatozoïdes ; l'autre formée de canaux destinés à transporter les spermatozoïdes et à sécréter un liquide qui entraînera ces derniers en constituant le *sperme* (fig. 293). Aux voies d'excrétion du sperme composées du *canal déférent*, des *canaux éjaculateurs* et de l'*urètre* viennent s'ajouter soit des réservoirs comme les *vésicules séminales*, soit des glandes comme la *prostate*, soit des organes érectiles comme le *pénis*.

A. — TESTICULE

Les testicules, ou glandes génitales mâles, sont situés dans les bourses ; au nombre de *deux*, ils sont suspendus au cordon spermatique. Ils se développent comme les ovaires dans la cavité abdominale de chaque côté de la colonne lombaire ; vers le troisième mois de la vie intra-utérine, ils descendent lentement attirés vers les bourses, ils traversent le canal inguinal et, dans le cours du 9e mois, ils en franchissent l'orifice externe pour venir prendre leur place dans le scrotum. Si le testicule s'arrête dans son parcours, il est en *ectopie*, et les bourses sont vides, c'est la *cryptorchidie* unilatérale ou bilatérale ; dans ce dernier cas il y a généralement *stérilité*.

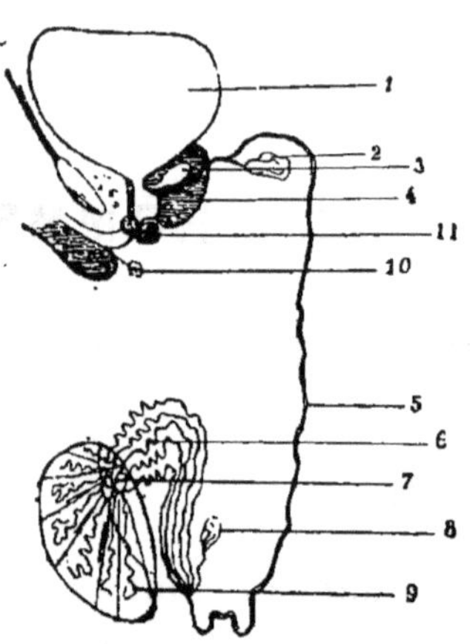

Fig. 293. — Schéma des voies spermatiques (Launois).

1. vessie ; 2. vésicule séminale ; 3. utricule prostatique ; 4. prostate ; 5. canal déférent ; 6. cônes épididymaires ; 7. corps d'Highmore ; 8. vas aberrans ; 9. tube séminifère ; 10. glande de Cowper ; 11. muscle de Wilson.

Le testicule a la forme d'un *ovoïde* comprimé latéralement ; de *consistance* ferme et élastique, il est recouvert à sa partie postéro-supérieure par un autre organe qui paraît faire corps avec lui, c'est l'*épididyme*. La longueur totale du testicule est de 45 millimètres, sa largeur 35 millimètres et son épaisseur 25 millimètres ; le poids est de 16 à 18 grammes, dont 4 pour l'épididyme. La *direction* du grand axe de la glande est légèrement oblique de haut en bas et de dehors en dedans ; à son extrémité inférieure s'attache un ligament fibro-musculaire, *ligament scrotal* ou *gubernaculum testis*, qui va s'insérer par son autre extrémité au fond du scrotum. Le testicule est entouré par une séreuse, la *vaginale*, expansion du péritoine qui a été entraîné par la glande au moment de sa migration.

Structure. — Le testicule est entouré par une membrane d'enveloppe fibreuse et épaisse, l'*albuginée*, lisse en dehors, alors que par sa face interne elle envoie des travées fibreuses convergeant vers la partie postéro-supérieure de la glande pour constituer le *corps d'High-*

more. Les loges pyramidales, que limitent ces cloisons, sont remplies par le *tissu propre* du testicule; chaque loge renferme un certain nombre de canaux (3 à 5) et constitue un *lobule*. Les *canalicules séminifères*, nés par un cul-de-sac ou par un plexus situé près de l'albuginée, sont enroulés sur eux-mêmes et anastomosés avec leurs voisins, ils se dirigent vers le corps d'Highmore au voisinage duquel tous les tubes d'un même lobe se réunissent en un canal court, rectiligne, *canal droit*. Les canaux droits appartiennent aux *voies d'excrétion*, ils forment dans le corps d'Highmore une sorte de plexus, *réseau de Haller* ou *rete vasculosum testis*, qui donne naissance à 10 ou 15 canaux repliés sur eux-mêmes de façon à constituer de petits cônes; de là le nom de *vaisseaux* ou de *cônes efférents*. Ils abandonnent le testicule et viennent se rendre successivement dans le *canal épididymaire* au niveau de la partie supérieure ou *tête* de l'épididyme. Ce canal offre des inflexions nombreuses pour loger les quelques mètres de longueur qu'il possède dans les 5 centimètres de l'épididyme; au niveau de la partie inférieure ou *queue* de cet organe il se continue avec le *canal déférent*.

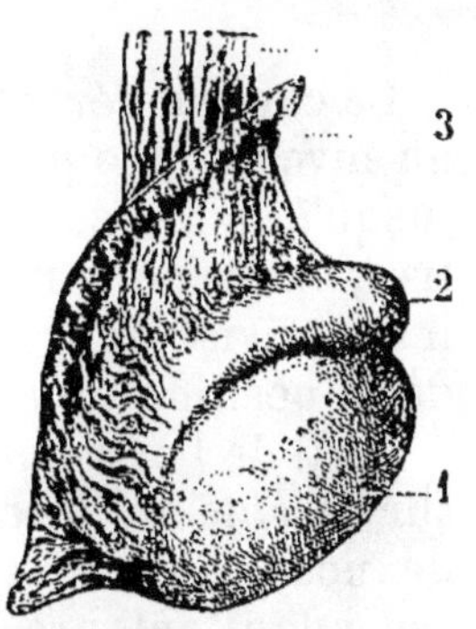

Fig. 294. — Testicule (Poirier).

1. glande testiculaire; 2. épididyme; 3. vaginale; 4. cordon spermatique.

Les *artères* viennent de la *spermatique*, branche de l'aorte et de la *déférentielle*; les *veines* se réunissent à leur sortie du testicule en deux groupes, l'antérieur principal, *plexus spermatique*, va constituer le *plexus pampiniforme* dans la fosse iliaque interne; ce dernier donnera naissance à la veine spermatique qui se jette à droite dans la veine cave inférieure, à gauche dans la veine rénale gauche; le groupe postérieur, moins important, forme le *plexus déférentiel*, qui se termine dans la veine épigastrique. Les *lymphatiques* se rendent aux ganglions lombaires en suivant les vaisseaux spermatiques. Les *nerfs* sont fournis par les plexus spermatique et déférentiel.

B. — CANAL DÉFÉRENT

Le canal déférent s'étend de la queue de l'épididyme, au niveau de laquelle il fait suite au canal épididymaire, jusqu'à la vésicule séminale. Long de 40 à 50 centimètres, épais de 2 millimètres, sa consistance est ferme; il est divisé en plusieurs portions qui tirent leur nom de la position qu'elles occupent (fig. 295).

Parti de l'extrémité inférieure de l'épididyme, il monte sur le côté interne du testicule en décrivant quelques flexuosités, *portion testiculaire*; il continue son trajet ascendant entouré des autres éléments du cordon spermatique, *portion funiculaire*, et arrive à l'orifice externe du canal inguinal, dans lequel il s'engage, *portion inguinale*; au niveau de l'orifice interne, il décrit une courbe qui embrasse celle de l'artère épigastrique, il devient abdominal et se dirige en bas, en dedans et en arrière, pour pénétrer dans le bassin, *portion pelvienne*; il côtoie les faces latérales de la vessie, au niveau desquelles il est croisé par l'artère ombilicale; il se porte alors en arrière de ce réservoir, suit le bord interne des vésicules séminales, se réunit à leur col et devient *canal éjaculateur*.

Le canal déférent est formé de trois tuniques (fig. 296) : 1° une externe *fibreuse*; 2° une moyenne *musculaire*, composée de trois plans de fibres, un plan circulaire compris entre deux couches de fibres longitudinales; 3° une interne *muqueuse*, tapissée d'un épithélium cylindrique. Les *artères* viennent à la déférentielle, branche de la vésicale inférieure; les *veines* se rendent aux plexus vésical et pampiniforme; les lymphatiques se jettent dans les ganglions pelviens; les nerfs sont fournis par le plexus hypogastrique.

C. — VÉSICULES SÉMINALES

Les vésicules séminales sont deux petites poches allongées destinées à jouer le rôle de réservoir du

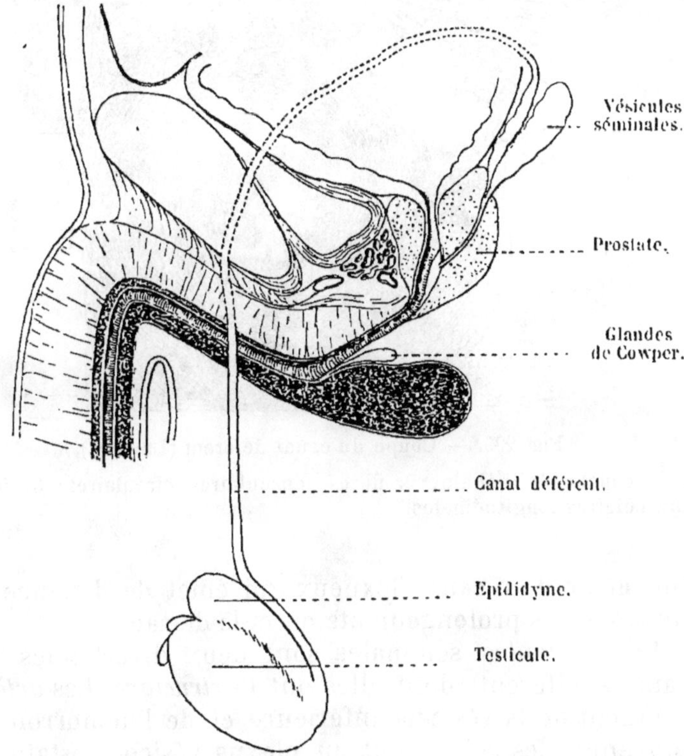

Fig. 295. — Voies spermatiques (Poirier).

sperme. Elles sont placées de chaque côté de la ligne médiane, entre la vessie en avant et le rectum en arrière, en dehors des canaux déférents. Longues de cinq à six centimètres, elles sont bosselées extérieurement et plus larges en haut, *base*, qu'en bas, *col*. Obliques de haut en bas, d'arrière en avant et de dehors en dedans, elles forment un angle dans lequel sont contenues les ampoules des canaux déférents (fig. 295).

A la coupe on voit une série de petites cellules, car la vésicule séminale est constituée par l'enroulement sur

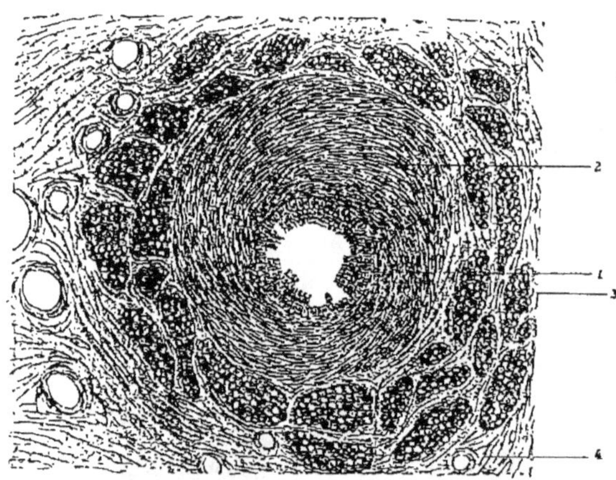

Fig. 296. — Coupe du canal déférent (Launois).

1. couche épithéliale; 2. fibres musculaires circulaires; 3. fibres musculaires longitudinales.

lui-même d'un canal flexueux qui émet de distance en distance des prolongements en culs-de-sac.

Les vésicules séminales sont deux diverticules des canaux déférents dont elles ont la *structure*. Les *artères* viennent de la vésicale inférieure et de l'hémorroïdale moyenne; les *veines* vont au plexus vésico-prostatique, les *lymphatiques* aux ganglions pelviens, les *nerfs* sont fournis par le plexus hypogastrique.

D. — CANAUX ÉJACULATEURS

Les canaux éjaculateurs naissent de la réunion à angle aigu du canal déférent et de la vésicule séminale du même côté. Ils se dirigent obliquement d'arrière en avant et de haut en bas dans l'épaisseur de la prostate, et viennent s'ouvrir après un trajet de deux centimètres et demi dans la portion prostatique du canal de l'urètre, de chaque côté du veru montanum.

E. — URÈTRE

L'urètre, à partir du veru montanum jusqu'au méat, appartient aux voies spermatiques; nous étudierons plus loin l'organe dans lequel il est renfermé, c'est-à-dire le pénis.

F. — ENVELOPPES DES TESTICULES OU BOURSES

Les testicules sont renfermés dans une sorte de sac à deux compartiments, appelé *bourses* ou *scrotum* et situé entre les deux cuisses, en avant de la symphyse pubienne à laquelle il paraît être attaché. Chez l'enfant les bourses sont petites, chez l'adulte elles ont six centimètres de haut sur cinq de large. Elles sont constituées par *six tuniques*, les unes communes aux deux testicules, les autres propres à chaque testicule; nous allons les énumérer en allant de la superficie à la profondeur.

1° Le *scrotum* est l'enveloppe externe cutanée; il est très pigmenté et porte des poils épais, longs et raides; on voit sur la ligne médiane un sillon ou *raphé*, indice de la soudure des deux bourrelets primitifs, et sur les parties latérales de nombreux plis transversaux, qui deviennent des rides profondes lorsque le scrotum est rétracté.

2° Le *dartos* est uni intimement au scrotum, il est formé de fibres musculaires lisses et de fibres lamineuses et élastiques. Il forme à la partie supérieure l'*appareil de suspension des bourses* et sur la ligne médiane l'*appareil de cloisonnement*.

3° La *tunique celluleuse*, représentant le tissu cellulaire sous-cutané, permet le glissement des couches superficielles sur les couches profondes.

4° La *tunique musculaire ou érythroïde* est formée de fibres musculaires striées, épanouissement du muscle *crémaster*; celles-ci s'insèrent en bas sur la tunique suivante et soulèvent le testicule lorsqu'elles se contractent.

5° La *tunique fibreuse* est commune au testicule et au cordon qui soutient ce dernier, c'est une expansion du fascia transversalis de l'abdomen qui a été entraîné lors de la descente de la glande.

6° La *tunique vaginale* est une séreuse qui entoure le testicule, elle doit donc avoir deux feuillets, un *viscéral* directement en rapport avec la glande et un *pariétal* uni à la tunique précédente. La vaginale est une expansion du péritoine qui a été entraîné par le testicule au moment de sa descente.

Pendant la vie intra-utérine le péritoine communique avec la vaginale par le *canal vagino-péritonéal* qui suit le trajet du canal inguinal. Peu après la naissance ce canal s'oblitère et se transforme en un cordon fibreux qu'on retrouve au milieu des éléments du cordon; dans certains cas l'oblitération n'a pas lieu et explique les *hydrocèles congénitales* et certaines hernies de l'enfance.

Les *artères* des enveloppes des bourses sont fournies par la périnéale superficielle et par les honteuses externes; les *veines* vont les unes à la fémorale ou à la saphène interne, les autres à la honteuse interne; les *lymphatiques* se jettent dans les ganglions internes du triangle de Scarpa. Les *nerfs* viennent du nerf honteux interne et des branches génitales du plexus lombaire.

G. — CORDON SPERMATIQUE

On donne le nom de cordon spermatique à l'ensemble des organes qui pénètrent dans l'orifice interne du canal inguinal, il a comme limite inférieure la tête de l'épididyme. Il comprend le *canal déférent*, autour duquel se trouvent les artères spermatique, déférentielle et funiculaire, les deux groupes de veines spermatiques antérieures et postérieures, les lymphatiques, les nerfs, le cordon fibreux vagino-péritonéal. Ces organes sont enveloppés par la tunique *fibreuse* et par la tunique *musculaire*, décrites avec les enveloppes des bourses.

H. — PÉNIS OU VERGE

Le pénis est l'organe de la copulation, il se détache de la partie inférieure de l'abdomen au-dessus des bourses, le long desquelles il pend à l'état de flaccidité. Cylindrique mais légèrement aplati d'avant en arrière, il se termine par une extrémité renflée, conique, le *gland*, qui porte à son sommet le *méat urinaire*. Le gland est caché par un repli cutané, le *prépuce*, qui adhère à la partie inférieure du gland par le *frein* ou *filet*, et dont l'orifice antérieur ou *orifice préputial* peut être ramené en arrière du gland pour mettre ce dernier à nu; lorsque cet orifice est trop petit, il y a *phimosis*.

La verge est constituée par un organe principal, l'urètre, et par des organes érectiles surajoutés, les *corps caverneux* et le *corps spongieux* (fig. 297); les premiers sont deux cylindres accolés comme les canons d'un fusil double, ils logent l'urètre dans leur angle inférieur; le corps spongieux est impair et médian, il est situé au-dessous des corps caverneux, et présente deux extrémités renflées : une postérieure, le *bulbe*; une antérieure, qui constitue le *gland*, à sa partie moyenne il est traversé par l'urètre. Ces deux organes ont la même structure, ils sont formés d'une membrane d'enveloppe *fibreuse*, d'où partent de fines travées divisant leur intérieur en petites *cavités* communiquant les unes avec les autres, à certains moments elles se remplissent de sang, et donnent au pénis un volume plus considé-

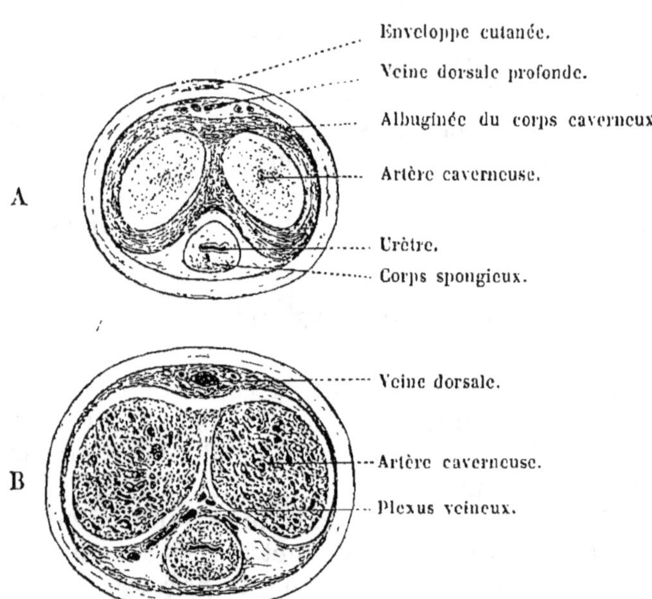

Fig. 297. — Urètre pénien.
A. à l'état de repos; B. à l'état d'érection.

rable et une consistance plus ferme, ce phénomène porte le nom d'*érection*. Les organes précédents sont entourés de 4 enveloppes : 1° une externe, *cutanée*; 2° une *musculaire*, formée de fibres lisses longitudinales et circulaires, muscle *péripénien* de Sappey; 3° une *celluleuse*, lâche; 4° une interne, *élastique*, qui s'arrête au niveau du prépuce; celui-ci, en effet, n'est constitué que par les trois premières enveloppes repliées sur elles-mêmes.

Les *artères* sont fournies par les honteuses externes et par la périnéale superficielle, et pour les portions érectiles par la bulbo-urétrale, la dorsale de la verge et par les artères caverneuses. Les *veines superficielles* aboutissent à la dorsale superficielle, les veines *profondes* vont à la veine dorsale profonde. Les *lymphatiques* se jettent dans les ganglions internes du triangle de Scarpa. Les *nerfs* sont fournis par les branches génitales du plexus lombaire, le nerf honteux interne, le plexus hypogastrique, le nerf dorsal de la verge et le nerf périnéal superficiel.

I. — GLANDES ANNEXÉES A L'APPAREIL GÉNITAL. PROSTATE ET GLANDES DE COWPER

I. La *prostate* est une glande située au-dessous de la vessie, autour de l'origine de l'urètre. Elle a la forme d'une châtaigne à base supérieure, une coloration grisâtre, elle est plus large que haute, 4 centimètres sur 2,5 à 3 centimètres ; son épaisseur est de 2,5 cent. ; elle pèse 20 à 25 grammes.

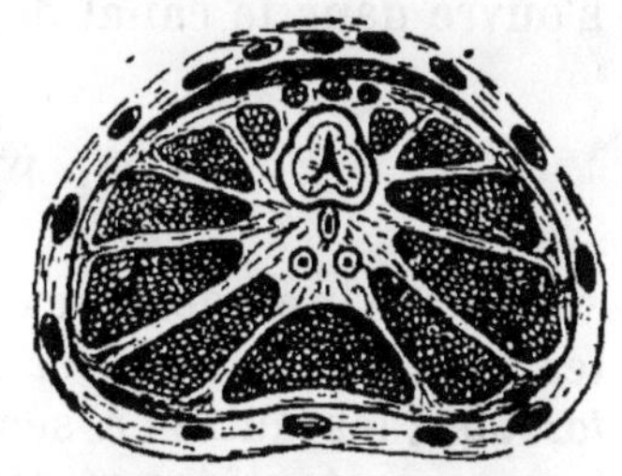

Fig. 298. — Coupe schématique de la prostate (Launois).

Elle est traversée par l'urètre en avant, par les canaux éjaculateurs et l'utricule prostatique en arrière ; elle est contenue dans une loge à parois aponévrotiques, *loge prostatique* ; sa face postérieure est voisine du rectum par lequel la glande peut être explorée. Elle est constituée par une *membrane d'enveloppe*, qui envoie dans l'intérieur de la glande des *travées* aboutissant à un *noyau central* (fig. 298) et formant des *loges*. Dans celles-ci sont renfermés les lobules glandulaires, véritables glandes en grappe, s'ouvrant isolément dans la portion prostatique de l'urètre. Le stroma, qui entoure ces glandes, est conjonctif et musculaire. Les *artères* viennent des vésicales inférieures et des hémorroïdales moyennes; les *veines* forment les plexus vésico-prostatiques, affluents de l'iliaque interne; les lymphatiques se jettent dans les ganglions pelviens, et les nerfs sont fournis par les plexus hypogastriques.

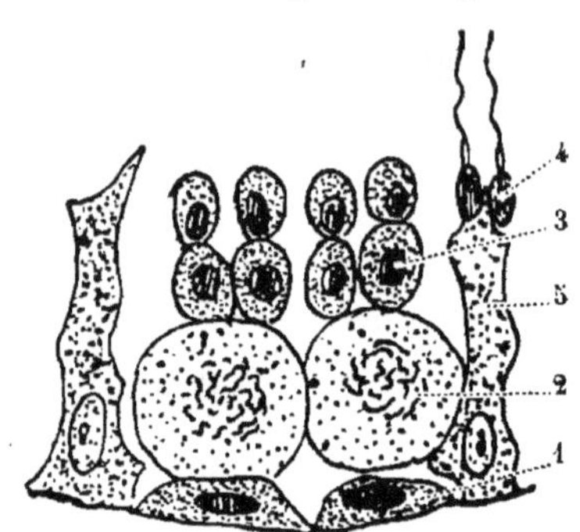

Fig. 299. — Cellules des tubes séminifères (Launois).

1. spermatogonies ; 2. spermatocystes ; 3. spermatides; 4. spermatozoïdes; 5. cellules de Sertoli.

II. Les *glandes de Cowper* ou *de Méry* sont deux petites glandes en grappes, grosses comme un pois, situées en arrière du bulbe; leur canal excréteur, long de trois à quatre centimètres, s'ouvre dans le canal de l'urètre.

§ II. PHYSIOLOGIE

Les organes génitaux sont destinés, les uns, comme les *testicules*, à élaborer les éléments mâles, ou *spermatozoïdes*; les autres à sécréter un liquide qui entraînera les spermatozoïdes et constituera le *sperme*; c'est là le rôle des *vésicules séminales*, de la *prostate*, des *glandes de Cowper*. Les *voies d'excrétion* proprement dites commencent dans la glande testiculaire et sont formées par les canaux droits, le rete vasculosum testis, les cônes efférents, le canal épididymaire, le canal déférent, les canaux éjaculateurs et l'urètre. Les vésicules séminales ont pour fonction de servir de *réservoir* au sperme.

Sperme. — Les *spermatozoïdes* ou *ovules mâles* se forment aux dépens de l'épithélium des tubes séminifères, dont ils ne sont qu'une différenciation. A l'époque de la maturité sexuelle, c'est-à-dire vers l'âge de 16 à 17 ans, on voit certaines cellules qui avoisinent la paroi du canalicule s'aplatir et leur noyau s'éclaircir et augmenter de volume : ce sont les *spermatogonies* (fig. 299), qui donneront naissance à une grosse cellule arrondie, *spermatocyste*; celle-ci à son tour se divisera et il en résultera quatre cellules plus petites pourvues d'un gros noyau; ce sont les *spermatides* qui vont se grouper avant de se transformer en spermatozoïdes.

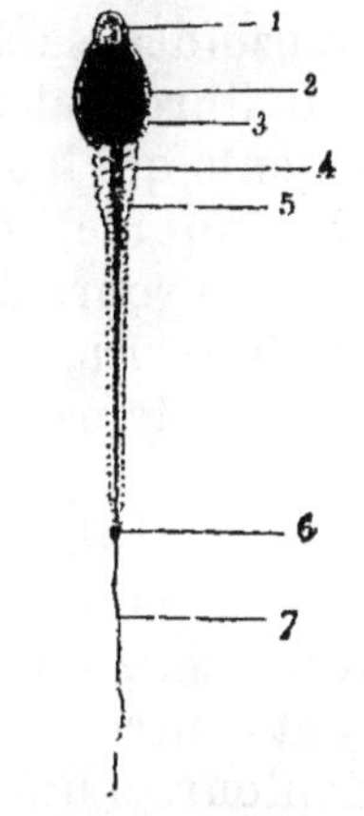

Fig. 300. — Spermatozoïde (Launois).

1. bouton céphalique; 2. capuchon céphalique; 3. noyau de la cellule; 4. protoplasma en spirale; 5. filaments axiaux; 6. noyau intercalaire; 7. filament caudal.

La *grappe de spermatoblastes* ainsi formée fait d'une part saillie dans la cavité du tube séminifère en dépassant les autres cellules moins avancées dans leur évolution, elle adhère d'autre part à la paroi du tube par une sorte de pédicule commun à tous les spermatoblastes d'une grappe; ce pédicule est une cellule appelée *cellule en chandelier* ou de *Sertoli* (fig. 299).

Chaque spermatoblaste va se transformer en spermatozoïde, le noyau constitue la *tête* du spermatozoïde, et le protoplasma s'allonge pour former le *filament caudal.* La grappe de spermatoblastes est devenue une *grappe de spermatozoïdes* fixés au pédicule primitif par leurs têtes; ce pédicule se raccourcit, de sorte que toutes les têtes des spermatozoïdes sont accolées les unes aux autres et que les queues sont voisines et parallèles; la grappe est devenue, à cette phase terminale de son évolution, un *faisceau de spermatozoïdes.* Ce sont ces faisceaux qui se détachent en entier de la paroi des tubes séminifères et qu'on retrouve dans la lumière de ces tubes. Ils forment par leur agglomération le *sperme testiculaire*, qui n'est pas liquide, mais qui a l'aspect d'une masse crémeuse, blanchâtre, filante, à peu près inodore. Dans leur trajet dans les voies d'excrétion, épididyme, canal déférent, etc., et par le mélange avec le liquide sécrété par les glandes de ces conduits les faisceaux de spermatozoïdes se dissocient, les spermatozoïdes deviennent libres, et alors seulement ils jouissent des mouvements qui leur sont propres.

Le liquide, dans lequel ils baignent, constitue le *sperme* proprement dit. A l'état de développement complet le *spermatozoide* a 50 μ de longueur, il est constitué (fig. 300) 1° par une extrémité antérieure renflée ou *segment céphalique*, formé par une portion antérieure ou *bouton céphalique*, suivi du *capuchon céphalique* plus volumineux et renfermant le noyau; 2° par une partie moyenne, *portion intermédiaire ou col*, formée d'un filament central décomposable en *fibrilles*, *filaments axiaux*, et entouré d'un autre filament enroulé en spirale; 3° par un *segment terminal*, *queue* du spermatozoïde ou *filament caudal*.

Dans le sperme fraîchement éjaculé, les spermatozoïdes, grâce à leur segment caudal, sont doués de mouvements rapides d'ondulations, analogues à ceux de l'anguille qui nage dans l'eau; ils peuvent ainsi progresser et monter dans les voies génitales de la femme, ils parcourent 3 à 5 millimètres par minute. Dans un milieu neutre ou alcalin et à une chaleur modérée ils peuvent conserver leurs mouvements pendant une huitaine de jours, tandis qu'un milieu acide, l'eau froide, une température inférieure à 30° ou supérieure à 50° arrêtent leurs mouvements et les immobilisent. La fonction du spermatozoïde est d'aller à la rencontre de l'ovule et de l'imprégner, ce qui constitue le phénomène de la *fécondation*.

Le sperme, avant d'être éjaculé, est contenu dans les *vésules séminales*, où il est constitué par le sperme testiculaire, auquel s'est ajouté le produit de sécrétion du canal déférent et des vésicules séminales elles-mêmes; au moment de l'éjaculation il se mêle au liquide des *glandes prostatiques*, blanc, crémeux, odorant, non filant, et au liquide des *glandes de Cowper*. Le sperme éjaculé (fig. 301) est un liquide mixte, blanchâtre, épais

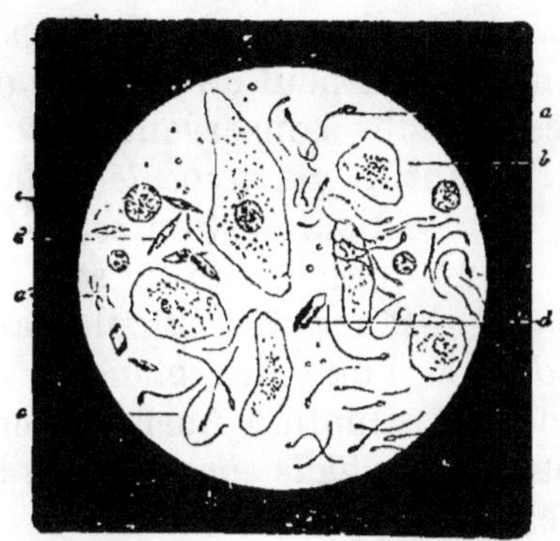

Fig. 301. — Éléments du sperme (Launois).

a. spermatozoïdes; b. cellules épithéliales; c. leucocythes; d. cristaux de phosphate de magnésie.

et filant, d'une réaction alcaline, d'une odeur caractéristique dite *odeur spermatique*.

Érection. — L'érection, qui précède l'éjaculation, a pour but de donner au pénis la rigidité nécessaire à l'introduction dans le vagin; elle est due à l'afflux sanguin dans les formations érectiles de la verge, corps caverneux et corps spongieux, et à la tension du sang dans ces organes. L'érection est un phénomène réflexe se produisant surtout sous l'influence de l'excitation de la muqueuse du gland, quelquefois elle est d'origine cérébrale.

Éjaculation. — L'éjaculation est le résultat d'une excitation du gland; le sperme est chassé avec force et par saccades; la quantité éjaculée est de 7 à 8 grammes.

§ III. AFFECTIONS DES ORGANES GÉNITAUX DE L'HOMME

I. AFFECTIONS DU TESTICULE ET DE L'ÉPIDIDYME.

Anomalies. — On donne le nom d'*anorchidie* à l'absence du testicule, elle peut être simple ou double; si à la puberté les glandes conservent le volume qu'elles avaient chez l'enfant, il y a *testicule infantile.*

Ectopies. — Un testicule est en *ectopie* lorsqu'il s'est arrêté en un point quelconque de son parcours, il y a donc dans ce cas absence de testicule dans les bourses, ou *cryptorchidie*; si l'une des glandes est seule descendue occuper sa situation normale, on dit qu'il y a *monorchidie* ou *cryptorchidie simple*; dans le premier cas le scrotum n'est pas apparent.

Les différentes ectopies varient suivant le point où s'est arrêté le testicule : on distingue l'ectopie *inguinale*, la plus fréquente, caractérisée par la présence du testicule dans le canal inguinal au niveau duquel on le sent très facilement, l'ectopie *abdominale*, l'ectopie *cruro-scrotale*, dans laquelle le testicule non descendu reste fixé dans le pli cruro-scrotal après être sorti de l'orifice externe du canal inguinal. Dans l'ectopie *périnéale* la glande va se placer sous la peau du périnée.

Inversion du testicule. — L'épididyme peut être placé en avant du testicule, *inversion antérieure*, sur les faces latérales, *inversion latérale*, transversalement, inversion en *anse* ou en *fronde.*

Orchites. — On donne le nom d'orchite à l'inflammation du testicule; elle peut être *aiguë* ou *chronique.* L'*orchite aiguë* est *traumatique* ou *infectieuse*; les microbes sont apportés au testicule par les voies spermatiques, ils viennent dans ce cas presque toujours de l'urètre, *orchite blennorragique*, ou par la voie sanguine, comme l'*orchite ourlienne*, qui se développe au cours des oreillons.

En réalité l'épididyme est souvent pris en même temps que le testicule, c'est l'*orchi-épididymite*, aussi la *douleur* siège-t-elle au niveau de l'épididyme et au niveau du testicule, qui sont tous deux *augmentés de volume*. La palpation est impossible, car elle détermine une douleur aiguë. La durée est variable, et quelquefois l'affection se termine par l'atrophie de la glande.

Syphilis du testicule. — La syphilis peut se localiser sur le testicule soit à la période secondaire, soit à la période tertiaire, elle est quelquefois une manifestation de la *syphilis héréditaire*. Elle évolue insidieusement et transforme le testicule en une *masse dure* légèrement augmentée de volume, hérissée de place en place de *nodosités*, *insensible* à la pression, elle détermine peu à peu l'atrophie si le traitement antisyphilitique n'est pas appliqué.

Tuberculose du testicule. — La tuberculose frappe l'épididyme en même temps que le testicule; la marche des lésions est très variable : tantôt elle est rapide, et elle se comporte comme une orchite aiguë, tantôt elle est lente. Le testicule et l'épididyme sont augmentés de volume, celui-ci surtout porte des *bosselures sphériques* d'abord indurées, puis *fluctuantes*, des abcès surviennent qui s'ouvrent à la face inférieure du scrotum. Le canal déférent, qui est envahi en même temps, est épais et irrégulier, il transporte les germes jusque dans les vésicules séminales et dans la prostate. L'affection se termine par la perte de l'organe et quelquefois par une tuberculose généralisée.

Tumeurs du testicule. — Les plus fréquentes sont le *cancer*, qu'on peut même rencontrer dans la première enfance et les *kystes* du testicule et de l'épididyme.

2. AFFECTIONS DU CORDON SPERMATIQUE.

Funiculite. — On donne ce nom à l'inflammation du cordon, elle accompagne d'ordinaire l'orchite.

Hydrocèles du cordon. — Cette affection est caractérisée soit par une infiltration séreuse du tissu cellulaire du cordon, *hydrocèle diffuse*, soit par un épanchement dans une cavité préexistante, *hydrocèle enkystée* ou *kyste du cordon*, que l'on rencontre chez l'enfant, et qui peut même être *congénitale*; elle forme une petite tumeur fluctuante et transparente, quelquefois réductible.

Varicocèle. — Le varicocèle est une tumeur constituée par la *transformation variqueuse* des veines spermatiques. Le scrotum est allongé et augmenté de volume, et par la palpation on sent un amas de cordons molasses, volumineux et enchevêtrés; la pression diminue leur calibre momentanément.

3. AFFECTION DES ENVELOPPES DU TESTICULE.

Plaies et contusions du scrotum. — Ces lésions peuvent se constater chez le nouveau-né à la suite d'une présentation du siège, l'épiderme est soulevé et forme des phlyctènes d'où s'écoule un liquide séro-sanguinolent; elles guérissent rapidement par l'application d'un pansement aseptique.

Phlegmon des bourses. — Cette affection se rencontre quelquefois dans les premiers mois qui suivent la naissance; les nourrissons mal alimentés et mal tenus présentent souvent de l'érythème fessier et scrotal, l'épiderme s'exfolie et des inoculations secondaires amènent un phlegmon des enveloppes des testicules. Le scrotum est rouge, chaud, tendu, puis il devient fluctuant, la peau se soulève en un point et il s'écoule une petite quantité de pus; la plaie est quelquefois assez longue à guérir.

Hydrocèle vaginale. — On donne ce nom à l'accumulation de liquide séreux dans la vaginale, enveloppe séreuse du testicule (fig. 302). Dans les jours qui suivent la naissance il n'est pas rare de constater qu'un des côtés de scrotum est augmenté de volume et que cette tumeur est très souvent plus accentuée le soir que le matin; on est en présence d'une *hydrocèle congénitale*, due à la persistance du canal vagino-péritonéal du fœtus. A la *palpation* on constate que cette tumeur, grosse comme un œuf de pigeon et quelquefois un œuf de poule, est *fluctuante* ou *rénitente*, *lisse*, *régulière*, *indolente* et le plus souvent *réductible* par une pression lente et continue. Examinée à la lumière elle est *transpa-*

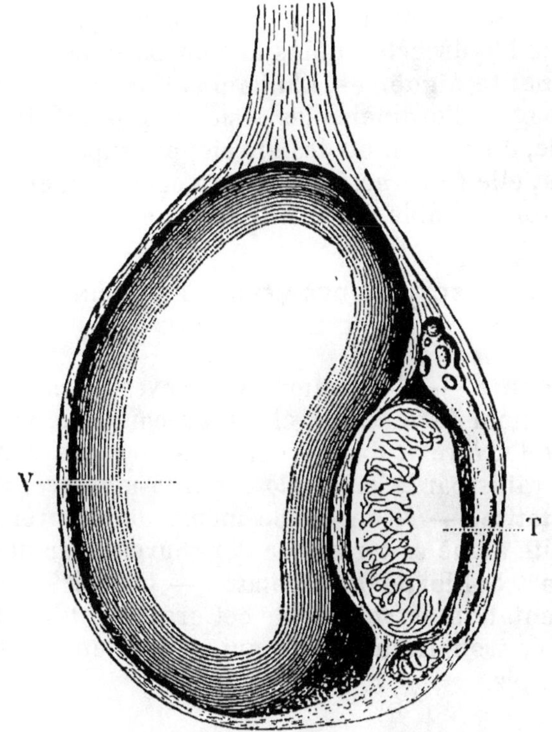

Fig. 302. — Hydrocèle vaginale.
T. testicule ; V. vaginale dont les feuillets sont écartés par le liquide.

rente, un point seul est opaque, c'est celui qui est occupé par le testicule. Elle guérit spontanément ou après une ponction simple.

L'hydrocèle de l'adulte peut atteindre des dimensions considérables. Elle a les mêmes signes que l'hydrocèle congénitale, *moins la réductibilité*.

Vaginalite chronique et hématocèle vaginale. — L'inflammation chronique de la vaginale produit un épaississement de cette tunique, les nombreux vaisseaux contenus dans les néo-membranes peuvent se rompre, le sang épanché dans la vaginale donne naissance à l'*hématocèle vaginale*. Celle-ci se présente sous forme de tumeur lisse, régulière, fluctuante, ayant tous les symptômes de l'hydrocèle, moins la transparence.

Vaginalite aiguë. — L'inflammation de la vaginale accompagne d'ordinaire les lésions inflammatoires du testicule, du cordon ou des enveloppes superficielles des bourses; elle se caractérise par un épanchement plus ou moins considérable dans cette séreuse.

4. AFFECTIONS DES VÉSICULES SÉMINALES ET DE LA PROSTATE.

Vésiculite. — L'inflammation des vésicules séminales porte le nom de *vésiculite,* elle est secondaire aux infections de l'urètre et du testicule. Ces organes sont souvent envahis par la *tuberculose* génito-urinaire.

Prostatite. — Il en est de même de la prostate, la prostatite aiguë se termine assez souvent par un abcès.

Hypertrophie de la prostate. — Chez les vieillards l'augmentation de volume de cet organe est le point de départ de troubles urinaires qui deviennent de plus en plus graves.

5. AFFECTIONS DU PÉNIS.

Les affections qui nous intéressent particulièrement sont celles qui sont *congénitales* et celles qui peuvent survenir chez le jeune enfant.

Phimosis. — On donne le nom de phimosis à une étroitesse de l'orifice du prépuce telle que ce dernier ne peut être ramené en arrière pour découvrir le gland (fig. 303). Chez les enfants à la naissance il y a toujours un certain degré de phimosis, dans certains cas l'orifice préputial peut même manquer, l'urine s'accumule entre le gland et le prépuce, et il devient nécessaire de faire une intervention; on peut dans ce cas créer un orifice artificiel ou faire l'excision du prépuce (*circoncision*).

Chez certains enfants l'étroitesse de l'orifice est une gêne pour l'émission des urines, ou devient une cause

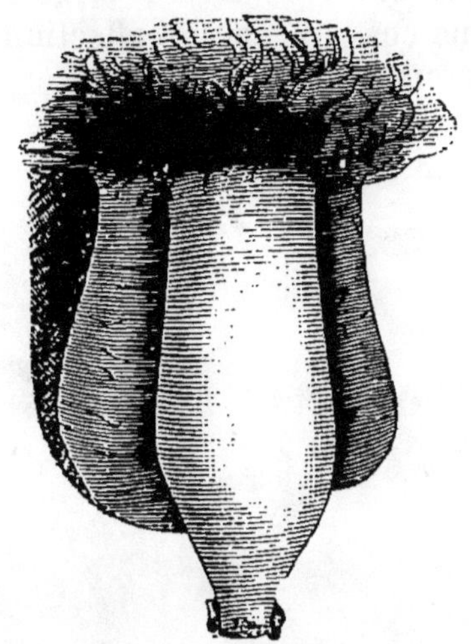

Fig. 303. — Phimosis (Kirmisson).

d'incontinence d'urine : de là la nécessité de faire une dilatation ou la circoncision.

Paraphimosis. — Lorsque le prépuce porté en arrière du gland ne peut plus être ramené en avant, il y a *paraphimosis*; celui-ci est bientôt suivi d'une tuméfaction considérable du gland et du prépuce. Pour éviter le sphacèle et la gangrène qui ne manquerait pas de survenir, il faut *réduire*, c'est-à-dire reporter le prépuce à sa place.

Posthite. — Inflammation du prépuce.

Balanite. — Inflammation de la muqueuse du gland.

Balano-posthite. — Inflammation du prépuce et du gland.

6. AFFECTIONS VÉNÉRIENNES.

Syphilis. — Chez l'homme l'accident primitif de la syphilis se manifeste presque toujours au niveau du gland et du prépuce, *chancre syphilitique* ou *chancre induré*; les plaques muqueuses sont également très fréquentes à ce niveau. C'est aussi le siège du *chancre mou*; nous étudierons ces différentes affections à propos de leurs localisations chez la femme.

DEUXIÈME PARTIE

ANATOMIE

PHYSIOLOGIE ET PATHOLOGIE

GENITALES ET OBSTÉTRICALES[1]

1. Par anatomie obstétricale nous entendons l'étude du *bassin osseux*, du *bassin mou* surmonté de la *cavité abdominale*, et des *organes génitaux externes* et *internes* de la femme.

LIVRE I

LE BASSIN

Le *bassin* ou *pelvis* est une ceinture osseuse, située au milieu du corps et formée par la réunion des os *coxaux* entre eux et avec le *sacrum*, et de ce dernier avec le *coccyx* (voir p. 28, 32 et 81). Ces os sont réunis par des *articulations* que nous étudierons d'abord; nous examinerons ensuite le *bassin osseux* au point de vue anatomique et au point de vue obstétrical.

CHAPITRE I

ARTICULATIONS DU BASSIN

§ I ANATOMIE

Les os du bassin sont réunis entre eux, d'une part, à la colonne vertébrale et aux membres inférieurs d'autre part. Nous n'étudierons que les articulations du bassin proprement dit, c'est-à-dire celles qui jouent un rôle pendant l'accouchement. En arrière les deux os iliaques s'unissent au sacrum pour former l'*articulation sacro-iliaque*, en avant la réunion des deux os iliaques constitue la *symphyse pubienne*; à la partie inférieure le

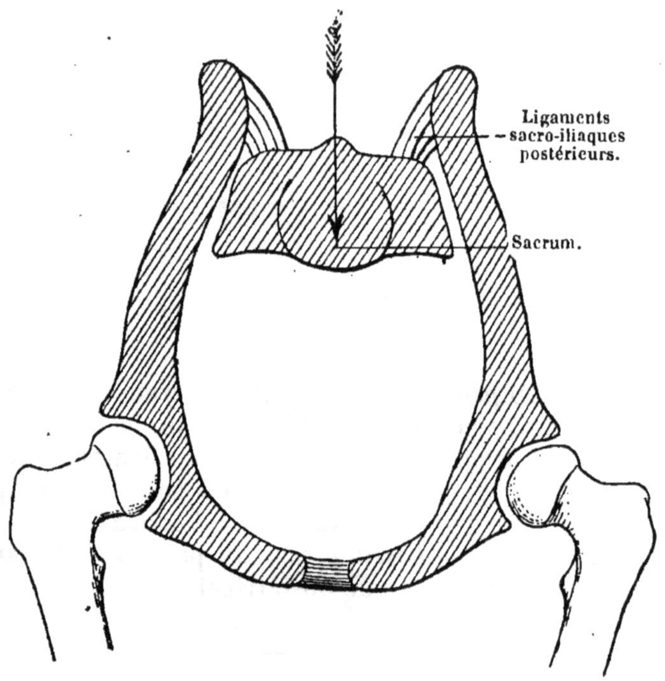

Fig. 304. — Schéma des articulations du bassin.

sacrum est uni au coccyx, *articulation sacro-coccygienne*, et sa partie supérieure forme avec la colonne vertébrale l'*articulation sacro-vertébrale*.

ARTICLE I

ARTICULATIONS SACRO-ILIAQUES

L'articulation sacro-iliaque, encore appelée symphyse sacro-iliaque, est une diarthro-amphiarthrose, c'est-à-dire une articulation à mouvements très limités. Elle présente à étudier les surfaces articulaires, les cartilages recouvrant ces surfaces et les ligaments qui les unissent.

Les *surfaces articulaires* sont les *facettes auriculaires* du *sacrum* et de l'*os iliaque* (fig. 30 et 64), qui sont hérissées de rugosités correspondant à des dépressions sur

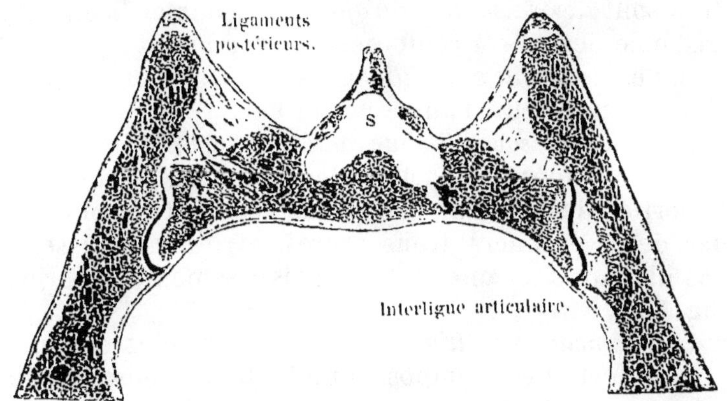

Fig. 305. — Coupe du bassin faite parallèlement au plan du détroit supérieur et au-dessous de lui (Poirier).

l'os voisin, afin de permettre un engrènement réciproque; la facette sacrée est légèrement excavée, alors que la facette iliaque est en relief et forme une sorte de demi-cylindre plein qui sera reçu dans le demi-cylindre creux iliaque. A sa partie inférieure ce dernier envoie un prolongement interne destiné à supporter le sacrum, ce qui donne à l'interligne articulaire vu de face la forme d'un *S* italique.

A l'état frais, ces surfaces sont recouvertes de *cartilage* plus épais sur le sacrum, 1 millimètre à 1 millim. 5, que sur l'os iliaque, 4 à 5 dixièmes de millimètre; sur le premier, il est *uni* et formé profondément par du cartilage et superficiellement par du fibro-cartilage; il est *granuleux* sur le second et uniquement constitué de fibro-cartilage.

Une *synoviale* très peu étendue se porte d'un rebord articulaire à l'autre.

Les surfaces osseuses sont maintenues en contact par des *ligaments* très importants, car leur rupture au cours d'un accouchement ou d'une symphyséotomie entraîne des troubles de la marche. Les uns, *sacro-iliaques*, appartiennent en propre à l'articulation qu'ils entourent; d'autres sont des *faisceaux surajoutés*, véritables ligaments à distance destinés à renforcer les premiers.

a. Les *ligaments sacro-iliaques* sont au nombre de deux : l'un est antérieur, l'autre postérieur.

Le *ligament sacro-iliaque antérieur* est formé de faisceaux rayonnés qui partent de la base du sacrum et de la portion de la face antérieure de cet os située en dehors des deux premiers trous sacrés, et qui aboutissent à l'os iliaque; c'est une sorte d'épaississement du périoste (fig. 306).

Le *ligament sacro-iliaque postérieur* est plus complexe et plus fort, il est composé d'un certain nombre de faisceaux très résistants et disposés sur deux plans. Le plan *superficiel* (fig. 307) est formé par les faisceaux qui s'attachent d'une part à l'*os coxal* au niveau de la *tubérosité iliaque*, sur les deux épines iliaques postérieures et sur l'échancrure limitée par ces épines, et d'autre part au *sacrum* sur les *tubercules conjugués* situés en dehors des trois premiers trous postérieurs.

Il est constitué par quatre faisceaux qui sont, en allant de haut en bas : 1° le *ligament ilio-transverso-sacré*, il se porte de la crête iliaque à l'apophyse transverse du sacrum; 2° le *premier ilio-sacré* ou *ilio-transversaire*, encore appelé ligament *vague* ou *axile*, de la crête iliaque au premier tubercule conjugué; 3° le *second ilio-sacré*, ou *ilio-transversaire*, ou *ligament de Zaglas*, de l'épine iliaque postéro-supérieure au deuxième tubercule conjugué; 4° le *troisième ilio-sacré*, ou *ilio-transversaire*, ou *ligament sacro-épineux*, de l'épine iliaque postéro-supérieure et de l'échancrure sous-jacente au troisième tubercule conjugué.

Le *plan profond* est constitué par des faisceaux courts et forts allant de la tubérosité iliaque à la partie du sacrum limitée par la facette auriculaire; c'est le *ligament interosseux* des auteurs.

b. Les *ligaments surajoutés* sont en haut le ligament

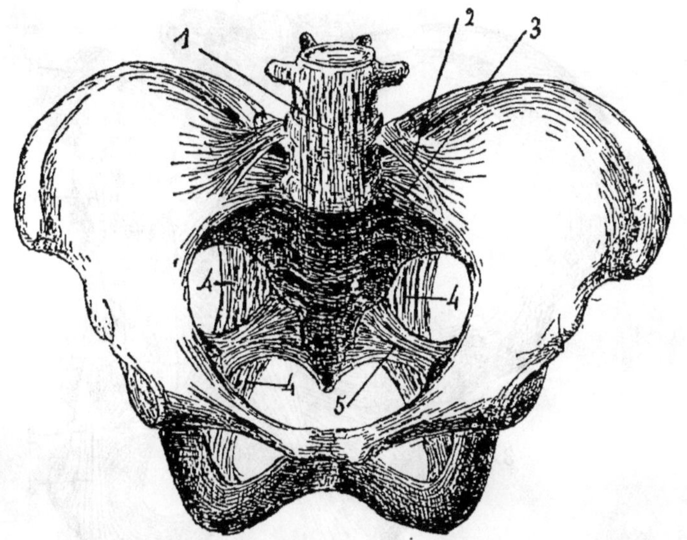

Fig. 306. — Ligaments antérieurs de l'articulation sacro-iliaque et ligaments sacro-sciatiques (Ribemont-Dessaignes).

1. ligament vertébral commun antérieur; 2. ligament sacro-iliaque supérieur; 3. ligament sacro-iliaque antérieur; 4. grand ligament sciatique; 5. petit ligament sciatique.

ilio-lombaire et en bas les ligaments sacro-sciatiques. Le *ligament ilio-lombaire* ou *ilio-transverso-lombaire* naît du tiers interne de la crête iliaque et de la tubérosité iliaque et se porte en se condensant vers le sommet et le bord inférieur de la cinquième vertèbre lombaire; les fibres les plus élevées sont descendantes, les moyennes horizontales et les inférieures ascendantes.

Le *grand ligament sacro-sciatique* (fig. 306 et 307) est une bandelette fibreuse, épaisse, étranglée en son milieu, *isthme*, étalée à ses deux extrémités et particulièrement à son extrémité supéro-interne. Celle-ci s'insère : 1° sur les deux épines iliaques postérieures et sur l'échancrure située entre ces deux épines; 2° sur la partie la plus reculée de la fosse iliaque externe, 3° sur

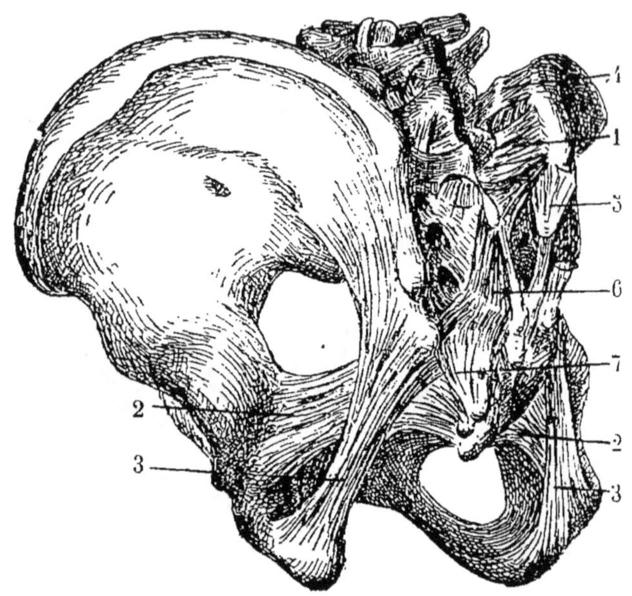

Fig. 307. — Ligaments postérieurs de l'articulation sacro-iliaque. (Ribemont-Dessaignes).

1. ligament ilio-transverso-sacré; 2. petit ligament sacro-sciatique; 3. grand ligament sacro-sciatique; 4. partie postérieure du ligament ilio-lombaire; 5. couche profonde du ligament sacro-iliaque postérieur; 6. ligament inter-épineux; 7. ligament latéral de l'articulation sacro-coccygienne.

le bord du sacrum et du coccyx depuis la 3e vertèbre sacrée jusqu'à la partie moyenne du coccyx. Les fibres étalées en forme d'éventail se dirigent en bas, en dehors et en avant, elles se condensent au niveau de l'isthme, puis elles s'écartent de nouveau pour aller s'attacher à la partie postéro-interne de l'ischion et à sa branche ascendante. En arrière, ce ligament est caché par les insertions du grand fessier; par son bord inférieur il forme la limite postérieure et latérale du détroit inférieur ostéo-ligamenteux.

Le *petit ligament sacro-sciatique* situé en avant du précédent est de forme triangulaire; sa base s'insère en dedans sur le bord du sacrum et du coccyx et sur la face antérieure du grand ligament sacro-sciatique; son sommet s'attache à la pointe et aux bords de l'épine sciatique.

Les deux ligaments sacro-sciatiques sont destinés à combler la grande échancrure située entre l'os coxal et la colonne sacro-coccygienne, échancrure qu'ils divisent en deux orifices, faisant communiquer la cavité pelvienne avec la région fessière; le supérieur est le *grand trou sciatique*, l'inférieur le *petit trou sciatique*; ces orifices livrent passage à un certain nombre d'organes que nous énumérons plus loin.

ARTICLE II

SYMPHYSE PUBIENNE

Les deux os iliaques sont réunis l'un à l'autre en avant par l'accolement des deux pubis, dont le contact est assuré par un fibro-cartilage et des ligaments; cette articulation est une amphiarthrose, c'est-à-dire une articulation privée de mouvements; elle est encore appelée *symphyse*.

Les *surfaces articulaires* sont semblables des deux côtés, elles sont constituées sur chaque pubis par une facette rugueuse sur le squelette, oblongue, dont le grand axe, dirigé en bas et en arrière, a 3 à 4 centimètres et dont le petit axe à direction antéro-postérieure a 1 centimètre à 1 centimètre et demi; ce dernier se dirige à la fois en arrière et en dedans, de sorte que les deux symphyses interceptent entre elles un espace prismatique à base antérieure. A l'état frais, les surfaces articulaires sont recouvertes par une couche de cartilage de 1 à 3 millimètres d'épaisseur.

L'espace, que laissent entre elles les deux surfaces articulaires, est comblé par une sorte de coussinet fibro-cartilagineux, *disque interosseux* ou *ligament interpubien*, plus épais au niveau de sa face antérieure et de ses deux extrémités (fig. 308). Formé de fibro-cartilage dense à

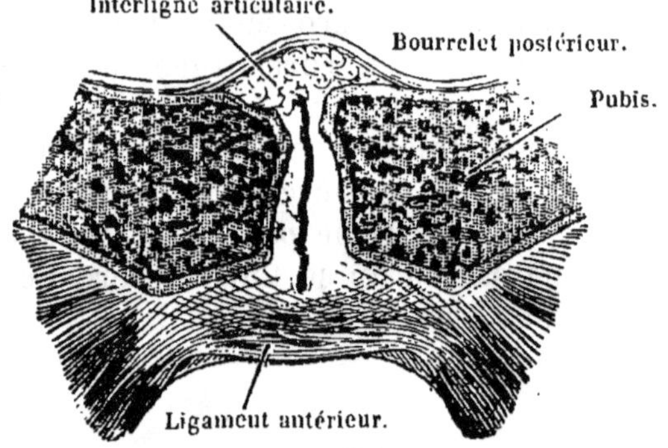

Fig. 308. — Coupe de la symphyse pubienne.

la périphérie, il est ramolli au centre; on y rencontre souvent une cavité qui augmente de dimensions pendant la grossesse et qui n'est pas tapissée par une synoviale.

Les *ligaments*, qui maintiennent en contact les deux pubis, forment un manchon fibro-tendineux décomposable en quatre ligaments : un antérieur, un postérieur, un supérieur et un inférieur.

Le *ligament antérieur* est constitué par le périoste épaissi et renforcé de faisceaux fibreux provenant des *aponévroses* des muscles de l'abdomen, et des *tendons* des muscles pyramidal, grand droit de l'abdomen et adducteurs de la cuisse.

Le *ligament inférieur*, encore appelé *ligament arqué* de Lauth, *ligament triangulaire* ou *sous-pubien*, a la forme d'un croissant à concavité inférieure et à convexité supérieure adhérente au fibro-cartilage interarticulaire, latéralement il s'insère aux branches descendantes des pubis. Haut de 15 millimètres, il constitue l'*arcade pubienne obstétricale* dont le but est d'adoucir l'angle trop aigu formé par les deux pubis.

Le *ligament postérieur* est représenté par un épaississement du périoste, auquel sont venues se joindre quelques fibres tendineuses.

Le *ligament supérieur* épais est une bandelette fibreuse qui passe au-dessus des pubis.

ARTICLE III

ARTICULATIONS SACRO-COCCYGIENNES ET INTER-COCCYGIENNES

L'*articulation sacro-coccygienne* est une amphiarthrose qui joue un grand rôle au moment de l'accouchement. Du côté du sacrum la surface articulaire est ovale, légèrement convexe et à grand axe transversal; du côté du coccyx on trouve une facette semblable mais concave. Entre les deux surfaces il y a un *fibro-cartilage interosseux* avec cavité centrale, il disparaît avec l'âge; la réunion des deux os est formée par un *ligament antérieur* périostique, par un *ligament postérieur* ou sacro-coccygien postérieur, qui se porte du bord inférieur de la gouttière sacrée au coccyx et qui ferme la gouttière sacrée; il est renforcé latéralement par des trousseaux fibreux, qui vont des cornes du sacrum aux cornes du coccyx, enfin par des *ligaments latéraux*.

Dans certains cas les vertèbres coccygiennes ne sont pas toutes soudées entre elles, il peut alors exister une articulation *médio-coccygienne*, dans laquelle il y a un petit disque interosseux et un manchon fibreux pour maintenir la réunion des deux facettes ovalaires.

ARTICLE IV

ARTICULATION SACRO-VERTÉBRALE

Le sacrum s'articule avec la cinquième vertèbre lombaire par sa base, par ses apophyses articulaires, et par des ligaments.

L'union du corps du sacrum avec le corps de la cinquième vertèbre lombaire est due à un *fibro-cartilage* ou *disque interarticulaire* plus épais en avant qu'en arrière, et à des ligaments qui sont en avant le *ligament vertébral commun antérieur* et en arrière le *ligament vertébral commun postérieur.*

Les *apophyses articulaires* sont réunies par une capsule articulaire.

Les autres ligaments sont les *ligaments jaunes*, étendus du bord inférieur des lames de la cinquième vertèbre lombaire aux rebords latéraux du trou sacré; le ligament *sacro-vertébral* qui va de l'apophyse transverse de la cinquième lombaire à la partie postérieure de l'aileron du sacrum; le ligament *ilio-lombaire*, déjà étudié, et les ligaments *surépineux* et *interépineux*.

§ II. PHYSIOLOGIE DES ARTICULATIONS PELVIENNES

Les mouvements des différentes articulations du bassin sont très limités à l'état normal; l'articulation sacro-iliaque cependant jouit de deux mouvements très peu accentués, il est vrai, mais qui ont leur importance en obstétrique. Ce sont des mouvements de *bascule* du sacrum autour d'un axe transversal passant par la deuxième vertèbre sacrée; lorsque la base du sacrum se porte en bas et en avant, mouvement de *nutation*, la pointe se porte en haut et en arrière; lorsqu'au contraire la base se porte en haut et en arrière, mouvement de *contre-nutation*, la pointe se porte en bas et en avant; dans le premier mouvement il y a diminution du diamètre antéro-postérieur du détroit supérieur et augmentation du même diamètre du détroit inférieur; le deuxième mouvement donne des résultats absolument opposés. Lorsque la symphyse pubienne a été sectionnée, les os iliaques peuvent s'écarter l'un de l'autre, grâce à un mouvement de *balancement* et même de glissement au niveau de l'articulation sacro-iliaque.

La symphyse pubienne ne possède aucun mouvement à l'état normal, mais chez la femme enceinte il n'est pas rare de constater un ramollissement et une augmentation de volume du ligament inter-pubien permettant des mouvements de glissement des pubis l'un sur l'autre pendant la marche. L'importance de la symphyse pubienne dans la solidité de la ceinture pelvienne est bien modeste, comme l'a démontré la radiographie faite après la symphyséotomie; le plus souvent, pour ne pas dire toujours, la symphyse qui a été sectionnée n'existe plus à l'état d'articulation véritable, il y a entre les deux pubis un écartement de plusieurs centimètres qui ne gêne en rien les différents mouvements des membres inférieurs, à la condition que les articulations sacro-iliaques soient intactes.

§ III. PATHOLOGIE

L'articulation sacro-iliaque peut être le siège d'une *arthrite aiguë*, dont les principaux symptômes sont la *douleur* et la *difficulté dans la marche*, elle est souvent confondue avec le *lumbago* ou névralgie lombaire.

La localisation de la tuberculose sur cette articulation est appelée *sacro-coxalgie*, déjà étudiée.

Pendant la grossesse l'articulation sacro-iliaque et la symphyse pubienne peuvent subir une telle distension que leurs ligaments se relâchent (voir p. 120); enfin, au cours de l'accouchement et surtout au cours d'une intervention obstétricale, les ligaments peuvent se rompre et donner naissance à une *entorse* grave, nécessitant un repos prolongé et des soins spéciaux.

Par les progrès de l'âge le coccyx peut se souder au sacrum ; les conséquences de cette fusion peuvent se faire sentir au cours d'un accouchement et créer une cause de dystocie.

CHAPITRE II

BASSIN EN GÉNÉRAL

Le bassin est une ceinture osseuse, située à l'union du tronc avec les membres inférieurs, à peu près à la partie moyenne du corps. La forme a été comparée par Tarnier et Chantreuil à un entonnoir incomplet; c'est un cône tronqué, dont la base supérieure est largement échancrée en avant.

Il présente à étudier deux surfaces, une extérieure et une intérieure, et deux ouvertures, une supérieure et une inférieure.

Conformation extérieure. — La surface extérieure est peu importante au point de vue obstétrical : *en avant* on voit les deux pubis, réunis par la symphyse pubienne et se continuant avec la branche horizontale et la branche descendante du pubis prolongée par la branche ascendante de l'ischion; ces différentes branches osseuses limitent le trou obturateur.

Latéralement (fig. 309) on aperçoit au milieu la cavité cotyloïde, au-dessus de laquelle se trouve la fosse iliaque externe, et au-dessous le trou obturateur et l'ischion; les faces latérales sont limitées en avant par le bord antérieur de l'os coxal, en arrière elles s'arrêtent en avant du bord postérieur.

La *face postérieure* (fig. 310) est constituée par le

sacrum et le coccyx sur la ligne médiane, et de chaque côté par le bord postérieur de l'os coxal, par la symphyse sacro-iliaque et par les deux ligaments sacro-sciatiques, qui comblent en partie l'échancrure sciatique.

Configuration intérieure. — La surface intérieure

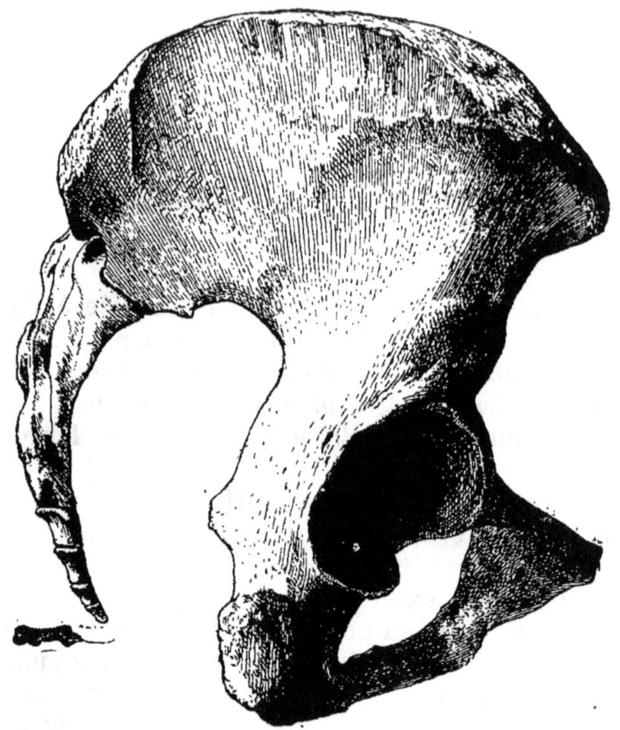

Fig. 309. — Face latérale du bassin (Poirier).

du bassin est beaucoup plus importante parce que ses moindres détails jouent un rôle dans le mécanisme de l'accouchement. Lorsqu'on l'examine dans ses grandes lignes, on voit qu'elle est rétrécie dans son milieu par un anneau passant en arrière par la base du sacrum et en avant par le bord supérieur de la symphyse pubienne, c'est le *détroit supérieur*; la partie excavée située au-dessus de cet étranglement annulaire forme le *grand bassin*; le canal ostéo-fibreux situé au-dessous est le

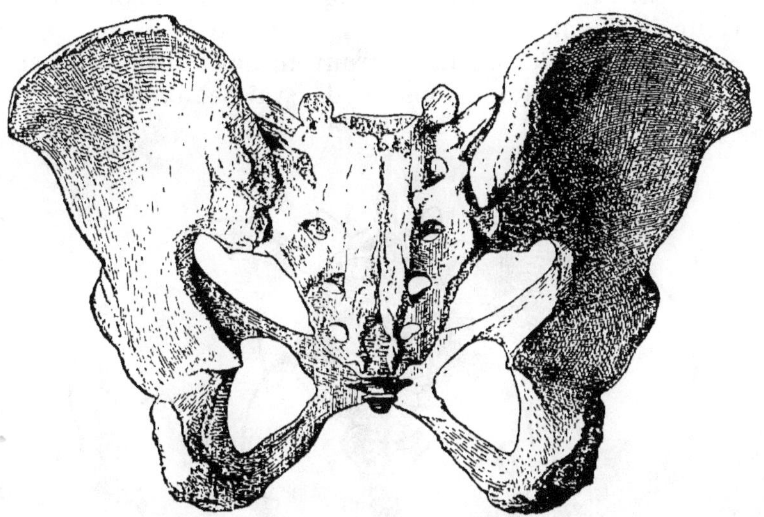

Fig. 310. — Face postérieure du bassin (Poirier).

petit bassin, encore appelé *excavation*, *cavité pelvienne*, *filière osseuse pelvi-génitale*.

GRAND BASSIN

Le grand bassin est surtout constitué par les *fosses iliaques internes* (fig. 311), qui sont déjetées en dehors et qui sont continuées en dedans et en arrière par les ailerons du sacrum; à la partie postérieure, la cinquième vertèbre lombaire comble l'échancrure située entre les angles postéro-supérieurs de l'os iliaque et limite de chaque côté la gouttière dans laquelle glisse le muscle psoas. La paroi antérieure du grand bassin fait défaut sur le squelette, elle est remplacée par l'arcade de Fallope et par les muscles et aponévroses de la paroi antérieure de l'abdomen. Le *bord supérieur* regarde en avant, il est constitué d'arrière en avant par le bord postérieur des ailerons du sacrum, l'articulation sacro-iliaque, la crête iliaque et par le bord antérieur de l'os iliaque.

Dans le grand bassin se trouvent des muscles qui en diminuent les dimensions, et des vaisseaux comme les

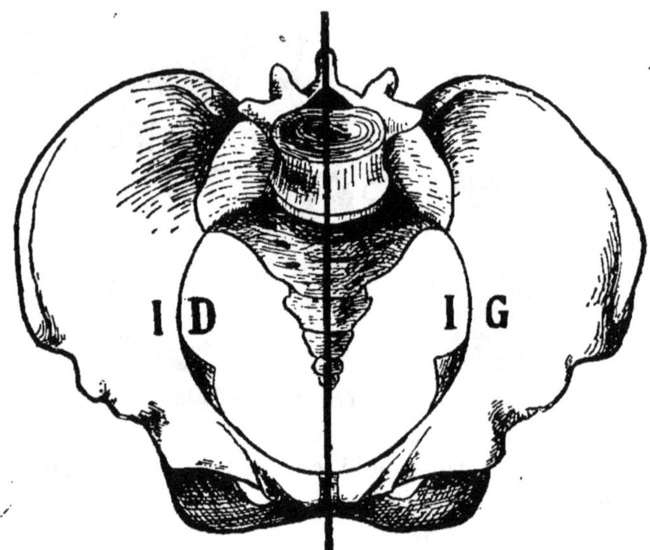

Fig. 311. — Grand bassin (Ribemont-Dessaignes).
ID. fosse iliaque droite; IG. fosse iliaque gauche.

artères iliaques interne et externe et les veines correspondantes; on y rencontre aussi des circonvolutions de l'intestin grêle, le cæcum à droite et le côlon ilio-pelvien à gauche.

Un certain nombre de dimensions pouvant rendre des services en obstétrique ont été mesurées avec soin au niveau du grand bassin :

1° *Diamètre antéro-postérieur*, encore appelé *diamètre conjugué externe* ou *diamètre de Baudelocque* : il va de l'apophyse épineuse de la dernière vertèbre lombaire au bord supérieur de la symphyse pubienne, il mesure 20 centimètres.

2° *Diamètres transversaux.*

	Centimètres.
Entre les deux épines iliaques antérieures et supérieures (diamètre bisiliaque)........	21
Entre les deux points les plus éloignés des crêtes iliaques........................	27 à 29
Entre les deux épines iliaques antérieures et inférieures..............................	20
Entre les deux épines iliaques postérieures et supérieures..............................	7,3

3° *Diamètres obliques.*

	Centimètres.
Distance d'une tubérosité ischiatique à l'épine iliaque postérieure et supérieure de l'autre côté.	17,5
Distance de l'épine iliaque antérieure et supérieure d'un côté à l'épine iliaque postérieure et supérieure de l'autre côté..................	2
Distance de l'apophyse épineuse de la 5e vertèbre lombaire à l'épine iliaque antérieure et supérieure..	18
Distance du milieu du bord inférieur de la symphyse pubienne à l'épine iliaque postérieure et supérieure..	17,2

DÉTROIT SUPÉRIEUR

Le détroit supérieur est un contour osseux en forme d'*ovale* ou d'*ellipse* avec saillie postérieure constituée par l'angle sacro-vertébral; il sépare le grand du petit bassin.

Symétrique, il nous suffira, pour connaître sa constitution, de le suivre pas à pas sur une moitié de son parcours : si nous allons d'arrière en avant en partant de l'*angle sacro-vertébral* ou *promontoire des accoucheurs*, nous rencontrons le *bord antérieur mousse de l'aileron du sacrum*, l'*interstice de la symphyse sacro-iliaque*, la *ligne innominée*, la *crête pectinéale*, l'*épine du pubis*, le *bord supérieur du pubis* et la *symphyse*; le promontoire est situé sur un plan plus élevé que les lignes innominées, la différence de niveau varie de 5 millimètres à 45 millimètres.

Les diamètres de ce détroit sont très importants en

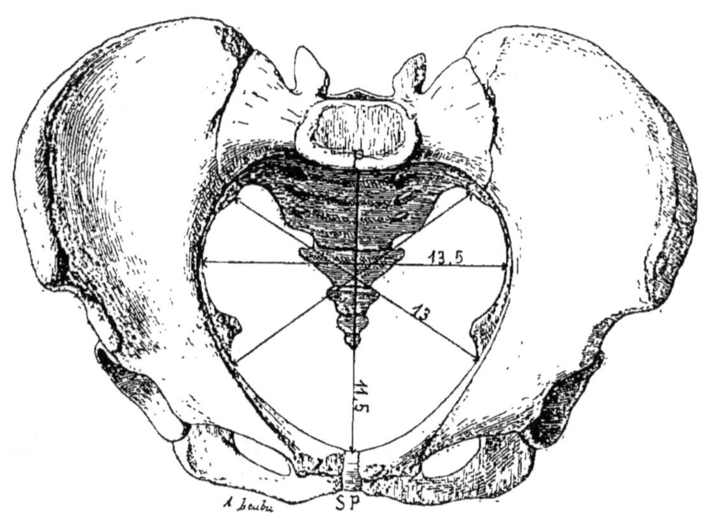

Fig. 312. — Bassin de femme vu d'en haut.
Diamètres anatomiques du détroit supérieur (Poirier).

obstétrique, de leurs dimensions dépend l'engagement de la tête fœtale pendant l'accouchement (fig. 312 et 313).

On distingue :

1° Un *diamètre antéro-postérieur*, encore appelé diamètre *conjugué interne* ou diamètre *sacro-sus-pubien*; il s'étend du milieu de l'angle sacro-vertébral à la partie supérieure de la symphyse pubienne et mesure 11 centimètres.

2° *Deux diamètres obliques* symétriques, qui partent en avant de l'une des éminences ilio-pectinées et aboutissent en arrière à la symphyse sacro-iliaque du côté opposé. Le *diamètre oblique gauche* est celui qui part de l'éminence ilio-pectinée *gauche*, le *droit* part en avant de l'éminence ilio-pectinée *droite*; ils mesurent 12 centimètres.

3° *Un diamètre transverse maximum*, qui joint les deux points les plus éloignés l'un de l'autre et passe à peu près par le milieu des lignes innominées; il mesure 13,5 centimètres.

Ce diamètre transverse n'est pas le plus utile, il est

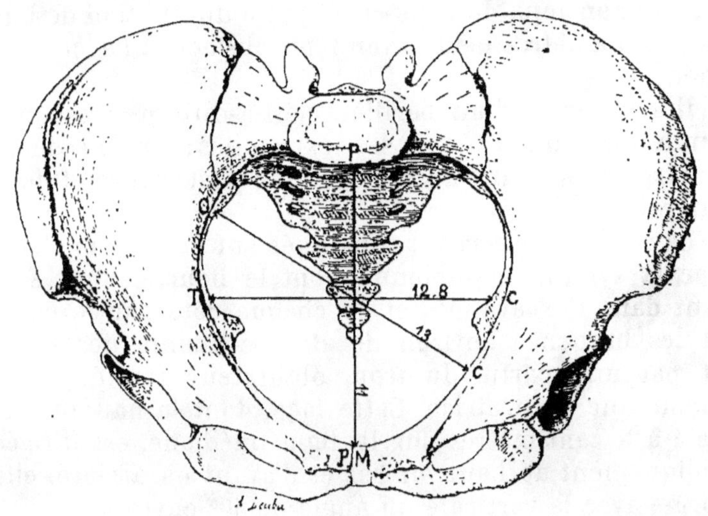

Fig. 313. — Diamètres obstétricaux du détroit supérieur (Poirier).

trop rapproché du promontoire; aussi en trace-t-on un autre qui passe par le milieu du diamètre antéro-postérieur; il correspond à peu près au diamètre sagittal de la tête fœtale quand celle-ci se présente au détroit supérieur, il mesure 12,8 centimètres.

Quant à la circonférence totale du détroit supérieur, elle est de 40 centimètres.

PETIT BASSIN OU EXCAVATION PELVIENNE

Le petit bassin est toute la partie comprise entre le détroit supérieur et l'orifice inférieur du bassin ou détroit inférieur. C'est un canal osseux que doit traverser la tête fœtale, il est normalement proportionné aux dimensions de celle-ci, et toute diminution de l'un de ses diamètres peut devenir un obstacle à l'accouchement.

Il a la forme d'un barillet, c'est-à-dire qu'il est plus large au milieu qu'à ses extrémités; on lui décrit quatre parois : une antérieure, une postérieure et deux latérales.

La *paroi antérieure* est constituée sur la ligne médiane par la symphyse pubienne, dont le bourrelet est saillant dans l'excavation, et de chaque côté par le corps et les branches horizontale et descendante des pubis et par une partie du trou obturateur fermé par la membrane obturatrice. Cette face, dont la hauteur est de 4 à 5 centimètres sur la ligne médiane, est dirigée obliquement de haut en bas et d'avant en arrière, elle forme avec la verticale un angle de 60° environ.

La *paroi postérieure* est beaucoup plus longue, elle mesure 15 à 16 centimètres en suivant la courbe décrite par le sacrum et le coccyx, tandis que si on mène une ligne droite de la base du sacrum à la pointe du coccyx (corde de l'arc sacro-coccygien), on n'a que 12 centimètres; la portion du sacrum la plus éloignée de cette ligne (flèche de l'arc) est à 27 millimètres de la corde. La paroi postérieure est constituée sur la ligne médiane par la face antérieure de la colonne sacro-coccygienne et par l'articulation sacro-coccygienne, et latéralement par la portion de l'articulation sacro-iliaque située au-dessous du détroit supérieur. Elle a la forme d'une voûte triangulaire regardant en bas et en avant, permettant à la bosse pariétale postérieure de gagner du terrain en arrière dans l'engagement asynclitique de la tête fœtale.

Les *parois latérales* (fig. 314) présentent une hauteur intermédiaire à celles des parois antérieure et postérieure, elles mesurent environ 10 centimètres à leur partie médiane.

Elles sont inclinées de haut en bas et de dehors en

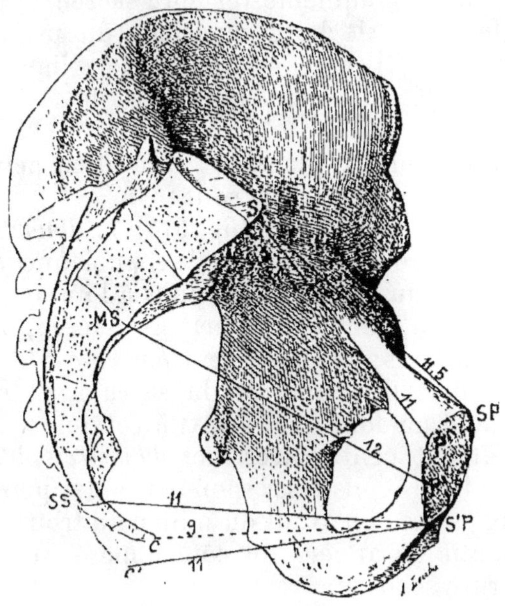

Fig. 314. — Diamètres antéro-postérieurs du bassin obstétrical (Poirier).

dedans, ce sont les *plans inclinés du bassin* divisés en *plan antérieur osseux* regardant en arrière et plus large en haut qu'en bas, et en *plan postérieur membraneux*; le premier est constitué par la surface quadrilatère ou acétabulum, qui correspond extérieurement à la cavité cotyloïde, par la face interne du corps de l'ischion et de l'épine sciatique; le second est formé par la face interne des ligaments grand et petit sciatique, elle est perforée des trous grand et petit sciatiques.

Pendant longtemps l'excavation a été considérée comme une filière régulière, mais il est démontré aujourd'hui qu'à la partie moyenne il existe un rétrécissement qui a été décrit par le professeur Budin et par Auvard, et que Brindeau dans sa thèse a appelé *détroit moyen*; il divise l'excavation en deux étages. Le détroit moyen est délimité par l'articulation de la quatrième et de la cinquième vertèbre sacrée, le quatrième tubercule sacré, le bord supérieur du petit ligament sacro-sciatique, l'épine sciatique et la ligne qui joint cette dernière au tiers inférieur de la symphyse pubienne.

Dans les différents plans de l'excavation pelvienne on a décrit des diamètres, qui sont :

1° Pour l'*étage supérieur* (fig. 314), le *diamètre antéro-postérieur*, allant de la symphyse pubienne au-dessus de l'insertion du releveur de l'anus à l'union de la troisième avec la quatrième vertèbre sacrée, il mesure 12,5 centimètres; le *diamètre transverse utile*, situé à égale distance du pubis et du sacrum, et répondant latéralement au fond de la cavité cotyloïde, il mesure également 12,5 centimètres. Les *diamètres obliques*, qui ont peu d'intérêt; ils correspondent à des points extensibles, ils partent en avant du milieu du trou obturateur pour aboutir en arrière du côté opposé au milieu de l'échancrure sciatique.

2° Pour le *détroit moyen* (fig. 315), le *diamètre antéro-postérieur* qui a 11,8 centimètres, le *diamètre transverse* ou *bisciatique*, qui passe par la pointe des épines sciatiques et a 10,8 centimètres, le *diamètre transverse maximum*, passant par la base des épines sciatiques et ayant 11 à 11,5 centimètres.

3° Pour l'*étage inférieur*, le *diamètre antéro-postérieur*, variant de 11 à 12 centimètres à cause de la rétropulsion du coccyx, le *diamètre transverse* qui passe par la partie postérieure des ischions et qui mesure 12,5 centimètres.

Les diamètres les plus importants de l'excavation sont

trois diamètres antéro-postérieurs, qui permettent d'apprécier cliniquement les rétrécissements du bassin.

1° Le *diamètre promonto-sous-pubien* (PrSP) s'étend du promontoire au bord inférieur de la symphyse pubienne, il a une longueur de 12 centimètres et peut être mesuré avec le doigt lorsque le bassin est rétréci.

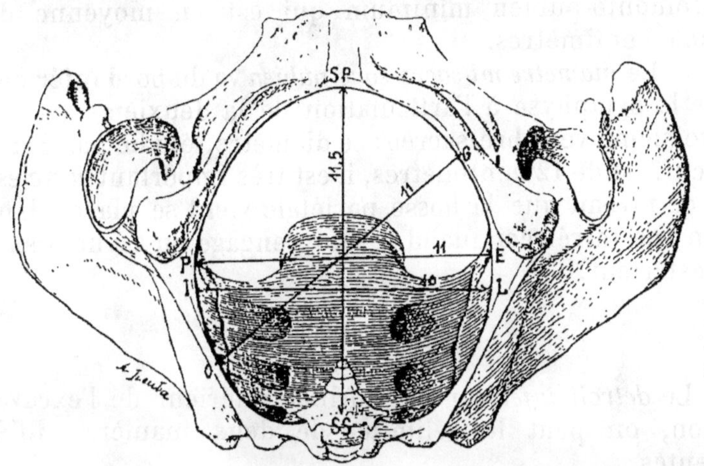

Fig. 315. – Diamètres du détroit moyen (Poirier).

2° Le *diamètre promonto-pubien minimum*, *diamètre utile de Pinard*, diamètre *conjugué* ou *vrai obstétrical* (PU), part du promontoire et aboutit en avant à la partie du pubis la plus saillante en dedans (fig. 314); celle-ci est située le plus souvent à l'union du tiers supérieur avec les deux tiers inférieurs du pubis; il mesure 9 centimètres à 9 centimètres et demi, il a en général de 2 à 15 millimètres de moins que le précédent. La quantité à retrancher à la longueur du diamètre promonto-sous-pubien pour l'obtenir n'est pas fixe, car la différence de longueur de ces deux diamètres dépend de l'inclinaison du bassin, de la hauteur ou de l'épaisseur de la symphyse. Il peut être mesuré directement grâce à un instrument qui a été construit par le professeur Farabeuf et qui se compose de deux tiges : l'une est entraînée par l'index dans le vagin jusqu'au promontoire, alors que l'autre, introduite dans la vessie, vient s'appliquer directement contre la portion la plus saillante de la paroi postérieure de la symphyse; les deux branches sont ensuite réunies et un index permet de lire sur une échelle la dimension exacte du diamètre promonto-pubien minimum qui est en moyenne de 10,5 centimètres.

3° Le *diamètre mi-sacro-sous-pubien* va du bord inférieur de la symphyse à l'articulation de la deuxième avec la troisième vertèbre sacrée ; ce diamètre, étudié par Farabeuf, est de 12 centimètres, il est très important car c'est à ce niveau que la bosse pariétale vient se placer dans un bassin rétréci quand la tête s'engage en asynclitisme postérieur.

DÉTROIT INFÉRIEUR.

Le *détroit inférieur* est l'orifice inférieur de l'excavation, on peut le délimiter de deux manières différentes.

1° Au point de vue *anatomique*, si on regarde par en dessous un bassin pourvu de ses ligaments, on s'aperçoit que l'orifice inférieur n'est pas un *plan*, mais une ligne courbe et sinueuse partant du *bord inférieur de la symphyse pubienne*, suivant le *bord inférieur de la branche ischio-pubienne*, atteignant la *tubérosité ischiatique* et finissant à la *pointe du coccyx*, en longeant le *bord inférieur du grand ligament sacro-sciatique* (fig. 316).

2° Au point de vue *physiologique* ou *obstétrical* le détroit inférieur ne diffère du précédent que par ce qu'il passe en arrière par l'*articulation sacro-coccygienne* (fig. 314).

Le *diamètre antéro-postérieur* du détroit anatomique est le *diamètre coccy-sous-pubien*, il mesure 8,5 centimètres et 10 et 10,5 par rétropulsion du coccyx, alors que le même diamètre du détroit obstétrical est le *diamètre sous-sacro-sous-pubien*, il mesure 11,5 centimètres.

Le *diamètre transverse maximum* ou *bi-ischiatique*, encore appelé *diamètre transverse maximum pré-épineux* par Farabeuf et Varnier, mesure 11 centimètres, et le *diamètre bi-sciatique* ou *interépineux* 10 centimètres.

Les *diamètres obliques* vont du milieu de la branche

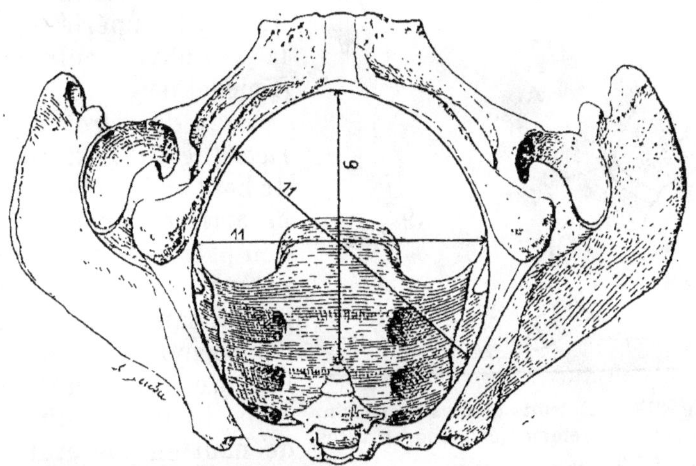

Fig. 316. — Diamètres du détroit inférieur (Poirier).

ischio-pubienne au milieu du ligament sacro-sciatique du côté opposé; ils ont 11 centimètres de longueur.

Le diamètre antéro-postérieur, qui était le plus petit au niveau du détroit supérieur, est devenu le plus grand au niveau du détroit inférieur.

PLANS ET AXES.

« Le *plan* d'un détroit du bassin est le plan fictif passant par le diamètre antéro-postérieur de ce détroit, en touchant les points similaires de chaque côté du bassin » (Ribemont-Dessaignes et Lepage); l'*axe* est la perpendiculaire passant par le milieu du plan.

Le *plan du détroit supérieur* forme avec un plan horizontal passant par le bord supérieur de la symphyse pubienne un angle de 60 degrés (deux tiers d'angle droit), il se rapproche donc plus de la direction verticale que de l'horizontale chez la femme debout; chez la femme couchée il est dirigé de haut en bas et d'avant en arrière. Le plan horizontal qui passe par le promontoire chez la femme debout est à 9,5 centimètres du bord supérieur de la symphyse pubienne (Spiegelberg).

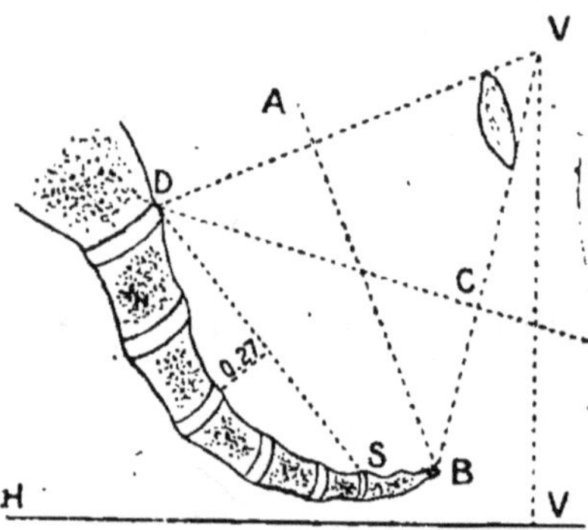

Fig. 317. — Détroits et axes du bassin, chez la femme couchée, d'après Nœgelé.

HV. horizontale; VV. verticale; DS. sacrum; SB. coccyx; DV. détroit supérieur; AB. axe du détroit supérieur; VB. détroit inférieur; DC. axe du détroit inférieur.

L'*axe du détroit supérieur* (fig 317) est dirigé de haut en bas et d'avant en arrière, il coïncide à peu près avec une ligne partant de l'ombilic et aboutissant à la pointe du coccyx; lorsque la femme est couchée, cette ligne est dirigée de haut en bas et d'arrière en avant.

Le *plan du détroit inférieur* (fig. 317) passant par le bord inférieur de la symphyse pubienne et la pointe du coccyx forme avec l'horizontale un angle de 10 degrés, il tend donc à se rapprocher de la direction horizontale, et il est dirigé obliquement de haut en bas et d'arrière en avant dans la station verticale. Si la femme est couchée et si le coccyx est rétropulsé, le plan devient presque vertical, il est légèrement incliné de haut en bas et d'avant en arrrière.

L'*axe du détroit inférieur* (fig. 317) est légèrement oblique de haut en bas et d'avant en arrière, il rencontre en haut le promontoire, il est presque vertical dans la station debout, alors qu'il devient presque horizontal dans la station couchée.

Les plans des détroits supérieur et inférieur prolongés se rencontrent en avant de la symphyse pubienne, et dans l'angle ainsi formé on peut mener une série de plans intermédiaires et tracer les axes de ces plans. Si on réunit les pieds de ces axes, c'est-à-dire les points où les axes viennent aboutir sur leurs plans, on obtient une ligne *fortement courbe* (Pajot), à concavité embrassant le pubis et à convexité à peu près parallèle à la courbure du sacrum, c'est l'*axe de l'excavation.* Celui-ci reste toujours à égale distance des parois de l'excavation ; d'après Nægelé cet axe est d'abord droit dans la partie qui correspond aux deux premières vertèbres sacrées, puis il devient courbe et concave en avant.

Cet axe de la filière pelvi-génitale osseuse est immuable, tandis que nous verrons plus loin que son prolongement dans le bassin mou se modifie à certains moments.

CHAPITRE III

DU BASSIN DANS SES RAPPORTS AVEC LES AGES, LES SEXES, LES RACES

Le bassin présente des différences assez grandes suivant l'âge, le sexe, la race, la taille.

Du bassin suivant l'âge. — Le *bassin du fœtus* est surtout développé en hauteur, les ailes iliaques sont relevées, les os coxaux, constitués par la réunion des trois os, ilion, pubis et ischion, portent encore les bandelettes cartilagineuses qui unissent ces trois os primitifs; les vertèbres sacrées et coccygiennes sont indépendantes et maintenues en contact par des disques cartilagineux. Tous ces os sont malléables et le bassin tout entier a été comparé à un bassin en caoutchouc.

Le détroit supérieur, à peu près circulaire, est modifié par certaines forces : 1° le poids du tronc; 2° les tractions ligamenteuses; 3° l'expansion intrinsèque des os; 4° la pesanteur. C'est cette dernière, qui modifie la direction primitivement droite de la colonne vertébrale tout entière, et porte la base du sacrum en avant, ce qui donne naissance au promontoire, et le sommet du sacrum en arrière, d'où agrandissement antéro-postérieur du détroit inférieur.

Chez le *jeune enfant* le bassin est moins étoffé que chez l'adulte, le promontoire est peu saillant, le sacrum presque plat, les fosses iliaques peu marquées, les crêtes iliaques ne décrivent pas encore leurs courbures normales, de sorte que la distance qui sépare le milieu des crêtes iliaques ne dépasse pas la distance située entre les deux épines iliaques antérieures et supérieures. Le bassin est allongé et étroit, ce n'est qu'au moment de la *puberté* qu'une poussée se produira pour transformer le bassin infantile en bassin adulte.

Du bassin suivant les sexes. — Chez l'*homme* (fig. 318) les

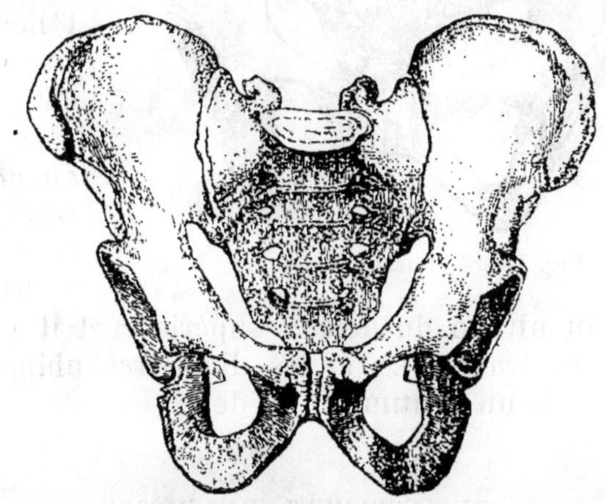

Fig. 318. — Bassin d'homme moins développé transversalement et plus développé verticalement que le bassin de la femme. Comparer cette figure à la suivante.

os du bassin sont plus épais, plus solides, les empreintes musculaires plus marquées, les dimensions verticales l'emportent sur les dimensions transversales, les ailes iliaques sont moins déjetées en dehors, les arcades pubiennes sont plus rapprochées, les trous obturateurs ont une forme ovalaire, le petit bassin est moins développé, et les ischions plus rapprochés; l'axe du bassin est moins incliné, l'axe du détroit supérieur fait avec l'horizontale un angle de 54°.

Chez la *femme* (fig. 319) les os du bassin sont plus grêles, les dimensions transversales l'emportent sur les dimensions verticales, les fosses iliaques internes sont plus évasées, la symphyse pubienne plus basse, l'angle interpubien plus ouvert, le trou obturateur est triangulaire, le promontoire est plus accentué, le sacrum plus concave, le petit bassin est plus vaste, l'axe du détroit supérieur fait avec l'horizontale un angle de 58°.

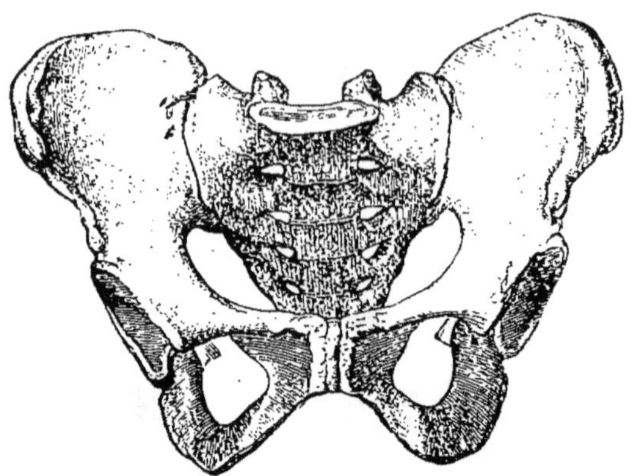

Fig. 319. — Bassin de femme.

Du bassin suivant les races. — Dans la *race nègre* le bassin est arrondi au niveau du détroit supérieur et il y a entre le diamètre transverse et les diamètres obliques une différence de un centimètre et demi.

DÉVELOPPEMENT DU BASSIN

Le bassin se développe plus tardivement que les trois grandes cavités du squelette. Chez le fœtus et chez l'enfant ses dimensions sont très restreintes, aussi les organes qui doivent y être renfermés normalement restent-il dans l'abdomen. Pendant les sept ou huit premières années il n'y a pas de différence sexuelle, les dimensions antéro-postérieures sont prédominantes; ce n'est qu'à partir de la neuvième année que le diamètre transverse prend de l'extension et que les organes pelviens viennent prendre leur place dans le petit bassin.

Au moment de la puberté, il se fait du côté du bassin, comme du côté des organes génitaux, une poussée destinée à lui donner toutes les qualités nécessaires à la *reproduction*.

LIVRE II

PAROIS ABDOMINALES

L'abdomen est la cavité comprise entre le thorax et le petit bassin, son squelette est constitué en arrière par la colonne lombaire, en haut par la partie inférieure du thorax, en bas par les crêtes iliaques et le bord antérieur des os coxaux; en avant et latéralement il est fermé par des parties molles.

La cavité abdominale a été subdivisée en un certain nombre de régions qu'on délimite de la façon suivante : on mène deux lignes horizontales, la supérieure passant par le bord inférieur des fausses côtes, l'inférieure par les deux épines iliaques antéro-supérieures; on a ainsi trois zones superposées, celle du milieu renferme l'ombilic; on mène ensuite deux lignes verticales partant du milieu des arcades crurales, les trois zones horizontales sont ainsi partagées en trois parties. L'abdomen est donc divisé en neuf régions, qui sont (fig. 320) : pour la première zone, au centre l'*épigastre* ou *région épigastrique*, et de chaque côté les *hypocondres* droit et gauche; pour la deuxième zone, au centre la *région ombilicale* et de chaque côté les *flancs* droit et gauche; pour la troisième zone, au centre la *région hypogastrique* et de chaque côté les *fosses iliaques* droite et gauche.

Les muscles de la paroi antéro-latérale de l'abdomen prennent leurs insertions non seulement sur les os qui entrent dans la constitution du squelette de la cavité abdominale, mais aussi sur des formations fibreuses

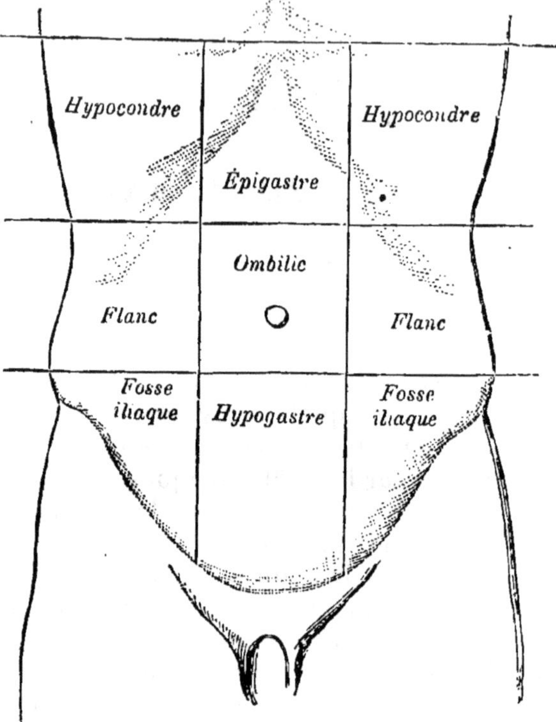

Fig. 320. — Régions secondaires de l'abdomen.

qui complètent le squelette osseux et dont les principales sont la ligne blanche et l'arcade crurale.

La *ligne blanche* est une longue bande fibreuse (fig. 321), étendue de l'appendice xyphoïde à la symphyse pubienne, elle est constituée par l'entre-croisement des fibres des aponévroses ou tendons plats des muscles de l'abdomen que nous étudions plus loin.

L'*arcade crurale* ou *fémorale*, encore appelée *ligament*

de Fallope ou *de Poupart*, est un cordon fibreux inséré

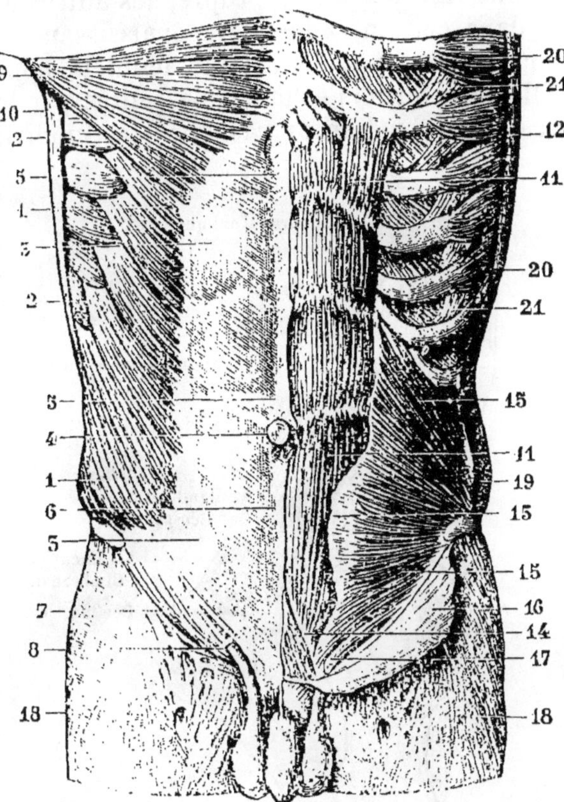

Fig. 321. — Ligne blanche.

1. grand oblique gauche; 2. grand dentelé; 3. aponévrose de ce muscle; 4. ombilic; 5. partie supérieure de la ligne blanche; 6. partie inférieure; 7. arcade crurale ou ligament de Fallope; 8. anneau inguinal externe; 9. grand pectoral; 10. bord antérieur du grand dorsal; 11. muscle droit de l'abdomen: 12. son attache aux 5e, 6e et 7e côtes sternales; 13. feuillet antérieur de l'aponévrose du muscle petit oblique; 14. pyramidal; 15. petit oblique de l'abdomen; 16. extrémité inférieure de l'aponévrose du grand oblique; 17. cordon des vaisseaux spermatiques; 18. partie supérieure de l'aponévrose fémorale; 19. coupe du grand oblique; 20. grand dentelé; 21. extrémité antérieure des intercostaux externes.

d'un côté à l'épine iliaque antérieure et supérieure et d'un autre côté à l'épine pubis (fig. 322) ; les uns la considèrent comme ayant une existence propre, les autres ne veulent voir dans cette arcade qu'un épaississement constitué par la réunion de plusieurs feuillets aponévrotiques. Elle transforme l'échancrure limitée par le bord antérieur de l'os coxal en un vaste orifice, subdivisé lui-

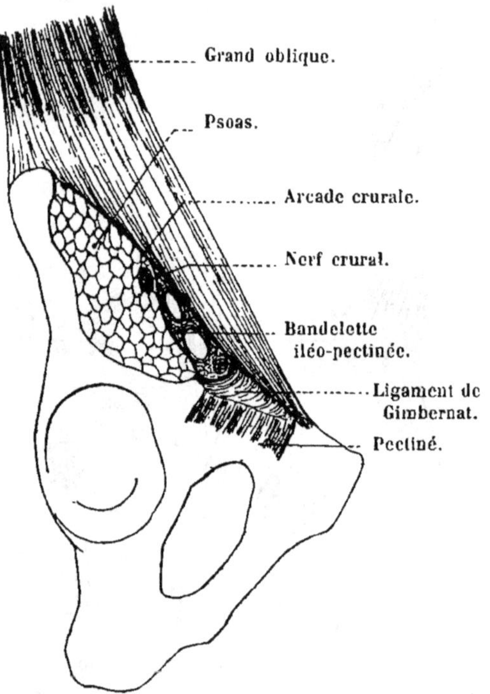

Fig. 322. — Arcade crurale (Poirier).

En dehors de la bandelette iléo-pectinée est la loge musculaire, en dedans la loge vasculaire ou anneau crural.

même par des expansions, qui se portent de l'arcade au bord antérieur de l'os iliaque.

Du milieu du ligament de Fallope on voit se détacher une bride fibreuse qui va s'insérer à l'éminence iléo-pectinée : c'est la *bandelette iléo-pectinée de Thompson*, qui appartient à l'aponévrose d'enveloppe du muscle psoas iliaque ou *fascia iliaca*; de la partie interne de l'arcade crurale partent des fibres qui vont à la crête pectinéale : c'est le *ligament de Gimbernat*, de forme triangulaire, à sommet interne en rapport avec l'épine du pubis, et à base externe.

L'espace délimité en arrière par la partie externe du bord antérieur de l'os coxal, en avant par la partie externe de l'arcade crurale, et en dedans par la bandelette iléo-pectinée, laisse passer le muscle psoas iliaque et le nerf crural et porte le nom de *loge musculaire de Thompson* (fig. 322). En dedans de cet orifice il en existe un autre destiné au passage des vaisseaux de l'abdomen à la cuisse, de là le nom de *loge vasculaire* ou encore d'*anneau crural* (fig. 322) ; il est limité en avant par l'arcade crurale, en arrière par le bord antérieur de l'os iliaque, en dehors par la bandelette iléo-pectinée et en dedans par le bord externe du ligament de Gimbernat. Il est traversé en dehors par l'artère iliaque externe, qui à ce niveau prend le nom d'*artère fémorale*, en dedans de celle-ci par la *veine fémorale* qui devient en ce point veine iliaque externe, enfin la partie la plus interne de ce canal est occupée par des *lymphatiques* et en particulier par le ganglion de Cloquet.

MUSCLES ET APONÉVROSES DE LA PAROI ANTÉRO-LATÉRALE DE L'ABDOMEN

§ I. ANATOMIE

Lorsqu'on fait une coupe transversale de la paroi abdominale (fig. 323), on rencontre la *peau*, le *tissu cellulaire sous-cutané* qui renferme des vaisseaux et des nerfs, une mince toile celluleuse ou *aponévrose d'enveloppe musculaire*, enfin des *muscles*, un muscle long de chaque côté de la ligne médiane, c'est le muscle *grand droit de l'abdomen*, et trois muscles plats sur les parties latérales. Ceux-ci sont superposés, le plus superficiel est le *grand oblique*, le moyen est le *petit oblique*, et le plus profond est le *transverse*; chacun de ces muscles se prolonge jusqu'à la ligne médiane par des tendons plats et blanchâtres appelés *aponévroses des muscles de l'abdomen.*

I. **Muscle grand droit de l'abdomen et ligne blanche** (fig. 324). — Ce muscle, de forme rubanée, est placé de chaque côté de la ligne médiane et s'insère en haut par trois languettes à l'appendice xiphoïde et aux cartilages des 7e, 6e et 5e côtes, puis il descend en se rétrécissant à sa partie inférieure pour venir s'insérer au bord supérieur du corps du pubis, entre l'épine et la symphyse.

Les insertions supérieure et inférieure sont constituées par de courtes fibres aponévrotiques; de distance en distance les fibres musculaires du corps sont interrom-

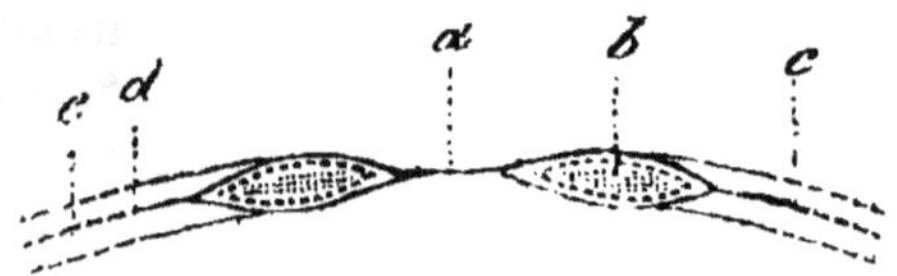

Fig. 323. — Coupe horizontale de la paroi abdominale antérieure (schéma).

a. ligne blanche; *b.* muscle grand droit de l'abdomen; *c.* muscle grand oblique; *d.* muscle petit oblique; *e.* muscle transverse.

pues par des *intersections aponévrotiques* transversales et symétriques, considérées comme des rudiments de côtes abdominales.

Les bords internes des deux muscles interceptent une bande fibreuse qui n'est pas autre chose que la *ligne blanche.* Celle-ci est formée par l'entre-croisement des aponévroses des muscles grand oblique, petit oblique et transverse de l'abdomen, qui se comportent de la façon suivante au niveau du bord externe du grand droit dans les trois quarts supérieurs de ce muscle : l'aponévrose du grand oblique le plus superficiel passe directement en avant du muscle, l'aponévrose du transverse le plus profond passe directement en arrière; quant à l'aponévrose du muscle moyen ou petit oblique, elle se divise en deux feuillets, l'antérieur s'accole à l'aponévrose du grand oblique (fig. 323) et le postérieur s'accole

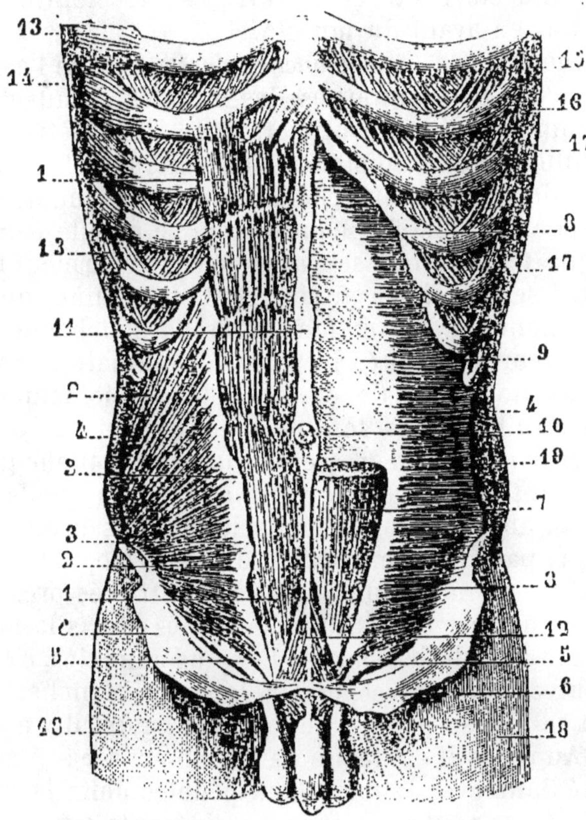

Fig. 321. — Muscles grand droit et pyramidal.

1. muscle droit de l'abdomen; 2. petit oblique; 3. feuillet antérieur de l'aponévrose du petit oblique; 4. coupe du grand oblique; 5. cordon des vaisseaux spermatiques, cheminant au milieu des fibres les plus inférieures du petit oblique et du transverse; 6. partie inférieure de l'aponévrose du grand oblique; 7. muscle droit de l'abdomen dont la partie supérieure a été excisée pour laisser voir l'aponévrose antérieure du transverse; 8. portion charnue de ce muscle; 9. son aponévrose; 10. ombilic; 11. portion sus-ombilicale de la ligne blanche; 12. sa portion sous-ombilicale, séparant en bas les deux pyramidaux; 13. grand dentelé; 14. coupe du grand dorsal droit; 15. coupe du grand dorsal gauche; 16. coupe du grand dentelé; 17. intercostaux externes; 18. aponévrose fémorale; 19. coupe du petit oblique.

à l'aponévrose du transverse. Au niveau du quart inférieur du muscle, les trois aponévroses s'accolent et passent toutes en avant du muscle.

La largeur de la *ligne blanche*, c'est-à-dire de l'espace limité par les bords internes des muscles grands droits de l'abdomen, est de 1 centimètre à 1,5 centimètre, mais sous l'influence d'une distension considérable de la paroi abdominale la ligne blanche s'amincit en augmentant de superficie et elle gagne en largeur ce qu'elle perd en épaisseur. C'est ce qui se passe dans les derniers mois de la grossesse; si les tissus sont de bonne qualité ils reviennent sur eux-mêmes après l'accouchement en vertu de leur élasticité, la paroi abdominale conserve sa constitution normale et son rôle physiologique; si au contraire les tissus sont de mauvaise qualité ou s'il y a eu de nombreuses grossesses, la ligne blanche garde la largeur et la minceur qu'elle a acquises pendant la distension abdominale, les muscles grands droits sont écartés, la paroi abdominale est devenue trop large, elle est flasque, et incapable de lutter contre les pressions qui viennent du dedans. Au moment des efforts la masse intestinale refoule les parties les plus amincies, c'est-à-dire tout ce qui correspond à la ligne blanche, il se forme à ce niveau une saillie large et haute, il y a *éventration.* Au repos il est facile de déprimer la paroi sur la ligne médiane avec la main, qui pénètre dans la cavité abdominale et peut en palper les différents organes.

L'action du muscle grand droit varie suivant le point où se fait l'insertion fixe : si c'est au niveau du pubis le muscle agit sur le thorax en le fléchissant ou en abaissant les côtes, il est alors expirateur; si, au contraire, le point fixe est thoracique, il élève le bassin. Dans certains cas le thorax et le bassin sont immobilisés, les contractions du muscle redressent sa courbure à concavité postérieure et compriment le contenu abdominal : tel est son rôle dans la miction, la défécation et la *parturition.*

II. **Muscle pyramidal.** — A la partie inférieure du grand droit et en avant de lui se trouve un petit muscle de forme triangulaire, le *pyramidal*; il s'attache par sa base inférieure au pubis et par son sommet supérieur à la ligne blanche à peu près au milieu de la distance étendue du pubis à l'ombilic. Ce muscle, peu important au point de vue physiologique, manque quelquefois.

III. Grand oblique de l'abdomen (fig. 321 et 325). —

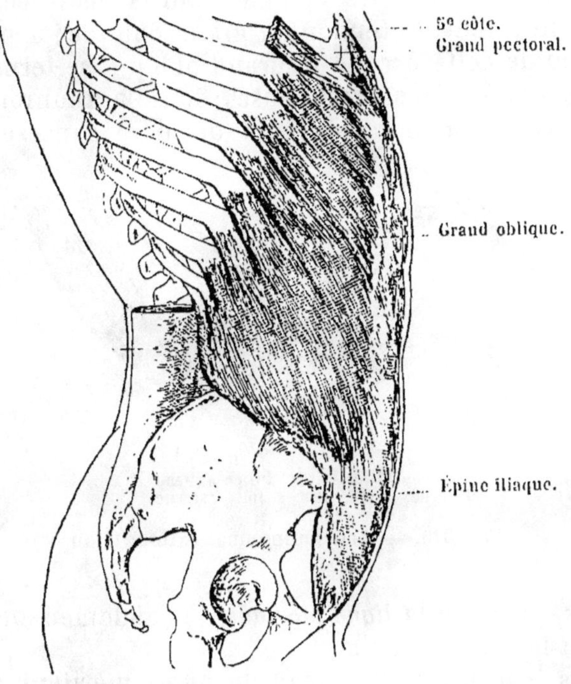

Fig. 325. — Muscle grand oblique (Poirier).

Muscle plat et de forme quadrilatère, le grand oblique s'insère *en haut à la face externe et au bord inférieur des sept ou huit dernières côtes* par des digitations qui s'entrecroisent en haut avec celles du grand dentelé et plus bas avec celles du grand dorsal. Les fibres se dirigent alors en bas, en avant et en dedans; les plus élevées se portent à peu près horizontalement en dedans vers la ligne blanche, les moyennes sont obliques et les inférieures sont à peu près verticales, de sorte que le muscle prend l'aspect d'un éventail déployé dont la grande circonférence correspond à ses insertions inférieures. Les fibres verticales, qui sont en même temps les plus éloignées de la ligne médiane, viennent s'insérer sur la *lèvre externe* de la *crête iliaque*, puis sur l'*arcade crurale*, considérée par certains auteurs comme étant constituée par le bord inférieur du tendon du grand oblique; à partir du milieu de cette arcade le grand oblique se termine par de longues fibres tendineuses dont la réunion forme l'*aponévrose d'insertion*. Cette dernière s'insère sur le

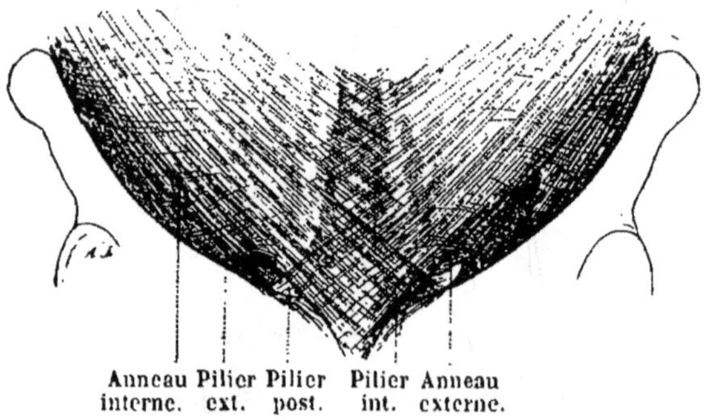

Fig. 326. — Anneau inguinal externe (Poirier).

pubis, puis sur la *ligne médiane* de l'abdomen en constituant la ligne blanche.

Les insertions au niveau du pubis méritent de s'arrêter un instant, car les fibres aponévrotiques se disposent sur deux plans : les unes sont *superficielles*, les autres *profondes*. Les premières se divisent en deux faisceaux ou piliers circonscrivant un orifice, le *pilier externe* s'insère sur l'épine du pubis, et le *pilier interne* sur le corps du pubis en s'entre-croisant avec celui du côté opposé en avant de la symphyse pubienne; l'orifice n'est pas autre chose que l'*orifice externe ou cutané du canal inguinal*, dont la partie supérieure est constituée par les *fibres arciformes ou intercolumnaires*, destinées à relier les deux piliers (fig. 326). Les fibres profondes forment le *pilier postérieur* ou *ligament de Colles*, qui dépasse la ligne médiane pour aller s'attacher au pubis du côté opposé.

Par ses insertions thoraciques le grand oblique est fléchisseur du thorax et expirateur; par ses insertions pelviennes il est élévateur du bassin; enfin, en prenant

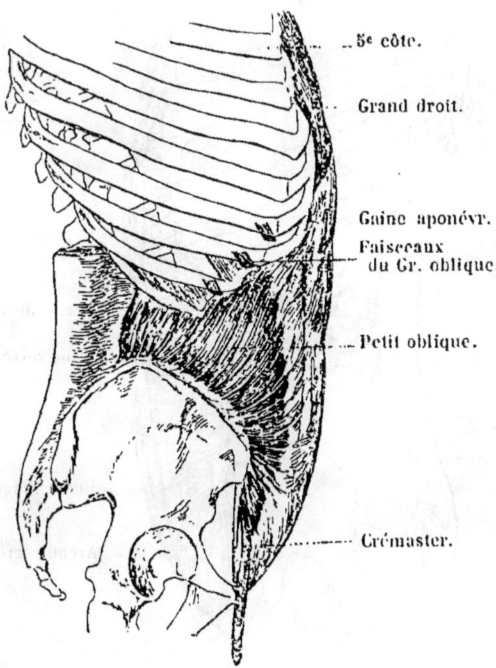

Fig. 327. — Muscle petit oblique (Poirier).

son point fixe à la fois sur le thorax et sur le bassin, il est compresseur du contenu abdominal.

IV. **Muscle petit oblique de l'abdomen.** — Le petit oblique, situé au-dessous du précédent, est composé de fibres, dont la direction est perpendiculaire à celle des fibres du grand oblique (fig. 321 et 327).

Il s'insère *en arrière*, en allant de haut en bas et d'arrière en avant : 1° *aux apophyses transverses des deux dernières vertèbres lombaires* par des fibres aponévrotiques, qui forment l'*aponévrose postérieure du petit oblique*; 2° *aux trois quarts antérieurs de la crête iliaque*; 3° *au tiers externe de l'arcade crurale.*

Parti de ces différents points, le muscle rayonne et va s'insérer : par ses *faisceaux postérieurs* ou *supérieurs, au sommet et au bord inférieur des trois derniers cartilages*

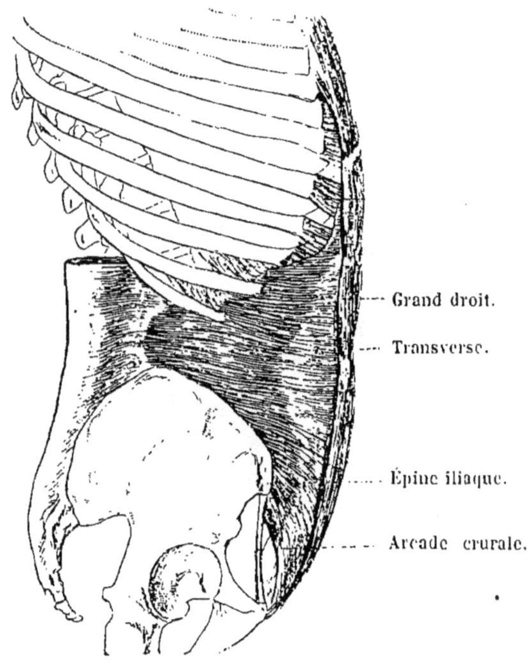

Fig. 328. — Transverse de l'abdomen (Poirier).

costaux; par ses *faisceaux moyens*, les plus nombreux, *à la ligne blanche* au moyen d'une aponévrose qui se divise en deux feuillets au niveau du bord externe du grand droit, et dans les trois quarts supérieurs de ce muscle, et qui passe tout entière en avant du muscle dans son quart inférieur; par ses *faisceaux antérieurs* ou *inférieurs*, il s'insère sur le *pubis*.

Son rôle est semblable à celui du grand oblique.

V. **Transverse de l'abdomen.** — Le transverse est le plus profond des muscles de la paroi abdominale antérieure; comme son nom l'indique, ses fibres ont une direction transversale (fig. 324 et 328). Elles s'insèrent *en arrière* de haut en bas sur la *face interne des six dernières côtes* par des digitations entre-croisées avec celles du diaphragme, sur les *apophyses transverses* des *vertèbres lombaires* par l'*aponévrose postérieure du transverse*, sur les trois quarts antérieurs de la lèvre interne de la *crête iliaque* et sur le tiers externe de l'*arcade crurale*. Pendant longtemps on a considéré le transverse comme s'insérant à la colonne lombaire par trois feuillets, le postérieur sur les apophyses épineuses, le moyen au sommet des apophyses transverses, c'est la véritable aponévrose, et l'antérieur à la base des apophyses transverses. Ces feuillets circonscrivent deux loges : une postérieure pour les muscles des gouttières vertébrales, une antérieure pour le carré des lombes.

Les fibres musculaires du transverse se portent vers la ligne médiane et, avant d'aborder le muscle grand droit, elles se continuent avec l'*aponévrose antérieure* du transverse, qui passe en arrière du grand droit dans les trois quarts supérieurs, et en avant dans son quart inférieur. En arrière du transverse se trouve un feuillet cellulaire, le *fascia transversalis*, qui le sépare du péritoine.

L'action de ce muscle est surtout de comprimer le contenu abdominal.

VI. **Canal inguinal.** — Le canal inguinal est un canal étroit, long de 5 à 6 centimètres, situé au-dessus de l'arcade crurale dans l'épaisseur des muscles de la paroi antéro-latérale de l'abdomen. La paroi antérieure est formée par l'aponévrose du grand oblique, sa paroi postérieure par le fascia transversalis doublé des ligaments de Henle et de Hesselbach, sa paroi inférieure par le ligament de Fallope, sa paroi supérieure par le bord inférieur du petit oblique et du transverse. Il possède deux orifices, un superficiel, cutané, limité par les piliers de l'aponévrose du grand oblique et situé entre l'épine et la symphyse du pubis, l'autre profond, recouvert par le péritoine qui se déprime à son niveau et constitue une fossette. Le canal inguinal laisse passer le *cordon spermatique* chez l'homme; c'est en suivant ce trajet que le testicule se porte de l'abdomen dans le scrotum; chez la *femme* il sert au passage du *ligament rond*, qui va de l'utérus à la partie antérieure du pubis. L'intestin ou l'épiploon profitent souvent d'un canal inguinal à parois peu résistantes pour s'y engager et donner naissance à une *hernie inguinale*.

VII. **Ombilic.** — Sur la ligne blanche on rencontre un certain nombre de petits orifices; le plus important est l'orifice ombilical, qui constitue à l'extérieur l'*ombilic*, encore appelé vulgairement *nombril*. Chez le fœtus l'ombilic est un orifice véritable par lequel passent les vaisseaux ombilicaux et le pédicule de la vésicule allantoïde, mais après la naissance ces organes devenus inutiles se transforment en cordons fibreux, dont la rétraction attire par en bas la cicatrice ombilicale. L'anneau ombilical a la forme de la gueule d'un four, sa partie inférieure est occupée par le noyau fibreux constitué par l'accolement des organes cités plus haut, sa partie supérieure au contraire est libre; à ce niveau la peau est directement en rapport avec le péritoine, c'est le point faible par où passe l'intestin dans la *hernie ombilicale*.

§ II. PHYSIOLOGIE DES MUSCLES DE LA PAROI ANTÉRO-LATÉRALE DE L'ABDOMEN.

Les muscles grand oblique et petit oblique sont perpendiculaires l'un à l'autre et les fibres du transverse croisent la direction des fibres des muscles précédents, de sorte que la superposition de ces trois muscles constitue une sorte de treillis très serré donnant une grande solidité à la paroi. Celle-ci est transformée en une sangle résistante et élastique destinée à maintenir en place tous les organes de l'abdomen.

L'action d'ensemble de ces muscles est, en dehors des déplacements du thorax ou du bassin, de rapprocher la paroi antéro-latérale de l'abdomen de la paroi postérieure immobile et résistante ; celle-ci est en effet constituée par la colonne lombaire sur la ligne médiane et par l'énorme masse musculaire et aponévrotique sacro-lombaire sur les parties latérales.

La contraction concomitante du diaphragme diminue le diamètre vertical de la cavité abdominale, de sorte que celle-ci est rétrécie dans ses trois dimensions; les organes abdominaux sont alors comprimés et expulsent leur contenu, lorsqu'ils sont en communication avec l'extérieur comme le rectum, la vessie et l'utérus : c'est le phénomène de l'*effort* agissant dans la *défécation*, la *miction* et la *parturition*.

Pendant la grossesse, la paroi abdominale antérieure, refoulée en avant par l'utérus gravide, se distend et prend des dimensions plus considérables, c'est ainsi que, *debout*, la distance séparant l'appendice xiphoïde du pubis est de 47 centimètres, elle ne mesure que 40 centimètres lorsque la femme est couchée. L'ombilic, attiré par l'ouraque, se déprime au début de la grossesse chez une primipare, tandis que chez une multipare il peut faire une saillie.

La peau de cette région se couvre souvent de taches rouges, sortes d'éraillures, ce sont les *vergetures*, nombreuses et apparentes dans la portion sous-ombilicale. Chez les femmes brunes l'épiderme prend une teinte foncée par pigmentation exagérée, celle-ci est surtout apparente sur la ligne médiane où elle donne naissance à la *ligne brune*.

MUSCLES ET APONÉVROSES DE LA PAROI POSTÉRIEURE DE L'ABDOMEN OU RÉGION LOMBO-ILIAQUE.

En arrière, l'abdomen est fermé par la superposition de plusieurs masses musculaires : 1° la plus superficielle, composée par les muscles *sacro-lombaire*, *long dorsal* et *transversaire épineux*, forme la *masse commune*, logée dans l'angle constitué par les apophyses épineuses et les apophyses transverses, en un mot dans les *gouttières* des vertèbres lombaires; 2° plus profondément se trouve le muscle *carré des lombes*, sur lequel repose 3° le *psoas-iliaque*, faisant saillie dans la cavité abdominale.

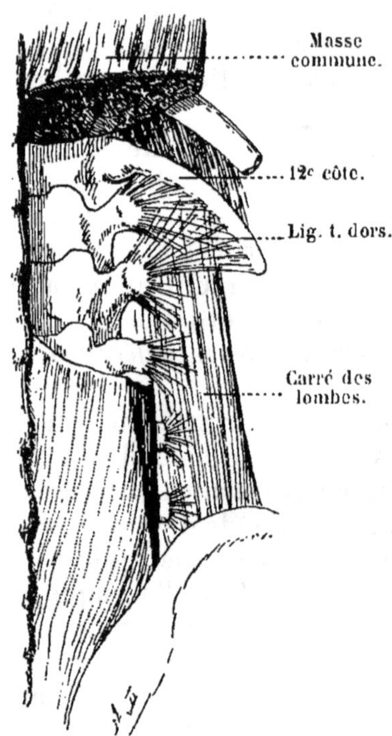

Fig. 329. — Carré des lombes, face postérieure (Poirier).

I. **Masse commune.** — Elle prend naissance par une aponévrose sur tous les points osseux avoisinant la région lombaire, crête sacrée et apophyses épineuses lombaires, tubérosité iliaque et ligament sacro-sciatique, et va s'insérer sur le thorax, après s'être divisé en plusieurs muscles, ilio-costal ou sacro-lombaire, long dorsal et transversaire épineux.

II. **Muscle carré des lombes.** — C'est un muscle aplati, situé de chaque côté de la colonne lombaire et étendu de la 12e côte à la crête iliaque. Formé de plusieurs faisceaux, les uns s'insèrent au ligament ilio-lombaire et à la lèvre interne de la crête iliaque et montent pour s'attacher au bord inférieur de la 12e côte et au sommet des apophyses transverses des quatre premières vertèbres lombaires; les autres partent du bord inférieur de la 12e côte et descendent se fixer aux apophyses transverses des 2 ou 3 dernières vertèbres lombaires (fig. 329).

Lorsque ce muscle prend son point fixe en bas, il

abaisse le thorax et est expirateur; si le point fixe est

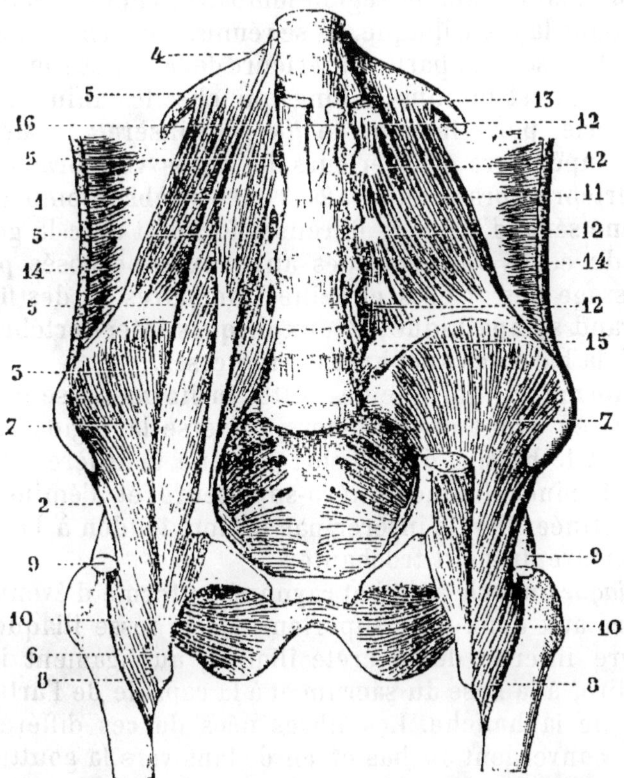

Fig. 330. — Muscles psoas-iliaque et carré des lombes.

1. petit psoas; 2. son tendon coupé au niveau de sa continuité avec e fascia iliaca; 3. grand psoas; 4. son attache au corps de la 12e dorsale; 5. ses attaches au corps des quatre premières vertèbres lombaires; 6. tendon par lequel il s'insère au petit trochanter; 7. muscle iliaque; 8. fibres inférieures et externes de ce muscle; 9. droit antérieur de la cuisse; 10. obturateur externe; 11. carré lombaire; 12. ses faisceaux postérieurs montant obliquement pour aller s'attacher au sommet des apophyses transverses des quatre premières vertèbres lombaires; 13. son faisceau externe plus considérable que les postérieurs; il s'insère à la 12e côte; 14. transverse de l'abdomen; 15. ligament ilio-lombaire; 16. les deux piliers du diaphragme.

supérieur, il incline la colonne lombaire et le bassin.

III. **Muscle psoas-iliaque.** — Le muscle psoas-iliaque

est formé de deux muscles distincts à leur origine, l'un, le *psoas*, situé dans la région lombaire, l'autre, l'*iliaque*, situé dans la fosse iliaque, ils se réunissent au moment où ils vont passer à la partie antérieure de la cuisse (fig. 330).

Le *psoas* est un muscle long, qui, chez les animaux de boucherie, porte le nom de *filet*; il s'insère : 1° sur les bords supérieurs et inférieurs des corps vertébraux des 12e vertèbre dorsale et 1re, 2e, 3e, 4e vertèbres lombaires, par une série d'arcades fibreuses formant avec la gouttière du corps vertébral des anneaux superposés pour le passage des artères et veines lombaires et des filets du grand sympathique; 2° aux disques inter-vertébraux et 3° à la base des apophyses transverses.

De forme cylindrique ou plutôt fusiforme, il se dirige en bas, en avant et en dehors, traverse la région lombaire et le bassin, d'où il sort par une gouttière située entre l'épine iliaque antéro-supérieure et l'éminence ilio-pectinée. Il va s'insérer par un fort tendon à la face postérieure du petit trochanter.

L'*iliaque*, muscle aplati et rayonné en forme d'éventail, s'insère aux deux tiers supérieurs de la fosse iliaque, à la lèvre interne de la crête iliaque, au ligament ilio-lombaire, à la base du sacrum et à la capsule de l'articulation de la hanche. Les fibres nées de ces différents points convergent en bas et en dedans vers la gouttière du psoas, sur le côté externe duquel elles se fixent.

Dans l'abdomen le psoas est en rapport en avant avec le diaphragme, le rein, les vaisseaux des organes génitaux internes et le côlon ascendant ou descendant; il repose en arrière sur le carré des lombes, et il est traversé par les branches du plexus lombaire; la portion iliaque qui repose sur la fosse iliaque répond à droite au cæcum et à gauche au côlon iliaque; le nerf crural se loge dans le sillon formé par l'accolement des deux portions du muscle.

Au niveau de l'arcade crurale il passe sous cette arcade, en dehors de la bandelette ilio-pectinée dans la loge musculaire de Thompson déjà décrite.

A la cuisse il constitue la partie externe du plancher du triangle de Scarpa.

Son action est de fléchir la cuisse sur le bassin, de rapprocher le membre inférieur de l'axe du corps (adduction) et de faire tourner la cuisse de dedans en dehors (rotation en dehors).

Si les deux psoas prennent leur point fixe sur les fémurs, ils fléchissent la colonne vertébrale et le bassin en avant; s'il agit d'un seul côté, il fait tourner le tronc du côté opposé.

IV. **Fascia iliaca.** — On donne ce nom à l'aponévrose lombo-iliaque qui recouvre le muscle psoas-iliaque, elle possède la même étendue en largeur et en hauteur que le muscle. Réduite en haut aux proportions modestes d'une simple toile celluleuse, elle s'épaissit en descendant. Elle s'insère sur tout le pourtour du muscle, en haut elle se termine en formant une bandelette sur laquelle s'insèrent des faisceaux du diaphragme, en dedans elle envoie un feuillet pour constituer une gaine aux vaisseaux iliaques externes, en bas elle adhère à l'arcade crurale dans sa moitié externe et forme la bandelette ilio-pectinée dans sa moitié interne. Elle accompagne ensuite le muscle jusqu'à son insertion trochantérienne et se fusionne à la cuisse avec l'aponévrose fémorale et avec celle du pectiné. Cette aponévrose forme avec les os sur lesquels elle s'attache une gouttière ostéo-fibreuse que peut suivre un abcès froid d'origine vertébrale, aussi celui-ci s'ouvrira-t-il à la cuisse dans le triangle de Scarpa.

V. **Petit psoas.** — Situé en avant du grand psoas, ce muscle étroit et long se porte de la 12e vertèbre dorsale à l'éminence ilio-pectinée.

PAROI SUPÉRIEURE DE L'ABDOMEN

Diaphragme. — Le diaphragme est un muscle plat en forme de dôme dont la concavité est inférieure, il forme une cloison qui sépare l'abdomen du thorax, et il se dirige de haut en bas et d'avant en arrière. A sa partie centrale ce muscle présente une large aponévrose en forme de trèfle avec une foliole médiane antérieure, et

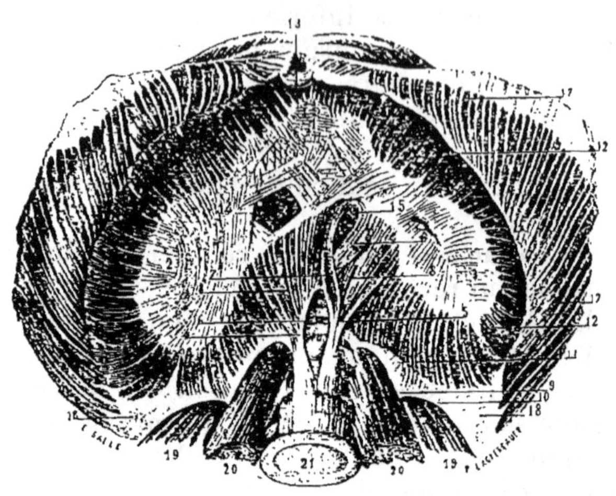

Fig. 331. — Diaphragme vu par sa face abdominale.

1. foliole antérieure du centre aponévrotique; 2. foliole droite; 3. foliole gauche; 4. pilier droit; 5. pilier gauche; 6. faisceau que le pilier droit envoie au gauche; 7. bandelette qui passe du pilier gauche au pilier droit en croisant le faisceau précédent; 8. interstice celluleux qui sépare les deux moitiés de chaque pilier et qui se termine en haut par une très petite arcade sous laquelle passe le nerf grand splanchnique; 9. arcade fibreuse interne embrassant l'extrémité supérieure du grand psoas; 10. arcade fibreuse externe recouvrant l'extrémité supérieure du carré des lombes; 11. ensemble des fibres musculaires qui naissent de ces deux arcades; 12. fibres musculaires qui partent de la face interne des six dernières côtes; 13. fibres qui s'attachent à l'appendice xiphoïde; 14. orifice qui donne passage à la veine cave inférieure; 15. orifice œsophagien; 16. orifice aortique; 17. partie supérieure du muscle transverse; 18. feuillet antérieur de l'aponévrose de ce muscle; 19. muscle carré des lombes, recouvert par ce feuillet antérieur dont la partie la plus élevée forme l'arcade fibreuse externe; 20. muscles grands psoas; 21. troisième vertèbre lombaire.

deux folioles latérales : c'est le *centre phrénique*, d'où partent les faisceaux charnus, qui vont s'insérer d'autre part sur la paroi thoracique (fig. 331 et 332).

1° La partie antérieure de la foliole moyenne donne

naissance à des fibres, *faisceaux sternaux*, qui vont s'attacher à la base de l'*appendice xiphoïde*. 2° Des parties latérales de la foliole moyenne et des bords des folioles latérales partent de nombreuses fibres qui vont s'insérer au bord supérieur et à la face interne des *six dernières côtes* par des digitations qui s'entre-croisent avec celles du transverse de l'abdomen : ce sont les *faisceaux costaux*.

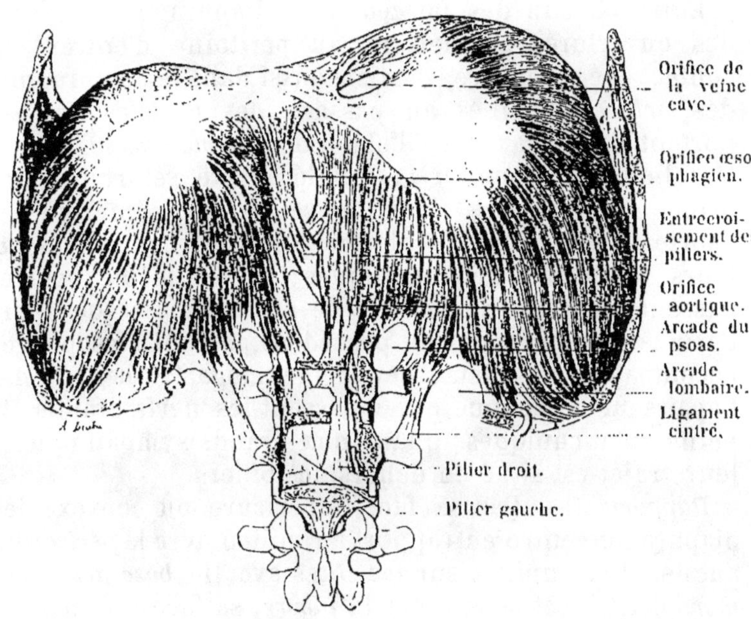

Fig. 332. — Diaphragme vu par sa face thoracique (Poirier).

3° Les *faisceaux lombaires* naissent de la partie postérieure échancrée du centre phrénique et vont s'attacher : *a*) aux *vertèbres lombaires* en formant les *piliers* du diaphragme; le droit plus long s'insère sur le corps des trois premières vertèbres lombaires et sur les disques intervertébraux, le gauche plus court aux deux premières vertèbres lombaires; chaque pilier envoie à son voisin un faisceau anastomotique, qui croise la ligne médiane et divise l'espace situé entre les deux piliers en deux orifices, l'un antérieur œsophagien, l'autre postérieur aortique; *b*) à l'*arcade du psoas* étendue du corps de la 2ᵉ vertèbre lombaire à la base de l'apophyse transverse de la première; *c*) à l'*arcade du carré des lombes* ou *ligament cintré du diaphragme*, qui va des apophyses transverses des 1ʳᵉ et 2ᵉ vertèbres lombaires au sommet de la 12ᵉ côte.

Entre chacun des faisceaux du diaphragme il existe des ouvertures permettant au péritoine d'entrer en contact avec la plèvre; il existe aussi dans le diaphragme des *orifices* destinés au passage des organes qui se portent du thorax dans l'abdomen ou *vice versa*. Entre la foliole moyenne et la foliole droite se trouve un orifice quadrilatère pour la veine cave inférieure; l'aorte passe entre la colonne lombaire, les piliers et leurs faisceaux anastomotiques; par le même orifice passent les veines azygos et le canal thoracique; par l'orifice situé en avant du précédent passent l'œsophage accompagné des deux nerfs pneumogastriques; dans l'épaisseur de chaque pilier passent les nerfs grands et petits splanchniques; quant aux grands sympathiques, leur trajet est situé en dehors des piliers.

Rapports. — Par sa face supérieure ou convexe le diaphragme entre en rapport au milieu avec le *péricarde* auquel il est uni, et sur les côtés avec la *base des poumons* dont il est séparé par la *plèvre;* sa face inférieure, concave et abdominale, est tapissée par le *péritoine* pariétal, à droite il est soulevé par le *foie,* à gauche il est en rapport avec la grosse tubérosité de l'estomac, la rate, le rein et la capsule surrénale. Les bords latéraux limitent avec les côtes un sillon appelé *sinus costo-diaphragmatique*, dans lequel pénètrent les culs-de-sac pleuraux costo-diaphragmatiques et les bords inférieurs du poumon dans les inspirations profondes.

Le diaphragme est un muscle qui se déplace à chaque mouvement respiratoire; à l'état de repos le sommet de la voûte qu'il décrit est au niveau de la 5ᵉ côte à droite et de la 6ᵉ à gauche; dans les expirations forcées il peut atteindre le niveau de la 4e côte, tandis que dans une inspiration profonde il n'arrive qu'à la 10e côte.

Les *vaisseaux*, qui nourrissent le muscle, viennent des *artères* diaphragmatiques inférieures, branches de l'aorte, des diaphragmatiques supérieures, branches de la mammaire interne, et des intercostales. Les *veines* diaphragmatiques supérieures sont des affluents du tronc veineux brachio-céphalique, tandis que les veines diaphragmatiques inférieures se jettent dans la veine cave inférieure. Le diaphragme est riche en *lymphatiques*, qui se terminent, les uns en avant dans les ganglions mammaires internes, les autres en arrière dans le canal thoracique.

Les *nerfs*, qui tiennent sous leur dépendance les contractions du muscle, sont au premier rang le *nerf phrénique*, puis le grand sympathique et les nerfs intercostaux.

Action. — Le diaphragme est le muscle *inspirateur* par excellence; quand il prend son point fixe sur le centre phrénique, considéré comme à peu près immobile grâce à son adhérence au péricarde et au point d'appui qu'il prend sur les viscères abdominaux, il agrandit le thorax. Dans un premier temps il transforme ses faisceaux musculaires arciformes en faisceaux rectilignes, d'où agrandissement du diamètre vertical du thorax et refoulement des viscères abdominaux; dans un deuxième temps il élève les côtes qui se portent à la fois en dehors et en avant par suite de leur mode d'articulation, il en résulte un agrandissement des diamètres transversal et antéro-postérieur. Le thorax agrandi dans toutes ses dimensions entraîne les poumons, dont la dilatation produit un appel d'air ou inspiration. Dans cette contraction l'orifice œsophagien seul serait comprimé pour empêcher l'évacuation par la voie digestive supérieure du contenu de l'estomac.

En favorisant la respiration il agit aussi sur la circulation artérielle et veineuse, grâce au vide thoracique et à la compression des viscères abdominaux.

Enfin il joue un grand rôle dans l'acte physiologique de l'*effort*; celui-ci se compose d'un premier temps ou introduction de l'air dans le poumon suivie de la contraction de la glotte, le thorax ainsi rempli constitue un solide point d'appui; dans le deuxième temps les muscles, qui s'insèrent sur le thorax, trouvent à ce niveau un point fixe qui leur permet d'agir sur leur extrémité opposée.

Dans l'*effort abdominal* les muscles de la paroi antéro-latérale de l'abdomen prennent un point d'appui à la fois sur le bassin et sur le thorax, leurs contractions rapprochent la sangle abdominale de la paroi postérieure de l'abdomen et compriment le contenu de cette cavité. C'est ainsi qu'agit l'effort dans certains actes physiologiques, comme la *défécation*, la *miction*, la *parturition*, ou dans certains phénomènes anormaux comme le vomissement.

Le diaphragme produit aussi, par des modifications dans ses contractions, le hoquet, le sanglot, etc.

LIVRE III

PARTIES MOLLES DU BASSIN ET BASSIN MOU

CHAPITRE I

PARTIES MOLLES DU BASSIN

Le bassin osseux est tapissé extérieurement et intérieurement par des parties molles.

Les *parties molles extérieures* sont peu importantes en obstétrique. En arrière c'est le massif des *muscles fessiers*, latéralement le muscle *obturateur externe* et les muscles *pelvi-trochantériens* (voir p. 148). A la partie postérieure, dans la région sacrée, on voit sur une femme bien conformée trois fossettes, deux placées sur une même ligne transversale commençant aux épines iliaques postérieures et inférieures, la troisième plus haut située correspond à l'apophyse épineuse de la cinquième vertèbre sacrée. Ces trois fossettes forment avec le sillon interfessier le *losange de Michaëlis*; chez les femmes rachitiques les trois fossettes sont sur une même ligne transversale, de sorte qu'elles ne forment plus qu'un triangle avec le sillon interfessier.

Les *parties molles intérieures* capitonnent la surface interne du bassin, dont elles diminuent les diamètres. Dans le grand bassin c'est le muscle *psoas-iliaque*, dont le bord interne, accompagné par les vaisseaux iliaques primitifs et iliaques externes, empiète sur le détroit supérieur. Dans le petit bassin on trouve en arrière, de chaque côté de la ligne médiane, le muscle *pyramidal*,

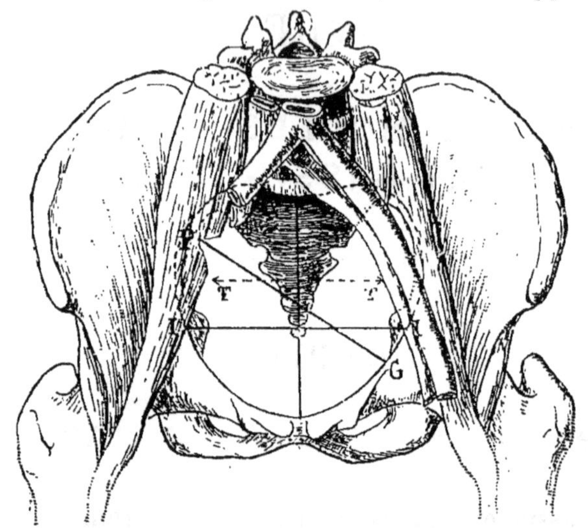

Fig. 333. — Parties molles rétrécissant le détroit supérieur (Ribemont-Dessaignes et Lepage).

PG. diamètre oblique gauche passant par le centre de la figure et mesurant après refoulement des parties molles (11 + 1) = 12[cm]; II. Diamètre transverse maximum, mais impraticable ; TT. diamètre transverse trop rapproché du promontoire.

latéralement et en avant le muscle *obturateur interne* (voir p. 148 et 149), recouvert inférieurement par une partie des insertions du muscle *releveur de l'anus*; ce dernier forme avec celui du côté opposé un véritable diaphragme pelvien à concavité supérieure. L'excavation est encore rétrécie par les organes qui y sont contenus, *vessie* en avant, *rectum* en arrière, *uretère*, *vaisseaux iliaques internes* et leurs branches, *plexus sacré* et origine du sciatique.

Nous allons passer en revue les *modifications* apportées aux dimensions du bassin par les différentes parties molles. Le *détroit supérieur* est rétréci transversalement par les muscles psoas et par les vaisseaux (fig. 333), mais ces organes dépressibles peuvent être refoulés de 1 centimètre au moment du passage de la tête fœtale, de sorte que le *diamètre transverse central*, c'est-à-dire celui qui est mené à égale distance du promontoire et de la symphyse, mesurant 11 centimètres, peut par refoulement atteindre 12 centimètres; les diamètres obliques, qui ont sur le bassin mou 12 centimètres, peuvent aussi être agrandis par tassement des parties molles, enfin le diamètre antéro-postérieur n'est pas modifié, il mesure toujours 11 centimètres.

Dans l'*excavation* le diamètre antéro-postérieur est diminué d'environ 5 millimètres par la vessie et l'urètre en avant, et le rectum en arrière; la diminution des diamètres obliques et transversaux est à peu près la même, elle est due à l'épaisseur des muscles obturateurs internes et pyramidaux.

Le *détroit inférieur* est la partie la plus rétrécie par les parties molles, mais ses différents diamètres sont très modifiables : c'est ainsi que le diamètre antéro-postérieur ou coccy-pubien, long de 8,5 centimètres, peut atteindre *plus de 11 centimètres*; que le diamètre transverse, très diminué à l'état de repos, a *près de 11 centimètres* lorsque les muscles releveurs sont accolés à la paroi pelvienne, et que les diamètres obliques atteignent environ 11 centimètres par refoulement des muscles releveurs.

CHAPITRE II

PLANCHER PELVIEN

Si le bassin est largement ouvert du côté de l'abdomen, il est au contraire en partie fermé du côté de son orifice inférieur par un certain nombre de muscles et d'aponévroses, qui constituent le *plancher pelvien* ou *plancher périnéal*. Celui-ci est percé de trois orifices, qui sont : en allant d'avant en arrière, l'orifice de l'urètre, puis l'orifice du vagin, enfin l'orifice anal. Au moment de l'accouchement ces tissus forment un canal musculo-aponévrotique que traverse le fœtus, aussi en obstétrique leur a-t-on donné le nom de *bassin mou*; il comprend toutes les parties molles situées au-dessous du bassin osseux, sur lequel elles s'insèrent, et étendues dans le sens antéro-postérieur du pubis au coccyx et à la partie inférieure du sacrum, et dans le sens transversal d'un ischion à l'autre. En réalité le bassin mou commence non pas au détroit inférieur, mais au détroit moyen, niveau d'insertion de cet entonnoir musculaire formé par les muscles *releveurs de l'anus* et *ischio-coccygiens*; le professeur Farabeuf les décrit sous forme d'un seul muscle situé de chaque côté de la ligne médiane, muscle auquel il donne le nom de releveur *coccy-périnéal*.

A. — Muscle releveur coccy-périnéal.

Ce muscle peut être comparé à un éventail déployé, dont le sommet inférieur serait situé au niveau du

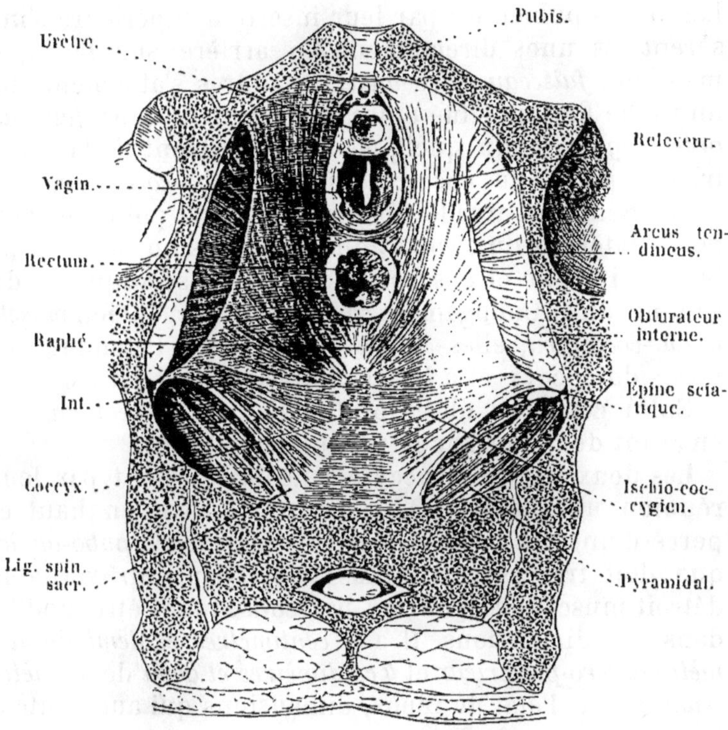

Fig. 334. — Muscle releveur coccy-périnéal (Poirier).

coccyx et la grande circonférence supérieure sur le pourtour de l'excavation pelvienne. Il s'insère en effet sur une ligne qui part de la face postérieure du *corps du pubis*, suit sa *branche horizontale*, passe transversalement sur le muscle obturateur interne pour atteindre l'*épine sciatique*. Au niveau de l'obturateur interne les insertions se font sur un épaississement de l'aponévrose de ce muscle, sorte de bandelette fibreuse appelée *arcus tendineus* et s'étendant du pubis à l'épine sciatique (fig. 334).

Toutes les fibres nées de ces différents points se portent en arrière et en bas dans la direction du coccyx, et elles se groupent en un certain nombre de faisceaux. Les fibres pubiennes par leur insertion supérieure s'insèrent les unes directement en arrière sur la ligne médiane, *faisceau rétro-anal*, les autres s'attachent sur un raphé fibreux situé entre le coccyx et l'anus, *faisceau précoccygien*, enfin quelques-unes se fixent à la quatrième pièce du coccyx, *faisceau pubo-coccygien*. Les fibres nées de l'arcade fibreuse vont à la pointe et aux bords latéraux du coccyx; quant à celles qui partent de la face interne et des bords de l'épine sciatique et du sommet du grand ligament sacro-sciatique, ancien *muscle ischio-coccygien*, elles s'insèrent à toute l'étendue des bords du coccyx et à la face antérieure de cet os.

Enfin certaines fibres profondes iraient se terminer en avant de l'anus sur le raphé ano-vulvaire.

Les deux muscles coccy-périnéaux forment par leur réunion un diaphragme pelvien concave en haut et percé d'une *fente médiane antéro-postérieure pubo-anale*, que doit traverser le fœtus; c'est donc un véritable détroit musculaire, pouvant par conséquent être modifié dans ses dimensions. Il a *8 centimètres et demi* de *diamètre antéro-postérieur* et *4 centimètres et demi* de *diamètre transverse* à l'état de repos, dimensions qui augmentent lors du passage du fœtus.

Les deux muscles constituent deux *plans inclinés* dont les bords inférieurs convergent l'un vers l'autre; ce sont ces plans inclinés qui commandent la rotation de la tête fœtale dans le mécanisme de l'accouchement.

La face supérieure de ces muscles est recouverte par une aponévrose, qu'on décrit sous le nom d'*aponévrose supérieure du périnée*, celle-ci le sépare du fascia sous-péritonéal et du péritoine lui-même; la face inférieure limite avec la paroi pelvienne un espace rempli de tissu graisseux et appelé *espace pelvi-rectal inférieur* ou *fosse ischio-rectale* (fig. 335).

L'action des muscles releveurs de l'anus est complexe : les fibres qui se terminent sur le coccyx attirent ce petit os en avant, aussi la tête fœtale aura-t-elle à lutter contre elles lorsqu'elle cherchera à rétropulser le

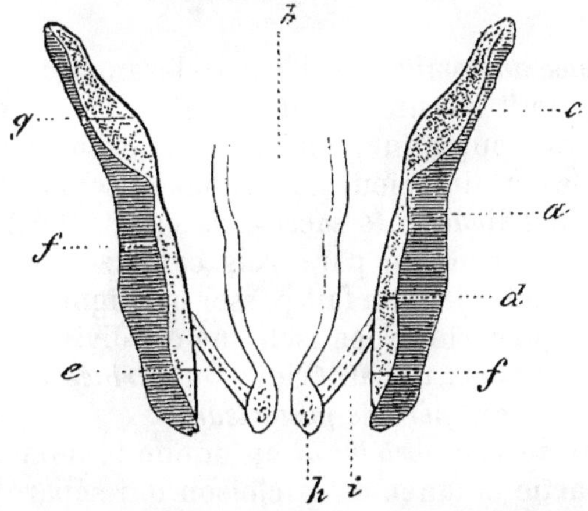

Fig. 335. — Coupe verticale du bassin par un plan transversal passant par l'anus (schéma).

a. os iliaque; *b.* rectum; *c.* muscle iliaque; *d.* muscle obturateur nterne; *e.* releveur de l'anus entre ses deux aponévroses; *f.* aponévrose de l'obturateur interne; *g.* fascia iliaca; *h.* sphincter externe; *i.* fosse ischio-rectale.

coccyx; celles qui s'attachent au raphé ano-coccygien sont chargées de tendre ce raphé fibreux pour rendre plus résistante cette portion du périnée postérieur; il en est de même de l'action des fibres s'insérant au raphé ano-vulvaire. D'autre part les faisceaux qui croisent latéralement le vagin d'abord, puis le rectum, forment à ces organes deux sangles latérales qui les compriment; au niveau du rectum les releveurs de l'anus semblent renforcer l'action du sphincter interne, au niveau du vagin ils peuvent par leurs contractions fréquentes et surtout par leur contracture provoquer un rétrécissement spasmodique de ce conduit, connu sous le nom de *vaginisme* supérieur. Enfin par quelques-unes de leurs fibres, qui viennent se perdre sur la peau qui entoure l'anus, ils élèvent le rectum et sont *releveurs de l'anus.*

B. — Périnée.

Le *périnée anatomique* est l'espace losangique qui ferme en bas le petit bassin et qui a comme limite en avant la symphyse pubienne, en arrière le coccyx et latéralement le bord inférieur des branches ischio-pubiennes et des grands ligaments sacro-sciatiques. Il est traversé sur la ligne médiane par trois canaux : l'urètre, le vagin et le rectum. Si on fait passer une ligne horizontale par le bord postérieur des ischions on divise le losange en deux triangles : un antérieur ou *périnée antérieur* et un postérieur ou *périnée postérieur.*

Au point de vue *obstétrical* on donne le nom de périnée à la partie cutanée de la cloison qui sépare la vulve et le vagin de l'anus et du rectum.

Les différentes couches qui entrent dans la constitution du plancher périnéal sont de dehors en dedans :

1° La *peau*, qui se continue en arrière avec la peau des régions sacrée et fessière, latéralement avec la peau de la face interne des cuisses et en avant avec la peau du mont de Vénus. On voit sur la ligne médiane la prolongation antérieure du *sillon interfessier*, au fond duquel se trouve un raphé pigmenté et saillant;

2° Le *tissu cellulaire sous-cutané*, qui contient du tissu graisseux plus ou moins abondant et plusieurs feuillets cellulaires, dont le plus important a été appelé *fascia superficialis*;

3° La *couche musculo-aponévrotique*, disposée sur plusieurs plans que nous étudions plus loin;

4° Le *tissu cellulaire sous-péritonéal*;

5° Le *péritoine.*

APONÉVROSES ET MUSCLES DU PÉRINÉE.

Périnée antérieur. — Lorsqu'on dissèque un *périnée antérieur*, après avoir enlevé la peau et le tissu sous-cutané on arrive sur un feuillet grisâtre, c'est l'*aponévrose superficielle* du périnée, de forme triangulaire; elle s'insère latéralement à la lèvre antérieure des branches ischio-pubiennes, et sa base postérieure se recourbe de bas en haut. Cette aponévrose forme le plancher d'une loge musculaire ou *loge périnéale inférieure*, qui renferme de chaque côté de la ligne médiane trois muscles disposés en triangle: l'un est postérieur et constitue la base, c'est le transverse; les deux autres côtés du triangle sont formés par les bulbo-caverneux et ischio-caverneux (fig. 336).

1° Le *transverse du périnée* est un petit muscle étendu transversalement de l'*ischion*, sur la face interne duquel il s'insère, à la ligne médiane, où il s'attache au raphé ano-vulvaire qu'il est chargé de tendre.

2° Le muscle *ischio-caverneux* ou *ischio-clitoridien* part de la tubérosité ischiatique et de la branche ischio-pubienne, qu'il suit en se dirigeant en avant et en dedans, il se porte vers le coude du clitoris et s'insère à sa face supérieure et à sa face latérale. Il est chargé d'abaisser le clitoris pour l'appliquer contre le pénis pendant le coït.

3° Le *bulbo-caverneux* forme avec celui du côté opposé une sorte de sphincter au niveau de l'orifice inférieur du vagin, de là le nom de *constricteur du vagin* donné à la réunion de ces deux muscles. En arrière il s'insère au raphé ano-vulvaire et se porte en avant pour s'insérer comme le précédent au coude du clitoris par deux languettes, dont l'inférieure s'attache à la face dorsale du clitoris et l'autre supérieure sur le côté du ligament suspenseur. Il a pour fonction de comprimer la veine dorsale du clitoris, d'abaisser ce dernier, de comprimer le bulbe pour amener l'érection du clitoris, de comprimer la glande de Bartholin et de rétrécir l'orifice

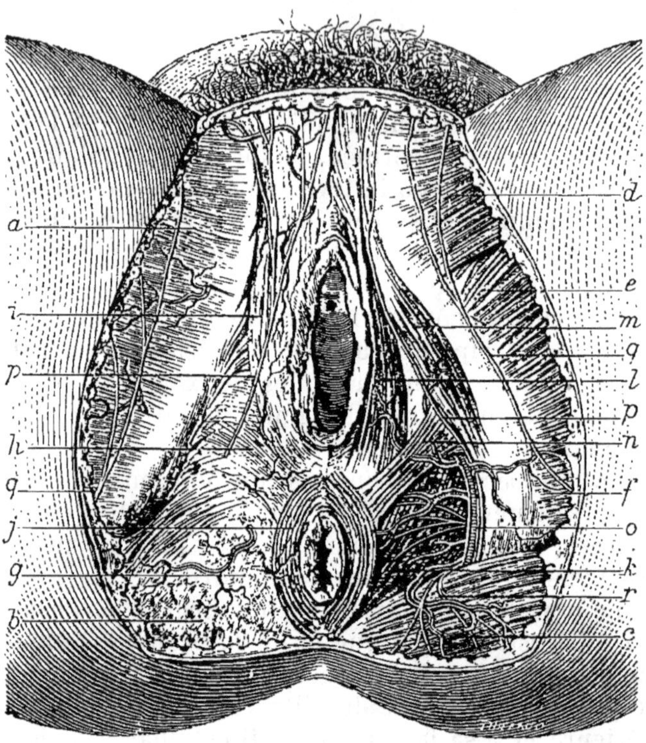

Fig. 336. — Région périnéale chez la femme (plans superficiels).

a. aponévrose de la cuisse; *b.* aponévrose du grand fessier; *c.* muscle grand fessier; *d.* muscle droit interne; *e.* muscle grand adducteur; *f.* muscle demi-tendineux; *g.* tissu adipeux du creux ischio-rectal; *h.* aponévrose périnéale superficielle; *i.* sac dartoïque; *j.* sphincter externe de l'anus; *k.* muscle releveur de l'anus; *l.* muscle constricteur de la vulve; *m.* muscle ischio-clitoridien; *n.* muscle transverse; *o.* vaisseaux et nerfs honteux internes; *p.* nerf périnéal superficiel; *q.* branche périnéale du petit nerf sciatique; *r.* branche fessière cutanée du petit nerf sciatique.

inférieur du vagin. C'est sa contracture qui provoque le *vaginisme inférieur*.

Le plafond de cette loge périnéale inférieure est formé

par l'*aponévrose périnéale moyenne* ou *ligament de Carcassonne*. De forme triangulaire, elle s'insère latéralement aux branches ischio-pubiennes, son sommet se continue

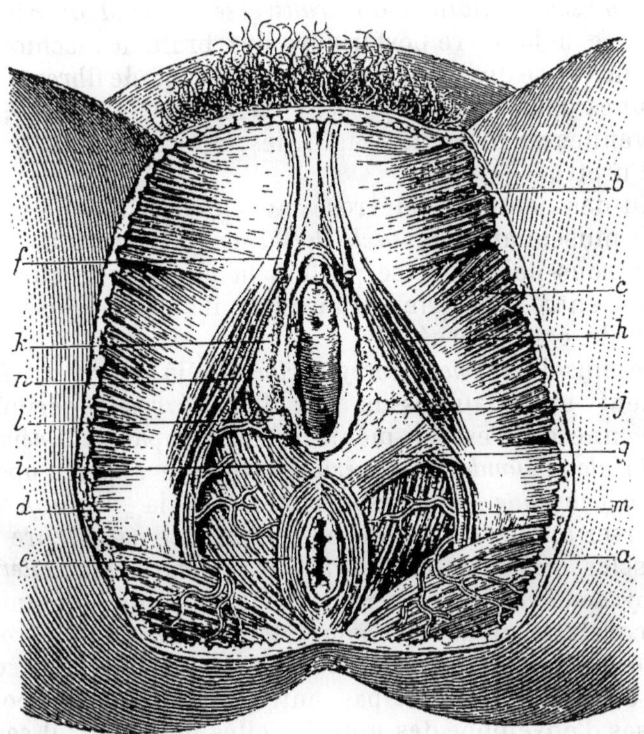

Fig. 337. — Région périnéale chez la femme (plans profonds).

a. muscle grand fessier; *b.* muscle droit interne; *c.* muscle grand adducteur; *d.* muscle demi-tendineux; *e.* sphincter externe de l'anus; *f.* extrémité antérieure du muscle constricteur de la vulve; *g.* muscle transverse; *h.* muscle ischio-clitoridien; *i.* muscle releveur de l'anus; *j.* aponévrose périnéale moyenne; *k.* bulbe du vagin; *l.* glande vulvo-vaginale; *m.* vaisseaux et nerfs honteux internes; *n.* artères du bulbe.

avec le ligament sous-pubien. Elle est constituée par deux feuillets entre lesquels se trouve le *muscle de Guthrie*, le feuillet inférieur au niveau de la ligne bi-ischiatique se recourbe en arrière des muscles transverses pour se continuer avec l'aponévrose superficielle, le feuillet supérieur se redresse au contraire par en haut. Entre ces deux feuillets se trouvent également les vaisseaux et nerfs honteux internes.

Le *muscle de Guthrie* ou *transverse profond du périnée* s'insère à la lèvre postérieure des branches ischio-pubiennes et se divise en plusieurs faisceaux de fibres, dont les unes postérieures passent en arrière du vagin, les moyennes en avant du vagin, les antérieures en avant de l'urètre.

Au-dessus de l'aponévrose moyenne on rencontre un petit muscle appelé *muscle de Wilson*, il s'insère au ligament sous-pubien et se porte à la paroi antérieure du vagin; entre cet organe et l'urèthre il s'entre-croise avec celui du côté opposé.

Le muscle *releveur coccy-périnéal* déjà décrit est également situé au-dessus de l'aponévrose périnéale moyenne et il est lui-même recouvert par l'*aponévrose périnéale profonde* ou *supérieure*, encore appelée *aponévrose pelvienne*. Elle est formée par la réunion des diverses aponévroses qui revêtent la face supérieure des muscles *releveurs coccy-perinéaux*, *obturateurs internes* et *pyramidaux*, aussi a-t-elle la forme d'un entonnoir sa constitution diffère complètement des aponévroses superficielle et moyenne véritablement fibreuses, elle est celluleuse et n'est pas autre chose que les aponévroses d'enveloppe des muscles cités plus haut; il serait plus rationnel de ne pas la décrire avec les aponévroses du périnée dont elle n'a ni la structure ni la physiologie. Ce sont uniquement ces dernières qui constituent le *plancher uro-génital*, elles seules en effet s'attachent solidement aux branches ischio-pubiennes.

Ces deux aponévroses sont traversées par le vagin et l'urètre; l'aponévrose superficielle ou *feuillet inférieur* du plancher uro-génital correspond à l'orifice vulvo-vaginal auquel il donne une certaine inextensibilité, il suspend les bulbes du vagin et les lèvres de la vulve, aussi a-t-il été appelé par Jarjavay *feuillet ischio-bulbaire* ou *vulvaire*. L'*aponévrose moyenne* se fixe en dedans à la surface extérieure du vagin le long duquel elle remonte, de là le nom d'*ischio-vaginale* que lui donnait Jarjavay.

Périnée postérieur ou anal. — Celui-ci est formé superficiellement par le muscle *sphincter externe de l'anus* et plus profondément par les fibres postérieures du muscle *releveur coccy-périnéal*. Le *sphincter de l'anus* est un muscle elliptique, l'anus fermé, circulaire l'anus ouvert; haut de 20 à 25 millimètres, il a 8 à 10 millimètres d'épaisseur. Il a la forme d'un cornet qui emboîte le sphincter interne et le rectum. Ses fibres antérieures partent du raphé ano-vulvaire et de la peau, et ses fibres postérieures s'attachent au raphé fibreux ano-coccygien.

La région située entre la commissure postérieure de la vulve et l'anus est donc occupée par de nombreuses fibres musculaires entre-croisées appartenant aux muscles constricteur du vagin, sphincter de l'anus et transverse du périnée. Ce sont elles qui forment la partie résistante du *périnée obstétrical*, et qui seront divisées dans les *déchirures complètes* du périnée; il y aura alors communication du rectum avec le vagin, d'où infection facile des organes génitaux et incontinence des matières fécales, si une *périnéorraphie* immédiate n'est pas faite.

Les *artères* du plancher périnéal sont fournies par la honteuse interne, les hémorroïdales, la sacrée moyenne et les sacrées latérales. Les *veines* se rendent à l'hypogastrique, les *lymphatiques superficiels* se terminent dans les ganglions lombaires et iliaques.

Les *nerfs* viennent des plexus sacré et hypogastrique.

Le plancher périnéal est destiné à fermer en bas les cavités pelvienne et abdominale et à maintenir les organes contenus dans ces cavités. Il a à lutter contre les augmentations de pression abdominale, qui se produisent surtout pendant l'acte physiologique de l'effort, aussi sa *tonicité* et sa *contractilité* sont-elles considérables. Mais il est aussi *élastique* et *extensible*, comme on peut le constater pendant l'accouchement; on le voit alors s'amincir en s'allongeant, et faire une saillie convexe extérieurement; à cette saillie correspond intérieurement une gouttière, que suit le fœtus pour sortir par l'orifice vulvaire, véritable *détroit inférieur musculaire.*

Pendant la grossesse les tissus du périnée se ramollissent, la peau prend une teinte pigmentée, et celle qui entoure l'anus est souvent soulevée par des hémorrhoïdes.

LIVRE IV

ORGANES GÉNITAUX EXTERNES

VULVE

§ I. ANATOMIE

La vulve représente à elle seule l'ensemble des organes génitaux externes de la femme. Ses différentes formations sont disposées sur trois plans :

1° Un *plan superficiel*, constitué par le *pénil* en avant, et les *grandes lèvres* sur les parties latérales.

2° Un *plan moyen*, formé par les *petites lèvres* et le *clitoris*.

3° Un *plan profond*, renfermant le *vestibule*, le *méat urinaire*, l'*orifice vulvo-vaginal* et l'*hymen*.

A. — FORMATIONS EXTÉRIEURES

1° Pénil ou mont de Vénus. — Le mont de Vénus est l'éminence arrondie qui recouvre le corps du pubis, surmonte la vulve et est limitée latéralement par les plis de l'aine (fig. 338 et 339).

Elle est glabre chez l'enfant, elle se recouvre de poils à la puberté; ceux-ci d'abord fins deviennent ensuite longs chez l'adulte. L'épaisseur varie, avec l'embonpoint, de 2 ou 3 centimètres à 7 ou 8 centimètres.

Elle est constituée en allant de la superficie à la pro-

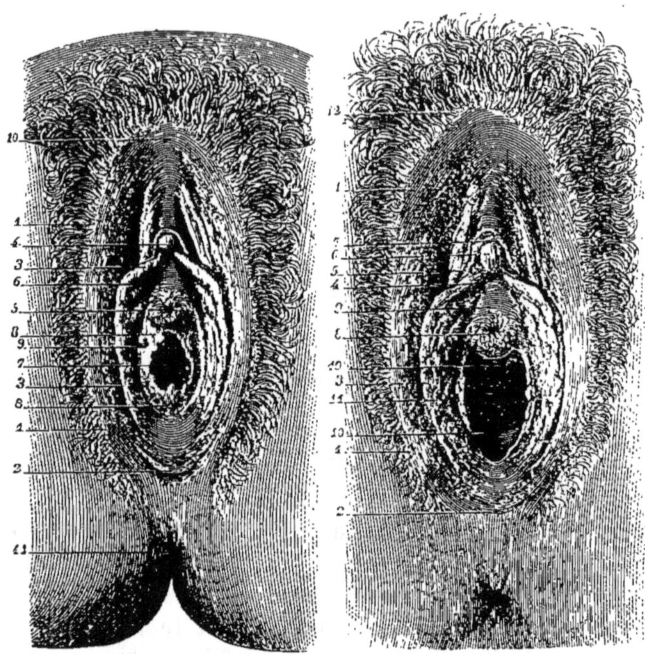

Fig. 338. — Vulve avec hymen.

Fig. 339. — Vulve chez une femme déflorée.

Fig. 338. — 1. Grandes lèvres ; 2. fourchette ; 3. petites lèvres ; 4. clitoris ; 5. méat urinaire ; 6. vestibule ; 7. orifice du vagin ; 8. membrane de l'hymen dont le bord libre circonscrit cet orifice ; 9, embouchure des glandes vulvo-vaginales ; 10. mont de Vénus ; 11. orifice anal.

Fig. 339. — 1. Grandes lèvres ; 2. fourchette ; 3. petites lèvres ; 4. sa branche inférieure par laquelle elle s'unit au clitoris ; 5. sa branche supérieure se continuant avec l'enveloppe du clitoris ; 6. clitoris ; 7. prépuce ; 8. méat urinaire ; 9. vestibule ; 10. orifice du vagin ; 11. embouchure de la glande vulvo-vaginale ; 12. Pénil ou mont de Vénus.

fondeur par la *peau* riche en follicules pileux et en glandes sébacées et par une couche épaisse de *tissu cellulaire* et de *graisse*, contenue entre des *lamelles de fibres élastiques*.

2° **Grandes lèvres.** — Les grandes lèvres sont deux replis cutanés situés sur les parties latérales de la vulve, elles vont de la partie inférieure du mont de Vénus, avec lequel elles se confondent, à la partie médiane et antérieure du périnée (fig. 338 et 339).

Elle sont obliques de haut en bas et de dedans en dehors dans leur moitié supérieure, tandis qu'elles se portent de dehors en dedans dans leur moitié inférieure.

Longues de 7 à 8 centimètres, larges de 2 à 3 centimètres, et épaisses de 15 à 20 millimètres, elles sont épaisses et résistantes chez les jeunes filles, elles perdent cette consistance avec l'âge pour devenir minces, flasques et très mobiles chez les vieilles femmes. Aplaties transversalement on leur décrit *deux faces*, une externe et une interne, *deux bords*, un bord adhérent et un bord libre, et deux extrémités, une supérieure et une inférieure.

La *face externe*, cutanée, est de coloration foncée et séparée de la cuisse par le *sillon génito-crural*; on y rencontre quelques poils.

La *face interne*, concave ou plane, rosée, dépourvue de poils, est séparée des petites lèvres par le *sillon labial.*

Le *bord supérieur* ou *adhérent* est épais, il correspond à la branche ischio-pubienne et se continue avec les tissus des parties environnantes.

Le *bord inférieur* ou *libre* est mince, arrondi, légèrement convexe, il est couvert de poils qui diminuent au-dessous de la partie moyenne, il limite avec celui du côté opposé la *fente vulvaire*.

L'*extrémité supérieure* ou *antérieure* forme par sa réunion avec celle du côté opposé, la *commissure antérieure*, épaisse, arrondie, se continuant en haut avec le mont de Vénus et abritant en bas le clitoris.

L'*extrémité inférieure* ou *postérieure*, en se réunissant avec celle du côté opposé, constitue la *commissure postérieure* ou *fourchette vulvaire*; celle-ci est très mince, aussi se rompt-elle souvent pendant l'accouchement, surtout chez les primipares.

Structure. — Les grandes lèvres sont formées : 1° par la *peau*; plus pigmentée que les autres parties du corps, elle est riche en follicules pileux, en glandes sébacées et en glandes sudoripares; 2° par des *fibres musculaires lisses*, qui n'existent qu'au niveau de la face externe et du bord libre, elles s'entre-croisent et forment une nappe que Sappey a dénommée *dartos labial*; 3° par une couche de *tissu cellulaire* renfermant plus ou moins de tissu *graisseux*; 4° par une *membrane élastique* appelée par Sappey *sac élastique*, car il renferme du tissu graisseux dans lequel se perdent les terminaisons du ligament rond et du canal de Nück.

Les grandes lèvres sont destinées à protéger les organes génitaux plus profondément situés; pendant l'accouchement leur souplesse et leur extensibilité leur ermettent de se prêter au passage du fœtus.

3° **Petites lèvres ou nymphes.** — Les petites lèvres sont deux replis cutanés situés en dedans des grandes lèvres, longs de 30 à 35 millimètres, larges de 10 à 15 millimètres et épais de 4 à 5 millimètres; ces dimensions augmentent avec l'âge. Normalement elles sont entièrement cachées par les grandes lèvres, elles ont alors une coloration rosée; lorsqu'elles les dépassent elles prennent une coloration plus ou moins foncée. Chez les Boschimanes elles sont très longues et atteignent 15 à 20 centimètres.

De même forme que les grandes lèvres, elles présentent à étudier les même parties (fig. 338 et 339).

La *face externe*, en rapport avec la face interne des grandes lèvres, en est séparée par le sillon interlabial. La *face interne* limite avec celle du côté opposé l'orifice du canal vulvaire.

Le *bord supérieur* ou *adhérent* se continue en dehors avec la face interne des grandes lèvres et en dedans avec le vestibule et les bords de l'orifice vaginal. Le *bord inférieur* ou *libre* est convexe, mince et dentelé.

L'*extrémité antérieure* ou *supérieure* se dédouble en deux lames : la *supérieure* se réunit avec celle du côté opposé au-dessus du clitoris, dont elles forment le *capuchon* ou prépuce; l'*inférieure*, plus courte, passe au-dessous du clitoris, dont elle constitue le frein après s'être unie à celle du côté opposé.

L'*extrémité postérieure* se perd sur la grande lèvre correspondante.

Structure. — Extérieurement les petites lèvres sont formées d'une *enveloppe tégumentaire*, qui n'est pas encore une muqueuse bien qu'elle en ait l'aspect. Entre les deux feuillets de ce repli cutané on rencontre du *tissu conjonctif* avec *fibres élastiques*. Les petites lèvres sont riches en *glandes sébacées* volumineuses, dont la sécrétion, liquide épais et gras, forme le *smegma*, et en *papilles nerveuses*. Les corpuscules du tact et les terminaisons libres des nerfs se montrent sur toute leur surface, mais on les rencontre surtout sur la face interne des nymphes.

Au moment de l'accouchement les petites lèvres s'effacent et servent à l'ampliation de la vulve, elles subissent quelquefois à ce moment des déchirures plus ou moins profondes.

Vaisseaux et nerfs. — Les *artères* des différentes formations étudiées sont fournies par les artères *honteuses externes*, branches de la fémorale et par la *périnéale inférieure*, branche de la honteuse interne. Les *veines* superficielles suivent le trajet des artères et vont à la fémorale et à la honteuse interne, les veines profondes vont aux plexus vaginaux. Les *lymphatiques* aboutissent aux ganglions du triangle du Scarpa. Les *nerfs* proviennent de la branche périnéale du honteux interne et des branches génitales du plexus lombaire; dans les petites lèvres ils se terminent dans des corpuscules de Meissner et de Krause.

B. — CANAL VULVAIRE

Le canal vulvaire a la forme d'une fente lorsque la vulve est fermée; quand, au contraire, les lèvres sont écartées, il prend la forme d'un entonnoir long de 6 à 7 centimètres, et large de 20 à 25 millimètres. Le fond elliptique présente de haut en bas le *vestibule*, le *méat urinaire* et l'*orifice inférieur du vagin*.

1° **Vestibule.** — Le vestibule est une petite surface triangulaire, limitée en haut par la réunion des petites lèvres au-dessous du clitoris, en bas par le méat urinaire, latéralement par le bord adhérent des petites lèvres. La muqueuse est lisse et rosée, elle possède des glandes et des papilles, et présente sur la ligne médiane une bandelette large de 4 à 5 millimètres, appelée *bride masculine* par Pozzi, qui la considère comme la partie spongieuse de l'urètre non développée.

2° **Méat urinaire**. — Le méat urinaire ou orifice externe de l'urètre est situé sur la ligne médiane au-dessous du vestibule, au-dessus du *tubercule vaginal*, dont il est distant de 2 à 3 millimètres. Sa forme est variable : tantôt c'est une petite dépression, tantôt au contraire c'est un petit tubercule portant à son sommet un orifice de 3 à 4 millimètres de largeur.

3° **Orifice inférieur du vagin et hymen**. — Au fond du canal vulvaire se trouve l'*orifice vulvo-vaginal,* qui est ovalaire chez la femme déflorée ; chez la vierge, cet orifice est fermé ou rétréci par une membrane, l'*hymen*.

L'hymen est une cloison perpendiculaire à l'axe vulvo-vaginal, placée à la limite de séparation de la vulve et du vagin, et presque toujours perforée au centre. Sa forme est très variable, on peut cependant la ramener à un des trois types suivants :

1er type : l'orifice central ou hyménéal est constitué par une fente médiane antéro-postérieure limitée par deux lèvres, hymen *labié* ou *bi-labié* (fig. 340).

2° *type* : la membrane forme un diaphragme à peu près complet perforé d'un trou au centre, *hymen annulaire* ou *circulaire* (fig. 341).

3° *type* : la membrane n'existe qu'à la partie postérieure de l'orifice; elle a la forme d'un croissant, dont

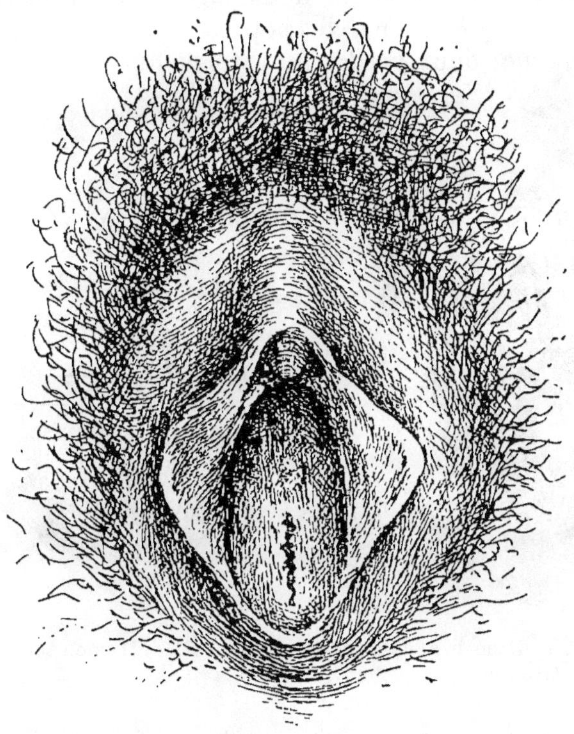

Fig. 340. — Hymen bilabié (Ribemont-Dessaignes).

la concavité regarde le tubercule antérieur du vagin, *hymen semi-lunaire* ou *falciforme* (fig. 342).

A côté de ces variétés principales on rencontre des formes plus rares : les bords de l'orifice peuvent être découpés, *hymen frangé* (fig. 343); l'orifice central peut être divisé, par une bride médiane antéro-postérieure ou transversale, en deux orifices, *hymen bi-perforé*; la membrane peut être criblée d'orifices généralement très petits, comme une pomme d'arrosoir, *hymen cribriforme*.

Il peut être *double*, *imperforé*, *absent* même ; dans le second cas on s'en aperçoit dès le début de la menstruation, car il y a rétention des règles.

Tout hymen présente deux *faces* : une inférieure ou *vulvaire* recouverte par les petites lèvres, une supérieure ou *vaginale* ; deux *bords* : un interne libre circonscrivant

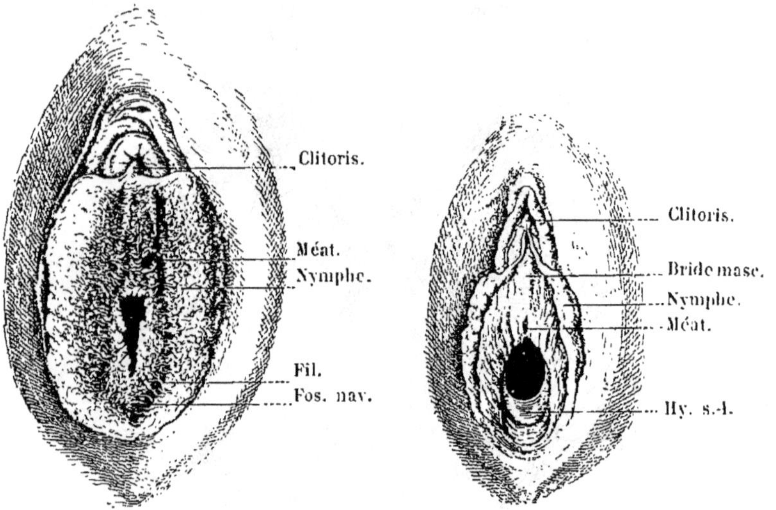

Fig. 341. — Hymen annulaire (Hofmann).

Fig. 342. — Hymen semi-lunaire.

l'orifice hyménéal, un externe adhérent ou *base*, séparé des petites lèvres par le *sillon vulvo-hyménéal*, interrompu de distance en distance par de petites brides qui circonscrivent des fossettes vulvo-hyménéales.

L'hymen est *constitué* par un repli muqueux au milieu duquel est contenu du tissu conjonctif riche en fibres élastiques; pour quelques auteurs on y rencontrerait aussi des fibres musculaires lisses. Le chorion supporte quelques papilles, l'épithélium est pavimenteux stratifié et il n'y a pas de glandes.

L'hymen ne disparaît pas avec les rapprochements sexuels, son orifice est uniquement agrandi, et on le retrouve jusqu'au premier accouchement. Au moment de la sortie de la tête fœtale l'hymen est très distendu, il finit par céder et se rompt; ces déchirures, ordinairement multiples et plus ou moins profondes, peuvent dépasser les limites de l'hymen et amener des *déchirures du périnée* ou des *petites lèvres*.

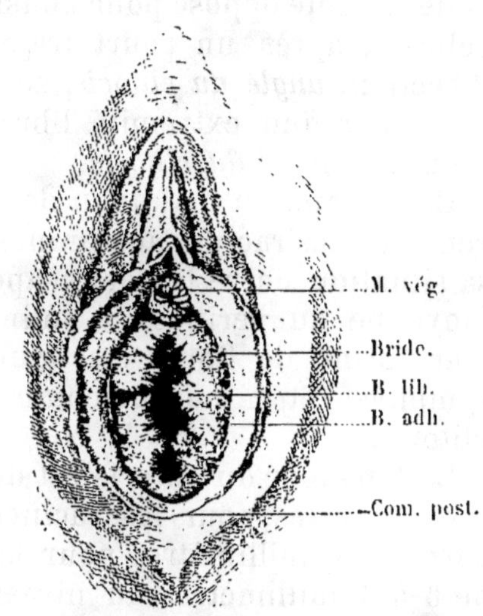

Fig. 313. — Hymen frangé (Hofmann).

La cicatrisation des lambeaux résultant de ces ruptures ou le sphacèle de quelques points isolés de l'ancien hymen font qu'on ne trouve plus à la place qu'il occupait que des petites saillies irrégulières, ou des languettes, appelées *caroncules myrtiformes* ou *hyménéales*. Il y en a généralement une médiane et une ou deux latérales.

C. — ORGANES ÉRECTILES DE LA VULVE

Au nombre de trois l'un est médian, c'est le *clitoris* (fig. 339); les deux autres sont latéraux et symétriques, ce sont les *bulbes du vagin*.

1° **Clitoris.** — Le clitoris est situé à la partie supérieure de la vulve, mais il naît par deux *racines* longues et effilées dans la loge inférieure du périnée sur les branches ischio-pubiennes. Chaque racine suit dans un trajet ascendant le bord interne des branches osseuses précédentes et, arrivée sur la ligne médiane au-dessous de la symphyse pubienne, elle s'accole à celle du côté opposé pour constituer le *corps* du clitoris; celui-ci, après un court trajet ascendant, change de direction, *angle du clitoris*, se porte en avant et se termine par une extrémité libre plus ou moins volumineuse, le *gland du clitoris*.

Cet organe est maintenu dans sa situation par l'adhérence de ses racines aux branches ischio-pubiennes, par sa situation entre les deux aponévroses superficielle et moyenne du périnée, et enfin par un *ligament suspenseur* formé de fibres élastiques qui descendent de la symphyse et entourent comme un collier le corps du clitoris.

La longueur du clitoris est de 6 à 7 centimètres, dont 3 centimètres pour les racines, 3 centimètres pour le corps et 6 millimètres pour le gland, son diamètre est de 6 à 7 millimètres au niveau de la portion libre qui est cylindrique. Le corps est recouvert par le *prépuce*, enveloppe formée par l'extrémité supérieure des petites lèvres, il donne attache au *frein* au niveau de sa face inférieure.

Comme le pénis, le clitoris est constitué par *deux corps caverneux*, formés extérieurement d'une membrane d'enveloppe, l'*albuginée*, et intérieurement par du *tissu érectile*, c'est-à-dire par des aréoles limitées par des travées musculaires et communiquant les unes avec les autres. Le gland est un noyau conjonctif recouvert d'une muqueuse dermo-papillaire riche en corpuscules sensibles de Meissner et de Krause.

Les *artères* sont fournies par la honteuse interne, ce sont les artères caverneuses et dorsales du clitoris.

Les *veines* sont nombreuses, les *supérieures* vont à la veine fémorale par la *veine dorsale superficielle,* et au plexus de Santorini par la veine *dorsale profonde*; les veines *inférieures* se rendent au plexus intermédiaire de Kobelt, les veines *postérieures* vont au plexus de Santorini. Les *lymphatiques* sont tributaires des ganglions de l'aine. Les *nerfs* sont fournis par le honteux interne.

2° **Bulbes du vagin.** — Les bulbes du vagin pourraient aussi être appelés *bulbes de la vulve*, ce sont deux organes érectiles situés sur les parties latérales de l'orifice vulvo-vaginal, derrière le constricteur du vagin, ils correspondent au bulbe urétral de l'homme. De forme ovoïde à grosse extrémité postérieure, ils ont été comparés par Kobelt à des sangsues gorgées de sang; ils ont 30 à 35 millimètres de longueur, 12 à 15 de largeur, et 8 à 10 d'épaisseur (fig. 337).

La *face externe* convexe est en rapport avec la branche ischio-pubienne et le muscle constricteur du vagin; l'*interne* concave entoure l'urètre, l'orifice inférieur du vagin et la glande vulvo-vaginale; le *bord antérieur* mince correspond aux petites lèvres; le *bord postérieur* plus épais est au contact de l'aponévrose périnéale moyenne; l'*extrémité supérieure*, très effilée ou *sommet*, s'insinue entre le méat et le clitoris, elle est unie à celle du côté opposé par des rameaux veineux constituant le plexus intermédiaire de Kobelt; l'*extrémité inférieure* ou *base* est renflée, elle est au niveau de la fosse naviculaire.

Au point de vue de sa *structure* le bulbe est un organe érectile formé d'une membrane d'enveloppe très mince et de nombreuses mailles dans lesquelles le sang s'accumule pour donner au bulbe une résistance plus considérable.

Les *artères* viennent de l'*artère bulbeuse*, branche de la honteuse interne; les *veines* constituent deux réseaux, l'un superficiel et l'autre profond; elles se résument en 5 ou 6 troncs qui vont à la veine honteuse interne. Les nerfs sont fournis par le sympathique.

D. — GLANDES VULVO-VAGINALES

Encore appelées *glandes de Bartholin*, ce sont des glandes mucipares; au nombre de deux, elles sont situées sur les parties latérales de l'orifice vulvo-vaginal, entre le vagin et le rectum. Elles se développent au moment de la puberté, elles ont la forme d'une amande et le volume d'un pois, leur longueur est de 12 à 15 millimètres, leur largeur est de 8 à 10 millimètres, et leur poids est de 4 à 5 grammes.

Aplaties transversalement, elles ont une *face externe* recouverte par le bulbe et le constricteur du vagin, une *face interne* en contact avec la paroi vaginale. Leur canal excréteur, long de 15 à 18 millimètres et large de 2 millimètres, vient s'ouvrir par un petit orifice dans l'angle formé par l'hymen et les petites lèvres.

Comme toutes les *glandes en grappe* elles se composent d'*acini*, dont la réunion forme des *lobules*. La membrane d'enveloppe conjonctive est tapissée de cellules caliciformes dans les lobules, cubiques dans les canaux lobulaires, cylindriques dans le canal excréteur.

Les *artères* viennent de la honteuse interne; les *veines* vont aux veines honteuses et aux plexus vaginaux; les *lymphatiques* se rendent aux ganglions de l'aine; les nerfs sont fournis par la branche périnéale du nerf honteux interne.

Le produit de sécrétion est liquide, incolore et filant; il est destiné à lubrifier les organes génitaux externes, aussi la sécrétion est-elle plus abondante au moment du coït.

§ II. PHYSIOLOGIE ET DÉVELOPPEMENT

Les organes génitaux externes sont surtout des organes de protection, ils jouent également un certain rôle dans l'accouplement; enfin, pendant l'accouchement, l'orifice vulvaire arrête la sortie trop rapide du fœtus, qui doit le distendre petit à petit avant de le forcer, et souvent au prix de déchirures plus ou moins étendues.

Pendant la grossesse, la muqueuse des grandes et des petites lèvres prend un aspect rouge et violacé, la peau se pigmente et devient noirâtre. Les veines devenues variqueuses leur donnent souvent un volume plus considérable.

Les organes génitaux externes se développent aux dépens du *feuillet externe du blastoderme* vers la cinquième ou la sixième semaine. Il se forme une fente sur la surface cutanée de l'embryon vis-à-vis des culs-de-sac de l'intestin et de la vésicule allantoïde (sinus uro-génital). Cette fente s'agrandit de la superficie vers la profondeur, puis elle est divisée en deux par une bride transversale, *futur périnée.*

De chaque côté de la fente apparaissent *deux bourgeons*, qui formeront les corps caverneux du clitoris puis les *petites lèvres*, et au-dessous d'eux *deux renflements* qui resteront indépendants dans le sexe féminin et formeront les *grandes lèvres*, tandis que chez le mâle ils se soudent et donnent naissance au scrotum.

§ III. — PATHOLOGIE DE LA VULVE

Traumatismes. — La vulve peut être le siège de *traumatismes*, de *contusions*, de *plaies*, dont les plus intéressantes sont produites pendant l'accouchement : tantôt ce sont des *éraillures*, des *déchirures* des petites lèvres, de la commissure postérieure ou de la commissure antérieure; tantôt ce sont des *ecchymoses*, ou même des *hématomes*. Pendant la grossesse et surtout après l'accouchement l'hématome de cette région porte un nom spécial, c'est le *thrombus de la vulve*, caractérisé par une tumeur fluctuante siégeant d'ordinaire dans une des grandes lèvres, et dont la coloration varie du violet foncé au début au jaune clair au bout de quelque temps. Ce thrombus peut s'ouvrir; si l'ouverture est suffisante il s'échappe une grande quantité de caillots; il peut aussi s'infecter, et nécessiter une intervention chirurgicale. Il n'est pas rare de voir le décollement remonter du côté du vagin et donner naissance au *thrombus vulvo-vaginal*.

Vulvite. — L'inflammation des organes génitaux externes porte le nom de *vulvite*; les causes sont multiples, tantôt microbiennes, tantôt simplement inflammatoires. Parmi les microbes le *gonocoque de Neisser* est celui qui se localise le plus souvent sur cette région; il gagne d'ordinaire le vagin et crée la *vulvo-vaginite blennorragique*. Elle est caractérisée par de la rougeur, une cuisson au niveau des petites lèvres et par un suintement jaunâtre ou verdâtre. Chez les petites filles la vulvite n'est pas rare, l'inoculation microbienne est apportée par des objets de toilette appartenant à la mère.

Bartholinite. — Les microbes de la vulve peuvent pénétrer par le canal excréteur jusque dans la glande de Bartholin, celle-ci s'enflamme et augmente de volume. La tuméfaction peut atteindre le volume d'une noisette ou d'une grosse noix; elle est douloureuse, les régions voisines sont œdématiées, la petite lèvre tout entière est volumineuse et déformée. La fluctuation est difficile à rechercher à cause de la douleur aiguë que la palpation détermine. La collection purulente s'ouvre spontanément ou est ouverte, elle laisse une assez grande quantité de pus s'écouler au dehors. Lorsque la suppuration est terminée, il n'est pas rare de sentir pendant longtemps un noyau induré dans l'épaisseur de la petite lèvre.

Végétations. — Chez certaines femmes atteintes d'écoulement vaginal, le plus souvent blennorragique, ou chez certaines femmes enceintes on constate au niveau des organes génitaux externes, à la face interne des cuisses, dans le pli interfessier, autour de l'anus, des petites proliférations cutanées de volume variable. Quelques-unes atteignent la grosseur d'une noisette et d'une noix, elles sont irrégulières, implantées sur la peau par un pédicule, et ressemblent à un petit chou-fleur. Elles donnent naissance à un écoulement leucorrhéique souvent très abondant, elles déterminent quelquefois des douleurs très aiguës qui s'exagèrent par la marche. Elles se propagent facilement aux parties voisines, aussi n'est-il pas rare de rencontrer en même temps de la *vaginite granuleuse*, qui en a peut-être été le point de départ.

Il faut conseiller des lavages avec un liquide peu irritant, et surtout isoler l'une de l'autre la face interne des cuisses pour éviter les inoculations.

Elles disparaissent souvent spontanément après l'accouchement.

Prurit vulvaire. — Les organes génitaux externes sont souvent le siège de démangeaisons très intenses, surtout pendant la grossesse. Quelquefois on ne constate aucune modification locale, le plus souvent cependant la vulve et la face interne des cuisses sont rouges, on peut même rencontrer sur la muqueuse des petites lèvres des excoriations. Le grattage amène des ulcérations, et un écoulement muco-purulent; il peut être aussi le point de départ de petits furoncles par inoculation microbienne faite avec les ongles.

Les lavages locaux fréquents avec de la liqueur de Van Swieten étendue d'eau tiède produit un soulagement rapide, il en est de même des applications de compresses d'eau bouillie isolant les surfaces toujours en contact.

Erythèmes. — La vulve et la face interne des cuisses sont le siège fréquent d'*érythème,* accompagné d'une sensation de chaleur, de cuisson ou de démangeaison. Ces phénomènes se produisent soit à la suite d'écoulements vaginaux abondants, soit à la suite d'injections faites avec un liquide irritant comme le sublimé.

Chancres. — La région vulvaire est le siège fréquent d'ulcérations spéciales portant le nom de *chancres*, dont on distingue deux grandes variétés, le *chancre mou* et le *chancre induré*.

Le *chancre mou* ou *chancrelle* est un ulcère contagieux, auto-inoculable, d'origine vénérienne, il apparaît après un ou deux jours d'incubation; c'est d'abord une vésicule qui se transforme rapidement en une ulcération ronde ou ovale, à bords décollés taillés à pic, à fond jaunâtre suppurant, à *base molle*. Il est fréquemment accompagné d'adénite de l'aine ou *bubon*, pouvant aller jusqu'à la suppuration. Sa durée est de vingt jours à deux mois et il laisse souvent une cicatrice persistante.

Le *chancre induré* ou *syphilitique* est une *érosion* plane, indolente, à fond grisâtre, à peine suintante, à *base indurée* résistante, donnant au doigt la sensation du cartilage. Il est accompagné de l'augmentation de volume des ganglions de l'aine, qui sont durs et insensibles.

Syphilis. — La syphilis est une infection à microbe inconnu dont l'évolution a été divisée en trois périodes; elle est contagieuse directement par contact, ou indirectement par des objets souillés.

La *première période* commence avec le *chancre* qui apparaît vingt à trente jours après le contact; il siège généralement aux organes génitaux, homme ou femme, mais on peut le trouver aussi en bien d'autres régions, au niveau du doigt, par exemple, chez les médecins ou les sages-femmes.

La *deuxième période* ou *période secondaire* est caractérisée par une éruption rosée, *roséole syphilitique*, localisée au tronc, apparaissant un mois après le chancre et durant six semaines, par des ulcérations siégeant de préférence sur les muqueuses de la cavité buccale ou sur les organes génitaux externes, *plaques muqueuses*, par la chute des cheveux, *alopécie en clairière*, des sourcils, etc. D'autres manifestations cutanées ou *syphilides* peuvent survenir, elles prennent des aspects très variables, mais elles ont comme caractères communs d'avoir une teinte *cuivrée* ou *jambonnée*, d'avoir des bords arrondis, d'être disposées en anneaux et d'être indolentes.

Cette période peut être compliquée de *fièvre*, de *céphalée* surtout nocturne, de *névralgies*, de douleurs osseuses ou *ostéocopes*, de *troubles oculaires*, *hépatiques*, *nerveux*, etc.

La *troisième période* ou *période tertiaire* peut manquer

si la maladie est bénigne ou si elle a été traitée; ses principales manifestations sont soit des *gommes*, soit de la *sclérose* des viscères.

Syphilis héréditaire. — On donne le nom de syphilis héréditaire à des accidents apparaissant chez un enfant issu de parents syphilitiques avant la conception. Le père ou la mère peut être seul syphilitique, mais les traces laissées sur le fœtus sont d'autant plus rares que l'affection est plus ancienne et qu'elle a été traitée.

La syphilis héréditaire est *précoce* ou *tardive*. *Précoce*, son action peut se faire sentir pendant la grossesse en tuant le fœtus, en provoquant l'avortement ou l'accouchement avant terme avec fœtus mort et macéré, ou avec enfant atteint de malformation congénitale, ou encore avec enfant vivant, qui ne tarde pas à succomber. Quelquefois l'enfant naît en bon état, mais il se développe mal dans le courant du premier mois, il maigrit et présente soit des *papules psoriasiformes* au niveau des fesses ou des cuisses, soit des *ulcérations* au niveau des lèvres ou de l'anus, soit du *pemphigus*, soit du *coryza* rebelle. Plus tard on peut voir apparaître des *exostoses*, des *empâtements articulaires*, des *paralysies*, des *perforations du voile du palais*, des *effondrements du nez*, de l'*orchite*, des *lésions oculaires et auriculaires*, de l'*hypertrophie du foie*, etc.

Tardive, elle apparaît de douze à dix-huit ans chez les sujets mal développés, malingres, infantiles, sous forme de *gommes cutanées* ou *osseuses*, d'*arthrites*, d'*hydrocéphalie*, d'*épilepsie*, de *sclérose cérébrale infantile*, cause d'*idiotie*.

Ulcérations syphilitiques. — A la période secondaire de la syphilis les *plaques muqueuses* se localisent souvent sur les grandes et petites lèvres, chez la femme enceinte elles sont plus développées et semblent reposer sur une base exubérante.

Éléphantiasis de la vulve. — On donne ce nom à une *hypertrophie* de la vulve et en particulier des grandes lèvres, dont le volume peut atteindre celui d'une tête d'adulte.

Tumeurs. — La vulve est le siège d'un certain nombre de tumeurs, les unes bénignes, solides ou liquides, les autres malignes. Parmi les premières nous citerons les *fibromes*, les *kystes* des glandes vulvo-vaginales et les *kystes séreux* ou hydrocèles du canal de Nück; les tumeurs malignes sont représentées par les *cancers* de la vulve, assez rares comme localisation primitive.

Hernie. — Chez la femme l'intestin, l'épiploon ou plus rarement un autre organe peut suivre le trajet du canal inguinal, venir soulever la grande lèvre et constituer une hernie *inguinale* ou *labiale*. Elle est caractérisée par la fluctuation, la sonorité et par la réduction avec gargouillement si le contenu est intestinal.

LIVRE V

ORGANES GÉNITAUX INTERNES

Les organes génitaux internes sont constitués primitivement par deux canaux et par deux glandes. Les deux

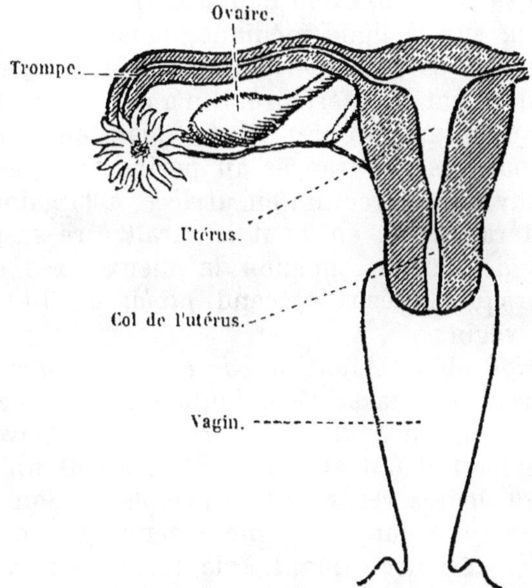

Fig. 344. — Schéma des organes génitaux internes.

canaux, qui portent le nom de *canaux de Müller* en embryologie, se fusionnent dans leur moitié inférieure pour former le *vagin* et l'*utérus*, ils restent indépendants dans leur moitié supérieure, *trompes de Fallope*, afin de s'adapter aux deux glandes ou *ovaires* (fig. 344).

ARTICLE I

VAGIN

§ I. ANATOMIE

Le vagin est un conduit musculo-membraneux, ouvert d'un côté à l'extérieur au niveau de l'orifice vulvo-vaginal, et se continuant en haut avec l'utérus.

Il est *situé* sur la ligne médiane, dans la cavité pelvienne par sa partie supérieure, dans l'épaisseur du périnée par sa partie inférieure. Il n'a pas de moyens de fixité qui lui soient propres, Il est maintenu dans sa situation par ses adhérences au périnée en bas, à la vessie en avant, au rectum en arrière, à la gaine vasculaire latéralement; en haut il paraît être suspendu par le col de l'utérus, portion la mieux fixée de cet organe; lorsque l'utérus descend, *prolapsus*, il entraîne avec lui le vagin.

Il est *dirigé* obliquement *de bas en haut* et *d'avant en arrière*, aussi fait-il avec l'horizontale passant par son orifice inférieur un angle de 65 à 75 degrés ouvert en arrière, en haut il fait avec l'axe de l'utérus un angle de 90 à 110 degrés regardant la symphyse. Son grand axe est constitué par une ligne légèrement courbe à concavité postérieure; quant à la forme, elle varie à l'état de repos suivant les points considérés.

A la partie médiane il a la forme d'un cylindre aplati d'avant en arrière par accolement des parois antérieure et postérieure; quelquefois la coupe, au lieu de représenter une fente transversale, est formée d'une fente transversale portant à ses extrémités une fente antéro-postérieure, le tout figurant la lettre H. L'extrémité supérieure, qui reçoit le col utérin, est cylindrique, alors que l'extrémité inférieure est une fente antéro-postérieure par aplatissement transversal.

Le vagin mesure en moyenne de 6 à 7 centimètres du centre de l'orifice vulvo-vaginal au sommet du col, la paroi antérieure a 7 centimètres et demi; et la paroi postérieure 8 à 8 centimètres et demi, cette différence de longueur entre les deux parois tient à ce qu'en arrière le vagin s'insère sur le col plus haut qu'en avant. On rencontre quelquefois des *vagins longs* (10 à 14 centimètres) ou au contraire des *vagins courts* (4 à 5 centimètres).

Le *calibre* de ce conduit est très inégal, étroit au niveau de l'orifice vulvaire, il est plus large près du col; la largeur moyenne est de 24 à 25 millimètres. Ces dimensions n'ont qu'une importance relative, car le vagin est très *extensible*, c'est ce qui permet de comprendre que l'on puisse introduire la main et même le bras au cours de certaines manœuvres obstétricales. Grâce à cette *extensibilité*, la tête fœtale peut le parcourir de haut en bas, et grâce à son *élasticité* il reprend peu à peu ses dimensions normales. La partie la plus étroite et en même temps la moins extensible siège au niveau de l'orifice vulvo-vaginal, à cause des rapports étroits de cette région avec les muscles constricteurs du vagin et avec l'aponévrose périnéale moyenne.

Conformation extérieure et rapports. — Par suite de sa forme aplatie le vagin présente deux faces et deux bords (fig. 345).

La *face antérieure* ou *supérieure*, car elle regarde en avant et en haut lorsque la femme est couchée horizontalement, est en rapport dans sa moitié supérieure avec le *bas-fond de la vessie* et avec le trigone vésical; elle est séparée de cet organe par une mince couche de tissu cellulaire dans lequel passe l'uretère. La *cloison vésico-vaginale* a 8 à 10 millimètres d'épaisseur. Dans la moitié inférieure le *canal de l'urètre* est intimement uni à la paroi vaginale, *cloison urétro-vaginale.*

La *face postérieure*, en rapport avec le *rectum*, en est cependant séparée en haut par le péritoine, qui, après un trajet de 15 à 20 millimètres, se réfléchit d'avant en arrière, pour se porter sur la face antérieure du rectum, en formant le *cul-de-sac recto-vaginal* ou *de Douglas*.

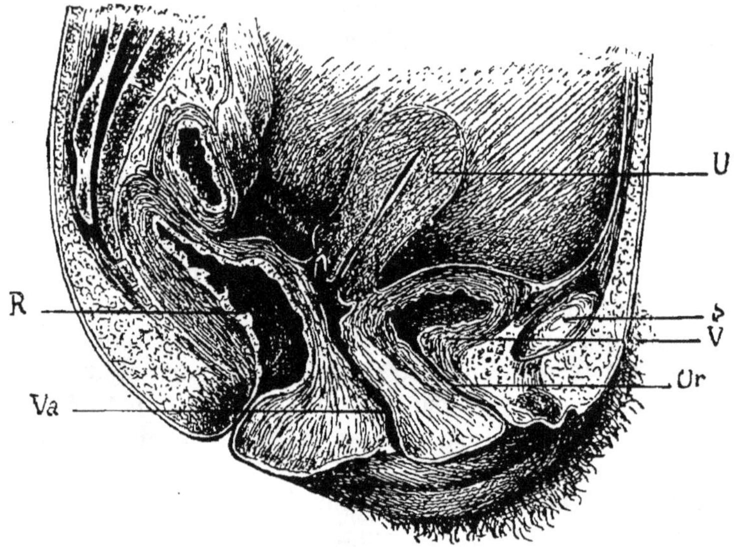

Fig. 345. — Rapports du vagin et de l'utérus (Ribemont-Dessaignes).

U. utérus ; S. symphyse pubienne ; Ur. urètre ; R. rectum ; Va. vagin ; V. vessie.

Celui-ci représente la partie la plus déclive de la grande cavité péritonéale, aussi est-ce à ce niveau que s'accumulent les collections purulentes ou sanguines intrapéritonéales. Au-dessous de ce cul-de-sac le rectum est accolé au vagin par du tissu cellulaire, *cloison recto-vaginale*; à la partie inférieure les deux organes s'éloignent l'un de l'autre en limitant un triangle à sommet supérieur, cet espace triangulaire est occupé par de la graisse et par les muscles du périnée.

Les *bords* sont côtoyés par un riche plexus veineux, *plexus vaginal*; en allant de haut en bas on rencontre la base du *ligament large* avec l'*artère utérine* qui décrit à ce niveau une courbe à convexité interne, l'*uretère* qui croise d'arrière en avant et de dehors en dedans le bord du vagin, puis le *tissu cellulo-adipeux* du petit bassin, l'*aponévrose périnéale supérieure*, les fibres antérieures du *releveur de l'anus*, dont la contracture provoque le *vaginisme supérieur*, enfin les *bulbes du vagin*.

L'*extrémité supérieure* adhère au tissu du col utérin, l'*extrémité inférieure* n'est pas autre chose que l'orifice vulvo-vaginal oblitéré en partie par l'hymen chez la femme vierge.

Configuration intérieure. — Quand on incise un vagin et qu'on examine la surface intérieure, on voit sur les faces antérieure et postérieure une série de plis transversaux superposés, ou rides du vagin; ils sont d'autant plus accentués qu'ils sont plus rapprochés de la vulve. Ils s'épaississent sur la ligne médiane, de sorte qu'ils forment sur chaque paroi une saillie mousse, large de 5 à 15 millimètres, appelée *colonne* du vagin; ils s'atténuent à mesure qu'ils approchent du bord (fig. 346).

La *colonne antérieure* la plus développée se termine en avant par un épaississement plus ou moins accentué, *tubercule vaginal*, et disparaît en arrière vers la moitié du vagin; elle est quelquefois divisée en deux colonnes séparées par un sillon.

La *colonne postérieure*, moins développée, se perd vers le tiers moyen.

Les deux colonnes antérieure et postérieure ne sont pas superposées; placées de chaque côté de la ligne médiane elles sont juxtaposées lorsque les deux parois du vagin sont en contact. Chaque colonne accompagnée de ses rides a reçu le nom de *lyre*.

Chez le fœtus les rides sont très développées au point qu'elles ont été comparées à des valvules conniventes, elles sont encore très apparentes chez la jeune fille, mais elles disparaissent avec la grossesse.

L'*extrémité supérieure* du vagin s'insère sur le col à l'union du tiers inférieur avec les deux tiers supérieurs et plus haut en arrière qu'en avant, aussi est-elle taillée obliquement de haut en bas et d'arrière en avant. La muqueuse vaginale, en se réfléchissant de la paroi du

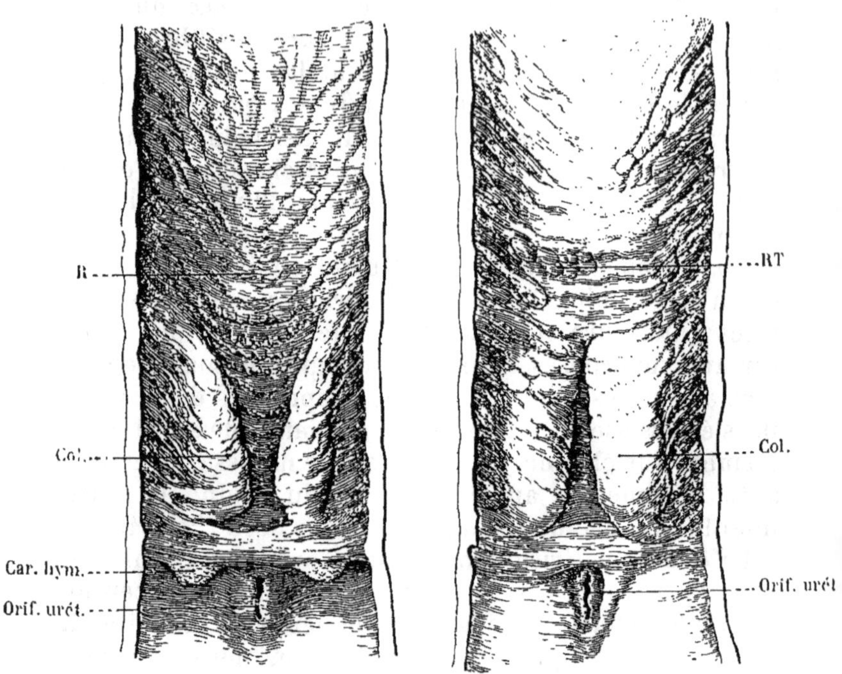

Fig. 346. — Aspect de la paroi vaginale antérieure dans ses deux tiers inférieurs (Henle).

Rides de la colonne antérieure (col) divergeant de bas en haut en A) ou de haut en bas (en B).

vagin sur la portion du col de l'utérus saillante dans la cavité vaginale, forme une rigole circulaire appelée *voûte du vagin*, *fornix*, *ampoule vaginale*. Cette rigole a été divisée artificiellement en 4 régions ou culs-de-sac qui servent de point de repère pour l'orientation du doigt dans les examens gynécologiques.

Le *cul-de-sac antérieur*, peu prononcé, répond à la

vessie; le *cul-de-sac postérieur*, plus profond, a de 10 à 25 millimètres de profondeur, il est séparé du rectum par le *cul-de-sac de Douglas*, dont on peut explorer le contenu pathologique. Les *culs-de-sac latéraux* droit et gauche ont une profondeur intermédiaire à celle des culs-de-sac antérieur et postérieur, ils sont croisés par les uretères, et longés par le plexus vaginal et par des lymphatiques; l'artère utérine est à 10 ou 15 millimètres. Le doigt en les déprimant peut explorer les faces latérales du bassin et même sentir l'ovaire et les trompes, lorsqu'on a soin de les empêcher de remonter en déprimant la paroi abdominale avec la main restée libre.

L'*extrémité inférieure*, appelée par Farabeuf *col vaginal*, est une fente elliptique en rapport extérieurement avec le muscle constricteur; c'est à ce niveau que siège le *vaginisme inférieur*.

Structure. — La paroi du vagin, épaisse de 3 à 4 millimètres, est constituée par trois tuniques, qui sont de dehors en dedans (fig. 347) :

1° Une *tunique externe, conjonctive*, mince, blanchâtre, formée de fibres conjonctives et de quelques fibres élastiques;

2° Une *tunique moyenne*, *musculaire*, formée par deux plans de fibres lisses, le plan *superficiel* est constitué par des fibres *longitudinales*, qui se terminent en haut dans l'utérus et dans les ligaments utéro-sacrés, et en bas sur les branches ischio-pubiennes, sur les aponévroses du périnée et dans l'épaisseur des petites lèvres; le plan *profond* est formé de fibres *circulaires* ou *obliques*, elles se confondent en haut avec le tissu du col de l'utérus, en bas elles s'épaississent et forment le *sphincter lisse du vagin*.

3° Une *tunique interne* ou *muqueuse* de coloration grisâtre ou rosée. Elle prend une teinte rouge pendant la menstruation et violacée pendant la grossesse. Épaisse de 1 millimètre environ, elle est très résistante et extensible; elle est constituée par un *chorion* riche en fibres élastiques, et porte à sa face superficielle des papilles vasculaires coniques ou filiformes plus développées chez le nouveau-né, et par un *épithélium pavimenteux stratifié*. A la partie supérieure Henle a décrit des follicules clos, mais cette muqueuse *ne renferme aucune glande*.

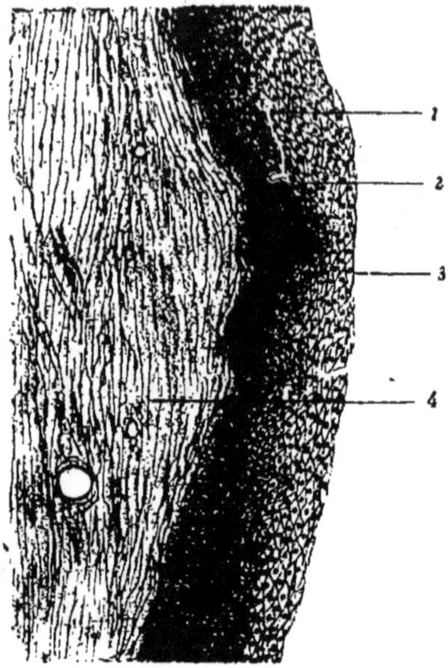

Fig. 347. — Coupe de la muqueuse du vagin (Launois).

1. couche basale de l'épithélium; 2. couche pigmentaire; 3. couche superficielle; 4. chorion muqueux.

Les *artères* viennent de l'*artère vaginale*, branche de l'hypogastrique, et accessoirement de l'utérine, de la vésicale inférieure, de l'hémorroïdale moyenne et de la honteuse interne; les branches de division forment dans l'épaisseur de la muqueuse un réseau capillaire d'où naissent des rameaux formant des anses dans chaque papille.

Les *veines* nombreuses et volumineuses naissent dans les tuniques muqueuse et musculeuse, elles se portent sur les bords du vagin où elles forment de chaque côté un *plexus vaginal*. Celui-ci aboutit à l'hypogastrique, mais il communique avec les plexus utérins, vésicaux, hémorroïdaux et avec les bulbes du vagin.

Les *lymphatiques* proviennent de deux réseaux, l'un situé dans le chorion muqueux, l'autre dans la tunique musculeuse; ils se portent, les *supérieurs*, aux ganglions situés à la bifurcation de l'artère iliaque primitive, les *moyens* aux ganglions latéraux de l'excavation, les *inférieurs* aux ganglions de l'aine.

Les *nerfs* fournis par le plexus hypogastrique et par le nerf honteux interne forment un plexus péri-vaginal et se terminent dans les muscles et dans la muqueuse.

§ II. PHYSIOLOGIE ET DÉVELOPPEMENT

Le vagin est avant tout l'organe de la *copulation*, le frottement du pénis contre les parois vaginales déterminant l'éjaculation; le sperme déposé à son intérieur y trouve un milieu humide et chaud qui entretient la vie des spermatozoïdes. Il sert aussi de canal de communication entre l'utérus et l'extérieur, aussi sert-il à l'écoulement du flux menstruel et au passage du fœtus. Par ses fonctions il semblerait devoir être rangé dans le groupe des organes génitaux externes, mais par sa *situation* et surtout par son *développement* il appartient aux organes génitaux internes.

Il est en effet formé comme l'utérus par les canaux de Müller, dont l'accolement et la résorption de la cloison de séparation forment le *canal utéro-vaginal*.

Pendant la grossesse le vagin se modifie considérablement. Au début l'ascension de l'utérus l'entraîne et l'allonge; à la fin au contraire l'utérus s'abaisse, le vagin se replie sur lui-même au point de former à sa partie inférieure un véritable bourrelet, tandis qu'à sa partie supérieure il s'élargit pour loger le segment inférieur déprimé par la présentation.

Ces différentes modifications sont favorisées par le ramollissement des tuniques, ce qui donne à l'organe une plus grande souplesse.

Dès le début de la grossesse la muqueuse prend une teinte violacée, les vaisseaux se dilatent, ce qui permet de sentir au niveau des artères le *pouls vaginal d'Osiander*, et de constater au niveau des veines des dilatations variqueuses. La desquamation abondante qui se produit également donne naissance à cet écoulement leucorrhéique, considéré comme un des signes de probabilité de la grossesse.

§ III. PATHOLOGIE

Traumatismes. — Le vagin peut être le siège de *contusions*, de *plaies*, de *ruptures*, occasionnées soit par des corps étrangers, soit par le fœtus, soit par des instruments pendant l'accouchement; c'est ainsi qu'une déchirure du périnée peut remonter du côté du vagin et s'étendre à la cloison recto-vaginale.

Vaginite. — L'inflammation de la muqueuse vaginale porte le nom de *vaginite*; elle est le plus souvent due au gonocoque, *vaginite blennorragique*, et accompagne la plupart du temps la vulvite. Elle se caractérise par un écoulement jaunâtre ou verdâtre, plus ou moins abondant, par une sensation de chaleur, de cuisson ou de brûlure; au toucher la muqueuse paraît râpeuse, et recouverte de petites granulations, *vaginite granuleuse*. Toute femme enceinte qui présente ces symptômes doit être traitée avec soin avant l'accouchement, car cette affection peut devenir le point de départ d'une infection puerpérale chez la mère, ou d'une ophtalmie purulente chez le nouveau-né.

Comme le vagin est dépourvu de glandes, il est assez facile d'agir sur cette affection; traitée au début par des injections antiseptiques, sublimé à 1/2 pour 1000, permanganate de potasse à 1 pour 4000, elle guérit rapidement.

Syphilis. — Le vagin peut être le siège d'accidents syphilitiques, chancre ou plaques muqueuses; ces lésions passent souvent inaperçues et l'emploi du spéculum est nécessaire.

La *tuberculose* se localise rarement sur cet organe.

Tumeurs. — Parmi les tumeurs développées à ce niveau, les unes sont liquides, *kystes du vagin*, elles sont reconnues par le toucher qui permet de sentir la fluctuation et d'apprécier le volume, variant de la grosseur d'une noisette à celle d'un œuf de pigeon ou de poule; les autres sont solides. Les fibromes sont rares, plus fréquente est l'hypertrophie des papilles sous forme de *polypes muqueux*, pouvant attirer l'attention par les hémorragies fréquentes qu'ils déterminent.

Le *cancer* du vagin est rarement primitif, il est ordinairement secondaire à un cancer du col de l'utérus, *épithélioma* ou *carcinome*. Les parois vaginales envahies ont perdu toute souplesse, elles sont épaissies et indurées. Tout cancer utérin propagé au vagin est devenu inopérable, et un traitement palliatif seul peut être appliqué : il consiste en injections de liquide désinfectant, solutions de permanganate de potasse à 1 pour 4000, de chloral à 1 pour 100 ou pour 200.

Prolapsus. — Dans certains cas les cloisons antérieure et postérieure du vagin sont relâchées et font saillie dans ce conduit; la cloison vésico-vaginale donne naissance à la *cystocèle* ; la cloison recto-vaginale est le siège de la *rectocéle*. Ces affections apparaissent sous forme de tumeurs mollasses, réductibles, se reproduisant ou s'exagérant sous l'influence des efforts; elles sont dues au relâchement de la paroi du vagin sous l'influence de grossesses multiples.

Quelquefois la muqueuse vaginale tout entière glisse sur les parties sous-jacentes et vient constituer à l'orifice externe du vagin un bourrelet rosé ou rouge : c'est le *prolapsus du vagin*.

Fistules. — La destruction d'une partie de la paroi vaginale par suite d'arrachement ou de déchirure peut établir des communications entre ce canal d'une part et la vessie ou le rectum d'autre part. C'est à ces communications artificielles qu'on donne le nom de *fistules*; elles sont entretenues par le passage continuel de l'urine ou des matières fécales dans le vagin (fig. 348).

La *fistule vésico-vaginale* est le plus souvent consécutive à un accouchement laborieux terminé spontanément ou à l'aide d'une intervention manuelle ou instrumentale.

On explique de la façon suivante les fistules survenant à la suite d'un accouchement spontané : la tête fœtale ayant séjourné très longtemps dans le vagin et les contractions utérines ayant persisté, la paroi vaginale est comprimée entre le pubis et la tête ; cette compression empêche la circulation, la paroi se mortifie, une escharre

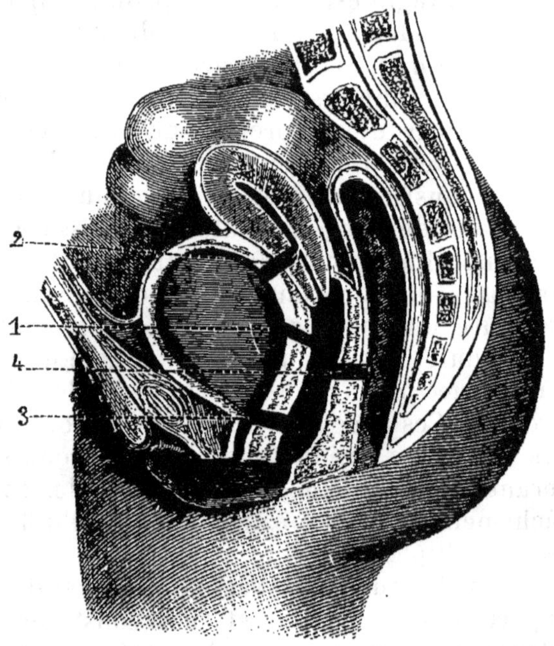

Fig. 348. — Fistules urinaires (Bouilly).

1. fistule vésico-vaginale ; 2. fistule vésico-utérine ; 3. fistule urétro-vaginale ; 4. fistule recto-vaginale.

se produit et à sa chute la fistule est constituée. Le signe caractéristique de cette infirmité est l'écoulement continuel de l'urine par le vagin ; en cas de doute il suffit d'injecter dans la vessie un liquide coloré antiseptique ou aseptique, lait ou permanganate de potasse, et on le voit apparaître au niveau de l'orifice antérieur du vagin.

La *fistule recto-vaginale* est consécutive soit à une déchirure du vagin ou à une rupture complète du périnée mal consolidée, soit à l'ouverture d'une collection purulente de la cloison recto-vaginale à la fois dans le vagin et dans le rectum. Elle est reconnue à l'expulsion de

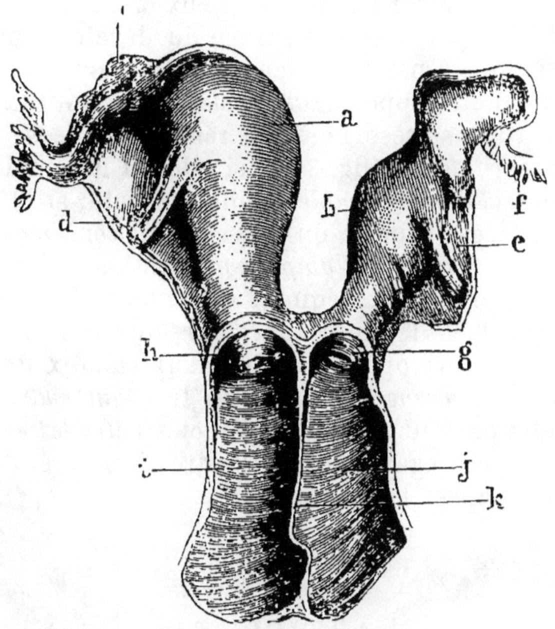

Fig. 319. — Utérus didelphe et vagin cloisonné.

matières fécales par l'orifice vaginal pendant la défécation.

Les interventions chirurgicales seules sont capables de faire disparaître les fistules du vagin.

Vaginisme. — Le vaginisme est une névrose caractérisée par une *contracture douloureuse* des fibres musculaires du vagin proprement dit ou des muscles qui entrent en contact avec cet organe, et par une hyperesthésie de la muqueuse. Il est spontané ou provoqué par l'inflammation du vagin ou par une inflammation voisine; il peut être localisé à tout l'organe ou n'exister qu'au niveau de l'orifice inférieur, *vaginisme inférieur*, dû à la contracture du muscle sphincter de la vulve, ou au niveau de la partie supérieure, *vaginisme supérieur*, provoqué par la contracture de la portion du muscle *releveur de l'anus* qui côtoie les parois latérales du vagin.

Vices de conformation. — Ceux-ci ne peuvent être compris que par la connaissance du développement. Le vagin est formé par l'accolement de la partie inférieure de deux canaux appelés *canaux de Muller*, dont la cloison de séparation se résorbe. Si la résorption ne se fait pas le vagin sera *double* (fig. 349) ; si elle est incomplète, il y aura une *cloison incomplète* longitudinale; si la couche persistante est mince, on aura le *cloisonnement transversal* sous forme de *diaphragme* unique ou multiple, dont le siège le plus fréquent est l'union des deux tiers inférieurs avec le tiers supérieur du conduit vaginal. A l'arrêt de développement des deux canaux de Muller correspond l'*absence de vagin* ou le *vagin rudimentaire*, au développement unilatéral répond l'*étroitesse* de l'*organe*, qui peut également dépendre d'un arrêt de développement après la naissance.

ARTICLE II

UTÉRUS

§ I. ANATOMIE

L'*utérus* ou *matrice* est l'organe de la gestation, c'est un muscle creux *situé* dans l'excavation pelvienne entre la vessie en avant et le rectum en arrière (fig. 350), au-dessus du vagin, au-dessous des circonvolutions de l'intestin grêle. De *forme* conoïde à base supérieure, et à sommet tronqué inférieur, il a été comparé à une *poire* renversée aplatie d'avant en arrière ; au-dessous de sa partie moyenne on voit une dépression circulaire ou *isthme* divisant l'organe en deux parties, la supérieure plus volumineuse ou *corps*, l'inférieure cylindroïde ou *col* (fig. 351).

Constitué par l'accolement de la partie moyenne des *canaux de Muller*, suivi de la disparition de la paroi commune, l'utérus peut dans certains cas conserver sa *duplicité* primitive par arrêt de développement (fig. 349).

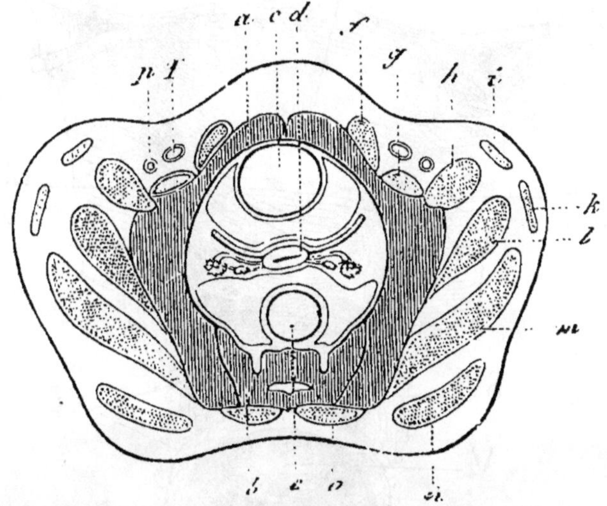

Fig. 350. — Coupe transversale du bassin chez la femme (demi-schéma).

a. os iliaque ; *b.* sacrum ; *c.* vessie ; *d.* utérus ; *e.* rectum ; *f.* muscle moyen adducteur ; *g.* muscle pectiné ; *h.* muscle psoas ; *i.* muscle couturier ; *k.* muscle tenseur du fascia lata ; *l.* muscle petit fessier ; *m.* muscle moyen fessier ; *n.* muscle grand fessier ; *o.* muscles des gouttières vertébrales ; *p.* artère fémorale ; *q.* veine fémorale.

Moyens de fixité. — L'utérus à l'état de vacuité est maintenu dans sa situation physiologique par sa continuité avec le vagin, par le périnée et par des ligaments formés de fibres musculaires provenant de l'utérus et s'entourant de replis péritonéaux. Sur les parties latérales ce sont les *ligaments larges*, en avant et en haut les *ligaments ronds*, et en arrière et en bas les *ligaments utéro-sacrés*.

A. — LIGAMENTS LARGES

Les ligaments larges sont deux feuillets péritonéaux étendus des bords de l'utérus aux parois latérales de

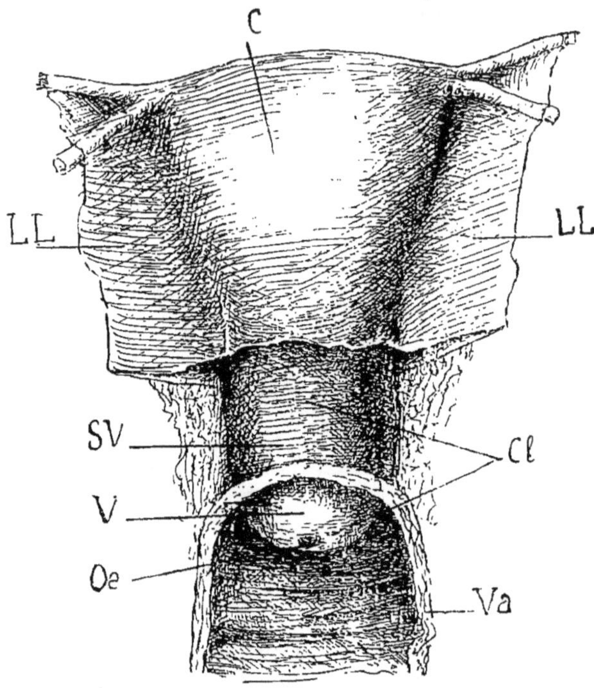

Fig. 351. — Utérus vu par sa face antérieure (Ribemont-Dessaignes).

C. corps de l'utérus recouvert par le péritoine qui forme de chaque côté les ligaments larges LL; Cl. col de l'utérus; SV. portion sus-vaginale du col sur laquelle le péritoine a été sectionné en haut pour montrer la limite entre le corps et le col; V. portion vaginale du col avec Oe son orifice externe; Va. paroi vaginale qui a été sectionnée pour montrer la partie vaginale du col.

l'excavation pelvienne. Dirigés comme l'utérus de haut en bas et d'avant en arrière, ils forment avec l'utérus une véritable cloison transversale divisant l'excavation en deux loges, une antérieure vésicale ou *cavum pré-utérin* et une postérieure rectale ou *cavum rétro-utérin* (fig. 352). Ils sont constitués par l'accolement sur les bords de l'utérus des deux feuillets péritonéaux, qui recouvrent les faces antérieure et postérieure de cet organe. De forme quadrilatère ils présentent à étudier deux faces et quatre bords. La *face antérieure* répond à la

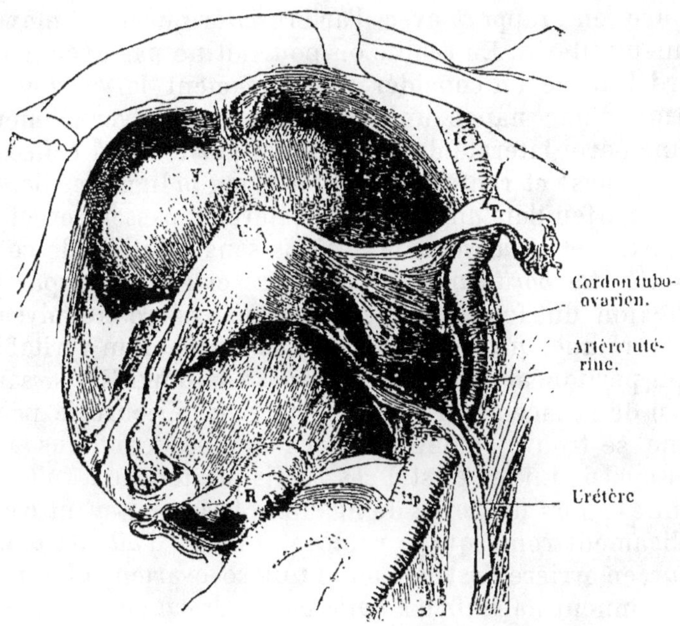

Fig. 352. — Ligaments larges vus d'en haut (Poirier).
V. vessie; Ut. utérus; R. rectum; Tr. trompe.

vessie, elle entre dans la constitution du cul-de-sac vésico-utérin ; la *face postérieure* est en rapport avec le rectum et elle forme une partie du feuillet antérieur du cul-de-sac de Douglas. Le *bord externe* adhère à la paroi de l'excavation pelvienne dans sa partie inférieure ; c'est au niveau de ce bord que les deux feuillets devenant pariétaux se séparent, l'antérieur pour se porter en avant, le postérieur en arrière. Le *bord inférieur*, encore appelé *base*, est en rapport avec l'aponévrose pelvienne supérieure; les deux feuillets s'éloignent l'un de l'autre et limitent un espace triangulaire rempli de tissu cellulaire dense contenant les vaisseaux de l'utérus, c'est la *gaine vasculaire*. Le *bord interne*, assez large, puisque les deux feuillets sont obligés de se séparer pour se porter sur les faces antérieure et postérieure de l'utérus, se trouve en rapport avec l'artère utérine et le plexus veineux utérin. En réalité on pourrait ne pas décrire de bord interne en considérant le ligament large comme formé d'une nappe unique, étendue transversalement d'une paroi latérale de l'excavation pelvienne à celle du côté opposé et renfermant l'utérus sur la ligne médiane; les deux feuillets antérieur et postérieur passent en effet en avant et en arrière de l'utérus sans solution de continuité. Le *bord supérieur* est libre et constitué par la réflexion du feuillet antérieure en arrière au niveau de la trompe, qui se trouve ainsi entourée d'un véritable repli péritonéal constituant le méso-salpinx. En passant ainsi de la face antérieure à la face postérieure le péritoine se trouve soulevé par les organes contenus au-dessous de lui, et c'est à ces replis péritonéaux qu'on a donné le nom d'*ailerons* du ligament large; en avant c'est le ligament rond, qui le soulève et forme l'*aileron antérieur*, en arrière c'est le ligament utéro-ovarien et l'ovaire qui donnent naissance à l'*aileron postérieur*; quant à l'*aileron moyen*, il n'est pas autre chose que le bord supérieur proprement dit, c'est-à-dire le repli formé par la trompe.

Au point de vue de sa *structure* le ligament large est constitué par deux *feuillets péritonéaux* doublés profondément d'une couche de *fibres musculaires lisses*, qui prennent un développemenf plus grand pendant la grossesse. Entre les deux feuillets se trouve une nappe cellulaire ou plutôt *cellulo-vasculaire*, car elle renferme les *vaisseaux* et les *nerfs utérins* et *utéro-ovariens*; on y trouve aussi le ligament rond, la trompe, l'ovaire et des organes rudimentaires, comme l'*organe de Rosenmüller*, bien visible par transparence chez le nouveau-né.

Les ligaments larges sont destinés à maintenir l'utérus sur la ligne médiane et à limiter les mouvements de bascule de l'organe en avant et en arrière.

B. — LIGAMENTS RONDS

Les ligaments ronds naissent du fond de l'utérus sur la partie antéro-latérale par des fibres musculaires, qui d'abord étalées se condensent pour constituer un cordon arrondi. Ils se dirigent en bas, en avant et en dehors en cheminant dans l'aileron antérieur des ligaments larges, c'est la *portion pelvienne*. Au niveau du détroit supérieur ils pénètrent dans la fosse iliaque, *portion iliaque*, et gagnent l'orifice interne du canal inguinal; changeant alors de direction, ils s'engagent dans le canal inguinal, *portion inguinale*, et se portent en bas, en dedans et en avant. Après avoir franchi l'anneau inguinal externe, ils s'étalent et vont se terminer en constituant la *portion vulvaire* sur l'épine du pubis et dans la couche celluleuse du mont de Vénus et des grandes lèvres.

Leur *longueur* est de 12 à 14 centimètres, leur *diamètre* de 5 à 6 millimètres ; leur *résistance* est considérable, car Beurnier a démontré qu'ils ne se rompent que sous un poids de 600 à 900 grammes.

Lorsque chez le fœtus le ligament rond abandonne la fosse iliaque pour pénétrer dans le canal inguinal, il entraîne avec lui le péritoine, qui forme un diverticule appelé *canal de Nück*. Chez l'adulte le péritoine s'arrête au niveau de l'orfice interne du canal inguinal, et ce n'est qu'exceptionnellement qu'on retrouve la persistance de ce cul-de-sac péritonéal.

Le ligament rond est constitué en grande partie par des *fibres musculaires lisses*, qui partent de l'utérus, et par des fibres conjonctives et élastiques; dans sa portion inguinale il reçoit un *faisceau de fibres musculaires striées*, qui suit un trajet ascendant, mais qui ne va jamais jusqu'à l'utérus. Enfin dans l'épaisseur du ligament rond se trouvent des vaisseaux et des nerfs ; au moment où il pénètre dans le canal inguinal il croise l'artère épigastrique, qui lui abandonne un petit vaisseau, l'*artère funiculaire*. Celle-ci remonte le trajet du ligament rond pour se porter à l'utérus. Les *veines* sont nombreuses; disposées en plexus, elles partent de la corne utérine et vont se jeter dans la veine iliaque externe, elles établissent des anastomoses entre la circulation veineuse utérine et la circulation veineuse de la paroi abdominale, des grandes lèvres et du mont de Vénus. Les plus volumineuses ont des valvules disposées de telle façon que le sang ne peut circuler que de l'utérus vers la paroi abdominale. Pendant la grossesse, ces veines prennent un développement très considérable; elles forment quelquefois un véritable paquet variqueux au niveau de l'orifice inguinal externe. Les nerfs viennent du nerf génito-crural, branche du plexus lombaire.

Les ligaments ronds ont une action très restreinte dans la statistique utérine; lorsque l'utérus est refoulé en arrière par la vessie distendue, leur élasticité ramène l'organe en avant dès que le réservoir urinaire se vide. L'*opération d'Alexander* se sert des ligaments ronds pour corriger la rétroversion de l'utérus : elle consiste en effet à faire des tractions sur ces ligaments, à les raccourcir et à les fixer à la paroi abdominale, pour réduire et maintenir réduite la chute de l'utérus en arrière.

C. — LIGAMENTS UTÉRO-SACRÉS

On donne le nom de ligaments utéro-sacrés à deux faisceaux, qui partent de la face postérieure de l'utérus à l'union du corps avec le col pour aller s'insérer au sacrum au niveau des première et deuxième vertèbres sacrées; les fibres les plus élevées peuvent même se fixer à la colonne lombaire en formant le ligament *utéro-lombaire de Huguier*.

La présence du rectum oblige ces ligaments à décrire deux courbes, qui limitent un orifice situé entre l'utérus et le rectum; le péritoine, qui passe du premier de ces organes au second, pénètre dans cette ouverture ovalaire, c'est à cette dépression profonde de 4 à 5 centimètres et la plus déclive de la cavité péritonéale qu'on a donné le nom de *cul-de-sac de Douglas*.

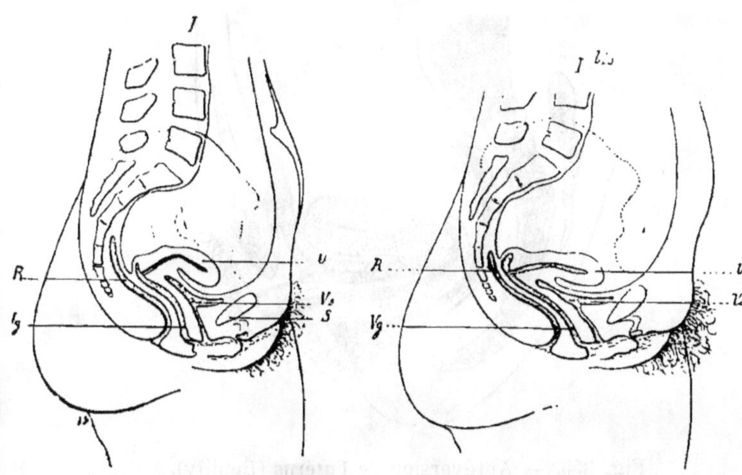

Fig. 353. — Situation normale de l'utérus chez la vierge (Schultze).

Fig. 354. — Situation normale de l'utérus chez la multipare (Schultze).

Les ligaments utéro-sacrés, encore appelés pour cette raison *replis de Douglas*, sont constitués par deux faisceaux de fibres musculaires lisses recouverts par le péritoine sur leurs faces interne et externe et au niveau de leur bord supérieur.

Ils sont destinés à empêcher l'abaissement de l'utérus, c'est leur relâchement après la grossesse qui permet le prolapsus de cet organe.

Direction de l'utérus. — La direction de l'utérus est une des questions les plus controversées, elle doit être étudiée à deux points de vue, l'utérus considéré isolément et l'utérus considéré dans ses rapports avec les parois du petit bassin et avec les autres organes pelviens.

L'axe de l'*utérus isolé* n'est pas représenté par une ligne droite, mais par une ligne courbe, le corps faisant avec le col un angle de 140 à 170 degrés, il y a donc *antécourbure* (fig. 353 et 354).

Les divergeances d'opinion sont surtout relatives à l'utérus étudié dans ses rapports avec l'excavation pel-

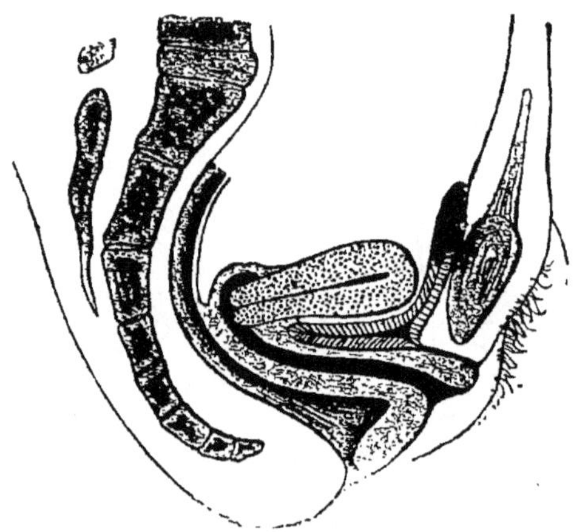

Fig. 355. — Antéversion de l'utérus (Bouilly).

vienne. Les uns, comme Cruveilher et Sappey, disent que l'axe utérin se confond avec celui de l'excavation; les autres prétendent que l'organe, très incliné en avant, est couché sur la vessie, ou au contraire qu'il est incliné en arrière et regarde le sacrum par son fond. Il faut conclure de ces avis opposés que l'utérus est un organe très mobile, dont la direction est influencée par l'état de vacuité ou de plénitude de la vessie et du rectum. Dans la position qu'on pourrait appeler *normale,* l'utérus *occupe l'axe de l'excavation pelvienne,* il décrit une légère courbe dont la concavité antérieure est tournée du côté de la symphyse pubienne, le fond regardant en haut et en avant dans la direction de l'ombilic. Très souvent l'extrémité supérieure est inclinée vers la droite, *latéro-version droite*; et en même temps une rotation légère autour de son grand axe fait que sa face antérieure regarde également du côté droit, *dextrotorsion.*

Déviations pathologiques. — Ces déviations peuvent se produire soit dans un plan antéro-postérieur, soit dans un plan transversal.

Dans le premier cas ou bien l'utérus tout entier bascule en tournant autour d'un axe transversal passant au niveau de l'isthme, *versions de l'utérus,* ou bien le corps seul se fléchit en avant ou en arrière, *flexions de l'utérus.* Dans les versions le corps peut se porter en avant et le col en arrière, *antéversion* (fig. 355), ou au contraire le fond est renversé en arrière et le col est porté en avant, *rétroversion.* Dans les flexions le col reste immobile, tandis que le corps s'incline soit du côté de la symphyse pubienne, *antéflexion* (fig. 356), soit du côté du sacrum, *rétroflexion* (fig. 357).

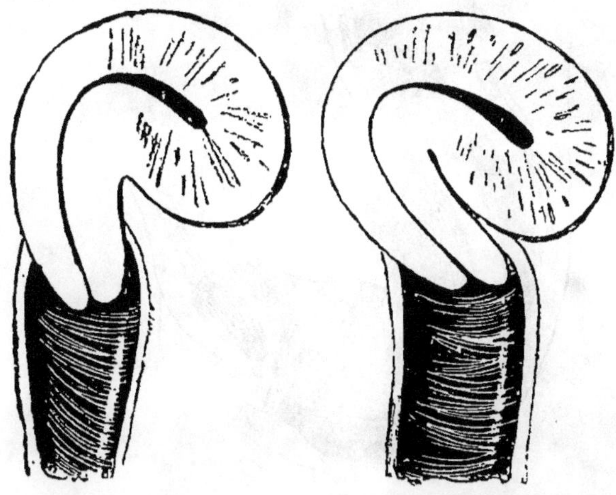

Fig. 356. — Antéflexion de l'utérus (Bouilly).

Il en est de même des déviations dans le plan transversal, mais dans ce cas l'axe autour duquel tourne l'utérus est antéro-postérieur. Si le fond se porte à droite et le col à gauche il y a *latéro-version droite*, l'inclinaison du fond à gauche et du col à droite donne lieu à la *latéro-version gauche*. Si le col reste dans sa situation normale et que le corps seul s'incline à droite ou à gauche, il y a *latéro-flexion droite* ou *gauche*.

Enfin, dans certains cas, l'utérus tourne sur place

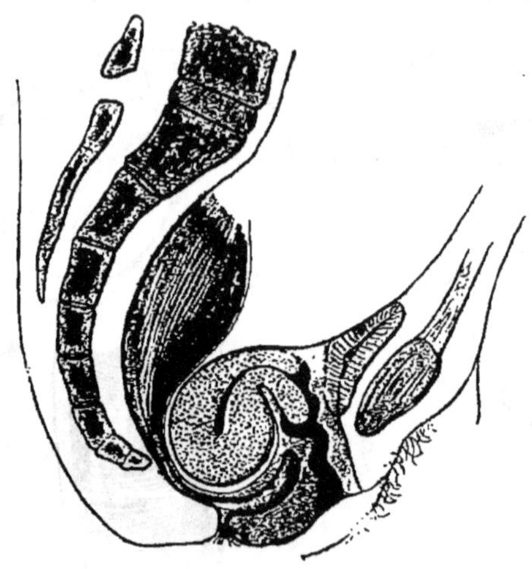

Fig. 357. — Rétroflexion de l'utérus (Bouilly).

autour d'un axe vertical, et sa face antérieure regarde ou à droite, *dextro-torsion*, ou à gauche, *lævo-torsion*.

Dimensions. — Elles varient avec l'âge et avec l'état physiologique des sujets ; la différence est peu considérable chez les femmes vierges et chez les nullipares, mais il y a des disproportions assez accentuées entre les dimensions de l'utérus d'une femme qui n'a pas eu d'enfants et d'une femme qui a eu une ou plusieurs grossesses.

	Longueur.	Largeur.
Nullipare.....	6 à 7 centimètres.	4 centimètres.
Multipare.....	7 à 8 —	5 —

L'épaisseur est d'environ 25 à 30 millimètres, le poids varie de 40 et 50 grammes chez la nullipare à 60 et 70 grammes chez la multipare. Pendant la menstruation l'utérus augmente de volume par suite de l'afflux sanguin considérable qui se produit à cette époque. Lorsque l'ovulation et la menstruation disparaissent vers l'âge de quarante-huit à cinquante ans (ménopause) l'organe de la gestation, dont le rôle est terminé, s'atrophie peu à peu en même temps qu'il devient scléreux.

Les rapports de longueur entre le corps et le col varient suivant les âges, c'est ainsi que chez la petite fille le col forme les trois cinquièmes de la longueur totale (fig. 358); à la puberté le corps s'allonge et devient à peu près aussi long que le col; chez les nullipares le corps l'emporte très légèrement sur le col; enfin chez les multipares le corps utérin représente les deux tiers ou les trois cinquièmes de la longueur totale de l'organe.

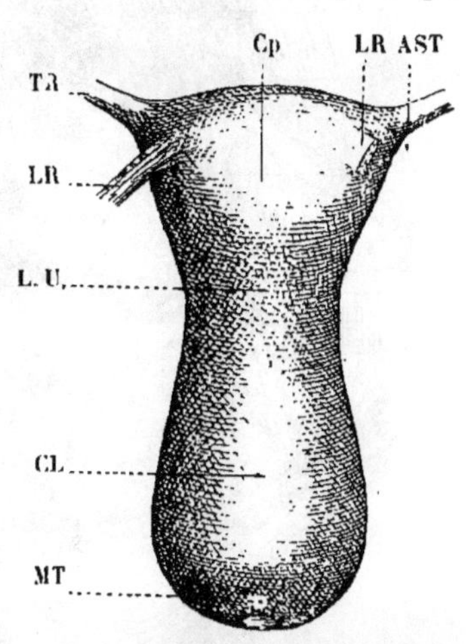

Fig. 358. — Utérus d'un fœtus à terme (Poirier).

Consistance. — Pendant la vie les parois utérines sont molles, malléables, elles conservent l'empreinte des organes voisins.

L'utérus est un organe creux, il présente donc à étudier une surface extérieure et une surface intérieure ou cavité.

Conformation extérieure et rapports. — La division de l'utérus en *corps* et en *col* permet d'étudier séparément ces deux parties.

1° Le *corps*, cône légèrement aplati d'avant en arrière, a deux faces, une antérieure et une postérieure, deux bords latéraux, et deux extrémités, une supérieure ou *fond* et une inférieure ou *isthme*.

La *face antérieure* ou *vésicale*, de forme triangulaire,

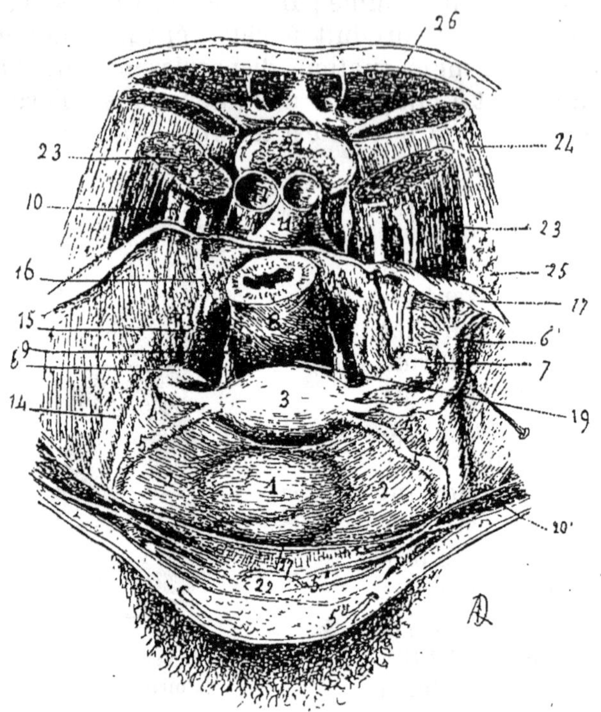

Fig. 359. — Rapports de l'utérus (d'après Testut).

1. vessie; 2. fossettes para-vésicales; 3. fond de l'utérus; 4. ligaments larges; 5. ligament rond venant s'attacher au pubis par ses faisceaux internes (5') et sur le pénil et la grande lèvre par ses faisceaux externes 5"; 6. trompe droite; 6'. pavillon de la trompe gauche ayant été attiré en haut pour montrer l'ovaire (7) du même côté; 8. rectum; 9. ligaments utéro-sacrés; 10. vaisseaux utéro-ovariens; 11. portion terminale de l'aorte; 12. veine cave inférieure; 13. vaisseaux iliaques primitifs; 14. vaisseaux iliaques externes; 15. quatrième vertèbre lombaire; 22. pubis; 23. psoas; 24. carré des lombes; 25, tissu cellulo-adipeux sous-péritonéal; 26. masse sacro-lombaire.

lisse et légèrement bombée, est recouverte par le *péritoine*, qui au niveau de l'isthme se réfléchit d'arrière en avant et remonte à la face postérieure de la vessie en formant ainsi le *cul-de-sac vésico-utérin*. Ce dernier varie d'aspect suivant l'état de vacuité ou de plénitude de la vessie, il ne renferme jamais d'anses intestinales d'après Rieffel, et il sépare l'utérus de la *face postérieure de la vessie* (fig. 345 et 359).

La *face postérieure* ou *intestinale* regarde plus en haut qu'en arrière, elle est plus convexe que la précédente; comme celle-ci elle est tapissée par le *péritoine*, qui descend jusque sur le vagin et se réfléchit ensuite en arrière sur le rectum, constituant ainsi un *cul-de-sac recto-vaginal* ou *cul-de-sac de Douglas*. L'espace situé entre le rectum et l'utérus ou *excavation recto-utérine* est occupé par le côlon pelvien ou par des anses grêles lorsque la vessie et le rectum sont vides, mais dès qu'un de ces réservoirs est distendu le contact devient immédiat entre l'utérus et le *rectum* (fig. 345 et 359).

Les *bords latéraux*, obliques de haut en bas et de dehors en dedans, sont convexes d'avant en arrière; ils présentent *deux lèvres* antérieure et postérieure constituées par l'union des lames du ligament large au tissu utérin, et un *interstice* en rapport avec l'artère utérine, les plexus veineux utérins, les lymphatiques, les nerfs et le tissu cellulaire du ligament large. En haut ils sont limités par la trompe, et en bas ils se continuent avec les bords du vagin.

L'*extrémité supérieure* ou *fond* (fig. 359) constitue la partie la plus large de l'utérus, elle est convexe transversalement chez la femme qui a eu des enfants, rectiligne chez la nullipare et concave chez le nouveau-né. A l'état normal le fond dépasse le plan du détroit supérieur de 2 à 3 centimètres. Il est en rapport avec les anses de l'intestin grêle, le côlon iléo-pelvien et quelquefois avec l'épiploon.

L'*extrémité inférieure* se continue avec le col.

2° Le *col* de l'utérus a été comparé à un barillet, car il a la forme d'un cylindre renflé à sa partie moyenne. L'insertion du vagin permet de le diviser en trois parties : une supérieure ou supra-vaginale, une inférieure ou intra-vaginale et enfin une partie intermédiaire correspondant à l'insertion du vagin (fig. 351).

a. La *portion sus-vaginale*, longue de 15 à 20 millimètres, est en rapport en *avant* avec la *vessie* grâce à une mince couche de tissu cellulaire facilement décollable et renfermant des artérioles et des veinules. Sa *face postérieure* est recouverte par le péritoine formant la paroi antérieure de l'arrière-fond de Douglas, qui la sépare du rectum. Sur les *bords latéraux* on trouve la *gaine hypogastrique*, l'*artère utérine*, qui à ce niveau décrit une courbe pour devenir ascendante, les *plexus veineux utéro-vaginaux*, les *nerfs* de l'utérus et enfin l'*uretère*, qui croise ce bord de haut en bas et d'arrière en avant.

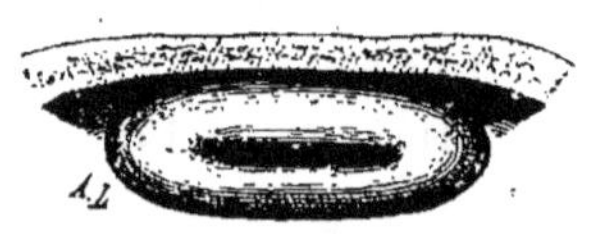

Fig. 360. — Orifice externe du col chez une fille vierge de 15 à 16 ans (Poirier).

b. La *portion intra-vaginale*, encore appelée *museau de tanche*, a la forme d'un cône à sommet tronqué et arrondi, long de 8 à 12 millimètres, large et épais de 20 à 25 millimètres; chez le fœtus il est long et mince, *museau de taupe*; chez la femme qui a eu des enfants il est globuleux ou aplati d'avant en arrière, il peut même disparaître en grande partie après plusieurs grossesses.

Sa surface externe unie et rosée est séparée des parois vaginales par une rigole circulaire ou *culs-de-sac du vagin* que nous avons étudiés précédemment.

Le sommet est percé d'une ouverture, *orifice externe du col*; celui-ci est punctiforme chez la vierge (fig. 360), petit et circulaire chez la nullipare; chez la femme qui a eu des enfants il a la forme d'une *fente transversale* de 10 à 15 millimètres limitée par deux *lèvres*, une *antérieure* épaisse, courte, plus accessible, et une *postérieure*, plus longue et accolée au vagin. Cette fente présente souvent des encoches, dues à des déchirures produites au cours des accouchements.

La *consistance* du museau de tanche varie avec les

conditions physiologiques : chez la nullipare il est résistant, comparable à la sensation fournie par le lobule du nez; il se ramollit pendant la grossesse, et présente des inégalités chez la multipare.

c. La *portion* qui correspond à l'insertion du vagin

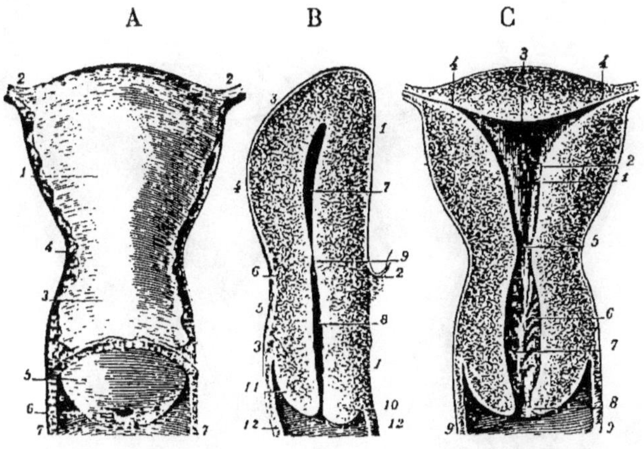

Fig. 361. — Utérus de vierge.

A. 1. son corps; 2 ses angles supérieurs; 3. son col; 4. isthme; 5. portion vaginale du col; 6. son orifice inférieur très petit et circulaire; 7. vagin.

B. 1. profil de sa face antérieure; 2. cul-de-sac vésico-utérin du péritoine partageant cette face en deux parties à peu près égales; 3. profil de la face postérieure; 4. corps de l'utérus; 5. son col; 6. isthme; 7. cavité du corps; 8. cavité du col; 9. son extrémité supérieure; 10. lèvre antérieure du museau de tanche; 11. sa lèvre postérieure; 12. vagin.

C. 1. cavité du corps; 2. son bord latéral gauche; 3. son bord supérieur; 4. ses angles latéraux infundibuliformes; 5. son angle inférieur; 6. cavité du col; 7. arbre de vie de sa paroi postérieure; 8. son extrémité inférieure; 9. vagin.

est constituée par une bande de 6 à 8 millimètres de haut dirigée obliquement de haut en bas et d'arrière en avant, le vagin s'insérant sur le col à un niveau plus élevé en arrière qu'en avant.

Conformation intérieure. — Au point de vue anatomique et physiologique, il faut étudier séparément la cavité du corps et la cavité du col.

1° La *cavité du corps*, de forme triangulaire, a deux faces, trois bords et trois angles (fig. 361). Les *faces* planes et lisses sont appliquées l'une contre l'autre, elles sont triangulaires avec base supérieure. Les *bords* sont au nombre de trois, deux latéraux et un supérieur

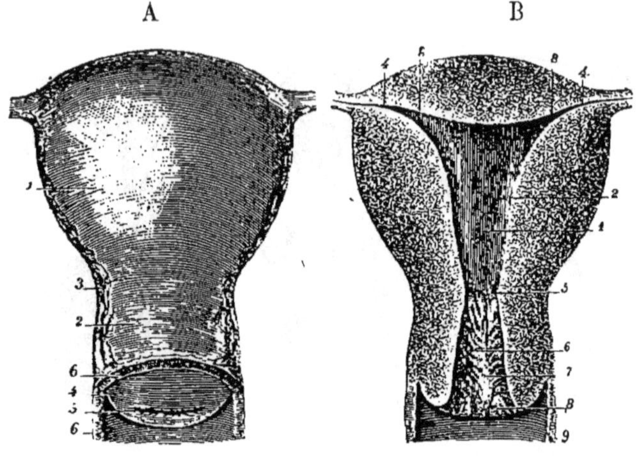

Fig. 362. — Utérus de multipare.

A. 1. corps de l'utérus remarquable par son volume très supérieur à celui du col; 2. son col dont la longueur est moins grande que celle du corps; 3. isthme; 4. museau de tanche; 5. orifice externe ou vaginal du col affectant chez la femme multipare la figure d'une fente transversale, à bords fendillés, crevassés; 6. extrémité supérieure du vagin se continuant avec le col au niveau de la base du museau de tanche.

B. — 1. cavité du corps; 2. son bord latéral gauche; 3. son bord supérieur ou base; 4. ses angles supérieurs ou latéraux infundibuliformes se continuant par leur sommet avec l'extrémité interne des trompes utérines; 5. son angle inférieur formant l'orifice supérieur ou interne du col; 6. cavité du col; 7. arbre de vie de la paroi postérieure; 8. lèvre postérieure de son orifice externe; 9. extrémité supérieure du vagin.

correspondant au fond de l'utérus; ils sont convexes chez la vierge (fig. 361) et concaves chez la femme qui a eu des enfants (fig. 362). Les *angles* correspondent à des orifices; les deux supérieurs sont percés de très fins pertuis, correspondant à l'ouverture de la trompe dans l'utérus ou *ostium uterinum*; ils sont cachés par des replis de la muqueuse que certains auteurs ont considérés comme des valvules. L'angle inférieur est formé par l'orifice qui met en communication le corps avec le col, c'est l'*orifice supérieur du col.*

2° La *cavité du col* a la forme d'un fuseau, c'est-à-dire qu'elle est étroite à ses deux extrémités et renflée à sa partie moyenne. On peut lui décrire deux faces, deux bords et deux extrémités : les *faces* sont antérieure et postérieure, elles portent sur la ligne médiane une crête d'où partent des saillies obliques en haut et en dehors. La réunion de ces différentes parties constitue l'*arbre de vie* (fig. 361 et 362), celui de la face antérieure n'est pas superposé à celui de la face postérieure, mais il lui est juxtaposé, l'arbre de vie antérieur est oblique de haut en bas et de droite à gauche, l'arbre de vie postérieur est oblique de haut en bas et de gauche à droite. Les arbres de vie existent chez la vierge, ils s'effacent dans leur partie inférieure chez la nullipare et ils disparaissent presque complètement chez la multipare.

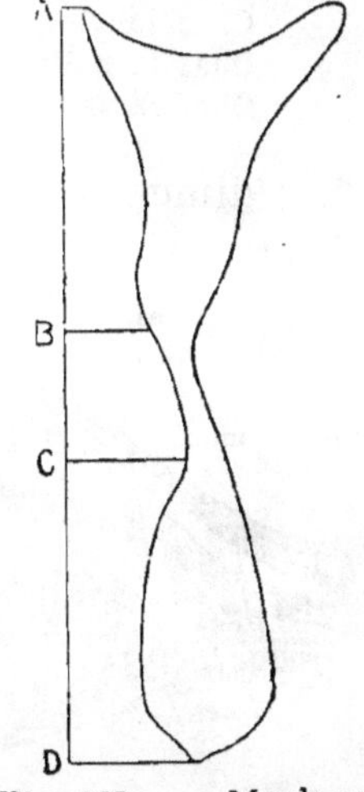

Fig. 363. — Moulage de la cavité utérine.

AB. corps; CD. col ; BC. isthme.

Les *bords* latéraux décrivent deux courbes qui se regardent par leur concavité. L'*extrémité supérieure* est constituée par l'*orifice supérieur* ou *interne* du col, c'est un véritable canal ou *isthme*, long de 5 à 6 millimètres et large de 4 à 5 millimètres; il s'oblitère à la ménopause. L'*extrémité inférieure* n'est pas autre chose que l'*orifice externe du col.*

3° *Dimensions intérieures.* — Les dimensions verticales de la totalité de la cavité utérine sont :

Chez la vierge................	45 à 50	millimètres.
Chez la nullipare..............	50 à 55	—
Chez la multipare..............	55 à 65	—

Elles peuvent être mesurées chez la femme vivante en employant un instrument spécial appelé *hystéromètre*.

Les dimensions verticales du corps sont :

Chez la vierge.................	22 à 26 millimètres.
Chez la nullipare...............	25 à 27 —
Chez la multipare..............	30 à 40 —

Les mêmes dimensions prises sur le col sont :

Chez la vierge......................	28 millimètres.
Chez la nullipare..................	25 —
Chez la multipare..................	22 —

Les dimensions transversales prises au niveau de la

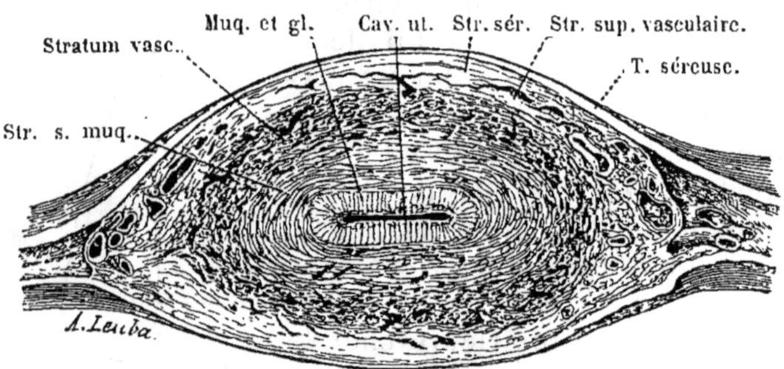

Fig. 364. — Section transversale du corps de l'utérus.

base équivalent à peu près à la moitié de la longueur totale, elles sont :

Chez la vierge et la nullipare...	20 à 24 millimètres.
Chez la multipare..............	30 à 33 —

La *capacité* de l'utérus de la nullipare est de 3 à 4 centimètres cubes, et de 5 à 6 centimètres cubes chez la multipare.

Structure. — L'utérus est constitué par trois tuniques : une externe séreuse, une moyenne musculaire (fig. 364, stratum), et une interne muqueuse (fig. 364); dans ces tuniques se trouvent des vaisseaux et des nerfs.

La *séreuse* est formée par le péritoine; celui-ci, après avoir recouvert la face postérieure de la vessie, se porte d'avant en arrière pour aborder l'utérus au niveau de l'isthme, cul-de-sac vésico-utérin. Il tapisse toute la face antérieure, le fond, et descend sur toute la face postérieure et même sur le vagin, dont il revêt la partie supérieure sur une longueur de 2 centimètres environ. A ce niveau il passe sur le rectum en formant le cul-de-sac recto-vaginal ou de Douglas. Les deux feuillets antérieur et postérieur du péritoine continuent leur chemin à droite et à gauche des bords de l'utérus, pour constituer les lames antérieure et postérieure des ligaments larges (fig. 365).

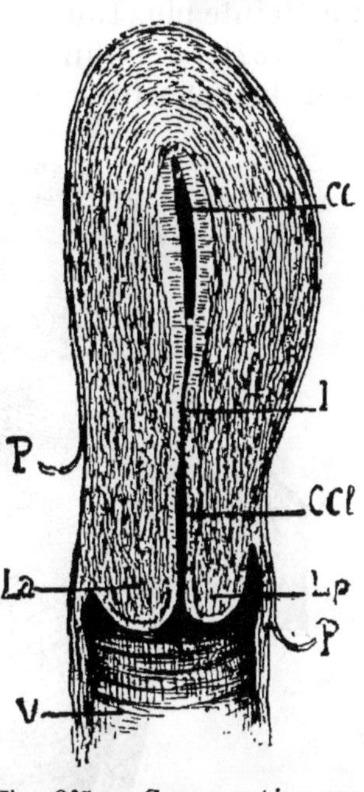

Fig. 365. — Coupe antéro-postérieure de l'utérus d'une multipare. Rapports du péritoine (Ribemont-Dessaignes).

V. paroi latérale du vagin; PP. péritoine recouvrant l'utérus et descendant plus bas en arrière qu'en avant; La. lèvre antérieure du col; Lp. lèvre postérieure; CCl. cavité cervicale; I. isthme de l'utérus; CC. cavité du corps.

La séreuse n'adhère intimement au tissu utérin qu'au niveau du fond et des deux tiers supérieurs du corps, surtout sur la ligne médiane; dans les autres points elle est unie à la tunique sous-jacente par du tissu cellulaire sous-péritonéal.

A. — La *tunique musculaire* est la plus épaisse, c'est elle qui compose presque entièrement la paroi de l'utérus. Elle est constituée par des *fibres musculaires lisses* enchevêtrées, réunies par une gangue conjonctive et élastique, et formant le *muscle utérin*, dont il est impossible à l'état normal de déterminer l'agencement des faisceaux. La grossesse, donnant à ces derniers un volume plus considérable et une teinte plus rouge, a permis à Suc (1753), à Mme Boivin (1821), et enfin à Hélie et Chenantais (1864), d'étudier la disposition des fibres musculaires de l'utérus.

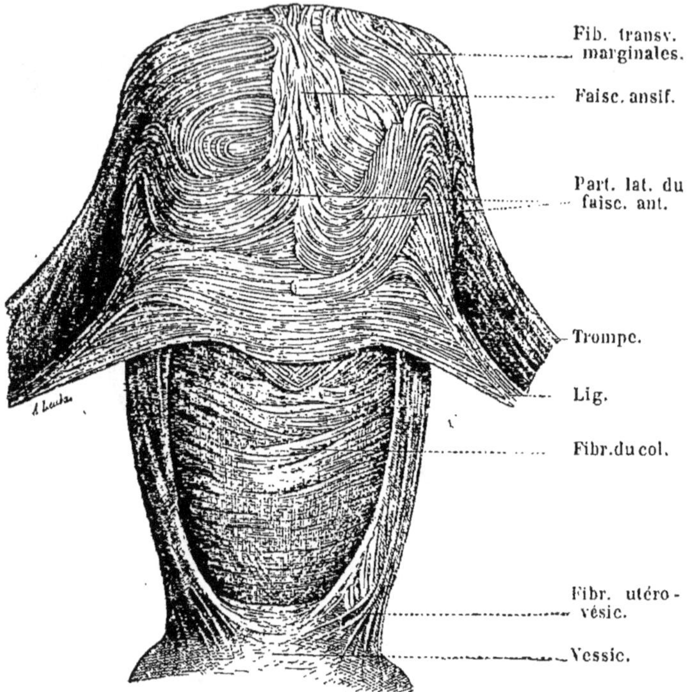

Fig. 366. — Surface antérieure de l'utérus. Fibres superficielles (Hélie et Chenantais).

On décrit trois couches, mais cette description est purement schématique.

a. La *couche externe* (fig. 366 et 367) est constituée : 1° par un *faisceau longitudinal*, large de deux centimètres environ, situé sur la ligne médiane des faces antérieure et postérieure et à cheval sur le fond, c'est le *faisceau ansiforme de Hélie*; et 2° par des *fibres transver-*

sates, les unes à direction horizontale, les autres à direction oblique. La plus grande partie entoure complètement l'utérus et se prolonge sur le col, mais les plus superficielles se portent dans les ligaments larges, les

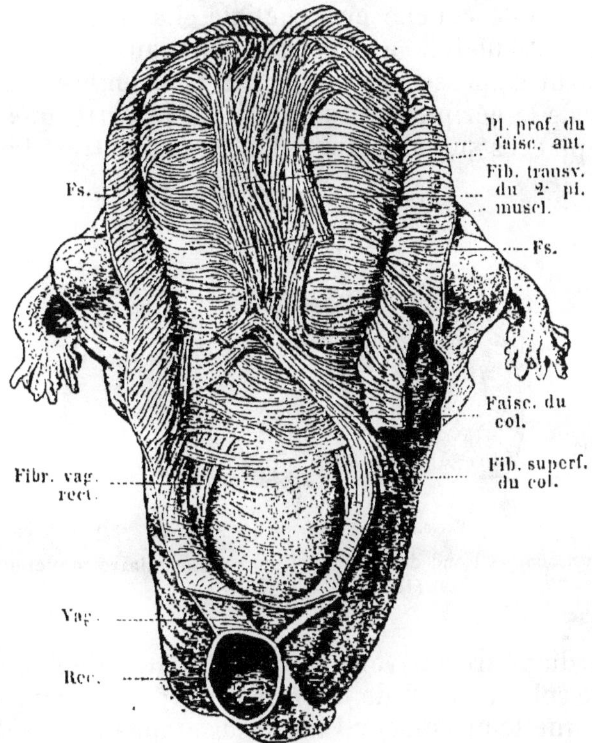

Fig. 367. — Face postérieure de l'utérus (Helie et Chenantais); 2e plan de la couche musculaire externe. Section vertico-médiane, ayant divisé les fibres superficielles (Fs).

ligaments ronds, les ligaments utéro-sacrés et dans la trompe.

b. La *couche moyenne* est la plus épaisse, elle constitue la moitié de la tunique musculaire et est limitée au corps. Les fibres qui la composent forment des faisceaux entrecroisés dans tous les sens, de là le nom de *couche plexi-*

forme qui lui a été donné; dans les mailles qu'elles limitent sont contenus de gros vaisseaux veineux ou *sinus utérins*. Ceux-ci transforment cette couche en une véritable éponge sanguine (stratum vasculosum), ils ont comme parois les fibres musculaires recouvertes d'une simple couche endothéliale. La disposition des fibres musculaires autour de ces canaux est spéciale, elles sont disposées sous forme d'*anses* embrassant une partie de la périphérie du vaisseau, de sorte que deux anses placées sur un même plan et aux extrémités d'un

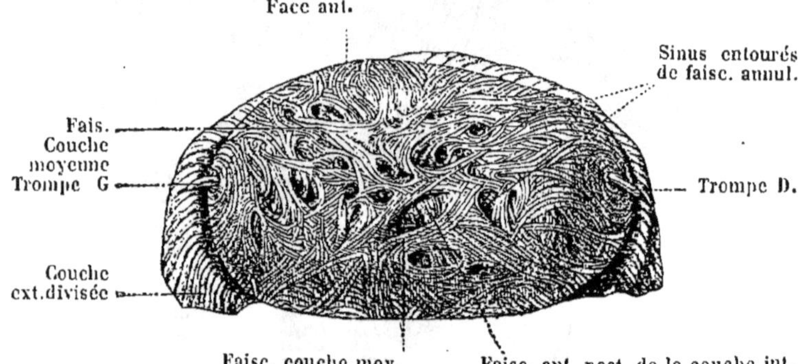

Fig. 368. — Fond de l'utérus. Couche musculaire moyenne (Hélie et Chenantais).

même diamètre peuvent par leur contraction jouer le rôle de sphincter ou de fil à ligature; c'est pour cette raison que le professeur Pinard les a appelées *véritables ligatures vivantes*. C'est à la contraction de cette couche musculaire qu'est due l'absence d'hémorragie après la délivrance (fig. 364 et 368).

c. La *couche interne* est constituée, en allant toujours de dehors en dedans: 1° par des *fibres circulaires*, les unes horizontales se prolongeant dans le col, et constituant au niveau de l'isthme une sorte de sphincter, les autres disposées autour des orifices des trompes; 2° par des *fibres profondes* ou *longitudinales* disposées en deux faisceaux triangulaires occupant la partie médiane des faces antérieure et postérieure; un grand nombre de ces fibres ont la forme de la lettre Z (fig. 369). Au niveau du col elles soulèvent la muqueuse et déterminent les saillies des arbres de vie.

B. — La *tunique muqueuse* tapisse toute la cavité utérine; elle se continue à la partie supérieure avec celle des trompes et à la partie inférieure avec celle du vagin; elle repose sur la tunique musculaire dont il est difficile de la séparer. Elle est différente dans le corps et dans le col.

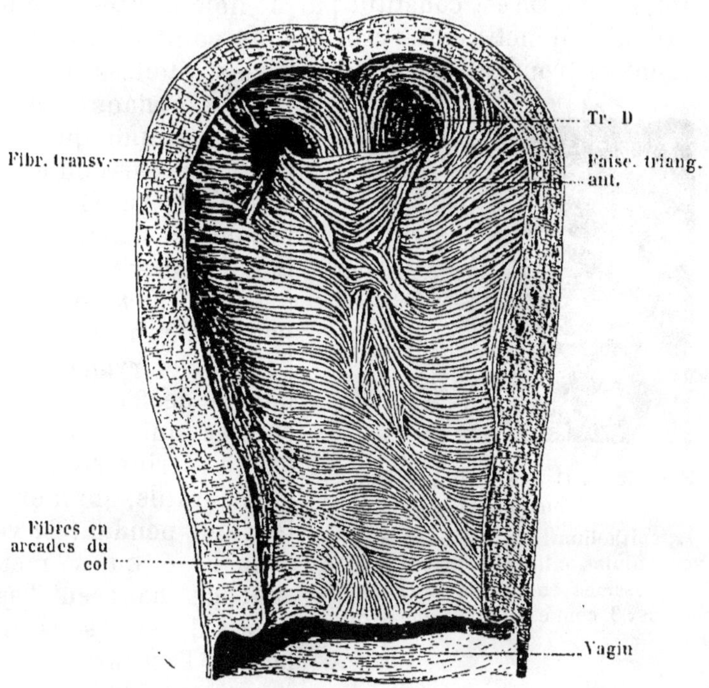

Fig. 369. — Surface interne de l'utérus (Hélie et Chenantais). Paroi antérieure; plan superficiel; paroi postérieure de l'utérus divisée sur la ligne médiane.

a. La *muqueuse du corps* (fig. 370) est d'un gris rosé, elle est lisse, molle, très friable, et s'altère rapidement après la mort; son épaisseur est d'un millimètre et demi à la partie moyenne, et d'un demi-millimètre au niveau du fond et de l'isthme. Unie en apparence elle présente une multitude de petites dépressions qui sont les orifices des glandes. Elle est formée d'un chorion et d'un épithélium, le *chorion* est constitué par de nombreuses fibrilles de tissu conjonctif entre-croisées, au point d'entre-croisement se trouvent des cellules plates, étoilées ou fusiformes, et dans les mailles une grande quantité de cellules arrondies ou ovoïdes, fusiformes autour des glandes et dans la couche profonde.

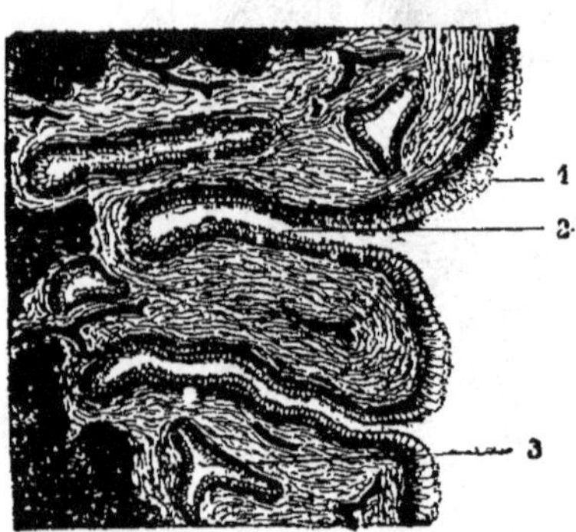

Fig. 370. — Coupe de la muqueuse utérine (Launois).

1. épithélium cylindrique stratifié avec cellules ciliées à la périphérie; 2. dépressions en culs-de-sac appelées glandes; 3. coupe oblique d'une dépression.

L'*épithélium* est formé par une rangée unique de *cellules cylindriques*, hautes de 25 à 30 μ, la surface qui regarde la cavité utérine porte des cils vibratils, qui n'existent que pendant la vie sexuelle et qui se meuvent de haut en bas, c'est-à-dire en sens opposé à l'ascension des spermatozoïdes.

Ces cellules renferment du protoplasma granuleux et un noyau à la partie moyenne. Enfin la muqueuse est pourvue d'une grande quantité de *glandes tubuleuses* simples ou bifurquées au niveau du fond, qui plonge quelquefois dans la tunique musculaire. Certains auteurs prétendent qu'elles ont une paroi propre formée par une membrane conjonctive; leur épithélium est cylindrique à cils vibratils, ceux-ci se meuvent du fond vers l'orifice glandulaire. Elles sécrètent comme tout l'épithélium utérin du mucus alcalin, aussi la plupart des auteurs les considèrent comme de simples dépressions de la muqueuse, destinées à servir de réserve à l'épithélium et à lui permettre de se régénérer après chaque époque menstruelle et surtout après l'accouchement.

b. La *muqueuse du col* est plus pâle, plus épaisse, plus consistante, sa surface interne est soulevée pour former l'arbre de vie dont les plis secondaires et tertiaires sont muqueux; du côté de la tunique musculaire avec laquelle elle se confond sa limite est plus nette. Son *chorion* est riche en éléments fibrillaires conjonctifs et en fibres élastiques, et pauvre en cellules, c'est le type du tissu conjonctif adulte.

Le revêtement *épithélial* est formé par des cellules cylindriques ciliées plus hautes et moins larges, le noyau est voisin de la partie basale de la cellule. Près de l'orifice inférieur du col ou *zone de transition*, d'autant plus élevée que la femme n'est plus vierge et qu'elle a eu des enfants, l'épithélium prend le *type pavimenteux stratifié*, qui se continue sur le *museau de tanche*.

Les *glandes du col* sont de moins en moins nombreuses à mesure qu'on approche de l'orifice externe, elles sont *tubuleuses simples*, *ramifiées* ou *composées* et sont formées par une membrane d'enveloppe anhiste tapissée d'une rangée unique de cellules cylindriques ciliées ou caliciformes. Elles ont pour but de sécréter un mucus épais, visqueux, transparent, qui, pendant la grossesse, forme le *bouchon muqueux*.

Quand l'orifice des glandes vient à s'oblitérer, le produit de sécrétion s'accumule dans la cavité glandulaire, la distend et constitue un petit kyste soulevant la muqueuse; on a donné à ces kystes le nom d'œufs de Naboth. Cet auteur les avait pris pour des ovules greffés sur la muqueuse cervicale.

C. — *Vaisseaux et nerfs.* 1° Les *artères* viennent de trois sources, la principale est l'*artère utérine*, branche de l'hypogastrique. Elle naît au niveau de la symphyse sacro-iliaque et se porte presque aussitôt dans la base du ligament large jusqu'au niveau de la portion supra-vaginale du col de l'utérus; en ce point elle change de direction et monte en décrivant des flexuosités le long du bord utérin jusqu'à la corne utérine; elle se divise alors en deux branches, l'une inférieure s'anastomosant avec l'artère ovarienne, l'autre supérieure formant l'artère tubaire interne (fig. 371). Dans tout son trajet elle a fourni des branches, dont les principales sont les *artères vésico-vaginales* nées au niveau du col, puis une série de branches transversales qui se portent sur les deux faces de l'utérus. Les artérioles qui pénètrent dans la paroi utérine sont hélicines et vont former dans la couche moyenne un riche réseau, stratum vasculosum, d'où naissent des rameaux externes pour la couche musculaire externe et pour le péritoine, et des rameaux internes pour la couche musculaire profonde et pour la muqueuse. Dans cette tunique, les artérioles constituent deux réseaux, l'un profond autour des culs-de-sac des glandes, l'autre superficiel sous l'épithélium.

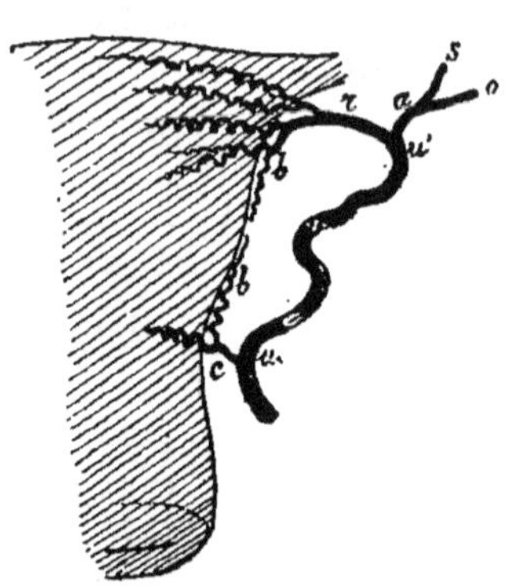

Fig. 371. — Type vasculaire de l'utérus (schéma d'après Fredet).

L'utérine (*uu"*) s'éloigne du bord de l'utérus dans la dernière partie de son trajet ascendant, et se termine par deux branches divergentes; l'artère rétrograde du fond (*r*) et l'artère annexielle (*a*), celle-ci presque aussitôt subdivisée en ovarienne (*o*) et salpingienne (*s*). L'artère rétrograde du fond s'anastomose, par une de ses branches avec une artère du corps (*c*) au contact même du tissu utérin.

Les artères accessoires sont l'*artère utéro-ovarienne*, dont une branche vient s'anastomoser avec une fournie par l'utérine, et l'*artère funiculaire*, qui naît de l'épigastrique et remonte vers l'angle de l'utérus en suivant le ligament rond.

2° Les *veines* de l'utérus sont remarquables par leur nombre, leur volume et par leur absence de valvules.

Toutes les veinules des parois convergent vers les gros vaisseaux ou *sinus utérins* de la couche musculaire moyenne, ceux-ci à leur tour se déversent dans des veines situées le long des bords de l'utérus dans l'épaisseur des ligaments larges, ce sont les *plexus utérins*, qui donnent naissance en bas à deux *veines utérines*, affluents des veines hypogastriques, en haut à des veines qui s'anastomosent avec celles de la trompe et de l'ovaire pour constituer le *plexus utéro-ovarien* ou *pampiniforme* (fig. 372). Celui-ci forme les veines utéro-ovariennes, qui vont dans la région lombaire se jeter à droite dans la veine cave inférieure, à gauche dans la veine rénale gauche. Enfin de la partie supérieure des plexus utérins

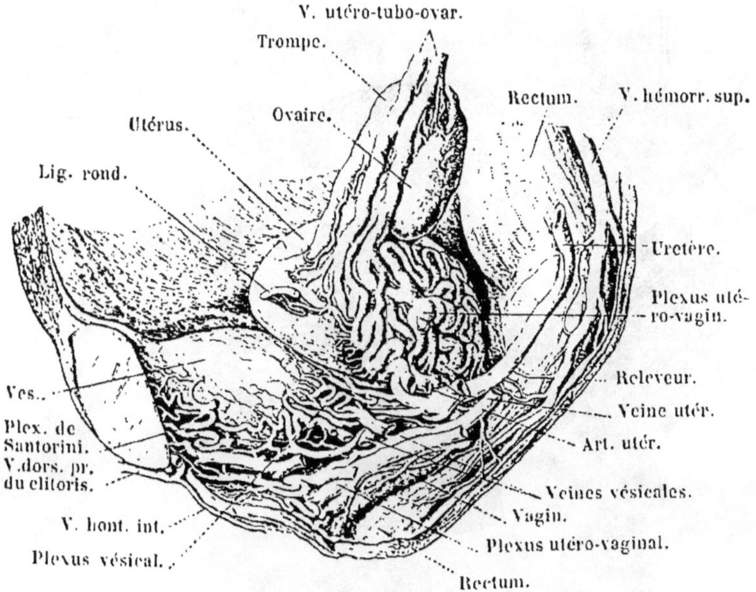

Fig. 372. — Veines des viscères pelviens de la femme, vues après ablation des plexus veineux superficiels. Le péritoine est presque entièrement enlevé (Spalteholz).

s'échappent encore les veines du ligament rond, qui vont se terminer en partie dans la veine épigastrique, en partie dans la veine fémorale.

3° Les *lymphatiques* prennent naissance dans les différentes tuniques de l'utérus, et ils forment dans chacune d'elles de très riches plexus. Au niveau de la *muqueuse* ils naissent dans le chorion sous forme de fentes ou de

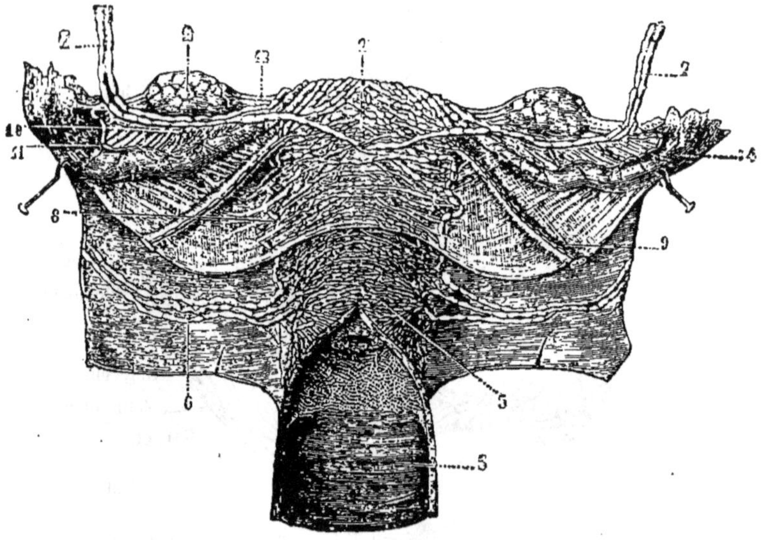

Fig. 373. — Lymphatiques de l'utérus (Poirier).

1. utérus; 2. ovaire; 3. vagin; 4. trompe; 5. lymphatiques du col; 6. groupe de lymphatiques inférieurs; 7. groupe de lymphatiques supérieurs; 8. lymphatiques moyens; 9. ligament rond.

lacunes, ils sont surtout développés dans la muqueuse cervicale.

Les lymphatiques de la *musculeuse* se disposent en trois plans : l'interne a ses vaisseaux dirigés transversalement, l'externe dans le sens longitudinal; quant au plan moyen il est constitué par de larges canaux dilatés en certains points et rétrécis en d'autres et dirigés obliquement.

Tous ces vaisseaux de même que ceux de la séreuse viennent aboutir à un riche *plexus sous-séreux* situé dans le tissu cellulaire sous-péritonéal, qui entoure l'utérus. De ce *réseau périphérique* partent trois groupes différents (fig. 373) : au niveau du fond de l'utérus ce sont 2 ou 3 troncs de *lymphatiques supérieurs*, qui se portent en dehors dans l'épaisseur du ligament large, s'accolent à ceux de l'ovaire et de la trompe et vont se jeter dans les *ganglions lombaires*. Du même point partent également des vaisseaux plus grêles, qui se portent dans le ligament rond pour aboutir en partie aux *ganglions iliaques externes*, en partie aux *ganglions du pli de l'aine*, c'est le *groupe moyen*. Enfin les *lymphatiques inférieurs* résumant la circulation du col sont représentés par 3 ou 4 vaisseaux, qui suivent le trajet de l'artère utérine et vont se jeter dans 2 ou 3 ganglions situés à la bifurcation de l'iliaque primitive.

4° Les *nerfs* proviennent de sources multiples : *plexus utéro-ovarien*, né lui-même du plexus lombo-aortique, *plexus utérin*, issu du plexus hypogastrique, *plexus hypogastrique*, *troisième et quatrième nerfs sacrés*, *grand sympathique*. Les deux premiers plexus suivent le trajet des vaisseaux pour se rendre à l'utérus, les autres viennent se réunir sur les parties latérales du col pour constituer le *plexus fondamental* de l'utérus, ou *plexus latéro-cervical*, riche en ganglions. Quelquefois il n'y a qu'un seul ganglion, plus volumineux et appelé *ganglion de Frankenhaüser*. Les rameaux, qui pénètrent dans l'utérus, sont constitués les uns par des fibres à myéline, les autres par des fibres de Remak ; ils se rendent aux différentes tuniques de l'organe, soit comme nerfs moteurs, soit comme nerfs sensitifs, soit comme nerfs vasomoteurs. Dans les muscles les filets se terminent par les taches motrices de Ranver, et dans la muqueuse ils forment des plexus péri-acineux.

§ II. PHYSIOLOGIE DE L'UTÉRUS

L'utérus ne joue son rôle dans l'organisme que pendant la *vie sexuelle* de la femme, c'est-à-dire de la *puberté* à la *ménopause*. Pendant cette période, qui commence à l'âge de douze, quinze ou seize ans et finit à l'âge de quarante-cinq ans, l'utérus a deux fonctions à remplir : l'une, mensuelle et régulière, est caractérisée par un écoulement sanguin, c'est la *menstruation*; l'autre, qui exclut la première, entre en jeu lorsqu'il y a eu *fécondation*. L'utérus est en effet destiné à recevoir l'œuf fécondé, à le protéger et à le nourrir pour lui permettre de se développer, il est ensuite chargé de se contracter pour expulser le produit de conception arrivé à son complet développement.

1. FONCTION DE L'UTÉRUS EN DEHORS DE LA GROSSESSE. MENSTRUATION

La menstruation est une fonction de la vie génitale de la femme, elle se produit *périodiquement* tous les vingt-huit jours en moyenne : de là les noms de *règles*, *époques*, *ordinaires*, *mois*, *menstrues*, donnés à ce phénomène.

Elle se manifeste sous forme d'un écoulement sanguin par la vulve, accompagné souvent de phénomènes généraux d'*ordre congestif*, maux de tête, migraines, névralgies, état nerveux, douleurs lombaires quelquefois très intenses, etc. Au début et à la fin le sang est poisseux, sa *couleur* rosée au commencement de l'écoulement prend une teinte plus foncée pendant la période d'état, puis elle pâlit; la coloration varie d'ailleurs beaucoup avec la santé générale, c'est ainsi que le sang est rutilant chez les pléthoriques et pâle chez les chlorotiques. Il ne se coagule pas s'il se mélange au liquide vaginal; il a une odeur particulière, souvent forte et comparée à celle de la fleur de souci, elle paraît due à des altérations qui se produisent dans les voies génitales. La quantité de sang perdu à chacune des époques menstruelles est variable, 100 à 250 grammes; elle est presque toujours la même chez une même femme, mais elle diffère avec les sujets; l'écoulement est continu ou intermittent et il dure de trois à huit jours, c'est en général pendant la troisième ou la quatrième journée que la femme *perd le plus*. Les examens microscopiques du liquide expulsé n'ont constaté dans celui-ci que des globules rouges et blancs et des cellules épithéliales.

C'est l'utérus et non le vagin, qui est la source du sang menstruel, comme on peut le constater avec le spéculum; ce fait est admis par tout le monde, mais les avis diffèrent lorsqu'il s'agit d'expliquer la cause de cet écoulement sanguin. Williams prétend que la muqueuse tout entière subit une dégénérescence graisseuse et s'exfolie, véritable *caduque menstruelle* dont la chute laisse largement ouverts les vaisseaux; Engelmann limite la dégénérescence graisseuse à la partie superficielle de la muqueuse, qui tombe à chaque période.

Pour Léopold, l'hémorragie résulte de l'extravasation des globules hors des capillaires les plus voisins de la cavité utérine. Cet épanchement soulevant la couche la plus superficielle de la muqueuse la détruit et l'entraîne. Enfin de Sinéty soutient que la muqueuse ne subit aucune destruction, il s'appuie sur les examens qu'il a faits d'utérus de femmes mortes pendant la période menstruelle, et sur l'absence de cellules cylindriques à cils vibratils dans le sang des règles. Pour cet auteur la menstruation n'est constituée que par des ruptures vasculaires.

Il existe cependant des cas où la muqueuse utérine est expulsée en bloc ou par lambeaux, souvent au prix de vives douleurs, *dysménorrhée membraneuse*, et il a été démontré récemment que ce phénomène pouvait se produire dans un utérus normal.

Puberté. — L'établissement de la menstruation est le

signe physique le plus apparent qui indique une période nouvelle de la vie féminine, la *puberté*. C'est alors que le bassin se développe, que les seins grossissent, que les poils apparaissent sur le pubis, la nature se transforme en vue de la reproduction. Lorsque toutes ces modifications sont achevées, la jeune fille est *nubile*, c'est-à-dire apte non pas à être fécondée, car cette aptitude apparaît à la puberté, mais à faire les frais d'une grossesse.

La menstruation fait son apparition tantôt tout d'un coup, tantôt à la suite de phénomènes précurseurs pouvant se manifester pendant plusieurs mois : les uns sont locaux, pesanteur dans le bas-ventre, douleurs lombaires ou inguinales, coliques, ballonnement du ventre, gonflement et sensibilité des seins, écoulement de mucosités; les autres sont généraux, changements de caractères, irritabilité, symptômes nerveux, chlorose, etc.

L'époque d'apparition des premières règles est sous la dépendance de l'*énergie du sens génital* et elle varie suivant la température moyenne des régions : dans les climats chauds elle apparaît vers la douzième année, dans les climats tempérés vers la quatorzième année, et dans les climats froids vers la quinzième année. Plus la température est élevée plus la menstruation est précoce; l'éducation et le régime alimentaire ont aussi une influence : les jeunes filles des grandes villes sont réglées plus tôt que celles des campagnes, les classes riches avant les classes pauvres.

La menstruation s'établit donc en moyenne de douze à quinze ans, mais on constate des menstruations précoces, huit à douze ans, et des menstruations tardives, vingt à trente ans. Il faut savoir aussi que certains nouveau-nés perdent du sang par la vulve quelques jours après leur naissance.

Quant à la *nubilité*, elle suit les mêmes modifications que la puberté ; en France la loi l'a fixée à quinze ans, mais dans la pratique on l'a reportée à la dix-huitième année.

Ménopause. — La ménopause est l'âge de la cessation

des règles, l'*âge critique*, le *retour d'âge*. Son apparition est très variable, en général de quarante-cinq à cinquante ans. Il est rare qu'elle soit brusque; elle débute d'ordinaire par des irrégularités portant sur la durée, la quantité ou la fréquence du flux menstruel. Ces modifications dans la physiologie génitale s'accompagnent souvent de troubles généraux d'ordre congestif, étourdissements, migraines, bouffées de chaleur, douleurs lombaires.

Lorsqu'on enlève les ovaires d'une femme jeune, on la met dans les mêmes conditions qu'une femme atteinte par la ménopause.

Il est intéressant de rechercher la cause déterminante de la menstruation; la plupart des physiologistes la considèrent comme un réflexe, dont le point de départ siège dans la rupture d'un follicule de de Graaf. C'est la *loi de Négrier*, niée par certains gynécologistes prétendant que la menstruation est indépendante de l'ovulation, et qu'elle n'est qu'une fonction de l'utérus liée au mode d'évolution de la muqueuse utérine. Ils s'appuient pour soutenir leur théorie sur les *faits d'ovulation sans menstruation*, démontrée par des grossesses survenant chez les femmes non réglées, menstruation non établie, allaitement, ménopause, et sur les *faits de menstruation sans ovulation*, dans les cas de persistance des règles après ablation des deux ovaires.

2. FONCTION DE L'UTÉRUS PENDANT LA GROSSESSE

L'ovule fécondé dans la trompe vient se greffer dans l'utérus, qui subira un certain nombre de modifications en rapport avec ses nouvelles fonctions. Il augmente de volume et s'hypertrophie pour permettre à l'œuf de se développer et de se nourrir. Lorsque celui-ci a été chassé, un travail de régression et de réparation se produit, afin de rendre à la matrice sa constitution normale et afin de la mettre en état de recevoir un nouvel ovule fécondé et de pouvoir supporter une nouvelle grossesse.

La gravidité réveille dans l'utérus des propriétés latentes : la *sensibilité* souvent peu accentuée, l'*irritabilité*, l'*extensibilité*, qui permet à l'utérus de prendre des proportions quelquefois très considérables (jusqu'à 30 litres de liquide amniotique), la *contractilité*, mise en jeu pendant la grossesse et surtout au moment du travail, et enfin la *rétractilité*, qui intervient aussitôt après la sortie du fœtus.

Les contractions de l'utérus sont *lentes*, elles durent près de deux minutes et sont dirigées du fond vers le col; elles déterminent à l'intérieur de l'organe une pression de 30 à 37 millimètres de mercure, alors qu'à l'état de repos elle est de 20 à 25 millimètres et de 35 millimètres lorsque la paroi abdominale y ajoute son action.

Représentée en *poids*, cette pression équivaut à 88 kilogrammes, et à 154 kilogrammes si les muscles abdominaux sont contractés en même temps.

§ III. MODIFICATIONS ANATOMIQUES EN RAPPORT AVEC CERTAINS ÉTATS PHYSIOLOGIQUES

L'utérus subit des modifications de configuration extérieure, de rapports et de structure pendant la menstruation, pendant la grossesse et après l'accouchement.

1. MODIFICATIONS PENDANT LA MENSTRUATION

Pendant les quelques jours qui précèdent les règles et pendant l'écoulement sanguin l'utérus augmente de volume, il devient plus gobuleux et plus mou, le museau de tanche est tuméfié et violacé, son orifice est légèrement ouvert.

La muqueuse du corps seule s'épaissit, devient inégale, et prend une teinte rougeâtre; les vaisseaux se dilatent et les glandes deviennent plus volumineuses et tortueuses; tous ces phénomènes sont purement d'origine congestive. Le sang s'échappe alors par diapédèse et par rupture des vaissaux capillaires, il infiltre la couche superficielle du chorion, puis traverse l'épithélium en le soulevant et en le perforant. Après l'écoulement sanguin il y a une phase de réparation, la muqueuse redevient pâle, l'épithélium détruit se régénère par caryocinèse aux dépens des cellules restées intactes.

2. MODIFICATIONS PENDANT LA GROSSESSE

La grossesse produit du côté de l'utérus des modifications qui portent beaucoup plus sur le corps que sur le col. Le corps utérin augmente de volume, de capacité et de poids, il change de forme, de situation, de direction, de rapports et de consistance.

MODIFICATIONS GÉNÉRALES

1° Corps. — Le corps est transformé en une masse globuleuse, dont le volume à terme est 21 fois plus grand qu'à l'état de vacuité. A *trois mois* le corps arrondi a 9 centimètres dans toutes ses dimensions, et à quatre mois 12 centimètres.

Dans la deuxième partie de la grossesse l'augmentation porte surtout sur la longueur, aussi l'utérus prend-il une forme elliptique.

Dimensions.	à 6 mois.	à terme.
Longueur	22 centimètres.	35 centimètres.
Largeur	16 —	24 —
Épaisseur	16 —	22 —

Cet accroissement en volume ne tient pas seulement à la *distension*, il dépend aussi de l'*hypertrophie* de ses tuniques et de la *formation* de nouvelles fibres musculaires.

Capacité. — Sa capacité moyenne est de 5 litres, mais dans les cas d'hydramnios il peut renfermer des quantités considérables de liquide amniotique, 10, 20 et même 30 litres.

Poids. — A terme il pèse environ 20 fois plus qu'à l'état de vacuité, c'est-à-dire de 1 000 à 1 200 grammes, lorsque son contenu a été évacué.

Forme. — Pendant les trois premiers mois il est à peu près sphérique, puis, les dimensions longitudinales devenant prépondérantes, il prend une forme ovoïde.

Cette forme se modifie dans un certain nombre de cas : chez les multipares par exemple l'utérus a tendance à se développer transversalement; c'est du reste ce qui se produit dans les présentations de l'épaule et dans certaines grossesses gémellaires.

Situation. — Sa situation change avec l'âge de la grossesse; son fond en montant déborde la symphyse pubienne, longe la paroi abdominale, atteint l'ombilic et vient se placer au-dessous des fausses côtes. Au début de la grossesse l'utérus est uniquement pelvien, et il devient rapidement abdominal. A deux mois le fond est situé un peu au-dessus du pubis, à trois mois il est à 7 cent. au-dessus du pubis, à cinq mois il est à un travers de doigt au-dessus de l'ombilic, à sept mois et demi il est au niveau de la partie inférieure des fausses côtes, à huit mois il se loge dans la concavité du diaphragme, à neuf mois il est redescendu et affleure le rebord inférieur des fausses côtes.

Direction. — L'axe de l'utérus occupe rarement la ligne médiane, le plus souvent il s'incline à droite par son extrémité supérieure; cette déviation paraît due au paquet intestinal attiré à gauche par la direction du mésentère. En même temps l'utérus tourne autour de son grand axe et regarde à droite par sa face antérieure; le bord gauche, ainsi ramené en avant, rend plus superficiels l'ovaire et le ligament rond du même côté; aussi peut-on sentir ces organes par le palper de l'utérus gravide.

Rapports. — La *face antérieure* est le plus souvent directement accolée à la paroi abdominale amincie, à la partie inférieure elle est en rapport avec la vessie. Il est rare que l'épiploon ou les anses intestinales glissent entre l'utérus et la paroi.

La *face postérieure* repose sur la *colonne vertébrale* qui y laisse une empreinte, elle est par conséquent en contact avec l'*aorte* à gauche et la *veine cave* inférieure à droite, ce qui explique les gênes de la circulation constatées souvent au cours de la grossesse ; elle est également en rapport avec les *reins* et les *uretères*, qui peuvent être pincés entre le bas-fond de la vessie et le détroit supérieur, de là les accidents d'hydronéphrose et même de pyélonéphrite signalés pendant la grossesse. Dans l'excavation il répond au rectum, aux nerfs sacrés, à l'origine des sciatiques, à l'angle sacro-vertébral. Enfin les cornes utérines sont au voisinage du paquet intestinal, du côlon transverse, de l'estomac, du bord antérieur du foie et des dernières fausses côtes.

Les *bords* donnent attache aux ligaments larges hypertrophiés ; ils sont côtoyés par les artères utérines devenues artères puerpérales. Ces bords sont en rapport avec les vaisseaux iliaques internes et externes, les nerfs obturateurs, le psoas, le cæcum et l'appendice, le côlon ascendant à droite, avec le côlon ilio-pelvien et le côlon descendant à gauche.

Consistance. — A la fin de la grossesse l'utérus, dont l'épaisseur moindre qu'à l'état normal varie de 2 à 8 millimètres, est mou et flasque.

2° **Col.** — Les modifications cervicales sont peu accentuées : le col subit une légère hypertrophie et conserve sa longueur jusqu'au début du travail. Chez la primipare sa forme de barillet s'accentue, et son orifice externe reste fermé ; chez la multipare au contraire cet orifice est largement béant, ce qui donne au col la forme dite *en éteignoir*.

La cavité est comblée par le *bouchon muqueux*, sécrété

par les glandes cervicales, et destiné à arrêter l'ascension des micro-organismes du vagin.

Le tissu se ramollit progressivement de bas en haut; le *ramollissement* du col entier est terminé à la fin du neuvième mois pour permettre l'*effacement*. Celui-ci se fait de haut en bas, c'est-à-dire de l'orifice interne, fermé jusqu'à la fin de la grossesse, jusqu'à l'orifice externe fermé chez la primipare, entr'ouvert chez la multipare.

A la fin de la grossesse il arrive souvent que l'utérus s'abaisse et que le col se rapproche de la vulve en même temps qu'il se porte en arrière et à gauche, par suite du plus grand développement de la partie antérieure du *segment inférieur* [1].

MODIFICATIONS DE STRUCTURE

1° La tunique externe ou *péritonéale* suit le développement de l'utérus en se distendant et en s'hypertrophiant, elle continue à adhérer au tissu sous-jacent jusqu'au-dessus de l'anneau de Bandl, *ligne de ferme attache du péritoine.*

2° La tunique moyenne ou *musculaire* augmente par *hypertrophie*, ses fibres musculaires devenant de 7 à 11 fois plus longues et de 2 à 7 fois plus larges, et par *hyperplasie*, c'est-à-dire par production de fibres nouvelles. Ranvier prétend que les fibres lisses deviennent striées à la fin de la grossesse.

3° La tunique interne ou *muqueuse* prend le nom de *caduque*, parce qu'elle est destinée à tomber après l'expulsion des annexes du fœtus. Elle s'épaissit en même temps que l'ovule est fécondé, et elle devient irrégulière, accidentée; le petit œuf apporté dans l'utérus se loge dans un des replis, dont les bords se développent

1. Le corps de l'utérus gravide a été divisé en trois parties ou segments superposés; celui qui est le plus rapproché du col porte le nom de segment inférieur. Certains accoucheurs prétendent que la partie supérieure du col entre dans la constitution de ce segment inférieur; cette théorie est loin d'être admise par tous.

pour l'entourer complètement, constituant ainsi la *caduque réfléchie* ou *ovulaire*. La portion de caduque correspondant au point de contact de l'ovule porte le nom de *caduque inter-utéro-placentaire* ou *sérotine*; le reste de la caduque forme la *caduque utérine* ou *directe*.

Au fur et à mesure que l'œuf se développe, il comble le vide de la cavité utérine; au troisième mois la caduque ovulaire se trouve au contact de la caduque utérine et au quatrième mois il y a fusion de ces deux caduques.

Dès le début de la grossesse des modifications histologiques importantes se produisent, l'épithélium cilié disparaît, les glandes en tubes s'allongent et deviennent tortueuses, et les cellules deviennent très complexes. A partir du troisième mois la caduque utérine cesse de s'accroître, elle s'atrophie et s'amincit jusqu'à quatre mois, époque à laquelle elle se soude avec la caduque ovulaire atrophiée déjà depuis un mois. A terme les deux caduques réunies se présentent sous la forme d'une matière glutineuse et rougeâtre.

Quant à la caduque inter-utéro-placentaire, elle est destinée à former le *placenta maternel*, aussi se développe-t-elle d'une façon continue.

La *muqueuse cervicale* n'entre pas dans la constitution des caduques, elle s'épaissit, et ses glandes s'hypertrophient pour sécréter le bouchon gélatineux.

4° Le *système vasculaire* de l'utérus subit également des modifications importantes pendant la période gravide. Les *artères*, augmentées de volume et de longueur, décrivent un plus grand nombre de tours de spire (artères hélicines), elles ne pénètrent dans les caduques qu'au niveau de la portion placentaire. Les *veines* sont surtout abondantes dans la couche musculaire moyenne, où elles constituent les *sinus* utérins. Ceux-ci sont extrêmement nombreux dans la région qui avoisine le placenta, et à ce niveau ils se continuent directement avec les *lacs sanguins placentaires*. Les *lymphatiques* subissent également une augmentation de volume, surtout dans la tunique interne considérée comme un vaste ganglion lymphatique.

3. MODIFICATIONS APRÈS L'ACCOUCHEMENT

Après l'expulsion du fœtus et de ses annexes, l'utérus,

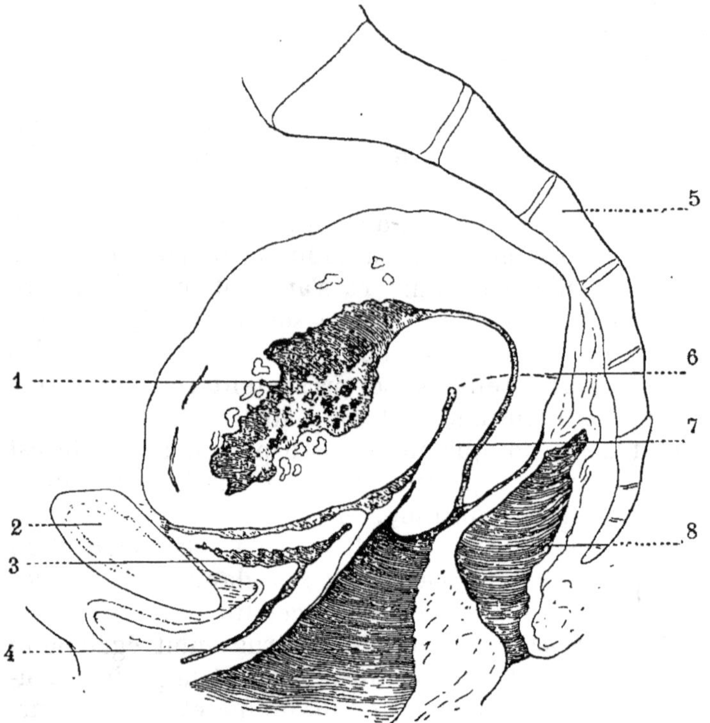

Fig. 374. — Coupe antéro-postérieure du bassin d'une nouvelle accouchée. Situation et direction de l'utérus (d'après Bar et Démelin).

1. cavité utérine; 2. symphyse; 3. vessie; 4. vagin; 5. sacrum; 6. orifice interne du col; 7. col; 8. rectum.

en vertu de sa propriété rétractile, diminue brusquement de volume, mais il a encore 18 à 20 centimètres de hauteur, dont 13 centimètres pour le segment supérieur épais (3 centimètres), et 7 centimètres pour le segment inférieur et le col plus minces (8 à 10 millimètres).

La muqueuse du segment supérieur est tomenteuse, grisâtre, recouverte de fragments de caduque; celle du segment inférieur est rosée et lisse.

Dans les jours qui suivent, l'utérus va revenir lentement et progressivement sur lui-même, cette période d'*involution* dure six semaines environ; à partir du quinzième jour l'utérus est rentré dans le petit bassin et la régression est moins rapide qu'au début.

Le *péritoine* revient moins vite sur lui-même que le myométrium, aussi forme-t-il des plis auxquels on a donné le nom de replis de Duncan.

Le plus grand nombre des *fibres musculaires* diminuent de longueur et d'épaisseur, tandis que certaines d'entre elles dégénèrent; il en est de même des fibres élastiques et conjonctives.

Les artères s'oblitèrent ou se rétrécissent, le sang se coagule dans les sinus et les caillots se transforment en tissu conjonctif.

La *muqueuse utérine* se reforme aux dépens de l'épithélium des culs-de-sac glandulaires et du chorion muqueux après la chute de la caduque.

§ IV. PATHOLOGIE DE L'UTÉRUS

Lésions traumatiques. — Les *ruptures utérines* en dehors de l'accouchement peuvent être occasionnées par l'introduction dans l'utérus d'un hystéromètre ou d'un instrument piquant (aiguille à tricoter); cet accident est fréquent dans les *tentatives d'avortement criminel*; une péritonite mortelle en est le plus souvent la terminaison.

Affections inflammatoires. — Les inflammations de l'utérus sont nombreuses et fréquentes, elles portent le nom de *métrites*; la lésion, d'abord localisée à la muqueuse, *endométrite*, gagne le muscle utérin, *métrite parenchymateuse*. Souvent au début le col seul est malade, au si décrit-on séparément la *métrite du col*; enfin, suivant l'évolution, la métrite est *aiguë* ou *chronique*.

Métrite aiguë. — La cause de la métrite aiguë est la pénétration de microbes dans la muqueuse, aussi la verra-t-on apparaître le plus souvent lorsque l'utérus est largement ouvert, comme cela se voit après un accouchement ou après un avortement.

L'affection débute par un frisson avec claquements de dents, et par le malaise qui accompagne tout commencement d'infection; l'abdomen devient douloureux, surtout dans la région hypogastrique. Puis apparaissent des *hémorragies* et des *écoulements muqueux ou muco-purulents*.

Si on fait un *toucher vaginal* on constate que le vagin est chaud et douloureux, que l'utérus est augmenté de volume et que la pression détermine une douleur très aiguë. L'inflammation peut se propager au péritoine et tout le cortège de la *péritonite* apparaît. En dehors de l'état puerpéral un apaisement se produit au bout d'une quinzaine de jours; les lésions peuvent persister et devenir le point de départ d'une *métrite chronique*.

Le *traitement* consiste à faire des irrigations vaginales chaudes et antiseptiques, et, en cas de réaction péritonéale, à appliquer sur la région hypogastrique une vessie de glace (fig. 399).

Métrite chronique. — Encore appelée *endométrite* ou *catarrhe utérin*, elle survient sous l'influence d'une *infection* de la muqueuse par des éléments septiques; aussi retrouve-t-on toujours dans les antécédents pathologiques de la malade des avortements, des suites des couches fébriles, des infections blennorragiques, comme la vulvite et la vaginite à gonocoques. Elle peut être *chronique d'emblée* ou succéder à une *métrite aiguë*.

Les malades éprouvent dans le bas-ventre une sensation de *gêne* et de *pesanteur*, qui s'accentue pendant la marche et au moment des règles; quelquefois c'est une véritable *douleur* avec irradiations soit du côté des lombes, soit du côté des cuisses. La *leucorrhée* est constante et plus ou moins abondante, la *menstruation* subit des modifications variées, les règles ont une durée plus longue et elles se rapprochent, des *hémorragies* surviennent entre les périodes menstruelles, les femmes se plaignent d'être toujours dans le sang.

En dehors de ces symptômes *locaux* on note encore un retentissement à distance comme le *ténesme vésical et rectal*, des *névralgies* sciatiques, crurales, des *troubles dyspeptiques*. L'état général tout entier est influencé, aussi la physionomie prend-elle une teinte grise terreuse, les yeux sont excavés, c'est le *facies utérin*.

Les symptômes physiques permettent de compléter le diagnostic, le *palper* seul donne peu de renseignements, mais s'il est combiné au *toucher* vaginal, on peut apprécier l'augmentation de volume de l'utérus tout entier, et sa sensibilité, le col est gros, tuméfié, entr'ouvert. Au *spéculum* on constate la coloration violacée du col, l'épaississement des lèvres, l'ouverture du canal cervical, dont la muqueuse est bourgeonnante, ulcérée et recouverte de glaires jaunâtres ou verdâtres.

Syphilis de l'utérus. — Le chancre induré peut se localiser sur le col et passer inaperçu. A la deuxième période le col peut être le siège de syphilides ulcéreuses ou papuleuses, enfin la période tertiaire peut amener le développement de tissu scléreux; c'est là la cause principale de la *rigidité syphilitique* du col, constatée dans certains cas au cours de l'accouchement.

Tumeurs. — Les tumeurs utérines sont très importantes, car, en dehors de leur retentissement sur l'état général, elles ont une influence sur la grossesse et sur le travail. On en distingue deux variétés : les tumeurs *bénignes* représentées par les *fibromes* et les *polypes*, et les tumeurs *malignes* représentées par le *cancer*.

Fibromes de l'utérus. — Les fibromes de l'utérus sont le plus souvent constitués par une hypertrophie du tissu musculaire de l'utérus, *myome*, et du tissu fibreux, *fibrome*. De là le nom de *fibro-myome* donné à cette variété de tumeur. Ils sont assez fréquents, 20 pour

100 des femmes d'après Bayle; ils se développent pendant la période d'activité sexuelle, c'est-à-dire de vingt à quarante-cinq ans, de préférence chez les nullipares et après trente-cinq ans; ils sont rares après la ménopause.

Leur volume est extrêmement variable, les uns sont *petits*, noisette, noix; les autres sont *moyens*, orange, tête de fœtus; d'autres sont volumineux, tête d'adulte; ils peuvent même atteindre des poids considérables, 15 et 20 kilogrammes.

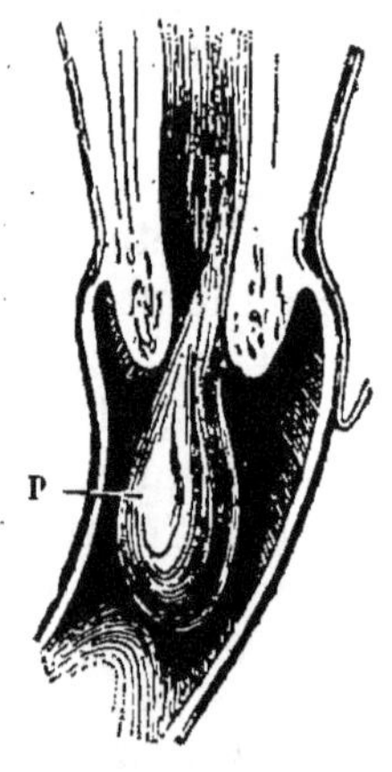

Fig. 375. — Polype muqueux ayant franchi le col (Bouilly).

Tantôt il n'y a qu'une tumeur, tantôt au contraire elles sont multiples, c'est en général dans ce cas qu'elles sont petites et diffuses, *utérus fibromateux*.

Développés dans la couche musculaire de l'organe, ils peuvent y rester inclus, *fibromes interstitiels*, ou se porter en dehors en refoulant le péritoine, *fibrome sous-péritonéal*, ou bien faire saillie du côté de la muqueuse, *fibrome sous-muqueux* (fig. 376). Lorsque la tumeur cesse d'être contenue dans l'épaisseur de la paroi, elle reste implantée sur celle-ci par une large base, elle est *sessile*; ou elle y est rattachée par un pédicule plus ou moins long, *fibrome pédiculé*. Les fibromes pédiculés sous-muqueux constituent les *polypes fibreux* de l'utérus (fig. 377).

Le développement, plus fréquent dans le corps que dans le col, détermine une hypertrophie et des modifications de forme et de situation de l'utérus.

Lorsqu'on coupe un fibrome, on constate qu'il est dur et crie sous le couteau, la surface de section est blanche si c'est du tissu fibreux, rougeâtre si le tissu musculaire prédomine.

On y rencontre quelquefois des transformations *kysti-*

ques, des dégénérescences *graisseuses* ou calcaires. Enfin le fibrome peut s'atrophier, s'enflammer, se gangrener et suppurer. Sous l'influence de la grossesse il s'hypertrophie rapidement, et subit le plus souvent après

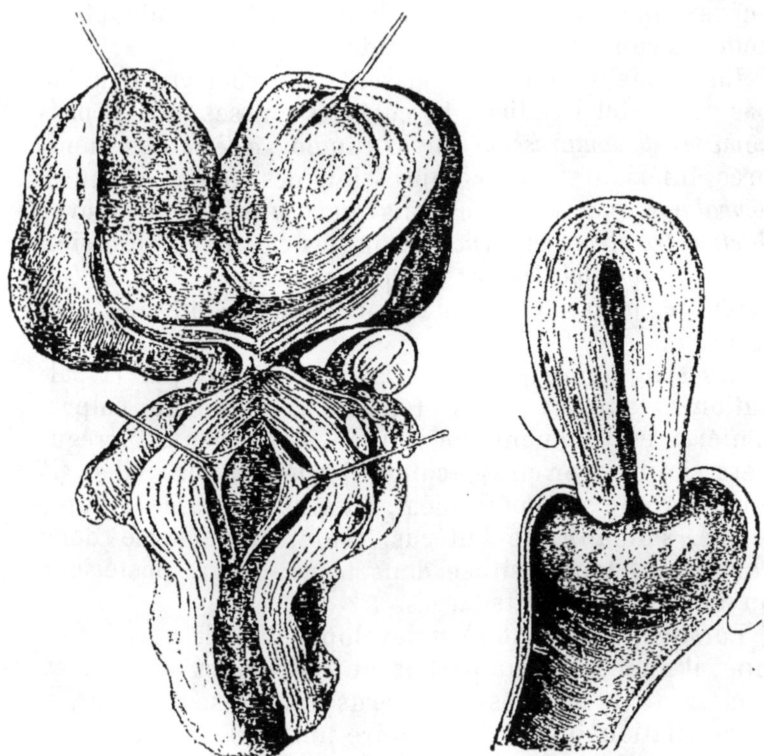

Fig. 376. — Fibromes multiples de l'utérus (Bouilly).

Fig. 377. — Polype fibreux sorti du col.

l'accouchement une phase régressive, qui dans certains cas même en a amené la disparition complète.

Symptômes. — L'évolution peut être insidieuse, mais le plus fréquemment elle détermine un certain nombre de symptômes, dont le plus important est l'*hémorragie*. Au début, celle-ci se manifeste d'ordinaire au moment des règles, qui deviennent abondantes et durent 10 et 15 jours, ce sont des *ménorragies*. Puis les pertes se produisent en dehors des périodes menstruelles, *métrorragies* plus ou moins prolongées.

Lorsque l'écoulement sanguin a cessé, la malade accuse une *leucorrhée* abondante, rosée, semblable à celle du cancer, mais non fétide.

En même temps apparaissent des *douleurs* dans le bas-ventre ou irradiées du côté des cuisses, et des *phénomènes de compression* par la tumeur, *œdème* des membres inférieurs par compression des veines iliaques, *névralgies* par compressions nerveuses, *dysurie* avec *miction fréquente et difficile* dans les cas de compression vésicale, *constipation* par compression du rectum, *hydronéphrose*, *anurie* et *urémie* par compression des uretères.

Les symptômes physiques sont reconnus par la palpation et surtout par le toucher combiné au palper. L'utérus est augmenté de volume, sa surface est irrégulière si on est en présence de fibromes diffus. S'il s'agit d'un fibrome sous-péritonéal, on sent une tumeur dure, ferme, solidaire de l'utérus, tantôt très élevée dans l'abdomen, tantôt située dans le cul-de-sac postérieur ou dans les ligaments larges.

Lorsque le fibrome s'est développé dans la cavité utérine, il s'accompagne parfois de symptômes semblables à ceux de la grossesse, l'utérus est gros, résistant, à l'auscultation on peut entendre un bruit de souffle par vascularisation exagérée; on peut alors penser à une insertion vicieuse du placenta à cause des hémorragies. Dans les cas de polypes fibreux, on peut sentir la tumeur faisant saillie dans la cavité du col, elle peut même être expulsée sous l'influence des contractions de l'utérus.

La *marche* est généralement progressive, il est rare que le fibrome se rétracte avant la ménopause.

Il peut déterminer des phénomènes de *péritonite* lorsqu'il s'enflamme, il contracte alors des adhérences avec les organes voisins; la fréquence des hémorragies peut déterminer des symptômes d'*anémie aiguë* et de *cachexie* se terminant par la mort.

Sa présence dans la cavité utérine est une cause de stérilité ou d'avortement. Si la femme va jusqu'à terme, il peut gêner l'accouchement et nécessiter une intervention.

Cancer de l'utérus. — Le cancer de l'utérus est le plus fréquent des néoplasmes de la femme; d'après Simpson un tiers des femmes mourraient de cancer utérin. Il se développe surtout entre quarante et cinquante ans et se localise sur le col. Il appartient le plus souvent à la classe des *épithéliomes* et se présente soit sous la forme *ulcéreuse*, soit sous la forme *végétante* ou *papillaire*, soit sous la forme *nodulaire* ou *parenchymateuse*, caractérisée par des nodules qui infiltrent le tissu sous-muqueux. Il a tendance à gagner les parties environnantes, aussi envahit-il le vagin, la vessie, le rectum, le corps de l'utérus, il peut même se propager à distance par la voie lymphatique et déterminer des *cancers métastatiques* dans le foie et le poumon.

Symptômes. — Il se développe souvent d'une façon insidieuse; ses principaux signes sont les *métrorragies* fréquentes, moins abondantes mais plus tenaces que celles du fibrome, la *leucorrhée roussâtre et fétide*, les *douleurs* dans le bas-ventre et à distance. La cachexie s'installe peu à peu et les malades ont le *facies jaune paille des cancéreuses.*

Il n'est pas rare de noter des *troubles de la miction* des *alternatives de diarrhée et de constipation*, de la *phlegmatia alba dolens*, signe de mauvais augure précédant de peu la *mort*.

Les *symptômes physiques* sont constatés par le *toucher* qui permet de sentir un col ulcéré et détruit ou au contraire augmenté de volume par infiltration de noyaux; dans d'autres cas ce sont des végétations en choux-fleurs faisant saillie dans le vagin; celui-ci peut être induré et rétréci dans son calibre par invasion cancéreuse.

Le *spéculum* permet de contrôler les sensations fournies par le toucher.

La durée moyenne est de quinze à dix-huit mois, et la marche est plus rapide chez les femmes jeunes et pendant la grossesse, qui paraît donner un coup de fouet à l'évolution de la tumeur.

Lorsque le cancer a permis la fécondation, il peut être une cause d'avortement ou d'accouchement prématuré; au moment du travail, l'infiltration pathologique du col peut déterminer un cas grave de dystocie.

Le cancer primitif du corps de l'utérus est rare, il s'agit le plus souvent d'un *carcinome* et quelquefois d'un *sarcome*, il s'accompagne des mêmes signes objectifs que le cancer du col.

Déplacements de l'utérus. — En étudiant la situation normale de l'utérus nous avons passé en revue un certain nombre de déplacements sur place, *flexions* et *versions*; il nous reste à étudier les déplacements à distance, c'est-à-dire les différents *prolapsus* de l'utérus et les *inversions*.

Prolapsus. — Lorsque les moyens de fixité de l'utérus, ligaments et vagin, se relâchent, la matrice, sous l'influence d'une augmentation de pression abdominale au cours d'un effort ou en vertu de son propre poids, descend dans le vagin, soit brusquement (*prolapsus de force*), soit lentement et progressivement (*prolapsus de faiblesse*). Le col se rapproche de la vulve sans sortir du vagin, premier degré ou *prolapsus partiel, abaissement de l'utérus, descente de matrice*; le col sort de la vulve et entraîne une partie de la paroi vaginale, deuxième degré ou *prolapsus* proprement dit, *prolapsus utéro-vaginal* (fig. 378); dans ce dernier cas le col est ordinairement allongé et hypertrophié.

Il existe des prolapsus congénitaux, mais ils sont fort rares; c'est le plus souvent chez les grandes multipares après quarante ans qu'on rencontre cette infirmité. Il se produit quelquefois brusquement pendant la *grossesse* ou dans les mois qui suivent l'accouchement.

Au début, la femme éprouve une sensation pénible de *pesanteur* dans le bas-ventre pendant la station verticale, et de la *gêne dans la miction* et dans la *défécation*, par suite de la *cystocèle* et de la *rectocèle* qui accompagnent toujours le prolapsus. Lorsque le col est continuellement hors de la vulve, il se produit des excoriations et des ulcérations de la muqueuse du museau de tanche.

Le traitement consiste à *réduire* l'utérus avec la main

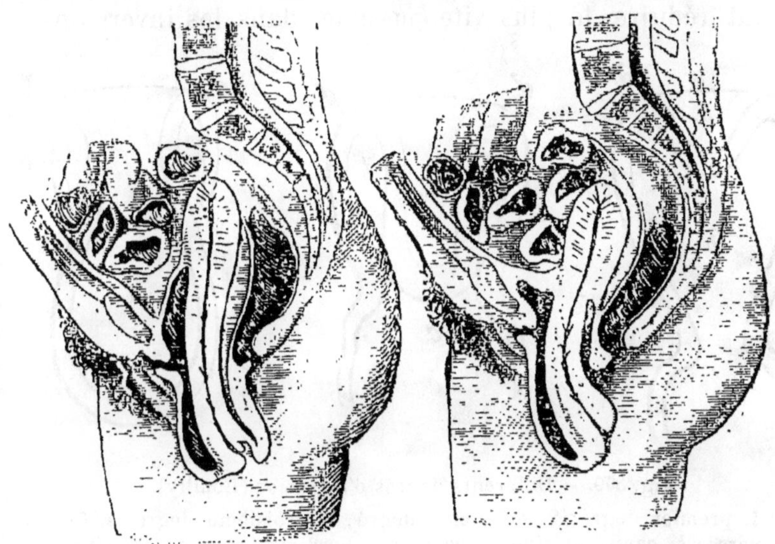

Fig. 378. — Prolapsus de l'utérus avec cystocèle (Bouilly).

et à le *maintenir réduit*; on y parvient soit en faisant porter un *pessaire*, soit surtout en faisant une intervention chirurgicale ayant pour but ou de fixer l'utérus dans sa situation normale, *hystéropexie*, ou de réparer le périnée, *périnéoraphie*, ou même d'enlever complètement l'utérus, *hystérectomie vaginale*.

Inversion. — On donne le nom d'inversion de l'utérus au renversement de l'organe sur lui-même. Le fond se déprime et vient faire une saillie dans le corps, quelquefois même dans le col qu'il peut dépasser.

Dans un premier degré, il y a une simple dépression du fond en cul de fiole; dans un deuxième degré le fond franchit le col et fait saillie dans le vagin, enfin dans un troisième degré l'utérus, complètement retourné en doigt de gant, a franchi l'orifice vulvaire et montre sa muqueuse au dehors (fig. 379).

Cet accident est rare en dehors de l'accouchement; la muqueuse utérine, devenue superficielle, saigne facilement et s'infecte. Dans les inversions obstétricales il faut réduire le plus vite possible, dans les inversions

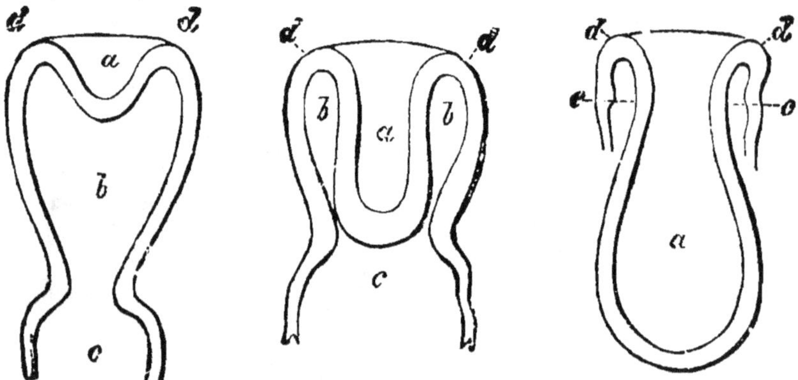

Fig. 379. — Différents degrés d'inversion (Bouilly).

1. premier degré; 2. deuxième degré; 3. troisième degré; *a.* fond inversé; *b.* cavité utérine; *c.* vagin; *d.* bord supérieur de la dépression formée par le fond inversé.

pathologiques on est le plus souvent obligé de faire l'hystérectomie.

Malformations. — L'*absence* complète de l'utérus est rare; le *développement rudimentaire* est plus fréquent, au moment de la puberté, il a échappé à la poussée qui se produit habituellement du côté des organes génitaux internes. Cet *utérus infantile* s'accompagne d'une absence de développement des ovaires et des trompes, tandis que les organes génitaux externes peuvent être normaux.

Les *anomalies de forme* sont basées sur des vices de développement des canaux de Müller; au nombre de deux, ceux-ci doivent s'accoler dans leurs trois quarts inférieurs et la cloison de séparation disparaît pour former une cavité unique à l'utérus en haut, au vagin en bas.

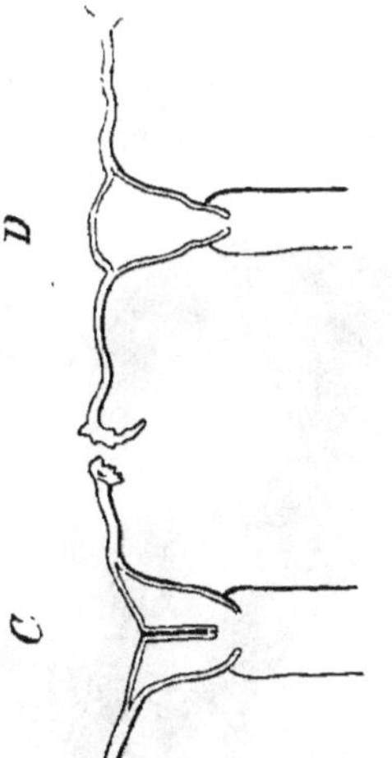

Si un des canaux de Müller s'arrête dans son développement, l'autre sera chargé de donner naissance à l'utérus qui sera *unicorne*; quelquefois une *corne rudimentaire* s'ouvre au niveau de l'orifice interne du col.

Si les deux canaux de Müller non fusionnés se sont développés séparément, on aura l'*utérus double* ou *didelphe* avec *vagin double* (fig. 381); si la fusion s'est faite seulement dans la partie inférieure il y aura un utérus double avec un seul vagin et un seul col, *utérus bicorne*. La jonction des deux canaux de Müller dans les trois quarts inférieurs de leur portion utérine donne naissance à l'*utérus cordiforme*, c'est-à-dire à un utérus dont le fond présente une dépression.

Fig. 380. — Malformations utérines (d'après Debierre).

A. utérus duplex (double, bicorne) : forme de certains rongeurs (écureuil, lièvre, marmotte).
B. utérus bicorne unicervical ; type des carnassiers, ruminants, solipèdes, pachydermes, insectivores, de la plupart des chéiroptères, des cétacés et des lémuriens.
C. utérus biloculaire (bipartite de plusieurs auteurs) : type du cobaye, du rat, de l'agouti.
D. utérus simple : type allongé du singe, globuleux de l'homme.

L'accolement des deux canaux sans disparition de la cloison de séparation forme l'*utérus biloculaire*, ou *septus*, ou encore *bipartitus*. La résorption de la cloison peut se faire dans la moitié inférieure seule, de là l'*utérus semi-partitus*.

Parmi les autres anomalies constatées il faut signaler les *atrésies du col* par imperforation (congénitale) ou par

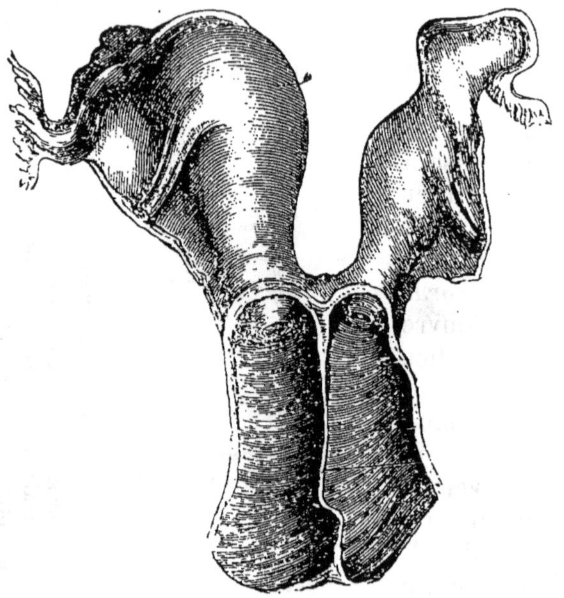

Fig. 381. — Utérus double et vagin double.

occlusion (acquise), qui sont une cause de rétention des règles ou *hématométrie*, les *sténoses du col* ou rétrécissements congénitaux ou acquis, les *atrophies du corps et du col*, qui peuvent survenir à la suite d'un accouchement par *superinvolution*.

TROUBLES DE LA MENSTRUATION

1° **Aménorrhée**. — On donne ce nom à l'absence de la menstruation pendant la période d'activité sexuelle; elle est *normale* avant la puberté, après la ménopause, pendant la grossesse et pendant la lactation.

Au cours de la vie sexuelle elle reconnaît deux variétés de causes : 1° les *anomalies* et les *altérations de l'utérus et de ses annexes*, comme l'absence ou l'état rudimentaire de l'utérus, les tumeurs et la sclérose de l'ovaire, la castration bilatérale; 2° les *troubles de la nutrition*, les *maladies générales*, les *affections nerveuses*, etc.

L'aménorrhée s'accompagne souvent de *signes congestifs*, bouffées de chaleur, vertiges, céphalée, douleurs lombaires, de *sécrétions supplémentaires* comme la diarrhée, d'*éruptions cutanées*, d'*hémorragies* auxquelles on a donné le nom de *menstruation supplémentaire*. Ce sont des épistaxis, des hémoptisies, des hématémèses, des flux hémorroïdaires, etc.

2° **Ménorragie**. — La ménorragie est l'exagération de la quantité de sang éliminé à une période menstruelle. Elle est due soit à une cause *locale*, maladies de l'utérus ou des annexes, soit à une cause *générale*, fièvres, maladies aiguës, hémophilie, maladie de Bright, etc.

3° **Dysménorrhée**. — On donne le nom de dysménorrhée à toute menstruation irrégulière, difficile et surtout douloureuse. Elle est occasionnée soit par une absence de développement des ovaires ou une maladie des annexes, soit par une déviation ou une affection de l'utérus.

La dysménorrhée s'accompagne quelquefois d'élimination de la muqueuse utérine, c'est la *dysménorrhée membraneuse*, qui est extrêmement douloureuse et qui se produit dans l'endométrite.

ARTICLE III

TROMPES DE FALLOPE

§ I. ANATOMIE

On donne le nom de *trompe de Fallope*, ou de *trompe utérine*, ou encore d'*oviducte*, à deux conduits situés sur les parties supérieures et latérales de l'utérus. Elle

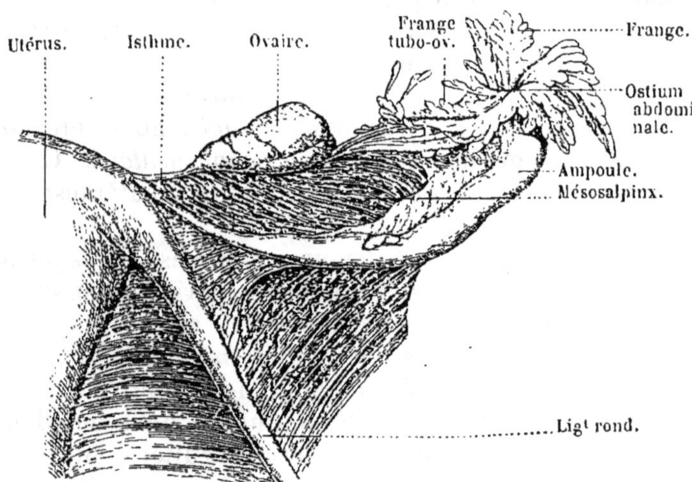

Fig. 382. — La trompe gauche, vue par sa face antérieure (Poirier).

s'étend de cet organe à l'ovaire et est contenue dans l'*aileron moyen du ligament large*, qui constitue à ce niveau le *mésosalpinx*. Ses déplacements sont subordonnés à ceux de l'utérus et de l'ovaire; par sa portion interne elle fait corps avec le premier, par sa partie externe elle est reliée au second par le *ligament infundibulo-ova-*

rique ou *tubo-ovarien* et à la paroi du petit bassin par le ligament *infundibulo-pelvien.*

La trompe cylindrique dans la plus grande partie de sa longueur s'évase au niveau de son extrémité externe, c'est à cette vague ressemblance avec la trompette antique (tuba) qu'elle lui doit son nom de trompe. Longue de 14 centimètres en moyenne, elle est repliée sur elle-même et a été divisée en plusieurs segments; celui qui est contenu dans l'épaisseur de la paroi utérine forme la *portion interstitielle* ou *intra-pariétale*, 1 centimètre; vient ensuite une portion étroite et rectiligne, longue de 3 centimètres, c'est l'*isthme de Barkow*; puis une portion plus large et contournée ayant 8 centimètres de long, c'est l'*ampoule de Henle*; enfin elle se termine par une extrémité évasée, dont les bords sont irrégulièremen découpés, c'est le *pavillon*, long de 2 centimètres (fig. 382). Ces différentes portions n'ont pour se loger que l'espace compris entre les bords utérins et la paroi pelvienne latérale, c'est-à-dire 4 centimètres; aussi sont-elles obligées, les deux dernières surtout, de se replier sur elles-mêmes. Partant de l'utérus, la trompe se porte à peu près horizontalement en dehors, elle rencontre l'extrémité inférieure de l'ovaire, monte verticalement jusqu'au pôle supérieur de cet organe et se replie en bas, en arrière et en dedans, elle décrit ainsi une anse qui entoure l'ovaire.

Le *calibre* augmente en partant de l'implantation utérine, à ce niveau il est de 2 millimètres; il acquiert 3 à 4 millimètres au niveau de l'isthme, 5 à 6 au début de l'ampoule, et 7 à 9 à la partie moyenne de cette dernière.

Par son extrémité interne la trompe s'ouvre dans la corne utérine, l'orifice extrêmement fin a 1 millimètre de diamètre environ, il porte le nom d'*ostium uterinum.*

L'*isthme de Barkow* se dégage de l'utérus entre le ligament rond en avant et le ligament utéro-ovarien en arrière, au niveau du fond de l'utérus chez la nullipare, au-dessous chez la multipare. En avant de cette portion se trouve le vagin, et en arrière le côlon ilio-pelvien et les anses de l'intestin grêle.

L'*ampoule de Henle*, très molle et très extensible, est aplatie transversalement, elle longe le hile de l'ovaire par sa partie ascendante, et la face interne et le bord postérieur de cet organe par sa portion descendante.

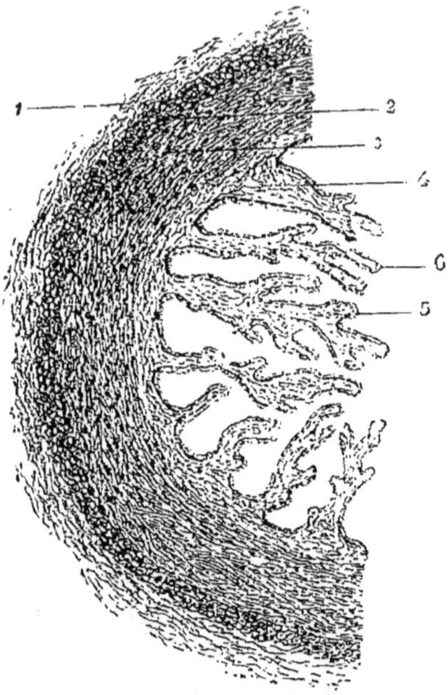

Fig. 383. — Coupe d'une trompe (Launois).

1. tunique celluleuse; 2. couche longitudinale de fibres lisses; 3. couche circulaire; 4. derme; 5. frange de la muqueuse; 6. épithélium cilié.

L'*orifice externe* de la trompe s'ouvre dans la grande cavité péritonéale, il a reçu le nom d'*ostium abdominale* et il se laisse facilement dilater.

Le *pavillon* est la partie la plus mobile, il a la forme d'un entonnoir, dont le bord évasé est découpé en *franges* lancéolées ou filiformes, très variables comme aspect, comme nombre et comme dimensions. Une d'entre elles est beaucoup plus longue que les autres, elle s'étend jusqu'à l'extrémité supérieure de l'ovaire accolée au ligament tubo-ovarien et creusée en gouttière, c'est la *frange tubo-ovarienne* ou *de Richard*. Lorsqu'elle se termine avant d'aborder l'ovaire, elle est continuée par le ligament tubo-ovarien.

Configuration intérieure. — Si on fend une trompe dans toute sa longueur (fig. 383), on constate que la muqueuse, de couleur *rosée*, forme des *plis* nombreux, parallèles au grand axe de l'organe, peu développés dans la portion voisine de l'utérus, mais très accentués dans l'ampoule, où ils donnent naissance à des *plis secondaires* et *tertiaires*. Ils limitent des interstices étroits, véritables petites rigoles dont la disposition doit jouer un rôle dans la progression des spermatozoïdes.

Structure. — L'oviducte est constitué par quatre tuniques (fig. 383) :

1° La *tunique externe* ou *séreuse* est formée par le péritoine du ligament large qui entoure la trompe de toutes parts, excepté au niveau de son bord inférieur, point de pénétration des vaisseaux.

2° La *tunique sous-séreuse* est composée de tissu cellulaire lâche.

3° La *tunique musculaire* est disposée sur deux plans, l'un externe est formé de fibres lisses *longitudinales*, l'autre interne de fibres lisses *circulaires*. Ces dernières s'arrêtent au niveau de l'orifice abdominal en formant une sorte de sphincter; les fibres longitudinales se continuent sur le pavillon en s'éparpillant; quelques-unes d'entre elles se portent jusqu'à l'ovaire en formant une partie du ligament tubo-ovarien.

4° La *tunique muqueuse* se continue en dedans avec la muqueuse utérine, en dehors elle s'épaissit, revêt la face interne des franges et se continue au niveau de leurs bords avec le péritoine; c'est le seul point de l'économie où on voit une muqueuse se continuer avec une séreuse.

Le *chorion* est constitué par du tissu conjonctif, et l'*épithélium* est formé d'une *seule couche de cellules cylindriques à cils vibratils*, dont les mouvements sont dirigés du pavillon vers l'utérus; ils favorisent par conséquent la progression des ovules et s'opposent à celle des spermatozoïdes. Dans une trompe normale il n'y a pas de glandes.

Vaisseaux et nerfs. — Les *artères* sont fournies par l'*artère tubaire externe*, branche de l'artère utéro-ovarienne appelée aussi artère spermatique interne, par l'*artère tubaire interne* ou *tubo-utérine*, branche de l'utérine; cette dernière se porte dans l'épaisseur du ligament large à la rencontre de la précédente, s'anastomose avec elle en formant l'*arcade sous-tubaire*; il peut exister une *artère tubaire moyenne* fournie également par l'artère utérine. Les branches pariétales sont hélicines, et leurs divisions se disposent en plexus dans chaque couche.

Les *veines* se portent dans l'aileron moyen du ligament large et forment des arcades disposées en plexus, qui se terminent en dedans dans les *veines utérines* et en dehors dans les *veines spermatiques internes* ou *utéro-ovariennes*.

Les *lymphatiques* se réunissent à ceux de l'ovaire pour aboutir aux ganglions lombaires avec les lymphatiques du fond de l'utérus.

Les *nerfs* viennent les uns du plexus ovarique, les autres du plexus utérin; ils forment autour de la trompe un *plexus fondamental*, d'où partent les filets destinés aux différentes tuniques tubaires.

§ II. PHYSIOLOGIE

Pendant fort longtemps le rôle des trompes fut ignoré : de Graaf le premier les considère comme organes vecteurs des ovules, puis on reconnaît qu'elles servent aussi au passage des spermatozoïdes, puisque c'est dans leur tiers externe que s'opère en général la fécondation.

Plusieurs théories ont été émises sur la manière dont l'ovule pénètre dans la trompe : pour *Haller* et *Rouget*, le pavillon de la trompe coiffe l'ovaire au moment de l'ovulation pour recueillir directement l'ovule; pour *Kehrer*, l'ovule serait lancé dans le pavillon de la trompe comme sont projetées certaines graines par les fruits qui les renferment; pour *Küssmaul*, l'ovule glisserait sur l'ovaire jusque dans l'orifice tubaire, ce glissement serait favorisé par une sécrétion liquide à la surface de l'ovaire. *Waldeyer* prétend que les régions du péritoine avoisinant l'ovaire se couvrent au moment de la ponte d'un épithélium à cils vibratils, dont les mouvements sont dirigés vers l'ostium abdominale. *Henle* croit que l'ovule glisse dans la gouttière constituée par le ligament infundibulo-ovarien et par la grande frange du pavillon.

L'ovule progresse dans la trompe sous l'influence des mouvements des cils vibratils de son épithélium, il y subit plusieurs transformations dans le but de se préparer à recevoir le spermatozoïde. Puis fécondé ou non il est porté dans l'utérus pour s'y développer ou pour y être détruit; en traversant le tiers interne de la trompe il s'entoure d'une couche épaisse de mucus sécrété par la muqueuse.

Si l'ovule fécondé dans la trompe se développe dans cet organe, il donne lieu à une grossesse extra-utérine tubaire.

On ignore actuellement le rôle de la muqueuse tubaire pendant la période menstruelle, les uns veulent qu'elle subisse les mêmes modifications que la muqueuse utérine, mais moins accentuées; d'autres au contraire ne croient pas à la *menstruation tubaire*.

Pendant la grossesse les trompes s'hypertrophient en longueur et en épaisseur; elles s'insèrent sur les faces latérales de l'utérus à l'union du quart supérieur avec les trois quarts inférieurs et ont une direction oblique de haut en bas, et de dedans en dehors. Elles quittent la cavité pelvienne pour s'élever dans l'abdomen avec l'utérus et elles viennent reprendre leur place après l'accouchement.

Il y a hypertrophie de tous les éléments anatomiques de la trompe, dans laquelle on trouve un liquide blanchâtre et épais; après l'accouchement l'épithélium tombe en constituant une sorte de *caduque tubaire*.

§ III. PATHOLOGIE

Salpingite. — L'inflammation de la trompe de Fallope constitue la salpingite, qui le plus souvent s'accompagne d'inflammation ovarienne, de là le nom de *salpingo-ovarite* donné à cette affection.

D'origine infectieuse, elle succède presque toujours à une infection utérine ascendante, *infection puerpérale*, *métrite post-abortive*, *blennorragie*; dans certains cas cependant la localisation peut être primitive, tuberculose, fièvres éruptives, etc.

Les lésions sont variables, mais on rencontre d'ordinaire une collection purulente limitée par les parois de la trompe épaissies ou amincies.

La salpingite unilatérale ou bilatérale manifeste sa présence surtout par des troubles locaux : *douleurs* sur les parties latérales de la région hypogastrique avec irradiations multiples, et *tumeur* reconnue par le toucher combiné au palper. Elle siège sur les parties latérales de l'utérus ou dans le cul-de-sac postérieur, elle est douloureuse au toucher et à la palpation, elle est séparée de l'utérus par un sillon. Son volume et sa forme dépendent de la variété; c'est un cordon souple dans la salpingite *catarrhale*, un cordon dur et irrégulier dans la salpingite *parenchymateuse*, une tumeur arrondie, dure, grosse comme une noix ou une mandarine, quelquefois comme une orange dans la salpingite *kystique*.

En même temps on constate des troubles utérins de la menstruation, de la vessie, du tube digestif, du système nerveux. Dans la phase aiguë la température est élevée et le pouls rapide.

L'inflammation se propage souvent aux parties environnantes du péritoine, *pelvi-péritonite* ou *péri-métro-salpingite*; l'utérus et ses annexes sont enclavés par une masse informe, dure et douloureuse.

Si la salpingite est unilatérale la fécondation est encore possible, mais si elle est double il y a *stérilité*.

La salpingite est une affection à marche rémittente, évoluant par poussées aiguës ou subaiguës, celles-ci surviennent à la suite d'une fatigue, de la menstruation, de la grossesse ou d'une affection générale.

L'état général peut être atteint, la malade maigrit,

prend un faciès spécial, le teint est plombé et les yeux sont cernés.

Une *complication* peut déterminer des accidents graves et même la mort; la *rupture* se faisant dans le péritoine détermine une péritonite aiguë, des adhérences avec un organe voisin lui permettent de s'ouvrir dans une cavité splanchnique, intestin, vessie, vagin, etc.

Le traitement chirurgical s'impose souvent dans le pyo-salpinx; ce n'est pas la *salpingotomie*, mais l'enlèvement des trompes et des ovaires, *castration simple* ou *double*, soit par la voie vaginale, soit par la voie abdominale; quelquefois même on est obligé d'avoir recours à l'*hystérectomie*.

Tumeurs. — Certaines salpingites anciennes transforment les trompes en tumeur kystique à contenu séreux, *hydrosalpinx*; dans d'autres circonstances la trompe est le siège d'une collection sanguine, *hématosalpinx*. Les tumeurs solides sont rares.

Grossesse extra-utérine et Hématocèle. — Lorsque l'ovule fécondé se développe en dehors de la cavité utérine, il y a grossesse extra-utérine. Le développement ectopique de l'ovule se fait le plus souvent dans la trompe, *grossesse tubaire*; il peut aussi se rencontrer dans la cavité abdominale, *grossesse abdominale*, ou au niveau de l'ovaire, *grossesse ovarique*. La grossesse abdominale est la plupart du temps secondaire à une grossesse tubaire rompue et greffée dans la cavité péritonéale.

La *grossesse tubaire* présente trois variétés suivant que l'œuf est inséré : 1° dans la portion utérine de la trompe, grossesse *interstitielle*; 2° dans le corps de la trompe, et 3° dans l'ampoule, grossesse *ampullaire*.

La femme est *enceinte*, on peut donc constater tous les signes de probabilité de la grossesse, mais, comme l'œuf est situé en dehors de l'utérus, on remarque des signes spéciaux en rapport avec le siège des localisations de l'ovule fécondé.

L'utérus s'hypertrophie pendant les premiers mois, il atteint le volume d'un utérus gravide de deux à trois mois, volume qu'il conserve. En dehors de l'utérus on sent par le toucher vaginal combiné au palper abdominal sur les parties latérales de l'utérus, déprimant souvent un cul-de-sac, une *tumeur* peu mobile, irrégulière, résistante, souvent animée de battements, c'est le *kyste fœtal*. Celui-ci révèle sa présence par des symptômes fonctionnels, *douleur* continue ou intermittente, *phénomènes de compression* sur la vessie ou le rectum, *poussées légères de péritonite*. Souvent vers le troisième mois les règles, qui étaient suspendues, semblent réapparaître; dans l'écoulement sanguin qui se produit on voit souvent des *débris de caduque*.

La grossesse extra-utérine tubaire est souvent entravée dans son évolution par rupture de la trompe dans le courant du deuxième ou du troisième mois, quelquefois plus tard. La femme ressent tout d'un coup une douleur aiguë et violente dans l'abdomen, la face devient d'une pâleur extrême, la peau est froide et couverte d'une sueur glacée, le pouls est rapide et faible ; puis apparaissent les nausées, les vomissements, les tendances syncopales et même la syncope, en un mot tout le cortège d'une grande hémorragie interne. Celle-ci est due au décollement du placenta qui accompagne la rupture du kyste fœtal; si elle est considérable la mort peut être instantanée; si elle est peu abondante, le sang qui s'écoule lentement vient se collecter dans le cul-de-sac de Douglas. Par le toucher on peut recueillir à ce niveau des sensations qui diffèrent avec l'état du sang; au début ce sont les signes d'une collection liquide, puis après coagulation on sent un empâtement déprimant le cul-de-sac postérieur et entourant l'utérus, qui est refoulé en avant. Cette collection sanguine intra-péritonéale constitue la variété la plus fréquente de l'*hématocèle rétro-utérine*.

Nous renvoyons aux traités d'accouchement pour l'évolution de la grossesse extra-utérine et pour la conduite à tenir suivant les différentes époques auxquelles elle est diagnostiquée.

ARTICLE IV

OVAIRES

§ I. ANATOMIE

Les ovaires ou glandes génitales femelles sont les organes essentiels de l'appareil génital de la femme. Galien les a comparés aux testicules et leur a donné par analogie le nom de *testes muliebres*. Ils contiennent en effet le germe femelle, l'*ovule*, de même que les testicules renferment le germe mâle, le *spermatozoïde*. Il existe cependant, au point de vue physiologique, une différence importante entre l'ovaire et le testicule : l'ovaire n'est pas une *glande véritable*, c'est-à-dire un organe destiné à sécréter, il doit plutôt être considéré comme le *lieu de dépôt*, de *croissance* et d'*achèvement des ovules primordiaux*, qui existent dans l'ovaire au moment de la naissance et qui se transforment en ovules mûrs pendant la vie sexuelle de la femme.

Au nombre de deux, l'un droit, l'autre gauche, ils sont *placés chez l'adulte* de chaque côté de l'utérus dans l'aileron postérieur du ligament large, à 15 ou 20 millimètres en avant de la symphyse sacro-iliaque, à 8 ou 10 millimètres au-dessous du détroit supérieur; ils correspondent sur la paroi abdominale au milieu de la ligne unissant la symphyse pubienne à l'apophyse iliaque antérieure et supérieure.

Cette situation varie beaucoup, elle se modifie aux différentes périodes du développement, elle diffère chez la vierge et chez la multipare, et elle est influencée par l'état de vacuité ou de plénitude de la vessie ou du rectum.

Chez l'*embryon*, les ovaires se développent à la partie interne du corps de Wolf, aux dépens de l'épithélium germinatif de Waldeyer, ils sont par conséquent dans la région lombaire.

Lorsqu'au troisième mois, l'embryon devient fœtus, ils abandonnent leur situation primitive et descendent

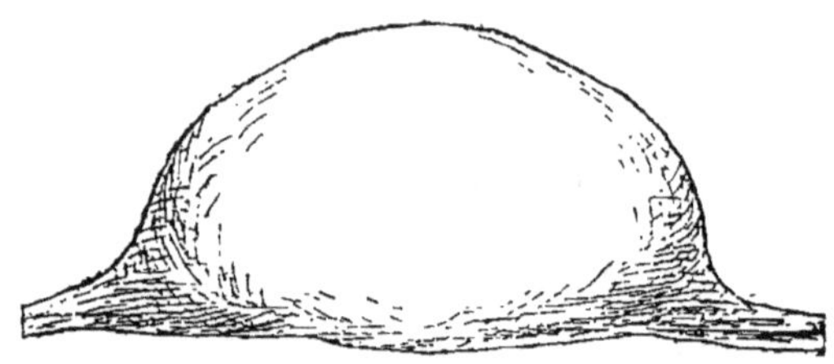

Fig. 384. — Ovaire avant la puberté (Ribemont-Dessaignes). Sa surface est lisse.

vers le bassin, de sorte qu'à la naissance ils sont situés au niveau du détroit supérieur. Ils conservent cette situation jusque vers l'âge de huit à dix ans; à cette époque l'élargissement du bassin leur permet de venir occuper leur situation définitive dans l'excavation pelvienne.

Si cette migration éprouve des arrêts ou prend une

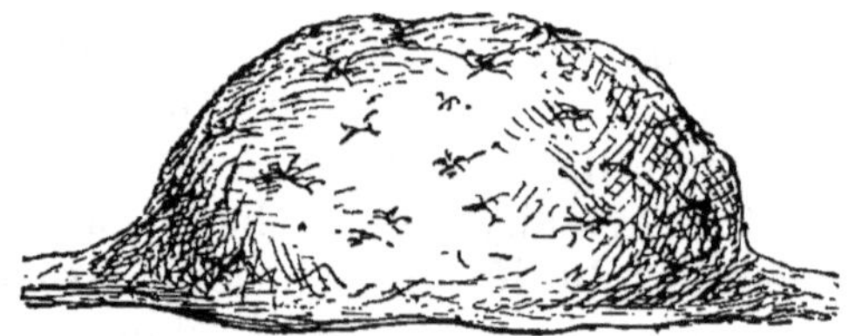

Fig. 385. — Ovaire de femme réglée (Ribemont-Dessaignes) Sa surface est semée de cicatrices.

direction anormale, il se produit des *ectopies*, c'est ainsi qu'ils peuvent venir se placer dans les grandes lèvres.

Les ovaires ont la *forme* d'un ovoïde légèrement aplati (fig. 384 et 385), ils ont été comparés à une amande verte, dont le grand diamètre ou longueur a 4 centimètres, le petit diamètre ou largeur 2 centimètres, et l'épaisseur 1 centimètre. L'ovaire droit est un peu plus gros que l'ovaire gauche; pendant la menstruation et la grossesse ils augmentent de volume. Dans certains cas, au contraire, les ovaires n'existent qu'à l'état rudimentaire, on a même cité des cas d'absence.

Le *poids* est 6 à 8 grammes chez l'adulte, tandis qu'il n'atteint que 4 à 5 grammes à la puberté, 2 à 3 grammes dans l'enfance, 50 à 60 centigrammes à la naissance.

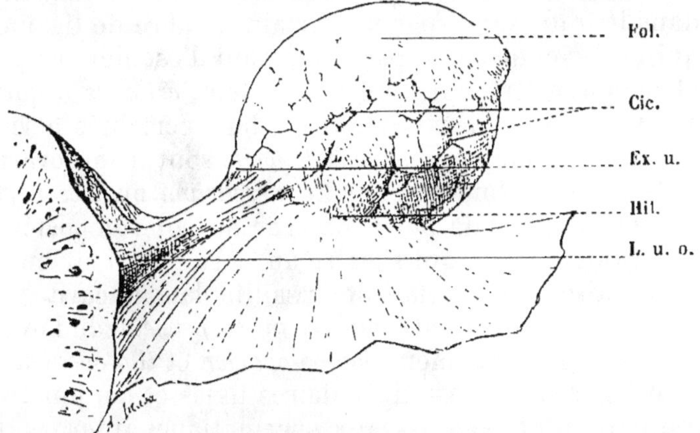

Fig. 386. — Ovaire de femme adulte, vu d'arrière, avec des cicatrices (*Cic.*) et des saillies folliculaires (*Fol.*).

Hil. son hile ou bord adhérent; Ex. u. son pôle utérin; L. u. o. ligament utéro-ovarien.

Après la ménopause il va en décroissant pour n'être plus que de 2 et même 1 gramme.

Il existe quelquefois des ovaires *surnuméraires* permettant d'expliquer certains phénomènes constatés après une ovariotomie double.

De *couleur* blanc rosé chez l'enfant, il est rouge chez l'adulte et grisâtre après la ménopause; sa *consistance* est élastique et résistante, après la ménopause il devient dur et fibreux et présente un aspect anfractueux et crevassé, semblable à un noyau de pêche. Cette irrégularité de la surface de l'ovaire commence à la puberté,

Jusque-là l'ovaire était lisse, mais à chaque époque menstruelle une cicatrice apparaît au point où s'est rompu le follicule de de Graaf arrivé à maturité.

La *direction* de l'ovaire est différemment décrite par les auteurs, ce qui prouve la mobilité de cet organe; le plus souvent son grand axe, très voisin de la verticale, se dirige de haut en bas, de dehors en dedans et un peu d'arrière en avant.

Les ovaires sont maintenus dans leur situation et dans leur direction par un certain nombre de ligaments qui ne les empêchent pas cependant d'osciller sur place et même d'être entraînés assez loin, *ectopies acquises*; aussi a-t-on pu les rencontrer dans certaines hernies. Les deux principaux *moyens de fixité* sont le mésovarium et le ligament lombaire. 1° Le *mésoarium* ou *mésovarium* est constitué par la partie externe de l'aileron postérieur du ligament large qui s'*insère* au bord antérieur ou hile de l'ovaire, celui-ci fait donc saillie dans la cavité péritonéale. 2° Le *ligament lombaire* ou *suspenseur* de l'ovaire, encore appelé ligament *lombo-ovarien* et *ilio-ovarien*, est formé par des fibres musculaires lisses et conjonctives, qui entourent les vaisseaux spermatiques internes. Ces différents éléments, qui le composent, sont entourés du péritoine, dont le soulèvement constitue le ligament infundibulo-pelvien. En haut les fibres ligamenteuses s'insèrent au fascia sous-péritonéal de la région lombaire.

Bien moins importants sont les deux ligaments suivants : 3° Le *ligament utéro-ovarien* s'étend de l'angle supéro-interne de l'utérus à l'extrémité inférieure de l'ovaire. Son but est de maintenir cet organe près de l'utérus, afin de lui faire partager ses mouvements. 4° Le *ligament tubo-ovarien* se porte de l'orifice abdominal de la trompe au pôle supérieur de l'ovaire, c'est lui qui supporte la frange ovarique de la trompe. Ces deux derniers ligaments sont surtout formés par des fibres musculaires lisses.

Rapports. — La forme et la direction de l'ovaire permettent de lui décrire deux faces, externe et interne, deux bords, antérieur et postérieur, et deux extrémités, supérieure et inférieure.

La *face externe* ou *pelvienne* est reçue dans une dépression péritonéale appelée *fossette ovarique de Krause* et comprise entre l'attache pelvienne du ligament large en

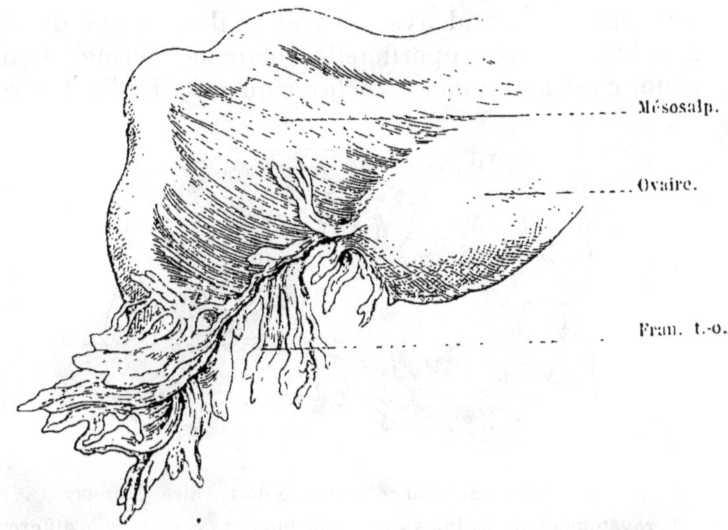

Fig. 387. — Frange tubo-ovarienne soutenue par le ligament tubo-ovarien (Henle).

Cette frange est pourvue de nombreuses franges secondaires, dont quelques-unes atteignent l'ovaire.

avant et les vaisseaux hypogastriques recouverts de péritoine en arrière.

La *face interne* ou *tubaire* regarde en avant et en dedans, elle est le plus souvent masquée par la trompe et son méso-salpinx.

Le *bord antérieur* ou adhérent donne attache sur ses bords au ligament large, il constitue le *hile* de l'ovaire, car c'est à ce niveau que pénètrent ou que sortent les vaisseaux et nerfs de l'ovaire.

Le *bord postérieur* ou libre est en rapport en dedans

avec les anses intestinales et en dehors avec l'uretère à travers le péritoine.

L'*extrémité supérieure* arrondie donne insertion au ligament tubo-ovarien, elle est recouverte par la trompe.

L'*extrémité inférieure* ou *utérine* est le point d'insertion du ligament utéro-ovarien.

Structure. — Quand on fait une coupe de l'ovaire passant par son grand axe, on voit qu'il est formé de deux couches : l'une superficielle, blanche, ferme, homogène, c'est la *substance corticale* ou *ovigène*; l'autre cen-

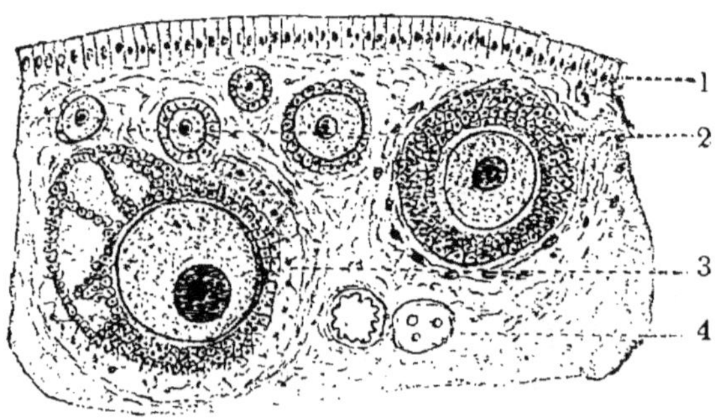

ig. 388. — Substance corticale de l'ovaire (Launois).

1. revêtement de cellules cylindro-coniques; 2. ovisacs à différentes phases de leur évolution; 3. ovisac à maturité; 4. vaisseaux.

trale, rougeâtre, spongieuse, c'est la *substance médullaire* ou *bulbeuse*.

1° La *substance médullaire*, presque nulle chez le fœtus, forme chez l'adulte la masse principale de l'ovaire. Elle est contractile, car elle est constituée par un mélange de fibres musculaires lisses et de fibres conjonctives, au milieu desquelles se trouvent des vaisseaux nombreux contournés en spirale (artères hélicines). Le tissu conjonctif se prolonge dans la substance corticale sous forme de travées, qui forment le squelette fibreux de cette dernière; à la périphérie il se condense pour donner naissance à une sorte de membrane d'enveloppe appelée *fausse albuginée*.

2° La *substance corticale* est la substance noble de l'organe, car elle renferme les ovules aux différents stades de leur développement (fig. 388). La superficie de cette couche est recouverte par l'*épithélium ovarien*, distinct de l'épithélium plat du péritoine, avec lequel il se continue, parce qu'il est formé par des *cellules cylindriques*. Celles-ci se développent aux dépens de l'*épithélium germinatif de Waldeyer* qui revêt le corps de Wolf du fœtus. D'après certains auteurs, ces cellules cylindriques seraient pourvues de cils vibratiles au moment de la ponte ovarienne.

Au-dessous de la couche épithéliale se trouve la *fausse albuginée*, d'où se détachent les travées conjonctives constituant la charpente; cette dernière renferme les *follicules de de Graaf* ou *ovisacs*, au nombre de 300 000 par ovaire d'après Sappey.

Ovisacs. — Ceux-ci sont d'abord représentés par des *ovules primordiaux*, c'est-à-dire par de petites masses sphériques sans membrane vitelline, situées au-dessous de la fausse albuginée. En effet, dès la fin du premier mois de la vie embryonnaire, on remarque à la partie interne du corps de Wolf une saillie blanchâtre formée par une épaisse couche de cellules épithéliales, appelées *épithélium germinatif de Waldeyer*. Parmi ces cellules, il s'en trouve quelques-unes de forme sphérique, dont le noyau contient déjà un nucléole bien visible, ce sont les *ovules primordiaux*.

Bientôt l'épithélium germinatif avec les ovules primordiaux, dont il est semé, se prolonge sous forme de tubes dans le tissu conjonctif embryonnaire sous-jacent. C'est à ce moment que cette partie commence à s'isoler pour constituer un corps saillant ou *glande génitale primitive* formée d'un stroma de tissu conjonctif embryonnaire et de tubes épithéliaux.

Ces tubes, appelés *tubes de Valentin* ou *tubes de Pflüger*, sont constitués par des cellules dérivées de l'épithélium germinatif, *cellules granuleuses*, et par des *ovules primordiaux*, épars de distance en distance entre les cellules précédentes (fig. 389).

Jusqu'ici il y a indifférence sexuelle, maintenant seulement l'évolution va différer suivant qu'elle doit aboutir au type *mâle* ou au type *femelle*. Dans le premier cas le tubes de Pflüger deviennent les *canaux séminifères*, les ovules primordiaux s'atrophient, tandis que les cellules granuleuses persistent et forment le revêtement épithélial des tubes séminifères, origine des futurs spermatozoïdes.

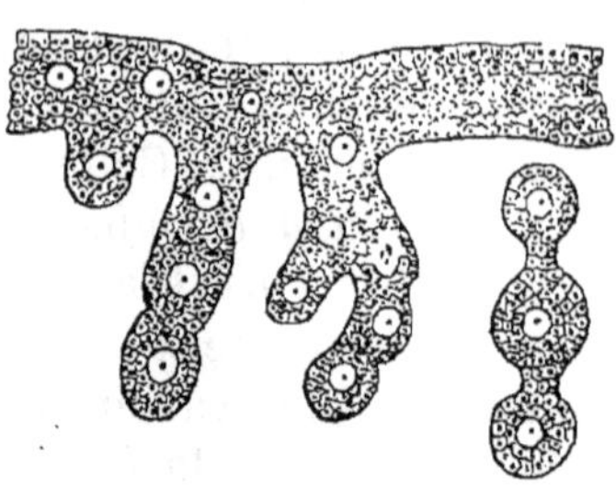

Fig. 389. — Développement des tubes de Pflüger (Launois).

Si la glande évolue vers le type femelle, les tubes de Pflüger s'étranglent de distance en distance et prennent l'aspect d'un chapelet. Ces étranglements s'accentuent, les grains se séparent et constituent des petits corps sphériques, *follicules de de Graaf* ou *ovisacs*, qui renferment à leur centre un ovule primordial entouré de cellules granuleuses.

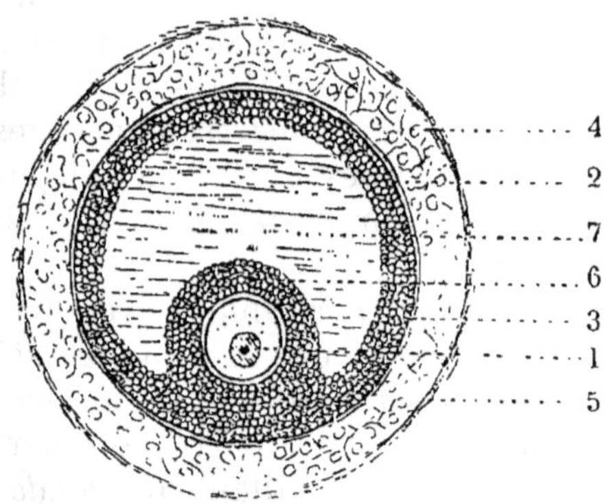

Fig. 390. — Vésicule de de Graaf à maturité (Launois).

1. ovule; 2. membrane granuleuse; 3. tunique propre; 4. tunique réticulée; 5. tunique fibreuse; 6. cumulus proligère; 7. liquor folliculi.

Depuis la naissance jusqu'à la puberté, l'aspect de la

couche ovigere ne se modifie pas, mais à la puberté et pendant toute la durée de la vie génitale, un certain nombre d'ovisacs se développent, et, tous les vingt-huit jours environ, l'un d'eux arrive à maturité et se rompt en mettant l'*ovule*, qu'il contient, en liberté. L'accroissement de volume des ovisacs a lieu d'abord dans la partie la plus profonde de la couche corticale, qui refoule ainsi la substance médullaire.

L'ovisac mûr (fig. 390) se compose, en allant de la périphérie au centre, 1° d'une enveloppe fibro-conjonctive,

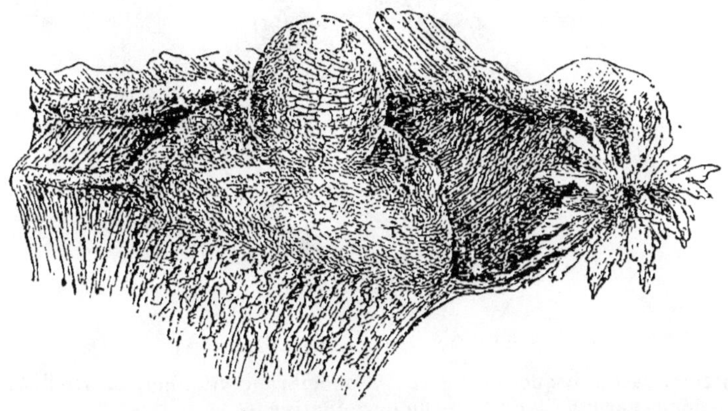

Fig. 391. — Ovaire avec follicule de de Graaf prêt à se rompre (Ribemont-Dessaignes).

theca folliculi, formée aux dépens du tissu ovarien, et subdivisée en deux couches, la *thèque externe* fibreuse, et la *thèque interne* conjonctive et vasculaire, renfermant des cellules spéciales, arrondies ou fusiformes, les *cellules interstitielles* de l'ovaire; 2° d'une mince membrane basale, *membrane propre de Waldeyer*; 3° d'une couche de cellules granuleuses, *membrane granuleuse* épaissie en un point pour contenir l'ovule; cet épaississement porte le nom de *cumulus proligère*; 4° d'une cavité centrale comblée par le *liquide folliculaire* (liquor folliculi).

Arrivé à son complet développement l'ovisac mesure un demi-centimètre et quelquefois un centimètre de diamètre, son volume atteint celui d'un grain de chènevis ou d'un pois. Une portion de sa surface est tangente à l'épithélium ovarien qu'elle soulève. A ce niveau la paroi folliculaire très amincie porte le nom de *stigma*, c'est le point où se fera la *rupture* sous l'influence d'une augmentation de la pression intra-folliculaire (fig. 391). L'expulsion de l'ovule due à cette *ponte ovarique* est suivie d'un travail de réparation qui aboutit à la formation du *corps jaune*. Le plus grand nombre des folli-

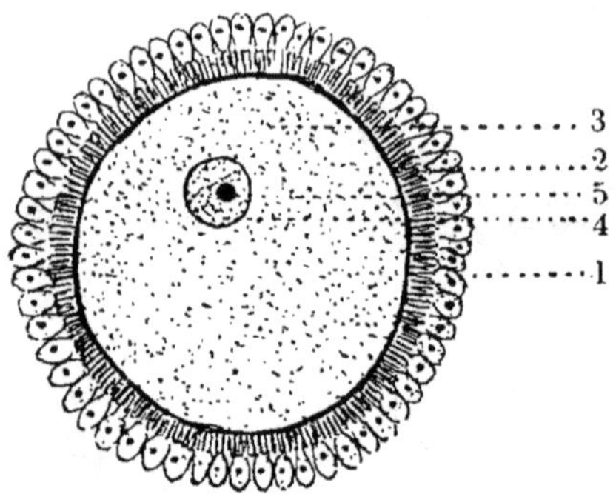

Fig. 392. — Ovule à maturité (Launois).

1. cellules du disque proligère; 2. membrane vitelline; 3. vitellus; 4. vésicule germinative; 5. tache germinative.

cules primordiaux n'arrivent pas à l'état adulte, ils disparaissent par atrophie ou par dégénérescence.

Ovule. — L'ovule au moment de la maturité de l'ovisac est une cellule complète (voir pages 1 et 2); il est constitué (fig. 392) par une membrane d'enveloppe ou *membrane vitelline* très mince, différenciation du protoplasma ou *vitellus*, qui forme le contenu de la cellule. Ce protoplasma est divisé en deux parties : l'une, *protoplasma proprement dit*, est disposée en réseaux circonscrivant de larges mailles dans lesquelles est contenue la deuxième partie ou *deutoplasma* sous forme de fines particules. Ce dernier est une réserve alimentaire destinée à nourrir l'embryon dans les premiers temps de son développement. Enfin cette cellule renferme un noyau, *vésicule germinative*, découverte par Purkinje ; elle est constituée par une *membrane nucléaire*, par des *filaments* anastomosés en réseau ou en anses, par le suc *nucléaire* et par

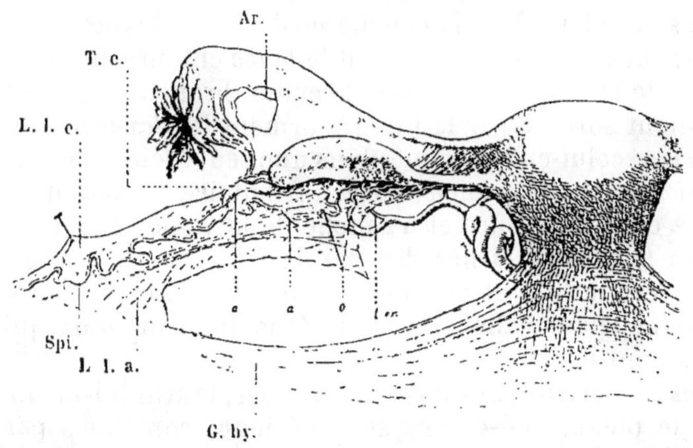

Fig. 393. — Terminaison des artères spermatique interne et utérine. Vue par la face postérieure, organes étalés (d'après Fredet).

G. hy. gaine hypogastrique ; *L. l. a.*, *L. l. j.* lames antérieure et postérieure du ligament large. La spermatique interne (*Spi.*) se divise en : 1° une *artère tubaire externe* (*t. e.*), qui donne deux rameaux à l'ovaire ; 2° *une artère ovarienne* (*o*) ; 3° une *artère anastomotique* (*a*). L'utérine, en dehors des branches pour le fond de l'utérus, émet : 1° une *artère tubaire interne*, 2. une *artère tubaire moyenne* (*t. m*), qui s'anastomose avec la précédente et avec la tubaire externe en *ar* ; une artère anastomotique (*a*), unie à plein canal avec celle de la spermatique interne. C'est l'anastomose dite *sous* ou *préovarienne*, de laquelle partent deux artères ovariennes (*o*).

des amas de chromatine donnant naissance aux *taches germinatives de Wagner* et représentant les *nucléoles*.

Vaisseaux et nerfs de l'ovaire. — Les *artères* viennent de l'arcade anastomotique de l'*ovarienne* avec l'utérine (fig. 393). Au nombre de 10 à 12, elles se dirigent, en décrivant des flexuosités nombreuses, artères *hélicines*, vers le hile de l'ovaire, pénètrent dans la substance médullaire, et forment à sa limite des arcades anastomotiques d'où se détachent les artérioles destinées à fournir des réseaux capillaires aux follicules, excepté au niveau du stigma, et à la couche superficielle sous-épithéliale.

Les *veines* issues des capillaires de la couche corticale se rendent dans la couche médullaire; flexueuses et volumineuses elles constituent le *bulbe* entouré de fibres musculaires lisses; les nombreuses branches qui en émanent sortent par le hile et forment le *plexus pampiniforme*; celui-ci se résume dans une seule veine, l'*utéro-ovarienne* ou *spermatique interne*, tributaire à droite de la veine cave inférieure et à gauche de la veine rénale.

Les *lymphatiques* nés des parois folliculaires convergent vers le hile et accompagnent les vaisseaux utéro-ovariens, pour aller se jeter dans les ganglions qui avoisinent l'aorte.

Les *nerfs* viennent du *plexus ovarique*, fourni lui-même par le plexus mésentérique supérieur; constitués par des fibres à myéline et par des fibres de Remak ils se terminent par des filets sensitifs, moteurs et vaso-moteurs.

§ II. PHYSIOLOGIE

Comme nous l'avons déjà dit, l'ovaire ne sécrète pas les ovules; il les a reçus en dépôt à l'état de follicules primordiaux, et il est chargé : 1° de les *nourrir* pour leur permettre de vivre, de se développer et d'arriver à maturité, et 2° de les *expulser*. A côté de cette physiologie spéciale, dont le but est la *conservation de l'espèce*, l'ovaire aurait une action générale sur l'organisme, ce serait une *glande à sécrétion interne*. Il serait également chargé d'éliminer, en même temps que le sang de la menstruation, des toxines accumulées dans l'organisme. C'est en se basant sur ces propriétés qu'a été établie, dans ces dernières années, l'*opothérapie ovarienne* dans les cas de chlorose et dans les troubles qui surviennent soit après l'oophorectomie double, soit après la ménopause.

I. **En dehors de la grossesse.** — L'*ovulation* est le phénomène par lequel l'ovule arrivé à maturité est mis en liberté, elle est précédée de la *maturation* et de la *rupture* de l'ovisac et suivie de la *migration* de l'ovule et de la *formation du corps jaune*. Elle se produit périodiquement tous les vingt-huit jours ou tous les mois pendant la durée de la vie génitale.

1° Maturation du follicule. — Au moment de la puberté, c'est-à-dire vers l'âge de treize à quinze ans, plusieurs follicules augmentent de volume, l'un d'eux se développe plus que les autres et devient gros comme un grain de groseille. Il fait saillie à la surface de l'ovaire, repoussé par la substance médullaire devenue turgescente au moment de la période menstruelle; la tension intérieure s'accroît par augmentation du liquide folliculaire et la partie la plus superficielle s'amincit au niveau de la macule.

2° Rupture du follicule. — L'ovisac ayant atteint son maximum d'extensibilité se rompt au niveau de son point faible, le liquide s'écoule en entraînant l'ovule entouré des cellules du disque proligère, c'est la *ponte spontanée*. Dans certains cas deux ovisacs peuvent se rompre en même temps ou un ovisac peut contenir deux ovules; si ces derniers sont tous deux fécondés il y aura grossesse double.

3° Migration de l'ovule. — Nous avons étudié à propos de la physiologie de la trompe les différentes théories émises par les auteurs pour expliquer la façon dont l'ovule passe dans la trompe de Fallope.

4° Formation des corps jaunes. — L'expulsion de l'ovule est suivie d'un travail de réparation et de cicatrisation de l'ovisac rompu, travail qui aboutit à la formation du *corps jaune*. Aussitôt après la déhiscence du follicule les cellules granuleuses grossissent et remplissent la cavité de l'ovisac, puis les éléments de la thèque interne prolifèrent et pénètrent les cellules précédentes en entraînant de nombreux globules blancs. L'évolution du corps jaune varie suivant que l'ovule a été fécondé ou non; dans le premier cas, *corps jaune de la grossesse* ou *vrai corps jaune*, son volume est considérable, et il persiste pendant plusieurs mois; dans le *corps jaune de la menstruation*, encore appelé par les auteurs *faux corps jaune*, l'évolution est plus rapide, car il disparaît au bout de vingt-cinq jours. En réalité cette distinction n'existe pas, on a vu des corps jaunes de la menstruation aussi volumineux que ceux de la grossesse et avoir une évolution aussi longue. *Prenant*, en s'appuyant sur la structure des corps jaunes, fait de ces organes des *formations glandulaires*, qui joueraient peut-être le principal rôle dans les fonctions de l'ovaire considéré comme glande à sécrétion interne. Un certain nombre de troubles de la grossesse seraient peut-être dus à l'absence de formation des corps jaunes pendant cette période et par conséquent à la disparition de leurs produits de sécrétion.

II. **Pendant la grossesse.** — Les ovaires s'élèvent avec le fond de l'utérus et se placent sur les côtés de cet organe, auquel ils sont suspendus par le ligament utéro-ovarien. Après l'accouchement ils descendent avec l'utérus, mais ils ne viennent reprendre leur place normale qu'après le quinzième jour.

Pendant la grossesse la ponte ovulaire fait généralement défaut, elle peut cependant se produire dans certains cas, car comment pourrait-on expliquer la superfétation?

§ III. PATHOLOGIE

Ovarites. — L'inflammation de l'ovaire porte le nom d'*ovarite* ou d'*oophorite*; elle est tantôt non septique en rapport avec des troubles vasculaires, tantôt septique et due à l'infection puerpérale, à la suppuration de la trompe ou à une maladie générale comme la variole, les oreillons, etc. Les symptômes fonctionnels et physiques se confondent avec ceux que nous avons décrits à propos de la salpingite, qu'elle accompagne souvent sous le nom de *salpingo-ovarite* ou d'*annexite*.

Tumeurs. — L'ovaire peut être le siège de tumeurs solides, les tumeurs *bénignes* sont rares, les tumeurs *malignes*, comme le sarcome et le carcinome, sont plus fréquentes Leur évolution est rapide et leur développement considérable; le péritoine est envahi de bonne heure, la malade est emportée par des complications ou par la cachexie. Les tumeurs *liquides* sont plus souvent constatées, elles constituent les kystes de l'ovaire.

Kystes de l'ovaire. — Les kystes ovariens ou ovariques peuvent se présenter sous différentes formes : tantôt la glande porte à sa surface plusieurs petites vésicules grosses comme des pois ou même comme des noisettes, c'est l'*ovaire kystique*; tantôt l'ovaire est transformé en une vaste poche pouvant atteindre le volume d'un utérus à terme et même plus, et renfermant du liquide séreux et limpide, *kyste uniloculaire*; tantôt la masse kystique est constituée par une série de kystes de volume variable, isolés ou communiquant les uns avec les autres, réunis dans une grande poche commune ou indépendants, c'est le *kyste multiloculaire* ou *aréolaire*, dont le contenu est filant, visqueux, gélatineux ou huileux. Enfin on peut rencontrer des *kystes dermoïdes* renfermant un liquide épais et gras, quelquefois purulent ou colloïde, avec des poils, des cheveux, des dents; son volume n'atteint jamais celui des kystes précédents, il varie entre le volume d'une orange et celui d'une tête de fœtus.

Les kystes de l'ovaire occupent d'abord le petit bassin, puis avec le progrès de leur développement ils deviennent abdominaux. Au point de vue clinique il faut donc distinguer le kyste pelvien du kyste abdominal. Dans le premier les symptômes sont très vagues, quand ils existen; ils ressemblent à ceux que détermine la grossesse pendant les premiers mois; ce sont des signes de compression des différents organes pelviens, troubles de la miction et de la défécation, névralgies, œdème des membres inférieurs, sensation de gêne et de pesanteur dans le bas-ventre. Si on fait un toucher combiné au palper on remarque d'abord que *le col utérin est déplacé*, le corps est repoussé du côté opposé à la tumeur, un des culs-de-sac latéraux est refoulé par une *tumeur* lisse, régulière ou bosselée, rénitente, élastique, mobile indépendamment de l'utérus, dont elle est séparée par un sillon.

Lorsque la tumeur est devenue abdominale, elle détermine d'abord un grand soulagement par disparition des troubles compressifs, elle devient plus perceptible et est souvent remarquée par la malade. Elle se développe à son aise et se manifeste sous forme d'une *masse lisse* ou *bosselée*, occupant surtout un des côtés de l'abdomen, *mate* à la percussion, *fluctuante*, surtout si elle est formée d'une seule *loge*. A cette époque le toucher vaginal constate que le col est très haut, difficilement accessible et souvent dévié latéralement.

Le développement progressif du kyste refoule en haut et en arrière tous les viscères abdominaux, et donne au ventre une forme ovoïde avec saillie en avant, il distend la peau de la paroi abdominale et produit de nouveaux accidents de compression, constipation, hémorroïdes, gêne de la miction, névralgies, vomissements, dyspnée, œdème. La santé s'altère et la malade prend un facies spécial, *facies ovarien*, caractérisé par de l'amaigrissement du visage et une teinte terreuse. La malade succombe après une durée très variable, soit par cachexie, soit par syncope, soit par une des nombreuses *complications* que nous allons passer en revue.

Complications. — Pendant son développement le kyste peut enflammer le péritoine avec lequel il est en rapport, il contracte des adhérences avec lui, *péritonite adhésive*, ou il détermine un épanchement intra-péritonéal, *ascite*.

Le pédicule du kyste peut se tordre plusieurs fois sur lui-même, la circulation dans les vaisseaux du pédicule est entravée par cette *torsion*, il en résulte du sphacèle du kyste et des accidents graves, rapidement mortels si une intervention n'est pas pratiquée.

Dans certains cas c'est un vaisseau qui se rompt dans le kyste et qui détermine une *hémorragie intra-kystique*. Enfin le kyste peut *s'enflammer*, *suppurer*, *se rompre*, tous accidents qui donnent naissance à une *péritonite aiguë* se terminant par la mort.

En dehors de ces complications *locales* le kyste de l'ovaire peut provoquer des accidents par action sur les organes voisins, la compression de l'intestin peut être suivie d'un *étranglement interne* avec toutes ses conséquences, le refoulement du diaphragme peut gêner la respiration, des *complications pleurales* ou *cardiaques* peuvent également survenir.

Le kyste de l'ovaire n'empêche pas la fécondation, aussi le rencontre-t-on pendant la grossesse, qu'il peut interrompre dans son évolution ou qu'il peut masquer. Pendant le travail il est rarement une cause de dystocie, à moins qu'il ne soit pas très volumineux et qu'il soit enclavé dans l'excavation pelvienne, ce qui est le cas de certains kystes développés dans le ligament large, ou des kystes dermoïdes. Les complications, que nous avons énumérées, peuvent se produire pendant la grossesse ou après l'accouchement, par suite des traumatismes auxquels les kystes ont été exposés au cours du travail.

ARTICLE V

DÉBRIS EMBRYONNAIRES

A côté des organes génitaux on rencontre un certain nombre de petits organes, véritables résidus fœtaux, dont l'importance physiologique paraît nulle. Ce sont le corps de Rosenmüller, le parovarium, l'hydatide pédiculée de Morgagni et le canal de Gartner.

1° **Corps de Rosenmüller.** — Encore appelé *époophoron* par Waldeyer, *épovarium* par His, c'est un petit corps aplati, triangulaire, situé dans l'épaisseur du ligament large au-dessous de la partie externe de la trompe. Il est formé par un canal collecteur horizontal sur lequel viennent se greffer 12 à 20 canalicules verticaux, longs de 1 à 2 centimètres (fig. 394).

Ceux-ci sont constitués par une tunique fibreuse, portant à l'intérieur une couche épithéliale cylindrique

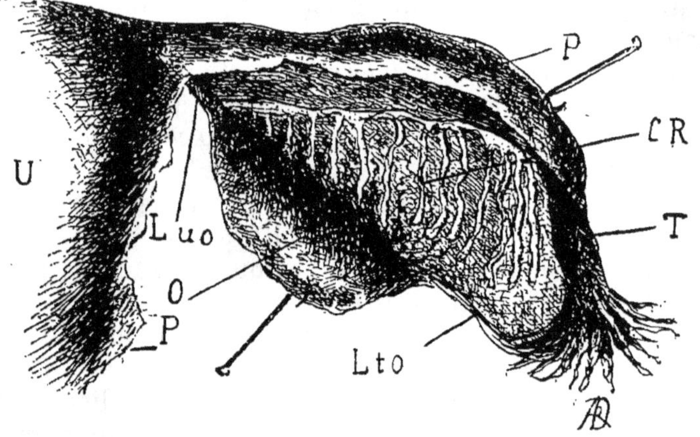

Fig. 394. — Corps de Rosenmüller.

V. utérus; Luo. ligament utéro-ovarien; Lto. ligament tubo-ovarien, O. ovaire; CR. vestiges du corps de Rosenmüller; T. trompes; P. péritoine soulevé par un crochet.

à cils vibratils. Le contenu est un liquide transparent et incolore.

Le corps de Rosenmüller représente la portion sexuelle du corps de Wolff et la partie supérieure du canal de Wolff.

2° **Parovarium.** — Waldeyer lui donne le nom de *paroophoron* ou *paroophore*, c'est un petit corpuscule jaunâtre situé dans l'aileron supérieur du ligament large et représentant la partie inférieure ou urinaire du corps de Wolff.

3° **Hydatide pédiculée de Morgagni.** — Vésicule arrondie ou piriforme, elle a le volume d'un grain de millet ou même d'une petite noisette, et se trouve suspendue au bord externe de l'aileron supérieur du ligament large ou à une frange de la trompe.

Elle est constituée par des débris soit du corps de Wolff, soit de son canal.

4° **Canal de Gartner.** — La partie inférieure du canal de Wolff, qui persiste à l'état de canal indépendant chez certains mammifères, est, chez la femme, englobée dans la paroi antéro-latérale de l'utérus et du vagin.

LIVRE VI

PÉRITOINE

§ I. ANATOMIE

Le péritoine est une membrane séreuse, qui tapisse les parois de la cavité abdominale et tous les organes qui y sont contenus. C'est la plus vaste de toutes les séreuses, elle est formée par la moitié inférieure de la cavité pleuro-péritonéale de l'embryon. Primitivement elle peut être considérée comme un feuillet régulier revêtant les parois de l'abdomen, mais les viscères en se développant entraînent la portion du péritoine qui les recouvre et s'en coiffent (fig. 395). Il y a donc un *feuillet pariétal* et un *feuillet viscéral*, en continuation l'un avec l'autre.

La péritoine, en se réfléchissant de la paroi abdominale sur les viscères ou en passant d'un viscère à un autre, forme des replis constitués par deux feuillets péritonéaux, entre ceux-ci cheminent des vaisseaux et des nerfs se rendant aux organes.

On donne le nom de *méso* à tout repli se portant de la paroi à une portion du tube digestif, et on fait suivre ce préfixe du nom du viscère, méso-côlon, mésentère; on appelle *ligament* tout repli allant de la paroi à un organe autre que le tube digestif, ligaments du foie, ligaments de l'utérus. Le repli péritonéal qui se porte

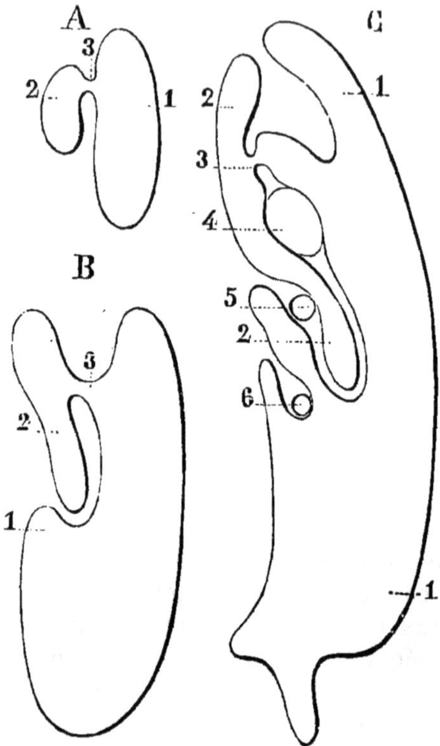

Fig. 395.

A. *Les deux cavités du péritoine ramenées à leur plus simple expression.* — 1. grande cavité péritonéale ; 2. petite cavité ; 3. orifice par lequel elle communique avec la précédente.

B. *La petite cavité du péritoine s'allongeant et commençant à s'invaginer dans la plus grande.* — 1. grande cavité qui remonte en arrière de la plus petite ; 2. petite cavité s'enfonçant dans le cul-de-sac que lui présente la précédente ; 3. orifice de communication.

C. *La petite cavité déprime par sa moitié inférieure la plus grande et sépare alors l'estomac du côlon transverse et du pancréas.* — 1. grande cavité ; 2. petite cavité ; 3. orifice qui les met en communication ; 4. coupe de l'estomac ; 5. coupe du côlon transverse ; 6. coupe de l'intestin grêle.

d'un viscère à un autre est appelé *épiploon*, épiploon gastro-hépatique.

Pour bien étudier le péritoine il faut suivre son trajet

A

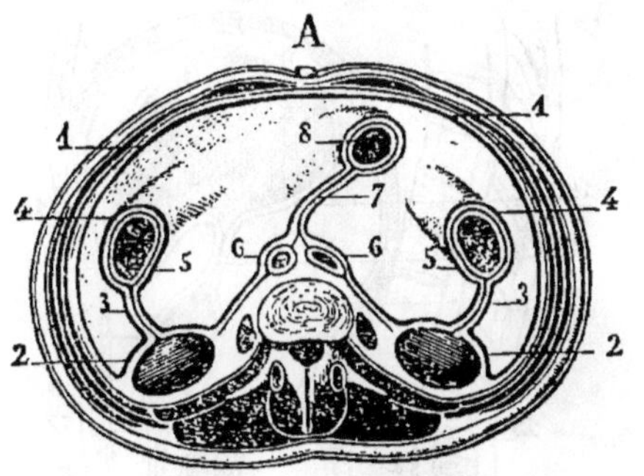

B

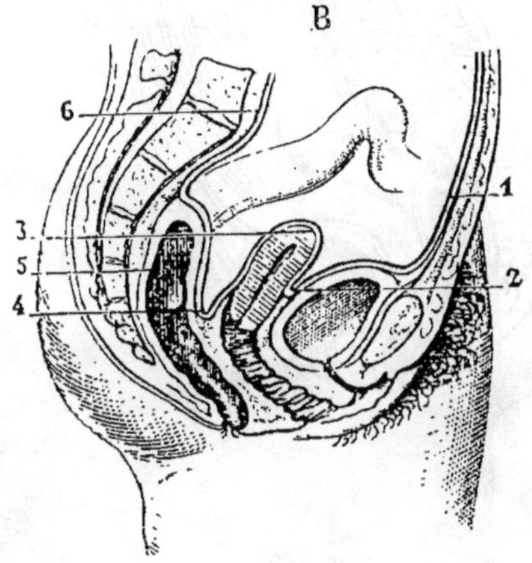

Fig. 396.

A. *Trajet du péritoine dans la région ombilicale.* — 1. péritoine pariétal; 2. le péritoine au-devant des reins; 3. feuillet externe des mésocôlons ascendant et descendant; 4. enveloppe séreuse des côlons ascendant et descendant; 5. feuillet interne des mésocôlons; 6. le péritoine se réfléchissant au-devant de l'aorte et de la veine cave inférieure pour former le mésentère; 7. mésentère; 8. enveloppe séreuse de l'intestin grêle.

B. *Trajet du péritoine dans la région hypogastrique chez la femme.* — 1. péritoine pariétal; 2. cul-de-sac vésico-utérin; 3. enveloppe séreuse de l'utérus; 4. cul-de-sac recto-vaginal; 5. coupe de l'enveloppe séreuse du rectum; 6. le péritoine remontant de la région hypogastrique vers la région ombilicale.

sur la paroi abdominale et sur les viscères; nous le

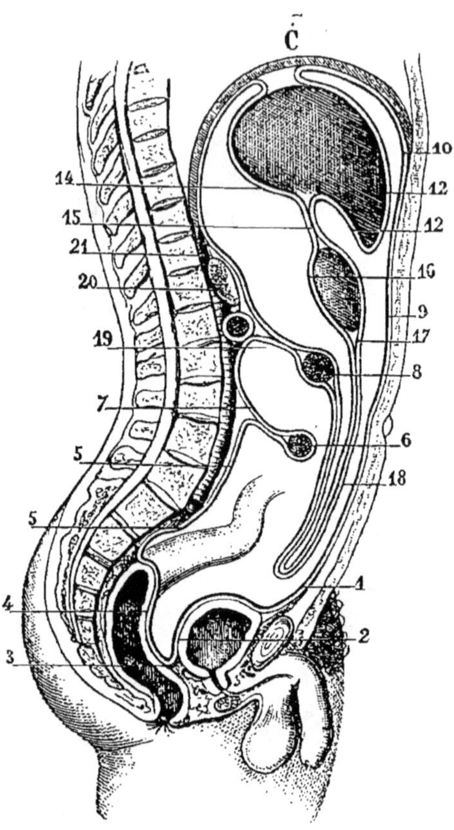

Fig. 397.

C. *Trajet du péritoine dans la région épigastrique.* — 1. péritoine passant de la paroi abdominale sur la vessie; 2. enveloppe séreuse de la vessie; 3. cul-de-sac recto-vésical; 4. enveloppe séreuse du rectum; 5. le péritoine remontant vers le mésentère; 6. enveloppe séreuse de l'intestin grêle; 7. continuité du mésentère avec le feuillet inférieur du mésocôlon transverse; 8. coupe du côlon transverse et des deux feuillets qui l'entourent; 9. péritoine pariétal de la région épigastrique; 10. le même tapissant la face inférieure du diaphragme; 11. le même recouvrant la face convexe du foie; 12. le même sur la face interne de ce viscère; 14. le même sur la partie postérieure de cette face; 15. coupe de l'épiploon gastro-hépatique; 16. feuillet séreux postérieur de l'estomac; 17. son feuillet séreux antérieur; 18. grand épiploon; 19. mésocôlon transverse: 20. coupe du pancréas; 21. feuillet supérieur du mésocôlon passant au-devant de cette glande.

diviserons en deux portions, une *sous-ombilicale* et une *sus-ombilicale*; mais il est bien entendu que ces deux parties se continuent directement l'une avec l'autre et que cette division n'a pour but que de simplifier la description.

1° PORTION SOUS-OMBILICALE. — En partant de l'ombilic

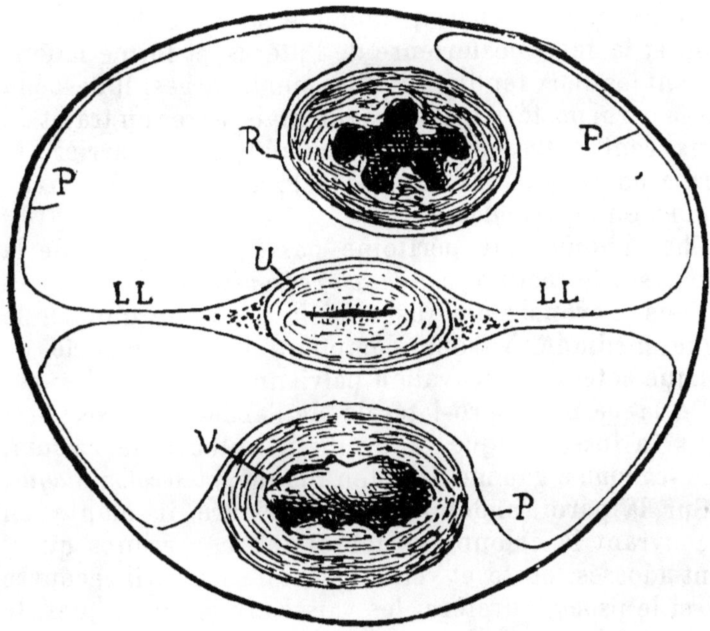

Fig. 398. — Trajet du péritoine pelvien chez la femme. Coupe transversale du bassin (Ribemont-Dessaignes).
R. rectum; U. utérus; V. vessie; P. péritoine; LL. ligaments larges.

(fig. 396), le péritoine descend en tapissant la paroi abdominale antérieure jusqu'à deux ou trois centimètres du pubis.

Il est refoulé en arrière sur la ligne médiane par l'ouraque, de chaque côté par les cordons résultant de l'oblitération des artères ombilicales, et plus en dehors par les artères épigastriques; il forme entre ces organes des dépressions ou *fossettes inguinales interne*, *moyenne* et *externe*; celle-ci, située au niveau de l'orifice inguinal interne, se continue dans ce canal chez le fœtus en constituant le *canal de Nück*.

De la paroi abdominale le péritoine se porte en arrière et recouvre le sommet et la face postérieure de la vessie, puis il se réfléchit sur l'utérus (fig. 397) en constituant le *cul-de-sac vésico-utérin*, il tapisse la face antérieure, le fond et la face postérieure de l'utérus, et forme latéralement les deux feuillets des ligaments larges. Il descend sur la paroi postérieure du vagin, mais, après un trajet de deux centimètres environ, il se réfléchit en arrière et forme en se portant sur le rectum le *cul-de-sac recto-vaginal* ou *de Douglas*.

Chez l'homme le péritoine passe directement de la vessie sur le rectum, *cul-de-sac recto-vésical*.

Nous n'avons suivi jusqu'ici le péritoine que sur la ligne médiane, voyons comment il se comporte de chaque côté de l'excavation pelvienne.

De la paroi antéro-latérale de l'abdomen il se porte dans la fosse iliaque, à droite il entoure le cæcum, *méso-cæcum*, à gauche le côlon iliaque, *mésocôlon iliaque*.

Sur la paroi abdominale postérieure il monte en recouvrant la colonne vertébrale et les organes qui y sont adossés, aorte et veine cave inférieure, il recouvre aussi le psoas, l'uretère, les vaisseaux spermatiques, le muscle transverse, le carré des lombes et plus haut le rein.

Sur la ligne médiane il rencontre l'intestin qui l'entraîne, ses deux feuillets accolés forment le *mésentère* (fig. 240), sur les parties latérales il entoure à peu près complètement le côlon ascendant et le côlon descendant en constituant les *mésocôlons*.

Au niveau de la troisième vertèbre lombaire, le péritoine se réfléchit d'arrière en avant et de haut en bas pour se porter vers le côlon transverse, dont il revêt la face inférieure en constituant le feuillet inférieur du *mésocôlon transverse*. Il passe sur le bord antérieur et se continue avec le feuillet supérieur de ce mésocôlon, qui appartient au péritoine sus-ombilical.

2° PORTION SUS-OMBILICALE. — Le trajet du péritoine dans la partie sus-ombilicale de l'abdomen est un peu plus compliqué. Si nous le reprenons à l'ombilic nous le voyons monter le long de la paroi abdominale jusqu'au diaphragme; la veine ombilicale, qui se porte de l'ombilic à la face inférieure du foie, entraîne le péritoine pariétal dont elle s'entoure, ce repli forme une vaste cloison antéro-postérieure avec bord libre inférieur, c'est le *ligament falciforme* ou *suspenseur* du foie.

Le feuillet pariétal arrêté par le diaphragme tapisse toute la face inférieure de ce muscle; au niveau de son bord postérieur, il se comporte différemment dans la moitié droite et dans la moitié gauche. A gauche il rencontre la terminaison de l'œsophage, il se réfléchit alors de haut en bas et d'arrière en avant pour se porter sur la face antérieure de l'estomac, où nous le reprendrons tout à l'heure. A droite il se réfléchit au niveau du bord postérieur du foie et forme le feuillet supérieur du *ligament coronaire*, il recouvre ensuite toute la face supérieure de cet organe, contourne son bord antérieur et tapisse sa face inférieure. Au niveau du hile il est arrêté par les organes, qui y pénètrent ou qui en sortent, il descend alors en avant de ces organes jusqu'à la petite courbure de l'estomac, en formant le feuillet antérieur du *petit épiploon* ou épiploon gastro-hépatique. A droite du hile, au contraire, le péritoine se porte d'avant en arrière jusqu'au bord postérieur du foie; à ce niveau il se réfléchit de haut en bas en formant le feuillet inférieur du ligament coronaire et devient péritoine pariétal lombaire. Sur les parties latérales de la face inférieure du foie il se réfléchit également et constitue le feuillet inférieur des *ligaments triangulaires* droit et gauche, dont les feuillets supérieurs sont formés par le péritoine de la face supérieure, qui du foie se porte sur le diaphragme.

Le péritoine, que nous avons amené plus haut sur la

face antérieure et sur la petite courbure de l'estomac, tapisse la face antérieure de cet organe et de la première portion du duodénum. Au niveau de la grande courbure, il se prolonge à gauche vers la rate en formant le feuillet antérieur de l'*épiploon gastro-splénique*, et en bas en constituant une partie du feuillet antérieur du *grand épiploon* (fig. 246).

Au niveau du pubis il se réfléchit et, devenu feuillet postérieur du grand épiploon, il remonte derrière le feuillet précédent, dont il se sépare pour aller rejoindre la paroi postérieure de l'abdomen en passant au-dessus du côlon transverse. Il se réfléchit presque aussitôt, se porte d'arrière en avant en formant le feuillet supérieur du mésocôlon transverse, et vient se continuer avec le péritoine sous-ombilical à la partie antérieure du côlon transverse.

La grande cavité péritonéale possède un diverticule appelé *arrière-cavité des épiploons*, dans laquelle on pénètre par un orifice étroit situé au-dessous du lobule de Spiegel et derrière la veine porte, c'est l'*hiatus de Winslow*. L'arrière-cavité des épiploons est formée par le péritoine, qui tapisse en avant la face postérieure de l'estomac, en haut la face inférieure du lobe gauche du foie, en arrière la face antérieure du pancréas et de la troisième portion du duodénum.

L'arrière-cavité se prolonge en bas entre les deux feuillets antérieur et postérieur du grand épiploon, de sorte que celui-ci est formé de quatre feuillets accolés; cllle se prolonge aussi à gauche jusqu'à la partie de la face interne de la rate située en arrière du hile. A droite l'arrière-cavité communique avec la grande cavité péritonéale par l'hiatus de Winslow.

Le péritoine est constitué par une charpente fibreuse formée de tissu conjonctif et de nombreuses fibres élastiques, intérieurement il est recouvert par un *épithélium pavimenteux simple*. Il est très riche en vaisseaux et surtout en vaisseaux *lymphatiques*.

§ II. PHYSIOLOGIE

Le péritoine est une séreuse, c'est-à-dire un sac sans ouverture ; son rôle est de protéger les organes abdominaux, de leur permettre de se mouvoir facilement les uns sur les autres, et surtout de les maintenir dans leur situation normale.

§ III. PATHOLOGIE

Péritonites aiguës. — La péritonite est l'inflammation du péritoine, elle résulte de l'invasion de la séreuse par une espèce microbienne comme le streptocoque, le staphylocoque, le coli-bacille, le pneumocoque, etc. Ceux-ci viennent soit d'un organe abdominal, utérus infecté, perforation de l'intestin, soit d'un traumatisme externe, plaie de l'abdomen, soit d'une collection purulente voisine de la grande cavité péritonéale, quelquefois la péritonite n'est que la localisation sur cette séreuse d'une affection générale.

Le péritoine est injecté, rouge, recouvert de fausses membranes, il renferme un liquide louche ou franchement purulent qui s'accumule dans les parties déclives et peut s'y enkyster.

Les symptômes varient suivant que la péritonite est *généralisée* ou *partielle*.

Dans le premier cas le *début brusque* est caractérisé par de la *douleur* aiguë, d'abord localisée, puis diffuse, par des *vomissements* fréquents muqueux, et ensuite bilieux et verdâtres, par du *hoquet*, par du *ballonnement du ventre* ou *météorisme*, par de la *constipation* et enfin par de la *diminution dans la quantité d'urine éliminée*. L'état général est rapidement atteint : la *fièvre* est généralement élevée (39 à 40°) ; dans certains cas, au contraire, il y a abaissement de température, le *pouls* est rapide, petit, filiforme, le *facies* est particulier, il est dit *péritonéal*, les traits sont accentués, les yeux sont excavés et entourés d'un cercle noir, les lèvres sont violacées, une sueur froide couvre le visage. La *respiration* s'accélère, l'abattement est considérable, les extrémités se refroidissent, le malade tombe dans le *collapsus* et meurt.

Dans la *péritonite partielle* les symptômes sont moins accentués, la douleur est plus accusée au siège de l'affec-

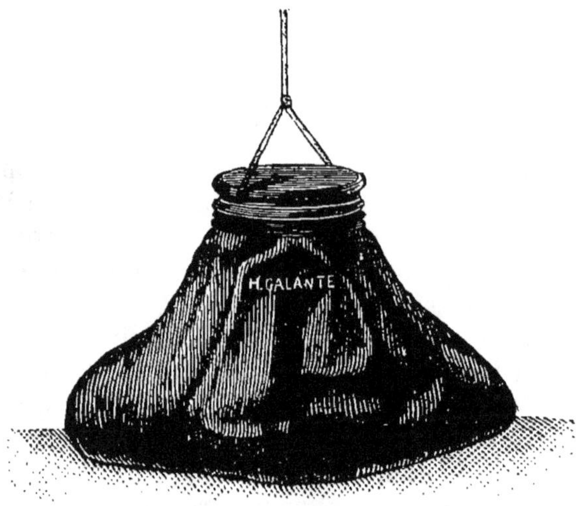

Fig. 399. — Sac de glace.

tion et on voit apparaître certains signes en rapport avec la région intéressée, *ictère* dans la *périhépatite*, *troubles vésicaux* dans la péritonite du petit bassin ou pelvi-péritonite, etc.

Le traitement consiste à immobiliser l'intestin par des médicaments opiacés et à lutter contre l'inflammation par l'application d'une large vessie de glace sur le ventre (fig. 399). Souvent une intervention chirurgicale hâtive est nécessaire.

Pelvi-péritonite. — On donne ce nom à l'inflammation du péritoine du petit bassin, elle est encore appelée *périmétrite* par les Allemands et *péri-métro-salpingite* par Pozzi.

Elle est due ordinairement à une lésion des organes génitaux internes, utérus, trompes, ovaires, dont l'inflammation se propage au péritoine qui les entoure; elle est favorisée par l'accouchement et par l'avortement, *pelvi-péritonite puerpérale*.

Des pseudo-membranes se forment en arrière de l'utérus et des ligaments larges, elles limitent une cavité unique ou divisée en logettes, dans lesquelles le pus va s'accumuler.

La pelvi-péritonite est *aiguë* ou *chronique*; la première débute brusquement par des frissons, de la fièvre, une douleur violente dans le bassin, des nausées, des vomissements, du ténesme rectal et vésical. A ce moment l'examen local est impossible, il ne peut être fait qu'après trois ou quatre jours, lorsque la crise aiguë est éteinte. Par le toucher on constate que le vagin est chaud, que l'utérus est refoulé en avant et qu'il existe dans le cul-de-sac postérieur une tumeur douloureuse, irrégulière, pâteuse ou fluctuante.

La *résolution* peut se produire en trois ou quatre semaines, mais elle laisse presque toujours des adhérences; dans d'autres cas la pelvi-péritonite *suppure*, il y a des élévations de la température du soir, 39°, 40°, le pouls est rapide, les sueurs sont fréquentes et abondantes. La tumeur fait une forte saillie dans le vagin, elle est fluctuante, et, si elle n'est pas incisée, elle s'ouvre dans le vagin, le rectum, la vessie, etc. Si les phénomènes inflammatoires se propagent à la grande cavité péritonéale, ou si le pus y pénètre, on voit apparaître tous les signes de la péritonite aiguë généralisée, presque toujours mortelle.

La pelvi-péritonite chronique est chronique d'emblée ou succède à une pelvi-péritonite aiguë, elle détermine entre les organes des adhérences ou des brides, sur lesquelles l'intestin peut s'étrangler.

Phlegmons pelviens. — Le tissu cellulaire sous-péritonéal, qui entoure le col utérin ou qui est contenu entre les deux feuillets des ligaments larges, peut être le siège d'une suppuration du petit bassin. Ces phlegmons pelviens ont été divisés en deux variétés : les *phlegmons du ligament large* ou *intra-ligamentaires*, et les *phlegmons péri-utérins* ou *sous-ligamentaires*. Ces affections se rencontrent le plus souvent au cours d'une infection puerpérale, les lymphatiques servant de moyen de transport aux microbes pyogènes contenus dans l'utérus.

Les symptômes sont à peu près semblables à ceux que nous avont décrits au sujet de la pelvi-péritonite, avec cette différence que la collection péri-utérine est *latérale* au lieu d'être postérieure. La marche et la terminaison sont les mêmes, la collection pouvant soit disparaître par résolution, soit s'ouvrir dans un viscère pelvien ou à l'extérieur au niveau de la fosse iliaque.

Péritonites chroniques. — Les péritonites peuvent être chroniques d'emblée ou succéder à une péritonite aiguë. La plus importante est la péritonite tuberculeuse, les autres se rencontrent au cours de l'alcoolisme, du mal de Bright, des affections chroniques du cœur, du cancer des organes abdominaux, etc.

Péritonite tuberculeuse. — Dans la tuberculose péritonéale le bacille de Koch est apporté dans le péritoine soit par la voie sanguine, soit par la voie lymphatique ; soit plus rarement par l'intestin. Elle est plus fréquente dans le jeune âge et à l'âge adulte (sept à vingt ans), elle atteint surtout les sujets cachectiques et élevés dans de mauvaises conditions hygiéniques.

Selon l'évolution du tubercule la maladie se manifeste sous des formes différentes. Tantôt un semis de granulations envahit la séreuse et donne naissance à des symptômes qui ressemblent à ceux de la péritonite aiguë, c'est la *forme granulique*, qui peut s'accompagner d'une granulie généralisée, plèvre, poumon et même méninges. Tantôt il y a un épanchement péritonéal accompagné de coliques vagues, et d'un peu de diarrhée, c'est la forme *ascitique*. Tantôt on a affaire à la forme *caséeuse* et *ulcéreuse* caractérisée au début par des signes gastro-intestinaux, inappétence, coliques, alternatives de diarrhée et de constipation, amaigrissement, puis le ventre augmente de volume, la paroi est tendue et laisse voir le développement des veines cutanées et sous-cutanées, la douleur est plus ou moins accentuée, la percussion révèle des zones mates et des zones sonores, car la cavité péritonéale est cloisonnée; on peut sentir des amas durs et irréguliers, ce sont les *gâteaux* péritonéaux. Cette forme est le plus souvent mortelle après un temps variable. Tantôt enfin l'organisme réagit en formant du tissu fibreux, le ventre d'abord météorisé

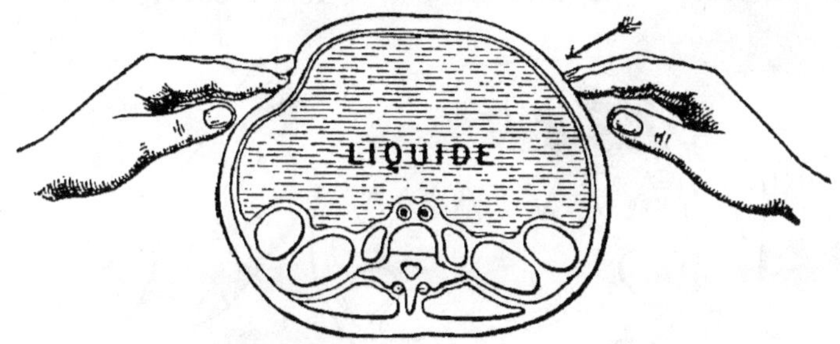

Fig. 400. — Fluctuation, sensation de soulèvement.

contient peu de liquide épanché, celui-ci se résorbe et la guérison est la règle dans la forme *fibreuse*.

Cancer du péritoine. — Le péritoine est le plus souvent envahi secondairement à un cancer viscéral. Il se fait un épanchement rapide de liquide sanguinolent, l'abdomen est douloureux, les troubles gastro-intestinaux sont accentués, la cachexie survient vite et le malade est emporté en moins d'un an.

Ascite. — On donne le nom d'*ascite* à l'épanchement d'une quantité plus ou moins grande de liquide séreux dans le péritoine. Elle se traduit par des signes *physiques* et par des signes *généraux*. A l'examen du ventre on constate que celui-ci est augmenté de volume; si le sujet est debout le ventre tombe en avant, il est en *besace*; s'il est couché le liquide s'accumule dans les parties déclives, les flancs s'élargissent, le ventre s'étale, c'est le *ventre de batracien*. Le volume qu'il peut acquérir est quelquefois considérable, double, triple, quadruple du volume normal. La peau est lisse, amincie, tendue, luisante, transparente, ce qui permet de mieux voir les veines sous-cutanées dilatées; l'ombilic peut être refoulé en avant et faire une saillie plus ou moins considérable.

La *percussion* révèle de la *matité* dans les flancs et dans l'hypogastre, c'est-à-dire dans les régions les plus déclives, tandis que l'épigastre et la région ombilicale sont *sonores*; si la malade est couchée sur le côté, la

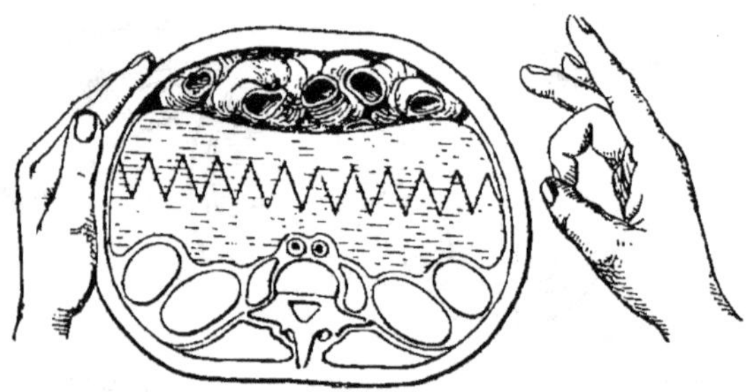

Fig. 401. — Sensation de flot (Auvard).

matité et la sonorité se déplacent, le flanc déclive est mat et le flanc élevé est sonore; si la quantité de liquide est peu considérable, on fait mettre la malade à quatre pattes et on obtient de la matité au niveau de la région ombilicale.

Enfin un des meilleurs symptômes réside dans la *fluctuation* qu'on détermine de la façon suivante : on place une main à plat sur un des côtés de l'abdomen et avec l'autre main on imprime des pressions brusques à la paroi du flanc opposé, la main immobile est soulevée à chaque pression par une sorte de *choc ondulatoire* (fig. 400 et 401).

L'épanchement peut atteindre 10, 15, 20 litres et plus, aussi peut-il gêner le fonctionnement du diaphragme, d'où dyspnée et palpitations; ces symptômes seront exagérés, si l'ascite survient chez une femme enceinte. Les digestions sont difficiles, la constipation est fréquente, les membres inférieurs sont œdématiés par gêne de la circulation en retour, le facies est pâle, la peau est sèche, l'urine est rare.

La marche et la durée varient avec la cause, tantôt l'épanchement se résorbe spontanément ou sous l'influence d'un traitement approprié, régime lacté, diurétiques, etc., tantôt il augmente progressivement et devient un danger; c'est alors qu'on ponctionne le liquide avec un trocart.

L'ascite peut être déterminée par trois grandes causes: 1° elle peut être de nature *inflammatoire*; 2° elle peut être d'origine *mécanique* par compression d'un gros tronc veineux; 3° elle peut être *dyscrasique*, c'est-à-dire en rapport avec un mauvais état général; elle est alors presque toujours accompagnée d'œdème des membres inférieurs, ce qui constitue l'*anasarque*.

Les affections inflammatoires qui déterminent l'ascite sont les *péritonites aiguës* ou *chroniques*, les traumatismes de l'abdomen, les inflammations viscérales.

L'ascite d'origine mécanique est due à la *compression* ou à l'*obstruction* soit du *système porte*, pyléphlébite, cirrhoses hépatiques, etc., soit de la *veine cave inférieure*, tumeurs de l'abdomen, etc.

Enfin, parmi les causes dyscrasiques, il faut mettre en première ligne les maladies du rein et du cœur.

Hématocèle intra-péritonéale. — Les hémorragies intra-péritonéales peuvent dans certains cas s'enkyster et former une tumeur sanguine pelvienne, c'est l'*hématocèle péri* ou *rétro-utérine*.

La cause la plus fréquente est la *rupture de la trompe au cours d'une grossesse tubaire*; parmi les causes exceptionnelles nous citerons la rupture d'un utérus gravide ou d'un hématosalpinx, les hémorragies au cours d'une maladie infectieuse ou toxique, enfin la pachypéritonite chronique.

Le début est brusque et caractérisé par une *douleur*

aiguë et par tous les signes d'une *hémorragie interne*, pouls petit et rapide, abaissement de la température du corps, décoloration de la face et des muqueuses, vertiges, nausées, état syncopal.

Puis surviennent le *ballonnement du ventre*, la *tension de la paroi abdominale*, les *nausées*, les *vomissements*, la *constipation*, le *facies grippé*, symptômes de la réaction péritonéale. Après quelques jours le calme apparaît, la collection s'enkyste, la douleur se localise. L'examen physique permet de constater par le toucher combiné au palper une *tumeur* siégeant dans le cul-de-sac de Douglas et entourant plus ou moins l'utérus, qui est refoulé en avant derrière la symphyse pubienne.

La collection peut avec le temps ou se *résorber lentement* ou *suppurer*, l'abcès s'ouvre dans le rectum, dans le vagin, dans la vessie, à la paroi abdominale, ou dans la grande cavité péritonéale, ce qui détermine une péritonite généralisée.

Le pronostic est donc toujours grave; au début, cette gravité dépend de l'hémorragie, plus tard, de la suppuration.

LIVRE VII

MAMELLES

§ I. ANATOMIE

Les mamelles, encore appelées *seins*, sont deux glandes destinées à sécréter le lait nécessaire à la nourriture du nouveau-né. C'est en se basant sur leur existence qu'on a pu créer chez les animaux vertébrés la grande classe des *mammifères*.

Au nombre de *deux* elles existent chez l'homme et chez la femme, mais c'est chez cette dernière seule qu'elles prennent un développement parfait. Elles sont *situées* sur la partie antéro-latérale du thorax, de la troisième à la sixième côte dans le sens vertical, du bord du sternum au pli antérieur de l'aisselle dans le sens transversal. Rudimentaires jusqu'à la puberté, elles s'accroissent rapidement à cette époque de la vie comme tous les organes destinés à la reproduction; elles ont alors 11 à 12 centimètres de hauteur, 10 centimètres de largeur, et 5 à 6 centimètres d'épaisseur. Pendant la grossesse elles augmentent encore de volume, mais c'est dans les deux ou trois jours qui suivent l'accouchement qu'elles atteignent leurs plus grandes dimensions.

C'est à ce moment que leur rôle physiologique se manifeste; après l'allaitement les mamelles reviennent sur elles-mêmes, attendant une nouvelle grossesse pour redevenir actives. Après la ménopause elles subissent la même atrophie que les organes génitaux internes.

Le volume des mamelles varie avec les *individus*, avec les *conditions sociales*, c'est ainsi qu'elles sont plus développées chez les femmes de la campagne que chez celles de la ville; avec les *climats*, elles sont plus grosses dans les pays chauds; avec les *races*, chez les Boschimanes, peuplades de l'Afrique méridionale, elles prennent un tel développement qu'elles peuvent être rejetées par-dessus les épaules pour allaiter l'enfant porté sur le dos.

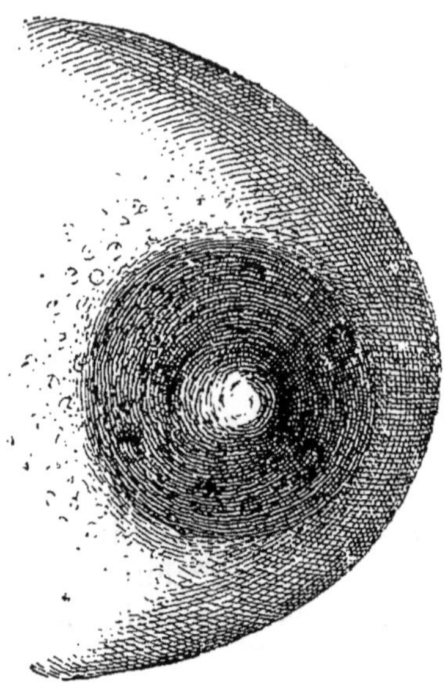

Fig. 402. — Mamelle en dehors de la puerpéralité.

Le *poids*, qui à la naissance n'est que de 40 à 60 centigrammes, atteint 150 à 200 grammes à la puberté et 400 à 500 grammes pendant la lactation.

La *forme* varie suivant les âges et suivant les fonctions : chez la jeune fille elle est *hémisphérique* ou *semi-ovoïde* à grosse extrémité dirigée en dedans et un peu en bas, elle peut aussi être *aplatie* ou discoïdale; pendant la grossesse elle est *sphérique* ou *cylindrique* et presque toujours pendante; son point d'attache au thorax a dans quelques cas un diamètre plus petit que celui du corps de l'organe, de sorte que celui-ci paraît *pédiculé*. Enfin, chez les vieilles femmes, la mamelle n'est le plus souvent représentée que par un repli cutané; celui-ci est séparé de la peau recouvrant la cage thoracique par un sillon profond sous-mammaire.

La *consistance* est ferme et résistante chez la nullipare, souple pendant la grossesse, tendue au début de la période d'allaitement, molle et flasque après plusieurs *nourritures*.

Configuration extérieure et rapports. — La mamelle

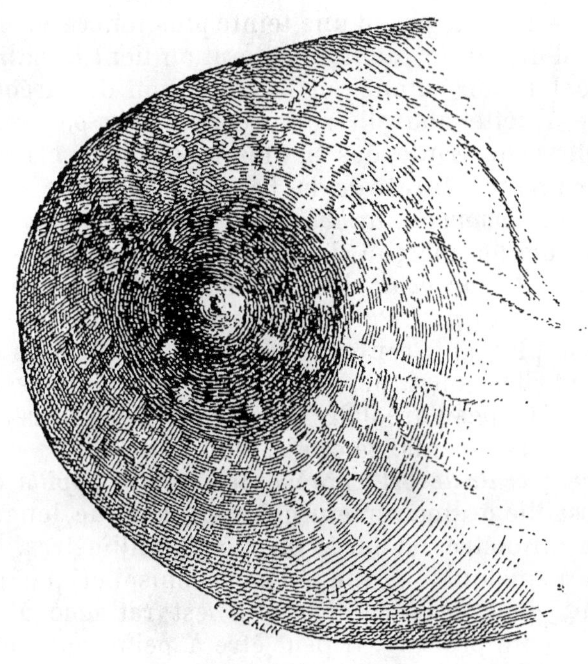

Fig. 403. — Mamelle pendant la puerpéralité.

offre à étudier une surface antérieure, une surface postérieure et une circonférence.

A. *Surface antérieure.* — La surface antérieure, convexe et cutanée, peut être divisée en trois zones (fig. 402).

1° La *zone périphérique* est constituée par la peau fine, souple et unie, sa finesse est telle qu'elle permet de voir par transparence les cordons bleuâtres dessinés par les veines sous-cutanées. On y trouve des petits poils et des glandes sébacées.

2° La *zone moyenne* est formée par l'*aréole* ou *auréole*, cercle pigmenté de 3 à 5 centimètres de diamètre à l'état normal et de 7 à 8 centimètres pendant la grossesse. La coloration de l'aréole est en rapport avec la pigmentation générale : rosée chez les jeunes femmes blondes, elle est noire ébène chez les négresses. Pendant la grossesse l'aréole prend une teinte plus foncée et elle s'entoure d'un cercle, dont la coloration tient le milieu entre la coloration cutanée et la coloration de l'aréole; on donne à cette nouvelle zone le nom d'*aréole secondaire*. Celle-ci présente des petites taches plus claires, véritables mouchetures, de là les noms d'aréole *mouchetée, tigrée, pommelée, tachetée* (fig. 403).

Sur l'aréole on aperçoit des petites élevures, ce sont les *tubercules de Morgagni*, glandes sébacées volumineuses au nombre de 15 à 20. Pendant la grossesse ces saillies deviennent plus apparentes, elles ont 3 millimètres de diamètre et elles constituent une partie des *tubercules de Montgomery*. La peau aréolaire est chagrinée et adhérente aux tissus sous-jacents, ce qui la rend immobile.

3° La *zone centrale* est représentée par la *papille* ou *mamelon*, saillie ordinairement cylindro-conique, longue de 1 à 2 centimètres et large de 8 à 15 millimètres. Le mamelon a quelquefois une forme hémisphérique ou discoïdale; dans ce dernier cas il est rattaché à la mamelle par un *pédicule*; il peut être à peine apparent ou même être attiré dans la profondeur, le centre de la mamelle est alors occupé par une dépression, *mamelon ombiliqué* ou *rentré*. Sa coloration est semblable à celle de l'aréole, son sommet cependant se distingue par sa teinte blanchâtre, il est plus lisse que les parties environnantes et il est perforé de 15 à 20 orifices, points de terminaison des canaux galactophores; aussi cette région porte-t-elle le nom d'*area cribrosa* (aire criblée).

La surface du mamelon est inégale et rugueuse, car elle est hérissée de nombreuses *papilles* entre lesquelles sont

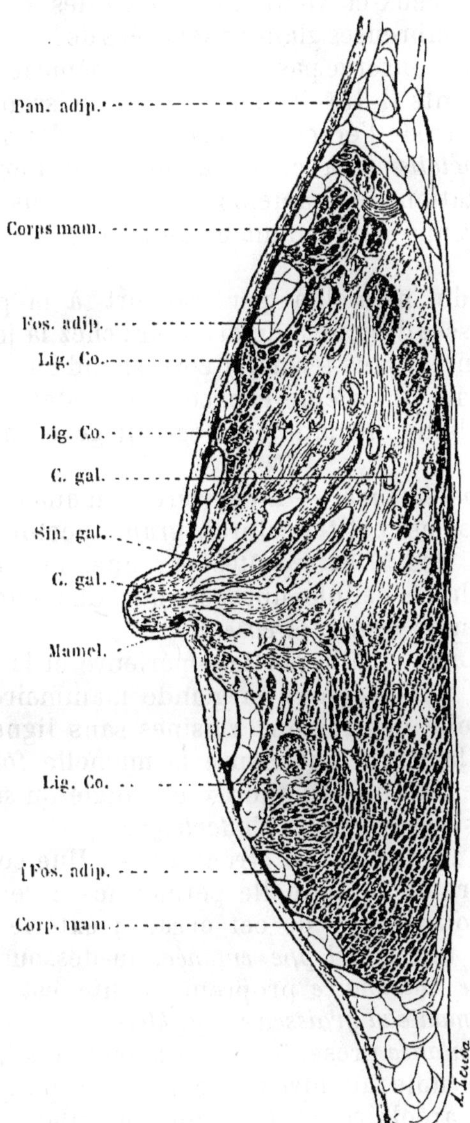

Fig. 404. — Coupe sagittale de la mamelle d'une femme en lactation, passant par le milieu du mamelon (Henle).

Lig. Co. représente les crêtes fibreuses.

des *sillons*; dans ceux-ci viennent s'ouvrir les canaux excréteurs des nombreuses glandes sébacées de la région.

Le mamelon ne conserve pas toujours la même forme; à certains moments il durcit mais en s'amincissant, ce qui est le contraire de l'érection; aussi a-t-on donné un nom spécial, *thélotisme*, à ce phénomène particulier. Pendant la lactation le mamelon s'allonge sous l'influence des tractions de l'enfant et de la formation de nouveaux tissus.

La situation du mamelon par rapport à la paroi thoracique est assez difficile à déterminer: chez la jeune fille, dont le sein est plus ferme, il correspond à la quatrième côte ou au quatrième espace intercostal, il est à 10 cm. 5 de la ligne médiane et il est dirigé en avant et en dehors.

B. ***Surface postérieure.*** — En arrière la mamelle est séparée des muscles petit pectoral, grand pectoral et grand dentelé et des 5e et 6e côtes par une couche de graisse et une lame cellulo-fibreuse, que Chassaignac avait prise pour une *bourse séreuse*.

C. ***Circonférence.*** — A la partie supérieure et latéralement, la peau qui recouvre la glande mammaire se continue avec celle des régions voisines sans ligne de démarcation; à la partie inférieure la mamelle forme avec l'enveloppe cutanée du thorax un angle ou *sillon sous-mammaire*, siège fréquent d'*intertrigo*.

Configuration intérieure et structure. — Une coupe antéro-postérieure de la mamelle permet de se rendre compte de la constitution de cet organe; extérieurement se trouve une *enveloppe cutanée*, au-dessous de celle-ci la *glande mammaire* proprement dite est renfermée dans un *manteau graisseux* (fig. 404).

I. L'*enveloppe cutanée* présente des caractères distincts suivant qu'on l'étudie au niveau de la zone périphérique, de la zone aréolaire, et de la zone papillaire.

La *zone périphérique* est constituée par une peau mince et souple; dans son épaisseur se trouvent des follicules pileux, auxquels sont annexées des glandes sébacées rudimentaires et quelques fibres musculaires lisses. La couche graisseuse, qui la double, diminue d'épaisseur à mesure qu'elle approche de la zone suivante.

La *zone aréolaire* est plus mince, sa couche épidermique renferme dans la profondeur des cellules riches en pigment brun, son derme offre à la superficie de nombreuses papilles disposées circulairement; au-dessous de lui la couche graisseuse est disparue. Les follicules pileux sont rares et petits, les glandes sudoripares peu nombreuses sont larges et tortueuses; quant aux glandes sébacées, elles sont volumineuses, multilobées, et décrites pendant la grossesse sous le nom de *tubercules de Montgomery*, bien qu'en réalité ce nom devrait être réservé à de petites glandules ou *glandes mammaires accessoires*. Le professeur Pinard, qui les a étudiées, les a rencontrées chez 54 femmes sur 60; il y en a en moyenne 4 pour chaque sein, certains auteurs portent ce chiffre à 10 ou 15. Elles siègent dans le derme ou dans le tissu sous-dermique, elles ont la structure de la glande mammaire, dont elles suivent l'évolution.

Au-dessous du derme de l'aréole et lui adhérant se trouve une couche musculaire lisse, épaisse de 2 millimètres. Elle est constituée par des fibres circulaires, *muscle aréolaire*, d'autant plus abondantes qu'on est plus rapproché du mamelon, et par des fibres radiées plus profondes, *muscle radié*. Ces dernières se portent du derme de l'auréole au derme du mamelon dans lequel nous allons les retrouver. La contraction du muscle aréolaire rétrécit la zone du même nom et projette le mamelon en avant, *thélotisme*; le froid, les attouchements, la succion, les émotions même peuvent faire contracter ces muscles lisses. En se contractant d'une façon spasmodique ils compriment passagèrement les ampoules des canaux lactifères et poussent le lait du côté des pores du mamelon.

La *zone mamillaire* est constituée par une gaine périphérique cutanée ayant la forme d'un dé à coudre et par une partie centrale; l'épiderme est plus épais qu'au niveau de la zone précédente, ses cellules profondes, pigmentées à la périphérie du mamelon, sont au contraire privées de pigment au sommet. Le derme est hérissé de *papilles* nombreuses et volumineuses, il est riche en fibres élastiques et en glandes sébacées de gros volume. Au-dessous du derme se trouve le *muscle mamillaire* constitué par des fibres transversales et circulaires, continuation du muscle sous-aréolaire, et par des fibres longitudinales, parallèles à l'axe du mamelon; les premières en se contractant agissent sur les canaux galactophores d'une part, sur le mamelon d'autre part, elles participent ainsi au phénomène du thélotisme. La contraction des fibres longitudinales produirait une rétraction du mamelon; de Sinéty a même prétendu que le mamelon ombiliqué était dû à une prédominance de ces fibres.

II. La *glande mammaire proprement dite* est une masse arrondie ou discoïde avec des contours irréguliers, lorsqu'elle n'a pas encore fonctionné; en période d'activité c'est un disque, qui émet des *prolongements* surtout du côté de l'aisselle et du côté du sternum, elle prend alors une coloration rosée et une consistance molle et élastique. La lactation terminée, elle diminue de volume par rétraction et elle devient jaunâtre. Après la ménopause elle n'est plus représentée que par une plaque fibreuse, dure et inégale.

Des parties saillantes de sa face antérieure convexe se détachent des tractus fibreux, *crêtes fibreuses* du sein ou *crêtes fibro-glandulaires* de Duret, qui limitent des petites cavités remplies de graisse, *fosses adipeuses* de Duret. Cette réserve graisseuse disparaît presque complètement pendant la grossesse et ne réapparaît qu'après la lactation.

La face postérieure n'est séparée des muscles de la paroi thoracique que par une *couche graisseuse*, qui disparaît pendant la période d'activité de la glande, et par une *lame conjonctive* cellulo-fibreuse, sur laquelle viennent se perdre des tractus fibreux partis du contour glandulaire.

La glande mammaire est une glande en *grappe composée*, formée de 8 à 24 *lobes* principaux, divisés eux-mêmes en lobes secondaires et tertiaires, en lobules et en acini; les canaux excréteurs de ces différentes parties se réunissent et aboutissent à un canal unique pour

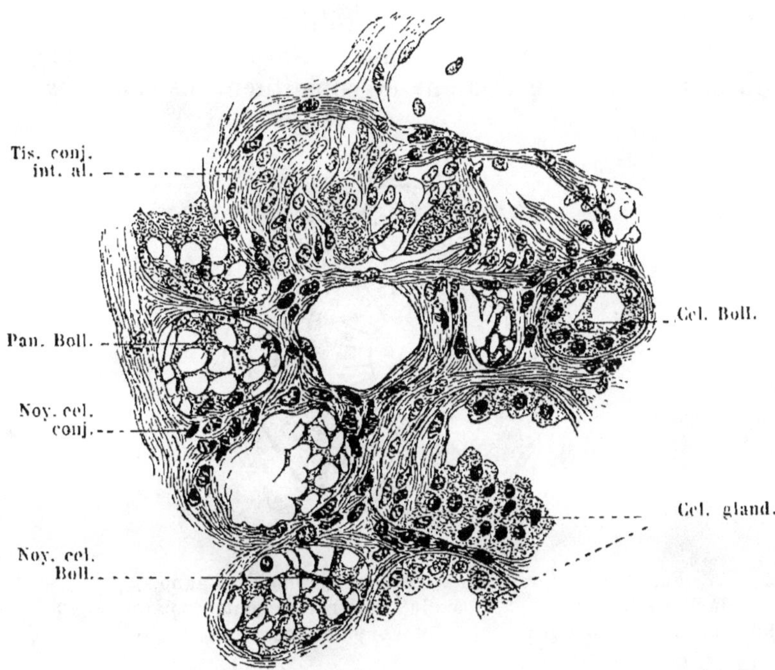

Fig. 405. — Fragment de la coupe d'un lobule de la glande mammaire de la chatte (en lactation) et une coupe transversale d'un canal excréteur interlobulaire, dont les paniers de Boll ont été dégagés (Renaut).

chaque lobe, c'est le *canal galactophore*. La glande tout entière est plongée dans un stroma conjonctif condensé, plus abondant dans la glande virginale que dans la glande en période d'activité. Avant toute grossesse la glande est à l'état d'ébauche, aux canaux excréteurs sont appendus des *acini rudimentaires*; chez la femme enceinte les lobes prennent une existence propre et refoulent le stroma. Après la lactation il se produit un travail de régression avec conservation de la lobulation.

Les canaux *galactophores* ou *lactifères* partent de chaque lobe, aussi sont-ils au nombre de 8 à 15, ils convergent vers le mamelon sans s'anastomoser, et ils vont s'ouvrir au sommet de ce dernier. Leur calibre est de 2 à 3 millimètres à la sortie de la glande, au-dessous de la base du mamelon ils se dilatent et constituent les *ampoules*,

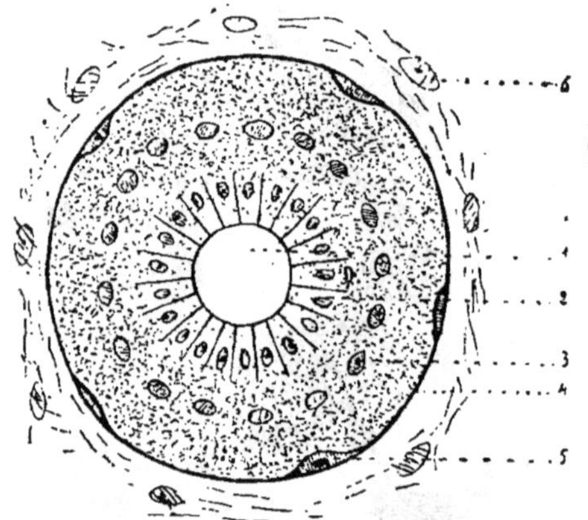

Fig. 406. — Coupe d'un canal galactophore (Launois).
1. lumière du conduit; 2. 3. cellules de revêtement; 4. paroi; 5. cellules en panier de Boll; 6. cellules conjonctives.

sinus ou *réservoirs*, dont le diamètre atteint 4 à 9 millimètres. A cette dilatation fait suite une portion rétrécie de 2 millimètres et demi et même un millimètre au niveau de l'embouchure. Intérieurement ces canaux n'ont pas de valvules, mais ils possèdent des plis parallèles à leur grand axe.

Au point de vue *histologique* l'acinus est constitué par une membrane d'enveloppe vitrée, tapissée en dedans par une couche de cellules étoilées et anastomosées, *cellules en panier de Boll* supportant une *épithélium cylindrique* à protoplasma clair (fig. 405). Pendant la *grossesse* ce dernier se modifie, pour les uns il est sur une seule couche, pour d'autres il est formé de plusieurs couches; il renferme au milieu de son protoplasma des boules graisseuses. Pendant la *lactation*, les cellules de Boll persistent, et l'épithélium n'est constitué que par une seule couche de cellules cylindriques. Après la ménopause l'épithélium acineux est envahi par la dégénérescence graisseuse.

Les canaux excréteurs (fig. 406) sont constitués par une tunique externe conjonctive et élastique et par un épithélium disposé sur une seule rangée de cellules cubiques; près du pore galactophore l'épithélium est pavimenteux stratifié.

Le manteau graisseux qui entoure la glande de toute part, excepté au niveau de l'aréole et du mamelon, est la continuation du tissu cellulaire sous-cutané des parties environnantes. Il se dédouble à la périphérie du corps glandulaire, une lame passe en avant, l'autre en arrière.

Vaisseaux et nerfs. — Les *artères* sont fournies : 1° par les branches perforantes (cinq premières) de la *mammaire interne*, qui se rendent à la partie interne de la glande; 2° par la *mammaire externe* ou *thoracique longue*, qui vascularise la partie externe, de même que 3° la branche interne de l'*acromio-thoracique*, et enfin 4° par les 2e, 3e, 4e *intercostales aortiques* destinées à la partie profonde. Les rameaux de ces artères forment des réseaux à mailles larges sur les deux faces et des plexus plus fins autour des acini et des canaux excréteurs; pendant la période d'activité glandulaire le système artériel prend un développement plus considérable.

Les *veines*, qui succèdent aux capillaires, se portent presque toutes à la superficie, où elles forment sous l'aréole le *cercle veineux de Haller*. De celui-ci partent des branches efférentes, qui vont se jeter dans la *veine jugulaire externe*, dans la veine *céphalique*, dans les veines *latéro-sternales* et même dans les veines superficielles de la paroi abdominale. Dans la profondeur de la glande deux veines accompagnent les branches des artères mammaires interne et externe.

Les *lymphatiques* sont divisés en lymphatiques *glandulaires* et en lymphatiques *superficiels*. Ces derniers proviennent de la peau du mamelon et de l'aréole et vont aux ganglions axillaires, les plus internes croisent la ligne médiane pour se porter à l'aisselle du côté opposé. Les lymphatiques glandulaires naissent autour des canaux excréteurs et des vaisseaux sanguins, ils convergent tous vers l'aréole où ils donnent naissance au *plexus sous-aréolaire*. De celui-ci naissent deux gros troncs, un externe et un interne; ce dernier rejoint le premier pour aller avec lui se jeter dans le *groupe antéro-interne des ganglions axillaires*. Quelques lymphatiques de la mamelle vont aux *ganglions mammaires internes* et même aux ganglions inguinaux (Rieffel).

Les *nerfs* sont les uns *cutanés*, branche sus-claviculaire du plexus cervical, et 2e, 3e, 4e, 5e, 6e nerfs intercostaux, les autres *glandulaires*, rameaux perforants antérieurs et latéraux des 4e, 5e, 6e nerfs intercostaux; enfin il existe des filets sympathiques pour les vaisseaux. Les terminaisons nerveuses sont inconnues, certains filets sont destinés à la peau et aux muscles sous cutanés, d'autres vont aux éléments glandulaires; au niveau de l'aréole et du mamelon on rencontre des papilles avec des corpuscules de Meissner.

§ II. PHYSIOLOGIE

La glande mammaire se développe au commencement du quatrième mois sous forme d'un *bourgeon* (fig. 407) qui s'enfonce dans les tissus sous-jacents et qui émet bientôt par sa partie profonde des bourgeons secondaires (fig. 408). La différenciation en partie *secrétrice* et partie *excrétrice* se fait un peu avant la naissance, la première est formée de cordons pleins, la seconde s'est creusée et produit les futurs canaux galactophores (fig. 409).

Au moment de la naissance la glande mammaire est

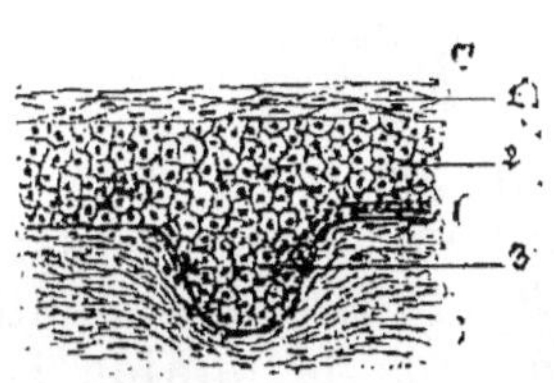

Fig. 407. — Schéma du développement de la mamelle, 1er stade (Launois).

1. cellules épithéliales superficielles ; 2. cellules des corps muqueux de Malpighi ; 3. coin épithélial primitif.

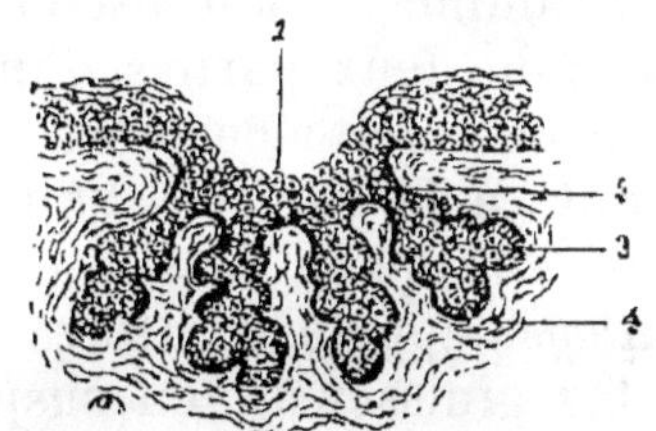

Fig. 408. — 2e stade du développement (Launois).

1. cupule ; 2. bourgeons secondaires, origines des lobes ; 3. subdivisions secondaires ; 4. tissu conjonctif.

rudimentaire, mais il n'est pas rare de constater, dans les jours qui suivent, une hypertrophie momentanée de la glande accompagnée d'une montée laiteuse.

A la puberté les canaux s'allongent et donnent des branches, il se produit une ébauche de lobes et de lobules, mais les acini n'apparaissent qu'au cours de la première grossesse, en même temps que la glande mammaire tout entière s'hypertrophie.

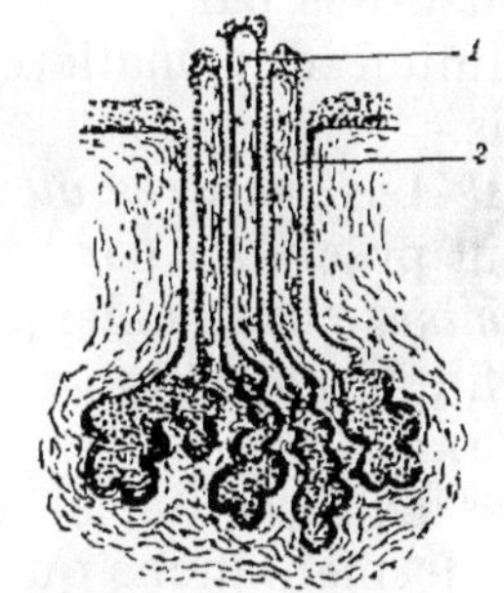

Fig. 409. — 3e stade (Launois).

1. mamelon ; 2. canal galactophore.

Après la parturition la sécrétion apparait, elle est destinée à fournir au nouveau-né un liquide, le *lait*, dont les éléments sont nécessaires et suffisants pour l'entretien et l'accroissement de l'enfant.

Lait. — Le lait est un liquide blanc opaque, d'une saveur douce et sucrée, de réaction neutre mais devenant rapidement acide par suite de fermentations. Sa densité est de 1,028 à 1,034 et la quantité sécrétée dans les vingt-quatre heures varie de 1 000 à 1 500 grammes.

Examiné au microscope, on voit que le lait se compose de deux parties, l'une liquide, l'autre solide. Par le repos, cette dernière, formée de *globules graisseux*, monte à la surface du liquide et constitue la crème, c'est elle qu'on recueille sous le nom de *beurre* par le *battage*, appelé barattage dans l'industrie. Les gouttelettes graisseuses en suspension dans le liquide sont entourées d'une *membrane haptogène* de nature albumineuse ; pour démontrer l'existence de cette membrane d'enveloppe, il suffit de verser dans le lait une certaine quantité d'éther et d'agiter le mélange qui conserve sa teinte opaque, car la graisse protégée par son enveloppe n'est pas dissoute par l'éther. Si on ajoute préalablement quelques gouttes d'une solution de potasse, celle-ci dissout la membrane albuminoïde, l'éther a prise sur l'élément graisseux, et le lait devient clair.

La partie liquide, appelée *plasma* ou *lactoplasma*, est constituée par une grande quantité d'eau tenant en dissolution des matières albuminoïdes, du sucre et des sels.

1° Les *matières albuminoïdes* sont : la *caséine*, qu'on peut précipiter par l'addition d'acide acétique ; la *lactalbumine*, coagulable par la chaleur ; la *lactoglobuline* et enfin la *galactozymase* de Béchamp, qui fluidifie l'amidon.

2° Le *sucre* du lait est la *lactose*, qui, sous l'influence des fermentations qui se produisent dans le lait exposé à l'air, se dédouble en *alcool* et en acide *lactique*.

3° Les *sels* sont représentés par le *chlorure de sodium* (sel marin), le *chlorure de potassium* et par des *phosphates* de chaux, de soude, de potasse et de magnésie.

Le lait renferme également des gaz en dissolution : *oxygène*, *azote* et *acide carbonique*.

L'analyse chimique du lait de femme donne pour 1 000 grammes :

Eau	888	grammes.
Beurre	30	—
Matières albuminoïdes	20	—
Sucre de lait	60	—
Sels	2	—

Le lait de vache, qu'on emploie dans l'alimentation artificielle des enfants, diffère du lait de femme par une quantité plus considérable de graisse et de caséine, 40 grammes de chacune, et par une quantité moindre de lactose (40 gr.) ; aussi, pour que sa composition se rapproche de celle du lait maternel, doit-on l'étendre d'eau et lui ajouter du sucre de lait (20 gr. par litre). Le lait d'ânesse est celui qui ressemble le plus au lait de femme au point de vue de sa constitution.

Mécanisme de la sécrétion lactée. — Immédiatement après l'accouchement, quelquefois même avant, la glande mammaire entre en activité, mais le liquide qu'elle sécrète au début n'est pas encore le lait, c'est le *colostrum,* dont la composition se modifie insensiblement pour aboutir à celle du lait véritable.

Le colostrum est un liquide jaune, visqueux, acide, d'une densité de 1 056 en moyenne. Il renferme de l'*albumine*, qui peu à peu est remplacée par de la caséine, des *globules graisseux*, plus volumineux que ceux du lait, et des corpuscules granuleux sphériques ou ovoïdes appelés *corpuscules de colostrum.* Son action nutritive est peu importante, il posséderait surtout des propriétés purgatives, qui favorisent l'évacuation du méconium du nouveau-né.

Après trois ou quatre jours le lait remplace le colostrum; les cellules polyédriques de l'acinus augmentent de volume, deviennent plus claires, et se remplissent de gouttelettes de graisse entourées de protoplasma. Ces produits s'accumulent dans l'extrémité libre de la cellule, qui devient de plus en plus saillante et qui se détache, mettant en liberté la graisse après dissolution de son enveloppe protoplasmique (fig. 410). La cellule épithéliale ne se détruit donc pas complètement, comme on l'avait cru pendant fort longtemps; la partie profonde et le noyau restent en place et régénèrent le corps cellulaire.

La graisse du lait est un produit de l'élaboration du protoplasma cellulaire, elle se forme aux dépens de

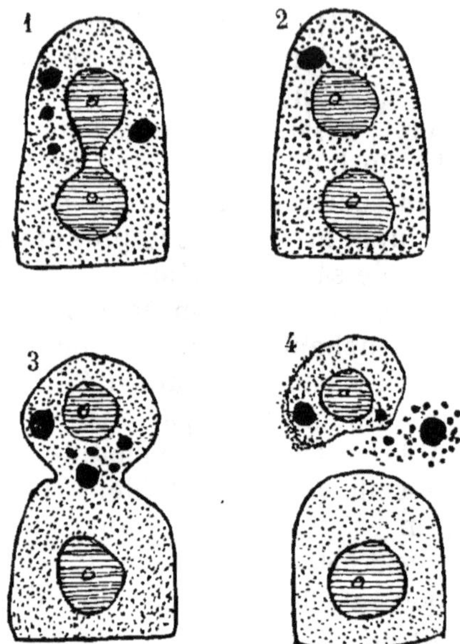

Fig. 410. — Modifications de la cellule épithéliale des acini dans la sécrétion du lait (d'après Launois).

1. étranglement du noyau; 2. division du noyau; 3. étranglement de la partie superficielle de la cellule; 4. mise en liberté de la partie superficielle de la cellule entrant dans la constitution du lait.

matières autres que la graisse absorbée, et en particulier aux dépens des substances albuminoïdes.

La caséine n'existe pas dans le sang : suivant les uns elle dérive de l'albumine du sang; suivant d'autres elle serait produite par des nucléo-protéides existant dans les cellules de la glande mammaire.

La lactose se forme aux dépens de la glucose, elle serait précédée d'une substance appelée *lactogène*.

En résumé ces différents principes sont surtout constitués par l'activité spécifique de l'épithélium des acini, mais ils n'existent pas en quantités égales pendant toute la durée de la lactation. La caséine et le beurre augmentent jusqu'au deuxième mois, ce dernier diminue à partir du deuxième mois et la caséine à partir du dixième. Le sucre augmente à partir du huitième mois; les sels, dont l'augmentation se fait dans les cinq premiers mois, diminuent ensuite.

Le *système nerveux* a une influence considérable sur la sécrétion lactée, il agit sur les éléments sécrétoires et sur le système vasculaire. Il existe une relation très nette entre l'utérus et la glande mammaire, relation démontrée par la congestion mammaire, qui suit la vacuité de l'utérus gravide, et par les contractions douloureuses de l'utérus (tranchées), qui accompagnent souvent les mouvements de succion de l'enfant mis au sein.

Le système nerveux central influe aussi sur la sécrétion lactée; les émotions vives, les chagrins, etc., produisent des modifications portant sur la quantité et sur la qualité du lait.

Montée laiteuse. — Après l'accouchement la sécrétion lactée s'établit d'autant plus rapidement que la femme a déjà eu des enfants, surtout si elle les a allaités, et qu'on a mis l'enfant de bonne heure au sein.

La montée laiteuse proprement dite se fait de quarante-huit heures à soixante-douze heures en moyenne après l'accouchement, quelquefois plus tôt, quelquefois plus tard. Elle est accompagnée de *phénomènes locaux*, augmentation de volume des seins, qui sont tendus, chauds et douloureux au palper, exagération de la circulation caractérisée extérieurement par la dilatation des veines superficielles et par un léger œdème souscutané; la tension mammaire s'étend jusqu'aux prolongements de la glande : de là la gêne accusée par les accouchées du côté de l'aisselle. Quant aux *phénomènes généraux*, ils sont peu accusés, certaines femmes se plaignent de céphalée et d'abattement, les pulsations artérielles peuvent être augmentées, mais il n'y a jamais d'élévation de température au-dessus de 38 degrés, ce qui veut dire que *la fièvre de lait n'existe pas*, ou plutôt n'existe plus. Avant l'antisepsie les femmes accouchées étaient toutes plus ou moins infectées, la fièvre apparaissait en général le troisième jour, en même temps que la montée laiteuse, aussi celle-ci était-elle rendue responsable de cette élévation de la température.

Rôle de la sécrétion lactée. — Le lait sécrété par la glande mammaire est destiné à nourrir le nouveau-né; c'est un aliment complet puisqu'il contient de l'*eau* et des *sels*, une substance *albuminoïde*, la caséine, une substance *hydrocarbonée*, la lactose, et un *corps gras*, le beurre (voir p. 506). La durée de la lactation est en moyenne de un an, mais dans certains cas le sevrage doit être reculé à quinze ou dix-huit mois.

Certaines conditions influent sur la composition du lait; c'est *entre vingt et trente ans* que la femme sécrète le lait le plus nutritif; la *multiparité* est une cause de sécrétion rapide et abondante, surtout si la femme a nourri aux grossesses précédentes.

La *menstruation* détermine habituellement une diminution dans la quantité et des modifications dans la qualité du lait; il arrive souvent que pendant sa durée l'enfant n'augmente pas de poids, qu'il diminue même, qu'il ait de la diarrhée, et qu'il pousse des cris fréquents.

La grossesse survenant pendant l'allaitement peut amener des troubles dans la composition du lait et par conséquent dans l'état de l'enfant. Aussi faut-il suspendre l'allaitement dès que le diagnostic de grossesse est certain, d'autant plus que sa continuation pourrait avoir son retentissement sur la santé de la mère et sur le nouveau produit de conception.

Les maladies aiguës ont également une grande influence et elles diminuent souvent la sécrétion.

Certaines substances ingérées étant capables de passer dans le lait et d'en modifier la constitution, il est nécessaire d'interdire aux femmes qui nourrissent un certain nombre d'aliments comme l'alcool, les asperges, les oignons, l'ail, le gibier avancé, etc. Cette propriété est utilisée pour faire absorber à l'enfant certains médicaments mélangés au lait de la mère, comme le mercure et l'iodure de potassium.

Pour l'allaitement proprement dit, qui n'entre pas dans notre sujet, nous renvoyons au précis d'obstétrique de MM. Ribemont-Dessaignes et Lepage.

§ III. PATHOLOGIE

VICES DE CONFORMATION

L'absence de mamelles ou *amastie* est rare, elle a été signalée dans des cas d'anomalies du thorax incompatibles avec l'existence; les *mamelles rudimentaires* correspondent presque toujours à un arrêt de développement de l'utérus et des ovaires.

Ce qui est plus fréquent ce sont les *anomalies par excès*; l'augmentation du nombre des mamelles porte le nom de *polymastie*, d'*hypermastie* ou de *multimammie*; les mamelles surnuméraires sont variables dans leur développement, elles augmentent de volume pendant la grossesse et sécrètent du lait pendant la lactation. Williams, qui les a étudiées, a remarqué qu'elles occupaient toujours une situation rencontrée normalement dans la série animale; elles peuvent siéger : 1° dans le creux de l'aisselle (première paire); 2° sur le bord antérieur du creux de l'aisselle (deuxième paire); 3° en dessus et en dehors des mamelles normales (troisième paire); 4° au-dessous et en dedans des mamelles normales (cinquième paire); 5° sur le thorax, entre ces dernières et l'ombilic (sixième paire); 6° sur la paroi abdominale (septième paire). La quatrième paire est représentée par les mamelles normales; on en

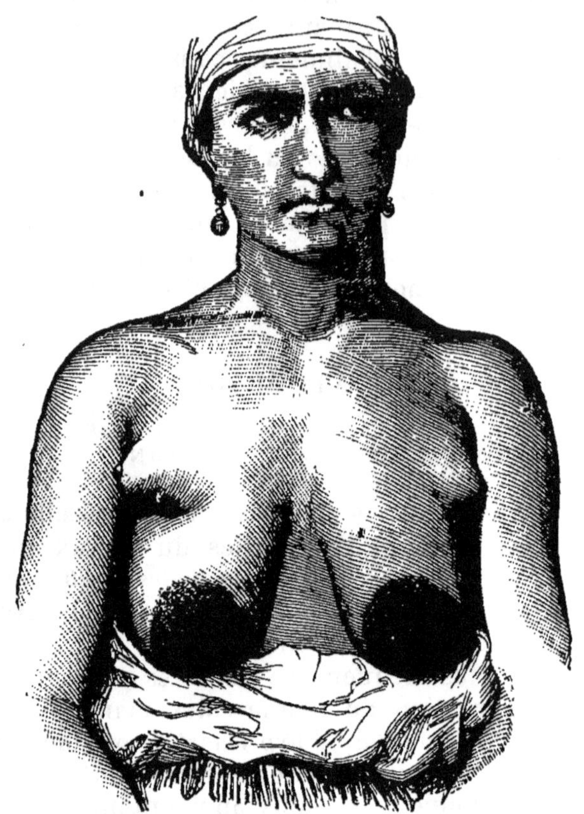

Fig. 411. — Mamelles accessoires (Peyrot).

a également signalé sur l'épaule, sur le dos, sur la cuisse, dans la grande lèvre.

Le mamelon peut manquer, *athélie* unilatérale ou bilatérale; dans ce cas les canaux galactophores viennent s'ouvrir au centre de l'aréole. L'augmentation du nombre des mamelons porte le nom de *polythélie* ; ceux-ci siègent sur l'aréole même, polythélie *sus-aréolaire*, ou en dehors de l'aréole, polythélie *exo-aréolaire*; ils peuvent donner du lait comme le mamelon principal.

AFFECTIONS INFLAMMATOIRES

En dehors de l'*eczéma*, de l'*impétigo*, du *muguet*, des *furoncles* qui n'offrent ici rien de particulier, on peut rencontrer au niveau de la mamelle un certain nombre d'affections aiguës inflammatoires. Les plus intéressantes sont celles qui se développent pendant l'allaitement; nous allons d'abord les passer en revue; elles reconnaissent le plus souvent pour cause première une solution de continuité au niveau du mamelon, c'est-à-dire une crevasse.

A. — PENDANT LA PUERPÉRALITÉ

Crevasses du sein. — Encore appelées *fissures*, *gerçures*, *excoriations*, etc., elles sont fréquentes, on les rencontre une fois sur deux; elles sont dues au traumatisme provoqué par les mouvements de succion de l'enfant et à une sorte de macération de l'épiderme dans le lait qui imprègne le mamelon. Les crevasses sont plus rares chez les femmes ayant déjà allaité, l'épiderme ayant subi une sorte de tannage qui le rend plus résistant.

Les solutions de continuité du mamelon suivent en effet la marche suivante : l'épiderme est d'abord enlevé, le derme mis à nu peut être intéressé à son tour, il se présente alors sous forme d'une petite plaie rouge, saignant facilement à chaque tétée et se recouvrant dans l'intervalle d'une sorte de fausse membrane jaunâtre, qui pourra devenir une véritable croûte d'un rouge noir. Ces lésions sont généralement allongées, soit suivant l'axe du mamelon, soit perpendiculairement à cet axe, dans ce cas elles sont le plus souvent situées à la base et sont curvilignes. L'excoriation peut s'étendre à tout le mamelon et amener de véritables pertes de substance; on a vu aussi les crevasses de la base se creuser en profondeur au point d'amener la chute totale du mamelon.

L'époque d'apparition est surtout le troisième et le quatrième jour, bien qu'on puisse les voir apparaître le deuxième jour, le cinquième et même le dixième jour.

Elles sont le point de départ de *douleurs* très aiguës, surtout au moment où l'enfant prend le sein; c'est à cause de cette douleur que le plus souvent la mère renonce à l'allaitement.

La gerçure guérit au bout de quelque jours, si on évite l'apport de microbes pyogènes par un pansement humide antiseptique; la douleur excessive nécessite quelquefois l'usage du bout de sein de Bailly ou d'une téterelle biaspiratrice, c'est-à-dire d'un instrument dans lequel l'aspiration véritable est faite par la mère ou par un aide, l'enfant n'ayant qu'à faire des mouvements de succion modérés.

Le traitement prophylactique consiste à laver les mamelons avant et après chaque tétée avec un tampon d'ouate hydrophile stérilisée imbibée d'une solution d'acide borique à 3 p. 100 ou d'eau alcoolisée. Dès la moindre excoriation, c'est encore de la solution boriquée dont on se servira pour faire des compresses humides en tarlatane non empesée. Celles-ci, grandes comme une pièce de cinq francs, seront appliquées tièdes sur le mamelon et recouvertes d'un taffetas gommé, elles seront laissées à demeure et maintenues en place par un bandage de corps modérément serré.

Si ces précautions ne sont pas prises dès la formation de la crevasse, les microbes de la peau ou de la bouche de l'enfant (staphylocoques et streptocoques) profitent de la porte d'entrée, qui leur est ouverte, pour pénétrer dans les lymphatiques nombreux de la région et déterminent une infection locale, la *lymphangite*, qui pourra être le point de départ d'un *abcès*.

Lymphangite du sein. — Elle apparaît le plus souvent vers le cinquième ou sixième jour, elle est annoncée par un *frisson* et surtout par une élévation brusque de la température, 39°, 40°, 41°, avec pouls rapide, 120, 130, 140; la peau d'abord sèche se couvre bientôt de sueurs abondantes, l'agitation est plus fréquente que l'abattement. Si on examine le sein on remarque sur son versant externe plusieurs traînées rouges ou quelquefois une rougeur généralisée; les ganglions axillaires du groupe antéro-interne doivent être examinés, ils sont souvent durs et douloureux.

En cas de lymphangite profonde, la femme n'accuse seulement qu'une douleur mammaire, exagérée en un point par la pression.

Traitée rapidement par l'application sur le sein tout entier d'une couche épaisse de tarlatane ou de coton hydrophile, trempée dans de l'eau boriquée chaude et recouverte d'un large toile imperméable, taffetas gommé, gutta-percha laminée, taffetas chiffon, etc., la lymphangite guérit rapidement. En un ou plusieurs jours la température tombe. Dans certains cas il est également nécessaire de supprimer pendant douze ou vingt-quatre heures l'allaitement du côté du sein malade, et de faire en même temps que le pansement humide une compression plus ou moins serrée; grâce à ces précautions on évite presque toujours l'évolution de toute infection mammaire, l'*abcès du sein*.

Abcès du sein. — Plus fréquents chez les primipares, ils reconnaissent pour cause une *infection microbienne* partie du mamelon et suivant la *voie lymphatique* ou quelquefois la *voie canaliculaire* pour aboutir à la suppuration d'une partie de la glande mammaire. Cette *mammite* est donc le résultat d'une *lymphangite* pour les uns, d'une *galactophorite* pour les autres; l'inflammation est d'abord localisée à un ou plusieurs des lobules ou à un lobe tout entier; le pus, qui se forme primitivement dans les voies glandulaires, se propage secondairement au tissu conjonctif voisin soit par contiguïté, soit par rupture des parois lobulaires. Il ne faut pas croire, comme on l'a fait pendant fort longtemps, que les abcès du sein soient plus fréquents chez les femmes qui ne nourrissent pas, ni que le froid soit susceptible de les provoquer; *l'infection microbienne seule est coupable*, voilà ce qu'il faut ne pas oublier, afin de savoir les éviter.

Lorsqu'un abcès glandulaire, *mammite* ou *mastite*, est en voie d'évolution, il est annoncé par des *signes géné-*

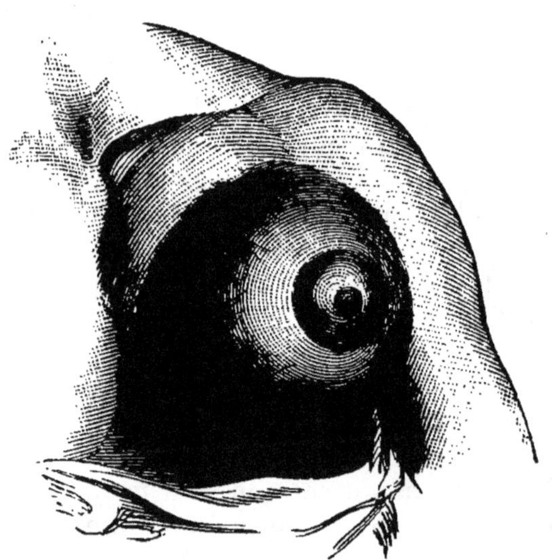

Fig. 412. — Abcès sous-mammaire (Peyrot).

raux, fièvre 39° et 40°, frissons, malaises, et par des *signes locaux*, douleur spontanée et à la pression, tension de la région.

La palpation réveille en un point fixe une douleur aiguë, qui correspond à un noyau d'induration profonde. Si, dès cette période, le traitement approprié n'est pas appliqué, la suppuration se produit; la fièvre persiste, les douleurs deviennent lancinantes, l'état général est mauvais, puis bientôt la peau rougit et s'œdématie, la fluctuation est alors nettement perçue. L'incision est rapidement urgente, si on veut éviter les *abcès multiples* si fréquents dans cette région, les fusées purulentes en arrière, *abcès rétro-mammaires*, ou même le *phlegmon diffus*, transformant le sein tout entier en une véritable éponge purulente.

Cette dernière variété de phlegmon se développe quelquefois d'emblée chez les femmes fatiguées et cachectiques, surtout au cours d'une infection puerpérale.

Conduite à tenir. — En présence des signes qui annoncent un abcès du sein, il faut s'empresser : 1° de *supprimer l'allaitement*; 2° d'*appliquer un pansement humide* sur toute la région mammaire; 3° de *faire une compression énergique* en recouvrant sur le sein d'une très forte couche de ouate et en se servant d'une longue bande (8 à 10 mètres) de flanelle, de crêpon de laine (bande de Velpeau grande largeur) ou de tarlatane mouillée.

Si malgré ce traitement la suppuration se produit, il ne faut plus attendre l'ouverture spontanée, comme on le faisait avant l'apparition de l'antisepsie par peur de l'érysipèle; il faut avoir recours au chirurgien qui incisera, lavera et drainera.

Fistules laiteuses. — Elles sont consécutives à l'ouverture spontanée ou instrumentale d'un abcès glandulaire. Par un pertuis plus ou moins considérable on voit sourdre des gouttelettes de lait; les fistules tarissent souvent avec la fin de l'allaitement, mais elles peuvent réapparaître à une grossesse suivante.

Mammite des nouveau-nés. — Dans les jours qui suivent la naissance, il n'est pas rare de constater, aussi bien chez les garçons que chez les filles, une augmentation de volume des glandes mammaires due à une poussée congestive. Il s'écoule du mamelon, lorsqu'on presse la glande, un liquide blanchâtre; pour faire disparaître cette poussée il suffit de laver la région avec de l'eau boriquée chaude et d'appliquer ensuite un pansement compressif. Il faut bien se garder de faire l'expression des glandes, comme le conseillent les matrones, car elle provoque le plus souvent de la suppuration; celle-ci peut aussi se produire spontanément. Si les seins sont rouges, il faut appliquer des pansements humides, et si la suppuration se produit, l'ouverture de l'abcès devient nécessaire.

Mastite de la puberté. — On peut rapprocher de la précédente certaines inflammations mammaires survenant à la puberté, elles sont déterminées par le travail congestif qui accompagne le développement des seins à cette époque de la vie féminine.

B. — EN DEHORS DE LA PUERPÉRALITÉ

On peut rencontrer au niveau du sein en dehors de la puerpéralité : 1° des *phlegmons sous-cutanés*, ce sont soit des *phlegmons circonscrits du mamelon* ou de l'*aréole* survenant à la suite d'eczéma, de crevasses, d'irritations cutanées, soit des *phlegmons circonscrits sous-cutanés* reconnaissant les mêmes causes; 2° des *phlegmons sous-mammaires* (fig. 412) ou *rétro-mammaires*, occasionnés par des contusions, des froissements, des périostites costales, des pleurésies purulentes; 3° des *phlegmons diffus*, se développant chez des femmes cachectiques, albuminuriques, diabétiques, au cours ou pendant la convalescence de certaines maladies infectieuses, fièvre typhoïde, scarlatine, etc.

A côté de ces inflammations aiguës il faut ranger certaines inflammations chroniques comme les *indurations* ou *engorgements chroniques* survenant d'emblée ou à la suite de phlegmons aigus, et les *abcès chroniques* ou *mastites chroniques*.

SYPHILIS ET TUBERCULOSE

La *syphilis* peut se rencontrer au niveau du sein soit sous forme de *chancre induré* chez les nourrices allaitant un enfant syphilitique, soit sous forme de *plaques muqueuses*, soit sous forme de *gommes*.

La *tuberculose* localisée à la glande mammaire donne lieu à la formation de noyaux indurés, isolés ou disséminés, accompagnés d'adénopathies axillaires et d'un écoulement de liquide séro-purulent contenant des bacilles de Koch.

TUMEURS

Les tumeurs du sein sont divisées en tumeurs *bénignes* et en tumeurs *malignes*.

Parmi les premières les unes se développent en dehors de la glande comme le *lipome*, les autres naissent dans la glande comme les *kystes*, dont les plus importants sont les *kystes laiteux* ou *galactocèles*, les *fibromes*, constitués par un développement excessif du tissu conjonctif de la mamelle, qui prend alors un volume considérable appelé *hypertrophie mammaire*, et la *maladie kystique de Reclus*.

Le *sarcome* est une tumeur formée d'éléments embryonnaires jeunes, il peut se transformer en tumeur maligne.

A cette dernière variété de tumeur appartient la classe des *cancers*, qui se présentent sous deux formes principales : l'*épithélioma* et le *carcinome*.

L'*épithélioma* est assez rare, il est constitué par une tumeur, dont le point de départ est l'élément épithélial glandulaire.

Le carcinome est le véritable cancer du sein ; il se présente soit sous forme de tumeur dure et ordinairement petite, le *squirrhe*, soit sous forme d'une tumeur volumineuse, molle, l'*encéphaloïde*.

Un certain nombre de symptômes cliniques permettent de distinguer les tumeurs bénignes des tumeurs malignes. Les premières sont isolées, encapsulées, mobiles, les secondes contractent de bonne heure des adhérences avec les parties voisines, aussi la peau envahie prend-elle un aspect chagriné (peau d'orange), et le mamelon rétracté ne peut plus être reconstitué.

Les tumeurs bénignes ulcèrent rarement la peau qui les recouvre; lorsqu'elles le font, elles bourgeonnent à travers la perte de substance et l'ulcération est limitée par des bords taillés à pic; les tumeurs malignes détruisent l'enveloppe cutanée par envahissement, elles se confondent alors avec les rebords ulcérés, elles poussent des prolongements dans les parties profondes, grand pectoral, paroi thoracique et plèvre qu'elles envahissent; les ganglions de l'aisselle sont rapidement indurés, alors qu'ils restent intacts dans les tumeurs bénignes.

L'évolution est également très différente; la tumeur bénigne n'a aucun retentissement sur l'état général, tandis que la tumeur maligne amène la cachexie, la teinte jaune paille des téguments, le développement du cancer dans d'autres organes, et enfin la mort.

MASTODYNIE

On donne le nom de mastodynie à la douleur névralgique du sein. Cette affection est très importante à connaître, car les femmes qui en souffrent se croient atteintes de *cancer*; elles palpent leur sein et sentent la glande, qu'elles prennent pour une masse cancéreuse, *tumeur fantôme*. La mastodynie peut cependant être symptomatique d'une tumeur bénigne ou maligne.

LIVRE VIII

NOTIONS D'EMBRYOLOGIE

Fécondation. — L'ovule, tel que nous l'avons étudié à la page 794, n'est pas apte à être fécondé, il doit auparavant arriver à maturité. Pour cela il expulse les trois quarts de la chromatine de son noyau en passant par les phases suivantes (fig. 413) :

1° *Rétraction du vitellus*. — Ce dernier en se rétractant fait naître un espace vide entre lui et la membrane vitelline;

2° *Apparition des mouvements giratoires* et *sarcotiques du vitellus*, qui jusque-là était resté immobile;

3° *Formation de deux noyaux*. — La vésicule germinative ou noyau se rapproche de la périphérie (413 A), s'étrangle en son milieu (413 B) et donne naissance par karyokynèse à deux noyaux (413 C);

4° *Émission des globules polaires*. — Un des noyaux précédents gagne la périphérie, déprime la membrane vitelline et se loge dans cette dépression; il est ensuite expulsé au dehors, aussi lui a-t-on donné le nom de *premier globule polaire* (413 D), de *corps de rebut* ou *corps de direction*. La chromatine du noyau est ainsi réduite de moitié, mais ce n'est pas encore suffisant. Le noyau restant se divise de nouveau et expulse un deuxième *globule polaire* (fig. 413 E et F).

L'ovule est désormais prêt à être fécondé, c'est-à-dire à recevoir le spermatozoïde; cette rencontre a lieu dans le tiers externe de la trompe (fig 414).

Lorsque l'ovule est en présence du spermatozoïde, il émet un prolongement ou *cône d'attraction* (414 A); c'est en ce point que le spermatozoïde dépourvu de son flagellum pénètre dans l'ovule, la tête la première (414 B).

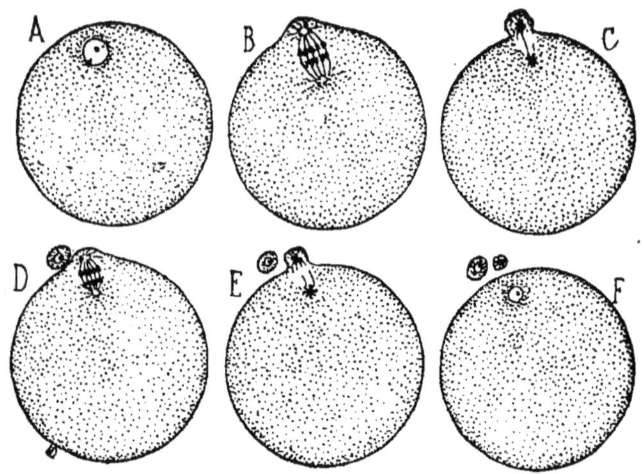

Fig. 413. — Production des globules polaires (Mathias Duval).

A. la vésicule germinative se porte vers la périphérie; B. division du noyau; C. production du premier globule polaire; D. division nouvelle du noyau restant; E. production du deuxième globule polaire; F. l'ovule prêt à être fécondé, le noyau est devenu le pronucléus femelle.

Le spermatozoïde, qui n'est plus constitué que par la tête, par la partie intermédiaire et par le centrosome, tourne sur lui-même de manière à ce que son centrosome soit la partie la plus rapprochée du noyau ovulaire.

Pendant ce temps le deutoplasma ne reste pas inactif, il se range en rayons autour de la portion intermédiaire et de la tête du spermatozoïde, et constitue un *aster* (414 C). Le pronucléus mâle et le pronucléus femelle se rapprochent (414 D), se touchent (414 E) et se fusionnent, ils forment par leur union le *noyau vitellin* (414 F). La fécondation est terminée; à partir de ce moment va commencer le développement du nouvel être grâce à un travail de segmentation.

Stérilité. — La stérilité qui s'oppose à la fécondation peut tenir à l'homme ou à la femme.

Chez *l'homme* on a établi la division suivante :

1° *Stérilité par absence de spermatozoïdes* ou *azoospermie* :

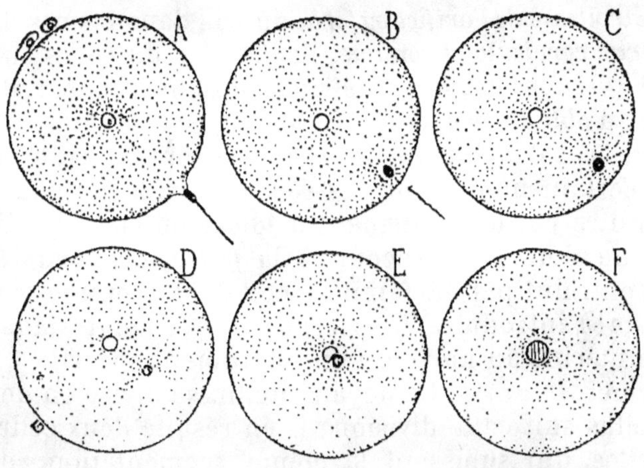

Fig. 414. — Fécondation (Mathias Duval).

A. arrivée du spermatozoïde et cône d'attraction; B. formation du pronucléus mâle; C. et D. marche du pronucléus mâle vers le pronucléus femelle; E. jonction des deux pronucléus; F. fusion de l'élément mâle avec l'élément femelle, noyau de l'œuf fécondé.

l'érection et l'éjaculation sont conservées, mais le liquide éjaculé ne renferme pas de spermatozoïdes; le sujet est atteint d'atrophie du testicule ou d'épididymite blennoragique, tuberculeuse, etc.;

2° *Stérilité par vice de conformation des organes génitaux externes* : épispadias, hypospadias;

3° *Stérilité par absence d'éjaculation* ou *aspermatisme*;

4° *Stérilité par impuissance*, comme on peut le constater chez les vieillards, les nerveux, etc.

Chez la *femme*, la stérilité peut tenir à un obstacle soit à l'*insémination*, soit à l'*imprégnation*.

1° *Obstacle à l'insémination*. — On le constate chez les femmes dont les organes génitaux externes non développés ont conservé le type infantile, et chez celles qui sont atteintes de *vaginisme*;

2° *Obstacle à l'imprégnation*. — On peut le rencontrer dans les cas de *longueur exagérée* du col utérin, le sperme étant déposé au fond des culs-de-sac vaginaux, ou d'*étroitesse de l'orifice externe* du col, dans les cas d'*endométrite cervicale chronique*, de *flexions* du corps sur le col, d'*affections utérines*, métrites, fibromes, cancer, dans les cas d'*oblitération des trompes* des deux côtés, enfin dans les cas d'*altérations de l'ovaire*, atrophie, kyste, etc.

Un certain nombre de ces causes de stérilité peuvent disparaître par un traitement médical ou chirurgical.

On ne doit avoir recours à la *fécondation artificielle* que contraint par la famille; cette intervention légale consiste à introduire le sperme directement dans la cavité utérine au moyen d'un instrument spécial.

Segmentation. — Le noyau vitellin se divise en deux, le vitellus suit cette division; il en résulte deux cellules nouvelles, qui subissent la même segmentation, d'où 4 cellules, puis 16, 32, 64, etc. La segmentation diffère dans sa marche suivant la quantité de deutoplasma contenue dans l'œuf; aussi, pour bien comprendre la segmentation chez les mammifères, doit-on étudier le développement de l'œuf chez les animaux inférieurs. En allant du simple au composé on a établi trois classes :

1° Les œufs *alécytes* ou *holoblastiques*, dont le type est l'œuf de l'amphioxus;

2° Les œufs *mixolécytes*, œuf de grenouille;

3° Les œufs *méroblastiques*, œuf de poule.

ŒUFS ALÉCYTES

L'œuf de l'amphioxus (fig. 415 et 416) est considéré comme le type de la *segmentation totale et égale*. Après la fécondation un sillon transversal divise l'œuf en deux segments égaux (415 B); chacune de ces moitiés se divise à son tour en deux parties égales (415 C); il en résulte quatre cellules semblables limitant au centre un espace vide, appelé *cavité de segmentation.*

La division cellulaire continue et, à un certain moment, la membrane vitelline est tapissée par une couche de

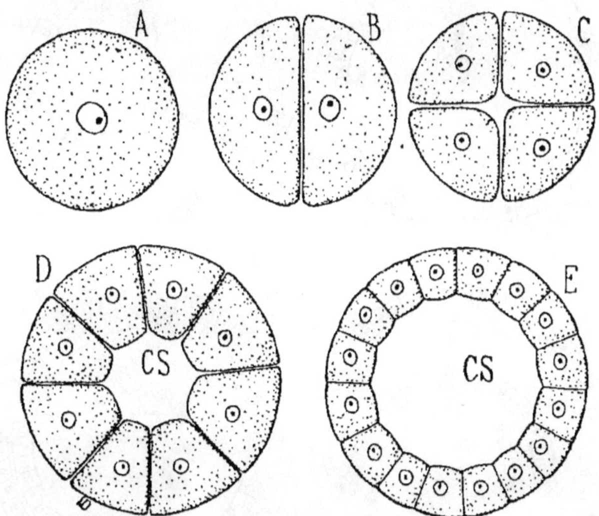

Fig. 415. — Segmentation totale, œuf d'amphioxus (Mathias Duval).

A. œuf fécondé; B. stade des deux segments; C. stade des quatre segments; D. suite de la segmentation; E. blastula; CS. cavité de segmentation.

cellules semblables (415 D). Vu de face, l'œuf arrivé à ce degré de segmentation a l'aspect d'une mûre, c'est le *corps mûriforme* ou *morula.* Les cellules de cette dernière vont se ranger sous la membrane vitelline pour ne plus constituer qu'une seule couche, véritable enveloppe limitant la cavité de segmentation très agrandie. Cette cavité se remplit de liquide, l'œuf porte alors le nom de *blastula* (fig. 415 E).

La rangée unique de cellules va se différencier

(fig. 416). Une moitié à peu près forme les cellules de l'*ectoderme*, l'autre moitié constitue les cellules de l'*endoderme*; ces dernières s'invaginent petit à petit (416 B et C), diminuent la cavité de segmentation, et arrivent presque au contact des cellules de l'ectoderme (416 D).

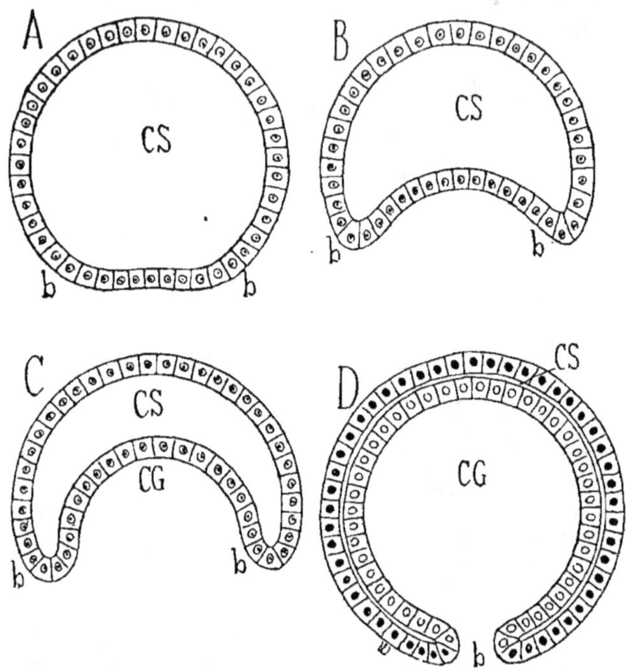

Fig. 416. — Formation de la gastrula chez l'amphioxus (Mathias Duval).

A. blastula ; B. début de l'invagination ; C. invagination plus accentuée ; D. gastrula ; *b*. orifice de l'invagination ; CS. cavité de segmentation ; CG. cavité de la gastrula.

Ainsi se trouve constituée la *gastrula* (416 D), qui se compose en allant de dehors en dedans d'une première couche cellulaire, l'*ectoderme*, d'une *cavité de segmentation*, d'une deuxième couche cellulaire concentrique à la précédente avec laquelle elle se continue en un point, c'est l'*endoderme*; enfin d'une deuxième cavité ouverte, c'est la *cavité germinative*, l'*archentère*, le *cœlenteron*, etc.

La gastrula à un certain moment s'épaissit en un point aux dépens du feuillet ectodermique, cet épaississement est destiné à former la tête de l'embryon, puis la cavité de segmentation diminue de plus en plus par accolement des deux feuillets interne et externe. En un point de cette réunion il se fait une perte de substance, qui constitue la bouche de l'amphioxus, l'anus étant représenté par la communication du cœlenteron avec l'extérieur.

2. ŒUFS MYXOLÉCITES

Prenons comme type l'œuf de grenouille (fig. 417), dans lequel le protoplasma est mélangé au vitellus

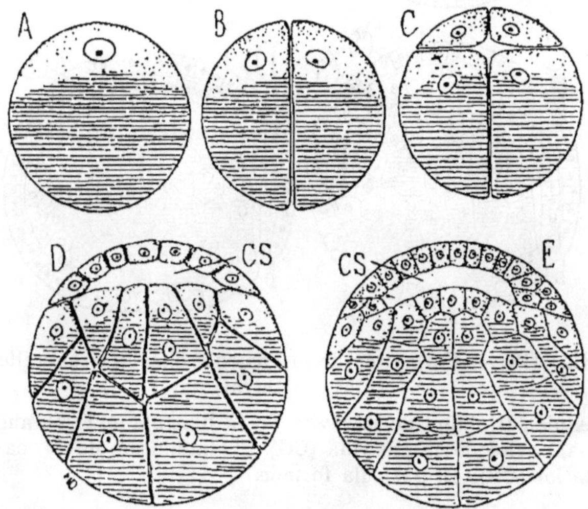

Fig. 417. — Segmentation totale, mais inégale, œuf de grenouille (Mathias Duval).

A. œuf fécondé; B. début de la segmentation, stade des deux segments; C. stade des huit segments; D. suite de la segmentation; E. blastula; CS. cavité de segmentation.

germinatif. *La segmentation sera totale mais inégale*; elle se fera beaucoup plus rapidement dans les cellules destinées à former l'embryon (cellules de l'ectoderme) que dans celles dont le but est de le nourrir (cellules de l'endoderme).

L'œuf se divise d'abord en deux (417 B), puis en quatre cellules *inégales* (417 C); deux de ces cellules sont

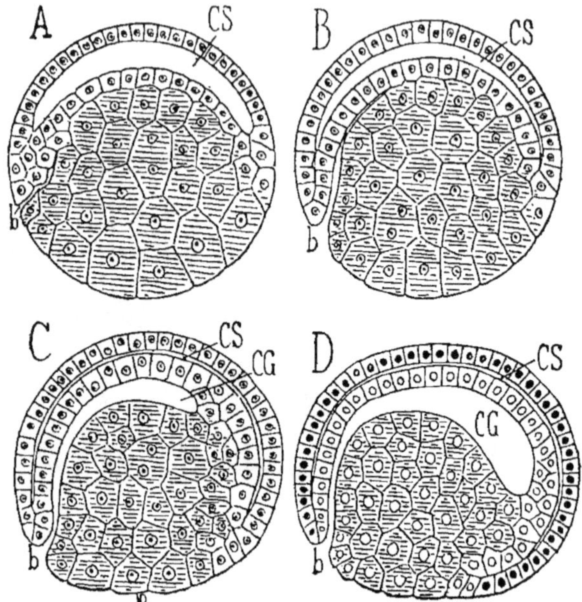

Fig. 418. — Formation de la gastrula chez la grenouille (Mathias Duval).

A. blastula; B. début de la cavité de la blastula en *b*; C. augmentation de la cavité de la gastrula (CG), et diminution de la cavité de segmentation (CS); D. gastrula formée.

petites, ce sont les futures cellules de l'*ectoderme*; les deux autres plus *grandes* seront les cellules de l'*endoderme*.

La segmentation des cellules ectodermiques étant plus rapide que celle des cellules endodermiques (417 D et E), il en résulte que les premières enveloppent les secondes et constituent presque toute la périphérie de l'œuf (fig. 418). Il existe un point cependant où les cellules endodermiques restent superficielles, c'est le *bouchon de Hecker*, au niveau duquel se produit une dépression (418 B, C, D), puis une véritable invagination, pour constituer la *cavité germinative* (CG). L'ouverture extérieure de cette cavité forme l'anus de l'animal.

3. ŒUFS MÉROBLASTIQUES

Le type de ces œufs est l'*œuf de poule* (fig. 419), dans lequel le *deutolécyte* nutritif est très volumineux. En un

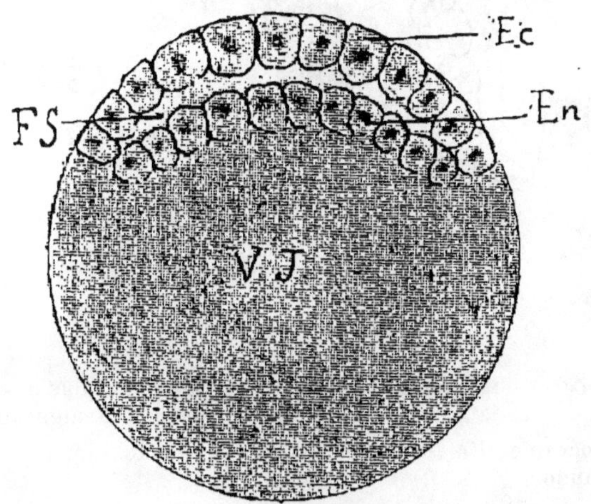

Fig. 419. — Segmentation de l'œuf de la poule (Ribemont-Dessaignes). Ec. ectoderme; En. endoderme; FS. cavité de segmentation; VJ vitellus ou jaune.

point du jaune de l'œuf se voit une tache blanchâtre, c'est la *cicatricule*, aux dépens de laquelle se fait la segmentation en commençant par la partie superficielle. La partie profonde en contact avec le vitellus ou jaune se segmente à son tour ainsi que le vitellus lui-même. La partie *superficielle* forme l'*ectoderme*, et la partie *profonde* l'*endoderme*; entre les deux rangées de cellules reste un vide ou *cavité de segmentation* (fig. 419). La *chambre ger-*

minative se constitue par un écartement des cellules profondes. Pour que le jaune soit absorbé, il faut qu'il soit enveloppé par les cellules de la cicatricule, qui se multiplient.

L'ectoderme et l'endoderme sont obligés d'intervenir l'un et l'autre dans la multiplication cellulaire pour

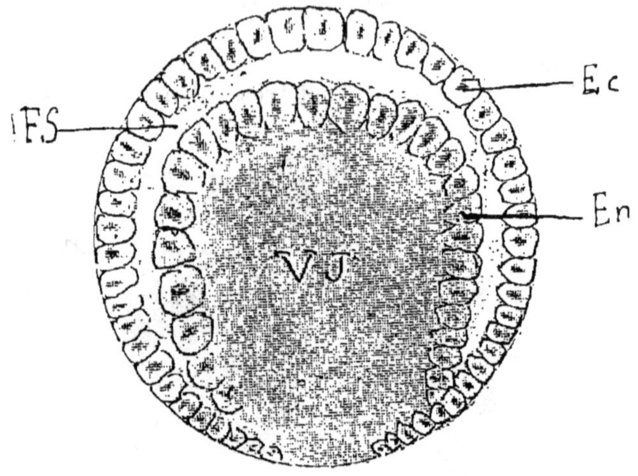

Fig. 420. — Segmentation de l'œuf de la poule, plus avancée que sur la figure précédente (Ribemont-Dessaignes).

Ec. ectoderme; En. endoderme; FS. cavité de segmentation; VJ. vitellus jaune.

recouvrir progressivement le vitellus (fig. 420), alors que chez les poissons les cellules ectodermiques suffisent à cette besogne, le vitellus étant moins volumineux. Les deux feuillets vont à la rencontre l'un de l'autre, mais ne se confondent pas, ils laissent libre une petite portion qui sera l'*ombilic*.

SEGMENTATION DANS LES ŒUFS DES MAMMIFÈRES

Le développement des œufs de mammifères a été bien étudié en 1875 par Van Beneden, sa description de l'œuf de la lapine est restée classique.

L'œuf des mammifères peut être considéré comme un œuf d'oiseau qui a perdu son vitellus nutritif, il n'est

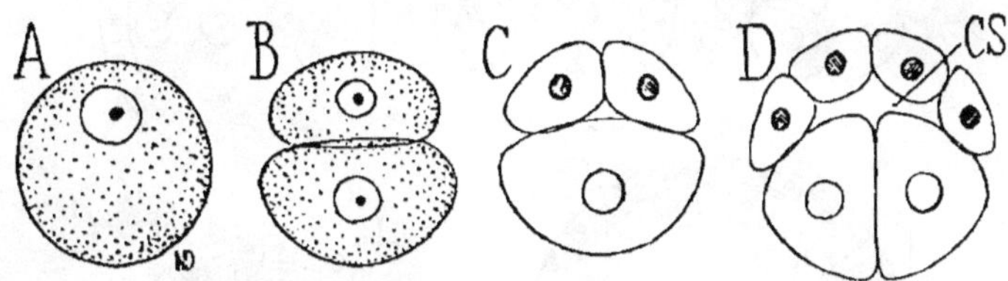

Fig. 421. — Segmentation chez les mammifères. Formation de la blastula chez la chauve-souris (Mathias Duval).

A. ovule fécondé; B. division en deux segments inégaux, le supérieur futur ectoderme, l'inférieur futur endoderme; C. division plus rapide des cellules ectodermiques; D. blastula avec CS cavité de segmentation.

constitué que par un *vitellus formateur*, dont la segmentation est *totale et inégale* (fig. 421 et 422).

Premier stade. — Dès le début la différenciation entre l'ectoderme et l'endoderme est indiquée, car la cellule primitive se divise en deux cellules inégales, la plus grande est ectodermique, la plus petite est endodermique. La division est plus rapide au niveau des cellules de l'ectoderme, qui bientôt forment une enveloppe presque complète au vitellus, sauf à la partie inférieure occupée par les cellules de l'endoderme. L'espace vide situé au centre constitue la cavité de segmentation.

Selon Van Beneden, l'œuf se distend en même temps que le liquide augmente, les cellules endodermiques s'aplatissent en prenant l'aspect de petits disques, elles se tassent et forment une petite masse appelée *gastro-disque*. Celui-ci ne reste pas inactif, ses cellules proliférant se divisent et arrivent à doubler intérieurement la couche cellulaire ectodermique, constituant ainsi la *gastrula* (fig. 422). Les cellules ectodermiques, qui ont continué à se multiplier, recouvrent maintenant le gastro-disque et forment une tunique externe continue.

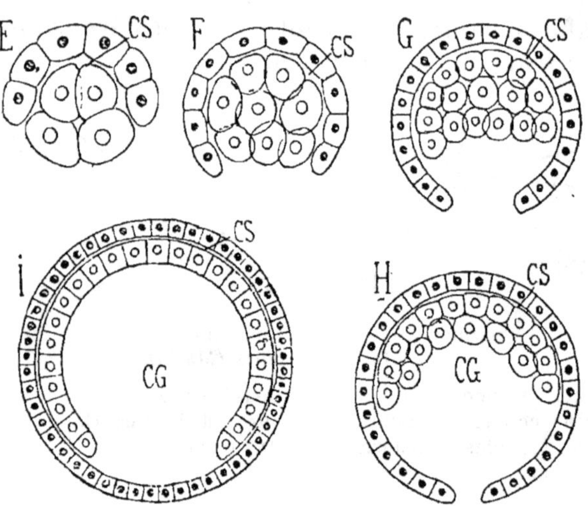

Fig. 422. — Formation de la gastrula chez la chauve-souris (Mathias Duval).

E. les cellules ectodermiques se divisant plus rapidement tendent à entourer les cellules endodermiques; F. G. H. continuation de l'enveloppement; I. formation de la gastrula; CS, cavité de segmentation; CG. cavité de la gastrula.

La région de l'ectoderme en rapport avec le gastro-disque porte le nom de *blastopore*. L'œuf est donc actuellement constitué par deux feuillets : un externe, l'*ectoderme*; un interne, l'*endoderme* (fig. 423).

Deuxième stade. — Celui-ci est caractérisé par le développement d'un troisième feuillet qui apparaît au niveau du *blastopore* ou *anus de Rusconi*. En ce point l'endoderme pousse sur la ligne médiane un prolongement

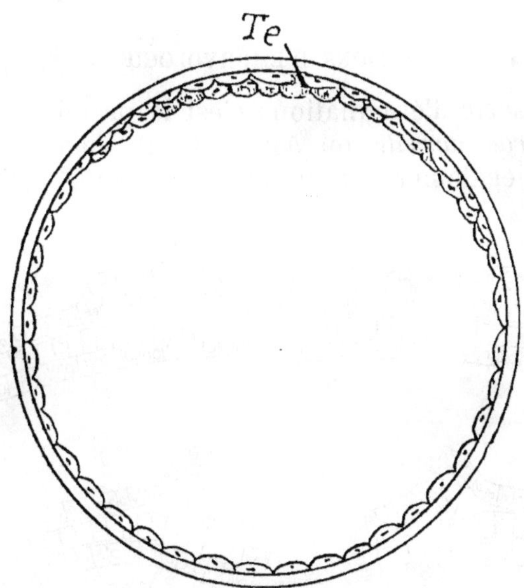

Fig. 423. — Blastoderme formé d'un feuillet externe, qui recouvre toute la face interne de l'œuf, et d'un feuillet interne qui ne tapisse qu'une partie du feuillet externe; l'adossement des deux feuillets constitue la tache embryonnaire Te (Ribemont-Dessaignes).

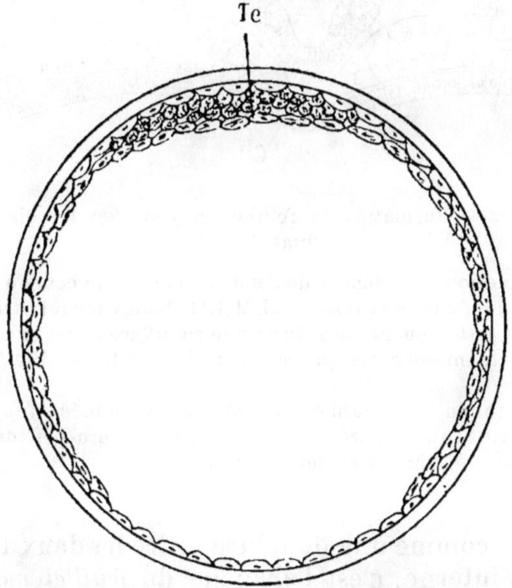

Fig. 424. — Le feuillet interne tapisse une partie plus grande du feuillet externe. Au niveau de la tache embryonnaire (Te) on voit un amas de cellules qui constituent le feuillet moyen (Ribemont-Dessaignes).

externe, sorte d'évagination; c'est le premier rudiment de la *corde dorsale* ou *notocorde*. De chaque côté se forment également deux prolongements pleins, qui

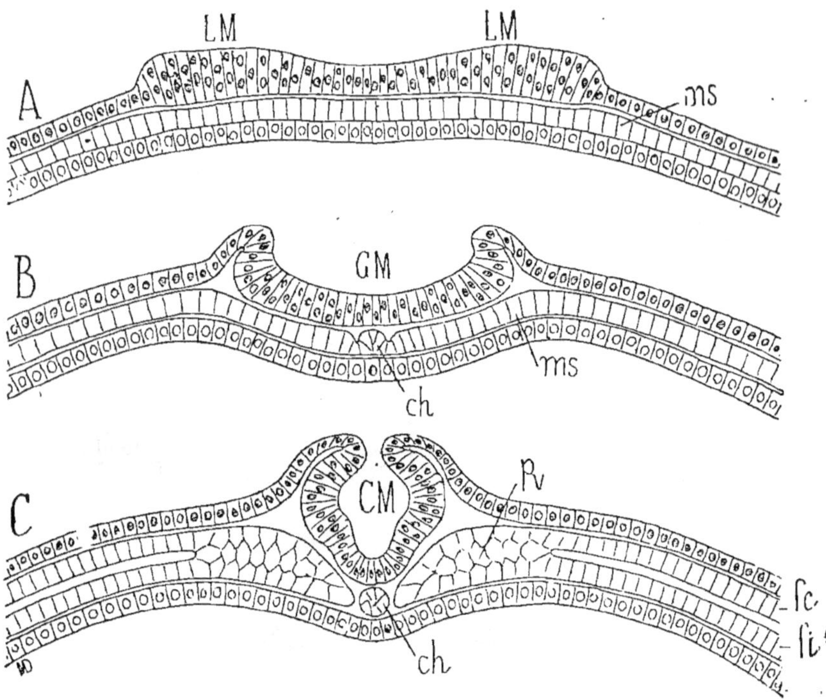

Fig. 425. — Formation du feuillet moyen chez les oiseaux (Mathias Duval).

A. — Production, aux dépens de l'endoderme, d'une couche mésodermique commune, continue (ms). — LM,LM. lames médullaires.

B. — Dans cette couche mésodermique se différencient la corde dorsale (ch) et le mésoderme proprement dit (ms). — GM. gouttière médullaire.

C. — Clivage du mésoderme en lame fibro-cutanée (fc). et lame fibro-intestinale (fi), séparées par la fente pleuro-péritonéale. — *pv.* prévertèbre. — CM. canal médullaire.

s'insinuent comme une doublure entre les deux feuillets externe et interne, c'est l'ébauche du *feuillet moyen* ou *mésoderme* (fig. 424), développé par conséquent aux

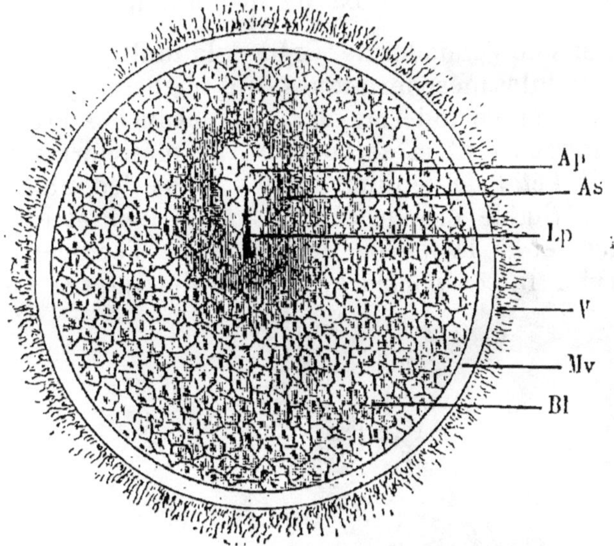

Fig. 426. — Coupe d'un œuf en voie de développement.

Ap. area pellucida; As. aire embryonnaire; Lp. ligne primitive; Bl, blastoderme; Mv. membrane vitelline; V. villosités (Ribemont-Dessaignes).

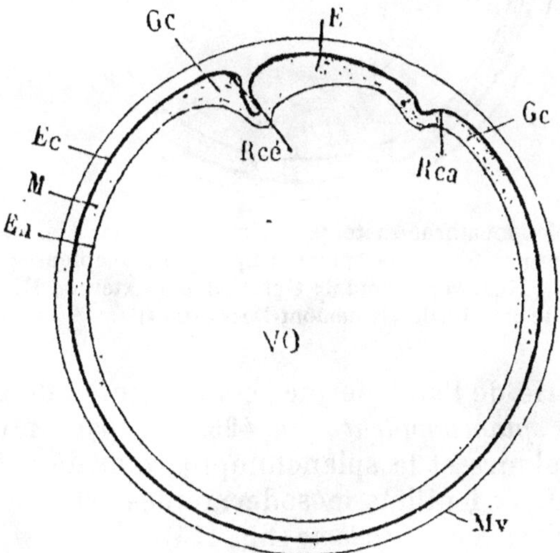

Fig. 427. — Mv. membrane vitelline; Ec. ectoderme; M. mésoderme; En. endoderme; Rcé. repli céphalique; Rca. repli caudal; E. embryon; VO. vésicule ombilicale; Gc. Cœlome externe (Ribemont-Dessaignes).

dépens de l'endoderme. Grâce à la multiplication rapide des cellules mésodermiques, qui se glissent entre l'endoderme et l'ectoderme, les deux ébauches grandissent, se rencontrent et se soudent. Le mésoderme ne reste pas à l'état de feuillet unique, il se dédouble et subit un véritable clivage (fig. 425); son feuillet externe va s'accoler à la partie profonde de l'ectoderme pour former la *somatopleure*; son feuillet interne s'accole à

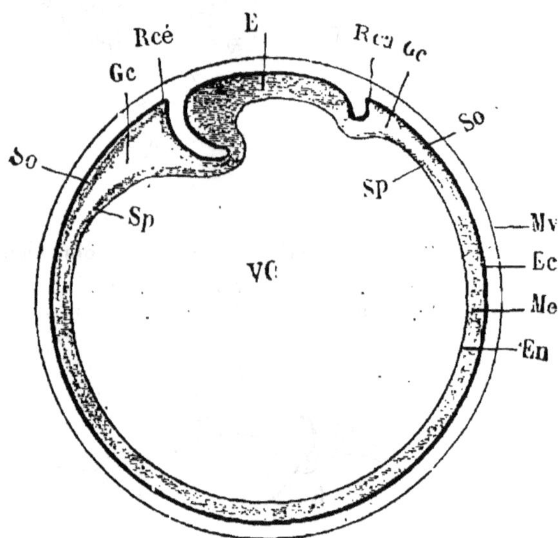

Fig. 428. — Mv. membrane vitelline; Ec. ectoderme; Me. mésoderme; En. endoderme; So. somatopleure; Sp. splanchnopleure; Rcé. repli céphalique; Rca. repli caudal; Gc. Cœlome externe; E. embryon; VO. vésicule ombilicale (Ribemont-Dessaignes).

la périphérie de l'endoderme; cette réunion donne naissance à la *splanchnopleure* (fig. 425). L'espace situé entre la somatopleure et la splanchnopleure et dû à l'écartement des deux feuillets mésodermiques est appelé *cavité pleuro-péritonéale* ou *cœlome* (fig. 425).

La région comprise entre le point de départ des deux prolongements mésodermiques, région placée au-dessus de la cavité pleuro-péritonéale et contenant le premier rudiment de la corde dorsale, porte le nom de *plaque embryonnaire*, car c'est en ce point que le nouvel être va se développer (fig. 426 et 427).

L'œuf ainsi arrivé à ce degré de développement est

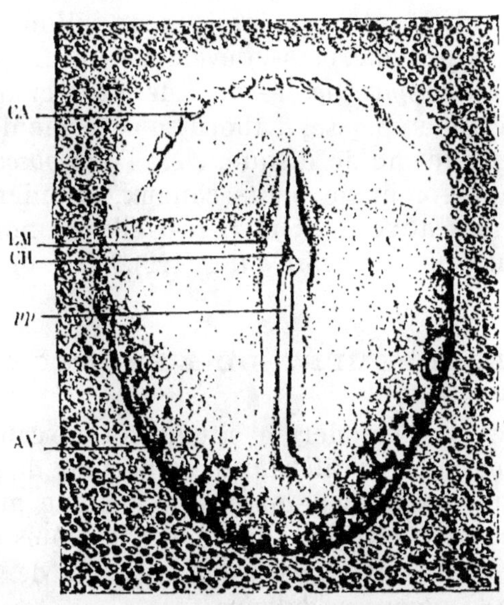

Fig. 429. — Aire transparente du poulet à la vingtième heure de l'incubation (Mathias Duval).

LM. Lames médullaires circonscrivant une gouttière antéro-postérieure (gouttière médullaire). L'axe de cette gouttière est occupé par la corde dorsale (CH) qui fait suite à la ligne primitive (*pp*) ; AV. aire vasculaire dans laquelle apparaissent les premiers îlots sanguins ; CA. croissant antérieur.

formé en allant de dehors en dedans par (fig. 428)

1° La membrane vitelline ;

2° L'ectoderme (somatopleure) ;

3° Le feuillet externe du mésoderme (somatopleure) ;

4° Le feuillet interne du mésoderme (splanchnopleure) ;

5° L'endoderme (splanchnopleure).

Une modification importante va se produire maintenant, l'œuf se divise en *portion embryonnaire* et en *portion extra-embryonnaire*.

La *tache embryonnaire primitive* (fig. 429) vue de face est ovoïde et de couleur sombre, parce qu'elle est plus épaisse que les parties environnantes. A sa partie médiane on voit bientôt se dessiner un sillon ou *ligne primitive* ; à sa périphérie se développe un disque plus clair ou *aire transparente*. Autour de celle-ci apparaît une nouvelle zone épaisse, d'abord sous forme de croissant, puis sous forme de disque, c'est l'*aire obscure*, qui se creuse rapidement de petits canaux, premiers rudiments des vaisseaux, aussi change-t-elle de nom pour prendre celui d'*aire vasculaire* (fig. 429).

DÉVELOPPEMENT DE L'EMBRYON

Les cellules de l'ectoderme situées au niveau de la tache embryonnaire prolifèrent et se portent de dehors en dedans en laissant cependant sur la ligne médiane un vide, le *canal médullaire*, limité sur les côtés par les *replis médullaires*; cet épaississement total de l'ectoderme forme la *plaque médullaire*.

En même temps se produisent des modifications dans le feuillet moyen; il s'étrangle à sa partie supérieure, c'est-à-dire près de la notocorde; la partie la plus rapprochée de cette dernière forme la *lame postérieure* ou *protovertébrale*, la partie antérieure donne naissance à la *lame antérieure* ou *latérale*.

ENVELOPPES DE L'ŒUF

Dans les notions d'embryologie que nous venons d'exposer, nous ne nous sommes occupés que de l'embryon; en même temps que celui-ci se forme, on assiste à une série de transformations ovulaires, dont le but est de constituer à l'embryon des organes de protection et de nutrition. Ces diverses formations constitueront les *annexes* du fœtus ; ce sont les *membranes*, le *cordon* et le *placenta*.

Les parois de l'œuf fœtal sont formées de trois membranes : *deux fœtales*, l'*amnios* et le *chorion* ; une maternelle, la *caduque*, dont nous avons déjà parlé à propos de la muqueuse utérine.

Amnios. — Si nous reprenons l'embryon au point où nous l'avons laissé, nous le voyons s'incurver et prendre

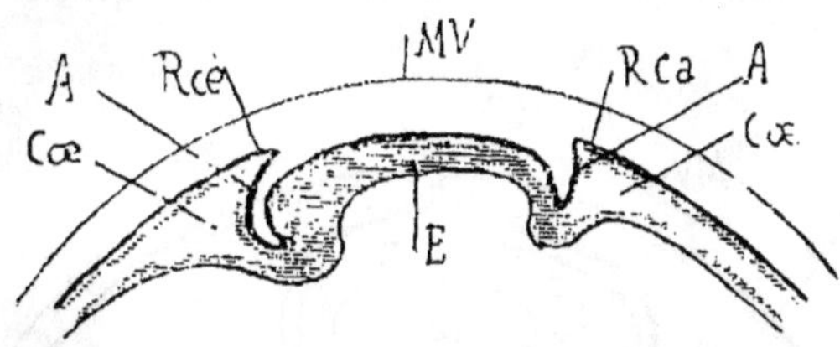

Fig. 430. — E. embryon ; Rcé. repli céphalique ; Rca. repli caudal ; A. amnios ; Cœ. cœlome externe ; MV. membrane vitelline (Ribemont-Dessaignes).

la forme d'une petite nacelle (fig. 430) ; une de ses extrémités est plus volumineuse, c'est l'*extrémité céphalique* ; l'autre moins développée forme l'*extrémité caudale*.

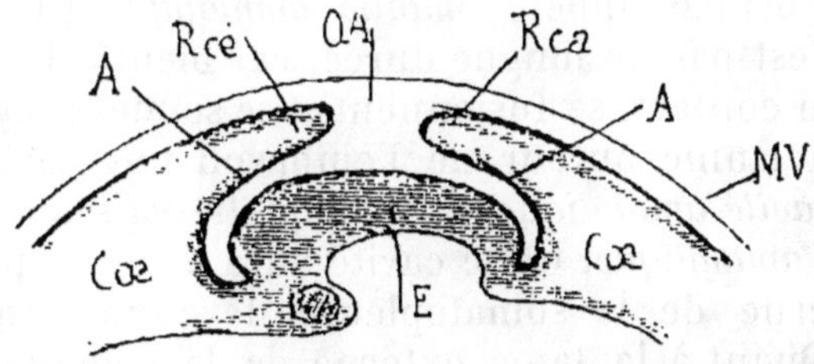

Fig. 431. — E. embryon ; Rcé. repli céphalique ; Rca. repli caudal A. amnios ; Cœ. cœlome externe ; OA. ombilic amniotique ; MV. membrane vitelline (Ribemont-Dessaignes).

L'embryon s'incurve non seulement dans le sens de la longueur, mais aussi dans le sens de la largeur, il semble vouloir pénétrer dans l'œuf. Par suite de cette incurvation il se forme près de chacune de ses extrémités et de chaque côté une sorte de repli constitué par la somatopleure, ce sont les *replis amniotiques* ou *capuchons* (fig. 430). Le repli le plus voisin de l'extrémité céphalique est appelé *capuchon céphalique*, celui qui surmonte l'extrémité caudale forme le *capuchon caudal*, les replis latéraux n'ont pas de noms spéciaux. Tous ces replis s'accroissent pour recouvrir l'embryon, ils vont à la rencontre les uns des autres (fig. 431), et à un certain moment ils sont si rapprochés qu'ils limitent

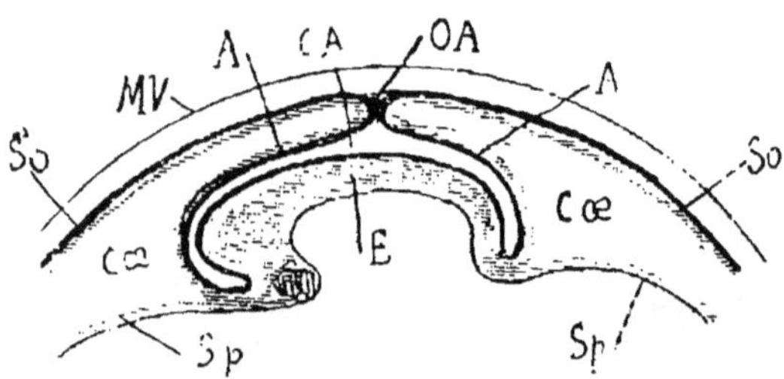

Fig. 432. — E. embryon; So. somatopleure; Sp. splanchnopleure; Cœ. cœlome externe; A. amnios; CA. cavité amniotique; OA. ombilic amniotique; MV. membrane vitelline (Ribemont-Dessaignes).

un petit orifice appelé *ombilic amniotique* (fig. 432). Celui-ci n'est pas de longue durée, car bientôt les replis entrent en contact, se fusionnent et se soudent (fig. 433), ce qui détermine autour de l'embryon une cavité fermée, la *cavité amniotique*, dans laquelle va s'accumuler le *liquide amniotique*. Cette cavité aura comme paroi la lame interne de la somatopleure devenue désormais l'*amnios*. Quant à la lame externe de la somatopleure, elle est refoulée contre la membrane vitelline qui se résorbe peu à peu, aussi devient-elle l'enveloppe la plus externe de l'œuf, enveloppe qui se recouvre de villosités pour former le *deuxième chorion*.

Chorion. — On donne le nom général de *chorion* à l'enveloppe la plus externe de l'œuf, aussi distinguet-on *trois chorions*, qui se succèdent et se remplacent.

Le *premier chorion* est constitué par la *membrane vitelline* (fig. 426), celle-ci est d'abord unie au moment où l'ovule est fécondé, puis elle se recouvre de villosités destinées à puiser les éléments nécessaires à la nutrition de l'embryon. Ce dernier, encore à l'état rudimentaire, se nourrit comme les plantes, c'est-à-dire par imbibition.

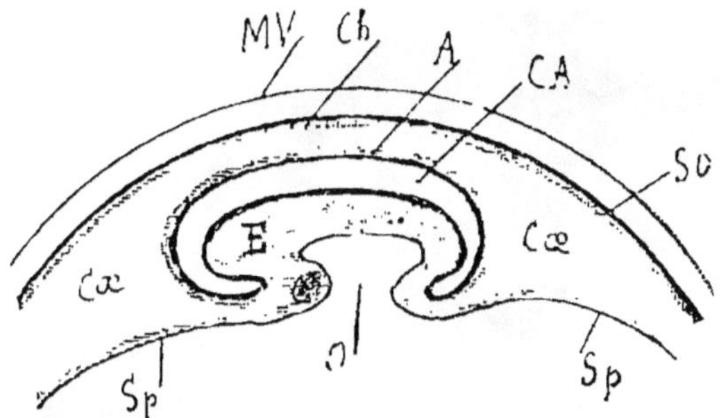

Fig. 433. — E. embryon; O. ombilic de l'embryon; Sp. splanchnopleure; Cœ. cœlome externe; So. somatopleure; CA. cavité amniotique: A. amnios; Ch. chorion; MV. membrane vitelline (Ribemont-Dessaignes).

Le *deuxième chorion* se forme, comme nous venons de le voir, aux dépens de la *partie extra-embryonnaire de la somatopleure* (fig. 433). Par un même mécanisme cette partie de l'œuf fournit à l'embryon à la fois son enveloppe *choriale* et son enveloppe *amniotique*.

Quant au *troisième chorion*, il se développera plus tard aux dépens d'un bourgeon parti de l'embryon, bourgeon qui constituera la *vésicule allantoïde*.

LIVRE IX

ENVELOPPES FŒTALES ET FŒTUS

CHAPITRE I

PLACENTA ET MEMBRANES

L'œuf fécondé, qui est venu se greffer dans l'un des nombreux replis de la muqueuse utérine transformée en *caduque*, se nourrit par imbibition.

Puis après que l'embryon s'est recourbé sur lui-même, une partie de la splanchnopleure est devenue extra-embryonnaire, et a donné naissance à la *vésicule ombilicale* (fig. 434). Celle-ci est remplie d'un liquide albumineux, dont les éléments sont absorbés par les *vaisseaux omphalo-mésentériques* développés dans la paroi de la vésicule (voir plus loin la circulation embryonnaire et fœtale). Cette réserve nutritive s'épuise rapidement, aussi la vésicule ombilicale n'ayant plus de raison d'exister, s'atrophie dès la quatrième semaine pour disparaître vers la cinquième ou sixième. Pendant son existence la vésicule ombilicale est alimentée par les villosités nombreuses, qui hérissent la membrane vitelline ou *premier chorion*, et plus tard par la partie extra-embryonnaire de la somatopleure ou *deuxième chorion*. Les moyens de nutrition étant devenus insuffisants, un *troisième chorion, vasculaire* celui-là, va se développer de la façon suivante vers le vingtième jour.

Sur la paroi inférieure de l'intestin postérieur naît un petit bourgeon ou *vésicule allantoïde* (fig. 435), qui s'allonge, sort de l'embryon par l'orifice amniotique à côté mais en dehors de la vésicule ombilicale (fig. 436). A un

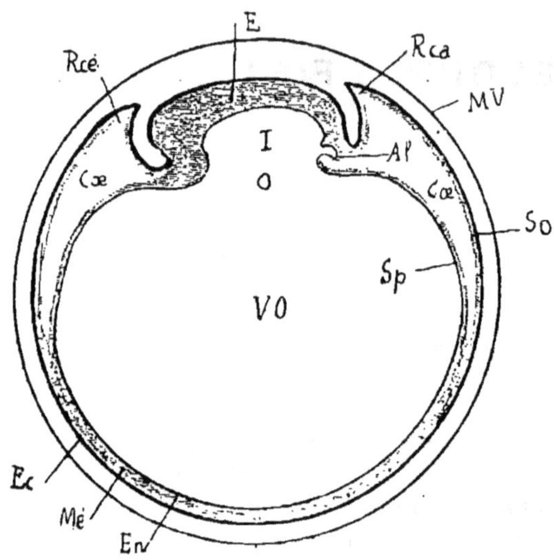

Fig. 434. — MV. membrane vitelline; Ec. ectoderme; So. somatopleure; Sp. splanchnopleure; Cœ. cœlome externe; VO. vésicule ombilicale; E. embryon; Rcé. repli céphalique; Rca. repli caudal; I. intestin; O. ombilic; Al. dépression commençant à former l'allantoïde (Ribemont-Dessaignes).

certain moment, l'allantoïde rencontre le deuxième chorion, il s'étale (fig. 437) et s'agrandit de façon à constituer une membrane complète située entre l'amnios placé en dedans et le deuxième chorion placé en dehors (fig. 438). L'allantoïde est très riche en *vaisseaux allantoïdiens ou ombilicaux*, aussi ceux-ci vont-ils émettre des rameaux dans les villosités nombreuses qui hérissent l'œuf, L'allantoïde remplace le deuxième chorion qui disparaît, et constitue le *troisième chorion* ou *chorion vasculaire*. A cette époque, c'est-à-dire vers la fin du premier mois, commence la période embryonnaire proprement dite, pendant laquelle l'œuf a comme paroi externe une membrane chevelue de toute part; voilà pourquoi on l'a encore appelée *chorion villeux* (fig. 439).

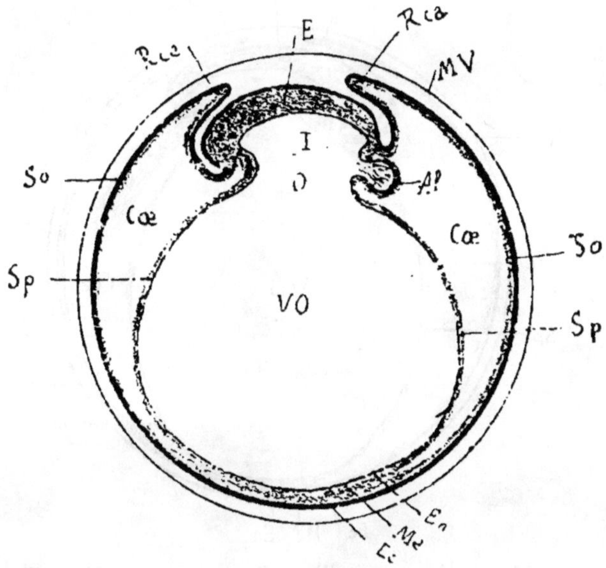

Fig. 435. — MV. membrane vitelline; Ec. ectoderme; So. somatopleure; Sp. splanchnopleure. Cœ. cœlome externe; VO. vésicule ombilicale; E. embryon; Rcé. repli céphalique; Rca. repli caudal; I. intestin; O. ombilic; Al. dépression commençant à former l'allantoïde (Ribemont-Dessaignes).

Au fur et à mesure que l'œuf se développe, le point du chorion correspondant à la *caduque sérotine* subit une hypertrophie très accentuée, tandis que les villosités, qui sont en rapport avec la *caduque réfléchie*, s'atrophient, pour disparaître même et constituer le *chorion chauve* vers la fin du troisième mois.

Le développement des villosités choriales en rapport

avec la caduque sérotine d'une part, l'hypertrophie des parties constituant cette dernière d'autre part forment le *placenta*, qui par conséquent peut être divisé en *placenta fœtal* et en *placenta maternel.*

Placenta fœtal. — L'élément du placenta fœtal (fig. 440) est la villosité choriale; nous avons vu qu'au

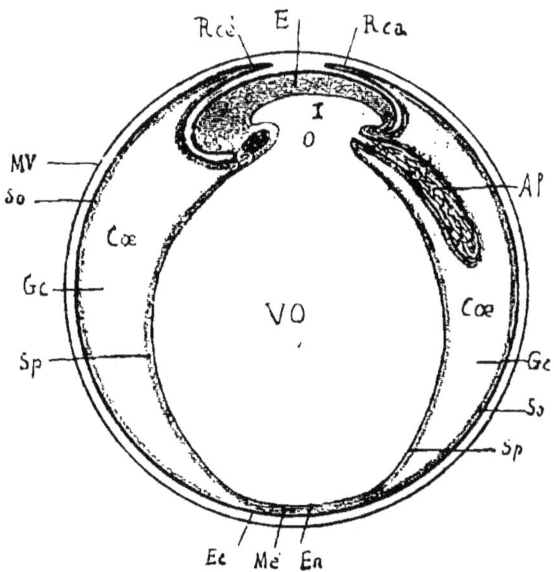

Fig. 436. — M. membrane vitelline; Ec. ectoderme; Me. mésoderme; E. endoderme; So. somatopleure; Sp. splanchnopleure. Cœ. cœlome externe; Gc. grand cœlome; VO. vésicule ombilicale; E. embryon; Rcé. repli céphalique; Rca. repli caudal; I. intestin; O. ombilic; Al. Allantoïde en voie de développement (Ribemont-Dessaignes).

début l'œuf est *villeux partout*, mais bientôt les villosités correspondant au point d'implantation de l'œuf s'allongent, se multiplient, se ramifient et entrent en contact avec la caduque utéro-placentaire. Un certain nombre d'entre elles pénètrent dans la couche compacte de Winckler, tandis que les autres flottent dans les espaces limités par les septa, c'est-à-dire dans les *lacs sanguins*; ces espaces sont, en effet, remplis de sang, comme nous

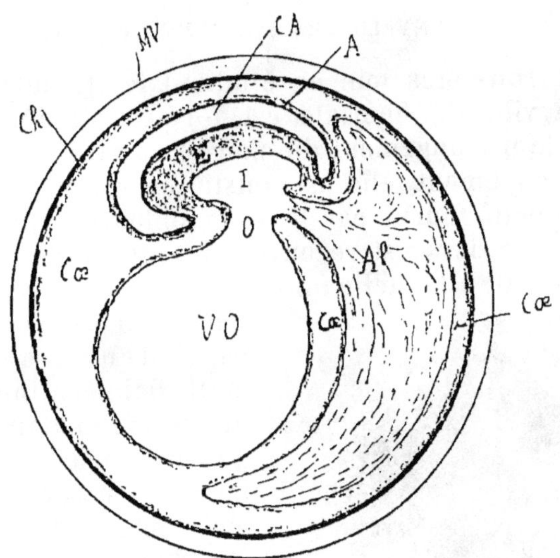

Fig. 437. — MV. membrane vitelline; Ch. chorion; Cœ. cœlome externe; VO. vésicule ombilicale; E. embryon; I. intestin; O. ombilic; A, amnios; CA. cavité amniotique; Al. allantoïde (Ribemont-Dessaignes).

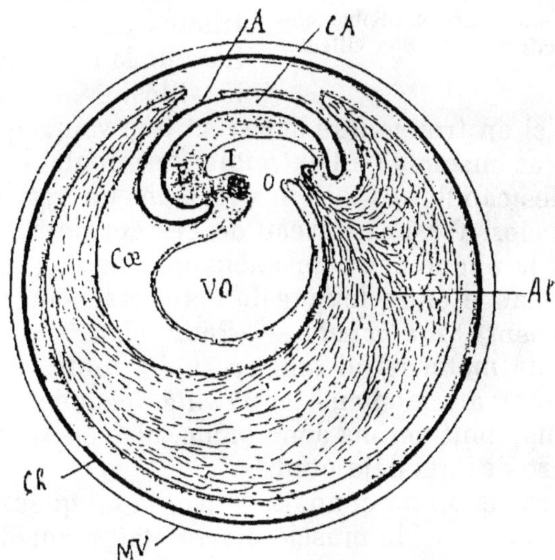

Fig. 438. — MV. membrane vitelline; Ch. chorion; Cœ. cœlome externe; VO. vésicule ombilicale; E. embryon; I. intestin; O. ombilic; A. amnios; CA. cavité amniotique; Al. allantoïde (Ribemont-Dessaignes).

le verrons plus loin en étudiant le placenta maternel.

La villosité choriale est formée au début par un simple prolongement du chorion ; arrivée à son complet développement, elle est constituée par un axe de tissu conjonctif fourni par la somatopleure extra-embryonnaire. Ce tissu est recouvert par une première couche épithéliale à laquelle on donne le nom de *couche épithéliale de Langhans*, puis par une deuxième couche épithéliale continue dans laquelle on rencontre quelques noyaux de distance en distance, c'est la *couche plasmodiale* ou *syncitium*. On n'est pas d'accord sur la nature du syncitium : pour les uns, il est d'origine fœtale et pour d'autres d'origine maternelle, il serait alors formé par des tractus de la couche épithéliale de la muqueuse coiffant la villosité. A l'intérieur de celle-ci on trouve une artère et une veine, qui communiquent ensemble à l'extrémité terminale de la villosité par des capillaires très fins formant un système absolument clos. C'est au niveau de ces derniers que se produira le phénomène de l'hématose fœtale, sans qu'il y ait mélange entre le sang du fœtus et le sang de la mère.

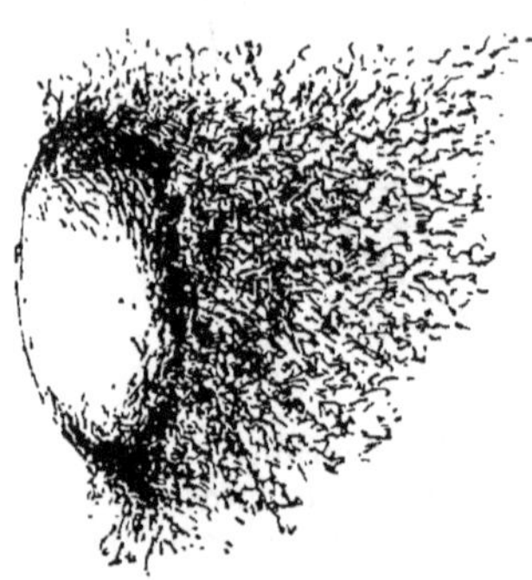

Fig. 439. — Œuf de trente jours recueilli par M. Ribemont-Dessaignes. Chorion villeux.

Placenta maternel. — Pour bien comprendre le placenta maternel, il faut en suivre toute l'évolution et remonter au moment où l'ovule fécondé arrive dans l'utérus; nous serons donc obligés de répéter un certain nombre de faits déjà étudiés.

Autrefois on ne connaissait pas la muqueuse utérine, on croyait que le muscle utérin était à nu du côté de la cavité utérine. Aussi, pour expliquer la présence des trois membranes de l'œuf, amnios, chorion et caduque, admettait-on que cette dernière se formait dans la cavité utérine au moment où l'ovule était fécondé dans la trompe; lorsque celui-ci arrivait dans l'utérus, il refoulait la caduque et s'en coiffait, d'où trois caduques, une directe, une réfléchie et une sérotine. Telle était la *théorie de Hunter*, mais la découverte de la muqueuse utérine par *Coste* est venue modifier cette théorie. Au moment

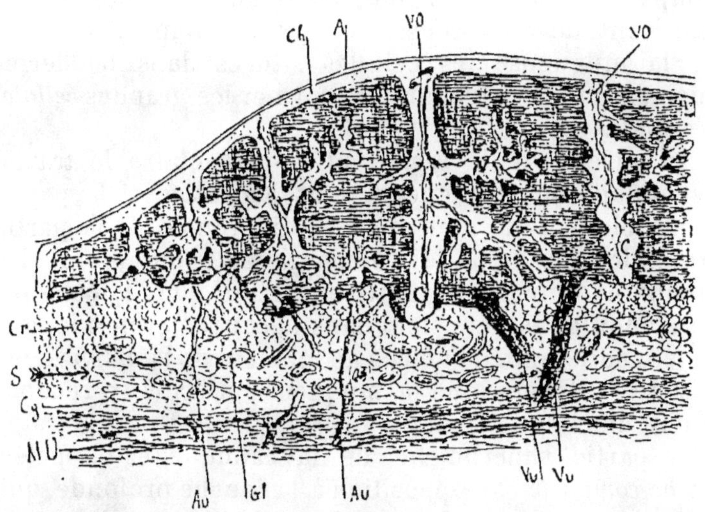

Fig. 110. — Coupe schématique du placenta sur toute son épaisseur: A. amnios; Ch. chorion; VO. vaisseaux ombilicaux; V. villosités; C. crampons; Cr. couche de cellules rondes; S. ligne de séparation suivant laquelle se fait le décollement du placenta; Cg. couche des cellules géantes; MU. muqueuse utérine; Au. artère utérine; Vu. veine utérine; Gl. glande de la muqueuse (Ribemont-Dessaignes).

où l'œuf fécondé arrive dans l'utérus, il rencontre une muqueuse épaissie, boursouflée, mamelonnée et très irrégulière, il se loge alors dans une dépression de cette dernière. Cette *nidation* de l'ovule est suivie du bourgeonnement de la muqueuse, qui l'entoure complètement et l'ensevelit; c'est au point où l'ovule se greffe que se développera le placenta maternel aux dépens de la caduque *utéro-placentaire*, ou *sérotine* des anciens. La caduque, qui a bourgeonné autour de l'œuf, constitue la caduque *ovulaire* ou *réfléchie* des anciens, quant à la caduque *directe* ou *utérine* elle est formée par la muqueuse, qui recouvre toute la surface interne de l'organe.

La muqueuse utérine se modifie dans sa structure dès que l'œuf s'est greffé dans l'utérus : son épithélium cylindrique *perd ses cils vibratils* et *s'aplatit* en même temps qu'il *s'hypertrophie*; les glandes s'allongent et décrivent de nombreuses flexuosités. Dans l'épaisseur de la muqueuse les cellules situées dans le derme augmentent de longueur pour former les grandes *cellules déciduales*.

Au niveau de la région utéro-placentaire le travail hypertrophique est encore plus accentué, et la partie superficielle de la muqueuse se différencie de la partie profonde. Les glandes disparaissent, ou plutôt les canaux excréteurs disparaissent, alors que les culs-de-sac glandulaires persistent dans la couche profonde, qui restera adhérente à l'utérus au moment de la délivrance; c'est à ses dépens que la muqueuse utérine se reconstituera dans cette région.

La partie superficielle de la caduque est appelée *couche compacte* par opposition à la couche profonde, qui porte le nom de *couche spongieuse*. L'œuf grossissant, il arrive un moment où les caduques ovulaire et utérine entrent en contact, elles diminuent alors d'épaisseur et vers *quatre mois et demi* elles se fusionnent. Jusque-là le canal virtuel, qui existait entre les deux caduques, pouvait expliquer le phénomène de la superfétation; à partir de la fusion des caduques le canal disparaît et la fécondation est impossible.

La caduque inter-utéro-placentaire se met à bourgeonner, elle envoie dans la direction de l'œuf des prolongements plus ou moins égaux, auxquels on a donné le nom de *septa*. Ceux qui sont à la limite de la caduque utéro-placentaire ont une longueur supérieure aux autres; ils limitent la zone où se développe le placenta, zone appelée *lame compacte de Winkler*; ils forment aussi une sorte de paroi externe ou de chaton, qui engaine le placenta fœtal, aussi lui a-t-on donné le nom de *lame obturante de Winckler.*

Les villosités nées du chorion pénètrent dans les espaces limités par les septa, espaces dans lesquels se trouve le sang maternel, qui y arrive de la façon suivante. Les artères de la couche musculaire de l'utérus en pénétrant dans la caduque utéro-placentaire se dépouillent de leurs tuniques pour ne conserver comme paroi que leur endothélium, elles cessent donc d'être contractiles. Elles envoient des branches dans les septa et s'ouvrent à la périphérie de ces derniers; le sang forme alors les *lacs sanguins* dans lesquels baignent les villosités choriales.

On pourrait se demander pourquoi le sang des lacs ne s'écoule pas au delà de la zone utéro-placentaire; c'est que sur les parties latérales la caduque sérotine émet une expansion, véritable contrefort qui vient s'accoler à la face profonde du chorion en constituant la *caduque sous-choriale.*

Telle est la voie d'apport du sang; celui-ci est ramené à la circulation maternelle par des vaisseaux veineux, qui s'ouvrent largement au niveau de la caduque sérotine et qui aboutissent aux sinus de la couche musculaire.

Pour assurer les voies de retour du sang, il existe à la périphérie du placenta plusieurs grosses veines communiquant les unes aux autres et formant le *sinus circulaire* ou *coronaire.*

Placenta. — Le placenta est un organe de forme discoïde, plus ou moins arrondi, quelquefois ovalaire, épais de 2 à 3 centimètres, lorsqu'il est hors de l'utérus; dans cet organe, en effet, il est beaucoup plus étalé et par conséquent moins épais. Son diamètre est d'environ 12 à 14 centimètres.

On lui décrit deux faces, une face fœtale et une face utérine. La *face fœtale* (fig. 441) est lisse, recouverte par l'amnios, sous lequel on voit des vaisseaux volumineux et saillants se rendant aux villosités. La *face utérine* (fig. 442) est légèrment convexe, elle est tomenteuse et partagée en un certain nombre de divisions ou *cotylédons*, constitués par des touffes de *villosités choriales hypertrophiées.*

Chaque cotylédon semble réuni à son voisin par une

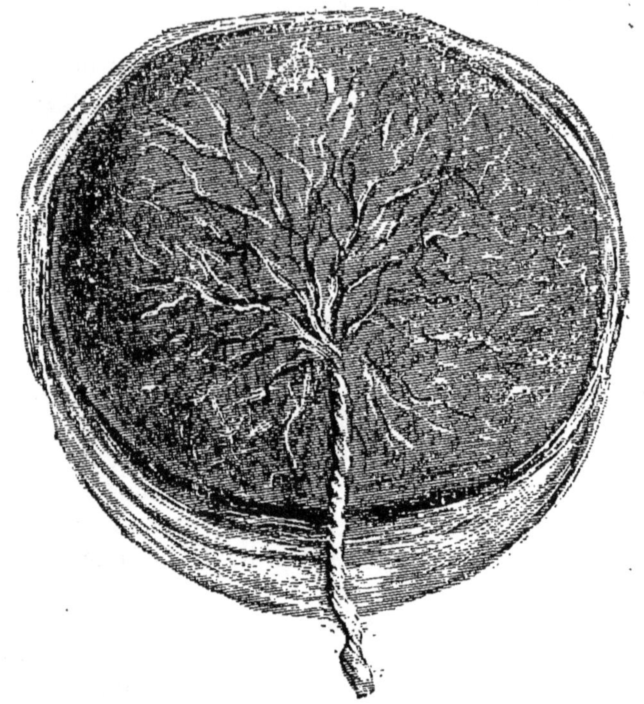

Fig. 441. — Face fœtale du placenta.
Insertion du cordon au centre du placenta (Ribemont-Dessaignes).

substance molle, d'aspect gélatineux, formée par une couche mince de caduque inter-utéro-placentaire.

Sur la face fœtale du placenta s'insère le *cordon ombilical* (fig. 441). Cette insertion se fait d'ordinaire au centre du placenta (*insertion centrale*), mais il n'est pas rare de voir le cordon s'insérer entre le centre et le bord (*insertion excentrique*), ou directement sur le bord (*insertion marginale*), ce qui donne au placenta et au cordon la forme d'une raquette (*placenta en raquette*). Enfin dans certains cas le cordon s'insère sur les membranes, les vaisseaux contenus dans le cordon se séparent sou-

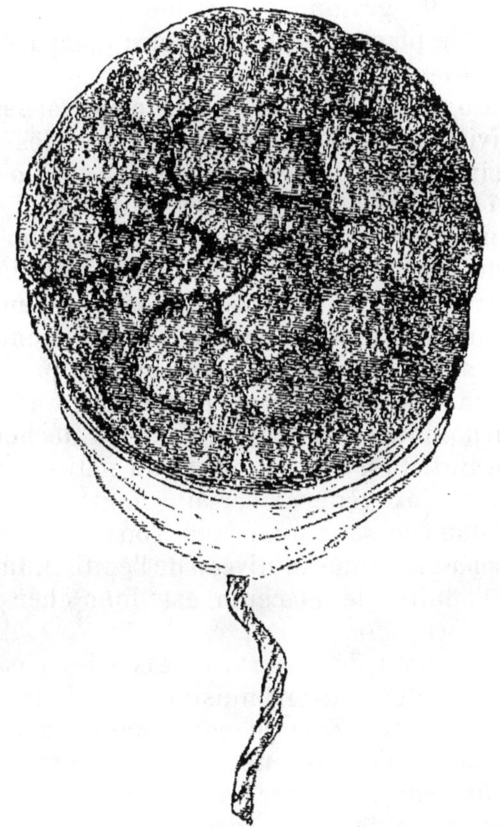

Fig. 442. — Placenta vu par sa face utérine (Ribemont-Dessaignes).

vent au point d'insertion et cheminent séparément dans l'épaisseur des membranes pour gagner la masse placentaire; on a donné à cette variété d'insertion le nom d'*insertion vélamenteuse* du cordon et au placenta le nom de *placenta de Lobstein ou de Benkiser*.

Le poids du placenta normal à terme est en moyenne de 500 grammes, il varie avec le poids du fœtus et peut être considéré comme étant le *sixième du poids fœtal*; un fœtus de 3 000 grammes sera donc accompagné d'un placenta de 500 grammes. Lorsque ce rapport n'existe plus et que le placenta est trop lourd comparé au poids du fœtus, il faut rechercher la syphilis.

Physiologie du placenta. — Le sang maternel, apporté par les divisions de l'artère utérine dans les lacs sanguins, y circule très lentement; aussi les villosités choriales, qui baignent au milieu du sang maternel, peuvent-elles y puiser facilement tous les matériaux nécessaires à la vie du fœtus. Un certain nombre d'échanges se produisent à ce niveau entre la mère et l'enfant; les ramifications des artères ombilicales charrient du sang noir ayant servi à la nutrition du fœtus, au contact du sang maternel le sang fœtal abandonne une partie de l'acide carbonique qu'il contient et les déchets provenant de la nutrition des éléments du fœtus, par contre il absorbe de l'oxygène et certains matériaux nutritifs contenus dans le sang maternel. Tous ces échanges se font par *osmose*, comme au niveau de l'épithélium pulmonaire de l'adulte; le placenta est donc chez le fœtus l'*organe de l'hématose*.

Le placenta peut dans certains cas laisser passer des substances, le plus souvent nuisibles, quelquefois utiles au fœtus, soit sous forme de *gaz*, comme l'acide carbonique et l'oxyde de carbone, soit sous forme de *substances en dissolution*, comme certains médicaments, soit même sous forme de *microorganismes*.

Ces notions permettent d'expliquer d'une part certains cas de mort du fœtus pendant la grossesse, et de comprendre d'autre part comment il est possible d'agir sur le fœtus en faisant absorber à la mère certains médicaments comme l'iodure de potassium dans la syphilis.

Enfin le placenta a une autre fonction qui a été découverte par Claude Bernard, c'est celle de fabriquer du *glycogène*, fonction qui chez l'adulte est réservée au foie.

Membranes. — L'œuf (fig. 443) forme un sac fermé de toute part, dans lequel se trouvent renfermés le fœtus, le cordon et le liquide amniotique. Il est constitué par trois membranes, une externe maternelle, la *caduque*; une moyenne fœtale, le *chorion*, dont le placenta n'est

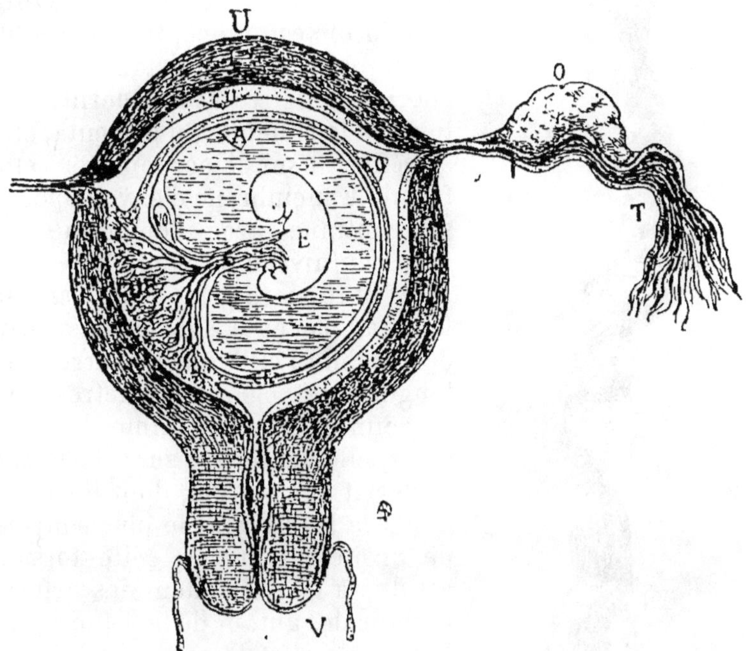

Fig. 443. — Coupe schématique d'un utérus gravide de deux mois environ; O. ovaire; T. trompe; V. vagin; U. Coupe du fond de l'utérus; CU. caduque utérine; CO. caduque ovulaire; CUP. caduque utéro-placentaire; CH. chorion; A. amnios; VO. vésicule ombilicale; E. embryon; C. cordon (Ribemont-Dessaignes).

qu'une partie modifiée et adaptée à un rôle spécial; enfin une interne, l'*amnios*, également d'origine fœtale.

Nous avons déjà étudié la structure de la *caduque*; quant au **chorion**, il est constitué par une trame conjonctive supportant du côté de la caduque un *épithélium pavimenteux stratifié*. Il est séparé de la membrane la plus interne par une substance colloïde, qui permet le décollement facile des deux membranes et explique la production d'une poche *amnio-choriale*.

L'amnios est également constitué par une tunique externe fibreuse, tapissée intérieurement par un *épithélium pavimenteux à une seule couche*. Cette membrane est mince, transparente, élastique et plus résistante que le chorion, elle revêt ce dernier et toute la face fœtale du placenta, elle se réfléchit sur le cordon, dont elle forme la membrane d'enveloppe, et se continue avec l'épiderme du fœtus au niveau de l'ombilic.

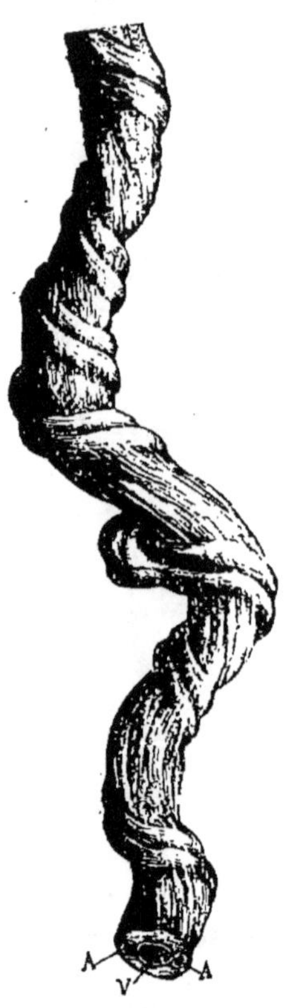

Fig. 444. — Cordon ombilical ; A. artère ; V. veine.

Le **cordon** (fig. 444), qui relie le fœtus au placenta, s'insère au niveau de l'ombilic ; c'est une tige arrondie, longue de 50 centimètres en moyenne, grosse comme le petit doigt, elle est tordue sur elle-même et décrit une spirale, dont les tours de spire se dirigent le plus souvent de droite à gauche ; cette torsion est due à l'enroulement des artères ombilicales autour de la veine ombilicale. En effet le cordon est formé par une membrane d'enveloppe, *gaine amniotique*, comblée par du *tissu muqueux* appelé par certains auteurs *gélatine de Wharton* ; au milieu de ce tissu de remplissage se trouvent au centre la *veine ombilicale* entourée de deux vaisseaux plus petits, les *artères ombilicales*, dans lesquelles se trouvent des valvules.

La résistance du cordon est peu considérable, puisqu'il est rompu par une force de 2 à 3 kilogrammes.

Le liquide amniotique, qui remplit l'œuf et dans lequel baigne le fœtus, est blanchâtre et tient en suspension des débris de vernix caseosa. Sa quantité est d'environ 500 grammes, son odeur est fade, sa réaction est alcaline, il est formé d'eau dans laquelle on trouve des sels, surtout du chlorure de sodium, des matières grasses et des substances albumineuses.

Ce liquide serait produit pour les uns par l'excrétion de l'urine du fœtus, pour d'autres par une sécrétion de la peau ou par une transsudation des parties liquides du sang fœtal à travers l'amnios. Il a pour rôle de protéger le fœtus contre les compressions extérieures, il intervient pendant le travail en aidant la formation de la poche des eaux.

CHAPITRE II

FŒTUS

A partir du quatrième mois l'*embryon* devient *fœtus*, sa longueur est alors de 14 à 15 centimètres, à cinq mois il a 25 centimètres, à six mois 30 centimètres, à sept mois 32 à 37 centimètres, à huit mois 40 centimètres, enfin *à terme* il a *50 centimètres* et pèse en moyenne de 3 000 à 3 500 grammes. Ses organes ont une grande ressemblance avec ceux de l'adulte au point de vue des rapports et de la structure; certains d'entre eux cependant en diffèrent, nous allons les passer en revue.

Le *thymus* très développé recouvre les oreillettes et empiète sur les ventricules; les *poumons*, qui n'ont pas encore servi à l'acte respiratoire, sont rouges, denses, atélectasiés; le *cœur* est situé plus à gauche; le *foie*, très volumineux, occupe la moitié de la cavité abdominale; l'*estomac*, franchement vertical, est distendu; l'*intestin grêle* a une longueur qui est égale à douze fois la distance de la bouche à l'anus; le *gros intestin* renferme du méconium dans sa portion terminale.

Ce qu'il importe surtout de connaître c'est la structure de la *tête fœtale*, que nous avons étudiée à la page 60, et la disposition de l'*appareil circulatoire*.

Circulation fœtale. — Pour bien comprendre la circulation du fœtus à terme il est nécessaire de remonter plus loin et de suivre pas à pas le développement de l'appareil circulatoire de l'embryon et du fœtus. Pendant la vie intra-utérine il existe deux modes diffé_ rents de circulation : une *première circulation*, la *circulation de la vésicule ombilicale*, et une *deuxième circulation*, la *circulation placentaire* ou *allantoïdienne*.

1° La *circulation omphalo-mésentérique* (fig. 445) ou première circulation apparaît vers le quinzième jour qui suit la fécondation; à ce moment le cœur, représenté

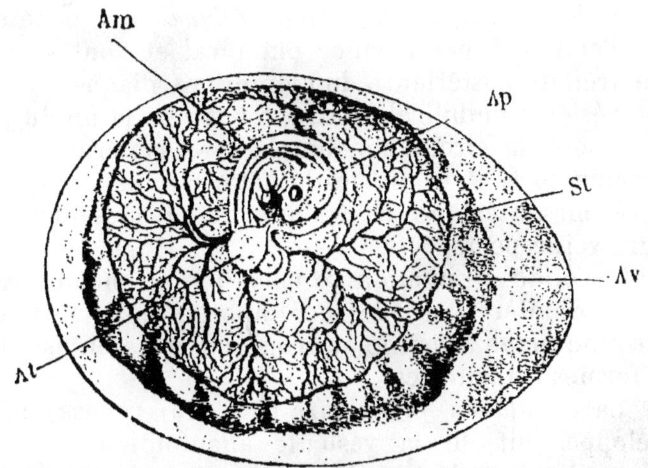

Fig. 445. — Œuf au cours du cinquième jour, vers la cent dixième heure de l'incubation. Circulation omphalo-mésentérique (Mathias Duval).

Ap. limite de l'aire transparente; St. limite de l'aire vasculaire (sinus terminal qui commence à s'effacer); Av. aire vitelline (partie non vasculaire de la vésicule ombilicale); Am. la vésicule de l'amnios renfermant le corps de l'embryon; At. la vésicule allantoïde.

par une sorte de tube, se continue à son extrémité antérieure avec deux vaisseaux, les *arcs aortiques*.

Ces derniers se réunissent pour former l'*aorte thoracique*, qui se dirige vers l'extrémité caudale de l'embryon et se divise en deux branches, les *artères vertébrales postérieures*. Parmi les rameaux nés de ces artères, il en existe un de chaque côté qui se porte à l'intestin et à la vésicule ombilicale, c'est l'artère *omphalo-mésentérique*, qui se vascularise sur cette dernière en formant l'*aire vasculaire.*

Le sang, qui est transporté par les artères omphalo-mésentériques dans les parois de la vésicule ombilicale, se charge des principes nutritifs du vitellus, et va se collecter dans le *sinus terminal*, qui entoure la tache embryonnaire. De ce sinus partent deux vaisseaux de retour, les *veines omphalo-mésentériques*, qui pénètrent dans l'embryon par l'orifice ombilical et vont se jeter à l'extrémité postérieure du cylindre cardiaque.

La vésicule ombilicale s'atrophiant vers la fin du premier mois, la circulation omphalo-mésentérique subit le même sort, il ne reste de cette circulation qu'une artère mésentérique et qu'une veine mésentérique, future veine porte.

La seconde circulation se constitue en même temps que la première perd de son importance, de sorte que de la cinquième semaine au troisième mois on assiste à des formes transitoires.

2° La *circulation placentaire* (fig. 446) repose sur le développement de la vésicule allantoïdienne. A ce moment le *cœur* s'est modifié dans sa conformation; ce n'était d'abord qu'un tube rectiligne, il se contourne en forme d'S, puis il se divise en trois cavités : *auriculaire*, *ventriculaire* et *artérielle* ou *bulbe aortique*. Chacune de ces cavités va à son tour se partager en deux parties; de la pointe du ventricule part une cloison médiane qui s'élève et donne naissance au ventricule droit et au ventricule gauche; il en est de même du côté des oreillettes, mais ici la cloison est incomplète à sa partie supérieure et elle demeure telle pendant toute la vie fœtale; l'orifice ainsi constitué ou *trou de Botal* fait communiquer l'oreillette droite avec l'oreillette gauche.

Le bulbe aortique subit la même division, il en résulte deux conduits, dont l'un communique avec le ventricule droit, c'est l'*artère pulmonaire*, et l'autre communique avec le ventricule gauche, c'est l'origine de l'*aorte*. L'artère pulmonaire, n'ayant aucun rôle à

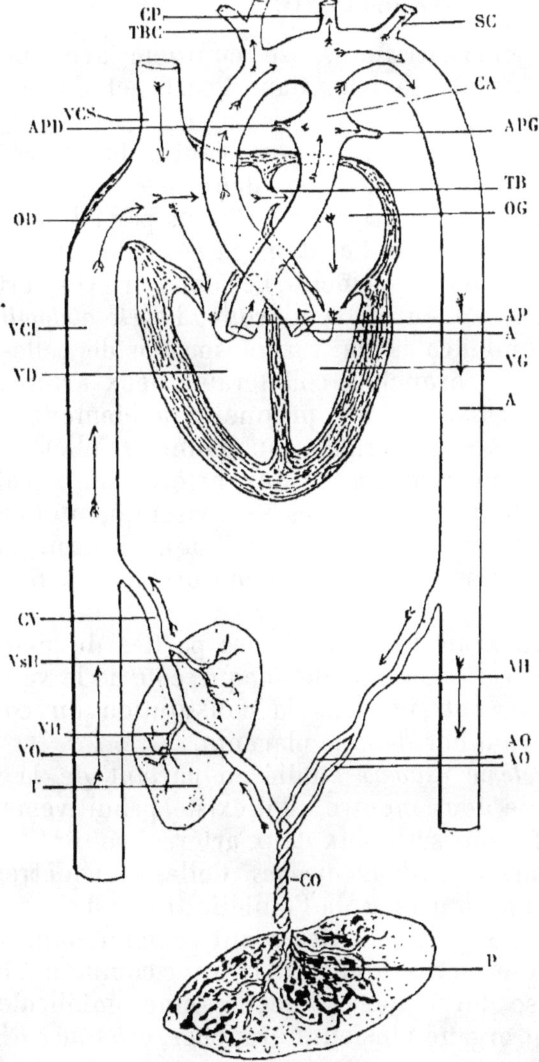

Fig. 146. — Circulation fœtale (Ribemont-Dessaignes).

P. placenta ; CO. cordon ombilical ; VO. veine ombilicale ; F. foie ; CV. canal veineux d'Aranzi ; VsH. veines sus-hépatiques ; VCI. veine cave inférieure ; VCS. veine cave supérieure ; OD. oreillette droite ; VD. ventricule droit ; OG. oreillette gauche ; VG. ventricule gauche ; TB. trou de Botal ; AP. artère pulmonaire se divisant en APD et en APG et réunie à l'aorte A par le canal artériel CA ; TBC. tronc brachio-céphalique naissant de l'aorte ; CP. carotide primitive ; SC. sous-clavière du côté gauche ; AH. artère hypogastrique ; AO. artères ombilicales.

remplir chez le fœtus, se continue avec un canal d'union, qui va se jeter dans l'aorte, et qui est appelé *canal artériel*.

Des artères vertébrales postérieures, branches de division de l'aorte, naissent les deux *artères ombilicales* ou *allantoïdiennes*, qui sortent du fœtus par l'anneau ombilical et vont se ramifier dans la vésicule allantoïdienne en voie de développement. Les deux artères vertébrales se fusionnant en un seul tronc, l'*aorte abdominale*, les artères ombilicales naîtront désormais de celle-ci, elles ont comme branches collatérales deux artères grêles, les *artères iliaques*, qui prennent rapidement un développement considérable, au point qu'elles semblent plutôt donner naissance aux artères ombilicales. Les artères iliaques primitives se divisent bientôt en artère iliaque externe et en artère iliaque interne; c'est de cette dernière que naîtra désormais l'artère ombilicale.

Les deux artères ombilicales parties du petit bassin montent vers l'ombilic de chaque côté de la vessie et de l'ouraque, entrent dans la constitution du cordon et vont se ramifier dans le placenta.

Le *système veineux* étudié en partant de la vésicule allantoïde nous montre qu'il existe primitivement deux veines faisant suite aux deux artères, ce sont les veines *ombilicales* ou *allantoïdiennes*. Celles-ci pénètrent dans l'embryon au niveau de l'ombilic; l'une d'elles ne tarde pas à s'atrophier, l'autre vient se jeter dans la veine omphalo-mésentérique. Sur le tronc commun à ces deux veines se développe le foie; la veine ombilicale envoie dans cet organe plusieurs branches, *vaisseaux hépatiques afférents*, qui se ramifient et se continuent avec les *vaisseaux hépatiques efférents*; ces derniers vont se jeter dans le tronc commun formé par la réunion de la veine ombilicale et de la veine omphalo-mésentérique. La veine mésentérique diminuant d'importance n'est plus bientôt qu'un affluent de la veine ombilicale; la partie de cette veine comprise entre l'embouchure de la veine mésentérique et l'embouchure des *veines sus-hépatiques*, anciens vaisseaux hépatiques efférents, constitue le *canal veineux d'Aranzi*, qui passe sous le foie.

Au cœur viennent aboutir deux nouveaux vaisseaux transversaux, qui apportent le sang ayant servi à la nutrition de l'embryon, ce sont les *canaux de Cuvier* droit et gauche, formés de chaque côté par la réunion de la *veine cardinale antérieure* et de la *veine cardinale postérieure*. Par suite du développement de la veine cave inférieure, qui ramènera au cœur le sang des veines des membres inférieurs, les veines cardinales postérieures diminuent d'importance, elles formeront les *veines azygos*. Le canal de Cuvier gauche s'atrophiant, la veine cardinale antérieure gauche vient se jeter dans la veine cardinale droite, et forme le tronc *brachio-céphalique veineux gauche*; le canal de Cuvier droit prend le nom de *veine cave supérieure*.

La *veine cave inférieure* prenant une extension de plus en plus considérable avec le développement des membres inférieurs devient le vaisseau principal, de sorte qu'elle n'est plus un affluent de la veine ombilicale; c'est celle-ci, au contraire, sous forme de *canal veineux d'Aranzi* et de *veines sus-hépatiques*, qui vient se jeter dans la veine cave inférieure.

Trajet du sang chez le fœtus. — Tous ces vaisseaux étant constitués, il est intéressant de suivre le cours du sang dans le système circulatoire du fœtus (fig. 446).

Au moment de la contraction du cœur le sang est lancé à la fois du ventricule gauche dans l'aorte et du ventricule droit dans l'artère pulmonaire. Les poumons n'ayant aucun rôle à remplir, le sang projeté dans le tronc de l'artère pulmonaire ne passe pas dans les branches de division de cette artère, mais dans le canal artériel qui l'apporte à l'aorte un peu au-dessous du point de départ des branches destinées à la tête et aux membres supérieurs. Le sang lancé dans l'aorte suit le trajet de ce vaisseau et de ses branches; deux de celles-ci ne sont pas destinées à aller se ramifier dans les organes fœtaux, ce sont les *artères ombilicales*, qui sortent du fœtus par l'ombilic, suivent le trajet du cordon et vont se capillariser dans les *villosités choriales du placenta*, afin de faire subir au sang qu'elles renferment le *phénomène de l'hématose*. Aux capillaires artériels du placenta font suite les capillaires veineux, dont la réunion forme la *veine ombilicale*; celle-ci suit le même trajet, mais en sens inverse, elle pénètre dans le fœtus par l'ombilic. Au-dessous du foie, cette veine se divise avant de se rendre à la veine cave inférieure; une branche, le canal veineux d'Aranzi, se porte directement à cette dernière, l'autre se rend à la veine porte, qui se capillarise dans le foie et donne naissance aux veines sus-hépatiques.

A l'oreillette droite viennent donc aboutir la *veine cave inférieure*, qui rapporte le sang des membres inférieurs, du bassin, de l'abdomen et celui qui vient du placenta, et la *veine cave supérieure*, charriant le sang veineux de l'extrémité céphalique et des membres supérieurs.

Le sang des deux veines caves ne se mélange pas complètement dans l'oreillette droite et ne passe pas en totalité dans le ventricule droit comme chez l'adulte. En effet, celui de la veine cave inférieure, guidé par la valvule d'Eustachi, traverse le trou de Botal et vient dans l'oreillette gauche pour passer ensuite dans le ventricule gauche, puis dans l'aorte. Le ventricule droit ne contient que le sang apporté à l'oreillette droite par la veine cave supérieure

Qualité du sang. — Le sang *artériel pur* n'existe chez le fœtus que dans la veine ombilicale, dans le canal veineux d'Aranzi et dans les vaisseaux allant au lobe droit du foie. La veine cave inférieure au-dessus des veines sus-hépatiques renferme du *sang mixte, plus artériel que veineux*; c'est à peu près le même qu'on retrouve dans une partie de l'oreillette droite, dans le cœur gauche, dans la crosse de l'aorte et dans les branches qui en naissent. L'aorte, dans la portion placée au-dessous de l'embouchure du canal artériel, charrie du sang également *mixte*, mais *plus veineux qu'artériel*, puisqu'il est formé du sang mixte précédent, mélangé au sang purement veineux venu dans le cœur droit par la veine cave supérieure et apporté par le canal artériel.

Physiologie du fœtus. — Le fœtus étant un être vivant, doit *respirer* et se *nourrir*; le placenta est chargé de ces deux fonctions. Nous avons vu plus haut (p. 882) comment le sang *noir* apporté par l'artère ombilicale se transformait en sang *rouge* au niveau du placenta. C'est également au niveau de cet organe que le fœtus reçoit de l'organisme maternel les éléments nutritifs nécessaires à son développement, éléments tout préparés pour être assimilés.

Les besoins du fœtus sont minimes, car chez lui les combustions sont peu intenses, aussi résiste-t-il assez longtemps à la privation d'oxygène. Lorsque la mère meurt d'asphyxie, le fœtus succombe avant elle, parce que le sang maternel emprunte au sang fœtal l'oxygène qu'il contient. Dans les cas d'asphyxie maternelle par l'oxyde de carbone, la mort du fœtus est beaucoup plus lente.

Le fœtus, pendant son séjour dans l'utérus, *respire* et se *nourrit*, comme nous l'avons vu en étudiant la circulation fœtale; il se *meut*, comme on peut le constater par la vue et par le palper chez une femme à paroi abdominale peu épaisse; il *sécrète* comme le prouvent : 1° l'*enduit sébacé* dont son corps est couvert; 2° le *méconium* qu'on trouve dans son gros intestin et qu'il expulse quelquefois avant sa naissance; 3° l'*urine* contenue dans sa vessie.

Modifications circulatoires au moment de la naissance. — Les modifications de la circulation, qui se produisent à ce moment, reposent sur l'entrée en fonction de l'appareil respiratoire, ce qui va rendre inutiles certains organes.

Dès que le fœtus est né, il se produit, sous l'influence de l'air, une contraction réflexe du diaphragme, les poumons suivent le thorax dans sa dilatation; il en résulte un certain vide intra-thoracique, rapidement comblé par l'air, qui se précipite dans les poumons, et par le sang qui pénètre dans les artères pulmonaires. La première inspiration amorce la *petite circulation.*

Le canal artériel devenu inutile s'oblitère le deuxième ou troisième jour, et se transforme en un fin cordon fibreux. Le trou de Botal se ferme petit à petit, les deux lames qui le limitent vont à la rencontre l'une de l'autre, elles s'accolent complètement du douzième au quinzième jour; la valvule d'Eustachi, n'ayant plus le même rôle à jouer, diminue d'importance.

Les vaisseaux ombilicaux et le canal veineux d'Aranzi se transforment en cordons fibreux qu'on retrouve chez l'adulte.

LIVRE X

INTERVENTIONS COURANTES

MANIÈRE DE PRENDRE LA TEMPÉRATURE DU CORPS

La température normale du corps est de 37° à 37°,5 ; chaque fois que cette température s'élève il y a *fièvre*. Pour apprécier la température on emploie un instrument appelé *thermomètre à maxima* (fig. 447). C'est une tige

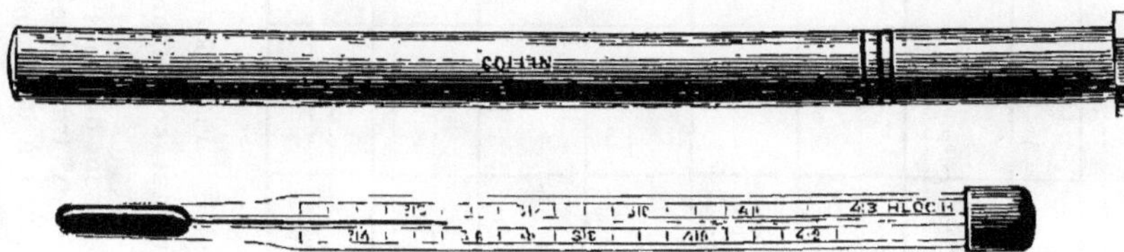

Fig. 447. — Thermomètre.

creuse renfermant du mercure et graduée en degrés et dixièmes de degrés, elle n'indique que les températures comprises entre 33° et 43°. La colonne mercurielle monte sous l'influence de la chaleur et conserve le niveau atteint, qui peut être lu facilement; pour faire redescendre le mercure au-dessous de la température moyenne, il faut lui imprimer de fortes secousses dans

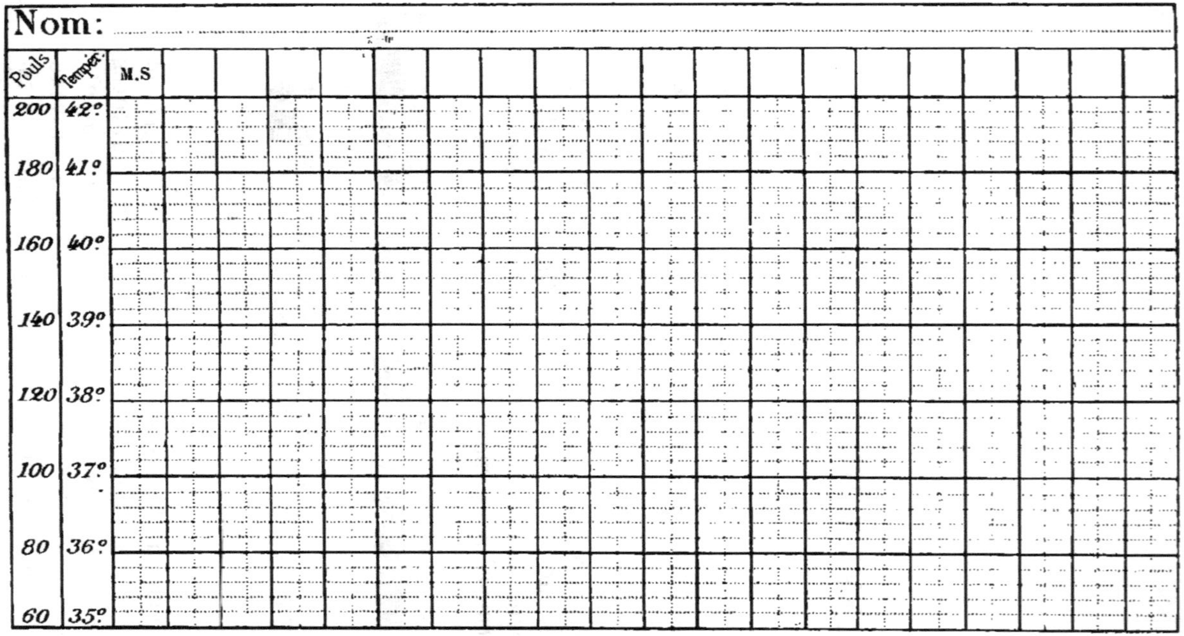

Nom: ....

Pouls	Temper.	M.S																		
200	42°																			
180	41°																			
160	40°																			
140	39°																			
120	38°																			
100	37°																			
80	36°																			
60	35°																			

Fig. 418. — Modèle de feuille de température.

Chaque trait plein horizontal correspond à un degré, chaque trait pointillé horizontal correspond à deux dizièmes de degré.

Les traits pleins verticaux sont destinés à séparer les jours.

L'espace compris entre deux traits pleins verticaux est divisé en deux colonnes par un trait pointillé, la colonne de gauche est réservée à la température du matin, celle de droite à la température du soir.

le sens du réservoir, cette précaution doit toujours être prise avant de se servir du thermomètre. Celui-ci est alors placé soit dans l'aisselle (*température axillaire*), soit dans l'anus (*température rectale*), soit dans la bouche (*température buccale*). Lorsque le réservoir mercuriel a été mis dans le creux de l'aisselle, on ramène le bras du malade près du corps pour bien maintenir l'instrument, qui est laissé en place 10 à 15 minutes. La température rectale ou buccale exige un temps moins long, cinq minutes suffisent pour faire monter la colonne mercurielle; l'instrument retiré, on lit le degré vis-à-vis duquel se trouve le niveau supérieur du mercure. La température axillaire est d'environ cinq dixièmes au-dessous de la température rectale.

La température est notée sur une feuille spéciale appelée feuille de température (fig. 448), sur laquelle on inscrit également le nombre des pulsations. La ligne qui réunit les différents points indiquant la température du matin et du soir constitue le *tracé*.

ASEPSIE ET ANTISEPSIE

PROCÉDÉS DE STÉRILISATION ET SOINS A PRENDRE AVANT TOUTE INTERVENTION

Parmi les microbes qu'on rencontre partout, un certain nombre sont dangereux pour l'organisme, ce sont les *microbes pathogènes*, toujours prêts à pénétrer dans les tissus pour s'y développer et y engendrer les maladies. La surface de la peau par exemple donne asile aux *staphylocoques* et aux *streptocoques*; ceux-ci profitent de la moindre plaie pour pénétrer dans le derme ou dans le tissu cellulaire et y produire des manifestations particulières. L'*antisepsie* a pour but de détruire les micro-organismes nuisibles, elle est réalisée par l'emploi de certaines *substances dites antiseptiques*, acide phénique, sublimé (bichlorure de mercure), iodoforme, salol, etc.

Elle est de date récente. *Lister*, chirurgien anglais, s'appuyant sur les travaux de *Pasteur*, est le premier qui en ait fait usage. Depuis cette époque, qui remonte à 30 ans environ, l'antisepsie a marché à pas de géant ; puis est venue l'*asepsie*, c'est-à-dire l'emploi d'instruments, de pansements et de liquides privés de microbes, ceux-ci ayant été détruits par la *chaleur*.

Pour réaliser l'asepsie des instruments on les fait bouillir (fig. 449) pendant quarante minutes dans un liquide, dont l'ébullition ne se fait qu'à 104 degrés (eau additionnée de carbonate de soude), ou bien on les met et

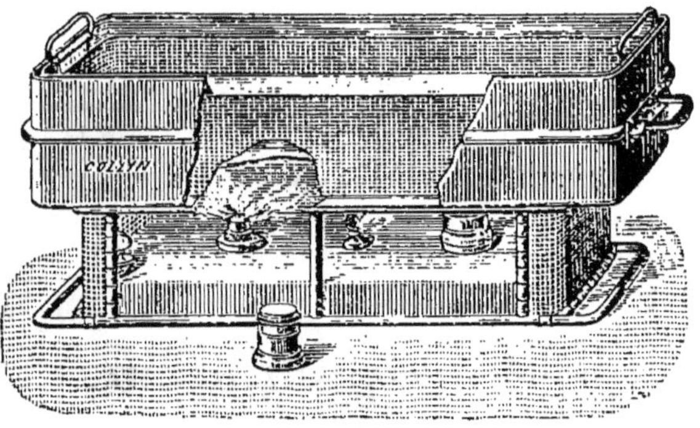

Fig. 449. — Bouilloire pour stériliser les instruments au moyen de l'ébullition.

on les laisse pendant une heure dans une *étuve* (fig. 450) portée à 150° (étuve de Poupinel). On peut encore avoir recours au *flambage*, pour cela les instruments sont mis dans un plateau, on y verse une mince couche d'alcool qu'on allume. L'étuve de Poupinel peut servir également à stériliser les compresses devant être employées au cours de l'opération ou pour le pansement.

Les objets de pansement peuvent aussi être stérilisés en les plaçant dans l'*autoclave*, dont la vapeur d'eau sous pression peut être portée à une température de 115°.

Les instruments et les objets de pansement étant ainsi stérilisés, il reste, avant de commencer une intervention, à faire la toilette des mains et de la région pour les débarrasser des germes nombreux qui s'y trouvent.

Technique de la désinfection des mains. — Les ongles sont coupés ras, et la rainure sous-unguéale est nettoyée à sec avec soin.

Les mains sont ensuite savonnées et brossées en se servant : 1° d'*eau filtrée* ou bouillie chaude contenue dans une ou plusieurs cuvettes préalablement flambées; 2° de *savon* de Marseille ou de savon antiseptique (savon au sublimé, à l'acide phénique, à l'aniodol, etc.); 3° d'une *brosse* à ongles, dure, bouillie antérieurement ou conservée dans une solution antiseptique.

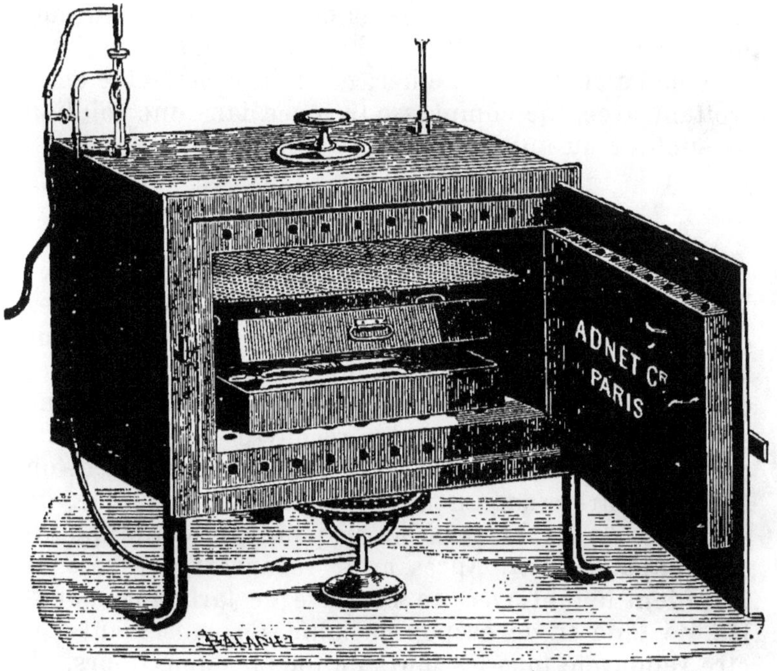

Fig. 150. — Stérilisateur à air sec.

Après un brossage de dix minutes environ les mains sont rincées dans de l'eau bouillie et immergées dans une solution de permanganate de potasse au centième jusqu'à coloration brune de la peau. Si certaines régions sont insuffisamment dégraissées, elles restent claires. Pour décolorer la peau on plonge les mains dans une solution de bisulfite de soude au dixième. Enfin on termine par une immersion pendant deux à trois minutes dans une solution de sublimé au millième.

Toilette de la région. — La peau est brossée en employant de l'eau bouillie et du savon, puis dégraissée avec de l'alcool et de l'éther, et enfin désinfectée en la frottant avec une compresse trempée dans une solution de sublimé au millième.

PANSEMENT

Le pansement humide et le pansement sec sont les deux variétés le plus fréquemment employées. Dans tout *pansement humide* on applique sur la région des compresses de gaze ou de tarlatane trempées dans une solution antiseptique, on les recouvre quelquefois de ouate hydrophile imbibée de la même solution, et on applique par-dessus un morceau de taffetas gommé, de gutta-percha ou de mackintosh pour conserver l'humidité du pansement. Après avoir recouvert de ouate on maintient le tout avec un bandage de tarlatane mouillée, de toile ou de crêpon de laine. Ce pansement doit être renouvelé tous les jours ou tous les deux jours.

Le *pansement sec* se fait en général de la façon suivante : la plaie est recouverte d'une poudre antiseptique, iodoforme, salol, etc. ; on place ensuite plusieurs feuilles de gaze antiseptique, qui doivent dépasser les limites de la plaie, on applique sur la gaze des bandes de coton ordinaire. Le tout est maintenu par un bandage approprié.

Dans le *pansement aseptique* on ne met sur la plaie que des compresses stérilisées.

INJECTIONS HYPODERMIQUES

Les injections hypodermiques sont destinées à introduire dans le tissu cellulaire sous-cutané des médicaments, qui seront absorbés plus sûrement et plus rapidement, car ils passent directement dans la circulation·

Les médicaments doivent être liquides ou dissous dans

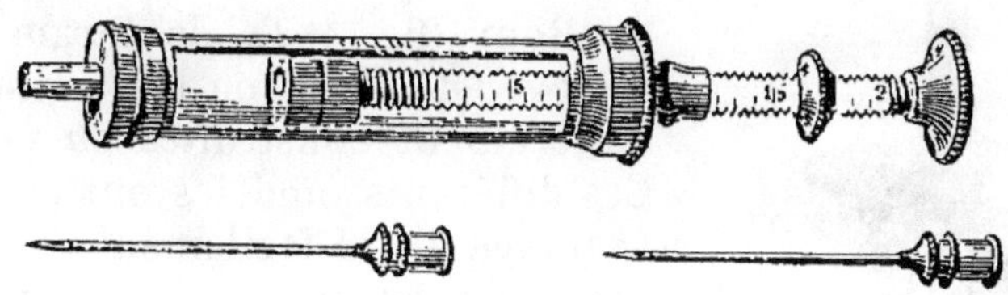

Fig. 451. — Seringue de Pravaz.

un liquide; les plus fréquemment employés sont l'*éther*, la *morphine*, l'*ergotine*, la *caféine*, l'*huile camphrée*, etc.; on injecte également le *sérum artificiel*, 7 grammes de chlorure de sodium pour un litre d'eau bouillie, des

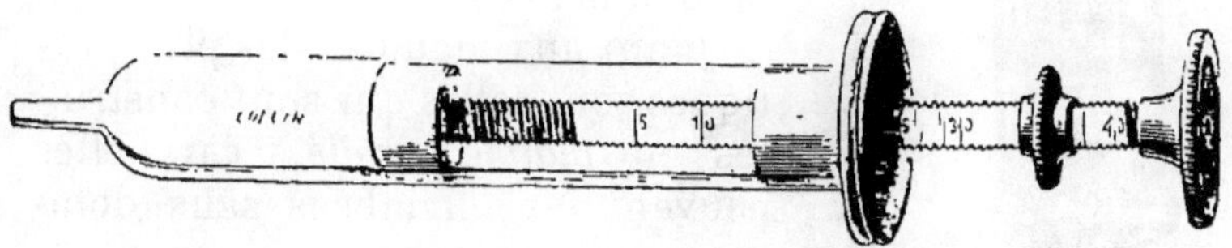

Fig. 152. — Seringue du Dr Roux.

liquides organiques ou des extraits d'organes (opothérapie), comme les extraits de corps thyroïde, d'ovaire, etc.; des sérums *antitoxiques* (sérothérapie), comme les *sérums antidipthérique de Roux*, *antitétanique*, *antistreptococcique de Marmoreck*, etc.

Dans le manuel opératoire nous laisserons de côté les injections de sérum artificiel, nous réservant de les étudier dans un chapitre spécial.

Les instruments nécessaires sont une *seringue* démontable et pouvant être bouillie, et une *aiguille capillaire* pouvant être flambée.

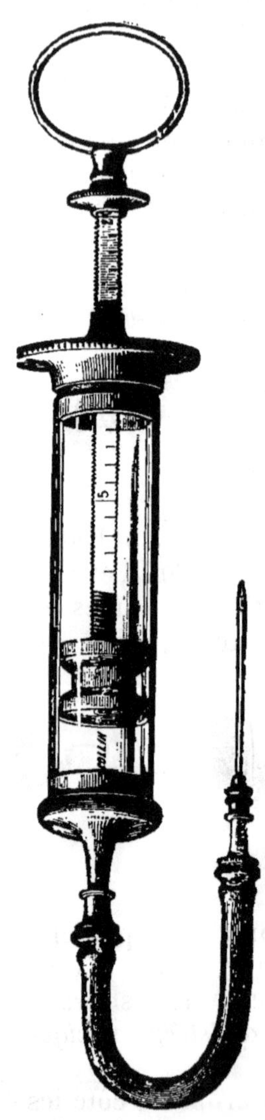

Fig. 453. — Seringue de Roux pour injections de 20 centimètres cubes.

Il existe un certain nombre de modèles de seringues, qui tous dérivent de la *seringue de Pravaz* (fig. 451) ; pour les injections hypodermiques elles ont une capacité de 1 ou 2 centimètres cubes, et les plus employées sont les seringues de Roux (fig. 452), de Straus, de Debove, de Lüer, ou les seringues entièrement construites en métal. Ces différents modèles ont comme avantage d'être facilement *stérilisables* par l'ébullition ; pour les injections de sérum antitoxique on emploie le plus souvent la *seringue de Roux* (fig. 453), qui a une capacité de 20 centimètres cubes et qui est munie d'un tube de caoutchouc flexible entre l'aiguille et le corps de pompe.

Quant aux aiguilles, les plus pratiques sont celles qui sont construites en *platine iridié*, car elles peuvent être flambées sans dommage.

Avant toute injection il faut *essayer* la seringue et s'assurer que l'aiguille est perméable, puis on fait l'*asepsie* de ces instruments, la seringue est bouillie et l'aiguille flambée ; la solution, qui doit être aseptique elle-même, est mise dans un petit récipient (verre à ventouse, coquetier), qu'on a fait bouillir ou flamber à l'alcool. L'opérateur se savonne et se brosse les mains avec grand soin, puis il les plonge dans une solution de sublimé à 1 pour 1 000; il fait ensuite l'*antisepsie du point choisi* pour pratiquer l'injection, nettoyage à l'eau savonneuse. puis à l'alcool, ensuite au sublimé. Le *lieu de l'injection* est en général une région où le tissu cellulaire est épais, paroi antéro-latérale de l'abdomen, face externe de la cuisse, fesse, régions deltoïdienne ou pectorale.

Toutes ces précautions étant prises, la seringue est *chargée*, puis placée verticalement l'aiguille en haut, afin de faire remonter les *bulles d'air* qu'on *chasse* en poussant très légèrement le piston; on fait avec le pouce et les autres doigts de la main gauche un *pli à la peau*, et avec la main droite, qui tient la seringue, on *enfonce* l'aiguille d'un seul coup et parallèlement à la surface cutanée, on *pousse* ensuite le piston doucement et lentement; lorsque tout le liquide est écoulé, on retire l'aiguille rapidement et on obture l'orifice cutané avec le doigt, en attendant de le boucher avec un peu de coton hydrophile et de collodion. Pour activer la résorption on peut faire au niveau de la piqûre un massage léger. On lave ensuite la seringue, et on met dans le canal de l'aiguille un fil de platine pour éviter son obstruction.

Si des fautes d'asepsie ont été commises par l'opérateur, seringue non stérilisée, aiguille non flambée, région mal nettoyée, ou si la solution n'était pas stérile, on peut voir un abcès apparaître après quelques jours; si l'injection a été faite dans le *derme*, elle produit souvent une *eschare*, qui met très longtemps à se détacher.

INJECTIONS DE SÉRUM ARTIFICIEL

Cse injections sont devenues d'un usage courant en *obstétrique* et en *chirurgie*; elles sont faites dans le but soit de *réparer une grande quantité de sang perdu*, soit de *faire un lavage du sang*. Dans l'anémie post-hémorragique elles rendent à l'économie une quantité de liquide à peu près égale à la quantité de sang perdu, ce qui relève la tension sanguine et excite les contractions du cœur; dans les *grandes infections* comme l'infection puerpérale, et dans les *intoxications* le sérum injecté, en élevant la tension sanguine, augmente la quantité d'urines, celles-ci entraînent avec elles les toxines de l'organisme. Enfin, dans certains états cachectiques, les vomissements incoercibles par exemple, des injections répétées d'une petite quantité de sérum (250 grammes) peuvent relever l'état général.

Le sérum est injecté soit *directement dans la veine* dans les cas où il faut agir rapidement, soit le plus souvent dans le *tissu cellulaire sous-cutané*. On peut encore faire pénétrer le sérum dans l'organisme par la voie rectale. Le liquide employé est le sérum de Hayem :

Eau distillée	1000	grammes.
Chlorure de sodium pur	5	—
Sulfate de soude	10	—

ou une *solution saline* qu'on peut préparer soi-même en mettant *7 grammes* ou une *cuillerée à café* de sel finement pulvérisé et *fortement tassé* dans un litre d'eau qu'on fait ensuite *bouillir pendant un quart d'heure*. Il doit être injecté tiède, c'est-à-dire à une *température de 37° à 40°*; on y parvient en maintenant le récipient dans une cuvette d'eau chaude.

Les appareils dont on se sert sont les *appareils à soufflerie* (fig. 454), dans lesquels le sérum est chassé du flacon, où il est contenu, par la pression de l'air qu'on y fait entrer, et surtout les *appareils où on utilise le poids du liquide*, comme le *bock à injection* (fig. 455), l'*entonnoir*, les *ampoules* préparées pour cet usage, on peut aussi utiliser une bouteille bien propre disposée comme l'indiquent les figures 456 et 457. A la partie inférieure de ces instruments on adapte un tube de caoutchouc, dont l'extrémité libre peut recevoir une aiguille semblable à celle des seringues à injections hypodermiques.

L'instrument ayant été aseptisé par l'*ébullition prolongée* il sera rempli de sérum à la température de 40° et, lorsque l'aiguille aura été introduite dans le tissu cellulaire, il sera placé et fixé à une hauteur de 1 m. 50 au-dessus du plan du lit; cette élévation fournit une pression suffisante pour faire pénétrer le liquide.

La *technique de l'injection* est la suivante : la solution

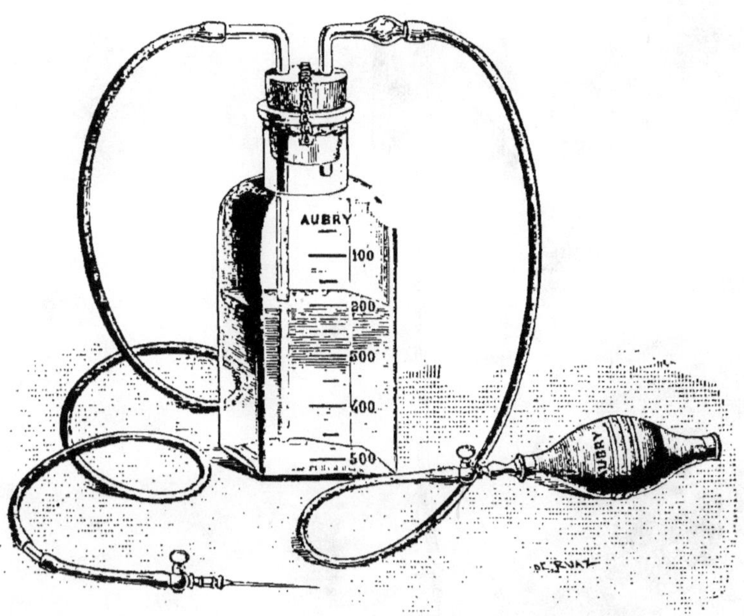

Fig. 451. — Appareil à injection de sérum artificiel.

et les instruments étant aseptisés, l'opérateur fait à son tour l'asepsie de ses mains et du lieu de l'injection par un lavage minutieux au savon et à la brosse, puis à l'alcool et au sublimé. Le point choisi pour faire pénétrer le liquide est la *face antéro-externe de la cuisse*, la *fesse*, ou la *paroi antéro-latérale de l'abdomen*. L'air ayant été expurgé, l'aiguille est saisie de la main droite, pendant que la main gauche fait un pli à la peau, puis l'aiguille est enfoncée brusquement et obliquement pour que sa pointe soit dans le tissu-cellulaire sous-cutané. Lorsque 4 à 500 grammes de sérum ont pénétré,

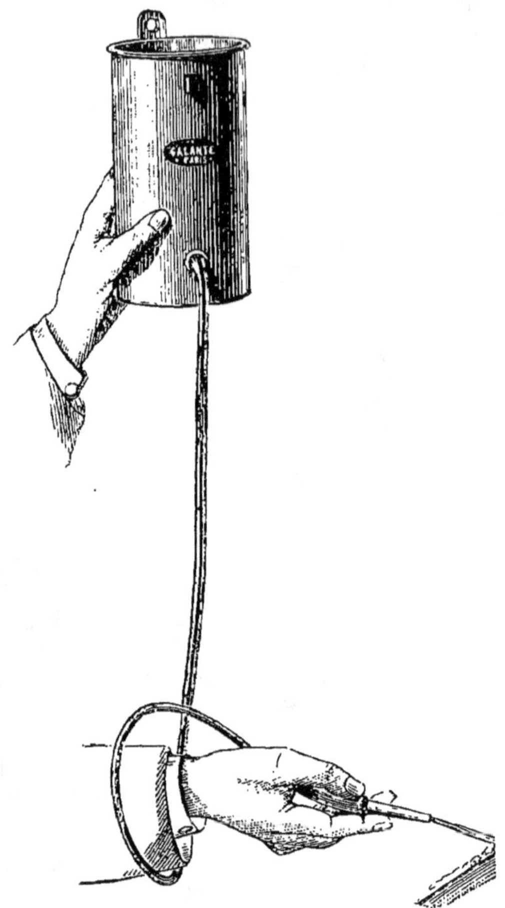

Fig. 455. — Réservoir d'Esmarch.

ils forment une masse grosse comme le poing; on enlève alors l'aiguille d'un seul coup et on bouche l'orifice de la piqûre avec un peu de ouate imprégnée de collodion. Si la quantité injectée paraît insuffisante on choisit une autre région pour recommencer cette petite opération,

La *boule d'œdème* formée par le liquide met environ une heure à disparaître, ce qui prouve que le liquide

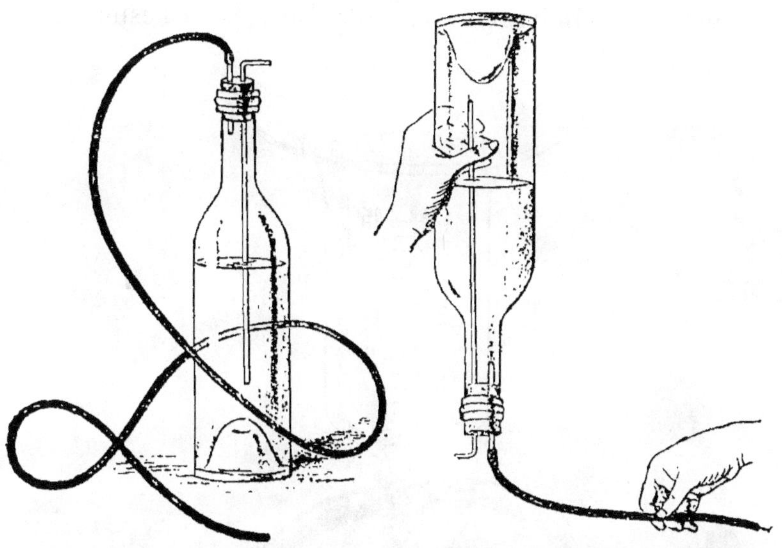

Fig. 456. — Bouteille disposée pour servir à injecter du sérum artificiel (Lejars).

Fig. 457. — Bouteille placée en position pendant l'injection de sérum.

met une heure à passer en totalité dans la circulation sanguine.

Les *accidents* déterminés par les injections de sérum sont dus soit à des fautes d'antisepsie, ce sont les *abcès* ou les *lymphangites*, soit à des quantités trop abondantes de liquide injecté, ce sont l'*œdème pulmonaire*, les *troubles cérébraux* comme les bourdonnements d'oreilles, l'*hémorragie pulmonaire* par rupture des capillaires du poumon sous l'influence de l'excès de tension du sang.

LAVAGE DE L'ESTOMAC ET GAVAGE CHEZ L'ENFANT

Chez le *nourrisson* atteint de gastro-entérite aiguë il est quelquefois indiqué de faire des lavages de l'estomac

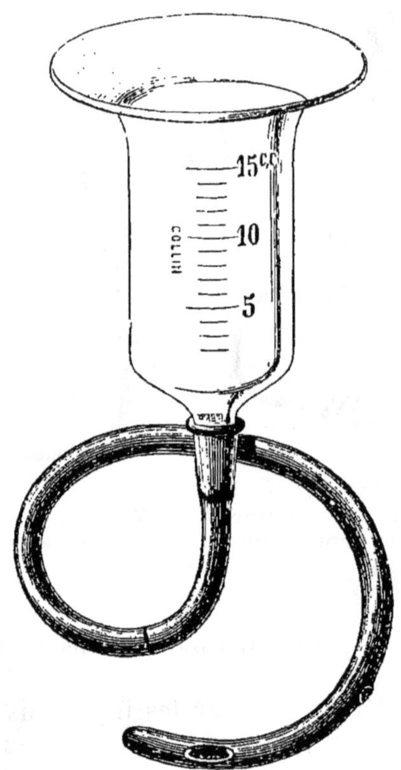

Fig. 458. — Modèle d'instrument destiné au gavage, mais pouvant aussi servir au lavage de l'estomac d'un nourrisson.

Le trait noir tracé sur le tube, arrivé au niveau de l'ouverture buccale, indique que l'extrémité du tube est dans l'estomac.

pour entraîner les toxines, causes des vomissements répétés. Pour cela on emploie soit un tube spécial comme celui qui est représenté à la figure 458, ou encore le *laveur stamacal de Louis Guinon*, soit une simple sonde urétrale de Nélaton à l'extrémité large de laquelle on adapte un petit entonnoir en verre. Ces divers instruments ayant été bouillis on introduit l'index gauche dans la bouche de l'enfant tenu verticalement par un aide, on déprime la langue et on pousse lentement le tube qui pénètre de lui-même dans l'œsophage. On l'introduit d'environ 10 centimètres et on remplit l'entonnoir d'eau bouillie tiède, ou d'eau de Vichy; on l'élève ensuite au niveau de la tête du bébé, le liquide disparaît petit à petit; quand l'entonnoir est presque vide, on l'abaisse, le tube fait siphon et le contenu de l'estomac s'écoule au dehors, on recommence plusieurs fois la même manœuvre jusqu'à ce que le liquide ressorte clair.

Pour le *gavage* on met daus l'entonnoir la quantité de lait que l'on veut faire ingérer à l'enfant, 10, 15, 20 grammes, et quand l'entonnoir est vide, on retire le tube assez rapidement pour éviter que son contact avec le pharynx buccal ne provoque un vomissement.

LAVAGE DE L'ESTOMAC ET GAVAGE CHEZ L'ADULTE

Chez les adultes en cas d'empoisonnement, dans certaines dyspepsies, dans l'*éclampsie* même, on a recours au lavage de l'estomac. On emploie le *tube de Faucher* (fig. 459) ou le *tube de Debove.*

Le siphon de Faucher se compose d'un tube de caoutchouc rouge et souple de 1 m. 50 de longueur et de 10 à 12 millimètres de diamètre. Une des extrémités reçoit un entonnoir en verre, l'autre extrémité est perforée; à 50 centimètres de cette extrémité le tube porte un trait qui indique le moment où il faut s'arrêter dans l'introduction; dès que ce point de repère aborde l'orifice buccal, l'extrémité du tube est dans l'estomac.

L'introduction diffère suivant qu'on est en présence d'un malade ayant sa connaissance ou d'un malade plongé daus le coma. Dans le premier cas on le fait asseoir et renverser la tête, qui est soutenue par un aide, l'extrémité du tube est plongée dans l'huile et saisie de

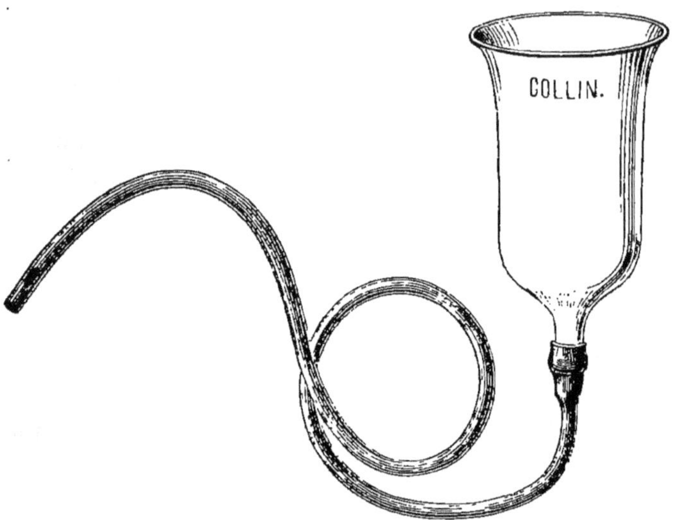

Fig. 459. — Tube de Faucher pour gavage et lavage de l'estomac chez l'adulte.

la main droite pendant que l'index gauche est introduit dans la bouche pour diriger le tube vers l'œsophage; on le pousse doucement et progressivement en s'arrêtant au moment des mouvements respiratoires et en priant le malade de faire des mouvements de déglutition. Dès qu'il a franchi l'orifice supérieur de l'œsophage, il glisse assez facilement jusque dans l'estomac.

Cette introduction est plus difficile si on se trouve en présence d'un malade comateux, l'opérateur n'étant plus aidé par le patient; si les mâchoires sont serrées l'une contre l'autre on fait passer le tube par une narine.

Une fois le tube dans l'estomac on emplit l'entonnoir de liquide, eau bouillie, eau de chaux, eau bicarbonatée, eau albumineuse, si on veut faire un lavage, ou lait, bouillon, etc., si on veut introduire des aliments; la technique est la même que celle que nous avons indiquée au chapitre précédent.

LAVAGE DE L'INTESTIN ET ENTÉROCLYSE CHEZ L'ADULTE ET CHEZ L'ENFANT

Au cours de certaines infections intestinales aiguës ou chroniques il est nécessaire de faire de véritables lavages du gros intestin tout entier, afin de le débarrasser des microorganismes qu'il renferme ou des matières qui y sont accumulées. *Chez l'adulte* on emploie le *laveur d'Esmarch* (fig. 455) ou un simple entonnoir, auquel on adapte un tube en caoutchouc et une *canule* molle également en caoutchouc et d'environ 50 centimètres de longueur sur 1 centimètre de diamètre.

Le sujet étant couché sur le côté droit, la canule vaselinée est introduite et poussée aussi loin que possible, le liquide (eau bouillie, eau boriquée, sérum artificiel) est versé dans le récipient, et celui-ci est élevé à une hauteur de 60 centimètres environ; on ne doit jamais dépasser 1 mètre de pression. Cette dernière sera du reste réglée sur la rapidité d'écoulement du liquide, un litre devant mettre au moins dix minutes pour passer dans l'intestin. La quantité de liquide à faire pénétrer est en moyenne de 2 litres, si on veut remplir tout le gros intestin.

Chez l'enfant on emploie soit une sonde urétrale de Nélaton (n° 25, filière Charrière), sur laquelle on adapte un petit entonnoir de verre ou de métal, soit un appareil construit spécialement pour cet usage comme le *laveur stomacal et intestinal de Louis Guinon*.

Le liquide employé est le même que chez l'adulte, mais la quantité varie de 200 à 600 grammes suivant l'âge.

L'enfant est couché sur le côté droit, les membres

inférieurs légèrement relevés et maintenus par l'aide sur les genoux duquel il est placé. Le tube de caoutchouc, dont l'extrémité est vaselinée, est enfoncé de *15 à 20* centimètres, le récipient rempli du liquide tiède est élevé à une hauteur de 20 centimètres en moyenne pour que l'écoulement se fasse lentement et sous une faible pression. Lorsque le récipient est presque vide, on l'abaisse en le renversant au-dessus d'un seau ou d'une cuvette, le tube fait siphon et le liquide s'écoule au dehors. Lorsque tout le liquide est sorti, le réservoir est rempli de nouveau et élevé pour faire pénétrer une nouvelle quantité de liquide dans l'intestin, puis abaissé comme précédemment. On doit continuer ainsi jusqu'à ce que le liquide sorte absolument clair.

LAVEMENTS

Le lavement est l'introduction par la voie rectale d'un liquide susceptible de remplir un but hygiénique ou thérapeutique.

On emploie pour cela soit l'*irrigateur Eguisier* (fig. 460), soit le réservoir d'Esmarch (bock à injection, fig. 455), soit l'injecteur anglais, soit les poires en caoutchouc (fig. 461). A tous ces instruments s'adapte une *canule* droite ou courbe, rigide ou flexible.

Suivant la quantité de liquide injecté, on distingue : le lavement entier, 500 grammes; le demi-lavement, 250 grammes, et le quart de lavement, 125 grammes; c'est à ce dernier qu'on a recours, si on veut que le liquide soit gardé; dans certains cas cependant on peut aller jusqu'à plusieurs litres.

Suivant la qualité du liquide injecté on distingue :

1° Le *lavement simple*, composé d'eau bouillie tiède, à la température de 30° environ, ou froide;

2° Le *lavement médicamenteux*, qui sera *émollient* (amidon), *irritant* (iode, nitrate d'argent), *astringent* (tannin, sels de plomb), *purgatif* (sulfate de soude), *sédatif* (laudanum);

3° Le lavement *nutritif* préparé avec du bouillon, du lait, des émulsions de jaune d'œuf, de la peptone, etc. Avant d'administrer ce lavement, qui doit être gardé,

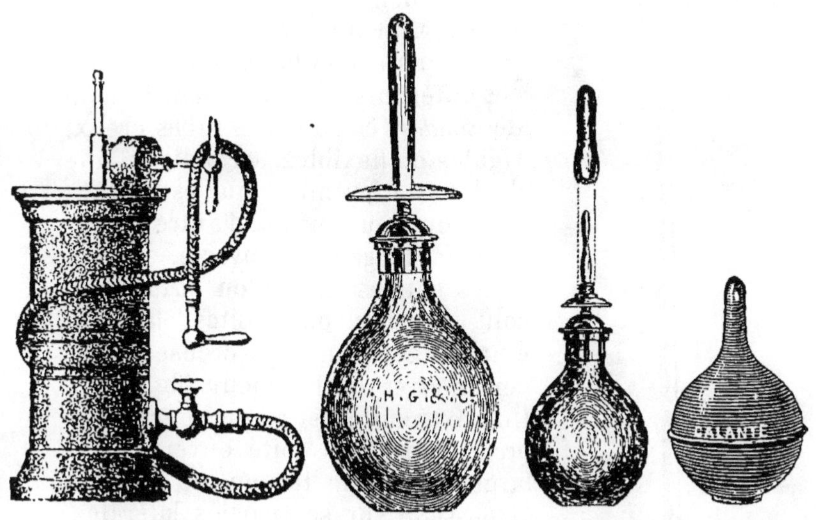

Fig. 160.
Irrigateur Éguisier.

Fig. 161.
Poires en caoutchouc.

il faut vider l'intestin en donnant un premier lavement évacuateur.

Opération. — Le temps le plus important est l'*introduction de la canule* basée sur la connaissance des différentes courbures du rectum. La canule, préalablement vaselinée ou huilée, est introduite avec douceur et *dirigée d'abord en avant vers l'ombilic*; après 3 centimètres d'introduction elle est ensuite dirigée en arrière.

Si la canule était poussée trop fortement en avant, elle pourrait perforer la paroi antérieure du rectum et pénétrer dans le vagin.

CATHÉTÉRISME DE L'URÈTRE CHEZ LA FEMME

On donne le nom de cathétérisme à l'introduction dans l'urètre et dans la vessie d'une sonde destinée à extraire l'urine contenue dans ce réservoir ou à y injecter un liquide.

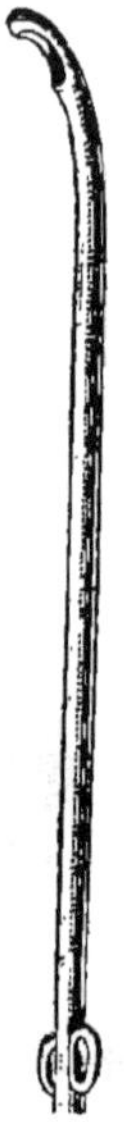

Les instruments employés pour ces différents usages portent le nom de *sondes* ; ce sont des tubes creux, rigides ou flexibles, arrondis à l'une de leurs extrémités qui est percée d'un ou deux trous; l'autre extrémité est largement ouverte.

Les sondes rigides ou *métalliques* sont courbes ou droites; la plus employée est un tige creuse de 15 centimètres de longueur (fig. 462). Une extrémité est arrondie, c'est le *bec*; l'autre extrémité ouverte très largement porte le nom de *pavillon* et possède sur ses parties latérales un ou deux anneaux. La portion qui correspond au bec est légèrement recourbée.

Fig. 462. — Sonde métallique de femme.

Les sondes *flexibles* sont en caoutchouc (fig. 463), en gomme ou en gutta-percha, et de calibre variable; celles qu'on emploie chez les femmes portent les numéros 21, 22, 23 de la filière Charrière.

L'antisepsie la plus rigoureuse doit être faite pour éviter les cystites, si fréquentes à l'époque où on ne prenait aucun soin. L'instrument sera flambé ou bouilli selon qu'il sera en métal ou en tissu mou, les organes génitaux externes seront lavés avec soin, surtout dans la région vestibulaire, les mains de l'opérateur seront désinfectées selon la technique déjà donnée.

La femme est couchée, les cuisses écartées et légèrement fléchies, l'opérateur se place du côté droit, et écarte les petites lèvres avec le pouce et le médius de la main gauche; avec la main droite il fait une nouvelle toilette de la région et saisit la sonde dont il introduit le bec dans le méat, en ayant soin que la concavité de l'instrument soit tournée en haut. Lorsque celui-ci a dépassé le bord inférieur de la symphyse, on abaisse légèrement le pavillon, le bec pénètre dans la vessie et l'urine s'écoule au dehors.

Chez la femme enceinte, pendant les derniers temps de la grossesse, la vessie et l'urètre ont été entraînés par l'utérus, aussi le méat est-il profondément caché sous les pubis; il est alors nécessaire de tirer en haut le clitoris et le vestibule, pendant que les petites lèvres sont portées en dehors. Ce qu'il faut bien retenir dans la découverte du méat, c'est qu'il doit être recherché à la *partie supérieure et antérieure du vagin*; on peut donc se guider sur le doigt indicateur gauche introduit dans le canal vaginal, la face palmaire tournée en haut et appliquée contre la paroi antérieure. L'orifice urétral est immédiatement au-dessus de ce doigt.

Pendant le travail le cathétérisme est souvent très difficile, l'urètre étant comprimé entre la symphyse pubienne et la tête fœtale engagée, aussi faut-il dans ce cas éviter l'emploi des sondes rigides et en particulier des sondes en verre, qui peuvent se briser ou qui peuvent léser les parties molles environnantes.

Fig. 463. — Sonde en caoutchouc.

TABLE DES MATIÈRES

PREMIÈRE PARTIE

Anatomie, Physiologie et Pathologie du Corps humain.

LIVRE I

CELLULES ET TISSUS

LIVRE II

APPAREIL DE LA LOCOMOTION

CHAPITRE I

OSTÉOLOGIE

CHAPITRE II

ARTHROLOGIE

CHAPITRE III

MYOLOGIE

CHAPITRE IV

LIVRE III

ANGÉIOLOGIE OU APPAREIL CIRCULATOIRE

1re SECTION. — **Circulation sanguine.**

CHAPITRE I

CŒUR

CHAPITRE II

VAISSEAUX

CHAPITRE III

SANG

2e SECTION. — **Circulation lymphatique.**

LIVRE IV

APPAREIL DE LA SENSIBILITÉ

1re SECTION. — **Névrologie.**

CHAPITRE I

CHAPITRE II

SYSTÈME NERVEUX CENTRAL

CHAPITRE III

SYSTÈME NERVEUX PÉRIPHÉRIQUE

CHAPITRE IV

SYSTÈME NERVEUX DU GRAND SYMPATHIQUE

2e SECTION. — **Organes des sens.**

CHAPITRE I

SENS DU TOUCHER. — PEAU ET SES ANNEXES

CHAPITRE II

ORGANE DE LA VISION

CHAPITRE III

ORGANE DE L'AUDITION

CHAPITRE IV

ORGANE DE L'ODORAT

CHAPITRE V

ORGANE DU GOUT

LIVRE V

APPAREIL RESPIRATOIRE

LIVRE VI

APPAREIL DIGESTIF

CHAPITRE I

TUBE DIGESTIF

LIVRE VII

APPAREIL URINAIRE

LIVRE VIII

ORGANES GÉNITAUX DE L'HOMME

DEUXIÈME PARTIE

natomie, Physiologie et Pathologie génitales et obstétricales.

LIVRE I

LE BASSIN

CHAPITRE I

ARTICULATIONS DU BASSIN

CHAPITRE II

BASSIN EN GÉNÉRAL

CHAPITRE III

DU BASSIN DANS SES RAPPORTS AVEC LES AGES, LES SEXES, LES RACES

LIVRE II

PAROIS ABDOMINALES

LITRE III

PARTIES MOLLES DU BASSIN ET BA

CHAPITRE I

CHAPITRE II

PLANCHER PELVIEN

LIVRE IV

ORGANES GÉNITAUX EXTERNES

VULVE

LIVRE V

ORGANES GÉNITAUX INTERNES

LIVRE VI

PÉRITOINE

LIVRE VII

MAMELLES

LIVRE VIII

NOTIONS D'EMBRYOLOGIE

LIVRE IX

ENVELOPPES FŒTALES ET FŒTUS

CHAPITRE I

CHAPITRE II

LIVRE X

INTERVENTIONS COURANTES

456-02. — Coulommiers. Imp. Paul Brodard. — 12-02.

CHARCOT — BOUCHARD — BRISSAUD

Babinski, Ballet, P. Blocq, Boix, Brault Chantemesse, Charrin, Chauffard, Courtois-Suffit, Dutil Gilbert, Guignard, L. Guinon, Georges Guinon, Hallion Lamy, Le Gendre, Marfan, Marie, Mathieu, Netter Œttinger, André Petit, Richardière, Roger Ruault, Souques, Thibierge, Thoinot, Fernand Widal

Traité de Médecine

DEUXIÈME ÉDITION

PUBLIÉE SOUS LA DIRECTION DE MM.

BOUCHARD	**BRISSAUD**
Professeur de pathologie générale à la Faculté de médecine de Paris, Membre de l'Institut.	Professeur agrégé à la Faculté de médecine de Paris, Médecin de l'hôpital Saint-Antoine.

10 *vol. gr. in-8° avec fig. dans le texte.* En souscription. **150** fr.

TOME Ier

1 vol. gr. in-8° de 845 p. avec figures dans le texte. **16** fr.

Guignard : Les Bactéries. — **Charrin** : Pathologie générale infectieuse. — **P. Legendre** : Troubles et maladies de la nutrition. — **G.-H. Roger** : Maladies infectieuses communes à l'homme et aux animaux.

TOME II

1 vol. gr. in-8° de 845 p. avec figures dans le texte. **16** fr.

Chantemesse : Fièvre typhoïde. — **Widal** : Maladies infectieuses. — **Thoinot** : Typhus exanthématique. — **L. Guinon** : Fièvres éruptives. — **Ruault** : Diphtérie. — **Œttinger** : Rhumatisme.

TOME III

1 vol. gr. in-8° de 702 p. avec figures dans le texte. **16** fr.

Thibierge : Maladies cutanées ; maladies vénériennes. — **Gilbert** : Maladies du sang. — **Richardière** : Intoxications.

TOME IV

1 vol. gr. in-8° de 680 p. avec fig. dans le texte. **16** fr.

A. Ruault : Maladies de la bouche et du pharynx. — **A. Mathieu** : Maladies de l'estomac et du pancréas. — **Courtois-Suffit** : Maladies de l'intestin et du péritoine.

TOME V

1 vol. gr. in-8° avec fig. en noir et en couleurs. **18** fr.

Chauffard : Maladies du foie et des voies biliaires. — **A. Brault** : Maladies du rein et des capsules surrénales. — **G.-H. Roger** : Pathologie des organes hématopoiétiques et des glandes vasculaires sanguines.

TOME VI

1 vol. gr. in-8° de 612 pages avec figures dans le texte. **14** fr.

A. Ruault : Maladies du nez. — **E. Brissaud** : Asthme. — **P. Le Gendre** : Coqueluche. — **A.-B. Marfan** : Maladies des bronches. Troubles de la circulation pulmonaire. — **Netter** : Maladies aiguës du poumon.

TOME VII

1 vol. grand in-8° de 548 pages avec fig. dans le texte **14** fr.

A.-B. Marfan : Maladies chroniques du poumon. Phtisie pulmonaire. Maladies du médiastin. — **Netter** : Maladie de la plèvre.

TOME VIII

1 vol. gr. in-8° de 580 pages avec fig. dans le texte. . . **14** fr.

André Petit : Maladies du cœur. — **W. Œttinger** : Maladies des vaisseaux sanguins.

Sous presse : Tome IX et X, *Système nerveux.*

Précis d'Histologie

Par **MATHIAS DUVAL**

Professeur d'histologie à la Faculté de médecine de Paris, Membre de l'Académie de médecine de Paris.

Deuxième Édition revue et augmentée

1 *volume in-8° de 1020 pages avec 427 figures dans le texte.* **18** fr.

Manuel de Pathologie externe

Par MM. RECLUS, KIRMISSON, PEYROT, BOUILLY

Professeurs agrégés à la Faculté de médecine de Paris, Chirurgiens des hôpitaux.

Nouvelle édition illustrée entièrement revue.

I. — **Maladies des tissus et des organes**, par le Dr P. Reclus.

II. — **Maladies des régions, Tête et Rachis**, par le Dr Kirmisson.

III. — **Maladies des régions, Poitrine, Abdomen**, par le Dr Peyrot.

IV. — **Maladies des régions, Organes génito-urinaires**, par le Dr Bouilly.

4 volumes in-8° avec figures dans le texte. . . . . **40** fr.
Chaque volume est vendu séparément. . . . . **10** fr.

Traité de Chirurgie

PUBLIÉ SOUS LA DIRECTION DE MM.

Simon DUPLAY	**Paul RECLUS**
Professeur de clinique chirurgicale à la Faculté de médecine de Paris, Chirurgien de l'Hôtel-Dieu, Membre de l'Académie de médecine.	Professeur agrégé à la Faculté de médecine, Secrétaire général de la Société de Chirurgie, Chirurgien des hôpitaux, Membre de l'Académie de médecine

PAR MM.

BERGER, BROCA, PIERRE DELBET, DELENS, DEMOULIN, J.-L. FAURE FORGUE, GÉRARD-MARCHANT, HARTMANN, HEYDENREICH JALAGUIER, KIRMISSON, LAGRANGE, LEJARS MICHAUX, NÉLATON, PEYROT, PONCET, QUÉNU, RICARD RIEFFEL, SEGOND, TUFFIER, WALTHER

OUVRAGE COMPLET

Deuxième Édition, entièrement refondue

vol. grand in-8° avec nombreuses figures dans le texte. **150** *fr.*

TOME Ier

1 *vol. grand in-8° de 912 pages, avec 218 figures dans le texte.* 18 *fr.*

RECLUS. — Inflammations, traumatismes, maladies virulentes.

BROCA. — Peau et tissu cellulaire sous-cutané.

QUÉNU. — Des tumeurs.

LEJARS. — Lymphatiques, muscles, synoviales tendineuses et bourses séreuses.

TOME II

1 *vol. grand in-8° de 996 pages, avec 361 figures dans le texte.* 18 *fr.*

LEJARS. — Nerfs.

MICHAUX. — Artères.

QUÉNU. — Maladies des veines.

RICARD et DEMOULIN. — Lésions traumatiques des os.

PONCET. — Affections non traumatiques des os.

TOME III

1 *vol. grand in-8° de 940 pages avec 285 figures dans le texte.* 18 *fr.*

NÉLATON. — Traumatismes, entorses, luxations, plaies articulaires.

QUÉNU. — Arthropathies, arthrites sèches, corps étrangers articulaires.

LAGRANGE. — Arthrites infectieuses et inflammatoires.

GERARD - MARCHANT. — Crâne.

KIRMISSON. — Rachis.

S. DUPLAY. — Oreilles et annexes.

TOME IV

1 *vol. grand in-8° de 896 pages avec 354 figures dans le texte.* 18 *fr.*

GÉRARD - MARCHANT. — Nez, fosses nasales, pharynx nasal et sinus.

HEYDENREICH. — Mâchoires.

DELENS. — Œil et annexes.

TOME V

1 *fort volume grand in-8° de 948 pages avec 187 figures.* 20 fr.

BROCA. — Vices de développement de la face et du cou. Face, lèvres, cavité buccale, gencives, langue, palais et pharynx.
HARTMANN. — Plancher buccal, glandes salivaires, œsophage et larynx.
BROCA. — Corps thyroïde.
WALTHER. — Maladies du cou.
PEYROT. — Poitrine.
DELBET. — Mamelle.

TOME VI

1 *fort volume grand in-8° de 1127 pages avec 218 figures.* 20 fr.

MICHAUX. — Parois de l'abdomen.
BERGER. — Hernies.
JALAGUIER. — Contusions et plaies de l'abdomen. Lésions traumatiques et corps étrangers de l'estomac, de l'intestin.
HARTMANN. — Estomac.
JALAGUIER. — Occlusion intestinale. Péritonites. Appendicite.
FAURE et RIEFFEL. — Rectum et anus.
QUÉNU. — Mésentère. Rate. Pancréas.
SEGOND. — Foie.

TOME VII

1 *fort volume grand in-8° de 1272 pages avec 297 figures dans le texte.* . . . 25 fr.

WALTHER. — Bassin.
TUFFIER. — Rein. Vessie. Uretères. Capsules surrénales.
FORGUE. — Urèthre et prostate.
RECLUS. — Organes génitaux de l'homme.

TOME VIII

1 *fort volume grand in-8 de 971 pages avec 163 figures dans le texte.* . . . 20 fr.

MICHAUX. — Vulve et vagin.
PIERRE DELBET. — Maladies de l'utérus.
SEGOND. — Annexes de l'utérus, ovaires, trompes, ligaments larges, péritoine pelvien.
KIRMISSON. — Maladies des membres.

Précis de Manuel opératoire

Par **L.-H. FARABEUF**
Professeur à la Faculté de médecine de Paris

QUATRIÈME ÉDITION

I. Ligature des Artères. — II. Amputations. — III. Résections. — Appendice

1 *volume petit in-8° avec 799 figures.* . . . . . **16** fr.

Traité d'Anatomie Humaine

PUBLIÉ SOUS LA DIRECTION DE

P. POIRIER et **A. CHARPY**

Professeur agrégé à la Faculté de médecine de Paris, Chirurgien des hôpitaux.

Professeur d'anatomie à la Faculté de médecine de Toulouse.

Avec la collaboration de

O. AMOEDO — A. BRANCA — CANNIEU — B. CUNÉO
G. DELAMARE — PAUL DELBET — P. FREDET — GLANTENAY
A. GOSSET — P. JACQUES — TH. JONNESCO
E. LAGUESSE — L. MANOUVRIER — A. NICOLAS — P. NOBÉCOURT
O. PASTEAU — M. PICOU
A. PRENANT — H. RIEFFEL — CH. SIMON — A. SOULIÉ

5 volumes grand in-8° avec figures noires et en couleurs.

ÉTAT DE LA PUBLICATION (OCTOBRE 1902)

TOME I.— (*Deuxième édition entièrement refondue*).— **Embryologie.** Notions d'embryologie. **Ostéologie.** Considérations générales. Des membres. Squelette du tronc. Squelette de la tête. **Arthrologie.** Développement des articulations. Structure. Articulations des membres. Articulations du tronc. Articulations de la tête. *Un vol. avec 807 figures* . . . . **20 fr.**

TOME II. — 1er Fascicule (*Deuxième édition entièrement refondue*). — **Myologie.** Embryologie. Histologie. Peauciers et aponévroses. *Un vol. avec 331 figures* . . . . **12 fr.**

2e Fascicule (*Deuxième édition entièrement refondue*). — **Angéiologie.** (Cœur et Artères.) Histologie. *Un vol. avec 150 fig.* **8 fr.**

3e Fascicule : **Angéiologie.** Capillaires. Veines. *Un vol. avec 75 figures* . . . . **6 fr.**

4e Fascicule : **Les Lymphatiques.** *Un vol. avec 117 figures.* **8 fr.**

TOME III. — 1er Fascicule (*Deuxième édition entièrement refondue*). — **Système nerveux.** Méninges. Moelle. Encéphale. Embryologie. Histologie. *Un vol. avec 265 figures* . . . . **10 fr.**

2e Fascicule (*Deuxième édition entièrement refondue*). — **Système nerveux.** Encéphale. *Un vol. avec 131 figures* . . . . . **10 fr.**

3e Fascicule : **Système nerveux.** Les Nerfs. Nerfs crâniens. Nerfs rachidiens. *Un vol. avec 205 figures* . . . . **12 fr.**

TOME IV. — 1er Fascicule (*Deuxième édition entièrement refondue*). — **Tube digestif.** Développement. Bouche. Pharynx. Œsophage. Estomac. Intestins. *Un vol. avec 201 figures* . . . . **12 fr.**

2e Fascicule : **Appareil respiratoire.** Larynx. Trachée. Poumons. Plèvre. Thyroïde. Thymus. *Un vol. avec 121 fig.* **6 fr.**

3e Fascicule : **Annexes du tube digestif.** Dents. Glandes salivaires. Foie. Voies biliaires. Pancréas. Rate. **Péritoine.** *Un vol. avec 361 figures* en noir et en couleurs . . . . . . **16 fr.**

TOME V. — 1er Fascicule : **Organes génito-urinaires.** Reins. Uretère. Vessie. Urètre. Prostate. Verge. Périnée. Appareil génital de l'homme. Appareil génital de la femme. *Un vol. avec 431 figures* . . . . **20 fr.**

2e Fascicule : **Les Organes des sens.** . . . . . . (*sous presse*).

Traité des Maladies de l'Enfance

PUBLIÉ SOUS LA DIRECTION DE MM.

J. GRANCHER

Professeur à la Faculté de médecine de Paris,
Membre de l'Académie de médecine, médecin de l'hôpital des Enfants-Malades;

J. COMBY
Médecin
de l'hôpital des Enfants-Malades.

A.-B. MARFAN
Agrégé,
Médecin des hôpitaux.

5 *volumes grand in-8° avec figures dans le texte.* **90** *fr.*

Les 5 volumes se vendent séparément :
Tome I, **18** fr. Tome II, **18** fr. Tome III, **20** fr. Tome IV, **18** fr. Tome V, **18** fr.

Les Difformités acquises de l'Appareil locomoteur

PENDANT L'ENFANCE ET L'ADOLESCENCE

PAR

Le Dr E. KIRMISSON

Professeur de clinique chirurgicale infantile à la Faculté de médecine
Chirurgien de l'hôpital Trousseau, Membre de la Société de chirurgie
Membre correspondant de l'*American orthopedic Association*.

1 volume in-8, avec 430 figures dans le texte. . . . . . **15** fr.

Ce volume fait suite au **Traité des Maladies chirurgicales d'origine congénitale**, 1 volume gr. in-8, avec 312 figures et 2 planches en couleurs. (*Publié en* 1898). . . . . **15** fr.

Ces deux ouvrages constituent un véritable traité de Chirurgie orthopédique.

Leçons cliniques de Chirurgie infantile

PAR

A. BROCA

Chirurgien de l'hôpital Tenon (Enfants-Malades).
Professeur agrégé à la Faculté de médecine de Paris.

1 volume in-8 broché, avec figures dans le texte et 6 planches hors texte en photocollographie. . . . . **10** fr.

Traité de Technique Opératoire

PAR

CH. MONOD
Professeur agrégé à la Faculté de médecine de Paris
Chirurgien de l'hôpital Saint-Antoine, Membre de l'Académie de médecine.

ET

J. VANVERTS
Ancien interne lauréat des hôpitaux de Paris
Chef de clinique à la Faculté de médecine de Lille.

2 forts volumes grand in-8°, formant ensemble 1960 pages et illustrés de 1908 figures dans le texte. **40** fr.

Le *Traité de Technique opératoire* est divisé en deux volumes. Le tome I comprend : 1° une introduction sur les *Méthodes et procédés de l'asepsie et de l'antisepsie*, sur les *moyens de réunion et d'hémostase* et sur l'*anesthésie*; 2° les *opérations sur les divers tissus*; 3° les *opérations sur les membres*, le *crâne* et l'*encéphale*, le *rachis* et la *moelle*, l'*appareil visuel*, le *nez*, les *fosses nasales*, les *sinus de la face*, le *naso-pharynx*, l'*oreille*, le *cou*, le *thorax*, le *sein*.

Le tome II contient : les *opérations sur la bouche*, les *glandes salivaires*, le *pharynx*, l'*œsophage*, l'*estomac*, l'*intestin*, le *rectum* et l'*anus*, le *foie*, les *voies biliaires*, la *rate*, le *rein*, l'*uretère*, la *vessie*, l'*urètre*, les *organes génitaux de l'homme et de la femme*.

Traité de Chirurgie d'urgence

par Félix LEJARS
Professeur agrégé à la Faculté de médecine de Paris
Chirurgien de l'hôpital Tenon, Membre de la Société de chirurgie

TROISIÈME ÉDITION, REVUE ET AUGMENTÉE

1 volume gr. in-8 de 1035 pages avec 751 fig. dont 351 dessinées d'après nature, par le Dr Daleine, et 172 photographies originales. Relié toile. . . . . **25** *fr.*

Cours de Chimie

MINÉRALE, ORGANIQUE

Par Armand GAUTIER

Membre de l'Institut, Professeur de Chimie à la Faculté de médecine de Paris, Membre de l'Académie de médecine.

DEUXIÈME ÉDITION

Revue et mise au courant des travaux les plus récents.

TOME Ier. — **Chimie minérale.** 1 volume grand in-8° avec 244 figures. 16 fr.

TOME II. — **Chimie organique.** 1 volume grand in-8° avec 72 figures. 16 fr.

Leçons de Chimie biologique normale et pathologique. *Deuxième édition*, revue et mise au courant des travaux les plus récents, avec 110 figures dans le texte. Publiée avec la collaboration de Maurice ARTHUS, professeur de physiologie et de chimie physiologique à l'Université de Fribourg. 1 volume grand in-8° de 826 pages. . . . . 18 fr.

Traité de Chimie minérale et organique, comprenant la chimie pure et ses applications, par Ed. WILLM, professeur à la Faculté des sciences de Lille, et HANRIOT, professeur agrégé à la Faculté de médecine de Paris. 4 volumes grand in-8° avec figures dans le texte. . . . . 50 fr.

Traité de Pharmacie théorique et pratique, de E. SOUBEIRAN, 9e édition publiée par M. REGNAULT, professeur à la Faculté de médecine de Paris. 2 forts volumes in-8° avec figures dans le texte. . . 24 fr.

Les Médicaments chimiques, par M. PRUNIER, membre de l'Académie de médecine, professeur à l'Ecole supérieure de pharmacie. I. *Composés minéraux*. 1 vol. gr. in-8° avec 137 fig. dans le texte. 15 fr.

II. *Composés organiques*. 1 vol. gr. in-8°, avec figures. 1 vol. gr. in-8° avec 47 fig. dans le texte. 15 fr.

ACHARD (Ch.), agrégé, médecin de l'hôpital Tenon.

Nouveaux procédés d'exploration. *Leçons de pathologie générale,* professées à la Faculté de médecine, recueillies et rédigées par M. P. Sainton et M. Lœper. 1 vol. in-8°, avec figures en noir et en couleurs. . . . . **8** fr.

DUPLAY (Simon), professeur de clinique chirurgicale à la Faculté de médecine de Paris, membre de l'Académie de médecine, chirurgien de l'Hôtel-Dieu.

Cliniques chirurgicales de l'Hôtel-Dieu recueillies par les Drs M. Cazin, chef de clinique chirurgicale, et S. Clado, chef des travaux gynécologiques.

Première série. 1897. 1 vol. in-8° avec figures. . . . . . . **7** fr.
Deuxième série. 1898. 1 vol. in-8° avec figures. . . . . . . **8** fr.
Troisième série. 1899. 1 vol. in-8° avec figures. . . . . . . **8** fr.

RECLUS (Paul), professeur agrégé à la Faculté, chirurgien des hôpitaux, membre de l'Académie de médecine.

Clinique et critique chirurgicales. 1 vol. in-8° **10** fr.

Cliniques chirurgicales de l'Hôtel-Dieu. 1 vol. in-8° . . . . **10** fr.

Cliniques chirurgicales de la Pitié. 1 vol. in-8° avec figures dans le texte. . . . . **10** fr.

METCHNIKOFF, chef de service à l'Institut Pasteur, membre étranger de la Société royale de Londres.

L'immunité dans les maladies infectieuses. 1 vol. gr. in-8°, avec 45 figures en couleurs dans le texte. . . . . **12** fr.

ROGER (G.-H.), professeur agrégé à la Faculté de médecine de Paris, médecin de l'hôpital de la Porte-d'Aubervilliers, membre de la Société de biologie.

Les maladies infectieuses. 1 vol. in-8° de 1520 pages publié en 2 fascicules avec fig. dans le texte. **28** fr.

HENRY MEIGE et E. FEINDEL.

Les Tics et leur Traitement, préface de M. le Professeur Brissaud. 1 vol. in-8° de 640 pages. **6** fr.

DIEULAFOY (G.), professeur de clinique médicale de la Faculté de médecine de Paris, médecin de l'Hôtel-Dieu, membre de l'Académie de médecine.

Clinique médicale de l'Hôtel-Dieu :

I. 1896-1897. 1 vol. in-8°, avec fig. dans le texte. **10** fr.
II. 1897-1898. 1 vol. in-8°, avec fig. dans le texte. **10** fr.
III. 1898-1899. 1 vol. in-8°, avec fig. dans le texte. **10** fr.
IV. 1900-1901. 1 vol. in-8° (*sous presse*).

CHARRIN (A.), professeur remplaçant au Collège de France, médecin des hôpitaux, directeur du laboratoire de médecine expérimentale (Hautes Etudes).

Leçons de Pathogénie appliquée. Clinique médicale. Hôtel-Dieu (1895-1896). 1 vol. in-8° . . **6** fr.

Les défenses naturelles de l'organisme. Leçons professées au Collège de France. 1 vol. in-8°. **6** fr.

BRISSAUD (E.), professeur agrégé à la Faculté de médecine de Paris, médecin des hôpitaux de Paris.

Leçons sur les maladies nerveuses (Salpêtrière, 1893-1894), recueillies et publiées par le Dr HENRY MEIGE. 1 vol. grand in-8° avec 240 figures. **18** fr.

Leçons sur les maladies nerveuses (*2e série*; hôpital Saint-Antoine), recueillies et publiées par HENRY MEIGE. 1 vol. gr. in-8° avec 165 fig. d. le t. **15** fr.

L. BROCQ et **L. JACQUET**, médecins des hôpitaux de Paris, membres de la Société de dermatologie.

Précis élémentaire de Dermatologie. *Deuxième édition revue et corrigée.* 5 vol. petit in-8° de *l'Encyclopédie des Aide-Mémoire*, brochés. **12** fr. **50**
Cartonnés toile. . . . . **15** fr.

GRASSET (J.), professeur à l'Université de Montpellier, correspondant de l'Académie de médecine.

Consultations médicales sur quelques maladies fréquentes. *Cinquième édition*, revue et considérab. augmentée. 1 vol. in-16, rel. souple . . . . . **5** fr.

SABOURAUD (R.), chef du laboratoire de la Ville à l'hôpital Saint-Louis.

Les Maladies séborrhéiques, Séborrhée, Acnés, Calvitie. 1 vol. in-8° avec 89 figures dans le texte dont 40 aquarelles en couleurs. . . . . . **10** fr.

Traité de Pathologie générale

PUBLIÉ PAR

CH. BOUCHARD

Membre de l'Institut,
Professeur de pathologie générale à la Faculté de médecine de Paris.

SECRÉTAIRE DE LA RÉDACTION :

G.-H. ROGER

Professeur agrégé à la Faculté de médecine de Paris, Médecin des hôpitaux.

COLLABORATEURS :

MM. Arnozan — d'Arsonval — Benni — R. Blanchard — Boulay — Bourcy — Brun — Cadiot — Chabrié — Chantemesse — Charrin — Chauffard — Courmont — Dejerine — Pierre Delbet — Devic — Ducamp — Mathias Duval — Féré — Frémy — Gaucher — Gilbert — Gley — Guignard — Louis Guinon — J.-F. Guyon — Hallé — Hénocque — Hugounenq — Lambling — Landouzy — Laveran — Lebreton — Le Gendre — Lejars — Le Noir — Lermoyez — Letulle — Lubet-Barbon — Marfan — Mayor — Ménétrier — Netter — Pierret — G.-H. Roger — Gabriel Roux — Ruffer — Raymond — Tripier — Vuillemin — Fernand Widal.

6 volumes grand in-8°, avec figures dans le texte.
Prix en souscription jusqu'à la publication du t. VI. **120 fr.**

TOME I

1 vol. grand in-8° de 1018 pages avec figures dans le texte : **18 fr.**

Introduction à l'étude de la pathologie générale. — Pathologie comparée de l'homme et des animaux. — Considérations générales sur les maladies des végétaux. — Pathologie générale de l'embryon. Tératogénie. — L'hérédité et la pathologie générale. — Prédisposition et immunité. — La fatigue et le surmenage. — Les Agents mécaniques. — Les Agents physiques. Chaleur. Froid. Lumière. Pression atmosphérique. Son. — Les Agents physiques. L'énergie électrique et la matière vivante. — Les Agents chimiques : les caustiques. — Les intoxications.

TOME II

1 vol. grand in-8° de 940 pages avec figures dans le texte : **18 fr.**

L'infection. — Notions générales de morphologie bactériologique. — Notions de chimie bactériologique. — Les microbes pathogènes. — Le sol, l'eau et l'air, agents des maladies infectieuses. — Des maladies épidémiques. — Sur les parasites des tumeurs épithéliales malignes. — Les parasites.

TOME III

1 vol. grand in-8° de 1400 pages, avec figures dans le texte, **28 fr.**

Fasc. I. — Notions générales sur la nutrition à l'état normal. — Les troubles préalables de la nutrition. — Les réactions nerveuses. — Les processus pathogéniques de deuxième ordre.

Fasc. II. — Considérations préliminaires sur la physiologie et l'anatomie pathologiques. — De la fièvre. — L'hypothermie. — Mécanisme physiologique des troubles vasculaires. — Les désordres de la circulation dans les maladies. — Thrombose et embolie. — De l'inflammation. — Anatomie pathologique générale des lésions inflammatoires. — Les altérations anatomiques non inflammatoires. — Les tumeurs.

TOME IV

1 *vol. grand in-8° de 719 pages avec figures dans le texte* : **16** *fr.*

Évolution des maladies. — Sémiologie du sang. — Spectroscopie du sang. Sémiologie. — Sémiologie du cœur et des vaisseaux. — Sémiologie du nez et du pharynx nasal. — Sémiologie du larynx. — Sémiologie des voies respiratoires. — Sémiologie générale du tube digestif.

TOME V

1 *vol. grand in-8° de 1180 pages avec figures dans le texte* : **28** *fr.*

Pathologie générale et Sémiologie du foie. — Pancréas. — Analyse chimique des urines. — Analyse microscopique des urines (histo-bactériologique). — Le rein, l'urine et l'organisme. — Sémiologie des organes génitaux. — Sémiologie du système nerveux.

TOME VI

1 *vol. grand in-8. avec figures dans le texte (sous presse).*

Les troubles de l'intelligence. — Sémiologie de la peau. — Sémiologie de l'appareil visuel. — Sémiologie de l'appareil auditif. — Considérations générales sur le diagnostic et le pronostic. — Diagnostic des maladies infectieuses par les méthodes de laboratoire. — Cyto-diagnostic des épanchements séro-fibrineux. — Ponction lombaire. — Applications cliniques de la cryoscopie. — De l'élimination provoquée comme méthode du diagnostic. — Les rayons de Rœntgen et leurs applications médicales. — Thérapeutique générale. — Hygiène.

TRAITÉ D'HYGIÈNE

Par **A. PROUST**

Professeur à la Faculté de médecine,
Membre de l'Académie de médecine.

Troisième édition revue et considérablement augmentée.

AVEC LA COLLABORATION DE

A. NETTER ET **H. BOURGES**

Professeur agrégé. — Chef du laboratoire d'hygiène à la Faculté.

Ouvrage couronné par l'Institut et la Faculté de médecine.

1 vol. in-8°, avec figures et cartes dans le texte, publié en 2 fascicules. En souscription. . . . . **18** fr.

L'ŒUVRE MÉDICO-CHIRURGICAL

Dr CRITZMAN, Directeur

SUITE DE

Monographies Cliniques

SUR LES QUESTIONS NOUVELLES

En Médecine, en Chirurgie et en Biologie

Chaque monographie est vendue séparément 1 fr. 25.

Il est accepté des Abonnements pour une série de 10 *Monographies au prix à forfait et payable d'avance de* **10** *francs pour la France et* **12** *francs pour l'étranger (port compris).*

MONOGRAPHIES PUBLIÉES (Octobre 1902)

1. L'Appendicite, par le Dr Félix Legueu.
2. Le Traitement du mal de Pott, par le Dr A. Chipault.
3. Le Lavage du sang, par le Dr F. Lejars (*épuisé*).
4. L'Hérédité normale et pathologique, par le Dr Ch. Debierre.
5. L'Alcoolisme, par le Dr Jaquet.
6. Physiologie et pathologie des sécrétions gastriques, par le Dr A. Verhaegen.
7. L'Eczéma, *maladie parasitaire*, par le Dr Leredde.
8. La Fièvre jaune, par le Dr J. Sanarelli.
9. La Tuberculose du rein, par le Dr Tuffier.
10. L'Opothérapie, par A. Gilbert et P. Carnot.
11. Les Paralysies générales progressives, par le Dr Klippel.
12. Le Myxœdème, par le Dr Thibierge.
13. La Néphrite des Saturnins, par le Dr H. Lavrand.
14. Le Traitement de la Syphilis, par le Dr E. Gaucher.
15. Le Pronostic des tumeurs, par le Dr A. Brault.
16. La Kinésithérapie gynécologique, par le Dr H. Stapfer.
17. De la Gastro-entérite aiguë des nourrissons par A. Lesage.
18. Traitement de l'Appendicite, par Félix Legueu.
19. Les lois de l'énergétique dans le régime du diabète sucré, par le Dr E. Dufourt.
20. La Peste, par le Dr H. Bourges.
21. La moelle osseuse, par le Dr H. Roger et M. O. Josué.
22. L'Entéro-colite muco-membraneuse, par le Dr G. Lyon.
23. L'Exploration clinique des fonctions rénales par l'élimination provoquée, par le Dr Ch. Achard et M. J. Castaigne.
24. L'Analgésie chirurgicale par voie rachidienne, par le Dr Tuffier.
25. L'Asepsie opératoire, par le Dr Pierre Delbet et M. Louis Bigeard.
26. Anatomie chirurgicale et médecine opératoire de l'oreille moyenne, par le Dr A. Broca.
27. Traitements modernes de l'hypertrophie de la prostate, par le Dr E. Desnos.
28. La Gastro-entérostomie, par les Profrs Roux et Bourget.
29. Les Ponctions rachidiennes accidentelles, par le Dr E. Mathieu.
30. Le Ganglion Lymphatique, par Henri Dominici.

49055. — Imp. Lahure, 9, rue de Fleurus, Paris.

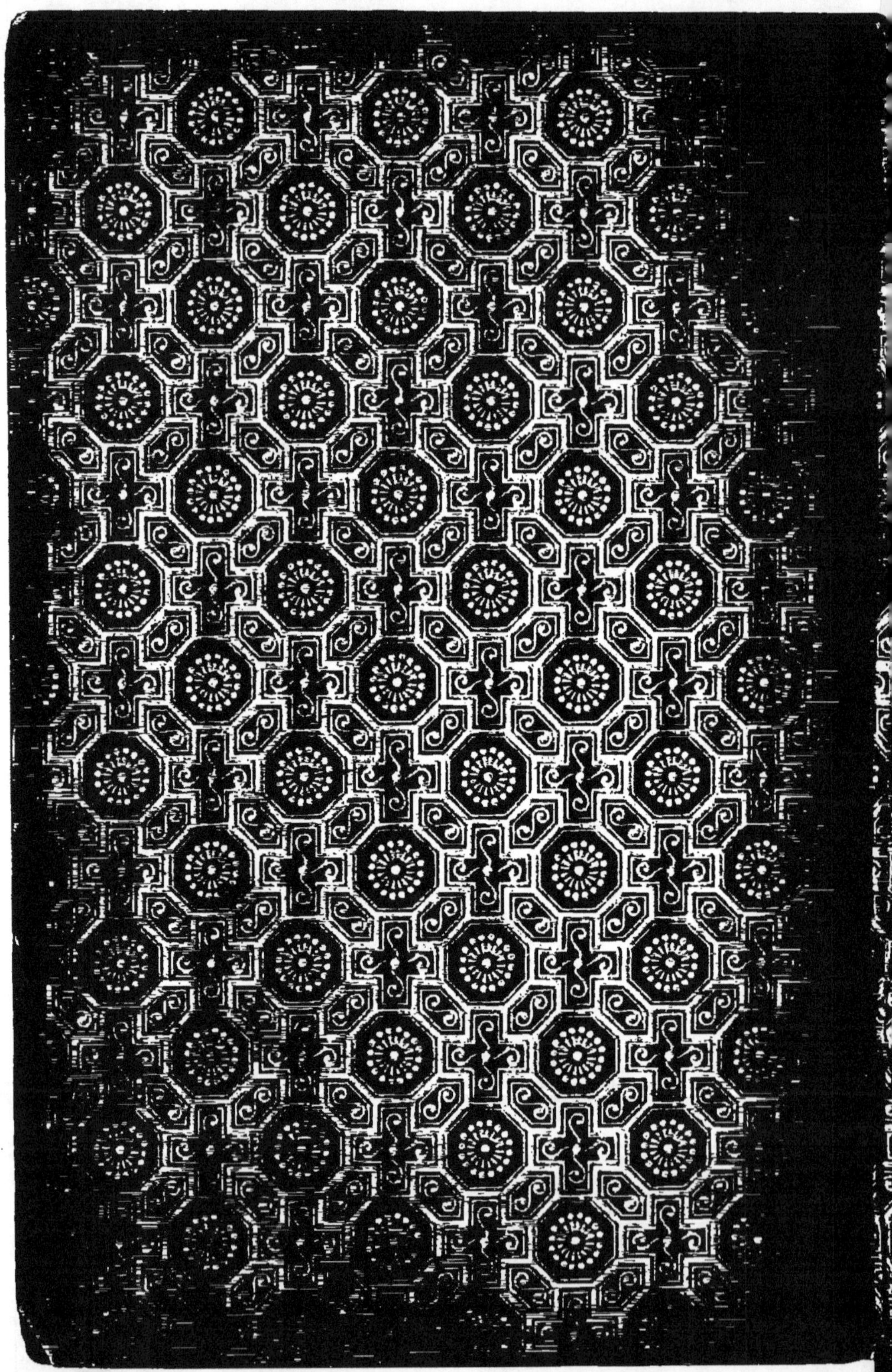

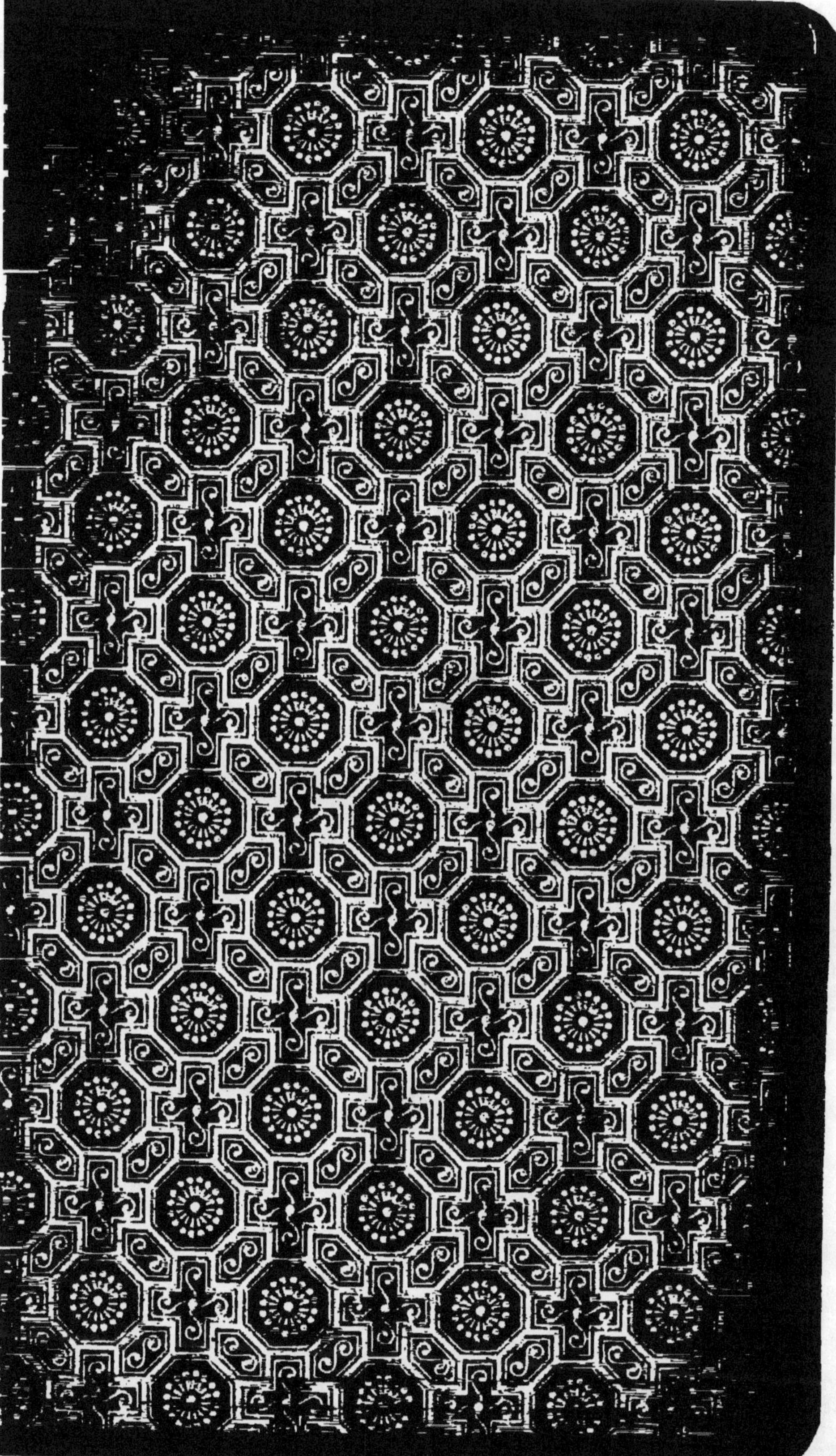

www.ingramcontent.com/pod-product-compliance
Lightning Source LLC
Chambersburg PA
CBHW060711220326
41598CB00020B/2060

* 9 7 8 2 0 1 9 5 3 3 9 5 3 *